临床护理学理实一体化教程

主　编　程　利　陈琼书　聂小菲　柏凤云

副主编　张桃桃　黄雪飞　李　岩　徐江华

科 学 出 版 社

北　京

内 容 简 介

教材分为 13 章 88 节，内容涉及总论、呼吸系统、心血管系统、血液系统、消化系统、泌尿系统、生殖系统、神经系统、感觉系统、运动系统、内分泌与代谢疾病、母婴护理和儿童护理中常见病和多发病的护理。附录为护理临床技能操作课程思政教学案例及护理见习职业能力培养教案。

本教材可以作为护理学专业本科和高职高专教材，亦可以作为临床护理人员开展工作、培训的参考用书。

图书在版编目（CIP）数据

临床护理学理实一体化教程 / 程利等主编. -- 北京 : 科学出版社, 2024. 11. -- ISBN 978-7-03-080092-3

Ⅰ. R47

中国国家版本馆 CIP 数据核字第 20246Z4F04 号

责任编辑：周 园 / 责任校对：宁辉彩

责任印制：赵 博 / 封面设计：陈 敬

科学出版社 出版

北京东黄城根北街 16 号

邮政编码: 100717

http://www.sciencep.com

中煤（北京）印务有限公司印刷

科学出版社发行 各地新华书店经销

*

2024 年 11 月第 一 版 开本：787×1092 1/16

2025 年 1 月第二次印刷 印张：28

字数：782 000

定价：168.00 元

（如有印装质量问题，我社负责调换）

编委名单
（按姓氏笔画排序）

前　　言

理实一体化教学模式旨在将理论知识与实践技能紧密结合，通过交替实施的教学策略，有效解决传统教学中理论与实践相脱节的问题。该模式通过病例分析和问题导向学习，使学生在实际操作中加深对理论知识的理解，同时在理论学习中熟练掌握实践技能，这恰好契合了护理专业课程的教学需求。它能够帮助学生在面对真实病例时，将所学知识灵活应用于解决实际问题，有效激发学生的学习兴趣，实现理论知识与实践操作的统一，为学生的未来职业发展奠定坚实基础。

本教材以成果为导向，紧密围绕健康服务产业的实际需求和发展趋势，聚焦于成人及母婴儿童的健康问题，将整体护理的核心理念贯穿其中。在编写过程中，我们力求为读者提供一个全面实用的知识体系，高度重视教材的系统性、科学性和实用性，通过引入基于临床的教学案例，采用问题导向的方式，引导学生在分析案例的过程中学习理论知识，在解决实际问题的过程中应用护理技能，增强学习的针对性和实效性，提升学生的专业知识和技能水平。同时，鼓励学生通过独立思考、分析问题并寻求解决方案，培养他们的批判性思维和解决问题的能力。

教材内容结构清晰，采用模块化的设计思路，以器官系统疾病为主线，便于学生和教师根据实际需求灵活选择和学习。我们紧跟护理行业的发展动态，将最新的研究成果和实践经验融入教材，确保教学内容的时效性和前瞻性。此外，教材还附有护理临床技能操作课程思政教学案例和护理见习职业能力培养教案，旨在通过教学引导学生深刻理解护理职业的精神品质，增强其社会责任感和职业道德，以培养符合社会需求的高素质护理人才。

本教材适用于护理学专业的本科和高职高专学生的教学，也可作为临床护理工作人员和教师的参考书。在编写过程中，我们尽力确保教材的完善性和实用性，以满足不同读者的学习需求。然而由于本教材内容广泛且复杂，仍可能存在不足之处。因此，我们诚挚邀请广大读者提出宝贵意见和建议，以便我们不断改进和完善，共同推动护理教育事业的发展。

编　者

2024年1月

目　录

第一章　总论……………………………1
第一节　水、电解质、酸碱平衡失调患者的护理……………………………1
第二节　休克患者的护理……………………3
第二章　呼吸系统疾病患者的护理…………8
第一节　肺炎患者的护理……………………8
第二节　支气管哮喘患者的护理……………13
第三节　慢性阻塞性肺疾病患者的护理……………………………18
第四节　支气管扩张患者的护理……………25
第五节　肺结核患者的护理…………………30
第六节　肺癌患者的护理……………………35
第七节　肺动脉高压与肺源性心脏病患者的护理……………………………39
第八节　呼吸衰竭患者的护理………………44
第九节　胸部损伤患者的护理………………49
第三章　心血管系统疾病患者的护理………53
第一节　心律失常患者的护理………………53
第二节　心力衰竭患者的护理………………59
第三节　心脏瓣膜病患者的护理……………67
第四节　冠状动脉粥样硬化性心脏病患者的护理……………………………70
第五节　高血压患者的护理…………………75
第六节　血管疾病患者的护理………………79
第七节　心脏血管手术患者的护理…………83
第四章　血液系统疾病患者的护理…………88
第一节　缺铁性贫血患者的护理……………88
第二节　急性白血病患者的护理……………93
第三节　出血性疾病患者的护理……………100
第五章　消化系统疾病患者的护理…………106
第一节　口腔疾病患者的护理………………106
第二节　食管癌患者的护理…………………111
第三节　胃十二指肠患者的护理……………115
第四节　肠梗阻患者的护理…………………120
第五节　结直肠癌患者的护理………………125
第六节　肛管疾病患者的护理………………132
第七节　肝硬化患者的护理…………………135
第八节　原发性肝癌患者的护理……………139
第九节　胆道疾病患者的护理………………146
第十节　胰腺炎患者的护理…………………151
第十一节　腹外疝患者的护理………………154
第六章　泌尿系统疾病患者的护理…………159
第一节　急性肾小球肾炎患者的护理……………………………159
第二节　慢性肾小球肾炎患者的护理……………………………161
第三节　肾病综合征患者的护理……………165
第四节　急性肾损伤患者的护理……………168
第五节　慢性肾衰竭患者的护理……………173
第六节　尿路结石患者的护理………………176
第七节　良性前列腺增生患者的护理……………………………180
第八节　尿道损伤患者的护理………………186
第九节　膀胱肿瘤患者的护理………………190
第七章　生殖系统疾病患者的护理…………196
第一节　子宫颈炎症患者的护理……………196
第二节　功能失调性子宫出血患者的护理……………………………200
第三节　葡萄胎患者的护理…………………205
第四节　子宫颈癌患者的护理………………208
第五节　盆底功能障碍患者的护理…………212
第六节　获得性免疫缺陷综合征患者的护理……………………………216
第七节　乳房肿瘤患者的护理………………219
第八章　内分泌与代谢疾病患者的护理……226
第一节　甲状腺疾病患者的护理……………226
第二节　糖尿病患者的护理…………………230
第九章　神经系统疾病患者的护理…………238
第一节　颅内压增高患者的护理……………238
第二节　颅脑损伤患者的护理………………241
第三节　颅内肿瘤患者的护理………………245
第四节　脑血管疾病患者的护理……………248
第五节　癫痫患者的护理……………………253
第六节　流行性乙型脑炎患者的护理……………………………256
第十章　感觉系统疾病患者的护理…………261
第一节　白内障患者的护理…………………261
第二节　分泌性中耳炎患者的护理…………264

第三节 带状疱疹患者的护理 ········· 269
第十一章 运动系统疾病患者的护理 ······ 272
第一节 骨与关节损伤患者的护理 ··· 272
第二节 手外伤、断肢（指）再植患者的护理 ····························· 275
第三节 骨与关节感染患者的护理 ··· 279
第四节 腰椎间盘突出症患者的护理··· 282
第五节 骨肉瘤患者的护理 ············ 285
第六节 骨关节炎患者的护理 ········· 289
第七节 系统性红斑狼疮（SLE）患者的护理 ····························· 294
第十二章 母婴护理 ·························· 300
第一节 正常妊娠期管理 ··············· 300
第二节 正常分娩期妇女的护理 ······ 304
第三节 高危妊娠管理 ·················· 308
第四节 妊娠合并心脏病妇女的护理 ····························· 312
第五节 妊娠期高血压疾病妇女的护理 ····························· 316
第六节 异常分娩妇女的护理 ········· 319
第七节 产后出血患者的护理 ········· 323
第八节 急性乳腺炎患者的护理 ······ 327
第十三章 儿童护理 ··························· 332
第一节 生长发育 ························ 332
第二节 新生儿败血症患儿的护理···· 336
第三节 新生儿黄疸患儿的护理······· 339
第四节 肺炎患儿的护理················· 344
第五节 腹泻患儿的护理················· 348
第六节 循环系统疾病患儿的护理···· 353
第七节 原发性肾病综合征患儿的护理 ····························· 359
第八节 病毒性脑炎患儿的护理······· 362
第九节 化脓性脑膜炎患儿的护理···· 365
第十节 手足口病患儿的护理·········· 367
第十一节 水痘患儿的护理············· 370
第十二节 流行性腮腺炎患儿的护理 ··························· 375
第十三节 儿童惊厥的护理············· 380
第十四节 急性颅内压增高患儿的护理 ··························· 383
附录 A 护理临床技能操作课程思政教学案例 ·································· 387
附录 B 护理见习职业能力培养教案······· 428

第一章　总　　论

第一节　水、电解质、酸碱平衡失调患者的护理

【学习目标】

认知目标：能陈述体液的组成和分布；能阐明水、电解质、渗透压的平衡及调节机制；能比较3种体液平衡失调的类型；应用所学的知识为水、电解质和酸碱平衡失调患者实施护理计划。

技能目标：能通过图表再现体液和渗透压的调节机制；能为患者选择最需要的护理操作。

情感目标：能注意到患者的不良情绪；能积极参与患者的护理计划；在护理患者过程中遵守伦理原则。

一、病 例 导 入

姓名：李某　性别：男　　年龄：37岁　　婚姻：已婚

籍贯：四川　职业：工人　身高：172cm　体重：75kg

【现病史】　患者因食用不洁食物腹泻、呕吐2天入院。每日解稀水样便6～8次，每次量约300ml，呕吐每日3～4次，为胃内容物。入院时患者神志清楚，对答切题，精神萎靡，瞳孔等大等圆，对光反射灵敏，体温36.8℃，脉搏100次/分，呼吸20次/分，血压95/55mmHg（1mmHg=0.133kPa）。查体：两肺呼吸音清，心律齐，腹平软、无压痛，皮肤干燥、弹性降低，眼窝凹陷，尿量明显减少，每日3次，每次约200ml，患者诉恶心、头晕及软弱无力。入院后急查电解质：血钾3.2mmol/L，血钠142mmol/L，血氯102 mmol/L。诊断为中度脱水、等渗性脱水、低钾血症、低血容量。立即给予持续心电监护，记录24h液体出入量，静脉补液、补充电解质，扩充血容量，抗感染，保护胃黏膜及肾功能等。患者入院后无呕吐，9h后自行排尿600 ml，腹泻2次，每次约300ml，24h后心率、血压恢复正常，腹泻、呕吐症状消失，48h后血钾恢复正常。3d后康复出院。

【既往史】　无糖尿病、高血压、冠状动脉粥样硬化性心脏病（冠心病）等基础疾病。

二、以问题为中心的学习

问题1.什么是等渗性脱水？出现等渗性脱水的原因有哪些？

等渗性脱水，又称急性脱水或混合性脱水，是指水和钠等比例丧失，血清钠维持在正常范围，细胞外液渗透压不变，临床最常见。病因：①消化液的急性丧失，如急性大量呕吐、肠外瘘等；②体液丧失在感染区或软组织内，如腹腔内或腹膜后感染、肠梗阻、大面积烧伤等，其丧失的体液成分与细胞外液基本相同。

问题2.患者目前符合“等渗性脱水”诊断的表现（临床表现和辅助检查等）有哪些？等渗性脱水的诊断须综合患者的病史、症状、体征及辅助检查的结果。

患者因食用不洁食物腹泻、呕吐2天入院。每日解稀水样便6～8次，每次量约300ml，呕吐每日3～4次，为胃内容物。入院时患者神志清楚，对答切题，精神萎靡，瞳孔等大等圆，对光反射灵敏，体温36.8℃，脉搏100次/分，呼吸20次/分，血压95/55mmHg。查体：两肺呼吸音清，心律齐，腹平软、无压痛，皮肤干燥、弹性降低，眼窝凹陷，尿量明显减少，每日3次，每次约200ml，患者诉恶心、头晕及软弱无力。入院后急查电解质：血钾3.2 mmol/L，血钠142mmol/L，

血氯 102 mmol/L。

问题 3.治疗“等渗性脱水”的方法有哪些？所使用药物的种类和用途是什么？

积极治疗原发病，抗感染，镇吐止泻；静脉补充等渗液体，如生理盐水、乳酸钠林格注射液、复方氯化钠来快速补充血容量平衡；见尿补钾，待患者排尿后缓慢静脉滴注 0.3%的氯化钾溶液。乳酸钠林格注射液、复方氯化钠的电解质含量与血浆内含量相似，用来治疗等渗性脱水最为理想。生理盐水因其氯离子含量高于血清，大量补充有导致高氯性酸中毒的危险，因而在治疗时应当避免输注过多。

问题 4.入科后护士对该患者的评估重点有哪些？

1. 根据患者信息及现病史重点评估患者发病的病因、主要症状；根据患者诊疗和护理经过，明确患者的病情进展及目前状况。

2. 健康史的采集

（1）一般资料：年龄、性别、身高和体重。

（2）既往史：有无糖尿病、高血压、冠心病等基础疾病。询问患者有无不洁饮食，起病时间，每日呕吐、腹泻的次数、性状和量。

（3）心理社会状况：评估患者及家属对疾病的认知程度、心理承受能力、经济状况、社会支持力量，以及有无焦虑、恐惧等心理社会问题。

3. 体格检查及辅助检查内容

（1）该患者身体评估的重点：一般状态（生命体征、意识与精神状况、体位），皮肤、黏膜的弹性和是否干燥，浅表静脉是否充盈，尿量是否正常。计算已损失的体液量，包括尿量、消化液损失量（呕吐、腹泻）等。

（2）尚需完善常规实验室检查：动脉血气分析检测结果有助于明确脱水有无合并酸碱平衡失调。中心静脉压（CVP）正常为 5～12cmH$_2$O（1cmH$_2$O=0.098kPa），低于正常值表示血容量不足；CVP 偏高、血压低应警惕存在心、肺功能障碍。血容量不足、血钾或血钙异常时，均可出现心率增快或减慢、心律失常或异常的心电图。

问题 5.目前患者存在的护理诊断有哪些？请分析护理问题的相关因素（生理、病理、精神、心理、环境等）。

1. 体液不足　与呕吐、腹泻导致体液丢失过多和摄入不足有关。

2. 活动无耐力　与血钾低所致的肌张力改变有关。

3. 有受伤的危险　与肌张力低下、头晕、乏力、血压不稳有关。

4. 潜在并发症　心律失常、心搏骤停。

问题 6.针对以上护理诊断，你认为应该采取哪些护理措施？

1. 准确实施液体治疗　患者体重 75kg，中度脱水。

已经丧失量=75 000×4%=3000ml

生理需要量=10×100+10×50+55×20=2600ml

第一天补液量=生理需要量+1/2 已经丧失量=2600+3000/2=4100ml

第二天补液量=生理需要量+1/2 已经丧失量+前一天继续损失量=4700ml

第三天补液量=生理需要量+前一天继续损失量=2600ml

2. 选择液体种类　“缺什么，补什么”。等渗性脱水选择平衡盐溶液和生理盐水治疗，常用的平衡盐溶液有乳酸钠林格注射液和碳酸氢钠等渗盐水；患者血钾 3.2mmol/L，因患者有呕吐症状，不宜口服补钾，待尿量超过 30ml/h 或者 500ml/d 给予静脉补充含钾溶液，补钾量为 3～4g/d，补钾浓度不超过 0.3%，补钾速度 60～80 滴/分为宜，补钾过程中密切观察患者的生命体征和心电图变化。

3. 补液顺序和速度　患者一般情况较好，无基础疾病，按照“先晶后胶、先快后慢、见尿补钾”的原则制订补液计划，前 8h 补总量的 1/2，剩余 1/2 总量在后 16h 内均匀输入。

4. 密切观察病情变化

（1）监测生命体征。如患者心率变慢、脉搏有力、呼吸和血压平稳，提示血容量已基本恢复；如仍然存在心率增快、脉搏细速，甚至心律失常现象，则提示病情未改善。

（2）观察精神状态，准确记录 24h 出入液量，包括输液量、饮水量、尿量、呕吐量。

（3）观察皮肤、黏膜是否恢复弹性并温暖、湿润。

（4）动态分析血常规、电解质、肝肾功能及血气分析结果，以评价治疗效果。

5. 防止受伤　早期卧床休息，加用护栏，动作宜慢，以免直立性低血压导致跌倒，去除环境中的危险物品，减少受伤的可能。

三、对患者进行评估，口述可以为患者进行的护理操作

（一）评估内容

1. 健康史

（1）一般资料：年龄、性别、身高、体重。

（2）患病与诊疗经过：询问患者的既往史，有无糖尿病、高血压、冠心病等基础疾病。询问患者有无不洁饮食，起病时间，每日呕吐、腹泻的次数、性状和量。

（3）测量生命体征：体温、脉搏、呼吸、血压。

2. 身体评估

（1）神经精神症状，有无出现乏力、精神萎靡、表情淡漠、腱反射减弱、口周麻木等症状。

（2）皮肤、黏膜情况，有无皮肤干燥、弹性差，手背或前臂皮肤是否捏起松开后 20～30 秒方能恢复，口腔黏膜和舌面是否干燥，唾液是否减少。

（3）浅表静脉是否萎缩，去枕平卧后颈静脉是否充盈。

（4）尿量是否＞30ml/h，尿色是否加深且比重增高，是否无尿。

3. 心理-社会状况　评估患者及家属对疾病的认知程度、心理承受能力、经济状况、社会支持力量，以及有无焦虑、恐惧等心理社会问题。

（二）可能的护理操作

吸氧、心电监护、静脉输液、桡动脉穿刺。

第二节　休克患者的护理

【学习目标】

认知目标：能陈述休克的定义；列举休克的诱因；能解释休克的病理生理过程；讨论休克患者可能出现的护理诊断；应用所学的知识为休克患者实施护理计划。

技能目标：能根据患者的症状、体征和辅助检查进行休克患者护理评估和诊断；能应用相关知识参与配合医师抢救休克患者；能运用护理程序对休克患者实施整体护理。

情感目标：培养学生分秒必争的责任心；在护理患者过程中遵守伦理原则。

一、病 例 导 入

姓名：张某　性别：男　　年龄：48 岁　婚姻：已婚

籍贯：湖北　职业：不详　身高：170cm　体重：65kg

【现病史】　患者因车祸导致全身多处受伤并伴有大量出血，伤后即意识不清，由救护车送往医院抢救，给予止血、补充血容量、抗休克等治疗。为求进一步治疗收入病房。既往史：不详。体

格检查：体温 35.8℃，脉搏 98 次/分，呼吸 29 次/分，血压 82/51mmHg，患者意识不清、烦躁不安、呼吸急促，双瞳孔等大，直径为 2.5mm，对光反射灵敏，左肺呼吸音低，叩诊呈实音，右大腿肿胀明显。辅助检查：X 线片示肋骨骨折、骨盆骨折、右股骨干骨折。

二、以问题为中心的学习

问题 1.什么是休克？休克有哪些类型？该患者属于哪种类型？

休克（shock）是机体受到强烈的致病因素侵袭后，导致有效循环血量锐减，组织血液灌流不足引起的以微循环障碍、代谢障碍和细胞受损为特征的病理性综合征，是严重的全身性应激反应。

休克按发生的原因分为低血容量性休克、感染性休克、心源性休克、神经源性休克和过敏性休克。该患者属于低血容量性休克。

问题 2.休克发生的机制是什么？

休克是一个有着复杂病理生理过程的临床综合征。有效循环血量锐减和组织灌注不足，以及由此引起的代谢改变与继发性损害是各类休克的共同病理生理基础。

1. 微循环障碍 微循环的改变可将休克分为 3 个阶段。①微循环缺血期：由于有效循环血量显著减少，引起循环容量降低、动脉血压下降。此时机体通过一系列代偿机制调节和矫正所发生的病理变化，引起心率加快、心排血量增加，以维持血液循环的相对稳定，又通过选择性收缩外周和内脏的小血管使循环血量重新分布，保证心、脑等重要器官的有效灌注。此时微循环内动静脉间短路开放，前括约肌收缩，表现为“只出不进”，血量减少，组织仍处于低灌注、缺氧状态。若能在此时去除病因积极复苏，休克常较容易得到纠正。②微循环淤血期：当休克继续发展，微循环将进一步因动静脉短路和直接通道大量开放，使原有的组织灌注不足加重。毛细血管中血流淤滞，部分血管失去代偿性紧张状态。此时微循环内“只进不出”。临床表现为血压进行性下降、意识模糊、发绀和酸中毒，病程由代偿期向失代偿期发展。③微循环衰竭期：当休克持续较长时间后，休克进入难治期或不可逆期，失代偿期时出现的某些脏器的微循环淤滞更加严重，由于组织缺少血液灌注，细胞处于严重缺氧和缺乏能量的状况，引起细胞自溶并损害周围其他的细胞，最终引起大片组织、整个器官乃至多个器官受损。

2. 组织代谢改变 在微循环灌注不足和细胞缺氧的情况下，组织为获得能量被迫以酵解方式分解葡萄糖，造成代谢性酸中毒和能量的迅速消耗，细胞内合成的腺苷三磷酸（ATP）减少；儿茶酚胺的大量释放能促进胰高血糖素生成，抑制胰岛素的作用，促进糖原分解，提升血糖；蛋白质分解代谢旺盛使血中尿素氮、肌酐、尿酸增多；代谢性酸中毒和能量产生不足还影响细胞各种膜的屏障功能；ATP 减少，使细胞膜钠钾泵功能失常，导致钾离子外流，而细胞外液则随钠离子进入细胞内，造成细胞外液减少及细胞过度肿胀而变性、死亡。

3. 重要脏器继发性损害 ①肺：当休克持续时间较长时，患者肺组织可出现严重的间质性肺水肿、出血、局限性肺不张。肺毛细血管内微血栓形成，肺内透明膜形成，称为休克肺。②心：休克时冠状动脉灌注量下降，心肌缺氧，心肌细胞受损，心肌收缩力减弱，致心功能下降。③肾：休克早期，肾血液循环障碍引起功能性肾功能障碍，如持续性肾小管缺血，可引起肾小管坏死。当肾脏微循环有弥散性血管内凝血时，可加重肾小管上皮的损害，引起急性肾衰竭。④脑：休克早期，因机体血液的重新分布及脑血管对儿茶酚胺作用不敏感，脑的血供能基本满足机体需要。随着休克的发展，血压降低，脑循环中微血栓形成，脑血液灌流不足，缺血、缺氧使毛细血管通透性增加，可发生脑水肿、颅内压增高。⑤肝及胃肠：休克时由于肝动脉、肝门静脉血流减少，肝内微循环障碍和形成弥散性血管内凝血，致使肝细胞缺血、缺氧，引起肝功能障碍。肝脏代谢和解毒功能不全，导致肝衰竭。胃肠道因缺血、缺氧引起黏膜糜烂出血。

问题 3.该患者符合休克诊断的表现（临床表现和辅助检查）有哪些？为进一步确定诊断，你认为该患者还需进行哪些辅助检查？

本案例中患者因车祸导致全身多处受伤伴有大量出血，伤后出现意识不清、烦躁不安、呼吸急促等休克的临床表现。通过体格检查，体温 35.8℃，脉搏 98 次/分，呼吸 29 次/分，血压 82/51mmHg，患者存在左肺呼吸音低，右大腿肿的症状；辅助检查 X 线片示肋骨骨折、骨盆骨折、右股骨干骨折。该患者还需要进行血、尿、粪便常规检查及血液生化、凝血功能检查，动脉血气分析，以及血流动力学检查。

问题 4.请问休克的临床表现有哪些？休克典型的“5P”是什么？

1. 休克早期患者表现为精神紧张、烦躁不安、面色苍白、四肢湿冷、脉搏加快、呼吸急促；血压变化不大，但脉压缩小；尿量正常或减少。休克期患者表情淡漠、反应迟钝，甚至出现意识模糊或昏迷；患者皮肤黏膜发绀、四肢冰冷、脉搏细速、呼吸浅促、血压进行性下降，严重者脉搏微弱、血压测不出、呼吸微弱或不规则、尿少或无尿；若皮肤、黏膜出现瘀点、瘀斑，或出现鼻腔、牙龈、内脏出血等，则提示并发弥散性血管内凝血（DIC）；若出现进行性呼吸困难、烦躁、发绀，给予吸氧仍不能改善时，则提示并发了急性呼吸窘迫综合征（ARDS），患者常因继发多器官功能障碍综合征（MODS）而死亡。

2. 休克典型的“5P”临床表现是：皮肤苍白（pallor）、冷汗（perspiration）、虚脱（prostration）、脉搏细弱（pulselessness）和呼吸困难（pulmonary deficiency）。

问题 5.作为首诊护士，你会对该患者采取哪些急救护理措施？

1. 解除病因 创伤处采取包扎、固定、紧急制动、控制大出血等，必要时使用抗休克裤。

2. 保持呼吸道通畅 及时清除口腔及呼吸道中的异物，头偏向一侧，防止呼吸道阻塞；注意观察该患者是否存在舌后坠，可用舌钳钳夹，必要时立即进行气管插管辅助机械通气；给予氧气吸入，及时改善缺氧状态。

3. 补充血容量 迅速为该患者建立 2 条以上静脉通路，该患者注意避免在右下肢建立静脉通路。一般选用一条静脉用作扩容，快速输液或输入电解质平衡液，另一条则输注抢救药品。及时、快速、足量输液，先晶体后胶体。连续监测动脉血压、在监测尿量和 CVP 的基础上，结合患者的神志、皮肤温度、末梢循环、脉率及毛细血管充盈时间等情况，估算补液量和判断补液效果。

4. 维持正常体温 休克时体温多有减低，应注意保暖，可采用盖棉被、毛毯、调节病室内温度等措施。

5. 体位 患者宜采取平卧位或仰卧中凹位，即头胸部抬高 10°～20°、下肢抬高 20°～30°，以利膈肌下移促进肺扩张，并可增加回心血量改善重要器官的血供。该患者骨盆骨折、右股骨干骨折，宜采取平卧位。

6. 专人护理 休克患者病情严重，应设专人护理，详细记录病情变化、液体出入量及用药等。

7. 碱性药物使用 当患者合并严重的酸中毒且经扩容治疗效果不满意时，需用碱性药物纠正，常用 5%碳酸氢钠，一次应用碱性药物不宜过多。

问题 6.该患者存在的护理诊断有哪些？

1. 体液不足 与大量失血和失液有关。

2. 气体交换受损 与缺氧和呼吸形态改变有关。

3. 疼痛 与车祸导致全身多处受伤有关。

4. 有体温失调的危险 与感染或组织灌注不良有关。

5. 有感染的危险 与免疫力降低和侵入性治疗有关。

6. 有受伤害的危险 与微循环障碍、意识不清等有关。

问题 7.该患者在静脉扩容的过程中有哪些注意事项？

1. 迅速建立两条以上的静脉输液通道，其中一路可作静脉切开或中心静脉插管，以利快速、大量补液（除心源性休克外），同时可监测 CVP；另一路保证各种药物按时、按量地滴入。

2. 补液原则。①先晶后胶：通常先输入扩容迅速的晶体溶液（如平衡盐溶液），再输入扩容作用持久的胶体溶液（如低分子右旋糖酐、血浆、代血浆、全血、人血白蛋白等）。当血细胞比容低于 25%～30%时，给予浓缩红细胞；大量出血时（急性失血量超过 30%）可快速输注全血。②先快后慢，第一个 30 min 输入电解质平衡盐溶液 1500ml，随后输入右旋糖酐 500ml 或用 7.5%盐水，若休克缓解可减慢输液速度，其余液体可在 6～8h 输入。输液的量一般为失血量的 2～4 倍，不能失多少补多少。根据心、肺功能，以及失血、失液量、血压及 CVP 值调整输液量和速度。若血压及 CVP 均低，提示血容量严重不足，应给予快速大量补液；若血压降低而 CVP 升高，提示患者有心功能不全或血容量超负荷，应减慢速度，限制补液量，以防肺水肿及心力衰竭。若患者存在胸部活动性出血尚未控制，则不主张快速提升血压至正常水平，即所谓的"限制性液体复苏"策略。限制性液体复苏亦称低血压液体复苏或延迟液体复苏，指机体处于有活动性出血的创伤失血性休克时，通过限制液体输注速度和输液量，使血压维持在相对较低的水平（即允许低血压），直至彻底止血。出血控制后，由限制性液体复苏转为快速充分液体复苏。

3. 抗休克时，应用药物较多，要注意药物间的配伍禁忌、药物浓度及滴速。

4. 详细记录输入液体的种类、数量、时间、速度等，并准确记录 24h 出入液体量，作为调整补液计划的重要依据。

5. 病情观察，定时监测患者的生命体征、意识、面色、肢端温度及色泽、CVP、尿量及尿比重等指标的变化，以判断补液效果。若患者从烦躁转为平静，淡漠迟钝转为对答如流，口唇红润、肢体温暖、血压升高、脉压变大、CVP 正常、尿量＞30ml/h，提示血容量已基本补足，休克好转。

问题 8.该患者病情观察的护理要点是什么？

1. 呼吸 保持呼吸道通畅，监测呼吸功能。呼吸增速、变慢、不规则，表示病情恶化。呼吸增至 30 次/分以上或降至 8 次/分以下，均表示病情危重。休克患者多伴有代偿性酸中毒，表现为呼吸频率增快、氧饱和度下降，要及时吸氧，严密观察病情变化。

2. 脉搏、血压与脉压的观察 休克初期脉搏加快，随着病情的进展，脉搏细速，出现心律失常，休克晚期脉搏微弱、缓慢，甚至摸不到。脉压的大小在一定程度上可反映心排血量，脉压缩小，说明心搏量减少，临床上最常见的原因为心排血量减少，提示血容量不足。在抢救中每隔 5～10min 测量血压 1 次，并做好记录。

3. 皮肤色泽、温度、湿度 反映体表灌流的情况。休克时四肢皮肤因动脉收缩及神经过度兴奋而变得苍白。休克患者体温一般偏低，不必特殊处理，也可采用保暖，但不要局部加温，以防加重出血。

4. 尿量 反映肾脏血液灌流情况，常规留置尿管，每小时观察尿量及其颜色，查尿常规和比重以了解肾功能的情况。

5. 意识和表情 反映脑组织灌流的情况。患者神志一般清楚，精神紧张或有烦躁、焦虑，随着休克加重进入失代偿期，患者脑组织供血逐渐减少，缺氧加重，脑细胞功能障碍，表现为表情淡漠、意识模糊、感觉迟钝，甚至昏迷，病情恶化。

问题 9.该患者使用血管活性药物时的注意事项有哪些？

①应从低浓度、小剂量开始，最好用微量泵来控制滴速。②准确记录给药时间、剂量、速度及浓度。③用药时滴注速度均匀，不可中断。应用心电监护仪每 5～10min 测血压 1 次，血压平稳后每 15～30min 测 1 次，根据血压及时调整药物的浓度和速度，使血压维持在稳定状况，以防血压骤升或骤降。④血管扩张药必须在血容量已经补足的前提下方可使用。⑤在用药的同时严格防止液体外溢，以免造成局部组织坏死，一旦发生，可用 0.25%盐酸普鲁卡因溶液局部封闭。长期输液的

患者，应每 24h 更换 1 次输液管，并注意保护血管。⑥停药时应逐渐降低药物浓度、减慢速度后撤除，以防突然停药引起血压较大波动。

三、对患者进行评估，口述可以为患者进行的护理操作

（一）评估内容

1. 健康史

（1）患病与诊疗经过：尽量详细询问引起休克的原因，有无因严重损伤引起的大量失血和失液；患者受伤或发病后的救治情况。

（2）既往史：有无感染或过敏史；了解患者既往健康状况。

2. 身体评估

（1）意识和表情：意识是反映休克的敏感指标。若患者呈兴奋、烦躁不安，或表情淡漠、意识模糊、反应迟钝，甚至昏迷，常提示存在不同程度的休克。

（2）生命体征。①血压：是最常用的监测指标，收缩压＜90mmHg、脉压＜20mmHg，提示休克。②脉搏：休克早期脉率增快，且出现在血压下降之前，因而是休克的早期诊断指标；休克加重时脉细弱。临床常根据脉率/收缩压（mmHg）计算休克指数，正常值约为 0.58，≥1.0 提示休克，＞2.0 提示严重休克，估计失血量＞50%。③呼吸：呼吸急促、变浅、不规则，提示病情恶化；呼吸增至 30 次/分以上或 8 次/分以下，提示病情危重。④体温：多数休克患者体温偏低，但感染性休克患者可有高热。若体温突升至 40℃以上或骤降至 36℃以下，提示病情危重。

（3）外周循环状况：皮肤和口唇黏膜苍白、发绀，呈花斑状，四肢湿冷，提示休克。感染性休克患者可表现为皮肤干燥潮红、手足温暖。

（4）尿量：可反映肾灌流情况，也是反映组织灌流情况最佳的定量指标。尿少通常是休克早期的表现；若患者尿量＜25ml/h、尿比重增加，提示肾血管收缩或血容量不足；若血压正常而尿少、比重低，提示急性肾衰竭。

（5）其他：了解患者有无骨骼、肌肉和皮肤、软组织损伤；有无局部出血及出血量；腹部损伤者有无腹膜刺激征和移动性浊音；阴道后穹隆穿刺有无不凝血液等。

3. 完善辅助检查 了解各项实验室相关检查和血流动力学监测结果，以助判断病情和制订护理计划。

4. 心理-社会状况 包括患者自身的情绪、对疾病的认知、家庭状况、经济条件等。关注患者及家属有无紧张焦虑或恐惧的不良情绪，对治疗和预后的认识程度，了解引起其不良情绪反应的原因。

（二）可能的护理操作

吸氧、心电监护、静脉输液、动/静脉血标本采集、心肺复苏、留置静脉导尿、伤口包扎、骨折固定、气管插管等。

第二章　呼吸系统疾病患者的护理

第一节　肺炎患者的护理

【学习目标】

认知目标：能陈述肺炎的定义；列举常见肺炎的病因；解释常见肺炎的发病机制；讨论肺炎患者可能出现的护理诊断；应用所学的知识为肺炎患者实施护理计划。

技能目标：能尝试模仿为肺炎患者进行护理操作；能为肺炎患者选择最需要的护理操作。

情感目标：能注意到患者的不良情绪；能积极参与患者的护理计划；在护理患者过程中遵守伦理原则。

一、病 例 导 入

姓名：陆某　性别：男　年龄：85 岁

主诉：发热 1 天。

【现病史】　患者于早晨测得体温 39.2℃，养老院工作人员诉患者洗澡后出现咳嗽、咳少量黄色脓痰，活动后伴胸闷、胸痛、气短、呼吸困难，无恶心、呕吐，无盗汗、心悸不适。门诊 X 线片提示双肺间质性病变、少许陈旧灶；双肺下叶感染灶；双侧胸膜增厚并钙化。为求进一步诊疗，遂来我院就诊，急诊以“发热待查、肺炎”收入院。患者起病以来，精神、睡眠可，食欲差，大、小便未见明显异常，体重未见明显改变。

【既往史】　半月前因肺部感染住院治疗。听力障碍病史；2 型糖尿病史 2 年余；继发性癫痫病史；脑梗死后遗症病史；2017 年右尺骨骨折行内固定术。既往否认高血压、心脏病等特殊病史，否认药物、食物过敏史，否认乙肝、结核等传染病史。

【体格检查】　体温 38.8℃，脉搏 100 次/分，呼吸 28 次/分，血压 95/54mmHg。神志清楚，平车推入，查体合作，皮肤、巩膜无明显黄染，浅表淋巴结未及明显肿大。颈软，颈静脉未见充盈。咽红，明显充血，扁桃体无肿大，双肺呼吸音粗，可闻及明显湿啰音，心音有力，心律齐，未闻及明显病理性杂音。腹平软，全腹无压痛及反跳痛，肝、脾肋下未触及，双肾区及肝区无叩击痛，双下肢无明显水肿。右侧足踝处有 2.5cm×1.5cm 的Ⅱ期压疮，中央有 1.0cm×0.5cm 水泡，暂未破溃，右足外侧缘有 1.2cm×1.0cm 和 1.0cm×0.5cm 的Ⅰ期压疮。

【辅助检查】　心电检查示窦性心动过速、ST—T 改变，考虑有心肌缺血的可能。血常规检查提示白细胞计数 10.9×10^9/L，中性粒细胞计数 0.89×10^9/L，淋巴细胞计数 0.2×10^9/L，超敏 C 反应蛋白＞5.0mg/L，C 反应蛋白 232.56mg/L。

入院后给予心电监护、氧气吸入、抗菌药物静脉滴注。入院第 2 天晨测体温 38.7℃，护工代诉患者咽喉部有痰，不会自主排痰，无明显胸闷、气喘、胸痛、盗汗、恶心、呕吐等不适，精神、进食差，大便不能控制，间断排便，排尿困难，尿量少。医师查房后指示局麻下行床旁电子支气管镜检查并镜下吸痰。电子支气管镜示鼻腔黏膜稍充血、水肿，咽喉、咽后壁有大量黏液附着，气管、管腔内可见大量绿色脓性分泌物附着，给予生理盐水灌洗后吸出，所见区域管腔尚通畅，未见其他异常。

二、以问题为中心的学习

问题 1.什么是肺炎？肺炎的分类有哪些？

肺炎（pneumonia）是指终末气道、肺泡和肺间质的炎症，可由多种病因引起，如病原微生物、理化因素、免疫损伤、过敏及药物等。通常肺炎主要是指由细菌、病毒、非典型病原体、真菌和寄生虫等引起的感染性炎症，其中细菌性肺炎最常见，也是最常见的感染性疾病之一。

肺炎可按病因、患病环境或解剖加以分类。

1. 按病因分类　病因学分类对肺炎的治疗有决定性意义。

（1）细菌性肺炎：为最常见的肺炎。致病菌多为肺炎链球菌、金黄色葡萄球菌、甲型溶血性链球菌等需氧革兰氏阳性菌，肺炎克雷伯菌、流感嗜血杆菌、铜绿假单胞菌肺炎等需氧革兰氏阴性菌。

（2）非典型病原体所致肺炎：如军团菌、支原体、衣原体等。

（3）病毒性肺炎：如冠状病毒、腺病毒、呼吸道合胞病毒、流感病毒等。

（4）真菌性肺炎：如白念珠菌、曲霉、放线菌等。

（5）其他病原体所致的肺炎：如立克次体、弓形虫、原虫、寄生虫等。

（6）理化因素所致的肺炎：如放射性操作引起的放射性肺炎及吸入刺激性气体、液体引起的化学性肺炎。

2. 按患病环境分类　可协助肺炎的诊断。

（1）社区获得性肺炎：是指在医院外罹患的感染性肺实质（含肺泡壁）炎症，包括有明确潜伏期的病原体感染而在入院后平均潜伏期内发病的肺炎。肺炎链球菌为最主要的病原体。

（2）医院获得性肺炎：亦称为医院内肺炎，是指患者入院时不存在、也不处于潜伏期，而是在住院后 48h 发生的感染。以呼吸机相关性肺炎多见，常见病原体为铜绿假单胞菌、大肠埃希菌、肺炎克雷伯菌、金黄色葡萄球菌、肺炎链球菌等。

3. 按解剖分类

（1）大叶性肺炎：为肺实质炎症，通常不累及支气管。病原体先在肺泡引起炎症，继之导致部分或整个肺段、肺叶发生炎症改变，又称为肺泡性肺炎。致病菌多为肺炎链球菌。

（2）小叶性肺炎：指病原体经支气管入侵，引起细支气管、终末细支气管和肺泡的炎症，又称支气管肺炎。病原体有肺炎链球菌、葡萄球菌、病毒、肺炎支原体等。常继发于支气管炎、支气管扩张、上呼吸道病毒感染以及长期卧床的危重患者。

（3）间质性肺炎：以肺间质炎症为主的炎症，病变主要累及支气管壁、支气管周围间质组织及肺泡壁，可由细菌、支原体、衣原体、病毒或肺孢子菌等引起。

问题 2.患者目前符合“肺炎”诊断的表现（临床表现和辅助检查等）有哪些？

诊断依据：老年患者；有受凉病史、半月前因肺部感染住院治疗史；长期营养不良；患者有咳嗽无力，不能自主咳痰；有发热 1 天的临床表现；视诊可见咽红，明显充血；听诊可闻及明显湿啰音。结合急诊血常规及胸部 CT 考虑此诊断。

问题 3.什么是社区获得性肺炎？常见致病菌和临床表现有哪些？

社区获得性肺炎（CAP）：也称医院外获得性肺炎，是指在医院外罹患的感染性肺实质炎症，包括具有明确潜伏期的病原体感染而在入院后平均潜伏期内发病的肺炎。常见病原体为肺炎链球菌、流感嗜血杆菌、呼吸道病毒和非典型病原体（肺炎支原体、肺炎衣原体、嗜肺军团菌）、金黄色葡萄球菌、卡他莫拉菌等。临床主要表现为新近出现的咳嗽、咳痰或原有呼吸道疾病症状加重，出现脓性痰，伴或不伴胸痛、发热；肺实变体征和（或）闻及湿啰音。白细胞异常，胸部 X 线片显示片状、斑片状浸润性阴影或间质改变，伴或不伴胸腔积液。

问题 4.入院后护士对该患者的评估重点有哪些？

1. 健康史

（1）患者的日常生活状况：尤其是对患病后的变化进行重点评估，具体从饮食、年龄、吸烟史、长期饮酒史或是否营养不良，以及有无生活、饮食、睡眠变化和有无明显季节变化等各方面进行评估。

（2）既往史：病例介绍了患者可引起肺炎的其他呼吸系统疾病病史，如患者曾有呼吸道感染病史，还需评估是否有肺癌、慢性支气管炎、支气管扩张、慢性阻塞性肺气肿、糖尿病、痴呆、中毒、过敏等慢性疾病或相关因素存在，以及有无免疫功能低下的情况；询问是否使用过抗生素、激素、化疗药物；一年内是否有住院史，有无误吸及与本病发生相关的因素，如有无受凉、淋雨、劳累等诱因。

2. 身体状况　有无生命体征异常，如呼吸频率和（或）节律的异常、血压下降、体温的改变等；判断神志有无异常，观察有无急性病容和鼻翼扇动的表现；观察皮肤面色及淋巴结有无异常；查看呼吸时有无三凹征。

3. 心理-社会状况　重点评估患者有无不良情绪的产生、对疾病的认识和态度、患者的依从性，以及是否具备充足的社会支持，如家庭关系和经济状况。

4. 体格检查及辅助检查

（1）该患者重点评估胸部的叩诊及听诊：叩诊的声音及触觉语颤感是否有改变，以及能否闻及异常支气管呼吸音及湿啰音。

（2）辅助检查：肺炎患者通常需要进行病原学检查，检查项目有血常规、痰培养、动脉血气分析和胸部 X 线检查。该患者需及时复查血常规及细菌药敏试验。

问题 5.目前患者存在的护理诊断有哪些？并分析护理问题的相关因素（生理、病理、精神、心理、环境等）。

1. 气体交换障碍　与肺部炎症、痰液黏稠等引起呼吸面积减少有关。

2. 清理呼吸道无效　与肺部炎症、痰液黏稠、无力咳嗽有关。

3. 体温过高　与致病菌引起肺部感染有关。

4. 疼痛　胸痛，与肺部炎症累及胸膜有关。

5. 潜在并发症　感染性休克、窒息。

6. 知识缺乏　缺乏疾病发生、发展、治疗等相关知识。

7. 皮肤完整性受损　与营养不良、长期卧床有关。

8. 预感性悲哀　与对治疗及预后缺乏信心、疾病的影响及对死亡的恐惧有关。

问题 6.针对以上护理诊断，你认为应该采取哪些护理措施？

1. 气体交换障碍　与肺部炎症、痰液黏稠等引起呼吸面积减少有关。

（1）环境与休息：保持室内空气清新，室温 18～20℃，湿度 55%～60%；病室环境安静、整洁、舒适；保证患者有足够的休息，限制患者剧烈活动，以减少氧气消耗；减少探视，避免因谈话过多影响体力；集中安排治疗和护理活动，尽量减少打扰患者休息。

（2）体位：指导或协助患者采取合适的体位，对于意识障碍患者，如病情允许，可取半卧位，增加肺通气量，或侧卧位，以预防或减少分泌物吸入肺内；注意每 2h 变换体位 1 次，以促进肺扩张，减少分泌物淤积在肺部而引起并发症。

（3）氧疗：气急发绀者给予鼻导管或面罩吸氧，氧流量一般为 4～6L/min，维持血氧饱和度 90%以上，增加患者舒适度，减轻焦虑程度；若合并慢性阻塞性肺疾病（COPD），应给予低流量持续吸氧；注意观察患者呼吸频率、节律、深度的变化，有无皮肤色泽和意识状态改变，监测动脉血气分析，如果病情恶化，准备气管插管和呼吸机辅助通气。

（4）药物治疗与护理：肺炎诊断后要尽早使用抗感染药物。肺炎抗感染治疗一般可在退热后

2～3d，且主要呼吸道症状改善后停药，多数轻至中度患者需5～7d的疗程，重症患者适当延长抗感染疗程，非典型病原体治疗反应较慢者疗程可延长至10～14d。

2. 清理呼吸道无效　与肺部炎症、痰液黏稠、无力咳嗽有关。

（1）痰液观察：观察痰液的颜色、性状、气味和量，如肺炎球菌性肺炎患者的痰呈铁锈色、厌氧菌感染者痰液多有恶臭味等。

（2）痰液检查：遵医嘱留取新鲜痰标本进行痰培养和药物敏感试验。采集痰标本最好在抗生素应用前，取气道深部痰液，室温下采集后应在2h内送检。

（3）咳嗽、咳痰的护理：鼓励和协助患者有效咳嗽、排痰，及时清除口腔和呼吸道内的痰液、呕吐物；痰液黏稠不易咳出时，病情允许时可扶患者坐起，给予叩背，协助咳痰；鼓励患者饮水，每天2L，维持足够的液体摄入量；遵医嘱应用祛痰药以及雾化吸入，稀释痰液，促进痰排出。必要时吸痰，预防窒息，吸痰前应提前告知患者以取得患者配合。

（4）消毒隔离：注意预防医院内感染，严格执行消毒隔离制度。患者的痰液用含消毒液的容器密封盛装或塑料袋及卫生纸收集后妥善处理。

3. 体温过高　与致病菌引起肺部感染有关。

（1）体温监测：密切观察体温的变化，体温超过37.5℃时，应每4h测体温1次，注意观察体温过高的早期症状和体征，体温突然升高或骤降时，应随时测量和记录，并及时报告医师。

（2）降温护理：体温＞38.5℃时，可采用温水擦浴、冰袋、冰帽等物理降温措施，以逐渐降温为宜，必要时遵医嘱使用退热药或静脉补液，以补充因发热而丢失较多的水分和电解质。患者出汗较多时应及时协助更换衣服和被褥，保持皮肤的清洁和干燥，并注意保暖。

（3）口腔护理：做好口腔护理，鼓励多漱口，口唇疱疹者可局部涂抗病毒软膏，防止继发感染。

（4）用药护理：遵医嘱使用抗生素，观察疗效和不良反应。应用头孢类药物时注意观察有无胃肠道、皮疹等不良反应；喹诺酮类药物偶见皮疹、恶心等不良反应；氨基糖苷类抗生素有肾、耳毒性，老年人或肾功能减退者应特别注意有无耳鸣、头晕、唇舌发麻等不良反应。患者一旦出现严重不良反应，应及时和医师沟通，并采取处理措施。

（5）饮食护理：给予高热量、高蛋白质、高维生素、易消化的流质或半流质饮食，以补充高热引起的营养物质消耗；鼓励患者多饮水，以保证足够的入量并利于稀释痰液。

4. 疼痛　与肺部炎症累及胸膜有关。

（1）体位：患者胸痛时，常随呼吸、咳嗽加重，可采取患侧卧位，在咳嗽时应用枕头等物夹紧胸部，必要时用宽胶布固定胸廓，以降低患侧胸廓活动度，减轻疼痛。注意维持患者舒适的体位。

（2）药物护理：疼痛剧烈者，遵医嘱应用镇痛、镇咳药，以缓解疼痛和改善肺通气，应注意评价用药后效果。

5. 潜在并发症

（1）感染性休克

1）观察休克的征象：密切观察生命体征和病情的变化。发现患者神志模糊、烦躁、发绀、四肢湿冷、脉搏细速、脉压变小、呼吸浅快、面色苍白、尿量减少（每小时＜30ml）等休克早期症状时，须及时报告医师，及时采取救治措施。

2）环境与体位：应将感染性休克患者安置在重症监护室，注意保暖和安全。取仰卧中凹位，抬高头部20°，抬高下肢30°，以利于呼吸和静脉回流，增加心排血量。尽量减少搬动。

3）吸氧：给予中、高流量吸氧，维持动脉血氧分压（PaO_2）＞60mmHg，改善缺氧状态。

4）补充血容量，纠正水、电解质和酸碱平衡失调：尽快建立两条静脉通路，遵医嘱补充液体，维持有效血容量，减低血液的黏滞度，防止弥散性血管内凝血。有酸中毒者，静脉滴注5%碳酸氢钠时，因其配伍禁忌较多，宜单独输入。注意补液不宜过多、过速，以免发生心力衰竭与肺水肿。伴有中毒性心肌炎时，应及时减慢输液速度，遵医嘱用毒毛花苷K或毛花苷C静脉注射，防治心力衰竭。若血容量已补足而24h尿量仍＜400ml、尿比重＜1.018时，应及时报告医师，注意是否合并急性肾衰竭。随时观察患者的全身情况、血压、尿量、尿比重、血细胞比容等，监测中心静脉压，作为调整补液速度的指标，以中心静脉压不超过 10cmH_2O，尿量每小时 30ml 以上为宜。

5）应用血管活性药物的护理：在应用血管活性药物，如多巴胺、间羟胺（阿拉明）时，应注意防止液体溢出血管外，引起局部组织坏死和影响疗效。可应用输液泵单独一路静脉输入血管活性药物，根据血压随时调整滴速，维持收缩压在 90～100mmHg，保证重要脏器的血液供应，改善微循环。

6）心理护理：及时向患者介绍病情，解释各种症状和不适的原因，说明各项诊疗、护理操作的目的、操作程序和配合要点，主动询问和关心患者的需要，帮助患者树立治愈疾病的信心。

7）病情转归观察：随时监测和评估患者意识、血压、脉搏、呼吸、体温、皮肤、黏膜、尿量的变化，以判断病情转归。如患者神志逐渐清醒、体温≤37.8℃、皮肤转红、氧饱和度≥90%（或吸空气条件下动脉血氧分压≥60mmHg）、脉搏有力、心率≤100 次/分、呼吸平稳频率≤24 次/分、收缩压≥90mmHg、尿量增多、皮肤及肢体变暖，预示病情好转。

（2）窒息

1）有效咳痰：患者无法有效咳嗽，不能有效排出过多的呼吸道分泌物和痰液。护士应指导患者进行有效咳嗽，促进肺内积聚的痰液排出。

方法：患者取坐位，头略前倾，双肩放松，屈膝，前臂垫枕，如果可能应使双足着地，从而有利于胸腔的扩展，增加咳痰的有效性。指导患者先进行 3～4 次深而缓慢的腹式呼吸，吸气末屏气几秒，在呼吸的同时缓慢地前倾身体，用力咳嗽 2～3 次。患者排痰后恢复坐位，进行放松性深呼吸。重复上述过程 2 次以上。注意观察痰液的颜色、黏稠度和量。咳痰后让患者充分休息并注意口腔护理。

2）胸部物理疗法：胸部物理疗法包括胸部叩击、振荡和体位引流。人工或机械的叩击和振荡有利于分泌物的松解；体位引流是利用重力原理辅助支气管分泌物的引流；胸部物理疗法可使外周气道内过多的分泌物引流至中央气道，促进塌陷的肺组织再膨胀。

3）雾化吸入：有利于稀释气道分泌物，且可经雾化吸入给药，可用于雾化给药的有糖皮质激素（如布地奈德）、支气管化痰剂（乙酰半胱氨酸溶液）等。小容量雾化器是临床常用的雾化吸入装置，包括喷射雾化器、超声雾化器、氧气雾化器等。雾化时应指导患者平静呼吸，间歇深呼气。

4）多饮水：如无其他禁忌，可指导患者每天饮水 2L 以上，以达到湿化气道、稀释痰液的目的。

5）吸痰：适用于口腔或鼻腔内分泌物过多，而又无力排痰的患者，目的是吸出过多的分泌物，改善气体交换。

6. 皮肤完整性受损 与营养不良、长期卧床有关。

（1）根据患者皮肤状况，及时翻身拍背，给予骨隆突处按摩，用软枕垫足踝部、臀部等，翻身时避免拖、拉、拽等动作，防止皮肤擦伤。

（2）穿棉质衣服，保持全身皮肤清洁、干燥，每日温水擦身 2 次以上，勤换衣裤。

（3）保持床单元清洁、干燥，潮湿及有污渍时及时更换。

（4）及时修剪指甲，以免抓破皮肤。

（5）指导患者加强营养，以增加皮肤抵抗力和创面愈合的能力。

（6）加强创面护理，根据创面实际情况给予换药。

（7）告知患者及家属发生压疮的相关因素、预防措施和处理办法。

7. 预感性悲哀 与对疾病治疗及预后缺乏信心有关。

（1）患者出现呼吸困难、胸闷等不适时，应守候在患者身旁，给患者以安全感。

（2）耐心解答患者提出的问题，给予健康指导。

（3）与患者/家属建立融洽关系，避免精神应激，护理操作应细致、耐心。

（4）尽量减少外界压力刺激，创造轻松和谐的气氛。

（5）提供有关治疗信息，介绍治疗成功的病例，注意正面效果，使患者树立信心。

（6）必要时寻找合适的支持系统，对患者进行安慰和关心等。

问题 7.压疮是如何分期的？不同分期压疮伤口如何处理？

1. Ⅰ期压疮　指受压皮肤红斑不消失、皮肤完整。处理：要防止局部继续受压，增加翻身次数，避免摩擦、潮湿、排泄物刺激，局部可使用半透膜敷料或水胶体敷料保护，3～5d 更换 1 次，每日动态评估。

2. Ⅱ期压疮　部分皮层缺失伴真皮层暴露。处理：加强上述措施，此期要纠正营养不良、治疗和控制并发症；如出现小水疱时，应防止破裂、感染，使其自行吸收，大水疱在无菌操作下用注射器抽出疱内液体，局部消毒后用无菌敷料包扎；使用泡沫敷料或水胶体敷料，每 3～5d 更换 1 次，观察评价。

3. Ⅲ期压疮　全层皮肤缺损。处理：采取针对性的治疗和护理措施，包括清创、抗感染、引流、减压和间歇活动；加强营养；治疗、控制并发症；定期评价效果，调整计划。

4. Ⅳ期压疮　全层皮肤和组织缺损。处理：清除坏死组织，保持引流通畅，促进肉芽组织生长，选择合适的敷料，根据局部和全身情况，采用综合治疗，可行负压伤口治疗，必要时配合医师行植皮修补术。

5. 不可分期压疮　全层皮肤和组织缺损，无法确定具体深度，伤口底部可出现腐肉及焦痂。处理：此期要局部分次逐步清创，动态观察、评估，选用适当可行的治疗护理措施，纠正营养不良、治疗原发病，明确分期后按照相应的分期进行处理。

6. 可疑深部组织压疮　具体深度未知，深层组织暴露，颜色为深红色、褐色或紫色。处理：此期要继续加强减压措施，局部皮肤清洗、选择敷料、清创，加强全身营养支持，积极治疗原发病，动态观察、评估，分期明确后按照相应的分期进行处理。

三、对患者进行评估，口述可以为患者进行的护理操作

（一）评估内容

1. 健康史

（1）患病与诊疗经过：尽量详细询问。

（2）目前病情与一般情况：重点评估患病后的病情变化。

（3）既往史：与本疾病相关的疾病重点评估。

2. 身体评估

（1）一般状态：生命体征、意识及精神状况、体位、皮肤、尿量。

（2）心、肺：两肺有无湿啰音或哮鸣音，啰音的部位和范围；咳嗽、咳痰情况。

（3）疼痛：胸痛的情况。

3. 心理-社会状况　评估患者及家属对疾病的认知程度、自身的情绪、家庭状况、经济条件、社会支持力量，以及是否有焦虑等不良情绪。

（二）可能的护理操作

吸氧、心电监护、静脉输液、动/静脉血标本采集。

第二节　支气管哮喘患者的护理

【学习目标】

认知目标：能陈述支气管哮喘的定义；列举支气管哮喘主要治疗药物的种类、用药途径和护理要点；解释支气管哮喘的危险因素、发病机制、临床分期及控制水平分级；说明支气管哮喘患者相关辅助检查的临床意义；能为支气管哮喘患者进行护理评估，制订护理计划。

技能目标：能熟练完成相关护理操作；能运用沟通技巧与患者进行有效沟通。

情感目标：能运用临床逻辑思维进行支气管哮喘患者的护理评估、诊断、计划；能在操作过程中做到关心爱护患者；能在操作过程中严格遵守查对制度；能运用质疑和反思的态度对操作过程进行评价。

一、病例导入

姓名：何某　性别：男　年龄：65 岁　婚姻：已婚

籍贯：湖北　职业：农民　身高：169cm　体重：72kg

主诉：反复咳嗽、咳痰 4 年余，再发加重伴喘息、活动后气促 10 余天。

【现病史】 患者于 4 年前开始反复出现咳嗽、咳痰，一般为白色黏痰，多于接触油烟、冷空气刺激后加重。在秋、冬季明显，受凉后加重。10 余天前患者因受凉后开始出现喘息、活动后气促，稍微活动即出现上述症状，伴咳嗽，多为白黏痰，偶有黄色痰，伴发热，最高体温达 38.8℃，伴胸闷、心悸，头晕、恶心、反酸，无盗汗、咯血、呕吐。患病后于当地医院给予药物塞肛（具体不详），体温可降至正常，给予抗感染治疗效果不佳（用药不详），今为求进一步诊治，遂来我院。门诊以“支气管哮喘急性加重期”收入院。患病以来，患者睡眠尚可，精神、食欲欠佳，大、小便正常，体力减退，体重下降。

【既往史】 否认高血压、冠心病、糖尿病、肝炎、结核病史。否认食物、药物过敏史。有长期大量吸烟史（约 20 支/天×40 年，未戒烟），偶有饮酒，近半月无饮酒史。家族史：其母亲有哮喘病史。

【体格检查】 体温 36.8℃，脉搏 116 次/分，呼吸 25 次/分，血压 125/88mmHg，SpO_2 89%（未吸氧）。神志清楚，精神差，正力体型，步入病房。查体合作，口唇、指端无明显发绀，胸廓饱满。双肺听诊呼吸音减低，可闻及广泛、响亮的哮鸣音，双下肺可闻及少量湿啰音。心界不大，心律齐，心脏各瓣膜听诊区均未闻及病理性杂音。腹软，腹部无压痛、无反跳痛，肝、脾肋下未触及。双下肢无明显水肿。

【辅助检查】 血常规检查显示红细胞计数 4.7×10^{12}/L，白细胞计数 12×10^{9}/L。动脉血气分析：pH 7.47，$PaCO_2$ 28.6mmHg，PaO_2 65.5mmHg，SaO_2 89%（未吸氧）。肺功能检查：支气管舒张试验阳性。

二、以问题为中心的学习

问题 1.什么是支气管哮喘？导致支气管哮喘的病因有哪些？

支气管哮喘（bronchial asthma），简称哮喘，是由多种细胞（如嗜酸性粒细胞、肥大细胞、T 淋巴细胞、中性粒细胞、气道上皮细胞等）和细胞组分参与的气道慢性炎症性疾病。主要特征包括气道慢性炎症、气道对多种刺激因素呈现的高反应性、多变的可逆性气流受限，以及随病程延长而导致的一系列气道结构的改变，即气道重构。临床表现为反复发作的喘息、气急、伴或不伴胸闷或咳嗽等症状，常在夜间及凌晨发作或加重，多数患者可自行缓解或经治疗后缓解。哮喘是一种异质性疾病，具有不同的临床表型。哮喘常见类型：①非过敏性哮喘。一些成人哮喘的发生与过敏无关，患者的痰中可能有中性粒细胞、嗜酸性粒细胞或者仅有炎症细胞。②迟发型哮喘。一些患者尤其是女性，在成人时期第一次发生哮喘，这些患者趋向于非过敏性哮喘并且经常需要高剂量地吸入激素或者对皮质醇激素不敏感。③哮喘合并混合性气流受限。一些长时间患哮喘的患者发展成混合性气流受限，认为是气道重构引起的。④哮喘合并肥胖。一些肥胖哮喘患者有显著的呼吸系统症状和嗜酸性粒细胞浸润的气道炎症。

哮喘是一种复杂的、具有多基因遗传倾向的疾病，其发病具有家族聚集现象，亲缘关系越近，患病率越高。具有哮喘易感基因的人群发病与否受环境因素的影响较大，环境因素包括：①变应原因素，如室内变应原（尘螨、宠物毛屑、蟑螂、霉菌、油烟等），室外变应原（各种花粉等）、职业性变应原（油漆、活性染料等），食物因素（鱼、虾、蛋类、牛奶、豆制品等），药物因素（阿司匹林、磺胺、抗生素、β受体阻滞药等）；②非变应原因素，如呼吸道感染、大气污染、吸烟、运动、妊娠、肥胖、精神因素等。

问题 2.患者目前符合“支气管哮喘”的诊断依据有哪些？

支气管哮喘的诊断标准如下。

1. 典型哮喘的临床症状和体征　①反复发作性喘息、气急，伴或不伴胸闷或咳嗽，夜间及晨间多发，多与接触变应原、冷空气、理化刺激、上呼吸道感染、运动等有关；②发作时及部分未控制的慢性持续性哮喘，双肺可闻及散在或弥漫性哮鸣音，呼气相延长；③上述症状和体征可经治疗后缓解或自行缓解。

2. 可变气流受限的客观检查　①支气管舒张试验阳性[吸入支气管扩张药后，第 1 秒用力呼气容积（FEV_1）增加≥12%，且 FEV_1 绝对值增加≥200ml]，或抗炎治疗 4 周后与基线值比较 FEV_1 增加≥12%，且 FEV_1 绝对值增加≥200ml（除外呼吸道感染）；②支气管激发试验阳性，一般应用吸入激发剂后 FEV_1 下降≥20%，判断结果为阳性，提示存在气道高反应性；③呼气流量峰值（PEF）平均每日昼夜变异率（至少连续 7d 每日 PEF 昼夜变异率之和/7）＞10%，或 PEF 周变异率{（2 周内最高 PEF 值–最低 PEF 值）/[（2 周内最高 PEF 值+最低 PEF 值）×1/2]×100%}＞20%。

符合上述症状和体征，同时具备气流受限客观检查中的任一条，并除外其他疾病所引起的喘息、气促、胸闷及咳嗽，可以诊断为哮喘。

在本病例中，患者为 65 岁男性，有长期大量吸烟史（约 20 支/天×40 年），反复咳嗽、咳痰 4 年余，伴喘息、活动后气促 10 余天，稍微活动即出现上述症状，伴发热、胸闷、心悸、头晕；体检：呼吸频率加快，脉率加快，胸廓饱满，双肺听诊呼吸音减低，可闻及广泛、响亮的哮鸣音，双下肺可闻及少量湿啰音。肺功能检查提示支气管舒张试验阳性。故诊断为支气管哮喘。结合动脉血气分析结果：pH 7.47，$PaCO_2$ 28.6mmHg，PaO_2 65.5mmHg，$SaO_2$89%（未吸氧），提示为呼吸性碱中毒。

问题 3.支气管哮喘的治疗方法有哪些？请列举常用药物的种类和作用。

1. 哮喘的治疗目标　在于控制哮喘发作症状，维持患者的正常活动水平，同时尽可能减少急性发作和死亡、肺功能不可逆损害和药物相关不良反应的风险。经过适当的治疗和管理，绝大多数哮喘患者能够达到这一目标。

2. 治疗哮喘的药物　分为控制药物和缓解药物，以及重度哮喘的附加治疗药物。

（1）控制药物：需要每天使用并长时间维持的药物，这些药物主要通过抗炎作用使哮喘维持在临床控制状态，其中包括吸入性糖皮质激素（inhaled corticosteroid，ICS）、白三烯调节药、长效 $β_2$ 受体激动剂（long acting bete2-agonist，LABA）、缓释茶碱、甲磺司特、色甘酸钠、联合药物（如ICS/LABA）等。

（2）缓解药物：又称急救药物，这些药物在有症状时按需使用，通过迅速解除支气管痉挛而缓解哮喘症状，包括速效吸入和短效口服 $β_2$ 受体激动剂、吸入性抗胆碱药物、短效茶碱和全身性激素等。

（3）重度哮喘的附加治疗药物：主要为生物靶向药物，如抗 IgE 单克隆抗体、抗 IL-5 单克隆抗体、抗 IL-5 受体单克隆抗体和抗 IL-4 受体单克隆抗体等，其他还有大环内酯类药物等。

本病例中患者正处于急性发作期，暂行持续低流量鼻导管给氧、抗感染（头孢替唑）、抗炎（甲泼尼龙静脉滴注、普米克令舒雾化）、平喘（多索茶碱静脉滴注、万托林雾化）、护胃（泮托拉唑）等对症支持治疗。

问题 4.入科后护士对该患者的评估重点有哪些？

应进一步仔细询问病史，重点评估：①评估患者有无未来引起急性发作的危险因素，如哮喘未控制、持续接触变应原、有相关合并症、用药不规范、依从性差以及在过去一年中曾有过因哮喘急性发作而看急诊或住院等；②评估哮喘的过敏状态及触发因素，大部分哮喘为过敏性哮喘，应常规检测变应原以明确患者的过敏状态，常见触发因素还包括职业、环境、气候变化、药物和运动等；③评估患者是否有合并症，哮喘常见合并症包括变应性鼻炎、鼻窦炎、胃食管反流、肥胖、慢性阻塞性肺疾病、支气管扩张症、阻塞性睡眠呼吸暂停低通气综合征、抑郁和焦虑等。部分慢性中重度持续性哮喘患者，即使吸入支气管扩张药，其 FEV_1/用力肺活量（FVC）仍<0.7，可能是哮喘未控制，或合并有慢性阻塞性肺疾病。应仔细询问病史，必要时作相关检查，以明确是否存在合并症。

应进一步评估，记录咳嗽的性质、持续时间、音色及其与体位、睡眠、气候变化的关系，痰液的性状、量、颜色、气味等，能否有效咳嗽与咳痰；呼吸困难起病缓急与持续时间，是吸气性、呼气性抑或混合性呼吸困难，使其加重或减轻的因素等。咳嗽、咳痰、呼吸困难等症状可对患者产生影响，如饮食、睡眠、体力、情绪等。

诊疗与护理经过：已接受的诊断性检查及结果；已采用的治疗或护理措施，包括服用过的镇咳、祛痰、平喘、抗生素药物等，以及药物的名称、剂量、疗效、用药依从性、药物的不良反应等；是否使用氧疗，氧疗的流量、浓度与疗效。

问题 5.目前患者存在的护理诊断有哪些？并分析护理诊断的相关因素（生理、病理、精神、心理、环境等）。

1. 气体交换受损 与支气管痉挛、气道炎症、气道阻力增加有关。

2. 清理呼吸道无效 与支气管黏膜水肿、分泌物增多、痰液黏稠、无效咳嗽有关。

3. 知识缺乏 缺乏正确使用雾化装置的相关知识。

4. 活动无耐力 与疲劳、呼吸困难、氧供与氧耗失衡有关。

5. 焦虑 与哮喘长期存在且反复急性发作有关。

6. 潜在并发症 呼吸衰竭、纵隔气肿。

问题 6.针对以上护理诊断，你认为应该采取哪些护理措施？

1. 气体交换受损 与支气管痉挛、气道炎症、气道阻力增加有关。

（1）环境与休息：有明确变应原者应尽快脱离，提供安静、舒适，以及温、湿度适宜的环境，保持室内清洁、空气流通。根据病情提供舒适体位，如为端坐呼吸者提供床旁桌支撑，以减少体力消耗。病室不摆放花草，避免使用皮毛、羽绒或蚕丝织物等。

（2）病情观察：观察哮喘发作的前驱症状，如鼻咽痒、喷嚏、流涕、眼痒等黏膜过敏症状。哮喘发作时，观察患者的意识状态及呼吸频率、节律、深度，是否有辅助呼吸肌参与呼吸运动等，监测呼吸音、哮鸣音变化，监测动脉血气分析和肺功能情况，了解病情和治疗效果。哮喘严重发作时，如经治疗病情无缓解，需做好机械通气的准备工作。加强对急性期患者的监护，尤其夜间和凌晨是哮喘易发作的时间，应严密观察有无病情变化。

（3）饮食护理：应提供清淡、易消化、足够热量的饮食，避免进食硬、冷、油煎食物。若能找出与哮喘发作有关的食物，如鱼、虾、蟹、蛋类、牛奶等，应避免食用。某些食物添加剂，如柠檬黄和亚硝酸盐可诱发哮喘发作，应当引起注意。有烟、酒爱好者应戒烟、酒。

（4）口腔与皮肤护理：哮喘发作时，患者常会大量出汗，应每天进行温水擦浴，勤换衣服和床单，保持皮肤清洁、干燥和舒适。协助并鼓励患者咳嗽后用温水漱口，保持口腔清洁。

（5）缓解紧张情绪：哮喘新近发生和重症发作的患者，通常会出现紧张，甚至惊恐不安的情绪，应多巡视患者，耐心解释病情和治疗措施，给予心理疏导和安慰，消除过度紧张情绪，对减轻哮喘发作症状和控制病情有重要意义。

（6）用药护理：观察药物疗效和不良反应。

1）糖皮质激素：吸入药物治疗的全身性不良反应少，少数患者可出现口腔念珠菌感染和声音嘶哑，指导患者吸药后及时用清水含漱口咽部，选用干粉吸入剂或加用除雾器可减少上述不良反应。

口服用药宜在饭后服用，以减少对胃肠道黏膜的刺激。气雾吸入糖皮质激素可减少其口服量，当用吸入剂替代口服剂时，通常需同时使用 2 周后再逐步减少口服量，指导患者不得自行减量或停药。

2）$β_2$受体激动剂：①指导患者按医嘱用药，不宜长期、规律、单一、大量使用，因为长期应用可引起 $β_2$ 受体功能下降和气道反应性增高，出现耐药性；②指导患者正确使用雾化吸入器，以保证药物的疗效；③用药过程观察有无心悸、骨骼肌震颤、低血钾等不良反应。

3）茶碱类药物：静脉注射时浓度不宜过高，速度不宜过快，注射时间宜在 10min 以上，以防中毒症状发生。不良反应有恶心、呕吐、心律失常、血压下降及多尿，偶有呼吸中枢兴奋，严重者可致抽搐，甚至死亡。由于茶碱的“治疗窗”窄以及茶碱代谢存在较大的个体差异，用药时监测血药浓度可减少不良反应的发生，其安全浓度为 6～15g/ml。发热、妊娠、小儿或老年人，有心、肝、肾功能障碍及甲状腺功能亢进者不良反应增加。合用西咪替丁、喹诺酮类、大环内酯类药物可影响茶碱代谢而使其排泄减慢，应减少用药量。茶碱缓释片有控释材料，不能嚼服，必须整片吞服。

4）其他：抗胆碱药吸入后，少数患者可有口苦或口干感。酮替芬有镇静、头晕、口干、嗜睡等不良反应，对高空作业人员、驾驶员、操纵精密仪器者应予以强调。白三烯调节药的主要不良反应是轻微的胃肠道症状，少数有皮疹、血管性水肿、转氨酶升高，停药后可恢复。

（7）氧疗护理：重症哮喘患者常伴有不同程度的低氧血症，应遵医嘱给予鼻导管或面罩吸氧，吸氧流量为 1～3L/min，吸入氧浓度一般不超过 40%，为避免气道干燥和寒冷气流的刺激而导致气道痉挛，吸入的氧气应尽量温暖、湿润，在给氧过程中，监测动脉血气分析。如哮喘严重发作，经一般药物治疗无效，或患者出现神志改变，PaO_2＜60mmHg，$PaCO_2$＞50mmHg 时，应准备进行机械通气。

2. 清理呼吸道无效 与支气管黏膜水肿、分泌物增多、痰液黏稠、无效咳嗽有关。

（1）促进排痰：痰液黏稠者可定时给予蒸汽或氧气雾化吸入；指导患者进行有效咳嗽，协助叩背，以促进痰液排出；无效者可用负压吸引器吸痰。

（2）补充水分：哮喘急性发作时，患者呼吸增快、出汗，常伴脱水、痰液黏稠，形成痰栓，阻塞小支气管，加重呼吸困难。应鼓励患者每天饮水 2500～3000ml，以补充丢失的水分，稀释痰液。重症者应建立静脉通道，遵医嘱及时、充分补液，纠正水、电解质和酸碱平衡紊乱。

（3）病情观察：观察患者咳嗽的情况、痰液的性状和量。

3. 知识缺乏 缺乏正确使用雾化装置的相关知识。

（1）定量吸入器（metered dosc inhalcr，MDI）：MDI 的使用需要患者协调呼吸动作，正确使用是保证吸入治疗成功的关键。①介绍吸入器具：根据患者文化层次、学习能力，提供吸入器的学习资料；②演示 MDI 的使用方法：打开盖子，摇匀药液，深呼气至不能再呼时张口，将 MDI 喷嘴置于口中，双唇包住咬口，以慢而深的方式经口吸气，同时以手指按压喷药，至吸气末屏气 10s，使较小的雾粒沉降在气道远端，然后缓慢呼气，休息 3min 后可再重复使用 1 次；③反复练习使用：护士演示后，指导患者反复练习，直至患者完全掌握；④特殊 MDI 的使用：对不易掌握 MDI 吸入方法的儿童或重症患者，可在 MDI 上加储药罐，可以简化操作，增加吸入到下呼吸道和肺部的药物量，减少雾滴在口咽部沉积引起刺激，增加吸入疗效。

（2）干粉吸入器：常用的有都保装置（储存剂量型）和准纳器（多剂量型）。

都保装置：即储存剂量型涡流式干粉吸入器，如布地奈德粉吸入剂（普米克都保）、富马酸福莫特罗粉吸入剂（奥克斯都保）、布地奈德福莫特罗粉吸入剂（信必可都保）。指导患者使用都保装置的方法：①旋转并拔出瓶盖，确保红色旋柄在下方。②拿直都保，握住底部红色部分和都保中间部分，向某一方向旋转到底，再向反方向旋转到底，即完成一次装药。在此过程中，可听到“咔嗒”一声。③先呼气（勿对吸嘴呼气），将吸嘴含于口中，双唇包住吸嘴用力深长吸气，然后将吸嘴从嘴部移开，继续屏气数秒后恢复正常呼吸。

准纳器：常用的有沙美特罗替卡松粉吸入剂（舒利迭）等。指导患者使用准纳器的使用方法：①一手握住准纳器外壳，另一手拇指向外推动准纳器的滑动杆直至发出“咔嗒”声，表明准纳器已作好吸药的准备；②握住准纳器并使远离嘴，在保证平稳呼吸的前提下，尽量呼气；③将吸嘴放入口中，深长、平稳地吸气，将药物吸入口中，屏气约 10s；④拿出准纳器，缓慢恢复呼气，关闭准纳器（听到“咔嗒”声表示关闭）。

三、对患者进行评估，口述可以为患者进行的护理操作

（一）评估内容

1. 健康史

（1）了解患者的起病情况与患病时间、病因与诱因、主要症状及伴随症状特点、病情的发展与演变、诊疗和护理经过。

（2）日常生活状况，包括饮食与营养型态、排泄型态、休息与睡眠型态、日常生活活动与自理能力、个人嗜好等方面。

（3）既往健康状况、用药史、家族史等。

2. 身体评估

（1）一般状态：生命体征、营养状态、意识状态、体位、皮肤状况。

（2）心肺检查：两肺叩诊有无过清音，听诊有无湿啰音或哮鸣音，明确啰音的部位和范围；心脏是否扩大，心尖搏动的位置和范围，心脏各瓣膜听诊区有无异常。

（3）其他：腹部检查，有无肝大、肝颈静脉回流征阳性等。

3. 心理-社会状况　包括自我概念、认知功能、情绪、对疾病的认识、应激与应对、价值观与信念、职业状况、生活与居住环境、家庭关系等。

（二）可能的护理操作

生命体征测量、吸氧、雾化吸入、静脉输液、动/静脉血标本采集。

第三节　慢性阻塞性肺疾病患者的护理

【学习目标】

认知目标：能陈述慢性阻塞性肺疾病的概念、病因、临床表现、严重程度分级；列举 COPD 常用治疗药物的种类、使用方法及观察要点；复述氧疗的原则和方法、呼吸训练的方法、健康指导内容；解释慢性阻塞性肺疾病的病理生理改变与临床表现的关系；阐释肺功能检查相关指标的临床意义；能为慢性阻塞性肺疾病患者进行护理评估，制订护理计划。

技能目标：能熟练完成相关护理操作；能运用沟通技巧与患者进行有效沟通。

情感目标：能运用临床逻辑思维进行慢性阻塞性肺疾病患者的护理评估、诊断、计划；能在操作过程中做到关心、爱护患者；能在操作过程中严格遵守查对制度；能运用质疑和反思的态度对操作过程进行评价。

一、病 例 导 入

姓名：李某　性别：男　　年龄：71 岁　　婚姻：已婚

籍贯：湖北　职业：农民　身高：172cm　体重：74kg

主诉：咳嗽、咳痰 10 余年，活动后气促 2 年，加重 1 周。

【现病史】　患者于 10 余年前开始反复出现咳嗽、咳痰，一般为白色黏痰，冬、春季节症状加重，每次发病给予“消炎药”后症状可缓解。2 年前逐渐出现活动后气促，症状逐渐加重，起初上楼梯及爬坡时明显，逐渐出现平路快走时也感气促。院外反复住院，提示慢性支气管炎、肺气肿。1 周前患者受凉后出现发热，最高体温 38.5℃，伴咳嗽、咳大量黄色脓痰、活动后气促，无胸闷、

胸痛，无夜间阵发性呼吸困难，无双下肢水肿。今为求进一步治疗，门诊以“慢性阻塞性肺疾病急性加重期”收入院。患病以来，患者睡眠尚可，精神、食欲欠佳，大、小便正常，体力减退，体重无明显改变。

【既往史】 高血压 10 余年，最高血压 200/140mmHg，长期口服药物，具体不详，目前血压控制尚可。否认冠心病、糖尿病病史，否认肝炎、结核病史。否认手术、外伤、输血史，否认食物、药物过敏史。有长期大量吸烟史（约 40 支/天×40 年，未戒烟），有长年饮酒史（约 2 两/天×40 年，未戒酒），近 1 周有饮酒史。

【体格检查】 体温 38.3℃，脉搏 92 次/分，呼吸 26 次/分，血压 142/89mmHg。神志清楚，精神稍差，正力体型，轮椅推入病房。查体合作，全身皮肤黏膜无黄染、无出血点，浅表淋巴结未触及肿大，球结膜无水肿，口唇、指端轻度发绀，颈软，气管居中，甲状腺无肿大，颈静脉无怒张，肝颈静脉回流征阴性。桶状胸，双肺叩诊呈过清音，双肺听诊呼吸音减低，双下肺可闻及少量湿啰音。心界不大，心律齐，心脏各瓣膜听诊区均未闻及病理性杂音。腹软，无压痛、反跳痛，肝、脾肋下未触及，移动性浊音阴性。双下肢无明显水肿。

【辅助检查】 血常规检查显示红细胞计数 4.46×10^{12}/L，白细胞计数 12×10^{9}/L，血红蛋白 139g/L，血小板 133×10^{9}/L。肺功能检查：吸入支气管扩张药后，FEV_1/FVC 49.09%，FEV_1 38%，提示重度混合型肺通气功能障碍，肺总量减少，残气量正常，残总比增高，肺总弥散量中度减少，单位弥散量轻度减少。胸部 CT：右肺上叶尖段小结节、慢性支气管炎、肺气肿、纵隔多发肿大淋巴结、双侧胸膜增厚。动脉血气分析：pH 7.328，$PaCO_2$ 69.2mmHg，PaO_2 56.8mmHg，SaO_2 73.5%（未吸氧）。

二、以问题为中心的学习

问题 1.什么是慢性阻塞性肺疾病？导致慢性阻塞性肺疾病的病因有哪些？

慢性阻塞性肺疾病（chronic obstructive pulmonary disease，COPD），简称慢阻肺，是一种常见的、可以预防和治疗的异质性疾病，以持续呼吸系统症状和气流受限为特征，最常见的呼吸症状包括呼吸困难、咳嗽和（或）咳痰。通常是由于长期暴露于有毒颗粒或气体引起的气道和（或）肺泡异常所致，并受到宿主因素（如肺发育异常）的影响，合并症可增加慢阻肺的致残率和死亡率。

慢阻肺的病因尚不完全清楚，可能是多种环境因素与机体自身因素长期相互作用的结果。

1. 吸烟 吸烟是慢阻肺最重要的环境发病因素，吸烟者的肺功能异常率较高，第 1 秒用力呼气容积（forced expiratory volume in one second，FEV_1）下降率更快，吸烟者死于慢阻肺的人数多于非吸烟者。被动吸烟也可能导致呼吸道症状及慢阻肺的发生。孕妇吸烟可能会影响胎儿肺脏的生长及其在子宫内的发育，并对胎儿的免疫系统功能产生一定的影响。烟草中的焦油、尼古丁等化学物质具有多种损伤效应，如损伤气道上皮细胞和纤毛运动，使气道净化能力下降；促使支气管黏液腺和杯状细胞增生肥大，黏液分泌增多；刺激副交感神经而使支气管平滑肌收缩，气道阻力增加；使氧自由基产生增多，诱导中性粒细胞释放蛋白酶，破坏肺弹力纤维，诱发肺气肿形成等。

2. 职业粉尘和化学物质 接触职业粉尘及化学物质，如烟雾、变应原、工业废气及室内空气污染等，浓度过高或接触时间过长，均可能促进慢阻肺发生。接触某些特殊物质、刺激性物质、有机粉尘及变应原也可使气道反应性增加。

3. 空气污染 大量有害气体，如二氧化硫、二氧化碳、氯气等都可损伤气道黏膜上皮，使纤毛清除功能下降，黏液分泌增加，为细菌入侵创造条件。大气中直径为 2.5～10μm 的颗粒物，即细颗粒物（PM2.5）和可吸入颗粒物（PM 10）水平的升高与慢阻肺的发生也有一定的关系。此外，使用生物燃料烹饪所产生的室内空气污染可能是不吸烟妇女发生慢阻肺的重要原因，生物燃料是指柴草、木头、木炭、庄稼秆和动物粪便等，其烟雾的主要有害成分包括碳氧化物、氮氧化物、硫氧化物和未燃烧完全的碳氢化合物颗粒与多环有机化合物等。

4. 感染　病毒、支原体、细菌等感染是慢阻肺发生、发展的重要原因之一。病毒感染以流感病毒、鼻病毒、腺病毒和呼吸道合胞病毒为主。细菌感染常继发于病毒感染，常见病原体为肺炎链球菌、流感嗜血杆菌、卡他莫拉菌和葡萄球菌等。这些感染因素同样造成气管、支气管黏膜的损伤和慢性炎症。

5. 其他因素　免疫功能紊乱、气道高反应性、自主神经功能失调、年龄增大等机体因素和气候等环境因素均与慢阻肺的发生和发展有关。如老年人肾上腺皮质功能减退、细胞免疫功能下降、溶菌酶活性降低，因此容易造成呼吸道反复感染；寒冷空气可以刺激腺体增加黏液分泌，使纤毛运动减弱、黏膜血管收缩，导致局部血液循环障碍，有利于继发感染。

问题 2.患者目前符合“慢性阻塞性肺疾病急性加重期”的诊断依据有哪些？

慢阻肺与慢性支气管炎和肺气肿有密切关系。慢性支气管炎是指在除外慢性咳嗽的其他已知原因后，患者每年咳嗽、咳痰 3 个月以上并连续 2 年者。肺气肿是指肺部终末细支气管远端气腔出现异常持久的扩张，并伴有肺泡和细支气管的破坏，而无明显的肺纤维化。当慢性支气管炎、肺气肿患者肺功能检查出现持续气流受限时，则能诊断为慢阻肺；如患者只有慢性支气管炎和（或）肺气肿，而无持续气流受限，则不能诊断为慢阻肺。存在呼吸困难、慢性咳嗽或咳痰，有复发性下呼吸道感染史和（或）有接触该疾病危险因素史的患者均应考虑慢阻肺。肺功能检查对确定气流受限有重要意义，是确诊慢阻肺的必备条件。在吸入支气管扩张药后，$FEV_1/FVC<70\%$，表明存在持续气流受限。若能同时排除其他已知病因或具有特征病理表现的气流受限疾病，则可明确诊断为慢阻肺。

在本病例中，患者为 71 岁老年男性，有长期大量吸烟史，反复咳嗽、咳痰 10 年余，喘息、活动后气促 2 年余。肺功能检查：吸入支气管扩张药后，FEV_1/FVC 49.09%，$FEV_1$38%，可确定为持续气流受限，提示重度混合型肺通气功能障碍；肺总量减少，残气量正常，残总比增高，肺总弥散量中度减少，单位弥散量轻度减少，提示肺过度充气。胸部 CT 提示慢性支气管炎、肺气肿，故诊断为慢性阻塞性肺疾病。结合此次再发咳嗽、咳痰、活动后气促加重 1 周，入院体检显示桶状胸，双肺叩诊呈过清音，双肺听诊呼吸音减低，双下肺可闻及少量湿啰音，故诊断为急性加重期。结合动脉血气分析结果：pH 7.328，$PaCO_2$ 69.2mmHg，PaO_2 56.8mmHg，$SaO_2$73.5%（未吸氧），提示为Ⅱ型呼吸衰竭。

问题 3.慢性阻塞性肺疾病的治疗方法有哪些？请列举常用药物的种类和作用。

1. 稳定期治疗　主要目标：一是减轻当前症状，包括缓解症状、改善运动耐力、改善健康状况；二是降低未来风险，包括预防疾病进展、预防和治疗急性加重、减少病死率。

（1）避免诱发因素：教育与劝导患者戒烟；因职业或环境粉尘、刺激性气体所致者，应脱离污染环境。

（2）支气管扩张药：支气管扩张药可松弛支气管平滑肌、扩张支气管、缓解气流受限，是控制慢阻肺症状的主要治疗措施。短期、按需应用可缓解症状；长期、规律应用可预防和减轻症状，增加运动耐力，但不能使所有患者的 FEV_1 得到改善。与口服药物相比，吸入剂的不良反应小，因此多首选吸入治疗。主要的支气管扩张药有 β_2 肾上腺素受体激动药、抗胆碱药、茶碱类药，应依据症状、肺功能和急性加重风险等综合评估稳定期慢阻肺患者的病情严重程度，并依据评估结果选择主要治疗药物。联合应用不同药理机制的支气管扩张药可增加支气管扩张的效果。

1）β_2 肾上腺素受体激动药：短效制剂数分钟内起效，15～30min 达到峰值，疗效持续 4～5h，主要用于缓解症状，按需使用。如沙丁胺醇气雾剂，每次 100～200μg（1～2 喷），每 24 小时不超过 8～12 喷。长效制剂作用持续 12h 以上，较短效 β_2 受体激动药更有效，且使用方便。如福莫特罗 4.5～9.0μg，每次 1 吸，2 次/日；沙美特罗 25μg，每次 2 吸，2 次/日。常见不良反应：大剂量可引起心悸、手抖、肌肉震颤和低血钾。

2）抗胆碱药：短效制剂如异丙托溴铵吸入气雾剂，可阻断 M 胆碱受体，定量吸入时开始作用时间较沙丁胺醇等短效 β_2 受体激动剂慢，但其持续时间长，30～90min 达最大效果，可维持 6～8h，每次 20～40μg（每喷 20μg），3～4 次/日。长效制剂如噻托溴铵干粉吸入剂，可以选择性作用于 M_3 和 M_1 受体，作用长达 24h 以上，每次 18μg，每次 1 喷，1 次/日；噻托溴铵喷雾剂，每次 5μg（每喷 2.5μg），1 次/日。

3）茶碱类药：茶碱缓释或控释片，0.2g，每 12h 1 次；氨茶碱，0.1g，每日 3 次。监测茶碱的血药浓度对估计疗效和不良反应有一定意义，血液中茶碱浓度＞5mg/L 即有治疗作用；＞15mg/L 时不良反应明显增加。吸烟、饮酒、服用抗惊厥药和利福平等可引起肝脏酶受损并缩短茶碱半衰期，老年人、持续发热、心力衰竭和肝功能损害较重者，以及同时应用西咪替丁、大环内酯类药物（红霉素等）、氟喹诺酮类药物（环丙沙星等）和口服避孕药等均可增加茶碱的血药浓度。

（3）糖皮质激素：FEV_1 占预计值百分数＜60%的患者规律吸入激素和长效 β_2 受体激动剂联合制剂，能改善症状和肺功能，增加运动耐量，减少急性加重的频率，提高生活质量。目前常用剂型有沙美特罗/氟替卡松、福莫特罗/布地奈德。不推荐对慢阻肺患者采用长期口服激素及单一吸入激素治疗。

（4）祛痰药：对痰不易咳出者可应用祛痰药，常用药物有盐酸氨溴索，每次 30mg，每日 3 次；N-乙酰半胱氨酸，每次 0.6g，每日 2 次；或羧甲司坦，每次 0.5g，每日 3 次。后两种药物可以降低部分患者急性加重的风险。

（5）长期家庭氧疗：长期家庭氧疗对慢阻肺并发慢性呼吸衰竭者可提高生活质量和生存率，对血流动力学、运动能力和精神状态均会产生有益的影响。长期家庭氧疗的使用指征为：① PaO_2≤55mmHg 或 SaO_2≤88%，有或没有高碳酸血症；② PaO_2 55～60mmHg，或 SaO_2＜89%，并有肺动脉高压、右心衰竭或红细胞增多症（血细胞比容＞0.55）。一般用鼻导管吸氧，吸入的氧浓度与氧流量有关，估算公式为：吸入氧浓度 FiO_2（%）=21+4×氧流量（L/min）。一般氧流量为 1.0～2.0L/min，吸氧时间＞15h/d，应避免吸入氧浓度过高而引起二氧化碳潴留。应用长期家庭氧疗的目的是使患者在海平面、静息状态下，达到 PaO_2≥60mmHg 和（或）使 SaO_2 升至 90%以上。

（6）康复治疗：可以使因进行性气流受限、严重呼吸困难而很少活动的患者改善活动能力、提高生活质量，这是慢阻肺稳定期患者的重要治疗手段，具体包括呼吸生理治疗、肌肉训练、营养支持、精神治疗与教育等多方面措施。呼吸生理治疗包括帮助患者咳嗽，用力呼气以促进分泌物清除；使患者放松，进行缩唇呼吸及避免快速浅表呼吸，帮助患者克服急性呼吸困难等。肌肉训练有全身性运动和呼吸肌锻炼，前者包括步行、登楼梯、踏车等，后者有腹式呼吸锻炼等。营养支持的要求是应达到理想体重，同时避免摄入高糖和高热量饮食，以免产生过多二氧化碳。

2. 急性加重期治疗 主要目标：将急性加重期给患者带来的不利影响最小化，预防急性加重的再次发生。

（1）确定急性加重的病因：细菌或病毒感染最多见，可根据病情严重程度决定门诊或住院治疗。多数患者可以使用支气管扩张药、激素和抗生素在院外治疗。

（2）支气管扩张药：短效支气管扩张药雾化吸入治疗较适用于慢阻肺急性加重期的治疗，有严重喘息症状者可给予较大剂量雾化吸入治疗，如应用沙丁胺醇 500μg，或异丙托溴铵 500μg，或沙丁胺醇 1000μg 加异丙托溴铵 250～500μg。

（3）控制性氧疗：氧疗是治疗慢阻肺急性加重期住院患者的重要方法，氧流量调节以改善患者的低氧血症、保证 88%～92%氧饱和度为目标。一旦氧疗开始，应密切监测血气分析以确保氧合满意且不出现二氧化碳潴留和（或）高碳酸血症加重。

（4）抗生素：当患者呼吸困难加重，咳嗽伴痰量增加、有脓性痰时，应依据患者所在地常见病原体及其药物敏感情况积极选用抗生素治疗。门诊可用阿莫西林/克拉维酸钾、头孢唑肟、头孢呋辛、左氧氟沙星、莫西沙星口服治疗；较重者可应用第三代头孢菌素，如头孢曲松 2.0g 加入生理盐水静脉滴注，每日 1 次。住院患者应根据预计的病原体及当地细菌耐药情况选用抗生素，如 β-内酰胺类/β-内酰胺酶抑制药、大环内酯类或喹诺酮类，一般多采用静脉滴注给药。如果找到确切的病原体，应根据药敏试验结果选用抗生素。

（5）糖皮质激素：住院的慢阻肺急性加重患者宜在应用支气管扩张药的基础上，口服或静脉滴注激素，激素剂量要权衡疗效及安全性，可考虑应用泼尼松 30～40mg/d，也可静脉给予甲泼尼龙 40～80mg，每日 1 次，3～5 日后改为口服。

（6）祛痰药：溴己新 8～16mg，每日 3 次；或盐酸氨溴索 30mg，每日 3 次，酌情选用。

（7）机械通气：对于并发较严重呼吸衰竭的患者可使用机械通气治疗。分为无创通气和有创通气，无创通气应作为慢阻肺急性加重持续性高碳酸血症性呼吸衰竭的首选治疗方法。

（8）支持性治疗：合理补充液体和电解质以保持身体水、电解质平衡；注意补充营养，根据患者胃肠功能状况调节饮食，保证热量和蛋白质、维生素等营养素的摄入，必要时可以选用肠外营养治疗；积极排痰治疗，最有效的措施是保持机体有足够的体液，使痰液变稀薄；其他措施如刺激咳嗽、叩击胸部、体位引流等方法。积极处理伴随疾病（如冠心病、糖尿病等）及并发症（如自发性气胸、休克、弥散性血管内凝血、上消化道出血、肾功能不全等）。

3. 外科治疗 仅适用于少数有特殊指征的患者。存在巨大肺泡的患者，推荐行肺泡切除术；肺气肿患者，推荐行肺减容手术或经气管镜肺减容术；对于不能行肺减容术或肺泡切除术的患者，可考虑肺移植术。

本病例中患者暂行鼻导管给氧、抗感染（美罗培南、莫西沙星）、抗炎（甲泼尼龙静脉滴注、吸入用布地奈德混悬液）、平喘（多索茶碱静脉注射、硫酸沙丁胺醇吸入气雾剂）、祛痰（乙酰半胱氨酸雾化）等对症支持治疗。

问题 4.入科后护士对该患者的评估重点有哪些？

1. 进一步仔细询问病史 ①急性加重风险评估：根据过去一年急性加重史预测未来急性加重的风险。患者过去一年中度急性加重≥2 次或重度急性加重≥1 次为急性加重高风险人群。②并发症的评估：慢性肺源性心脏病和慢性呼吸衰竭是慢阻肺常见的并发症。老年人确诊慢阻肺后，需要进一步评估是否并发肺源性心脏病和呼吸衰竭。③合并症的评估：老年慢阻肺患者常合并存在多种合并症，影响慢阻肺的整体预后，需要纳入评估，积极治疗。

2. 应进一步评估、记录咳嗽的性质、持续时间、音色及其与体位、睡眠、气候变化的关系，痰液的性状、量、颜色、气味等，能否有效咳嗽与咳痰；以应用支气管扩张药后 FEV_1 占预计值百分数作为分级标准，评估气流受限的严重程度；采用慢阻肺患者自我评估测试问卷（COPD assessment test，CAT）和改良版英国医学研究委员会呼吸困难问卷（modified medical research council，mMRC）进行症状评估。

3. 咳嗽、咳痰、呼吸困难等症状对患者的影响，如饮食、睡眠、体力、情绪等。

4. 诊疗与护理经过 已接受的诊断性检查及结果；已采用的治疗或护理措施，包括服用过镇咳、祛痰、平喘、抗生素等药物及药物的名称、剂量、疗效、用药依从性、药物的不良反应等，以及是否使用氧疗及氧疗的流量、浓度与疗效。

问题 5.目前患者存在的护理诊断有哪些？并分析护理诊断的相关因素（生理、病理、精神、心理、环境等）。

1. 气体交换障碍 与气道阻塞、通气不足、呼吸肌疲劳、分泌物过多和肺泡呼吸面积减少有关。

2. 清理呼吸道无效 与分泌物增多而黏稠、气道湿度减低和无效咳嗽有关。

3. 活动无耐力 与疲劳、呼吸困难、氧供与氧耗失衡有关。

4. 焦虑 与健康状况的改变、病情危重、经济状况有关。

5. 营养失调 低于机体需要量，与食欲缺乏、呼吸困难、痰液增多等有关。

6. 潜在并发症 肺源性心脏病、呼吸衰竭。

问题 6.针对以上护理诊断，你认为应该采取哪些护理措施？

1. 气体交换障碍 与气道阻塞、通气不足、呼吸肌疲劳、分泌物过多和肺泡呼吸面积减少有关。

（1）环境与休息：保持病室环境安静、舒适、空气洁净和温湿度适宜。此患者处于急性加重期，应绝对卧床休息，协助患者取半坐卧位或端坐位，注意保暖，防止受凉。

（2）病情观察：观察咳嗽、咳痰及呼吸困难的严重程度，监测动脉血气分析和水、电解质、酸碱平衡情况。

（3）氧疗护理：该患者入院时动脉血气分析结果为 pH 7.328，$PaCO_2$ 69.2mmHg，PaO_2 56.8mmHg，SaO_2 73.5%（未吸氧），提示为Ⅱ型呼吸衰竭，且患者意识清楚，可遵医嘱在密切监测下尝试经鼻高流量氧疗，若 1h 后病情加重，建议立即更换无创呼吸机或气管插管。不建议将经鼻高流量氧疗作为常规一线治疗手段。氧疗有效的指标：患者呼吸困难减轻、呼吸频率减慢、发绀减轻、心率减慢、活动耐力增加。

（4）用药护理：遵医嘱应用抗生素、支气管扩张药、祛痰药、糖皮质激素等，注意观察药物疗效及不良反应。

（5）呼吸功能锻炼：COPD 患者由于呼吸负荷加重，可致呼吸肌疲劳，从而引发呼吸衰竭。加强呼吸肌的功能锻炼是防治呼吸肌疲劳的重要手段之一，可有效地提高呼吸肌的肌力和耐力，改善呼吸功能。临床上常用的方法有缩唇呼吸、膈式或腹式呼吸、膈肌起搏、全身性呼吸体操锻炼。

1）缩唇呼吸：采用缩唇方式缓慢呼气，通过缩唇形成的微弱阻力来延长呼气时间，增加气道压力，延缓气道塌陷。方法：患者闭嘴经鼻吸气，然后通过缩唇（吹口哨样）缓慢呼气，同时收缩腹部，吸气与呼气时间比为 1∶2 或 1∶3。缩唇的程度与呼气流量以能使距离口唇 15～20cm 处、与口唇等高水平的蜡烛火焰随气流倾斜又不至于熄灭为宜。

2）膈式或腹式呼吸：腹式呼吸是主要靠腹肌和膈肌收缩进行的一种呼吸，其可增加肺泡通气量，减少无效生理腔，改善气体分布，降低呼吸功耗，缓解气促和呼吸困难的症状。方法：患者可取立位、平卧位或半坐卧位，两手分别放于前胸部和上腹部。用鼻缓慢吸气，膈肌最大程度下降，腹肌松弛，腹部凸出，手感到腹部向上抬起。经口呼气，腹肌收缩，膈肌松弛，膈肌随腹腔内压增加而上抬，推动肺部气体排出，手感到腹部下降。

缩唇呼吸是腹式呼吸的一个组成部分，须贯穿到腹式呼吸锻炼中。缩唇呼吸和腹式呼吸可每日训练 3～4 次，每次重复 8～10 次。腹式呼吸需要增加能量消耗，因此只能在疾病恢复期或出院前进行训练。

2. 清理呼吸道无效　与分泌物增多而黏稠、气道湿度减低和无效咳嗽有关。

（1）环境与休息：为患者提供安静、舒适的病室环境，保持室内空气清新、洁净，注意通风。维持室温 18～20℃，湿度 50%～60%，以充分发挥呼吸道的自然防御功能。使患者保持舒适体位，采取坐位或半坐卧位，有助于改善呼吸和咳嗽排痰。

（2）饮食护理：饮食以高蛋白、高热量、富含维生素、低脂、易消化为宜，多进食瘦肉、蛋、奶、鱼、蔬菜和水果等，避免油腻、冰冷、辛辣刺激性食物。如患者无心、肾功能障碍，应多饮水，每日不少于 1500ml，以补充水分，使痰液稀释，利于排痰。

（3）促进有效排痰

1）雾化吸入：雾化吸入是应用雾化装置将药液、药物分散成细小的雾滴或颗粒以气雾状态喷出，经鼻或口由呼吸道吸入的给药方法。雾化吸入可通过气雾直接作用于局部黏膜，达到湿化气道、解除支气管痉挛、改善通气功能、抗炎、镇痛、镇咳的目的，从而预防和控制呼吸道感染。常用的方法有氧气雾化吸入、超声波雾化吸入、压缩雾化吸入、手压式雾化吸入等。注意事项：①防止窒息。干结的分泌物湿化后膨胀易阻塞支气管，治疗后要帮助患者翻身、拍背，以及时排出痰液，尤其是体弱、无力咳嗽者。②避免湿化过度。过度湿化可引起黏膜水肿和气道狭窄，使气道阻力增加，甚至诱发支气管痉挛，也可引起水中毒、肺水肿（对心、肾功能不全患者应注意）。雾化时间不宜过长，一般以 10～20min 为宜。③控制雾化液温度。一般控制在 35～37℃，既要避免温度过高灼伤呼吸道和损害气道黏膜纤毛运动，也要避免温度过低诱发哮喘及寒战反应。④防止感染。按规定消毒吸入装置和病房环境，严格无菌操作，加强口腔护理，避免呼吸道交叉感染。⑤避免降低吸入的氧浓度。超声雾化吸入因喷雾压力和气流湿度高，可造成吸入空气量减少，使血氧饱和度降低，患者感觉胸闷、气促加重，因此，在给予患者超声雾化吸入时可提高吸氧浓度或改用氧气驱动的喷射式雾化吸入。

2）深呼吸和有效咳嗽：深呼吸是指胸、腹式呼吸联合进行，以排出肺内残气及其代谢产物、增加有效通气的一种呼吸方式。有效咳嗽是在咳嗽时通过加大呼气压力，增强呼气流速以提高咳嗽的效率，适用于神志清醒，一般状况良好、能够配合的患者。方法：患者取坐位，双足着地，身体稍前倾，双手环抱一枕头。先进行深而慢的腹式呼吸 5～6 次（用鼻吸气，缩唇呼气），然后深吸气至膈肌完全下降，屏气 3～5s，身体前倾，从胸腔进行 2～3 次短促、有力的咳嗽，咳嗽时同时收缩腹肌，或用手按压上腹部，帮助痰液咳出。也可让患者取俯卧屈膝位，借助膈肌、腹肌收缩来增加腹压，咳出痰液。经常变换体位有利于痰液咳出。

3）胸部叩击：是一种借助叩击所产生的振动和重力作用，使滞留在气道内的分泌物松动，并移行到中心气道，最后通过咳嗽排出体外的方法。该方法适用于久病体弱、长期卧床、排痰无力者，禁用于未经引流的气胸、肋骨骨折、有病理性骨折史、咯血、低血压及肺水肿的患者。方法：患者侧卧位或在他人协助下取坐位，叩击者两手手指弯曲并拢，使手掌呈空杯状，以手腕力量，从肺底自下而上、由外向内、迅速而有节律地叩击胸壁，每一肺叶叩击 1～3min，叩击时发出一种空而深的拍击音则表明叩击手法正确。注意事项：①评估，叩击前听诊肺部有无呼吸音异常及干、湿啰音，明确痰液潴留部位。②叩击前准备，用单层薄布覆盖叩击部位，以防止直接叩击引起皮肤发红，但覆盖物不宜过厚，以免影响叩击效果。③叩击要点，包括叩击时避开乳房、心脏、骨突部位（如脊椎、肩胛骨、胸骨等）及衣服拉链、纽扣等；叩击力量应适中，以患者不感到疼痛为宜；每次叩击时间以 3～5min 为宜，应安排在餐后 2h 至餐前 30min 完成，以避免引发呕吐；叩击时应密切观察患者的反应。④操作后应协助患者进行口腔护理，询问患者的感受，观察痰液情况，复查生命体征、肺部呼吸音及啰音变化。

4）机械吸痰：适用于痰液黏稠无力咳出、意识不清或建立人工气道者。可经患者的口、鼻腔、气管插管或气管切开处进行负压吸痰。注意事项：①每次吸引时间少于 15s，两次抽吸间隔时间应大于 3min；②吸痰动作要迅速、轻柔，将不适感降至最低；③在吸痰前、后适当提高吸入氧浓度，避免吸痰引起低氧血症；④严格执行无菌操作，避免呼吸道交叉感染。

（4）用药护理：遵医嘱给予抗生素、镇咳及祛痰药物，用药期间注意观察药物疗效及不良反应。镇咳药：喷托维林是非麻醉性中枢镇咳药，不良反应有口干、恶心、腹胀、头痛等。可待因等强镇咳药会抑制咳嗽反射，加重痰液的积聚，应嘱患者切勿自行服用。祛痰药：溴己新偶见恶心、转氨酶增高，消化性溃疡者慎用。

（5）病情观察：密切观察咳嗽、咳痰的情况，包括痰液的颜色、量、性状、气味等，以及咳痰是否顺畅。

3. 活动无耐力 与疲劳、呼吸困难、氧供与氧耗失衡有关。

保证充分休息，患者休息时尽量减少不必要的护理操作，并保持病室环境的安静和舒适；采取的体位以患者自觉舒适为原则，若患者因呼吸困难而不能平卧可采取半卧位或坐位身体前倾，并使用枕头、靠背架或床边桌等支撑物增加患者的舒适度；指导患者穿着宽松的衣服并避免盖被过厚而造成胸部压迫等加重不适；鼓励患者进行呼吸功能锻炼，提高活动耐力。

4. 焦虑 与健康状况的改变、病情危重、经济状况有关。

患者因呼吸困难急性加重、社会活动减少、经济收入降低等因素，易出现焦虑、抑郁等不良情绪，护士应和患者及其家属共同制订和实施康复计划，减轻症状，增强战胜疾病的信心。指导患者进行放松，如听轻音乐、下棋、做游戏等，以分散注意力，减轻焦虑。

5. 营养失调 低于机体需要量，与食欲缺乏、呼吸困难、痰液增多等有关。

护理措施同“2. 清理呼吸道无效”中的饮食护理。

6. 潜在并发症 肺源性心脏病、呼吸衰竭。

COPD 患者晚期可并发慢性肺源性心脏病，主要发病机制为低氧性肺动脉高压。本病发展缓慢，在原有疾病的基础上，逐步出现肺、心功能障碍及其他器官损害。护理措施同“1.气体交换障碍”。

三、对患者进行评估，口述可以为患者进行的护理操作

（一）评估内容

1. 健康史

（1）了解患者的起病情况与患病时间、病因与诱因、主要症状及伴随症状特点、病情的发展与演变、诊疗和护理经过。

（2）日常生活状况，包括饮食与营养型态、排泄型态、休息与睡眠型态、日常生活活动与自理能力、个人嗜好等方面。

（3）既往健康状况、用药史、家族史等。

2. 身体评估

（1）一般状态：生命体征、营养状态、意识状态、体位、皮肤状况。

（2）心、肺检查：两肺叩诊有无过清音，听诊有无湿啰音或哮鸣音，明确啰音的部位和范围；心脏是否扩大，心尖搏动的位置和范围，心脏各瓣膜听诊区有无异常。

（3）其他：腹部检查，有无肝大、肝颈静脉回流征阳性等。

3. 心理-社会状况　包括自我概念、认知功能、情绪、对疾病的认识、应激与应对、价值观与信念、职业状况、生活与居住环境、家庭关系等。

（二）可能的护理操作

生命体征测量、吸氧、雾化吸入、胸部叩击、机械吸痰、静脉输液、动/静脉血标本采集。

第四节　支气管扩张患者的护理

【学习目标】

认知目标：能陈述支气管扩张的概念、病因、临床表现；能理解支气管扩张的病理特点、病理生理特点；能解释支气管扩张的发病机制；能为支气管扩张患者进行护理评估，制订护理计划。

技能目标：能熟练完成相关护理操作；能运用沟通技巧与患者进行有效沟通。

情感目标：能运用临床逻辑思维进行支气管扩张患者的护理评估、诊断、计划；能在操作过程中做到关心、爱护患者；能在操作过程中严格遵守查对制度；能运用质疑和反思的态度对操作过程进行评价。

一、病例导入

姓名：吕某　性别：女　　年龄：57 岁　　婚姻：已婚

籍贯：湖北　职业：会计　身高：159cm　体重：56kg

主诉：反复咳嗽、咳痰 20 余年，活动后气促 6 年，反复咯血 15d，3h 前再次咯血。

【现病史】　患者于 20 余年前无明显诱因出现反复咳嗽，咳黄脓痰，少数为白色黏液痰，晨起时较重。6 年前逐渐出现活动后气促，起初上楼梯及爬坡时明显，逐渐出现平路快走时也感气促。间断至院外行抗感染、平喘等治疗，症状可缓解。15 天前患者无明显诱因再次出现咳嗽，咳大量黄脓痰，咯血约 100ml，色鲜红，活动后气促较前加重，至当地医院治疗，症状可缓解。今晨无明显诱因再次咯血，约 50ml，色鲜红。今为求进一步治疗来我院，门诊行胸部 CT 见“支气管扩张”，以“支气管扩张症”收入院。起病以来，患者精神、睡眠尚可，食欲缺乏，排便减少，排尿正常，体力下降，体重无明显变化。

【既往史】 否认“高血压、糖尿病、冠心病”病史，否认“肝炎、结核”病史，否认手术、外伤、输血史，对“氨茶碱、甘草片”过敏，氨茶碱表现为皮疹。否认吸烟、饮酒史。

【体格检查】 体温 36.6℃，脉搏 96 次/分，呼吸 23 次/分，血压 108/72mmHg，SpO_2 86%（未吸氧）。神志清楚，精神稍差，正力体型，扶入病房。体检合作，全身皮肤黏膜无黄染、无出血点，浅表淋巴结未触及肿大，球结膜无水肿，口唇、指端无发绀。颈软，气管居中，甲状腺无肿大，颈静脉无怒张充盈，肝颈静脉回流征阳性。桶状胸，双肺叩诊呈过清音，双肺听诊呼吸音减低，双下肺可闻及明显干、湿啰音。心界稍饱满，心律齐，心脏各瓣膜听诊区均未闻及病理性杂音。腹软，剑突下压痛、无反跳痛，肝、脾肋下未触及，肝、肾区无叩痛，移动性浊音阴性。双下肢凹陷性水肿。

【辅助检查】 血常规检查显示红细胞 5.53×10^{12}/L，白细胞 15.25×10^{9}/L，血红蛋白 150g/L，血小板 255×10^{9}/L；胸部 CT：双肺多发支气管囊状扩张并感染，慢性支气管炎，肺气肿，双侧胸膜增厚。右心增大，肺动脉高压，心包积液较前增多，左胸前少量积液，纵隔淋巴结较前增大。心电图示窦性心律，肺性 P 波，陈旧性高侧壁心肌梗死，心电轴右偏。

二、以问题为中心的学习

问题 1.什么是支气管扩张？导致支气管扩张的病因有哪些？

1. 支气管扩张 大多继发于急、慢性呼吸道感染和支气管阻塞后，反复发生支气管炎，致使支气管壁结构破坏，引起支气管异常和持久性扩张。临床特点为慢性咳嗽、咳大量脓痰和（或）反复咯血。多起病于儿童及青少年时麻疹、百日咳后的支气管炎、迁延不愈的支气管肺炎等。

2. 导致支气管扩张的常见病因

（1）支气管-肺组织感染：婴幼儿期支气管-肺组织感染是支气管扩张最常见的病因，特别是细菌性肺炎、百日咳、支原体及病毒感染（麻疹病毒、腺病毒、流感病毒和呼吸道合胞病毒等）。反复感染破坏支气管壁各层组织，尤其是平滑肌和弹性纤维的破坏削弱了对管壁的支撑作用。支气管炎使支气管黏膜充血、水肿，分泌物阻塞管腔，导致引流不畅而加重感染。

（2）支气管阻塞：各种阻塞因素，如肿瘤、呼吸道异物、感染、支气管内膜结核、支气管周围肿大的淋巴结或肺癌的外部压迫可引起支气管腔内阻塞，导致肺不张，肺泡弹性组织失去缓冲，胸腔负压直接牵拉支气管管壁，致使支气管扩张。

（3）支气管外部的牵拉作用：由于肺纤维组织收缩和胸膜腔负压的牵拉可使支气管变形、扩张。

（4）支气管先天性发育障碍和遗传因素：支气管先天性发育障碍，如巨气管支气管症、先天性支气管软骨发育不全、马方综合征及食管气管瘘等，可能引起支气管扩张，但较少见。肺囊性纤维化、遗传性 α_1-抗胰蛋白酶缺乏症、先天性免疫缺陷病等与遗传因素有关的疾病也可伴有支气管扩张。

（5）全身性疾病：约有 30%支气管扩张患者病因不明，可能与全身疾病和机体免疫功能失调等因素有关。目前已发现类风湿关节炎、干燥综合征、系统性红斑狼疮、强直性脊柱炎、溃疡性结肠炎、人类免疫缺陷病毒（HIV）感染等疾病可同时伴有支气管扩张。

问题 2.患者目前符合“支气管扩张”的诊断依据有哪些？

根据反复咳脓痰、咯血病史和既往有诱发支气管扩张的呼吸道感染史，胸部高分辨率 CT 显示支气管扩张的异常影像学改变，即可明确诊断为支气管扩张。

在本病例中，患者为 57 岁中年女性，反复咳嗽、咳痰 20 余年，无吸烟史。病程中有咳嗽、咳大量黄脓痰、活动后气促、反复咯血，双下肺可闻及明显干、湿啰音。胸部 CT 示双肺多发支气管囊状扩张并感染。故诊断为支气管扩张并感染。

问题 3.支气管扩张的治疗方法有哪些？请列举常用药物的种类和作用。

支气管扩张的治疗目的：确定并治疗潜在病因以阻止疾病进展，维持或改善肺功能，减少急性加重，减少日间症状和急性加重次数，改善患者的生活质量。

1. 治疗基础疾病　对活动性肺结核伴支气管扩张应积极抗结核治疗，低免疫球蛋白血症可用免疫球蛋白替代治疗。

2. 控制感染　支气管扩张症患者出现急性加重合并症状恶化，即咳嗽、痰量增加或性质改变、脓痰增加和（或）喘息、气急、咯血、发热等全身症状时，应考虑应用抗菌药物。开始时给予经验治疗，存在铜绿假单胞菌感染时可口服喹诺酮类药物、静脉给予氨基糖苷类药物或第三代头孢菌素。慢性咳脓痰的患者可口服阿莫西林或吸入氨基糖苷类药物，以及间断并规则使用单一抗生素或轮换使用抗生素。

3. 改善气流受限　应用支气管扩张药可改善气流受限，伴有气道高反应性及可逆性气流受限的患者疗效明显。

4. 清除气道分泌物　应用祛痰药物、胸部叩击、体位引流和雾化吸入等胸部物理治疗方法有助于气道分泌物的清除。

5. 咯血的治疗　反复咯血的患者，出血量少时，可对症治疗或口服卡巴克络（安络血）、云南白药；中等出血量者，可静脉给予垂体后叶素或酚妥拉明；出血量大、经内科治疗无效者，可考虑介入栓塞或手术治疗。

（1）垂体后叶素：为治疗大咯血的首选药物，一般静脉注射后 3～5min 起效，维持 20～30min。支气管扩张伴有冠状动脉粥样硬化性心脏病、高血压、肺源性心脏病、心力衰竭以及孕妇均忌用。

（2）促凝血药：为常用的止血药物，可酌情选用抗纤维蛋白溶解药物，如氨基己酸或氨甲苯酸，或增加毛细血管抵抗力和血小板功能的药物，如酚磺乙胺，还可给予血凝酶 1～2kU 静脉注射，5～10min 起效，可持续 24h。

（3）其他药物：如普鲁卡因，皮内试验阴性者方可应用；酚妥拉明，不良反应有直立性低血压、恶心、呕吐、心绞痛及心律失常等。

（4）介入治疗或外科手术治疗：支气管动脉栓塞术和（或）手术是大咯血的一线治疗方法。①支气管动脉栓塞术：经支气管动脉造影向病变血管内注入可吸收的明胶海绵行栓塞治疗，对大咯血的治愈率为 90%左右，随访 1 年未复发的患者可达 70%。最常见的并发症为胸痛（34.5%），脊髓损伤发生率及致死率低。②经气管镜止血：大量咯血不止者可经气管镜确定出血部位后，用浸有稀释肾上腺素的海绵压迫或填塞于出血部位止血，或在局部应用凝血酶或气囊压迫控制出血。③手术：反复大咯血用上述方法无效、对侧肺无活动性病变且肺功能储备尚佳又无禁忌证者，可在明确出血部位的情况下考虑肺切除术。适合肺段切除的人数极少，绝大部分要行肺叶切除。

问题 4.入科后护士对该患者的评估重点有哪些？

1. 应进一步仔细询问既往病史，包括婴幼儿时期有无麻疹、百日咳或支气管肺炎等呼吸道感染病史、胃内容物误吸史、反复发作的呼吸道感染病史、有害物质接触史等；有无先天性支气管发育缺损以及肺囊性纤维化的家族史。

2. 应进一步评估、记录咳嗽的性质、持续时间、音色及其与体位、睡眠、气候变化的关系，痰液的性状、24h 痰量、颜色、气味等，能否有效咳嗽与咳痰；咯血的起病情况、持续时间、咯血次数、咯血量、颜色与性状及伴随症状等；呼吸困难起病缓急与持续时间，是吸气性、呼气性抑或混合性呼吸困难，使其加重或减轻的因素等。

3. 咳嗽、咳痰、咯血、呼吸困难等症状对患者的影响，如饮食、睡眠、体力、情绪等。

4. 诊疗与护理经过。已接受的诊断性检查及结果，已采用的治疗或护理措施，包括服用过止咳、祛痰、止血、抗生素等药物，以及药物的名称、剂量、疗效及不良反应等，还有是否使用氧疗，氧疗的流量、浓度与疗效。

问题 5.目前患者存在的护理诊断有哪些，并分析护理诊断的相关因素（生理、病理、精神、心理、环境等）？

1. **清理呼吸道无效** 与分泌物增多、黏稠，气道湿度减低和无效咳嗽有关。
2. **气体交换障碍** 与气道阻塞、通气不足、呼吸肌疲劳、分泌物过多和肺泡呼吸面积减少有关。
3. **有窒息的危险** 与大量咯血有关。
4. **活动无耐力** 与疲劳、呼吸困难、氧供与氧耗失衡有关。
5. **营养失调** 低于机体需要量，与食欲缺乏、慢性感染导致机体消耗过多有关。
6. **有感染的危险** 与痰多、黏稠、不易排出有关。
7. **焦虑** 与健康状况的改变、疾病迁延不愈有关。

问题 6.针对以上护理诊断，你认为应该采取哪些护理措施？

1. **清理呼吸道无效** 与分泌物增多而黏稠、气道湿度减低和无效咳嗽有关。

（1）环境与休息：为患者提供安静、舒适的病室环境，保持室内空气清新、洁净，注意通风和保暖；维持室温 18～20℃和湿度 50%～60%，以充分发挥呼吸道的自然防御功能；使患者保持舒适体位，采取坐位或半坐卧位有助于改善呼吸和咳嗽排痰。

（2）饮食护理：饮食以高蛋白、高热量、富含维生素、低脂、易消化为宜，多进食瘦肉、蛋、奶、鱼、蔬菜和水果等，避免油腻、冰冷、辛辣刺激性食物。如患者无心、肾功能障碍，应多饮水，每天不少于 1500ml，以补充水分，使痰液稀释，利于排痰。

（3）体位引流：是根据患者肺部痰液潴留部位，将其置于适当体位，利用重力作用促使呼吸道分泌物流入气管、支气管排出体外的方法。主要适用于支气管扩张、肺脓肿等有大量脓痰的患者。呼吸功能不全、有明显呼吸困难和发绀者、近 1～2 周曾有大咯血史、严重心血管疾病或年老体弱而不能耐受者禁忌。方法：①引流前准备：向患者解释体位引流的目的、过程和注意事项，测量生命体征，听诊肺部，明确病变部位。引流前 15min 遵医嘱雾化吸入支气管扩张药。备好排痰用纸巾或一次性容器。②引流体位：引流体位的选择取决于分泌物潴留的部位和患者的耐受程度，原则上抬高患肺位置，使引流支气管开口向下，有利于潴留的分泌物随重力作用流入支气管和气管排出。病变位于上叶者，取坐位或健侧卧位。病变位于右肺中叶者，取头低足高仰卧位稍向左侧；位于左肺的舌叶，取头低足高仰卧位稍向右侧。病变位于下叶前底段取头低足高仰卧位，外底段取头低足高侧卧位（患侧在上），后底段取头低足高俯卧位。③引流时间：根据病变部位、病情和患者状况，每日 1～3 次，每次 15～20min。为了预防胃食管反流、恶心和呕吐等不良反应，一般于餐前 1h 或餐后 1～3h 进行，晨起后立即进行效果最好。④引流的观察：引流过程中应有护士或家人协助，评估患者对体位引流的耐受程度，若出现大汗、脉搏细弱、头晕、疲劳、面色苍白、发绀、呼吸困难、咯血等表现，应立即停止引流并通知医师。⑤引流的配合：在体位引流过程中，鼓励并指导患者作腹式深呼吸，辅以胸部叩击等措施；协助患者在保持引流体位时进行有效咳嗽，以促进排痰，提高引流效果。⑥引流后护理：体位引流结束后，协助患者取舒适体位，并给予清水或漱口液漱口；观察患者咳痰的性质、量及颜色，听诊肺部呼吸音的改变，评价体位引流的效果，并记录。

（4）病情观察：观察痰液的量、颜色、性质、气味和与体位的关系，痰液静置后是否有分层现象，记录 24h 痰液排出量；观察咯血的颜色、性质及量；病情严重者需观察患者缺氧情况，是否有发绀、气促等表现；注意患者有无发热、消瘦、贫血等全身症状。

（5）用药护理：按医嘱使用抗生素、祛痰药和支气管扩张药，指导患者掌握药物的疗效、剂量、用法和不良反应。

2. **气体交换障碍** 与气道阻塞、通气不足、呼吸肌疲劳、分泌物过多和肺泡呼吸面积减少有关。

（1）目前该患者活动后气促明显，应绝对卧床休息，并保持舒适体位，如坐位或半坐卧位。

（2）遵医嘱给予持续低流量鼻导管吸氧，1～2L/min，并注意观察氧疗效果。

（3）严密观察患者咳嗽、咳痰、咯血及呼吸困难的严重程度，监测动脉血气分析和水、电解质、酸碱平衡情况。通气不足者给予人工辅助呼吸，必要时给予气管插管或气管切开。

（4）必要时遵医嘱应用抗生素、支气管扩张药、祛痰药、糖皮质激素等，注意观察药物疗效及不良反应。

3. 有窒息的危险　与大量咯血有关。

（1）休息与卧位：安排专人护理并安慰患者，小量咯血者以静卧休息为主，大量咯血患者应绝对卧床休息，尽量避免搬动患者。指导患者取患侧卧位，可减少患侧胸部的活动度，既防止病灶向健侧扩散，同时有利于健侧肺的通气功能。

（2）饮食护理：目前该患者为小量咯血，小量咯血者宜进少量温、凉流质饮食，因过冷或过热食物均易诱发或加重咯血。多饮水，多食富含纤维素食物，以保持排便通畅，避免用力排便时腹压增加而引起再度咯血。大量咯血者应暂禁食。

（3）口腔护理：保持口腔清洁，咯血后及时协助患者漱口，擦净血迹，防止因口咽部异物刺激引起剧烈咳嗽而诱发咯血。

（4）心理护理：及时清理患者咯出的血块及污染的衣物、被褥，有助于稳定情绪、增加安全感，避免因精神过度紧张而加重病情。对精神极度紧张、咳嗽剧烈的患者，可建议给予小剂量镇静药或镇咳药。

（5）保持呼吸道通畅：指导并协助患者将气管内积血轻轻咳出，保持呼吸道通畅。咯血时轻轻拍击健侧背部，嘱患者不要屏气，以免诱发喉痉挛，导致血液引流不畅形成血块，引发窒息。

（6）用药护理：①垂体后叶素可收缩小动脉，减少肺血流量，从而减轻咯血，但也能引起子宫、肠道平滑肌和冠状动脉收缩，故冠心病、高血压患者及孕妇忌用。静脉滴注时速度勿过快，以免引起恶心、便意、心悸、面色苍白等不良反应。②年老体弱、肺功能不全者在应用镇静药和镇咳药后，应注意观察呼吸中枢和咳嗽反射受抑制情况，以早期发现因呼吸抑制导致的呼吸衰竭和不能咯出血块而发生窒息。

（7）病情观察：密切观察患者咯血的量、颜色、性质及出血的速度，观察生命体征、呼吸运动及神志的变化，有无胸闷、气促、呼吸困难、发绀、面色苍白、出冷汗、烦躁不安等窒息征象；有无阻塞性肺不张、肺部感染及休克等并发症。

（8）窒息的抢救：对大咯血及意识不清的患者，应在病床旁备好急救设备，一旦患者出现窒息征象，应立即通知医师，并立即取头低足高45°俯卧位，头偏向一侧，轻拍健侧背部，迅速排出在气道和口咽部的血块，或直接刺激咽部以咳出血块，必要时用吸痰管进行负压吸引，无效时可行气管插管或气管切开，以解除呼吸道阻塞；同时给予高流量吸氧，如有呼吸抑制者，给予低流量持续吸氧。

4. 活动无耐力　与疲劳、呼吸困难、氧供与氧耗失衡有关。

（1）保证患者充足的休息。

（2）鼓励患者翻身，预防长期卧床引起的并发症。

（3）与患者共同商量制订活动计划，先在床上进行主动运动，后在床边活动，逐渐增加活动量，以患者能够耐受为宜；病情允许时，鼓励患者下床活动。活动前、后监测其血压、脉搏、呼吸等病情变化。

5. 营养失调　低于机体需要量，与食欲缺乏、慢性感染导致机体消耗过多有关。

护理措施同“1.清理呼吸道无效”中饮食护理。

6. 有感染的危险　与痰多、黏稠、不易排出有关。

护理措施同“1.清理呼吸道无效”的护理措施。

7. 焦虑　与健康状况的改变、疾病迁延不愈有关。

护理措施同“第三节慢性阻塞性肺疾病患者的护理”中“4.焦虑”的护理。

三、对患者进行评估，口述可以为患者进行的护理操作

（一）评估内容

1. 健康史

（1）起病情况与患病时间、病因与诱因、主要症状及伴随症状特点、病情的发展与演变、诊疗和护理经过。

（2）日常生活状况，包括饮食与营养型态、排泄型态、休息与睡眠型态、日常生活活动与自理能力、个人嗜好等方面。

（3）既往健康状况、用药史、家族史等。

2. 身体评估

（1）一般状态：生命体征、营养状态、意识状态、体位、皮肤状况。

（2）心、肺检查：两肺叩诊有无过清音，听诊有无湿啰音或哮鸣音，明确啰音的部位和范围；心脏是否扩大，心尖搏动的位置和范围，心脏各瓣膜听诊区有无异常。

（3）其他：腹部检查；有无肝大、肝颈静脉回流征阳性等。

3. 心理-社会状况 包括自我概念、认知功能、情绪、对疾病的认识、应激与应对、价值观与信念、职业状况、生活与居住环境、家庭关系等。

（二）可能的护理操作

生命体征测量、吸氧、雾化吸入、胸部叩击、体位引流、机械吸痰、静脉输液、动/静脉血标本采集。

第五节　肺结核患者的护理

【学习目标】

认知目标：能陈述肺结核的定义；说出肺结核的分类；陈述肺结核的生物学传播途径和感染控制方法；讨论肺结核患者可能出现的护理诊断；应用所学的知识为肺结核患者实施护理计划。

技能目标：学生能尝试模仿为患者进行结核菌素试验；能为患者选择最需要的护理操作。

情感目标：能注意到患者的不良情绪；能积极参与患者的护理计划；在护理患者过程中遵守伦理原则。

一、病　例　导　入

姓名：梁某　性别：男　年龄：52 岁　婚姻：已婚

籍贯：湖北　职业：无　身高：172cm　体重：82kg

【现病史】 患者于 10 年前无明显诱因出现咳嗽、咳白色黏痰，多于受凉后或秋、冬季节发作，伴或不伴有畏寒、发热，素无痰中带血或咯血，午后至夜间常发热，无盗汗、乏力、心悸、胸痛，无明显胸闷、气喘等不适，每次发作后给予抗感染、镇咳等治疗后，症状可缓解。2d 前患者无明显诱因出现咳嗽不适，伴有痰中带血，为鲜红色或暗红色，量约 20ml，感乏力，无畏寒、发热、心悸、胸痛、胸闷、气喘等不适，昨日无明显咯血不适，今为求进一步诊疗，到我院门诊求治，门诊以“咯血待查”收入院。

【既往史】 有心律失常病史（自诉心率偏快，具体不详）；有陈旧性肺结核病史 40 余年，曾给予规律抗结核治疗；否认高血压、糖尿病等慢性病史；否认药物、食物过敏史，有长期吸烟史，否认近期饮酒史。

【体格检查】 入院后体温 37.0℃，脉搏 113 次/分，呼吸 20 次/分，血压 124/73mmHg。全身

皮肤黏膜无黄染，口唇稍发绀，浅表淋巴结无肿大，咽红、明显充血，扁桃体无肿大，桶状胸，双肺叩诊过清音，呼吸音明显减低，呼气时限延长，双肺可闻及明显干啰音，心、腹部查体无异常。

【辅助检查】 血细胞分析：C 反应蛋白结果为 CRP 48.81mg/L↑，hsCRP＞5.00mg/L↑；肾功能：Cys-C 1.20mg/L↑，GFR 69ml/min↓；电解质：Na^{+} 135mmol/L↓，Ca^{2+} 2.09mmol/L↓；红细胞沉降率（ESR）106mm/h↑；肿瘤标志物：SCC 3.0ng/ml↑，ProGRP 81.1pg/ml↑；PPD 试验：局部硬结直径为 23mm。痰结核分枝杆菌检查阳性。影像学肺部 CT：右肺下叶占位，上叶厚壁空洞形成并右肺小结节、团片灶；双肺肺气肿并肺大疱形成，双肺少许陈旧灶，右肺上叶支气管扩张。心电图：窦性心律，右心房异常，ST—T 在正常范围。

二、以问题为中心的学习

问题 1. 什么是肺结核？

肺结核是由结核分枝杆菌引起的慢性传染性疾病，排菌肺结核患者为重要传染源。结核分枝杆菌主要通过呼吸道传播。结核分枝杆菌可累及全身多个脏器，但以肺部受累形成肺结核最为常见，占 85%。

问题 2.患者目前符合“肺结核”诊断的表现（临床表现和辅助检查等）有哪些？

1. **全身症状** 午后低热。

2. **呼吸系统症状** 咳嗽，咳少量白黏痰；咯血，伴痰中带血，量约 20ml。

3. **既往史** 既往有陈旧性肺结核病史 40 余年，曾给予规律抗结核治疗。

4. **辅助检查** PPD 试验局部硬结直径为 23mm。痰结核分枝杆菌检查阳性。

问题 3.肺结核如何进行临床分类？

1. **原发性肺结核** 原发性肺结核为结核分枝杆菌初次感染所致的临床疾病，包括原发综合征及胸内淋巴结核。肺部病灶好发于胸膜下通气良好的上叶底部、中叶或下叶上部。典型病变包括肺部原发灶、淋巴管炎和局部淋巴结炎，统称为原发综合征。症状多轻微，可有低热、咳嗽、食欲缺乏、体重减轻等症状，但数周后即好转，90%以上患者不治自愈，但结核分枝杆菌可在局部病灶存活数年之久，具有潜在复发的可能。

2. **血行播散性肺结核** 包括急性、亚急性、慢性血行播散性肺结核。血行播散性肺结核大多数由原发性肺结核发展而来，儿童较多见。成人则更多是继发于肺或肺外结核病灶溃破到血管引起，因一次性或短期内大量细菌入侵引起的急性粟粒型结核是血行播散性肺结核的一种，起病急，有全身毒血症状，常伴有结核性脑膜炎或其他脏器结核，胸部 X 线片上表现为散布于两肺野、分布较均匀、密度和大小相近的粟粒状阴影。当少量结核分枝杆菌间歇性多次经血行进入肺部时，则形成亚急性或慢性血行播散性肺结核，临床上可无明显症状，病情发展较慢。

3. **继发性肺结核** 继发性肺结核是肺结核中的一个主要类型，包括浸润性、纤维空洞性及干酪性肺炎等。

（1）继发性肺结核（浸润性）：由于原发感染后体内潜伏病灶中结核分枝杆菌重新活动和释放而发病，极少数是由于与排菌患者密切接触，反复经呼吸道感染而引起。病变以渗出和细胞浸润为主，可伴有不同程度的干酪样坏死灶，临床症状因病灶性质、范围及人体反应性而异。有效的化学治疗可使炎症吸收消散，能使空洞缩小、闭合。

（2）继发性肺结核（纤维空洞性）：由于肺结核未及时治疗或治疗不当，导致空洞长期不愈合，空洞壁逐渐变厚，病灶广泛纤维化。此型患者迁延不愈，症状起伏不定，痰中带有结核分枝杆菌，是结核病的重要传染源。此型常导致并发肺气肿、慢性支气管炎、支气管扩张、继发感染和肺源性心脏病等。

（3）干酪样肺炎：发生于免疫力低下、体质衰弱、大量结核分枝杆菌感染的患者，或有淋巴结支气管瘘、淋巴结内大量干酪样物质经支气管进入肺内，分为大叶性干酪样肺炎和小叶性干酪样肺炎。

4. 结核性胸膜炎 临床上已排除其他原因引起的胸膜炎，包括结核性干性胸膜炎、结核性渗出性胸膜炎、结核性脓胸。胸膜结核为结核分枝杆菌经血液循环、淋巴或肺部结核病变直接波及胸膜而致病，虽不是肺结核，但在胸部结核中最为常见，且与肺结核之间存在一定的关联性。

5. 肺外结核 如骨关节结核、结核性脑膜炎、肠结核、肾结核等。

问题 4.肺结核的常见症状是什么？

1. 全身症状 典型肺结核的全身毒性症状表现为午后低热、乏力、食欲缺乏、体重减轻、盗汗等，有些女性患者还会伴有月经不调、易激怒、心悸、面颊潮红等表现。发热的特点多为长期低热，易于午后或傍晚开始，次晨降至正常；有的表现为体温不稳定，可能于轻微活动后或妇女月经前体温略升高；当肺部病灶急剧进展散播时，可出现高热。

2. 呼吸系统症状

（1）咳嗽、咳痰：多为干咳或只有少量黏液痰。若继发感染，则痰液为黏液性或脓性。

（2）咯血：约 1/3 的患者在不同病期有咯血，结核病灶的炎症使毛细血管通透性增高，导致痰中带血。病变损伤小血管则血量增加；若空洞壁的肺动脉瘤破裂则引起大咯血；有时硬结钙化的结核病灶可因机械损伤血管，或因结核性支气管扩张而咯血。咯血易于引起结核播散，特别是中、大量咯血时。咯血后会有持续高热。大咯血可造成失血性休克，还可使血块阻塞大气道导致窒息。

（3）胸痛：当炎症累及壁层胸膜时，相应的胸壁有固定性针刺样痛，随呼吸和咳嗽而加重，患侧卧位症状可减轻。

（4）呼吸困难：慢性重症肺结核时，呼吸功能受损，可出现渐进性呼吸困难。当发生气胸、大量胸腔积液、重症肺结核呼吸功能受损等时，则可出现呼吸困难。

问题 5.肺结核常用的化疗药物有哪些？化疗原则与用药注意事项是什么？

1. 抗结核药 治疗结核通常要同时应用至少 2 种杀菌药物，以提高疗效，通过交叉杀菌作用减少或防止耐药菌形成。异烟肼、利福平、吡嗪酰胺、乙胺丁醇和链霉素是首选的 5 种药物。化疗的主要作用是缩短结核病传染期，降低死亡率、感染率和患病率。对于患者个人，是为了达到临床和生物治愈。化疗的适应证为活动性肺结核，即临床上有毒性症状、痰检阳性、X 线片显示病灶具有炎症成分，或是病灶处于进展或好转阶段。

2. 化疗原则

（1）早期用药：活动性病灶内的结核分枝杆菌生长代谢旺盛，病灶局部血液循环丰富，如此时用药局部药物浓度高，抗结核药物可以充分发挥其杀菌或抑菌作用，可使炎症成分吸收、空洞缩小或关闭、痰检转阴，所以化疗应早期进行。

（2）联合用药：有实验证明，单一药物治疗可以消灭绝大部分敏感菌，但会留下少数耐药菌继续繁殖，形成耐药菌优势生长，但若联合两种或两种以上药物，则耐药现象很少出现，因此联合用药疗效优于单一用药。

（3）适量、规律、全程用药：临床上患者对此原则较难遵守，由于用药量较大，用药时间长，患者很难坚持用药，如果再有经济问题则更困难。但遵守上述原则是化疗成功的关键，否则非但不能完全治愈，还会出现继发性耐药这一严重问题，给今后的治疗带来更大的困难。多数患者不住院治疗，同样可以收到良好效果，关键在于对肺结核患者实施有效的治疗管理，即目前推行的在医务人员直接面视下督导化疗（directly observed treatment，DOT），确保肺结核患者在全疗程中规律、联合、足量和不间断地实施规范化疗，减少耐药性的产生，最终获得治愈。

3. 常用药物的主要不良反应和注意事项

（1）异烟肼：主要不良反应是周围神经炎，偶有肝功能损害，使用时应避免与抗酸药同时服用，注意消化道反应、肢体远端感觉及精神状态。

（2）利福平：主要不良反应是肝功能损害、发热、寒战、胃肠不适、变态反应，使用时应监测肝脏毒性及变态反应。

（3）链霉素：主要不良反应是听力障碍、眩晕、肾功能损害、口周麻木、过敏性皮疹等，使用时需注意听力变化及有无平衡失调，用药前和用药后 1～2 个月应进行听力检查。应注意了解尿常规及肾功能的变化。

（4）吡嗪酰胺：主要不良反应是胃肠道不适、肝损伤、高尿酸血症、关节痛，使用时需注意肝脏毒性反应，应监测肝功能，定期监测丙氨酸转氨酶（ALT），注意关节疼痛、皮疹等反应，监测血清尿酸。

（5）乙胺丁醇：主要不良反应是视神经炎，使用时应注意检查灵敏度和颜色的鉴别力（用药前、用药后每 1～2 个月 1 次）。

（6）氨基水杨酸钠：主要不良反应是胃肠道反应、变态反应、肝损伤，使用时应注意监测不良反应的症状、体征，定期复查肝功能。

问题 6.入科后护士对该患者的评估重点有哪些？

1. 根据所给信息及现病史重点评估患者发病的病因及诱因、主要伴随症状及症状特点：根据患者诊疗和护理经过，明确患者的病情进展及目前情况。

2. 健康史的采集

（1）患者的日常情况：尤其是患病后的变化应进行重点评估，具体从结核病接触史、既往疾病史、目前症状、休息与睡眠型态、营养状况及日常生活，以及个人嗜好的改变各方面进行评估。

（2）既往史：病例介绍了患者有陈旧性肺结核病史 40 余年，既往曾给予规律抗结核治疗。

（3）心理-社会状况：重点评估患者有无焦虑等不良情绪产生、对疾病的认识及态度、患者的依从性、是否具备充足的社会支持，如家庭关系和经济情况。

3. 体格检查及辅助检查内容。痰结核分枝杆菌检查，是确诊肺结核的特异性方法。还可行纤维支气管镜检查，对支气管或肺内病灶进行活检，不仅可提供病理学诊断，而且可以同时收集分泌物或灌洗液标本进行病原学诊断，可以提供诊断的敏感性和特异性，对诊断困难的病例具有重要价值。

问题 7.目前患者存在的护理诊断有哪些？并分析护理问题的相关因素。

1. 低效型呼吸形态　与痰多或咯血有关。

2. 窒息的危险　与大咯血有关。

3. 体温过高　与结核分枝杆菌感染有关。

4. 恐惧　与咯血或疾病恶化有关。

5. 焦虑　与疾病病程长有关。

6. 知识缺乏　缺乏疾病治疗的相关知识。

7. 不依从行为　与长期化疗及药物的副作用有关。

8. 营养失调　低于机体需要量，与机体消耗增加、食欲缺乏有关。

问题 8.针对以上护理诊断，你认为应该采取哪些护理措施？

1. 低效型呼吸形态　与痰多或咯血有关。

（1）观察有无咳嗽，咳嗽的性质、时间，有无痰液。

（2）指导患者进行有效的咳嗽、咳痰。

（3）遵医嘱给予相应的镇咳、祛痰药。

（4）痰多时可遵医嘱给予雾化、排痰。

2. 窒息的危险　与大咯血有关。

（1）大量咯血者暂禁食，少量咯血者宜进少量凉或温的流质饮食。

（2）多饮水，多食纤维素食物，以保持排便通畅，避免排便时腹压增大而引起再度咯血。

（3）向患者解释咯血时绝对不屏气，以免诱发喉痉挛，血液引流不畅形成血块，导致窒息。

（4）保持呼吸道通畅，嘱患者轻轻将气管内存留的积血咳出。少量咯血往往可自行停止；咯血量多时应密切观察有无窒息的发生，窒息前患者常有胸闷、憋气、唇甲发绀、面色苍白、冷汗淋漓、烦躁不安等表现，一旦出现上述表现应立即取头低足高位，轻拍背部，迅速排出在气道和口咽部的血块，必要时用吸痰管进行机械吸引，以解除呼吸道阻塞，并做好气管插管和气管切开的准备与配合工作。

（5）高浓度吸氧，改善缺氧状况。

（6）及时为患者漱口，擦净血迹，保持口腔清洁、舒适，防止口腔异味刺激引起再度出血。

3. 体温过高 与结核分枝杆菌感染有关。

（1）严密监测体温变化，必要时遵医嘱给予物理降温或给予小剂量镇静药。

（2）卧床休息，多饮水。

（3）保持室内适宜的温、湿度，空气清新，定时开窗通风，但注意勿使患者着凉。

4. 恐惧 与咯血或疾病恶化有关。

（1）鼓励患者表达自己的感受，对患者的恐惧及焦虑表示理解。

（2）介绍治疗成功的案例，增强患者战胜疾病的信心。

（3）护理工作中应从容、镇定，避免紧张、忙乱。

（4）消除不良刺激，避免与其他有焦虑的患者或家属接触。

（5）由于患者多为青年人，有些患者症状又不很明显，突然被诊断为肺结核往往难以接受。疾病造成的身体不适以及疾病的传染性使患者焦虑、敏感、自卑，医护人员应充分理解和尊重患者，主动与患者交往，拉近与患者的心理距离。

（6）向患者介绍有关的病情、治疗、护理的知识，使患者对疾病有良好的控制感；要引导患者减少对疾病的关注，增加对外界信息的了解，选择适合患者的娱乐消遣方式，丰富患者的生活；同时要做好患者家属的工作，保证家属既能做到消毒隔离，又能关心爱护患者，给予患者精神和经济上的支持，不能冷淡或歧视患者。

5. 焦虑 与疾病病程长有关。

护理措施同“4. 恐惧”。

6. 知识缺乏 缺乏疾病治疗的相关知识。

（1）教育与指导患者正确服用抗结核药，让患者知道抗结核药物的使用原则。患者每天服用药物的数量较多，往往会产生恐惧心理；因结核病疗程较长，尤其是复治患者，会产生悲观心理。告诉患者现代的治疗手段能使多数患者治愈，同时列举成功的例子以鼓励患者，增强患者的信心。

（2）向患者讲明不遵医嘱服药会导致复发难治的严重后果，尤其是对于经短期治疗后症状减轻或消失的患者，应加强教育和管理，说明症状改善不是治愈的客观指标。有的患者虽然知道遵医嘱服药的重要性，但却不能主动服药，对这类患者护理人员要起到督导作用，确保其规律服药。

（3）有些患者在出现药物不良反应后不愿继续服药，例如有些患者服用利福平会出现食欲缺乏、恶心等消化道症状，可遵医嘱调整药物剂量和服药时间，同时应为患者制订合理的膳食计划，以保证患者能够配合药物治疗。

7. 不依从行为 与长期化疗及药物的副作用有关。

护理措施同“6. 知识缺乏”。

8. 营养失调 低于机体需要量，与机体消耗增加、食欲缺乏有关。

（1）肺结核患者身体处于慢性消耗状态，营养状态极差，需要合理的营养来增强机体的抵抗力，促进疾病的痊愈，应进食高能量、高蛋白质、富含维生素的食物。

（2）结核患者由于长期发热、盗汗等增加了能量的消耗，对能量的需要较常人高，因此患者应进高热量饮食，每日总热量在8368～12 552kJ。

（3）结核分枝杆菌长期感染造成组织破坏、蛋白质丢失，患者多消瘦、体弱，需要进食高蛋白饮食，以 15～20g/（kg·d）为宜，其中优质蛋白最好达到 1/2。可以选择瘦肉、家禽、鱼类、蛋类、豆类、乳类及其制品，其中首选推荐的是牛乳，因其含有丰富而全面的营养，不仅含有 8 种人体必需氨基酸，还含有多种维生素及较多钙、磷、铁等矿物质。

（4）不宜食用过多脂肪，因为过多的脂肪可增加消化系统的负担，尤其是肝脏，而且有些抗结核药物也有肝损伤作用，因此更应注意保护肝功能。

（5）调理饮食以增进患者食欲，有些患者服用抗结核药物后，常会感到胃中不适、反酸、恶心、食欲缺乏、进食少，造成营养摄入更加不足。可嘱患者饭后服用对胃肠道有刺激的药物；营养师或家人尽量提供色香味美、细软易消化的食物，以增进患者食欲；患者进食时还应做到心情愉快、细嚼慢咽、少食多餐，以减轻胃肠负担。

问题 9.肺结核患者如何做好居家防护？

（1）如果条件允许，患者应单独在一个隔离、通风良好的房间休息。

（2）应避免与年龄<5 岁的儿童和老年人共居一室。

（3）嘱患者不要随地吐痰，宜吐在卫生纸后放入收集袋，统一焚烧或深埋。

（4）告诉患者咳嗽、打喷嚏时用手帕遮住口鼻，以减少结核分枝杆菌的传播。

（5）尽量不去人群密集的公共场所，如必须去，应佩戴口罩。

（6）房间每日开窗通风，并用含氯消毒剂空气消毒，可以减少和杀灭空气中的病原微生物。

（7）单独使用餐具并定期煮沸消毒，患者使用过的物品可阳光下暴晒 2h 以上。

三、对患者进行评估，口述可以为患者进行的护理操作

（一）评估内容

1. 健康史

（1）患病与诊疗经过：尽量详细询问。

（2）目前病情与一般情况：重点评估患病后的变化。

（3）既往史：与本疾病相关的疾病重点评估。不忽略外伤史。

2. 身体评估

（1）一般状态：生命体征、意识及精神状况、体位。

（2）心、肺检查：两肺有无湿啰音或哮鸣音，啰音的部位和范围；咳嗽、咯血情况。

（3）其他：皮肤黏膜、水肿部位及程度。

3. 心理-社会状况　评估患者及家属对疾病的认知程度、自身的情绪、家庭状况、经济条件、社会支持力量，有无焦虑、恐惧等心理社会问题。

（二）可能的护理操作

吸氧、心电监护、静脉输液、动/静脉血标本采集。

第六节　肺癌患者的护理

【学习目标】

认知目标：能陈述肺癌的定义；列举肺癌患者常见的病因；解释肺癌患者的病理分类及转移途径；讨论肺癌患者可能出现的护理诊断；应用所学的知识为肺癌患者实施护理计划。

技能目标：能尝试模仿为患者进行操作；能为患者选择最需要的护理操作。

情感目标：能注意到患者的不良情绪；能积极参与患者的护理计划；在护理患者过程中遵守伦理原则。

一、病例导入

姓名：冯某　性别：男　　年龄：55 岁　　婚姻：已婚

籍贯：湖北　职业：工人　身高：170cm　体重：74kg

【现病史】 患者 2 周前体检行胸部 CT 提示"左上肺结节"，当时无畏寒、发热，无胸闷、胸痛，有咳嗽，咳白色黏痰，经抗感染治疗症状无缓解，胸腔穿刺活检显示"左上肺浸润性腺癌"，现为求进一步治疗来我院，门诊以"左上肺结节"收入院。起病以来，患者精神、饮食、睡眠一般，大小便正常，体力、体重无明显改变。

【既往史】 主诉被诊断为"高血压病"1 年，服用"硝苯地平缓释片"，血压监测不规律。有吸烟史 30 余年，平均每日 10 余支；有饮酒史 20 余年，每日饮酒量 150ml 左右。

【体格检查】 入科后测体温 36.5℃，心率 98 次/分，血压 104/76mmHg，呼吸 18 次/分，神志清楚，步入病房，查体合作，皮肤、巩膜无明显黄染，浅表淋巴结未触及明显肿大。颈软，颈静脉未见充盈。双肺呼吸音清晰，未闻及明显干、湿啰音，心音有力，心律齐，未闻及病理性杂音。腹平软，腹部无压痛、无反跳痛，肝、脾肋下未触及，无双下肢水肿。

诊疗经过：初步诊断①左肺上叶结节，炎性结节？恶性肿瘤？结核？②高血压病。完善术前准备，在全麻下行胸腔镜下左上肺前段及舌段切除+纵隔淋巴结清扫术，术后头孢类药物抗炎、吸入用布地奈德混悬液雾化治疗，多功能监测生命体征，持续胸腔闭式引流通畅，引出液为淡血性。

【辅助检查】 胸部 CT 示左肺上叶磨玻璃结节，其中偏内侧磨玻璃影（ground-glass opacity，GGO）伴肺泡状改变。胸腔穿刺活检显示"左上肺浸润性腺癌"。实验室检查正常。

二、以问题为中心的学习

问题 1.什么是肺癌？出现肺癌的原因有哪些？

1. 概念 原发性支气管肺癌，简称肺癌，世界卫生组织（WHO）定义为起源于呼吸道上皮细胞（支气管、细支气管和肺泡）的恶性肿瘤，是最常见的肺部原发性恶性肿瘤。肿瘤细胞大多源于支气管黏膜或腺体。

2. 病因 肺癌的病因与发病机制尚未明确，一般认为肺癌的发病与下列因素有关。

（1）吸烟：吸烟已经被公认为肺癌的重要危险因素。烟草燃烧可产生 50 余种致癌物。85%～90%的肺癌患者与吸烟有关，尤其是肺鳞癌及小细胞癌。

（2）空气污染：工业燃烧释放出的有害气体和粉尘具有较强的致癌作用，能够增加细胞恶变的可能。

（3）职业接触：长期接触石棉，铀、镭等放射性物质及其衍化物，以及致癌性碳氢化合物、砷、铬、镍、铜、锡等工业物质可明显增加罹患肺癌的风险。

（4）肺部慢性疾病：肺部慢性炎症性病变及肺纤维瘢痕病变，如肺结核、硅沉着病、肺尘埃沉着病等常与肺癌并存。

（5）遗传因素：肺癌的发生可能是由于致癌物质与 DNA 相互作用导致细胞癌基因激活，继而导致支气管上皮细胞非典型增生、恶变所致。

问题 2. 根据患者目前现有的病理学报告，分析患者疾病的病理分型。

肺癌按照组织学分类可分为非小细胞肺癌和小细胞肺癌两大类。

1. 非小细胞肺癌（non-small cell lung cancer，NSCLC）

（1）鳞状细胞癌（squamous cell carcinoma）：占肺癌总数的 30%～40%，原发于较大的支气管上皮，以中心型常见，肿瘤较大时常伴有空洞、坏死，多见于老年男性吸烟者。MSCLC 生长较缓慢，较晚发生远处转移。

（2）腺癌（adenocarcinoma）：占肺癌总数的 35%～40%，近年来发病率有所上升，已超过鳞癌成为最常见的病理类型。多起源于较小的支气管上皮或肺泡上皮，周围型多见。肺腺癌组织学亚型较多，预后与亚型密切相关。

（3）大细胞癌（large cell carcinoma）：属于未分化恶性上皮肿瘤，肿瘤细胞形态较大。多为周围型肺癌，可有神经内分泌分化表现。大细胞癌侵袭力强，较早出现远处转移。

（4）其他类型非小细胞癌：如类癌、腺鳞癌、肉瘤等。

2. 小细胞肺癌（small cell lung cancer，SCLC） 占肺癌总数的 15%～20%，是支气管上皮发生的未分化、伴有神经内分泌分化的一种高度恶性肿瘤，约 90%起源于肺门区支气管，肿瘤生长迅速，容易浸润周围肺组织及淋巴结。常在支气管壁内生长并与周围淋巴结融合而导致管腔狭窄。小细胞肺癌预后明显差于其他类型的肺癌，较早发生转移，治疗策略多选择化疗、放疗。

问题 3.入科后护士对该患者的评估重点有哪些？

1. 根据所给信息及现病史重点评估患者发病的病因及诱因、主要伴随症状及症状特点；根据患者诊疗和护理经过，明确患者的病情进展及目前状况。

2. 健康史的采集

（1）吸烟史：患者有 30 余年吸烟史，每日平均吸烟 10 余支，应评估近期的戒烟情况及劝阻患者为考虑手术而落实戒烟。患者有高血压病史，应询问用药情况并监测血压变化。

（2）身体状况：患者有慢性咳嗽病史，主要表现为刺激性咳嗽伴有少量黏液痰，应观察痰液的性质、颜色及量。患者呼吸形态正常，无咳血或痰中带血症状。

（3）心理-社会状况：重点评估患者对疾病的了解程度、对手术的认知程度、是否存在预感性悲哀表现，并评估患者家属的支持力度及家庭经济承受能力。

3. 体格检查及辅助检查内容

（1）该患者身体评估的重点：应包括一般状态（生命体征、意识与精神状况）及心、肺部检查（双肺部有无湿啰音和哮鸣音）。

（2）辅助检查结果：胸部 CT 示左肺上叶磨玻璃结节，其中偏内侧 GGO 伴肺泡状改变。胸腔穿刺活检显示“左上肺浸润性腺癌”。

问题 4.目前患者存在的护理诊断有哪些？请分析护理问题的相关因素（生理、病理、精神、心理、环境等）。

1. 焦虑 与缺乏诊断及治疗的相关知识，并与其对治疗及预后不可知有关。

2. 气体交换受损 与切除部分肺组织，通气/血流比值失调有关。

3. 清理呼吸道无效 与术后疼痛、咳嗽无力有关。

4. 疼痛 与手术损伤有关。

5. 有出血的危险 与手术所致的损伤有关。

6. 潜在并发症 肺部感染、肺不张。

问题 5.针对以上护理诊断，你认为应该采取哪些护理措施？

1. 焦虑 与缺乏诊断及治疗相关知识，并与其对治疗及预后不可知有关。

（1）鼓励患者表达自己的感受，对患者的恐惧及焦虑表示理解。

（2）设法减少、清除促进因素：介绍治疗成功的病例，增强患者战胜疾病的信心；护理工作中应从容、镇定，避免紧张、忙乱；消除不良刺激，避免与其他有焦虑的患者或家属接触。

（3）及时解除患者的痛苦，以增强其安全感和舒适感。

（4）进行健康指导和教育。

（5）讲解肺癌疾病相关知识，介绍手术相关知识及术后各种可能采取的医疗措施。

2. 气体交换受损 与切除部分肺组织，通气/血流比值失调有关。

（1）改善呼吸功能，鼓励患者戒烟，讲解吸烟的危害及戒烟的原因，让患者配合戒烟及家属能支持患者戒烟。

（2）鼓励患者注意口腔卫生，避免因细菌通过口腔进入下呼吸道而引起感染，如患者有龋齿或上呼吸道感染应通知医师处理。

（3）术前 2 周鼓励患者进行呼吸功能锻炼，方法包括腹式呼吸、缩唇呼吸、利用呼吸功能锻炼器、快步走、爬楼梯等。

3. 清理呼吸道无效　与术后疼痛、咳嗽无力有关。

（1）多功能监测了解患者血氧饱和度变化，并及时听诊患者呼吸音变化。

（2）采取半坐卧位，利于肺的扩张和通气。

（3）鼓励患者深呼吸运动，指导患者有效咳嗽、咳痰，讲解咳嗽、咳痰的重要性及必要性，间断叩背，必要时吸痰。

（4）充分湿化气道，每日雾化治疗，并向患者讲解雾化的作用及注意事项，及时督促患者雾化后漱口及擦拭面部。

（5）充分镇痛，教会患者咳嗽时按压伤口，以减轻疼痛。

4. 疼痛　与手术损伤有关。

（1）准确对患者进行疼痛评估，并记录患者疼痛变化。

（2）和医师沟通患者的疼痛控制方案，向患者讲解方案的目的，并规范执行镇痛方案。

（3）教会患者翻身方法，妥善固定引流管，避免因胸管移动造成疼痛不适。

（4）观察镇痛药物的不良反应，根据患者情况适当调整镇痛药物。

5. 有出血的危险　与手术所致的损伤有关。

（1）定时挤压引流管，保持胸腔闭式引流通畅，观察并记录引流液的颜色、量；肺叶切除术后 24h 内，胸腔可有 200～400ml 的淡血性胸腔引流液流出，引流液的量会逐渐减少，颜色也会逐渐变淡，如每小时大于 200ml，连续 3h，可考虑为活动性出血，应立即急诊开胸止血。

（2）观察患者生命体征的改变，对突然出现的心率及脉率增快、血压下降等变化应及时通知医师。

（3）关注患者血生化数值的改变，注意血红蛋白量及红细胞计数的变化。

（4）观察患者伤口敷料情况。

6. 潜在并发症　肺部感染、肺不张。

（1）观察患者体温变化，如体温持续高于 38.5℃，提示有感染存在。

（2）观察患者呼吸频率、深度有无异常，有无呼吸困难，有无干、湿啰音存在，双肺呼吸音强弱变化，并根据情况，及时处理。

（3）充分镇痛，协助患者有效咳嗽、咳痰，观察痰液的性质、量、颜色。

（4）指导患者进行深呼吸运动，使用呼吸训练器等方法来促进肺的复张。

（5）根据医嘱规范使用抗生素，观察用药效果及不良反应。

（6）鼓励患者规范执行康复活动计划，尽早离床活动，促进肺的复张。

三、对患者进行评估，口述可以为患者进行的护理操作

（一）评估内容

1. 健康史　重点询问肺癌的危险因素。

（1）吸烟史，仔细询问吸烟的时间、吸烟量、有无戒烟。

（2）患者环境中是否有职业性危险因子。

（3）是否患有慢性支气管炎或其他呼吸系统慢性疾病。

2. 身体评估

（1）咳嗽和咯血：慢性咳嗽为早期常见症状，一般表现为刺激性咳嗽和少量黏液痰。应详细询问患者咳嗽持续的情况或咳嗽的改变，是否有痰，并评估痰液的量和性质，还应注意呼吸形态的

改变，有无咯血或痰中带血表现。

（2）喘鸣和呼吸困难：由较大肿瘤引起气道阻塞导致，应评估患者在休息或活动时的呼吸困难程度。

（3）胸痛：胸痛是由于肿瘤侵犯胸膜、肋骨和胸壁引起的，应注意评估胸痛的性质、部位、疼痛的程度。

（4）胸腔积液：了解患者有无因胸腔积液引起的呼吸改变，并关注胸腔B超结果中胸腔积液的量。

（5）晚期症状和体征：评估患者有无淋巴结转移的体征；有无侵犯压迫引起的霍纳综合征及上腔静脉阻塞综合征；有无肿瘤晚期非特异性表现症状，如疲乏、近期体重下降、厌食、言语困难、恶心和呕吐等。

（6）肿瘤的肺外表现：副肿瘤综合征、骨关节病、男性乳腺增大、库欣综合征等，常见于小细胞肺癌。

3. 辅助检查　关注影像学检查的阳性检查结果；指导患者留取痰液标本；关注纤维支气管镜检查、血液生化检查的阳性结果。

4. 心理-社会状况　患者患病后的情绪表现、对此类疾病的认知、家庭支持状况、经济能力。

（二）可能的护理操作

吸氧、吸痰、心电监护、静脉输液、雾化吸入、叩背、动/静脉血标本采集、胸腔闭式引流护理。

第七节　肺动脉高压与肺源性心脏病患者的护理

【学习目标】

认知目标：能陈述肺动脉高压与肺源性心脏病的定义；列举常见肺动脉高压与肺源性心脏病的病因；解释肺动脉高压与肺源性心脏病的发病机制；讨论肺动脉高压与肺源性心脏病患者可能出现的护理诊断；应用所学的知识为肺动脉高压与肺源性心脏病患者实施护理计划。

技能目标：能尝试模仿为患者进行操作；能为患者选择最需要的护理操作。

情感目标：能注意到患者的不良情绪；能积极参与患者的护理计划；在护理患者过程中遵守伦理原则。

一、病 例 导 入

姓名：刘某　性别：女　　年龄：35岁　　婚姻：已婚

籍贯：湖北　职业：个体　身高：160cm　体重：50kg

主诉：咳嗽、胸闷、气喘1周。

【现病史】　患者诉1周前受凉后出现咳嗽，干咳无痰，伴咽痒不适，无畏寒、发热，伴胸闷、气喘，活动后加重。为求诊治，今来我院，门诊以“肺部感染、肺动脉高压、肺源性心脏病”收住院。发病以来，患者精神、饮食、睡眠一般，大小便正常，体力、体重无明显变化。

【既往史】　有肺栓塞及肺动脉高压病史15年，曾间断有痰中带血不适，约1次/半年，并长期给予抗凝治疗，现口服华法林片（3mg/d）抗凝；有抗磷脂综合征病史，现口服硫酸羟氯喹片、醋酸泼尼松片、钙尔奇治疗；2005年发现脑静脉窦血栓、左颞叶出血；曾因下肢深静脉血栓行腔静脉滤网植入术，现规律给予贝前列素钠片治疗；有心力衰竭（心衰）病史，规律给予地尔硫䓬治疗；有血小板减少病史，规律给予血美安胶囊治疗。否认高血压、糖尿病等其他慢性病史，自诉对牛奶、碘造影剂过敏，破伤风疫苗皮试阳性。

【体格检查】　体温36℃，脉搏119次/分，呼吸20次/分，血压125/93mmHg。神志清楚，步入病房，查体合作，全身皮肤黏膜无黄染，浅表淋巴结无肿大，咽红，明显充血，扁桃体无肿大，双肺呼吸音粗糙，未闻及明显干、湿啰音，心律齐，未闻及明显瓣膜杂音，腹软，肝、脾肋下未及，全腹无压痛及反跳痛，双下肢无水肿，四肢肌力正常，生理反射存在，病理征未引出，脑膜刺激征阴性。

【辅助检查】 胸部CT示双肺小结节，较前右肺尖结节似稍增大，双肺间质性炎症改变；少许心包积液；肺动脉增粗；双侧胸膜增厚。心电图：完全性右束支传导阻滞，右心室肥大，广泛导联ST—T缺血性改变。实验室检查：超敏C反应蛋白2.59mg/L↑，白细胞11.87×10^9/L↑，血红蛋白213g/L↑：APTT 51.5秒↑；D-二聚体0.74μg/ml↑：动脉血气分析示：pH 7.398，$PaCO_2$ 26.3mmHg，PaO_2 69mmHg，SpO_2 94%；BNP钠尿肽：881.0pg/ml↑。肺动脉CTA：双肺多发肺动脉栓塞。双侧下肢动静脉彩色多普勒超声检查示：双下肢动脉内膜毛糙、血流通畅，双下肢深静脉血流通畅。

初步诊断：肺部感染；肺栓塞；抗磷脂综合征；肺动脉高压；肺源性心脏病；心衰；血小板减少；双肺间质性病；肺结节。

二、以问题为中心的学习

问题1.什么是肺动脉高压和肺源性心脏病？肺动脉高压、肺源性心脏病的病因有哪些？

1. 概念

（1）肺动脉高压（pulmonary hypertension，PH）是一类以肺动脉压力增高，伴或不伴有小肺动脉病变为特征的恶性肺血管疾病。PH是一个血流动力学概念，指在静息状态下，通过右心导管测得平均肺动脉压（mean pulmonary artery pressure，MPAP）≥25mmHg。近年的研究表明PH是涉及多器官（包括右心室、免疫系统、骨髓及骨骼肌）的全身性疾病。肺动脉高压呈进行性发展，因肺循环阻力增加，右心负荷增大，最终导致右心衰竭，引起一系列临床表现。2015年欧洲心脏病学会和欧洲呼吸病学会按照临床表现、病理、血流动力学特点和治疗策略，将PH分为5个大类：动脉型肺动脉高压（pulmonary arterial hypertention，PAH）、左心疾病相关性肺动脉高压、肺部疾病或（和）低氧血症所致肺动脉高压、慢性血栓或（和）栓塞性肺动脉高压、机制不明或多因素所致肺动脉高压。肺动脉高压迄今病因不明，目前认为其发病与遗传因素、自身免疫及肺血管内皮平滑肌功能障碍等因素有关。

（2）肺源性心脏病（pulmonary heart disease），简称肺心病，是指由支气管-肺组织、胸廓或肺血管病变致肺血管阻力增加，产生肺动脉高压，继而右心室结构或（和）功能改变的疾病。根据起病缓急和病程长短，可分为急性和慢性肺源性心脏病两类，临床上以后者多见。急性肺源性心脏病常见于急性大面积肺栓塞。慢性肺源性心脏病（chronic pulmonary heart disease）是由于肺组织、肺血管或胸廓的慢性病变引起肺组织结构和（或）功能异常，产生肺血管阻力增加，肺动脉压力增高，使右心室扩张和（或）肥厚，伴或不伴右心衰竭的心脏病，并排除先天性心脏病和左心病变引起者。

2. 病因

（1）支气管、肺疾病：最多见为COPD，占80%～90%；其次为支气管哮喘、支气管扩张、重症肺结核、肺尘埃沉着病、特发性肺间质纤维化等。

（2）胸廓运动障碍性疾病：较少见，严重脊椎侧后凸、脊椎结核、类风湿关节炎、胸膜广泛粘连及胸廓成形术后造成的严重胸廓或脊椎畸形，以及神经肌肉疾病，如脊髓灰质炎等。

（3）肺血管疾病：慢性血栓栓塞性肺动脉高压、肺小动脉炎，以及原因不明的原发性肺动脉高压等引起肺血管阻力增加、肺动脉高压和右心室负荷加重，形成慢性肺源性心脏病。

（4）其他：原发性肺泡通气不足及先天性口咽畸形、睡眠呼吸暂停综合征等均可引起肺血管收缩，导致肺动脉高压而发展成慢性肺源性心脏病。

问题2.患者目前符合“肺动脉高压、肺源性心脏病”诊断的表现有哪些？

诊断依据：患者为青年女性，1周前受凉后出现咳嗽，干咳，伴胸闷、气喘，活动后加重。有肺栓塞及肺动脉高压病史 15 年，曾间断有痰中带血不适。胸部 CT 示：少许心包积液，肺动脉增粗。心电图：完全性右束支传导阻滞，右心室肥大，广泛导联 ST—T 缺血性改变。血细胞分析：Hb 213g/L↑；凝血：APTT 51.5 秒↑；D-二聚体 0.74μg/mL↑；BNP 881.0pg/ml↑。结合以上临床表现及辅助检查，考虑诊断为肺动脉高压、肺源性心脏病。

问题 3.治疗“肺动脉高压、肺源性心脏病”的方法有哪些？所使用的药物种类和用途是什么？

1. 肺动脉高压治疗策略

（1）初始治疗：建议育龄期女性患者避孕；及时接种流感及肺炎链球菌注射疫苗；给予患者社会心理支持；体力下降的患者在药物治疗的基础上进行必要的康复训练；WHO 定义心功能分级Ⅲ-Ⅳ级和动脉氧分压持续低于 60mmHg 的患者建议进行氧疗；如需要进行手术，首选硬膜外麻醉而非全麻。

（2）支持治疗

1）口服抗凝药物：特发性动脉型肺动脉高压（IPAH）患者的尸检显示了血管内原位血栓形成的高患病率，凝血及纤溶途径异常也有报道，静脉血栓栓塞症的非特异高危因素包括心衰、制动，以上都是其进行口服抗凝药物治疗的理论基础。

2）利尿药：当失代偿性右心衰竭导致体液潴留、中心静脉压升高、肝淤血、腹水和外周水肿时，可使用利尿药改善症状。

3）氧疗：低氧刺激可引起肺血管收缩、红细胞增多，使血液黏稠、肺小动脉重构，从而加速 IPAH 的进展。伴有低氧血症的 IPAH 患者应给予氧疗，以保持其动脉血氧饱和度持续大于 90%。

4）地高辛：地高辛能迅速改善 IPAH 的心排血量，并可用于降低 PAH 患者发生房性快速型心律失常的心室率。

5）贫血和铁状态：铁缺乏与运动能力下降有关，也可能与高死亡率相关，应对患者进行常规的铁状态监测，如有铁缺乏应继续寻找病因，并补充铁制剂。

6）血管扩张药：①钙通道阻滞药（CCB）。急性血管反应试验结果阳性是应用 CCB 治疗的指征。CCB 仅对 10%～15%的 IPAH 患者有效，主要包括硝苯地平、地尔硫䓬、氨氯地平，心动过缓者倾向于硝苯地平，心动过速者倾向于地尔硫䓬。需要在治疗 3～4 个月后重新评估其适用性。②前列环素。前列环素不仅能扩张血管降低肺动脉压，长期应用尚可逆转肺血管重构。常用的前列环素类似物有依前列醇、伊洛前列素、贝前列素，另外还有前列腺素受体激动药。③一氧化氮（NO）。NO 吸入是一种仅选择性地扩张肺动脉而不作用于体循环的治疗方法。但是由于 NO 的作用时间短，加上外源性 NO 的毒性问题，从而限制了其在临床上的使用。④内皮素受体拮抗药。常用内皮素受体拮抗药有波生坦、安立生坦、马西替坦。⑤磷酸二酯酶-5（PDE-5）抑制药。包括西地那非、他达拉非、伐地那非。⑥可溶性鸟苷酸环化酶（sGC）激动药。有利奥西胍，利奥西胍不推荐与 PDE-5 抑制药联合应用。

（3）肺或心、肺移植：经积极内科治疗临床效果不佳的患者可以行肺移植治疗。肺静脉闭塞症（PVOD）和肺毛细血管瘤样增生症患者的预后差，且缺乏有效的内科治疗方法，一旦被诊断为上述两种疾病即应考虑肺移植。如同时判断伴有心脏结构或功能出现不可逆损害，可考虑行心、肺联合移植。

（4）健康指导：对 IPAH 患者进行生活指导，加强相关卫生知识的宣传教育，增强患者战胜疾病的信心，预防肺部感染。

2. 肺源性心脏病治疗

（1）肺、心功能代偿期：可采用综合治疗措施，延缓基础支气管、肺疾病的进展，增强患者的免疫功能，预防感染，减少或避免急性加重，加强康复锻炼和营养，需要时长期家庭氧疗或家庭无创呼吸机治疗等，以改善患者的生活质量。

（2）肺、心功能失代偿期：治疗原则为积极控制感染，通畅呼吸道，改善呼吸功能，纠正缺氧和二氧化碳潴留，控制呼吸衰竭和心力衰竭，防治并发症。

1）控制感染：呼吸系统感染是引起慢性肺心病急性加重致肺、心功能失代偿的常见原因，需积极控制感染。

2）控制呼吸衰竭：给予扩张支气管、祛痰等治疗，通畅呼吸道，改善通气功能。合理氧疗纠正缺氧。必要时给予无创正压通气或气管插管有创正压通气治疗。

3）控制心力衰竭：慢性肺心病患者一般在积极控制感染、改善呼吸功能、纠正缺氧和二氧化碳潴留后，心力衰竭便能得到改善，患者尿量增多，水肿消退，不需常规使用利尿药和正性肌力药。但对经上述治疗无效或严重心力衰竭患者，可适当选用利尿药、正性肌力药或扩血管药物。

4）防治并发症。①肺性脑病：是由于呼吸衰竭所致缺氧、二氧化碳潴留而引起的神经精神障碍综合征，常继发于慢阻肺。诊断肺性脑病必须除外脑血管疾病、感染中毒性脑病、严重电解质紊乱等。②酸碱失衡及电解质紊乱：慢性肺心病失代偿期常合并各种类型的酸碱失衡及电解质紊乱。呼吸性酸中毒以通畅气道、纠正缺氧和解除二氧化碳潴留为主。呼吸性酸中毒合并代谢性酸中毒通常需要补碱治疗，然后根据血气分析结果酌情处理。呼吸性酸中毒合并代谢性碱中毒常合并低钠、低钾、低氯等电解质紊乱，应根据具体情况进行补充。低钾、低氯引起的代谢性碱中毒多是医源性的，应注意预防。③心律失常：多表现为房性期前收缩及阵发性室上性心动过速，其中以紊乱性房性心动过速最具特征性，也可有心房扑动及心房颤动。一般的心律失常经过控制感染，纠正缺氧、酸碱失衡和电解质紊乱后，心律失常可自行消失。如果持续存在，可根据心律失常的类型选用药物。④休克：合并休克并不多见，一旦发生则预后不良。发生原因有严重感染、失血（多由上消化道出血所致）和严重心力衰竭或心律失常。⑤消化道出血：慢性肺心病由于感染、呼吸衰竭、心力衰竭致胃肠道淤血，以及应用糖皮质激素等，常并发消化道出血，需要预防治疗，一旦发生需要积极处理。⑥弥散性血管内凝血（DIC）。⑦深静脉血栓形成：低剂量普通肝素或低分子量肝素可用于预防。

问题 4.入院后护士对该患者的评估重点有哪些？

1. 健康史及相关因素　全面了解患者的既往健康状况、危险因素，以及出现各项症状、体征的时间，并评估目前服药情况。

2. 生理状况　密切观察患者的症状、体征，是否进行性加重，评估患者的体征，了解其辅助检查结果，评估患者病情的严重程度。

（1）肺、心功能代偿期

1）症状：咳嗽、咳痰、气促，活动后可有心悸、呼吸困难、乏力和活动耐力下降。急性感染可加重上述症状。

2）体征：可有不同程度的发绀和肺气肿体征。偶有干、湿啰音，心音遥远。三尖瓣区闻及收缩期杂音和剑突下心脏搏动，提示右心室肥大。部分患者因肺气肿使胸膜腔内压升高，阻碍上腔静脉回流，可有颈静脉充盈。

（2）肺、心功能失代偿期

1）呼吸衰竭：①症状为呼吸困难加重，夜间更明显，常有头痛、失眠、食欲缺乏、白天嗜睡，甚至出现表情淡漠、神志恍惚、谵妄等肺性脑病的表现。②体征包括明显发绀、球结膜充血、水肿，严重时出现颅内压增高的表现，如视网膜血管扩张和视盘水肿等。可出现周围血管扩张的表现，如皮肤潮红、多汗。

2）右心衰竭：①症状包括明显气促、心悸、食欲缺乏、腹胀、恶心等。②体征为发绀更明显，颈静脉怒张，心率增快，可出现心律失常，剑突下可闻及收缩期杂音，甚至出现舒张期杂音。肝大并有压痛，肝颈静脉回流征阳性，下肢水肿，重者可有腹水。少数患者可出现肺水肿及全心衰竭的体征。

（3）并发症：肺性脑病是慢性肺源性心脏病的首要死因，还可能出现酸碱失衡及电解质紊乱、心律失常、休克、消化道出血和弥散性血管内凝血等。

3. 心理-社会状况　评估患者是否存在焦虑、抑郁等；评估患者的家庭经济状况、受教育程度以及社会支持水平等。

问题 5.目前患者存在的护理诊断有哪些？并分析护理问题的相关因素。

1. 气体交换受损　与肺循环毛细血管网受损、肺血管阻力增高影响气体交换有关。

2. 活动无耐力　与疲劳、呼吸困难、氧供与氧耗失衡、低氧血症有关。

3. 有受伤的危险　与心排血量下降导致的脑供血不足有关。

4. 焦虑　与疾病反复发作，需长期治疗有关。

5. 潜在并发症　肺性脑病、酸碱失衡及电解质紊乱、呼吸衰竭、心律失常、休克、弥散性血管内凝血、消化道出血等。

问题 6.针对以上护理诊断，你认为应该采取哪些护理措施？

1. 气体交换受损　与肺循环毛细血管网受损、肺血管阻力增高影响气体交换有关。

（1）氧疗护理：给予患者低流量间歇吸氧，每日吸氧 12～15h，氧流量 1～2L/min，氧疗时，观察患者皮肤、呼吸情况。保持鼻导管通畅，观察鼻腔黏膜有无损伤。

（2）病情观察：密切观察患者的生命体征及意识状态；注意有无发绀和呼吸困难，判断其严重程度：观察有无心悸、胸闷、腹胀、尿量减少、下肢水肿等右心衰竭的表现，定期监测动脉血气分析，密切观察患者有无头痛、烦躁不安、神志改变等肺性脑病的表现。

（3）药物治疗与护理

1）镇静催眠药物：对二氧化碳潴留、呼吸道分泌物多的重症患者慎用镇静药、麻醉药、催眠药，如必须用药，使用后应注意观察是否有抑制呼吸和咳嗽反射的情况出现。

2）利尿药：利尿药有减少血容量、减轻右心负荷、消除水肿的作用。原则上选用作用轻的利尿药，短疗程、小剂量使用。使用排钾利尿药时，用后易出现低钾、低氯性碱中毒而加重缺氧，过度脱水引起血液浓缩、痰液黏稠不易排出等不良反应，应注意观察及预防。督促患者遵医嘱补钾。尽可能在白天给药，避免夜间频繁排尿而影响患者睡眠。

3）洋地黄类药物：应询问有无洋地黄用药史，遵医嘱准确用药。选用作用快、排泄快的洋地黄类药物，如毒毛花苷 K 或毛花苷 C 加入 10%葡萄糖注射液中缓慢静脉注射，剂量宜小，一般为常规剂量的 1/2 或 2/3 量。用药前应注意纠正缺氧，防治低钾血症，以免发生药物毒性反应。

4）血管扩张药：血管扩张药可减轻心脏前、后负荷，降低心肌耗氧量，增加心肌收缩力，对部分顽固性心衰有一定效果，如硝酸甘油，应用时需注意观察患者心率及血压情况。血管扩张药在扩张肺动脉的同时也扩张体动脉，往往造成体循环血压下降，反射性心率增快、氧分压下降、二氧化碳分压上升等不良反应。

5）华法林：指导患者遵医嘱规律服用，在用药期间观察口腔、牙龈、鼻腔及皮下有无出血现象。定期监测国际标准化比值（INR），保持在 1.5～2.5，根据 INR 结果调整华法林用量。

2. 活动无耐力　与疲劳、呼吸困难、氧供与氧耗失衡、低氧血症有关。

（1）活动与休息：①急性期患者应绝对卧床休息，观察患者呼吸困难的程度，协助其取半坐卧位或端坐位；②患者病情得到控制、呼吸困难减轻、活动能力改善后，可适量下床活动，活动应遵循量力而行、循序渐进，不引起呼吸困难为原则。

（2）饮食护理：指导患者进食低脂、富含优质蛋白和维生素的饮食，改善其营养状况。

3. 有受伤的危险　与心排血量下降导致的脑供血不足有关。

病室、浴室及走廊宜安装扶手，以减轻患者在活动中的疲劳感；加强家属陪护及护理巡视力度，合理利用床挡，保证患者安全。

4. 焦虑　与疾病反复发作，需长期治疗有关。

（1）心理护理：护理人员应注意勤巡视，多与患者进行交流；对患者的心理反应表示理解和同情，针对患者不同的心理状态，进行相应的心理疏导，鼓励患者表达其不适；此外，在进行治疗护理工作时尊重患者的知情同意权，耐心做好解释，并加强与患者家属的沟通，让患者感觉舒适、安全，同时，提高患者的社会支持水平。

（2）育龄期妇女避孕：应告知患者及家属妊娠对于其病情的危害，并帮助其选择合适的避孕方法。需注意口服避孕药可能与患者目前口服的药物相互作用，使其疗效降低。

5. 潜在并发症　肺性脑病等。

（1）病情观察：肺性脑病早期，患者往往有失眠、兴奋、烦躁不安等症状，还可表现出木僵、视力障碍、球结膜水肿及发绀等。随着缺氧和二氧化碳潴留进一步加重，患者可表现为中枢抑制，如嗜睡、昏睡，直至昏迷。应密切观察患者的病情变化，及早发现肺性脑病的先兆。

（2）已出现肺性脑病者，应绝对卧床休息，专人陪护并加床挡，防止患者坠床；保持患者呼吸道通畅，持续低流量、低浓度氧疗；密切观察患者生命体征及神志变化，评估患者的病情进展及治疗效果；禁用或慎用镇静药，以免出现呼吸抑制；使用输液泵输液，液量不宜过多，维持出入量平衡；必要时给予机械辅助通气，纠正患者的低氧血症和高碳酸血症。

（3）呼吸兴奋药的使用：遵医嘱应用呼吸兴奋药，注意观察药物的疗效和不良反应，如出现心悸、呕吐、震颤、惊厥等症状，应立即通知医师。

三、对患者进行评估，口述可以为患者进行的护理操作

（一）评估内容

1. 健康史　评估患者既往疾病史，是否有慢性阻塞性肺疾病、支气管哮喘、肺结核等慢性呼吸道疾病史，既往病情变化及治疗经历；评估本次入院是否有呼吸道感染等常见诱因，病情是否加重、日常活动受限程度，以及评估目前服药情况等。

2. 身体评估

（1）症状评估：肺、心功能代偿期评估咳嗽、咳痰、气促，活动后有无心悸、呼吸困难、乏力和活动耐力下降；呼吸衰竭评估呼吸困难是否加重，夜间是否更明显，有无出现表情淡漠、神志恍惚、谵妄等肺性脑病的表现；右心衰竭评估是否明显气促、心悸、食欲缺乏、腹胀、恶心等。

（2）体征评估：肺、心功能代偿期有无发绀和肺气肿体征；肺、心功能失代偿期有无视网膜血管扩张和视盘水肿及皮肤潮红、多汗；右心衰竭有无颈静脉怒张、心率增快、下肢水肿、腹水。

（3）并发症：观察有无肺性脑病、酸碱失衡及电解质紊乱、心律失常、休克、消化道出血和弥散性血管内凝血等。

3. 辅助检查　关注影像学检查的阳性检查结果，指导患者留取痰液标本，关注纤维支气管镜检查、血液生化检查的阳性结果。

4. 心理-社会状况　患者患病后的情绪表现、对此类疾病的认知、家庭支持状况、经济能力。

（二）可能的护理操作

吸氧、吸痰、心电监护、静脉输液、雾化吸入、叩背、动/静脉血标本采集、静脉注射。

第八节　呼吸衰竭患者的护理

【学习目标】

认知目标：能陈述呼吸衰竭的定义；列举呼吸衰竭患者常见的诱因；解释呼吸衰竭出现临床表现的病理过程；讨论呼吸衰竭患者可能出现的护理诊断；应用所学的知识为呼吸衰竭患者实施护理计划。

技能目标：能尝试模仿为患者进行操作；能为患者选择最需要的护理操作。

情感目标：能注意到患者的不良情绪；能积极参与患者的护理计划；在护理患者过程中遵守伦理原则。

一、病 例 导 入

姓名：张某　性别：男　　年龄：69岁　　婚姻：已婚

籍贯：山东　职业：农民　身高：165cm　体重：60kg

主诉：反复咳嗽、咳痰10年，气短3年，加重1周。

【现病史】　患者10年前因受凉后出现阵发性咳嗽、咳痰，为白色泡沫样痰。近3年来，咳嗽、咳痰症状发作频繁，且伴有胸闷、气短，以活动及咳嗽后为主，偶有呼吸困难，曾多次住院治疗。1周前再次受凉后出现阵发性咳嗽、咳痰，为白色泡沫样痰，不易咳出，静息时感胸闷、气短，夜间侧卧休息，伴头痛、头晕，无畏寒、发热，在社区医院输液治疗后症状无缓解，为进一步诊治，急来本院，门诊以“Ⅱ型呼吸衰竭、慢性支气管炎急性发作、慢性阻塞性肺气肿、慢性肺源性心脏病”收入院。

【既往史】　否认“糖尿病、高血压”等慢性病病史。

查体：体温36.8℃，脉搏114次/分，呼吸26次/分，血压130/80mmHg。患者神志清，精神差，口唇及甲床发绀，双下肢水肿。

【辅助检查】　血气分析：pH 7.37，$PaCO_2$ 70mmHg，PaO_2 35mmHg，HCO_3^- 39.5mmol/L，BE 8.5mmol/L，SpO_2 62.5%；电解质：K^+ 3.8mmol/L，Na^+ 140.3mmol/L，Ca^{2+} 2.04mmol/L，Cl^- 93.3mmol/L；肝功能：总蛋白57.9g/L，白蛋白37.2g/L，球蛋白20.7g/L，总胆红素20.2μmol/L；凝血四项：凝血酶原时间15.3s，凝血酶原时间比值1.28，凝血酶时间15.5s，部分凝血活酶时间30.5s；胸部CT示：胸廓对称，肺窗示双肺纹理增多、增粗，呈“网格状”改变，部分支气管壁增厚，呈“双轨状”。双肺上叶可见多发类圆形低密度透亮区，边界清楚。左肺上叶尖后段可见点状高密度钙化影。纵隔内未见肿块及肿大淋巴结。

二、以问题为中心的学习

问题1.什么是呼吸衰竭？出现呼吸衰竭的原因有哪些？

呼吸衰竭（respiratory failure）是指各种原因引起的肺通气和（或）肺换气功能严重障碍，以致在静息状态下亦不能维持足够的气体交换，导致低氧血症伴（或不伴）高碳酸血症，进而引起一系列相应的病理生理改变和临床表现的综合征。在海平面大气压下，静息状态呼吸空气条件下，排除心内解剖分流和原发于心排血量降低等情况后，动脉血氧分压（PaO_2）＜60mmHg，伴或不伴二氧化碳分压（$PaCO_2$）＞50mmHg，即可诊断为呼吸衰竭。

呼吸衰竭的病因：各种导致肺通气和肺换气功能障碍的严重病变均可引起呼吸衰竭。

1. 呼吸道病变　支气管炎症、支气管痉挛、气道异物、慢性阻塞性肺疾病、严重哮喘等引起气道阻塞和肺通气不足，气体分布不均导致通气/血流比值失调，发生缺氧和二氧化碳潴留，从而引起呼吸衰竭。

2. 肺组织病变　肺炎、肺气肿、严重肺结核、弥漫性肺纤维化、硅沉着病、ARDS、心源性或非心源性肺水肿等，引起肺容量、通气量、有效弥散面积减少，导致缺氧和（或）二氧化碳潴留。

3. 肺血管疾病　肺血管栓塞、肺梗死等可使部分静脉血未经氧合流入肺静脉，引起通气/血流比值失调，导致呼吸衰竭。

4. 胸廓、胸膜疾病　胸部外伤造成连枷胸、手术创伤、气胸、胸腔积液、胸廓畸形、广泛胸膜增厚、重症肌无力等影响胸廓活动和肺脏扩张，导致通气减少、吸入气体分布不均，影响换气功能。

5. 神经、肌肉疾病　脑血管疾病、颅脑外伤、脑炎以及电击、药物中毒等可直接或间接抑制呼吸中枢。脊髓颈段或高位胸段损伤（肿瘤或外伤）、脊髓灰质炎、多发性神经炎、重症肌无力、有机磷中毒、破伤风以及严重的钾代谢紊乱均可累及呼吸肌功能，造成呼吸肌无力、疲劳，甚至麻痹，致使呼吸动力下降、肺通气不足，导致呼吸衰竭。

6. 心脏疾病 各种缺血性心脏疾病、严重心脏瓣膜病、心肌病、心包疾病、严重心律失常等均可导致通气和换气功能障碍，从而导致缺氧和（或）二氧化碳潴留。

问题 2.患者目前符合“呼吸衰竭”诊断的表现（临床表现和辅助检查等）有哪些？

呼吸衰竭的诊断主要依据血气分析结果来明确。pH 值表示血液酸碱的实际状态，是反映酸碱浓度的指标，正常值为 7.35～7.45。$PaCO_2$ 指血液中物理溶解的二氧化碳（CO_2）所产生的压力，是反映呼吸性酸碱平衡的指标，正常值为 35～45mmHg，是诊断呼吸衰竭的重要标志之一。$PaCO_2$ ＞45mmHg 为原发性呼吸性酸中毒或继发性代谢性碱中毒。$PaCO_2$＜35 mmHg 为原发性呼吸性碱中毒或继发性代谢性酸中毒。

PaO_2 指血液中物理溶解的氧气（O_2）所产生的压力，是反映机体氧合状态的重要指标，对于缺氧的诊断和程度的判断具有重要意义，动脉血氧分压正常值为 80～100mmHg。结合 PaO_2 判断呼吸衰竭的类型和程度：PaO_2＜60 mmHg，$PaCO_2$ 降低或正常提示Ⅰ型呼吸衰竭；PaO_2＜60 mmHg，$PaCO_2$＞50 mmHg 则提示Ⅱ型呼吸衰竭。SaO_2 是血液中被氧结合的氧合血红蛋白的容量占全部可结合血红蛋白容量的百分比，即血液中血氧的浓度，是呼吸、循环系统重要的生理参数，正常值为 96%～100%。结合该病例，可诊断患者为Ⅱ型呼吸衰竭。

问题 3.治疗“呼吸衰竭”的方法有哪些？所使用药物的种类和用途是什么？

1. 治疗原则 保持呼吸道通畅，纠正缺氧、二氧化碳潴留和电解质、酸碱平衡紊乱所致的代谢紊乱，从而争取时间和创造条件，积极治疗原发病和解除诱因，同时治疗并发症和支持治疗。保持气道通畅是最基本、最重要的治疗措施；治疗原发病和诱因是根本所在；呼吸支持治疗是最有效的治疗措施。

2. 所用药物的种类和用途

（1）支气管扩张药：支气管扩张药物能松弛支气管平滑肌，减少气道阻力，改善气道功能，缓解呼吸困难，如 β_2 肾上腺受体激动药、抗胆碱药、茶碱类药物等，急性呼吸衰竭时一般采用静脉给药。

（2）抗生素：呼吸衰竭患者多伴有感染，又因分泌物的积滞使感染加重，尤其是建立人工气道行机械通气和免疫功能低下的患者可反复发生感染，且不易控制。所以应用抗生素是必要的。常用的抗生素有青霉素类、头孢类、氟喹诺酮类等，有效地应用抗生素可以减少气道分泌物，控制感染的发生。

（3）呼吸兴奋药：呼吸兴奋药能够直接或间接刺激呼吸中枢或周围化学感受器，通过增强呼吸中枢的兴奋性，增加呼吸频率和潮气量以改善通气。呼吸兴奋药主要适用于以中枢抑制为主、通气量不足引起的呼吸衰竭，不宜用于以换气功能障碍为主所致的呼吸衰竭。同时呼吸兴奋药可增加呼吸做功，增加耗氧量和二氧化碳的产生量，所以使用呼吸兴奋药时要保持呼吸道通畅，适当提高吸入氧的浓度。常用呼吸兴奋药有尼可刹米、阿米苯唑、阿米三嗪、洛贝林、二甲弗林等。

问题 4.入科后护士对该患者的评估重点有哪些？

1. 健康史的采集 评估患者有无慢性肺疾病、神经系统疾病、胸部或脊柱的外伤、肥胖或意识改变等任何可能导致急、慢性呼吸衰竭的情况。

2. 身体状况

（1）呼吸困难：是呼吸衰竭的典型症状。应评估患者呼吸频率、呼吸节律以及呼吸音的变化，如是否出现三凹征或呼吸费力伴呼气延长等症状。

（2）发绀：是缺氧的典型表现。当 SaO_2 低于 90%时，可在口唇、指甲、舌等处出现发绀。应重点观察患者颜面、口唇和指甲的发绀情况。还应排除发绀受皮肤色素及心功能情况的影响等因素。

（3）精神-神经症状：急性缺氧时可迅速出现精神错乱、狂躁、昏迷、抽搐等症状。若合并急性二氧化碳潴留，可出现嗜睡、淡漠、扑翼样震颤，以致呼吸停止。应重点观察患者的意识状态、生命体征、面容与表情等。

（4）循环系统表现：缺氧早期，心率增快、血压升高。严重缺氧、酸中毒时，可引起心肌损害、周围循环衰竭、血压下降、心律失常，甚至心搏骤停。二氧化碳潴留使体表静脉充盈，出现皮肤潮红、温暖多汗等症状。

（5）消化和泌尿系统表现：严重呼吸衰竭对肝、肾功能都有影响，部分患者可出现丙氨酸转氨酶和血浆尿素氮升高，尿中有蛋白质、红细胞和管型。因胃肠道黏膜屏障功能受损，可引起胃肠道黏膜充血、水肿、糜烂、渗血或应激性溃疡而发生上消化道出血。上述症状均可随缺氧和二氧化碳潴留的纠正而消失。

3. 辅助检查

（1）动脉血气分析：可以有效评估氧合的程度，判断高碳酸血症和低氧血症的程度。单纯 PaO_2 ＜60mmHg 为Ⅰ型呼吸衰竭；若伴有 $PaCO_2$＞50mmHg，则为Ⅱ型呼吸衰竭。

（2）其他检查：包括胸部X线检查、肺功能、血液、尿、心电图和纤维支气管镜等检查。

4. 心理-社会状况 呼吸衰竭的患者常因呼吸困难而产生焦虑或恐惧，再加上各种抢救和治疗措施的实施会进一步加重患者的焦虑及恐惧，因此要从社会支持、亲属关系以及医务人员的言行上给予患者更多的关心和支持，帮助患者建立战胜疾病的信心。

问题 5.目前患者存在的护理诊断有哪些？并分析护理问题的相关因素。

1. 气体交换受损 与通气和换气功能障碍有关。

2. 清理呼吸道无效 与呼吸道分泌物多而黏稠、咳嗽无力有关。

3. 营养失调 低于机体需要量，与食欲缺乏、胃肠道淤血有关。

4. 焦虑 与环境改变、疾病预后不佳有关。

5. 知识缺乏 缺乏疾病的病程和治疗相关知识。

6. 活动无耐力 与长期卧床、营养不良有关。

7. 有皮肤完整性受损的危险 与长期卧床有关。

8. 潜在并发症 水、电解质紊乱及酸碱失衡、上消化道出血、颅内出血。

问题 6.针对以上护理诊断，你认为应该采取哪些护理措施？

1. 气体交换受损 与通气和换气功能障碍有关。

（1）嘱患者绝对卧床休息，保持舒适体位，如坐位或半坐卧位，以利于呼吸。

（2）遵医嘱吸氧，给氧过程中应观察氧疗效果，若呼吸困难缓解、心率下降、发绀减轻、面色红润表示给氧有效。若呼吸过缓或意识障碍加重，提示二氧化碳潴留加重，应通知医师，并准备呼吸兴奋药和辅助呼吸器。

（3）严密监测呼吸的频率、节律、深度等。

（4）鼓励和帮助患者进行有效咳嗽，及时清除呼吸道分泌物，保持呼吸道通畅。

（5）必要时按医嘱给予抗感染、化痰、平喘药，以及超声雾化，促进痰液排出。

（6）通气不足者给予人工辅助呼吸，必要时给予气管插管或气管切开。

2. 清理呼吸道无效 与呼吸道分泌物多而黏稠、咳嗽无力有关。

（1）保持病室空气新鲜，每日病室内通风 1～2 次，每次 15～30min。

（2）协助患者采取舒适体位，如端坐卧位、半卧位，并定时更换体位，以利排痰。

（3）吸入湿化的氧气，提高动脉血氧分压，湿润呼吸道，促使痰液排出。

（4）对于神志清醒者，鼓励其有效咳嗽排痰。

（5）对于身体虚弱而无力咳嗽排痰者，协助其定时翻身，由外向内、由下向上轻拍背部，促使痰液排出。

（6）对于痰多昏迷者，宜用鼻导管吸痰，一般将导管插至咽部送到气管内进行吸痰。若痰液黏稠、量多，则宜尽早施行气管插管或气管切开，吸痰时注意无菌操作。

（7）嘱患者多饮水，建议每日摄入量保持在2000ml以上。

3. 营养失调　低于机体需要量，与食欲缺乏、胃肠道淤血有关。

（1）评估患者的营养状况及饮食习惯。

（2）饮食指导，给予高热量、高蛋白（优质蛋白）、高维生素饮食，补充适宜的水分、防止便秘、腹泻，少食多餐。

（3）增进食欲，保持口腔清洁，进餐前适当休息，避免不良刺激，提供舒适的进餐环境，餐后避免平卧。

（4）不能经口进食者给予鼻饲管置管或静脉补充营养。

4. 焦虑　与环境改变、疾病预后不佳有关。

（1）心理护理：医护人员应关心体贴患者，向患者及家属讲解呼吸衰竭的特点，鼓励患者积极配合治疗护理，提高生活质量。

（2）缓解焦虑：听音乐、看电视、看书等休闲活动。

（3）家庭支持：指导患者家属了解康复治疗的重要性。

5. 知识缺乏　缺乏疾病的病程和治疗相关知识。

（1）向患者讲述和解释疾病的起因、经过及主要治疗和护理方法。

（2）指导患者如何预防和促使疾病早日康复、进行肺功能锻炼等。

（3）教会患者如何配合治疗和护理，如饮食、活动对疾病的影响等。

（4）通过交谈确认患者对疾病和未来生活方式的顾虑，针对患者的顾虑，给予解释和指导。

（5）指导患者进行有效的呼吸和咳嗽技巧。

（6）操作前向患者做好解释，并说明其目的和意义，以及注意事项。

（7）向患者讲解氧疗的注意事项及氧疗对疾病的作用。

6. 活动无耐力　与长期卧床、营养不良有关。

（1）鼓励患者在能耐受的活动范围内，坚持身体活动。

（2）根据病情或患者的需要协助其完成日常生活活动，以减少能量消耗。

（3）饮食上给予高热量、高蛋白、高维生素、易消化的饮食。

（4）对于虚弱和疲乏的患者：①保证患者充足的睡眠；②与患者共同商量制订活动计划，先在床上活动四肢，后在床边活动，逐渐增加活动量，以患者能够耐受为宜；③患者外出做检查时，护士应陪同。

（5）对于长期卧床患者：①向患者讲解活动对身体恢复的重要性；②鼓励患者翻身，预防长期卧床引起的并发症；③抬高床头，让患者坐起；④病情允许时，鼓励患者下床活动。

7. 有皮肤完整性受损的危险　与长期卧床有关。

（1）勤观察、勤按摩、勤整理、勤翻身、勤擦洗、勤更换。一般每1～2h翻身1次，协助翻身时应避免拖、拉、推、拽等动作，以防摩擦力增大损伤皮肤。

（2）保护骨隆突处和支持身体空隙处，必要时给予气垫床持续减压。

（3）避免局部皮肤受刺激，保持皮肤及床单位清洁、干燥。

（4）促进局部血液循环，温水擦浴或擦背，受压部位按摩。

（5）改善机体营养状况。

8. 潜在并发症　水、电解质紊乱及酸碱失衡、上消化道出血、颅内出血。

（1）观察呼吸困难的程度、呼吸频率、节律和深度。

（2）观察有无发绀、球结膜充血水肿、皮肤温暖多汗等缺氧和二氧化碳潴留的表现。

（3）监测生命体征及意识状态。

（4）监测并记录出入液量，进行血气分析、血生化检查，了解电解质和酸碱平衡状态。

（5）观察呕吐物和粪便性状。

（6）观察有无神志恍惚、烦躁、抽搐等肺性脑病表现，一旦发现，应立即报告医师并协助处理。

三、对患者进行评估，口述可以为患者进行的护理操作

（一）评估内容

1. 健康史

（1）患病与诊疗经过：尽量详细询问，掌握更多有效信息。

（2）目前病情与一般情况：重点评估患者患病后的变化。

（3）既往史：与本疾病相关的疾病重点评估，不要忽略既往史。

2. 身体评估

（1）一般状态：生命体征、意识与精神状况、体位。

（2）循环系统：有无心率加快、心律失常等；有无血压升高或下降；有无心肌损害、周围循环衰竭表现；有无体表静脉充盈、皮肤潮红、温暖多汗等症状。

（3）其他：皮肤黏膜、口唇、指甲、舌等有无发绀。

3. 心理-社会状况　包括患者自身的情绪、对疾病的认知、家庭状况、经济条件。

（二）可能的护理操作

吸氧、吸痰、机械通气、心电监护、静脉输液、动/静脉血标本采集。

第九节　胸部损伤患者的护理

【学习目标】

认知目标：准确复述气胸、血胸、连枷胸、反常呼吸运动、纵隔摆动的定义；列举气胸、血胸常见的病因；正确叙述连枷胸、反常呼吸运动、开放性气胸、张力性气胸的急救措施；讨论气胸、血胸患者可能出现的护理诊断；应用所学的知识为气胸、血胸患者实施护理计划；比较3种类型气胸患者病理生理改变及临床表现。

技能目标：能尝试模仿为患者进行操作；能为患者选择最需要的护理操作。

情感目标：能改善患者的恐惧情绪；能积极参与患者的护理计划；在护理患者过程中遵守伦理原则。

一、病例导入

姓名：卢某　性别：男　年龄：47岁　婚姻：已婚

籍贯：湖北　职业：职员　身高：173cm　体重：76kg

【现病史】　患者于1周前做家务时出现胸闷不适，偶有胸痛，无心悸不适，无头晕、头痛等不适，其间有间断发热史，现患者为进一步治疗，遂至我院求诊，急诊行胸部CT示左侧液气胸。遂以“液气胸”收治入科。病程中，患者精神、饮食、睡眠尚可，大小便正常，体力、体重无明显变化。

【既往史】　否认高血压、糖尿病、冠心病等病史，否认肝炎、结核等病史，有吸烟史20余年，吸烟量每日1根，自诉既往体检发现肺大疱，否认外伤手术史，否认食物、药物过敏史。

【体格检查】　入科后测体温36.6℃，脉搏72次/分，血压134/77mmHg，呼吸18次/分，瞳孔等大等圆，口唇无发绀，颈静脉无充盈，胸廓对称，左肺呼吸音低，未闻及干、湿啰音，心律齐，各瓣膜区未闻及明显杂音。腹软，腹部无压痛、无反跳痛，肝、脾肋下未触及，腹部包块未触及，双下肢无水肿。入科后在床边局麻下行胸腔闭式引流术，胸腔闭式引流管引出血性液500ml，咳嗽

时可见大量气泡，患者术后仍诉胸闷，无头晕、心悸，心电监测示心率 70 次/分，血压 95/61mmHg，$SpO_2$94%，完善术前准备，急诊在全麻下行胸腔镜下探查止血术+肺大疱切除术，术中见胸腔内大量红色积血，约 1600ml，左肺表面呈炎性病变，胸膜顶可见粘连条索带，活动性出血。术后给予持续吸氧，雾化排痰，加强气道护理，持续多功能监护，保持引流管通畅，观察引流液的颜色及量，并积极抗感染治疗，根据患者情况镇痛治疗，适当补液，维持内环境稳定。

【辅助检查】 门诊胸部 CT 示左侧液气胸，实验室检查正常。

二、以问题为中心的学习

问题 1.什么是血气胸？出现血气胸的原因及危害有哪些？

胸膜腔内积血称为血胸，与气胸同时存在成为血气胸。胸腔内任何组织结构损伤均可导致血胸，体循环动脉、心脏或肺门部大血管损伤可导致大量血胸，其压迫伤侧肺，推移纵隔挤压健侧肺，影响肺扩张及呼吸功能。由于血容量丢失，胸膜腔负压减少和纵隔推移所致腔静脉扭曲，阻碍静脉回流，影响循环功能。当胸腔内积聚大量血液，超过肺、心包和膈肌运动所起的去纤维蛋白作用时，胸腔内积血发生凝固，形成凝固性血胸，凝血块机化后形成纤维板，限制肺与胸廓活动，损害呼吸功能。

问题 2.患者目前诊断为血气胸，根据患者的疾病特征，分析血气胸的急救观察及措施？

患者入院时为闭合性气胸，当气胸气量少于该侧胸腔容积的 20%时，气体可在 1～2 周自行吸收，可不抽气，但应定期做胸部 X 线检查，直到气胸消失。气量较多时，应进行抽气或行胸腔闭式引流术，排出积气，促使肺尽早膨胀。血胸的临床表现随出血量、出血速度、胸内气管损伤情况及患者体质的不同而有所不同。成人积血量在 500ml 以下为少量血胸，积血量在 500～1000ml 为中量血胸，积血量在 1000ml 以上为大量血胸。少量血胸可无明显症状；中度以上患者可呈现面色苍白、脉搏细弱、呼吸急促、血压下降、四肢湿冷、末梢血管充盈不良等低血容量性休克表现；胸膜腔大量积血压迫肺和纵隔，可导致呼吸困难和缺氧。少量血胸常无异常体征；中量以上血胸则可呈现气管向健侧移位，患者肋间隙饱满，呼吸运动减弱，胸部叩诊呈浊音，心界向健侧偏移，呼吸音减弱或消失。早期胸部损伤发现有血胸时，必须判断胸内出血是否停止。以下征象提示进行性血胸：脉搏逐渐增快、血压下降，经补充血容量治疗后血压仍不稳定；血红蛋白、红细胞计数和血细胞比容等进行性降低，引流胸腔积血的血红蛋白量和红细胞计数与周围血接近，且迅速凝固；胸腔闭式引流每小时引流量超过 200ml，连续 3h，或初始 1h 内引流血性液值大于 500ml，根据患者的表现，患者急诊入手术室行手术治疗。

问题 3.目前患者存在的护理诊断有哪些？并分析护理问题的相关因素（生理、病理、精神、心理、环境等）。

1. 气体交换障碍 与胸膜腔负压消失、肺萎陷有关。

2. 心排血量减少 与静脉回流减少及大量失血有关。

3. 疼痛 与手术损伤有关。

4. 潜在并发症 感染性血胸，与出血有关。

问题 4.针对以上护理诊断，你认为应该采取哪些护理措施？

1. 气体交换障碍 与胸膜腔负压消失、肺萎陷有关。

（1）给予患者吸氧，提高血氧水平，观察患者有无缺氧症状。

（2）评估并记录患者生命体征及呼吸状况，包括呼吸速率、深度和节律；观察患者有无气促、呼吸困难、发绀等症状；评估胸部运动情况，气管及心影位置，早期发现张力性气胸征象，并采取措施保护循环和呼吸功能。

（3）协助患者采取半坐卧位，该体位有利于肺部扩张和胸腔引流。协助患者更换体位及活动，促进肺的扩张。

（4）指导患者有效咳嗽、咳痰，观察痰液的颜色、量，必要时行吸痰治疗。

（5）每日督促患者行呼吸功能锻炼，可利用呼吸训练器监测患者呼吸锻炼的效果。

（6）保持胸腔闭式引流管引流通畅，观察并记录引流液的颜色、量，并观察有无气泡溢出；如遇胸腔闭式引流管有大量的气泡溢出，患者应及时通知医师处理，胸腔闭式引流管引流液为血性，每小时大于 300ml 且连续 3h 的患者要及时做手术止血的准备。

2. 心排血量减少　与静脉回流减少及大量失血有关。

（1）观察并记录患者的血压、脉搏、心率、心律、神志变化；注意观察患者末梢循环的充盈情况，是否存在手、足冰凉等循环缺血情况。

（2）关注胸腔闭式引流液的颜色、性状及量，及时向医师汇报。

（3）有计划地完成液体输入，输血患者应观察输血的不良反应及输血后效果，注意水、电解质及酸碱平衡。

（4）观察并记录患者的出入液量情况，如出入量不平衡要及时处理。

（5）关注患者红细胞计数、血红蛋白及血细胞比容等生化指标的变化。

3. 疼痛　与手术损伤有关。

（1）给予患者疼痛评估，并记录患者疼痛的变化分值。

（2）术后给予胸带固定伤口，减轻患者因活动引起的伤口疼痛；教会患者咳嗽时按压伤口以减轻疼痛；妥善固定胸腔闭式引流管，避免因胸腔闭式引流管牵动而引起的疼痛。

（3）根据患者疼痛情况给予镇痛药物，并观察药物的副作用。

（4）提供舒适、安静的环境，保持室内空气新鲜，温、湿度适宜，护理操作轻柔，护士耐心解释患者提出的问题，以减轻患者的不适。

4. 潜在并发症　感染性血胸，与出血有关。

（1）观察并记录患者体温的变化，发热患者及时对症处理。

（2）观察胸腔引流管引流液的颜色、性状及量，每日挤压引流管，保持引流通畅。

（3）规范使用抗生素抗感染治疗，观察用药效果及不良反应。

（4）指导患者戒烟，讲解吸烟可能带来的危害。

（5）观察患者有无突发的胸痛、呼吸困难及伤口处红、肿、疼痛或分泌物等情况。

三、对患者进行评估，口述可以为患者进行的护理操作

（一）评估内容

1. 健康史　关注患者可能引发气胸和血胸的关键因素。

（1）吸烟史：仔细询问吸烟的时间、吸烟量、有无戒烟。

（2）评估患者有无抬举重物、剧烈体力活动、屏气等情况。

（3）患者既往有无肺部疾病、胸部受伤及胸部手术史。详细询问本次受伤的时间和经过、受伤部位等，以及受伤时伴随的症状，有无受伤后呼吸频率、幅度的改变。

2. 身体评估

（1）闭合性气胸：临床表现取决于胸膜腔内积血的量和速度及基础肺部疾病。肺萎陷在 30%以下者为小量气胸，患者可无明显呼吸及循环功能紊乱的症状；肺萎陷在 30%～50%者为中量气胸；肺萎陷在 50%以上者为大量气胸，后两者均可出现明显的低氧血症症状。典型表现为突然出现的胸痛和呼吸困难，体检可见呼吸频率和心率增快，患侧呼吸运动减弱，患侧叩诊呈过清音，听诊呼吸音低。

（2）开放性气胸：患者出现明显的呼吸困难、鼻翼扇动、口唇发绀，严重者可伴休克；患者呼吸时可闻及空气进出胸腔伤口的吸吮样音；胸部及颈部皮下可触及捻发音；患侧叩诊鼓音，听诊

呼吸音减弱甚至消失；气管向健侧移位，严重者纵隔摆动影响呼吸及循环。

（3）张力性气胸：表现为严重或极度呼吸困难、烦躁、意识障碍、发绀、大汗淋漓、昏迷、休克，甚至窒息；伤侧胸部饱满，肋间隙增宽，呼吸幅度减小；叩诊呈鼓音，听诊呼吸音消失；气管和心影由于纵隔偏移而移向健侧，颈静脉怒张，胸部广泛皮下气肿。

（4）血胸：血胸的临床表现随出血量、出血速度、胸腔内气管损伤及患者体质不同而有所不同。成人积血量在 500ml 以下为少量血胸，积血量在 500～1000ml 为中量血胸，积血量在 1000ml 以上为大量血胸。少量血胸可无明显症状；中度以上患者可呈现面色苍白、脉搏快且弱、呼吸急促、血压下降、四肢湿冷、末梢血管充盈不良等低血容量性休克症状；胸膜腔大量积血压迫肺和纵隔导致呼吸困难和缺氧。少量血胸常无异常体征；中量以上血胸则可呈现气管向健侧移位，患侧肋间隙饱满，呼吸运动减弱，胸部叩诊呈浊音，心界向健侧偏移，呼吸音减弱或消失。胸膜腔积血可引起低热，如果血胸并发感染时，则出现寒战、高热、出汗、疲乏、白细胞计数增多等现象。

3. 辅助检查　X 线检查是诊断气胸及血胸简单、有效的方法，必要时可行 CT 检查，能更清晰显现病变；胸膜腔穿刺抽液可诊断血胸；胸部 B 超可明确积血的位置与量。

4. 心理-社会状况　此类疾病由于意外及创伤的打击，患者往往思想准备不足，尤其是血胸或张力性气胸患者由于病情紧急，患者会表现为极度紧张及焦虑不安，并自觉症状加重，护士应关注患者的情绪变化，安慰患者，多解释病情变化的原因及应对方法，以帮助患者平复紧张情绪。

（二）可能的护理操作

吸氧、吸痰、心电监护、静脉输液、雾化吸入、叩背、动/静脉血标本采集、胸腔闭式引流护理。

第三章　心血管系统疾病患者的护理

第一节　心律失常患者的护理

【学习目标】

认知目标： 列举心律失常的病因；简述心律失常的发病机制和常见分类；阐明各类心律失常的概念和典型症状；识别各类心律失常的心电图特征；阐述心律失常的药物治疗和非药物治疗法；列出心律失常的常用护理诊断；能够对各种心律失常患者进行护理评估，并根据护理评估资料准确提出护理诊断、制订相应护理措施。

技能目标： 能尝试模仿为患者进行操作；能为患者选择最需要的护理操作。

情感目标： 能注意到患者的不良情绪；能积极参与患者的护理计划；在护理患者过程中遵守伦理原则。

一、病例导入

姓名：李某　性别：女　年龄：52 岁　婚姻：已婚

籍贯：湖北　职业：个体　身高：153cm　体重：60kg

【现病史】 主诉因“一过性意识丧失 1 次”入院。患者昨日凌晨 3 时起床后，在步行前往洗手间时突发心悸、胸闷不适，感站立不稳，遂立即扶墙，随之出现意识丧失，持续约 30s，后逐渐清醒，不伴出汗，无黑矇，无面色苍白、手足抽搐，无头晕、头痛，无恶心、呕吐，醒后无明显头晕、头痛，无肢体活动障碍，无近事遗忘，无大小便失禁等症状，立即查手指血糖 5.2mmol/L，测血压 120/70mmHg，心率 46 次/分，病后未予特殊处理，之后症状逐渐缓解。今日为进一步诊治遂到我院就诊，门诊以“晕厥查因”收入院进一步诊治。既往史：有高血压病史 2 年，最高血压达 160/100mmHg，目前长期口服苯磺酸氨氯地平控制血压，自诉血压控制可；否认糖尿病、冠心病病史；否认肝炎、结核等传染病史。否认药物过敏史。

【体格检查】 体温 36.1℃，脉搏 73 次/分，呼吸 20 次/分，血压 107/71mmHg，神志清楚，言语清晰，查体合作，全身皮肤巩膜未见黄染，浅表淋巴结不大，颈软，颈静脉充盈不明显，肝颈静脉回流征（–）。双肺呼吸音清晰，未闻及明显啰音。叩诊心界无扩大，心率 73 次/分，心律不齐，可闻及期前收缩，各瓣膜区未闻及明显杂音。腹软，肝、脾肋下未触及，肝、肾区无叩痛，腹部未闻及明显血流杂音。双下肢不肿。生理反射存在，病理反射（–）。

心电图示：窦性心律；频发室性期前收缩；偶见短阵室性心动过速。

临床诊断：心律失常、高血压病。

二、以问题为中心的学习

问题 1.什么是心律失常？请简述心律失常的分类和发生机制？

心律失常是指心脏冲动的频率、节律、起源的部位、传导速度与激动次序的异常，其病因可发生于各种器质性心脏病，不少是自主神经功能失调所致，其机制包括冲动形成异常、传导异常或两者兼而有之。

心律失常的分类：分为冲动形成异常和冲动传导异常两大类。冲动形成异常又分为窦性心律失常和异位心律两类，其中异位心律按照快速型心律失常的严重程度从轻到重分为期前收缩、阵发性心律过速、扑动和颤动。冲动传导异常以房室传导阻滞为重。

心律失常的发生机制如下。

1. 冲动形成异常　①自律性增高：见于心肌缺血、电解质紊乱、儿茶酚胺增多、药物等；②触发活动：后除极振幅抵达阈值，见于缺血后再灌注、儿茶酚胺增多、低血钾、高血钙及洋地黄中毒。

2. 冲动传导异常　折返是快速型心律失常最常见的机制。

问题 2.阐述各类心律失常的概念、典型症状、心电图（ECG）特征、药物治疗和非药物治疗法。

1. 窦性心律失常　窦性心律失常的病因、典型症状、心电图特征及治疗见表 3-1。

表 3-1　窦性心律失常的疾病特点及治疗

项目	窦性心动过速	窦性心动过缓	窦性停搏	病态窦房结综合征
病因及诱因	健康人；心血管及其他系统疾病；药物	健康人；心肌、颅内疾病及缺氧、低钾；药物	迷走张力增高；心、脑血管疾病；药物	多种病变损害窦房结
临床表现	心悸及供血不足的表现	心排血量不足的表现	停搏过长可有阿-斯综合征	心、脑供血不足的表现
ECG	频率＞100 次/分	频率＜60 次/分，常伴心律失常	长时间无 P 或 R 波	持续显著窦性心动过缓、慢快综合征
治疗	去除病因诱因；β 受体阻滞药、钙通道阻滞药	阿托品、异丙肾上腺素等药物；起搏器	同病态窦房结综合征	有症状者起搏器治疗

2. 房性心律失常　房性心律失常的病因、临床表现、心电图及治疗见表 3-2。

表 3-2　房性心律失常的疾病特点与治疗

项目	房性期前收缩	房性心动过速	心房扑动（房扑）	心房颤动（房颤）
病因及诱因	各种器质性心脏病	心肌梗死、慢阻肺、洋地黄中毒、低血钾	①两者基本相同，绝大多数见于器质性心脏病；②最常见于风湿性心脏病二尖瓣狭窄、冠心病、高血压心脏病、心肌病；③可见于无器质性心脏病者	
临床表现	频发，可感胸闷、心悸	感胸闷、心悸	①取决于心室率，心室率快者可有心悸、胸闷，心室率超过 150 次/分可诱发心绞痛或心衰；②房颤并发体循环栓塞的危险性大	
ECG	①P 波提前发生，与窦性 P 波形态不同；②其后常可见不完全性代偿间歇；③下传的 QRS 波形态正常	心房率 150～200 次/分，伴二度房室传导阻滞（AVB）（2∶1）	①P 波代之以 250～300 次/分规律的锯齿状 F 波；②心室律规则或不规则；③QRS 波形态一般正常，伴有室内差异传导或束支传导阻滞，可增宽、变形	①P 波代之以 350～600 次/分、间隔不均匀及形状、大小不等的 f 波；②RR 间隔不规则，心室率在 100～160 次/分；③QRS 波形态一般正常，伴有室内差异传导或原有束支传导阻滞者，可增宽、变形
治疗	有明显症状者给予 β 受体阻滞药、心律平等	病因、药物（同窦性心动过速）、射频消融。刺激迷走神经加重 AVB	①最有效的办法为同步直流电复律；②血流动力学稳定者可用钙通道阻滞药、β 受体阻滞药、洋地黄减慢心率；③射频消融术可根治	①基本同心房扑动；②抗凝治疗：华法林是房颤预防脑卒中和外周血管栓塞的一线药

3. 房室交界区性心律失常　房室交界区性心律失常的病因、临床表现、心电图及治疗见表 3-3。

表 3-3　房室交界区性心律失常的疾病特点及治疗

项目	与房室交界相关的折返性心动过速	预激综合征
病因及诱因	通常无器质性心脏病	少数先天性心脏病（如二尖瓣脱垂）、心肌病可并发
临床表现	突发突止，发作时可有心悸、胸闷、头晕	①本身无任何症状，常引起心动过速；②80%为房室折返性心动过速，可并发房颤、房扑；③频率过快可恶化为心室颤动（室颤），导致心衰、休克
ECG	心率 150～250 次 / 分；P 波逆行；QRS 形态及时限一般正常	房室旁路通道引起的典型预激综合征为：①窦性搏动 PR 间期短于 0.12s；②某些导联 QRS 波群时限超过 0.12 s；③QRS 波起始部位粗钝，称为预激波或 δ 波；④继发性 ST—T 波改变，与 QRS 主波方向相反
治疗	①刺激迷走神经：诱导恶心、瓦氏动作（Valsalva 动作）、按摩颈动脉窦、按压眼球；老年人，急性心肌梗死者禁用；②药物：首选腺苷，无效时可用钙通道阻滞药、β 受体阻滞药静脉注射；③其他：食道调搏能有效终止发作，有严重症状时同步直流电复律，射频消融术可根治	主要是药物治疗：①并发房室折返性心动过速者，首选药物为腺苷或维拉帕米静脉注射，无效时可改用普萘洛尔；②发作性快速房扑与颤动，伴有晕厥或低血压者，应立即施行同步直流电复律；③利多卡因与维拉帕米联合使用会反射性加速心率，应禁用；④洋地黄可缩短房室旁路不应期，不能用。另外，射频消融术可根治预激综合征患者的室上性心动过速

房室交界区性期前收缩：①冲动起源于房室交界区；②前向传导产生提前发生的 QRS 波；③逆向传导产生逆行 P 波；④通常无须治疗。

4. 室性心律失常　室性心律失常的病因、临床表现、心电图及治疗见表 3-4。

表 3-4　室性心律失常的疾病特点及治疗

项目	室性期前收缩	室性心动过速（室速）	心室扑动与心室颤动
病因及诱因	可见于正常人、各种心脏病、药物等	见于各种器质性心脏病的患者，最常见于冠心病急性心肌梗死患者	常见于缺血性心脏病，药物中毒、预激综合征合并房颤、电击伤等可致
临床表现	①症状轻重与频发程度不一定直接相关；②听诊第二心音减弱，桡动脉搏动减弱或消失	①非持续性室速（时间短于 30s）通常无症状；②持续性室速（时间超过 30s）则常伴明显血流动力学障碍，临床上可出现气促、少尿、低血压、晕厥、心绞痛等；③听诊心率多在 100～250 次/分，心律轻度不规则	①迅速出现意识丧失、抽搐，继之呼吸停止，甚至死亡；②听诊心音消失、脉搏触不到、血压无法测到
ECG	①提前出现的 QRS 波群宽大畸形，时限大于 0.12 s；②T 波与 QRS 波群主波方向相反；③期前收缩后可见一完全性代偿间歇	①3 个或 3 个以上的室性期前收缩连续出现；②P 波与 QRS 波群无关，形成房室分离；③心室夺获或室性融合波：是室速诊断的重要依据	①心室扑动：匀齐、连续大幅度的正弦波，频率在 150～300 次/分，难以区分 QRS-T 波群；②心室颤动：形态、频率及振幅完全不规则的波形，QRS-T 波群无法辨认

续表

项目	室性期前收缩	室性心动过速（室速）	心室扑动与心室颤动
治疗	①有明显症状者：β受体阻滞药、美西律（慢心律）、普罗帕酮（心律平）；②急性心肌梗死急性期伴室性期前收缩者：不主张预防性应用利多卡因；③心肌梗死后或心肌病伴室性期前收缩者：胺碘酮治疗有效	①药物：可选用胺碘酮、利多卡因、普鲁卡因胺静脉注射；②药物无效时同步直流电复律	除颤及 CPR

5. 房室传导阻滞（AVB）　房室传导阻滞的病因、临床表现、心电图及治疗见表 3-5。

表 3-5　房室传导阻滞的疾病特点及治疗

项目	一度房室传导阻滞	二度房室传导阻滞	三度房室传导阻滞
病因及诱因	①正常人：迷走神经张力增高；②器质性心脏病：急性心肌梗死、病毒性心肌炎、急性风湿热等；③其他：药物中毒（洋地黄）、电解质紊乱、心脏手术、甲状腺功能减退等		
临床表现	无症状，听诊第一心音减弱	心悸与心搏脱漏	心室率过慢可致脑缺血，可猝死
ECG	PR 间期超过 0.20 s，无 QRS 波群脱落	二度Ⅰ型：PR 间期进行性延长，相邻 RR 间期进行性缩短，直至 P 波后 QRS 波群脱落；包含 QRS 脱落的 RR 间期比两倍正常窦性 PP 间期短；房室传导比例为 3∶2 或 5∶4。二度Ⅱ型：心房冲动传导间歇阻滞，PR 间期恒定不变；QRS 波群形态一般正常，亦可形态异常	PP 间隔相等，RR 间隔相等，P 波与 QRS 波群间无关；P 波频率大于 QRS 波频率
治疗	①对不同病因进行治疗；②一度房室传导阻滞或二度房室传导阻滞Ⅰ型：心室率不太慢者无须治疗；③二度房室传导阻滞Ⅱ型或三度房室传导阻滞：心室率慢伴有明显症状者，应给予起搏器治疗		

6. 常用抗心律失常药物的不良反应

（1）奎尼丁：①心脏。心力衰竭、窦性停搏、房室传导阻滞、QT 间期延长、尖端扭转型室性心动过速、晕厥。②其他。食欲缺乏、恶心、呕吐、腹泻、头晕、视觉障碍等。

（2）利多卡因：①心脏。少数有窦房结抑制、室内传导阻滞。②其他。中枢神经系统毒性反应。

（3）普鲁卡因胺：①心脏。中度浓度抑制心肌收缩，以及低血压、心脏传导阻滞。②其他。胃肠道反应较奎尼丁少；中枢神经反应较利多卡因多；发热、粒细胞减少。

（4）普罗帕酮：①心脏。基本同利多卡因。②其他。眩晕、口内金属味、视力模糊；加重支气管痉挛。

（5）普萘洛尔（心得安）：①心脏。可有低血压、心动过缓、心力衰竭等。②其他。可加重哮喘与慢性阻塞性肺部疾病；糖尿病患者可能引起低血糖、乏力。

（6）胺碘酮：①心脏。心动过缓、房室传导阻滞，偶有尖端扭转型室性心动过速。②其他。肺纤维化是其最严重的不良反应；转氨酶升高；甲状腺功能亢进或减退；光过敏、角膜色素沉着、胃肠道反应等。

（7）维拉帕米（异搏定）：①心脏。负性肌力作用和延缓房室传导作用，可致低血压。②其他。偶有肝毒性。

（8）腺苷：①心脏。窦性心动过缓、房室传导阻滞等不良反应，但持续时间短。②其他。面部潮红、呼吸困难；胸部压迫感，通常短于 1min。

问题 3.入科后护士对该患者的评估重点有哪些？

1. 健康史

（1）家族史和既往史：详细的病史对判断心律失常的病因、性质、程度可提供有用的线索。应仔细询问是否患有器质性心脏病（如冠心病、风湿性心脏病、高血压心脏病、心肌病、心力衰竭等），其他全身性疾病（如甲状腺功能亢进或减退、低氧血症或高碳酸血症等）以及是否有血容量突然减少、全身性感染、药物中毒、电解质紊乱和机械性刺激等。了解患者心律失常发作史，包括发作时间、频率、持续时间等。

（2）诱因：了解有无诱发因素，如吸烟、饮茶或咖啡、饮酒、运动、情绪紧张或激动、过度疲劳、饱餐等。

（3）药物或非药物治疗史：有无服用肾上腺素、阿托品、洋地黄及抗心律失常药物等；是否行电复律、起搏器安置术、射频消融术及外科手术治疗等。

2. 身体状况 了解心律失常的类型、发作的频率与起止方式及对患者日常生活带来的影响，认真询问和观察患者的临床表现。

（1）症状：某些心律失常发生时可无症状，常见的症状有心悸、头晕、乏力、胸闷、气短、黑矇，严重时可出现昏厥、抽搐，发生呼吸困难、心绞痛、心力衰竭、休克等，甚至猝死。

（2）体征：进行系统的体格检查时，应特别注意心音、心率、心律、脉搏等的变化，部分心律失常依靠体格检查即能基本确诊，如心房颤动常见的体征有心率过快或过慢、心律失常及心音增强、减弱或强弱不等，以及脉搏增快、缓慢或不齐与脉搏短绌等。严重时可有低血压、血氧饱和度下降等低灌注体征。

3. 辅助检查

（1）心电图检查：心律失常通过心电图检查几乎都能得到正确的诊断。护士应掌握心电图检查的方法。当患者心律失常发作时，应及时描记心电图，标明患者姓名和检查时间。常规记录 12 导联心电图，并选择 P 波清楚的导联做一段较长的记录，通常选用Ⅱ和 V 导联。逐项观察与判断，如 P 波与 QRS 波群的形态与时限是否正常；PP 或 RR 间距是否规则；P 波与 QRS 波群频率的快或慢是否一致；P 波与 QRS 波群的关系，测量 PR 间期等。

（2）持续心电监测：可随时观察患者是否出现心律失常及其类型、发作起止方式、持续时间和治疗效果等。

（3）特殊检查：如动态心电图检查、运动试验检查、食管内心电图和心内电生理检查等。

（4）实验室检查：如血气分析、血清电解质、血清药物浓度、心肌酶测定、血糖监测、X 线检查和超声心动图等，查找心律失常潜在的病因和诱因。

（5）基因检测：协助查找致病基因突变。

4. 心理-社会状况 患者常因心律失常症状的出现而紧张不安，以致过于注意脉搏和心跳的感觉；严重心律失常发作时易出现焦虑、恐惧情绪和濒死感。因为日常生活和工作会有一定的影响，患者可能会面临压力。安装心脏起搏器治疗的患者，因所需费用昂贵，给家庭带来经济负担，可能表现为极度担忧，还可能存在自我认同障碍的问题。患者及家属对手术、自我护理知识不足，易导致情绪低落、信心不足。

问题 4.目前患者存在的护理诊断有哪些？并分析护理问题的相关因素（生理、病理、精神、心理、环境等）。

1. 心排血量减少 与心率过慢/过快、心室充盈不足、心房和（或）心室收缩不协调有关。

2. 活动无耐力 与心律失常导致心排血量减少、组织脏器供血不足有关。

3. 恐惧 与心律失常反复发作影响日常生活、预感生命安全受到威胁及缺乏相关知识有关。

4. 有受伤的危险 与心律失常引起晕厥有关。

5. 潜在并发症 心力衰竭以及阿-斯综合征或猝死。

问题 5.针对以上护理诊断，你认为应该采取哪些护理措施？

1. 活动无耐力 与心律失常导致心悸或心排血量减少有关。

（1）体位与休息：嘱患者当心律失常发作导致胸闷、心悸、头晕等不适时采取高枕卧位、半卧位或其他舒适体位，尽量避免左侧卧位，因左侧卧位时患者常能感觉到心脏的搏动而使不适感加重。做好心理护理，保持情绪稳定，必要时遵医嘱给予镇静药，保证患者充分的休息与睡眠。

（2）给氧：伴呼吸困难、发绀等缺氧表现时，给予 2～4L/min 氧气吸入。

（3）制订活动计划：评估患者心律失常的类型及临床表现，与患者及家属共同制订活动计划。对无器质性心脏病的良性心律失常患者，鼓励其正常工作和生活，建立健康的生活方式，保持心情舒畅，避免过度劳累。窦性停搏、二度Ⅱ型或三度房室传导阻滞、持续性室性心动过速等严重心律失常患者或快速心室率引起血压下降者，应卧床休息，以减少心肌耗氧量。卧床期间应加强生活护理。

（4）用药护理：严格遵医嘱按时、按量给予抗心律失常药物，静脉注射时速度宜慢（腺苷除外），一般 5～15min 注完，静脉滴注药物时尽量用输液泵调节速度。胺碘酮静脉用药易引起静脉炎，应选择大血管，配制药物浓度不要过高，严密观察穿刺局部情况，谨防药物外渗。观察患者意识和生命体征，必要时监测心电图，注意用药前、用药过程中及用药后的心率、心律、PR 间期、QT 间期等的变化，以判断疗效和有无不良反应。

2. 有受伤的危险 与心律失常引起的头晕、晕厥有关。

（1）评估危险因素：向患者及知情者询问人晕厥发作前有无诱因及先兆症状，了解晕厥发作时的体位、晕厥持续时间、伴随症状等，必要时行心电监护，动态观察心律失常的类型。

（2）休息与活动：心律失常频繁发作，伴头晕、晕厥或曾有跌倒病史者应卧床休息，协助生活护理。嘱患者避免单独外出，防止意外。

（3）避免诱因：嘱患者避免剧烈活动、情绪激动或紧张、快速改变体位等，一旦有头晕、黑矇等先兆时立即平卧，以免跌伤。

（4）遵医嘱给予治疗：如心率显著缓慢的患者可给予阿托品、异丙肾上腺素等药物或配合人工心脏起搏治疗；对其他心律失常患者可遵医嘱给予抗心律失常药物。

3. 潜在并发症 猝死。

（1）评估危险因素：评估引起心律失常的原因，如有无冠心病、心力衰竭、心肌病、心肌炎、药物中毒，以及有无电解质紊乱和低氧血症、酸碱平衡失调等。遵医嘱配合治疗，协助纠正诱因。

（2）心电监护：对严重心律失常者，应持续心电监护，严密监测心率、心律、心电图、血压、血氧饱和度和意识变化。发现频发（每分钟在 5 次以上）、多源性、成对的或呈 R-on-T 现象的室性期前收缩、室速、预激伴发房颤、窦性停搏、二度Ⅱ型或三度房室传导阻滞等，立即报告医师。安放监护电极前注意清洁皮肤，用乙醇棉球去除油脂，电极放置部位应避开胸骨右缘及心前区，以免影响做心电图和紧急电复律；每 1～2 天更换电极片 1 次或电极片松动时随时更换，观察皮肤有无发红、瘙痒等过敏反应。

（3）配合抢救：对于高危患者，应留置静脉导管，备好抗心律失常药物及其他抢救药品、除颤器、临时起搏器等。一旦发生猝死立即配合抢救。

4. 焦虑 与心律失常反复发作、对治疗及手术缺乏信心有关。

（1）介绍病区环境，护理人员态度和蔼，各项操作熟练，取得其信任。

（2）耐心倾听患者主诉，给予心理疏导，缓解其焦虑情绪。

（3）介绍有相同疾病恢复好的患者情况，增强其信心，配合治疗。

（4）争取社会家庭的支持。

（5）向患者讲解疾病相关知识、治疗方法及预后，讲解射频消融术前、术后的注意事项，消除患者焦虑。

5. 知识缺乏 缺乏疾病相关的知识。

（1）评估患者的文化水平，了解其对疾病的了解程度。

（2）多与患者沟通，向患者及家属说明疾病、饮食、用药及活动的注意事项，告知配合的重要性。

（3）及时反馈并评估患者对疾病、饮食及用药的了解情况。

（4）出院时给予出院指导。

三、对患者进行评估，口述可以为患者进行的护理操作

（一）评估内容

1. 健康史

（1）患病与诊疗经过：尽量详细询问。

（2）目前病情与一般情况：重点评估患病后的变化。

（3）既往史：与本病相关的疾病重点评估。不忽略外伤史。

2. 身体评估

（1）一般状态：生命体征、意识与精神状况、体位。

（2）心、肺检查：心音、心率、心律、脉搏等的变化，部分心律失常依靠体格检查即能基本确诊，如心房颤动常见的体征有心率过快或过慢、心律失常及心音增强、减弱或强弱不等，以及脉搏增快、缓慢或不齐和脉搏短绌等。严重时可有低血压、血氧饱和度下降等低灌注体征。

3. 辅助检查

（1）心电图检查：心律失常通过心电图检查几乎都能得到正确的诊断。护士应掌握心电图检查的方法。当患者心律失常发作时，应及时描记心电图，标明患者姓名和检查时间。常规记录 12 导联心电图，并选择 P 波清楚的导联做一段较长的记录，通常选用Ⅱ和 V 导联。逐项观察与判断，如 P 波与 QRS 波群的形态与时限是否正常；PP 或 RR 间距是否规则；P 波与 QRS 波群频率的快或慢、是否一致；P 波与 QRS 波群的关系，以及测量 PR 间期等。

（2）持续心电监测：可随时观察患者是否出现心律失常及其类型、发作起止方式、持续时间和治疗效果等。

（3）特殊检查：如动态心电图检查、运动试验检查、食管内心电图和心内电生理检查等。

（4）实验室检查：如血气分析、血清电解质、血清药物浓度、心肌酶测定、血糖监测、X 线检查和超声心动图等，查找心律失常潜在的病因和诱因。

（5）基因检测：协助查找致病基因突变。

4. 心理-社会状况 患者自身的情绪、对疾病的认知、家庭状况、经济条件。

（二）可能的护理操作

吸氧、心电监护、常规心电图检查、静脉输液、电除颤、动脉血气采集。

第二节 心力衰竭患者的护理

【学习目标】

认知目标：能陈述心力衰竭的定义；能陈述心力衰竭患者常见的诱因、进展分期及心功能分级；能阐述心力衰竭的基本病因；能列举心力衰竭常用药物；解释心力衰竭出现临床表现的病理过程、代偿及失代偿机制；讨论心力衰竭患者可能出现的护理诊断；应用所学的知识为心力衰竭患者实施护理计划。

技能目标：能尝试模仿为患者进行操作；能为患者选择最需要的护理操作。

情感目标：能注意到患者的不良情绪；能积极参与患者的护理计划；在护理患者过程中遵守伦理原则。

一、病 例 导 入

姓名：周某　性别：男　　年龄：63 岁　　婚姻：已婚

籍贯：湖北　职业：工人　身高：170cm　体重：68kg

主诉：反复呼吸困难 3 年，加重 3d。

【现病史】　患者 3 年前反复发作呼吸困难、胸闷不适，在我院正规诊治，完善心脏彩超、冠状动脉造影（CAG）等检查，诊断为"冠状动脉粥样硬化、酒精性心肌病"，症状缓解后出院。3d 前再次出现呼吸困难不适，位于胸骨中段水平，行走 100m 或夜间平卧后加重，休息或端坐位可稍缓解，伴心悸，未感心跳有力，心跳快，伴有胸闷、胸痛不适，呈憋闷感，无紧缩感，无肩背部放射痛，无头晕、出汗、恶心、呕吐、咳嗽、咳痰等不适，未给予特殊诊疗，今为求系统诊疗，遂于我科门诊就诊，门诊以"呼吸困难查因"收入我科。

【既往史】　有腰椎间盘突出症病史；有糜烂性胃炎病史；否认高血压、糖尿病等慢性病史；否认乙肝、结核等传染病史；否认药物、食物过敏史；有长期吸烟、饮酒史。

【体格检查】　体温 36.4℃，脉搏 100 次/分，呼吸 20 次/分，血压 100/70mmHg。神志清楚，步入病房，查体合作，全身皮肤黏膜无黄染，浅表淋巴结无肿大，咽红，明显充血，扁桃体无肿大，双肺呼吸音粗糙，可闻及明显干、湿啰音，心界叩诊向左下扩大，心率 100 次/分，心律齐，心尖部可闻及收缩期吹风样 3/6 级杂音。腹平软，全腹无明显压痛及反跳痛，未触及包块，肝、脾肋下未触及，双肾区无叩压痛，腹部未闻及血管杂音。双下肢中度凹陷性水肿，生理反射存在，病理征未引出，脑膜刺激征阴性。

【辅助检查】　心脏彩超提示左心增大，左、右肺动脉内径增宽；二尖瓣中度反流，主动脉瓣、肺动脉瓣轻度反流；左心功能减低。双侧颈动脉彩超提示双侧颈动脉粥样硬化斑块形成；左侧颈动脉狭窄。锁骨下动脉彩超提示双侧锁骨下动脉未见明显异常。左室内径（LV）74 mm，左房内径（LA）47mm，左室射血分数（LVEF）24%。

二、以问题为中心的学习

问题 1.什么是心力衰竭？出现慢性心力衰竭的原因及诱因有哪些？

1. 概念　心力衰竭（heart failure，HF）是多种原因导致心脏结构和（或）功能的异常改变，使心室收缩和（或）舒张功能发生障碍，心排血量不能满足机体组织代谢需要，以致肺循环和（或）体循环淤血，器官、组织血液灌注不足，从而引起的一组复杂临床综合征。根据发病的缓急，可分为慢性和急性心力衰竭；根据发生的部位，可以分为左心衰竭、右心衰竭和全心衰竭；根据左心室射血分数是否正常，可分为射血分数正常和射血分数降低两类。

2. 原因　临床上，心力衰竭一般主要由于原发性心肌损害和心脏长期容量和（或）压力负荷过重导致心肌功能由代偿最终发展为失代偿所致。有基础心脏病的患者，其心力衰竭症状往往由一些增加心脏负荷的因素所诱发。左心衰竭的常见原因包括：①高血压、心肌梗死引起的非功能性心肌损伤；②病毒性心肌炎；③供氧不足导致的冠状动脉狭窄；④瓣膜关闭不全、房间隔缺损或室间隔缺损。右心衰竭常继发于左心衰竭，也可由任何增加肺内压力的因素造成，如肺气肿、肿瘤、早期肺动脉高压、阻塞性睡眠呼吸暂停以及机械通气等。

3. 慢性心力衰竭的诱因

（1）感染：是最主要的诱因，以呼吸道感染最常见，其次多见于感染性心内膜炎及全身感染等。

（2）心律失常：心房颤动是诱发心力衰竭的最主要诱因，其次为其他各型的快速型心律失常及严重的缓慢型心律失常。

（3）肺栓塞：心衰患者长期卧床容易产生深静脉血栓，发生肺栓塞，增加右心室负荷，加重右心衰竭。

（4）过度劳累或情绪激动：体力活动、情绪激动、气候变化、进食过度以及摄盐过多都会引起血流动力学变化，诱发心衰。

（5）妊娠和分娩：有基础心脏病或围生期心肌病的患者，妊娠、分娩都会加重心脏负荷而诱发心衰。

（6）贫血与出血：慢性贫血患者表现为高排出量性心衰。大量出血引发低心排血量和反射性心率增快，诱发心衰。

（7）治疗不当：如洋地黄用量不足或过量、不恰当应用某些抑制心肌收缩力的药物、不恰当地停用利尿药和抗高血压药。

（8）其他：输液过度、过快，可以引发急性肺水肿；电解质紊乱可诱发和加重心力衰竭，常见于低血钠、低血钾、低血镁。

问题 2.患者目前符合“心力衰竭”诊断的表现（临床表现和辅助检查等）有哪些？心力衰竭的诊断须综合患者的病史、症状、体征及辅助检查的结果。

在本病例中，患者既往有冠心病、酒精性心肌病的病史。患者有 3d 前出现呼吸困难不适，位于胸骨中段水平，行走 100m 或夜间平卧后加重，休息或端坐位可稍缓解，伴心悸、胸闷、胸痛不适。听诊闻及双肺呼吸音粗，可闻及明显的干、湿啰音；叩诊示心界向左下扩大；触诊双下肢呈中度凹陷性水肿的体征。辅助检查胸部 CT 显示肺气肿、双肺肺大疱（考虑由慢性肺部疾病引起）、右侧胸腔积液（考虑与右心衰竭导致右膈下肝淤血有关）、心影增大；超声心动图显示左心增大，左、右肺动脉内径增宽；二尖瓣中度反流，主动脉瓣、肺动脉瓣轻度反流；左心功能减低，左室内径（LV）74mm，左房内径（LA）47mm，LVEF 24%（小于 50%）的客观证据，可做出诊断。

问题 3.治疗“心力衰竭”的方法有哪些？所使用药物的种类和用途是什么？

治疗原则：镇静、吸氧、强心、利尿、扩张血管、除诱因、改善心室重塑。

1. 治疗病因、消除诱因 控制高血压；应用药物、介入或手术治疗改善冠心病心肌缺血；心脏瓣膜病的手术治疗等。积极控制感染；对于心室率较快的心房颤动，及时复律或控制心室率；甲状腺功能亢进症注意予以纠正。

2. 药物治疗

（1）利尿药应用：可排出体内潴留的体液，减轻心脏前负荷，改善心功能。

①排钾利尿药：阻碍钠、钾、氯化物的重吸收，达到利尿目的。此类利尿药主要为噻嗪类利尿药，如氢氯噻嗪；其他利尿药，如呋塞米、丁脲胺。排钾利尿药的主要副作用：可引起低血钾，应补充氯化钾或与保钾利尿药同用；噻嗪类利尿药可抑制尿酸排泄，引起高尿酸血症，大剂量长期应用可影响胆固醇及糖的代谢，应严密监测。②保钾利尿药：排钠和氯化物，潴留钾。常用的有螺内酯、氨苯蝶啶。利尿作用弱，常与排钾利尿药合用，加强利尿、减少排钾。③袢利尿药：以呋塞米为代表，作用于髓袢升支粗段，排钠、排钾，为强效利尿药。

用药注意事项：①使用利尿药时应记录尿量，观察有无低血钾、低血压和少尿等表现。袢利尿药和噻嗪类利尿药主要不良反应是低钾血症，易诱发心律失常或洋地黄中毒，故应监测血钾。②非紧急情况下，利尿药应用时间宜选择日间，避免夜间排尿过频而影响患者休息。③过敏史为与磺胺类药物有交叉反应。④慎用利尿药情况包括无尿或严重肾功能减退者和严重肝功能损害者；糖尿病、高尿酸血症或有痛风病史者；高钙血症、低钠血症、低钾血症、红斑狼疮、胰腺炎患者；交感神经切除者。

适应证：有体液潴留证据或曾有过体液潴留的所有心力衰竭患者均应给予利尿药。禁忌证：利尿药过敏；高钾血症（螺内酯、阿米洛利及氨苯蝶啶）。

（2）肾素-血管紧张素-醛固酮系统抑制药

1）血管紧张素转化酶抑制药（ACEI）：ACEI 是抑制慢性心衰患者肾素-血管紧张素系统（RAS）的首选药物。ACEI 用于治疗心衰时主要作用机制除了发挥扩血管作用，改善心衰时血流动力学，减轻淤血症状外，更重要的是降低心衰患者代偿性神经-体液变化的不利影响，抑制心肌、小血管重塑，以达到维护心肌功能，推迟心衰进展，降低远期死亡率的目的。目前 ACEI 的种类很多，如卡托普利、贝那普利等。主要副作用：低血压、肾功能一过性恶化、高血钾、干咳和血管性水肿等。有威胁生命的不良反应（血管性水肿和无尿性肾衰竭）、妊娠期妇女及 ACEI 过敏者应禁用；低血压、双肾动脉狭窄、血肌酐明显升高（＞265μmol/L）、高血钾（＞5.5mmol/L）者慎用。

2）血管紧张素受体拮抗药（ARB）：ARB 可阻断经血管紧张素转换酶（ACE）和非 ACE 途径产生的血管紧张素Ⅱ（ATⅡ）与 ATⅠ受体结合，阻断 RAS 的效应，但无抑制缓激肽降解作用，因此干咳和血管性水肿的副作用较少见。主要用于对 ACEI 不能耐受时，可更换为 ARB 类。

3）醛固酮抑制药：螺内酯是应用最广泛的醛固酮抑制药。小剂量螺内酯可阻断醛固酮效应，对抑制心血管重塑、改善慢性心力衰竭的远期预后有很好的作用。

使用注意事项：监测血钾，近期有肾功能不全、血肌酐升高或高钾血症者不宜使用。

（3）β 受体阻滞药：β 受体阻滞药能改善内源性心肌功能，长期使用能改善临床症状和左心室功能，降低死亡率和住院率。

用药注意事项：监测低血压，一般在开始用药或增加剂量的 24～48h 发生；监测体液潴留和心衰恶化情况，治疗前和治疗中监测患者体重变化，如在 3d 内体重增加＞2kg，立即加大利尿药用量；监测心动过缓和房室传导阻滞，如心率＜55 次/分，或伴有眩晕等症状或出现二、三度房室传导阻滞时，应将 β 受体阻滞药减量。

（4）血管扩张药：通过扩张小动脉，减轻心脏后负荷；通过扩张小静脉，减轻心脏前负荷。常用的血管扩张药有：①扩张小静脉制剂：临床上以硝酸酯制剂为主，如硝酸甘油、硝酸异山梨酯（消心痛）。②扩张小动脉制剂：α 受体拮抗药，如乌拉地尔；直接舒张血管平滑肌的制剂，如双肼屈嗪等。③扩张小静脉、小动脉制剂：降低左、右室充盈压及前、后负荷，增加左心排血量，降低心肌耗氧，如硝普钠。

用药注意事项：①硝酸酯类药物（Ⅱa，ⅡB）：病情稳定后逐步减量至停用，突然终止用药可能会出现反跳现象。收缩压＜90mmHg 或较基础血压降低＞30%的患者不宜使用硝酸酯类药物。②硝普钠（Ⅱb，ⅡB）：由于具有较强的降压效应，用药过程中要密切监测血压，调整剂量，预防低血压；停药应逐渐减量，并加用口服血管扩张药，以免反跳。应用时应避光，通常疗程不超过 72h，每 6 小时更换 1 次，以免影响疗效。长期用药可引起氰化物和硫氰酸盐中毒，合并肾功能不全患者尤其应谨慎。慢性心力衰竭的治疗并不推荐血管扩张药的应用，仅在伴有心绞痛或高血压的患者可考虑联合治疗，对存在心脏流出道或瓣膜狭窄的患者禁用。

（5）洋地黄制剂：是临床最常用的强心药物，具有正性肌力和减慢心率作用，在增加心肌收缩力的同时，不增加心肌耗氧量。适用于治疗以收缩功能异常为特征的心力衰竭，尤其对心腔扩大引起的低心排血量心力衰竭，伴快速型心律失常的患者作用最佳。常用洋地黄类药物有地高辛片和毛花苷 C（西地兰）注射针剂。临床上强心药分两类：强心苷类及非苷类强心药。常用强心苷又分为 3 类。①慢效强心苷：洋地黄片及洋地黄毒苷属此类。上述二药不宜采用“维持量”疗法，因需要 1 个月才能达到有效血药浓度，故多不采用。②中效强心苷：地高辛及甲基地高辛属此类。由于该药作用较迅速，体内蓄积较少，比较安全，因此临床上广泛使用。口服制剂多于病情控制后再用该药口服维持治疗，目前且多采用“维持量疗法”给药，即每天使用本药 0.25mg，连用 1 周可达到一定的疗效。③速效强心苷：毛花苷 C、毒毛花苷 K 属此类。此类为高效、速效、短效的强心苷。口服吸收率低，多用静脉注射，毛花苷 C 静脉注射每次 0.2～0.4mg，一天 1～2 次，剂量为 0.8～1.2mg。毒毛花苷 K 静脉注射弱剂 1 次 0.125～0.25mg，必要时 2～4h 后重复 0.125～0.25mg，该药适用于病情紧急，而且 1～2 周未用过洋地黄制剂者。

适应证：充血性心力衰竭，尤其对伴有心房颤动和心室率增快的心力衰竭；对心房颤动、心房扑动和室上性心动过速均有效。

禁忌证：严重房室传导阻滞；梗阻性肥厚型心肌病；急性心肌梗死24h内不宜使用；洋地黄中毒或过量者为绝对禁忌证。

毒性反应：药物的治疗剂量和中毒剂量接近，易发生中毒。易导致洋地黄中毒的情况主要有：急性心肌梗死；急性心肌炎引起的心肌损害；低血钾、严重缺氧、肾衰竭；老年人等情况。常见毒性反应有：①胃肠道表现包括食欲缺乏、恶心、呕吐等；②神经系统表现包括头晕、头痛、视力模糊、黄视、绿视等；③心血管系统表现是洋地黄类药物较严重的毒性反应，常出现各种心律失常，室性期前收缩二联律最常见。

用药注意事项：①洋地黄用量个体差异很大，老年人、心肌缺血缺氧（如冠心病）、重度心力衰竭、低钾、低镁血症、肾功能减退等情况对洋地黄较敏感，使用时应严格观察患者反应；②注意不与奎尼丁、普罗帕酮（心律平）、维拉帕米（异搏定）、钙剂、胺碘酮等药物合用，以免增加药物毒性；③必要时监测血清地高辛的浓度；④严格按照医嘱给药，教会患者服用地高辛时自测脉搏，当脉搏＜60次/分或节律不规则时应暂停服药并报告医师；⑤密切观察洋地黄中毒反应，洋地黄中毒最主要的表现为各类心律失常，常见为室性期前收缩，多表现为二联律，以及非阵发性交界区心动过速、房性期前收缩、心房颤动及房室传导阻滞等，快速房性心律失常伴传导阻滞是洋地黄中毒的特征性表现；⑥胃肠道表现（如恶心、呕吐）以及神经系统症状（如视物模糊、黄视、绿视、定向力障碍、意识障碍）；⑦若患者漏服地高辛，则再次服药时不要补服，以免剂量增加而致中毒。

洋地黄中毒的处理方法：①立即停用洋地黄。②补充钾盐，可口服或静脉补充氯化钾，停用排钾利尿药。③纠正心律失常，快速型心律失常首选苯妥英钠或利多卡因，电复律一般禁用，易导致心室颤动；有传导阻滞及缓慢型心律失常者，可用阿托品静脉注射或安置临时起搏器，异丙肾上腺素易诱发心律失常，不宜使用。

（6）其他药物

1）肾上腺素能受体激动剂：常用的有多巴酚丁胺、多巴胺静脉滴注。适用于急性心肌梗死伴心力衰竭的患者；小剂量多巴胺能扩张肾动脉，增加肾血流量和排钠利尿，从而用于充血性心力衰竭的治疗；大剂量多巴胺可维持血压，用于心源性休克的治疗。

用药注意事项：由小剂量开始，逐渐增加用量；短期使用，可帮助患者渡过难关；使用过程中关注患者生命体征及液体出入量的变化；连续用药超过72h可能出现耐药，长期使用将增加死亡率。

2）磷酸二酯酶抑制药：常用的有氨力农、米力农等，具有正性肌力作用和扩张周围血管的作用。仅对心脏术后急性收缩性心力衰竭、难治性心力衰竭及心脏移植前的终末期心力衰竭患者短期使用。

用药注意事项：此类药物可缓慢静脉滴注，宜短期使用，用药过程中注意关注患者的生命体征。

（7）抗心力衰竭药物治疗进展

1）人重组脑钠肽（rhBNP）：如奈西拉肽，具有排钠利尿、抑制交感神经系统、扩张血管等作用，适用于急性失代偿性心力衰竭。

2）左西孟旦：能扩张冠状动脉和外周血管，改善顿抑心肌的功能，减轻缺血并纠正血流动力学紊乱，适用于无显著低血压或低血压倾向的急性左心衰竭患者。

3）伊伐布雷定：首个选择性特异性窦房结If电流抑制剂，对心脏内传导、心肌收缩或心室复极化无影响，且无β受体拮抗剂的不良反应。

4）AVP受体拮抗药（托伐普坦）：通过结合V_2受体减少水的重吸收，因不增加排钠而优于利尿剂，因此可用于治疗伴有低钠血症的心力衰竭。

3. 逐渐提高活动耐力

（1）休息：心力衰竭失代偿期应限制体力活动，以卧床休息为主，多做被动运动以预防深静脉血栓形成，避免精神紧张，减轻心脏负荷。

（2）制订活动目标与计划：病情稳定后根据心功能分级在专业人员指导下进行心脏康复运动，

改善症状，提高生活质量，循序渐进地增加活动量，活动中注意监测患者是否有呼吸困难、胸痛、心悸、头晕、疲劳、大汗、面色苍白、低血压等，如出现上述症状立即停止。

4. 改善呼吸困难

（1）病情观察：注意观察生命体征的变化，包括体温、心律（率）、血压、呼吸和意识状态，特别要了解呼吸困难在何种情况下出现。

（2）氧气治疗：鼻导管吸氧，流量为 2～4L/min，增加血氧饱和度，改善呼吸困难、慢性心力衰竭。必要时给予面罩吸氧、无创正压通气吸氧等。

（3）体位：根据呼吸困难的类型和程度帮助患者采取适当的体位，如 2～3 个枕头、摇高床头。呼吸困难严重时应协助患者采取端坐位，使用床上小桌，必要时双腿下垂。采取体位的时候一定要保证患者安全。

5. 减轻水肿

（1）监测体重：帮助患者认识到每日监测体重对早期发现体液潴留的重要性。如果 3d 内体重突然增加 2kg 以上，应尽快就医。

（2）限钠：心衰患者的潴钠能力明显增强，限制钠盐摄入对于恢复钠平衡很重要。告知患者应避免食用腌制食物、碳酸饮料、海产品、发酵面食、罐头等。轻度心衰患者钠盐摄入应控制在 2～3g/d，中、重度心衰患者应＜2g/d。慎用盐替代品，因常富含钾盐，如与 ACEI 合用，可致高钾血症。

（3）限水：严重低钠血症（血钠＜130mmol/L）患者，液体摄入量应＜2L/d。

（4）营养支持：给予高蛋白、高维生素的易消化清淡饮食，少量多餐，避免过饱。严重心衰伴明显消瘦者，应给予营养支持，包括给予人血白蛋白。

（5）遵医嘱正确使用利尿药，注意观察和预防药物副作用。

6. 心理和精神治疗 综合性情感干预（包括心理疏导）可改善心功能状态，必要时可考虑酌情应用抗抑郁药物。

7. 非药物治疗 包括主动脉内球囊反搏（IABP）、左室辅助装置（LVAD）、心脏再同步化治疗（CRT）、埋藏式心律转复除颤器（ICD）、心脏移植、细胞替代治疗等。

问题 4.入科后护士对该患者的评估重点有哪些？

1. 根据所给信息及现病史重点评估患者发病的病因及诱因、主要伴随症状及症状特点；根据患者诊疗和护理经过，明确患者的病情进展及目前状况。

2. 健康史的采集

（1）日常生活状况：尤其是对患者患病后的变化进行重点评估。具体从饮食与营养型态、休息与睡眠型态、排泄型态、自理能力及日常生活，以及个人嗜好的改变 5 个方面进行评估。

（2）既往史：病例介绍了患者可引起心力衰竭的其他呼吸、循环系统疾病史，但未确认患者有无心脏瓣膜病病史、感染史以及外伤史等可诱发疾病的其他因素。

（3）心理-社会状况：重点评估患者有无不良情绪的产生；对疾病的认识和态度；患者的依从性；是否具备充足的社会支持，如家庭关系和经济状况。

3. 体格检查及辅助检查内容

（1）该患者身体评估的重点应包括一般状态（生命体征、意识与精神状况、体位）及心、肺检查（双肺部有无湿啰音和哮鸣音；心脏有无扩大，心尖冲动的位置和范围，心率是否加快，有无心尖部舒张期奔马律、有无震颤及病理性杂音等）。

（2）尚需完善常规实验室检查，如血常规、尿常规、肝肾功能、血糖、血脂、电解质以及利尿钠肽水平，可以判断心衰的严重程度和预后。

问题 5.目前患者存在的护理诊断有哪些？并分析护理问题的相关因素（生理、病理、精神、心理、环境等）。

1. 气体交换障碍 与肺循环淤血、肺部感染和不能有效咳嗽、咳痰有关。

2. 体液过多　与右心衰竭致体循环淤血、水钠潴留、低蛋白血症有关。

3. 活动无耐力　与心排血量下降、氧的供需失调、强制性活动受限及虚弱/疲劳有关。

4. 有皮肤完整性受损的危险　与卧床时间长、水肿严重、营养不良有关。

5. 营养失调　低于机体需要量，与胃肠淤血及长期食欲缺乏有关。

6. 潜在并发症　电解质紊乱与酸碱失衡，与利尿药的使用有关。

7. 恐惧/焦虑　与患者身体和心理上的不适、病室环境陌生/监护及抢救设备的使用、日常生活发生改变以及社会经济状况的影响有关。

8. 预感性悲哀　与对治疗及预后缺乏信心、疾病的影响及对死亡的恐惧有关。

问题 6.针对以上护理诊断，你认为应该采取哪些护理措施？

1. 气体交换障碍　与肺循环淤血、肺部感染和不能有效咳嗽、咳痰有关。

（1）协助患者取有利于呼吸的卧位，如高枕卧位、半坐卧位、端坐位。

（2）为患者提供安静、舒适的环境，保持病房空气新鲜，定时通风换气。

（3）根据患者缺氧程度给予（适当）氧气吸入，一般缺氧 1～2L/min，中度缺氧 3～4L/min，严重缺氧及肺水肿 4～6L/min。

（4）协助患者翻身、拍背，利于痰液排出，保持呼吸道通畅。

（5）教会患者正确咳嗽与排痰的方法：尽量坐直，缓慢地深呼吸。屏气 3～5s，用力地将痰咳出来，连续 2 次短而有力地咳嗽。

（6）病情允许时，鼓励患者下床活动，以增加肺活量。

（7）向患者/家属解释预防肺部感染方法，如避免受凉、避免潮湿、戒烟等。

2. 体液过多　与右心衰竭致体循环淤血、水钠潴留、低蛋白血症有关。

（1）观察评估患者水肿的情况。每天测量体重，时间安排在早餐前，嘱患者排尿后，并尽量穿同质量的衣服称重，准确记录液体出入量。

（2）护士可教给患者或家属如何按时记录进食、进水量。

（3）限制钠盐摄入，告诉患者及家属低盐饮食的重要性，并监督患者每天进餐情况。由于低盐饮食可引起食欲缺乏，护士可教给患者一些技巧加以应对。如使用其他调味品（如醋、糖、蒜等）代替食盐；当烹调两个菜肴时，应将食盐集中放在一个菜中以免均分后使得每个菜都无味，也可在烹调时不加盐，而将每天可摄入的盐交给患者，在进餐时加在菜上使咸味较明显而增加食欲。除食盐外，其他含钠多的食品、饮料，如发面食品、腌制食品、罐头、香肠、味精、啤酒、碳酸饮料等也应限制。

（4）患者应少量多餐，并进食清淡、易消化的食物，以免加重消化道水肿。

（5）注意减慢输液速度，防止加重心衰。

（6）遵医嘱给予利尿药，注意利尿药的副作用，如低钠、低钾等。另外，利尿药应尽可能在白天给药，防止因频繁排尿而影响患者夜间的睡眠。

（7）因水肿可导致血液循环障碍而使皮肤冰冷、苍白，所以应给予适度的保暖，如调整室温、加衣服、热敷等，因其可协助皮肤血管扩张，促进血液循环而达到利尿效果，但若有组织感染时则不可热敷。

（8）水肿患者的皮肤、黏膜抵抗力减弱，弹性差，易感染和受损伤，每天至少应擦洗 1 次并涂爽身粉以保持皮肤干燥，应特别注意保持眼睑、口腔、阴部等地方的清洁。选择柔软衣服、寝室用品，以免皮肤擦伤。

（9）预防压疮。定时协助患者更换姿势或进行局部按摩，运用棉垫、枕头、气垫床等，避免水肿部位长期受压而产生压疮。

3. 活动无耐力　与心排血量下降、氧的供需失调、强制性活动受限及虚弱、疲劳有关。

（1）饮食指导：低盐（$<$2g/d）、低热量、清淡易消化、产气少、富含维生素和纤维素的饮食；

少食多餐、晚餐不宜过饱，避免发生夜间左心功能不全，适当限制水分，避免因循环血量增加导致心脏负担加重。服用利尿药，尿量多时多吃红枣、橘子、香蕉、韭菜等含钾高的食物，适当补钾。

（2）休息、活动指导：保证充足的睡眠，协助日常生活，根据心功能情况指导活动，避免长期卧床发生静脉血栓、直立性低血压。

体力休息原则如下。

心功能Ⅰ级：不限制一般的体力活动，积极参加体育锻炼，但必须避免剧烈运动（如爬山、跑步）和重体力劳动。

心功能Ⅱ级：适当限制体力活动，增加午睡时间，强调下午多休息，可不影响轻体力工作和家务劳动，可选择缓慢不过分用力的运动，如步行、慢跑、气功、太极拳。

心功能Ⅲ级：严格限制一般的体力活动，每天有充分的休息时间，但日常生活可以自理或在他人协助下自理。

心功能Ⅳ级：绝对卧床休息，取舒适体位，生活由他人照顾，待病情好转后活动量逐渐增加。

4. 有皮肤完整性受损的危险　与卧床时间长、水肿严重、营养不良有关。

（1）根据患者皮肤状况，及时翻身拍背，给予骨隆突处按摩，用软枕垫足踝部、臀部等，翻身时避免拖、拉、拽等动作，防止皮肤擦伤。

（2）穿棉质衣服，保持全身皮肤清洁、干燥，每日温水擦身 2 次以上，勤换衣裤。

（3）保持床单元清洁、干燥，潮湿及有污渍时及时更换。

（4）适当使用约束带，及时修剪指甲，以免抓破皮肤。

（5）加强饮食护理，改善营养状况，增强机体抵抗力。

5. 营养失调　低于机体需要量，与胃肠淤血及长期食欲缺乏有关。

（1）给予低热量、低盐、清淡易消化、产气少、富含维生素和纤维素的饮食；少食多餐，避免过饱，保持排便通畅（禁忌大量不保留灌肠）。

（2）补足生理需要量，补充丢失的水、电解质，调整输液速度和顺序，保证按时、按量补给，同时避免加重心脏负荷。

（3）遵医嘱定时抽血查生化指标，及时追回结果，如有异常，及时报告医师加以纠正。

（4）长期用利尿药者，要注意补钾，了解异常电解质的心电图表现，结合尿量的观察，如尿少钾高，心电图可示 T 波高尖。

6. 潜在并发症　电解质紊乱与酸碱失衡，与利尿药的使用有关。

（1）根据病情及时调整患者饮食及治疗方案：高钠血症者限制盐摄入量；高钾血症者减少钾的摄入量，必要时遵医嘱静脉滴注胰岛素及高渗糖以及进行血液透析；低钠、低钾者酌情补钠、补钾。

（2）准确记录 24h 液体出入量，根据病情及时调整输液速度及摄入量。

（3）及时采集血标本测定电解质等，及时纠正酸、碱中毒，使酸碱平衡。

（4）密切观察病情变化，定时监测神志及生命体征的变化，发现异常及时通知医师进行处理。

7. 恐惧/焦虑　与患者身体和心理上的不适、病室环境陌生/监护及抢救设备的使用、日常生活发生改变以及社会经济状况的影响有关。

（1）鼓励患者表达自己的感受，对患者的恐惧及焦虑表示理解。

（2）及时解除患者的痛苦，以增强其安全感和舒适感。

（3）进行健康指导和教育。

（4）关心患者，经常给予患者减轻恐惧状态的语言性和非语言性安慰，如握住患者的手等。

（5）允许患者希望见到的亲友探视或陪伴，创造轻松、和谐的气氛，保持良好心境。

8. 预感性悲哀　与对治疗及预后缺乏信心、疾病的影响及对死亡的恐惧有关。

（1）患者出现呼吸困难、胸闷等不适时，守候在患者身旁，给患者以安全感。

（2）耐心解答患者提出的问题，给予健康指导。

（3）与患者/家属建立融洽关系，避免精神应激，护理操作应细致、耐心。

（4）尽量减少外界压力刺激，创造轻松、和谐的气氛。

（5）提供有关治疗信息，介绍治疗成功的病例，注意正面效果，使患者树立信心。

（6）必要时寻找合适的支持系统，如单位领导和家属对患者进行安慰和关心。

三、对患者进行评估，口述可以为患者进行的护理操作

（一）评估内容

1. 健康史

（1）患病与诊疗经过：尽量详细询问。

（2）目前病情与一般情况：重点评估患病后的变化。

（3）既往史：与本病相关的疾病重点评估。不忽略外伤史。

2. 身体评估

（1）一般状态：生命体征、意识与精神状况、体位。

（2）心、肺检查：两肺有无湿啰音或哮鸣音，啰音的部位和范围；心脏是否扩大，心尖冲动的位置和范围，心率是否加快及有无心尖部舒张期奔马律、病理性杂音等。

（3）其他：皮肤黏膜、血管状况（有无颈静脉怒张及肝颈静脉回流征阳性），以及肝脏的大小、质地、水肿部位及程度。

3. 心理-社会状况　患者自身的情绪、对疾病的认知、家庭状况、经济条件。

（二）可能的护理操作

吸氧、心电监护、静脉输液、动/静脉血标本采集。

第三节　心脏瓣膜病患者的护理

【学习目标】

认知目标：能陈述心脏瓣膜病的定义；列举心脏瓣膜病的病因；解释心脏瓣膜病出现临床表现的病理过程；讨论心脏瓣膜病患者可能出现的护理诊断；应用所学的知识为心脏瓣膜病的患者实施护理计划。

技能目标：学生能尝试模仿为患者进行操作，如心音听诊；能为患者选择最需要的护理操作。

情感目标：能注意到患者的不良情绪；能积极参与患者的护理计划；在护理患者过程中遵守伦理原则。

一、病例导入

姓名：王某　性别：女　　年龄：68 岁　　婚姻：已婚

籍贯：湖北　职业：退休　身高：156cm　体重：56kg

【现病史】　患者 10d 前无明显诱因出现心悸不适，持续 3h 左右自行缓解，无头晕、黑矇、晕厥、呼吸困难，无胸闷、胸痛、肩背痛、咽喉紧缩感等不适，昨日晚间 9 时，患者再次出现心悸不适，持续不缓解，为求正规诊治，来我院急诊科，心电图检查提示快心室率房颤。门诊以“心律失常首诊房颤”收入我科进一步诊治。起病以来，患者精神、饮食、睡眠一般，大小便如常，体力、体重无明显变化。

【既往史】　有风湿热病史，否认其他疾病病史，否认药物及食物过敏史，否认烟酒史。

【体格检查】　体温 36.3℃，脉搏 82 次/分，呼吸 17 次/分，血压 118/92mmHg、SaO_2 97%。浅表淋巴结未扪及肿大，皮肤未见明显出血点，巩膜未见黄染，颈静脉无充盈及怒张，颈动脉未闻及明显血管杂音，胸廓无畸形，胸壁无压痛，双肺呼吸音清晰，未闻及明显干、湿啰音。心界叩诊

不大，心率 171 次/分，心律失常，第一心音强弱不等，未闻及明显杂音，脉搏短绌。腹平软，全腹无明显压痛及反跳痛，未触及包块，肝、脾肋下未触及，双肾区无叩压痛，腹部未闻及血管杂音，双下肢无水肿。

【辅助检查】 我院急诊科查血细胞分析、电解质正常。心电图提示：心房颤动伴快速心室率，ST—T 改变考虑心肌缺血可能；血脂：HDL-C 1.11mmol/L↓，LDL-C 1.80mmol/L↓；2021-01-13 肝功能：AST 42U/L↑，A/G 1.19↓，TBA 11μmol/L↑；2021-01-13 肾功能：CO_2 21mmol/L↓，GLU 6.50mmol/L↑；尿液分析+沉渣：RBC 57.60 个/μl↑，SRC 4.90 个/μl↑，CAST 6.15 个/μl↑。锁骨下动脉超声：双侧锁骨下动脉未见明显异常；双侧颈动脉超声：双侧颈动脉超声未见明显异常；心脏彩超示风湿性心脏病：二尖瓣中度狭窄并轻–中度反流，主动脉瓣钙化病前向血流速度增快、中度反流，三尖瓣轻–中度反流；左心房稍大（LA38mm），房间隔膨出瘤；左心室舒张功能减低。心脏彩色多普勒超声检查示风湿性心脏病：二尖瓣中度狭窄伴中度关闭不全；左心房增大（容积指数 66.66ml/m^2）；心包腔少量积液；主动脉瓣轻度反流；三尖瓣轻度反流伴肺动脉收缩压轻度增高；左心室舒张功能减低，收缩功能正常。

二、以问题为中心的学习

问题 1.什么是心脏瓣膜病？心脏瓣膜病的病因有哪些？

心脏瓣膜病（valvular heart disease）是由于炎症、退行性改变、黏液瘤样变性、缺血性坏死、先天性畸形、创伤等原因引起单个或多个瓣膜（瓣叶、瓣环、腱索或乳头肌）的结构和功能异常，导致瓣口狭窄或关闭不全。临床上最常见的心脏瓣膜病为风湿热所致的心脏瓣膜病。

风湿性心脏瓣膜病又称为风湿性心脏病，简称风心病，是指急性风湿性心肌炎引起的心脏瓣膜（包括瓣叶、瓣环、腱索或乳头肌等）的炎症性损害，形成瓣膜增厚、粘连等一系列病理改变，病变逐渐加重，可累及瓣膜支持结构，如乳头肌和腱索，最终导致瓣膜狭窄和（或）关闭不全。风湿性心脏病主要累及 40 岁以下人群，女性发病率高于男性。

风湿热是引起心脏瓣膜病的最常见病因。风湿性心脏炎是风湿热的主要表现之一，心脏受累部分包括心包、心肌和心内膜（瓣膜），其中心瓣膜的受累最重要。风湿热可侵犯任何一个心脏瓣膜，破坏瓣膜的正常功能，以侵犯二尖瓣最多见，其次是主动脉瓣，三尖瓣受累较少见，肺动脉瓣受累罕见。

问题 2.患者目前符合“心脏瓣膜病”诊断的临床表现（临床表现和辅助检查等）有哪些？

在本病例中，患者既往有风湿热病史，近 10d 无明显诱因出现心悸不适，表现为心慌感及心跳不适感。心脏彩超显示风湿性心脏病：二尖瓣中度狭窄并轻-中度反流，主动脉瓣钙化病前向血流速度增快、中度反流，三尖瓣轻-中度反流；左心房稍大（LA38mm），房间隔膨出瘤；左心室舒张功能减低。

问题 3.治疗“心脏瓣膜病”的方法有哪些？所使用药物的种类和用途是什么？

1. 外科治疗 瓣膜置换术，有生物瓣和机械瓣。

生物瓣（bioprosthetic valve）：生物瓣用猪、牛等动物的心包或主动脉瓣膜经消除抗原性处理制成，血栓栓塞率低，仅需抗凝 6 个月，因而减少了抗凝所致的出血等并发症，但其耐受性较机械瓣差，其平均工作寿命在 10 年左右。

机械瓣（mechanical prosthetic valve）：机械瓣由金属及高级复合材料制成，耐久性强，需终身接受抗凝治疗。每日需服用抗凝药物，并定期化验，以保证抗凝指标在一个合适的范围内。抗凝不当可发生栓塞或出血。年轻患者且有监测抗凝条件者可选用机械瓣；老年患者（一般大于 60 岁）、需生育子女的妇女、边远地区无条件监测抗凝指标者、抗凝禁忌证者(如胃溃疡或出血倾向的患者)，可选用生物瓣。

2. 介入疗法 经导管主动脉瓣置换术（TAVR）。TAVR 手术是经导管主动脉瓣膜植入术，对不能经外科换瓣的患者已被认为是最佳治疗选择。TAVR 术后护理融入了介入手术护理常规以及全麻术后护理常规，需特别注重对瓣周漏的观察及心、肾功能的维护，以及外周血管并发症的观察。

3. 药物治疗

（1）预防风湿热复发：有风湿活动尤其合并感染性心内膜炎的患者或经常有上呼吸道感染病史者应长期甚至终身应用苄星青霉素 120 万 U，每月肌内注射 1 次。用药注意事项：苄星青霉素溶解后为白色乳剂，按一般肌内注射方法易堵塞针头，操作时应选择 9 号针头，8～10ml 生理盐水稀释后，更换针头，勿排气，快速肌内注射。

（2）心功能不全：常用强心药、利尿药、血管扩张药。主动脉瓣狭窄的患者，禁用或慎用小动脉血管扩张药，以防血压过低。

（3）抗凝治疗：遵医嘱使用华法林、达比加群、利伐沙班等药物行抗凝治疗，以减少附壁血栓的形成，防止血栓发生。达比加群可导致胃肠道反应、出血（牙龈出血、血尿、柏油样便）等不良反应，应饭后服药，并观察有无出血。利伐沙班的主要副作用为出血。

问题 4.入科后护士对该患者的评估重点有哪些？

1. 根据所给信息及现病史重点评估患者发病的病因及诱因、主要伴随症状及症状特点；根据患者诊疗和护理经过，明确患者的病情进展及目前状况。

2. 健康史的采集

（1）患者的日常生活状况：尤其是患病后的变化进行重点评估。具体从饮食与营养型态、休息与睡眠型态、排泄型态、自理能力及日常生活，以及个人嗜好的改变 5 个方面进行评估。

（2）既往史：病例介绍了患者引起心脏瓣膜病的病因，但未确认患者有无心脏瓣膜疾病史、感染史以及外伤史等可诱发疾病的其他因素。

（3）心理-社会状况：重点评估患者有无不良情绪的产生；对疾病的认识和态度；患者的依从性；是否具备充足的社会支持，如家庭关系和经济状况。

3. 体格检查及辅助检查内容

（1）该患者身体评估的重点：应包括一般状态（生命体征、意识与精神状况、体位）及心、肺检查（双肺部有无湿啰音和哮鸣音；心脏有无扩大，心尖冲动的位置和范围，心率是否加快，有无心脏杂音等）。

（2）尚需完善常规实验室检查，如血常规、尿常规、肝肾功能、血糖、血脂、电解质以及利尿钠肽水平，可以判断心衰的严重程度和预后。

问题 5.目前患者存在的护理诊断有哪些？并分析护理问题的相关因素（生理、病理、精神、心理、环境等）。

1. 体温过高 与风湿活动、并发感染有关。

2. 心排血量减少 与心脏瓣膜病引起的血流动力学改变有关。

3. 活动无耐力 与心排血量减少，组织缺氧有关。

4. 营养失调 低于机体需要量，与食欲缺乏、恶心、呕吐等有关。

5. 潜在并发症 心律失常、猝死、上呼吸道感染、感染性心内膜炎、电解质紊乱、出血或栓塞。

6. 知识缺乏 缺乏风湿性心脏瓣膜病及手术前、后的预防保健知识。

7. 焦虑 与病程长，反复发作，部分或全部劳动能力丧失，女性患者生育受影响，治疗费用较高有关。

8. 无能性家庭应对 与家属长期照顾患者导致体力、精神、经济上负担过重有关。

问题 6.针对以上护理诊断，你认为应该采取哪些护理措施？

1. 对于发热患者，每 4 小时测量体温 1 次，注意热型。观察有无风湿活动的表现，如皮肤环形红斑、皮下结节、关节红肿及疼痛不适等。体温超过 38.5℃时，给予物理降温或遵医嘱药物降温，

30min 后测量体温并记录降温效果。

2. 观察患者有无心律失常，如房颤，若心脏瓣膜病合并心房颤动，应积极配合医师正确使用抗心律失常药物或行电复律术，注意观察治疗效果和患者的病情变化。

3. 减轻呼吸困难症状，维持有效呼吸 ①症状严重者应卧床休息，限制活动量，减少机体消耗。②协助患者取舒适体位，改善呼吸困难，减少静脉回心血量，减轻心脏负荷，缓解呼吸困难。③遵医嘱给予氧气吸入，减轻患者的呼吸困难或出现的心绞痛、头晕、晕厥等症状。④评估患者对活动的耐受情况，根据患者的症状合理制订活动计划，必要时给予协助。⑤保持病室环境安静、整洁，阳光充足、温度适宜，避免过度潮湿；限制探视，保证患者的休息和睡眠时间。

4. 营养支持 ①给予高热量、高蛋白、高维生素易消化饮食，保证营养供给，增加机体抵抗力。心力衰竭的患者应限制食盐及钠的摄入，少量多餐，避免过饱、加重心脏负担。②鼓励患者多食水果、蔬菜及高纤维食品，保持排便通畅，预防便秘（用力排便使会厌关闭，胸、腹腔内压力升高，导致收缩压升高，心脏负荷增加）。③监测体重变化，必要时记录液体出入量，及时防治水肿的发生。

5. 药物治疗及护理 ①预防风湿热复发：有风湿活动尤其合并感染性心内膜炎的患者或经常有上呼吸道感染病史者应长期甚至终身应用苄星青霉素 120 万 U，每月肌内注射 1 次。②心功能不全：常用强心药、利尿药、血管扩张药。主动脉瓣狭窄的患者，禁用或慎用小动脉血管扩张药，以防血压过低。③心房颤动：治疗原则是控制心室率、争取恢复窦性心律、预防血栓发生。

三、对患者进行评估，口述可以为患者进行的护理操作

（一）评估内容

1. 健康史

（1）患病与诊疗经过：尽量详细询问。

（2）目前病情与一般情况：重点评估患病后的变化。

（3）既往史：与本疾病相关的疾病重点评估。不忽略外伤史。

2. 身体评估

（1）一般状态：生命体征、有无心律失常、意识与精神状态、体位。

（2）心、肺检查：两肺有无湿啰音或哮鸣音，啰音的部位和范围；心脏是否扩大，心率是否加快，心音是否有杂音。

（3）其他：皮肤黏膜改变；有无颈静脉怒张。

3. 心理-社会状况 患者自身的情绪、对疾病的认知、家庭状况、经济条件。

（二）可能的护理操作

心电监护、氧气吸入、静脉输液、动/静脉血标本采集。

第四节 冠状动脉粥样硬化性心脏病患者的护理

【学习目标】

认知目标：能陈述冠心病、心绞痛、心肌梗死的概念；列举冠心病的主要危险因素；说出冠心病的临床分型；讨论心绞痛和心肌梗死患者可能出现的护理诊断；应用所学的知识为心绞痛和心肌梗死患者进行护理评估，制订护理计划，提供健康指导。

技能目标：能尝试模仿为患者进行操作；能为患者选择最需要的护理操作。

情感目标：能注意到患者的不良情绪；能积极参与患者的护理计划；在护理患者过程中遵守伦理原则。

一、病例导入

姓名：王某 性别：男 年龄：42 岁 婚姻：已婚

籍贯：湖北 职业：无 身高：172cm 体重：72kg

【现病史】 患者于 1 个半小时前打羽毛球后突然发作持续性胸骨后压榨样闷痛，位于胸骨后，范围约巴掌大小，胸痛程度较剧烈，出冷汗，有恶心感，无呕吐，无放射至肩背部及左手，无气促、心悸，胸痛呈持续性，休息无明显缓解，行心电图检查诊断“冠心病，急性广泛前壁心肌梗死”。起病以来无发热、咳嗽、咳痰，无咯血、夜间阵发性呼吸困难，无腹痛、黄疸、黑便，无腰痛、血尿，精神、胃纳欠佳，无明显消瘦。体温 36.8℃，脉搏 67 次/分，呼吸 20 次/分，血压 112/90mmHg。入院诊断：1. 冠心病；2. 急性广泛前壁心肌梗死。

【既往史】 有高脂血症病史，否认高血压。

专科检查：双肺呼吸音清，未闻及干、湿啰音；心前区无异常搏动、无震颤及心包摩擦感，叩诊心浊音界正常，心率 67 次/分，心律齐，各瓣膜听诊未闻及病理性杂音。

【辅助检查】 肌钙蛋白 T（TNT）＜50ng/ml；脑钠肽（BNP）＜60pg/ml；心肌酶谱提示肌酸激酶（CK）1704U/L，肌酸激酶同工酶（CKMB）163.7U/L。心电图：①窦性心律；②室性期前收缩；③ST 段改变。2012-11-18 行选择性冠状动脉造影，直接经皮冠状动脉（前降支）介入治疗术。

二、以问题为中心的学习

问题 1.什么是冠心病？冠心病的主要危险因素有哪些？冠心病的临床分型有哪些？

由于冠状动脉粥样硬化使血管腔狭窄或闭塞，导致心肌缺血、缺氧或坏死而引起的心脏病，也称为缺血性心脏病。它和冠状动脉功能改变痉挛一起统称为冠状动脉性心脏病（coronary heart disease，CHD），简称冠心病、亦称缺血性心脏病（ischemic heart disease）。冠心病的危险因素有年龄（男 45 岁，女 55 岁）、性别、血脂异常、吸烟、高血压、糖尿病、肥胖、西方饮食习惯、脑力劳动、A 型性格、遗传因素、其他。

冠心病的临床分型：WHO 将冠心病分为五大类，即隐匿性或无症状性冠心病、心绞痛、心肌梗死、缺血性心肌病、猝死。

问题 2.患者目前符合“冠心病”诊断的表现（临床表现和辅助检查等）有哪些？冠心病的诊断须综合患者的病史、症状、体征及辅助检查的结果。

该患者活动后出现持续性胸骨后压榨样闷痛，位于胸骨后，范围约巴掌大小，胸痛程度较剧烈，出冷汗，有恶心感，无呕吐，无放射至肩背部及左手，无气促、心悸，胸痛呈持续性，休息无明显缓解。心电图：①窦性心律；②室性期前收缩；③ST 段改变。心肌酶谱提示：CK 1704U/L，CKMB 163.7U/L。

问题 3.“冠心病”的一般治疗原则是什么？该患者属于冠心病的哪一类，治疗要点是什么？

1. 发作时 缓解疼痛，预防并发症。

（1）立刻停止活动，卧床休息，解除紧张不安情绪。

（2）舌下含服硝酸甘油。

（3）必要时吸氧。

（4）疼痛观察，包括部位、性质、程度、持续时间、诱发因素，如疼痛加重，做心电图，警惕心肌梗死。

（5）药物治疗包括口服硝酸甘油、静脉使用硝酸甘油。硝酸酯类为历史悠久的抗心绞痛药物。①硝酸甘油（NTG）：发作时舌下含服，亦可静脉给药；②硝酸异山梨酯（ISDN）：消心痛；③单硝酸异山梨酯（ISMN）：依姆多、欣康等。

2. 缓解期 积极处理危险因素，减轻心肌耗氧量，增加活动耐量。

（1）改善预后的药物：①阿司匹林（环氧化酶抑制药），0.1～0.3g/d。②氯吡格雷或替格瑞诺（抗血小板聚集），应用负荷量及常规量。不良反应：有无出血倾向，如牙龈出血、血尿、黑便等。③β 受体阻滞药。机制：阻断拟交感胺类作用，减慢心率、降低血压，减低心肌收缩力和耗氧量，减低运动时血流动力的反应，缩小不缺血心肌区血管，增加缺血区供血；不良反应：疲惫感最常见，心动过缓、传导阻滞、掩盖低血糖症状、脂代谢异常、心衰加重、男性功能不全。β 受体阻滞药不仅能减少冠心病患者心绞痛的发作次数，提高运动耐量，而且可显著改善远期预后，减少心血管疾病及死亡率。④他汀类药物，包括氟伐他汀、瑞舒伐他汀等。机制：抑制体内胆固醇的合成酶，即 β-羟-β-甲戊二酸单酰辅酶 A（HMG-CoA）还原酶，加速血浆低密度脂蛋白胆固醇（LDL-C）清除。不良反应：消化道反应（2%～3%）、肝酶升高（有急性肝坏死报道）、横纹肌溶解。⑤血管紧张素转化酶抑制药（ACEI），可预防心室重构，高危患者获益明显。⑥钙通道阻滞药，可改善冠状动脉血流和减少心肌耗氧量。包括二氢吡啶类：氨氯地平、非洛地平、拉西地平、硝苯地平控释片；非二氢吡啶类：地尔硫䓬、维拉帕米。β 受体阻滞药与非二氢吡啶类药物联用时需警惕心动过缓及心脏传导阻滞。

（2）非药物治疗：①减少或避免诱因，包括过度劳累、情绪激动、寒风刺激、进食过饱、用力排便、嗜烟酒等。②运动锻炼疗法。稳定型心绞痛患者每日运动 30min，每周运动不少于 5d；预防心绞痛发作，可在活动前，舌下含服硝酸甘油；活动中不良反应的观察与处理有利于促进侧支循环的建立，提高体力活动的耐受量而改善症状。运动原则：不过多增加心脏负担；不引起不适感。方式：散步（1h/d）、保健操、太极拳。安全运动心率：男：（200–年龄）×0.7；女：（190–年龄）×0.7。③血管重建治疗，包括经皮冠状动脉介入治疗（PCI）或冠状动脉旁路移植术（CABG）。该患者属于冠心病中的急性心肌梗死，治疗要点是早发现、早入院治疗、加强入院前的就地处理，并尽量缩短患者就诊、检查、处置、转运等延误的时间，治疗原则是尽早使心肌血液再灌注以挽救濒死的心肌，防止梗死面积的扩大和缩小缺血的范围，保护和维持心脏功能，及时处理严重心律失常、泵衰竭、各种并发症，防止猝死，注重二级预防。

问题 4.入科后护士对该患者的评估重点有哪些？

1. 病史资料

（1）本次发病特点与目前病情：评估患者此次发病有无明显的诱因、胸痛发作的特征，尤其是起病的时间、疼痛剧烈程度、是否进行性加重，有无恶心、呕吐、乏力、头晕、呼吸困难等伴随症状，是否有心律失常、休克、心力衰竭的表现。

（2）患病及治疗经过：评估患者有无心绞痛发作史、患者患病的起始时间、患病后的诊治过程、是否遵从医嘱治疗、目前用药及有关的检查等。

（3）危险因素评估：包括患者的年龄、性别、职业；有无家族史；了解患者有无肥胖、血脂异常、高血压、糖尿病等危险因素；有无摄入高脂饮食、吸烟等不良生活习惯，是否有充足的睡眠，有无锻炼身体的习惯；排便情况；了解工作与生活压力情况及性格特征等。

（4）心理-社会状况：急性心肌梗死（AMI）时胸痛程度异常剧烈，患者可有濒死感，或行紧急溶栓、介入治疗，由此产生恐惧心理。由于心肌梗死（MI）使患者活动耐力和自理能力下降，生活上需要照顾；患者入院后住 CCU，需面对一系列检查和治疗，加上对预后的担心、对工作与生活的顾虑等，患者易产生焦虑。

2. 身体评估

（1）一般状态：观察患者的精神意识状态，尤其注意有无面色苍白、表情痛苦、大汗或神志模糊、反应迟钝，甚至晕厥等表现。

（2）生命体征：观察体温、脉搏、呼吸、血压有无异常及其程度。

（3）心脏听诊：注意心率、心律、心音的变化，有无奔马律、心脏杂音及肺部啰音等。

3. 实验室及其他检查

（1）心电图：心电图是否有 MI 的特征性、动态性变化，对下壁心肌梗死者应加做右胸导联，判断有无右心室梗死。连续心电监测观察有无心律失常等。

（2）血液检查：定时抽血检测血清心肌标志物；评估血常规检查有无白细胞计数增高；血清电解质、血糖、血脂等有无异常。

问题 5.目前患者存在的护理诊断有哪些？并分析护理问题的相关因素（生理、病理、精神、心理、环境等）。

1. 疼痛 胸痛，与心肌缺血、坏死有关。

2. 有出血的危险 与使用抗凝药物、各类置管有关。

3. 活动无耐力 与心肌氧耗的供需失调有关。

4. 有便秘的危险 与紧张、恐惧、卧床、活动少、进食少有关。

5. 知识缺乏 缺乏疾病相关知识。

6. 焦虑/恐惧 与剧烈疼痛伴濒死感、担心疾病预后及治疗费用有关。

7. 睡眠型态紊乱 与长期卧床、缺乏锻炼有关。

8. 心排血量减少 与心肌坏死、心泵血功能下降有关。

9. 潜在并发症 心力衰竭、心律失常。

问题 6.针对以上护理诊断，你认为应该采取哪些护理措施？

1. 疼痛 胸痛，与心肌缺血、坏死有关。.

（1）休息：发病 12h 内应绝对卧床休息，保持环境安静，限制探视，并告知患者和家属，卧床休息及有效睡眠可以降低心肌耗氧量和交感神经兴奋性，有利于缓解疼痛，以取得合作。

（2）饮食：起病后 4～12h 给予流质饮食，以减轻胃扩张，随后过渡到低脂、低胆固醇清淡饮食，提倡少量多餐。

（3）给氧：鼻导管给氧，以增加心肌氧的供应，减轻缺血和疼痛。

（4）镇痛治疗的护理：遵医嘱给予吗啡或哌替啶镇痛，注意有无呼吸抑制等不良反应。给予硝酸酯类药物时应随时监测血压的变化，维持收缩压在 100mmHg 以上。

（5）溶栓治疗的配合与护理

1）协助评估患者是否有溶栓禁忌证。

2）溶栓前先检测血常规、凝血指标和血型。

3）迅速建立静脉通路，遵医嘱应用溶栓药物，注意观察有无不良反应。①过敏反应：表现为寒战、发热、皮疹等；②低血压（收缩压低于 90mmHg）；③出血，包括皮肤黏膜出血、血尿、便血、咯血、颅内出血等，一旦出血，应紧急处理。

4）溶栓疗效观察，可根据下列指标间接判断溶栓是否成功。①胸痛在 2h 内基本消失；②心电图 ST 段于 2h 内回降＞50%；③2h 内出现再灌注性心律失常，如窦性心动过缓、加速性室性自主心律、房室传导阻滞或束支传导阻滞突然改变或消失；④肌钙蛋白 I（cTnI）或肌钙蛋白 T（cTnT）峰值提前至发病后 12h 内，血清 CKMB 峰值提前出现（14h 以内）。上述 4 项中，②和④最重要。也可根据冠状动脉造影直接判断溶栓是否成功。

2. 有出血的危险 与使用抗凝药物、各类置管有关。

（1）术肢制动，并向患者解释重要性，以取得合作。

（2）固定好各类置管，并严密观察伤口有无出血、渗血或术区有无血肿。

（3）严密监测生命体征。

（4）随时观察患者的口腔黏膜有无出血，或痰中带血丝，或出现血尿。

（5）如有出血情况，及时通知医师，并立即配合医师给予积极的处理。

3. 活动无耐力 与心肌氧耗的供需失调有关。

（1）评估进行康复训练的适应证：住院期间开始康复的指征包括过去的 8h 内没有新的或再发胸痛；肌钙蛋白水平无进一步升高；没有出现新的心衰失代偿先兆（静息呼吸困难伴湿啰音）；过去 8h 内没有新的、明显的心律失常或心电图动态改变；静息心率 50～100 次/分；静息血压 90～150mmHg/60～100mmHg；血氧饱和度＞95%。

（2）解释合理运动的重要性：目前主张早期运动，实现早期康复。向患者讲明活动耐力恢复是一个循序渐进的进程，既不能操之过急，过早或过度活动，也不能因担心病情而不敢活动。急性期卧床休息可减轻心脏负荷，减少心肌耗氧量，缩小梗死范围，有利于心功能的恢复。病情稳定后应逐渐增加活动量，可促进侧支循环的形成，提高活动耐力。适宜的运动能降低血中胆固醇浓度和血小板聚集率，减缓动脉硬化和血栓形成，避免再发 AMI，也能辅助调整 AMI 后患者的情绪，改善睡眠和饮食，增强其康复信心，提高生活质量，延长存活时间。

（3）制订个体化运动处方：推荐住院期间 4 步早期运动和日常生活指导计划。A 级：上午取仰卧位，双腿分别做直腿抬高运动，抬腿高度为 30°，双臂向头侧抬高深吸气，放下慢呼气，5 组/次；下午取床旁坐位或站立 5min。B 级：上午床旁站立 5min；下午床旁行走 5min。C 级：床旁行走每次 10min，2 次/天。D 级：病室内活动，每次 10min，2 次/天。

（4）活动中监测：住院患者运动康复和日常活动指导必须在心电、血压监护下进行。避免或停止运动的指征：运动时心率增加＞20 次/分；舒张压≥110mmHg；与静息比较收缩压升高＞40mmHg 以上，或收缩压下降≥10mmHg；明显的室性或房性心动过速；二或三度房室传导阻滞；心电图有 ST 段动态改变；存在不能耐受的症状，如胸痛、心悸、气短、头晕等。

4. 便秘　与活动少、绝对卧床有关。

（1）评估排便情况：如排便的次数、性状及排便难易程度，以及平时有无习惯性便秘、是否服用通便药物。

（2）指导患者采取通便措施：合理饮食，及时增加富含纤维素的食物，如水果、蔬菜的摄入；无糖尿病者每天清晨给予蜂蜜 20ml 加温开水同饮；适当腹部按摩（按顺时针方向）以促进肠蠕动。一般在患者无腹泻的情况下常规应用轻泻药，以防止便秘时用力排便导致病情加重。床边使用坐便器比床上使用便盆较为舒适，可允许患者床边使用坐便器，排便时应提供隐蔽条件，如屏风遮挡。一旦出现排便困难，应立即告知医护人员，可使用开塞露或低压盐水灌肠。

5. 知识缺乏　缺乏疾病相关知识。

（1）给患者讲解疾病相关知识。

（2）发放宣传手册。

（3）把疾病预防知识渗透到日常生活护理当中，加强、加深患者的理解。

（4）同时不放松对患者家属的健康宣教。

6. 焦虑/恐惧　与担心疾病愈后及无家属陪伴有关。

（1）简要解释病情及治疗方案：医护人员简要解释 AMI 的疾病特点与治疗配合要点，说明不良情绪会增加心肌耗氧量而不利于病情的控制。

（2）环境介绍：向患者说明 CCU 的良好诊疗条件和先进技术，告知患者其病情的任何变化都在医护人员的严密监护之下，患者可以安心休息，有不舒适及时告诉医护人员即可。

（3）心理疏导：允许患者表达内心感受，给予目光交流、肢体接触、语言安慰等心理支持手段，鼓励患者树立战胜疾病的信心。医护人员工作应紧张有序，给患者以信赖感，避免忙乱而带给患者不安全感。妥善安排探视时间，给予亲情抚慰。

（4）减少干扰：将监护仪的报警声尽量调低，医护人员应轻声细语，以免影响患者休息，增加患者的心理负担。烦躁不安者可肌内注射地西泮使患者镇静。

7. 潜在并发症　猝死。

急性期应严密心电监测，及时发现心率及心律的变化。在 AMI 溶栓治疗后 24h 内易发生再灌注性心律失常，特别是在溶栓治疗即刻至溶栓后 2h 内应设专人床旁心电监测。发现频发室性期前收缩、成对出现或呈非持续性室速、多源性或 R-on-T 现象的室性期前收缩及严重的房室传导阻滞时，应立即通知医师，遵医嘱使用利多卡因等药物，警惕室颤或心搏骤停、心源性猝死的发生。监测电解质和酸碱平衡状况，因电解质紊乱或酸碱平衡失调时更容易并发心律失常。准备好急救药物和抢救设备，如除颤器起搏器等，随时准备抢救。

8. 潜在并发症　心力衰竭。

AMI 患者在起病最初几天，甚至在梗死演变期可发生心力衰竭，特别是急性左心衰竭。应严密观察患者有无呼吸困难、咳嗽、咳痰、少尿、颈静脉怒张、低血压、心率加快等，听诊肺部有无湿啰音。避免情绪激动、饱餐、用力排便等可加重心脏负担的因素。一旦发生心力衰竭，则按心力衰竭进行护理。

三、对患者进行评估，口述可以为患者进行的护理操作

（一）评估内容

1. 健康史

（1）本次发病特点与目前病情：评估患者此次发病有无明显的诱因、胸痛发作的特征，尤其是起病的时间、疼痛剧烈程度、是否进行性加重，有无恶心、呕吐、乏力、头晕、呼吸困难等伴随症状，是否有心律失常、休克、心力衰竭的表现。

（2）患病及治疗经过：评估患者有无心绞痛发作史、患者患病的起始时间、患病后的诊治过程、是否遵从医嘱治疗、目前用药及有关的检查等。

（3）危险因素评估：包括患者的年龄、性别、职业；有无家族史；了解患者有无肥胖、血脂异常、高血压、糖尿病等危险因素；有无摄入高脂饮食、吸烟等不良生活习惯，是否有充足的睡眠，有无锻炼身体的习惯；排便情况；了解工作与生活压力情况及性格特征等。

（4）心理-社会状况：AMI 时胸痛程度异常剧烈，患者可有濒死感，或行紧急溶栓、介入治疗，由此产生恐惧心理。由于 AMI 使患者活动耐力和自理能力下降，生活上需要照顾；患者入院后住 CCU，需面对一系列检查和治疗，加上对预后的担心、对工作与生活的顾虑等，患者易产生焦虑。

2. 身体评估

（1）一般状态：观察患者的精神意识状态，尤其注意有无面色苍白、表情痛苦、大汗或神志模糊、反应迟钝，甚至晕厥等表现。

（2）生命体征：观察体温、脉搏、呼吸、血压有无异常及其程度。

（3）心脏听诊：注意心率、心律、心音的变化，有无奔马律、心脏杂音及肺部啰音等。

3. 实验室及其他检查

（1）心电图：心电图是否有 MI 的特征性、动态性变化，对下壁心肌梗死者应加做右胸导联，判断有无右心室梗死。连续心电监测观察有无心律失常等。

（2）血液检查：定时抽血检测血清心肌标志物；评估血常规检查有无白细胞计数增高；血清电解质、血糖、血脂等有无异常。

（二）可能的护理操作

吸氧、心电监护、静脉输液、动/静脉血标本采集。

第五节　高血压患者的护理

【学习目标】

认知目标：能陈述高血压的定义；列举高血压患者常见的诱因；解释高血压出现临床表现的病

理过程；讨论高血压患者可能出现的护理诊断；应用所学的知识为高血压患者实施护理计划。

技能目标：能为患者测量血压；能为患者选择最需要的护理操作。

情感目标：能注意到患者的不良情绪；能积极参与患者的护理计划；在护理患者过程中遵守伦理原则。

一、病例导入

姓名：张某　性别：男　　年龄：28岁　婚姻：已婚

籍贯：湖北　职业：自由职业　身高：171cm　体重：80kg

【现病史】 患者于2年前发现血压升高，最高血压为160/110mmHg，无头晕、头痛、恶心、呕吐等不适，口服贝那普利片10mg，1次/日，血压控制不详。4个月前患者出现头晕，呈昏沉感，持续时间数分钟到数小时，无视物旋转、恶心、呕吐，无耳鸣、出汗，无头痛、肢体活动障碍、言语不利，无胸闷、胸痛、心悸、气短。今日就诊于我院门诊，查血压 180/110mmHg，为进一步诊治，门诊以“高血压危象”收入我科。

【既往史】 2型糖尿病病史2年，口服二甲双胍及阿卡波糖控制血糖，血糖控制可。否认外伤手术史，否认肝炎、结核病史。否认药物及食物过敏史。

【体格检查】 体温36.3℃，脉搏77次/分，血压151/88mmHg，呼吸18次/分。神志清，查体合作，皮肤、巩膜无黄染，浅表淋巴结未触及肿大。口角无明显歪斜，伸舌居中，颈软，颈静脉未见充盈，颈动脉未闻及杂音，双肺呼吸音清，未闻及干、湿啰音，心率77次/分，心律齐，未闻及杂音，双下肢不肿，双侧足背动脉搏动正常。

【辅助检查】 血同型半胱氨酸测定示 tHcy 28.66μmol/L↑；肾功能：CREA 62μmol/L↓，GLU 8.50mmol/L↑；血脂：TG 2.23mmol/L↑，HDL-C 0.87mmol/L↓，LDL-C 3.64mmol/L↑，TCHOL 5.14mmol/L；糖化血红蛋白：HBA1c 7.0%↑。心脏彩超：LA34mm，LV43mm，RA35mm，RV37mm，EF65%；二尖瓣轻度反流；左心室舒张功能、收缩功能测值正常。24h 血压监测：全天平均118/71mmHg，白天平均120/72mmHg，夜晚平均109/69mmHg；夜间收缩压及舒张压负荷值升高；血压昼夜波动节律减弱。

二、以问题为中心的学习

问题1.什么是高血压？高血压的病因有哪些？

高血压分为原发性高血压（primary hypertension）和继发性高血压（secondary hypertension）。原发性高血压是以体循环动脉压升高为主要临床表现的心血管综合征，通常称为高血压。继发性高血压指由某些确定的疾病或病因引起的血压升高，占所有高血压患者的5%。

临床上，原发性高血压的病因为多因素，流行病学研究发现高血压与下列因素有关：①遗传因素；②环境因素，如饮食、精神应激、吸烟；③其他因素，如肥胖、药物、年龄、阻塞性睡眠呼吸暂停综合征（OSAHS）等。常见继发性高血压的病因包括：①肾脏疾病，如肾小球肾炎、肾盂肾炎、结缔组织病、糖尿病肾病、先天性疾病（多囊肾）；②内分泌疾病，如原发性醛固酮增多症、嗜铬细胞瘤、库欣综合征、肾上腺变态综合征、甲状腺功能亢进；③颅脑病变，如颅脑肿瘤、颅内压增高、脑干感染动脉；④动脉疾病，如肾动脉狭窄、主动脉狭窄、多发性大动脉炎；⑤其他，如药物（避孕药、甘草、拟交感神经药）、红细胞增多症、高血钙、妊娠高血压综合征等。

血压水平的分类和定义见表3-6。

表 3-6　血压水平分类和定义（单位：mmHg）

分类	收缩压		舒张压
正常血压	＜120	和	＜80
正常高值血压	120～139	和（或）	80～89
高血压	≥140	和（或）	≥90
1 级高血压（轻度）	140～159	和（或）	90～99
2 级高血压（中度）	160～179	和（或）	100～109
3 级高血压（重度）	≥180	和（或）	≥110
单纯收缩期高血压	≥140	和（或）	＜90

问题 2.患者目前符合“高血压”诊断的临床表现（临床表现和辅助检查等）有哪些？

在本病例中，患者于 2 年前发现血压升高，最高血压为 160/110mmHg，4 个月前患者出现头晕，呈昏沉感，持续时间数分钟到数小时，入院当日就诊于我院门诊，查血压 180/110mmHg，血同型半胱氨酸测定示 tHcy 28.66μmol/L↑，24h 血压监测显示夜间收缩压及舒张压负荷值升高，由此可作出诊断。

问题 3.治疗“原发性高血压”的方法有哪些？所使用药物的种类和用途是什么？

1. 治疗性生活方式干预

（1）合理饮食。限制钠盐摄入，一般每天摄入食盐量以不超过 6g 为宜；减少膳食脂肪，少吃或不吃肥肉和动物内脏；补充适量蛋白质，多吃蔬菜及水果，摄入足量钾、镁、钙；限制饮酒和戒烟，一般正常人群应不饮酒，如饮酒，应少于每日 30g 乙醇（约相当于 50g 白酒）。

（2）减轻体重。通过降低热量的摄入、加强体育活动等方法达到减轻体重的目的，体重指数（BMI）控制在 24 以下。

（3）适当运动，有利于血压下降，且对减轻体重、增强体力、降低胰岛素抵抗有利。运动频度（每周运动的次数）一般为 3～5 次，每次持续 20～60min。

（4）注意生活规律和劳逸结合，控制紧张情绪，避免过于紧张的脑力劳动。指导患者使用放松技术，如心理训练、音乐治疗、缓慢呼吸等。

（5）减轻精神压力，保持心理平衡。

2. 药物治疗　小剂量开始、优先选择长效药、联合用药、个体化治疗。

（1）利尿药：抑制肾小管对钠和水的重吸收，使血容量减少，心排血量减低，血压恢复正常。常用的有氢氯噻嗪和氯噻酮。长期应用可引起各种代谢副作用，如低钾血症等。

（2）β 受体阻滞药：其降压作用可能是通过抑制中枢和周围的肾素-血管紧张素-醛固酮系统（RAAS），以及血流动力学自动调节机制。常用的有美托洛尔、阿替洛尔、比索洛尔、卡维地洛、拉贝洛尔。副作用主要有心动过缓、乏力、四肢发冷。

（3）钙通道阻滞药：又称钙拮抗药，是通过阻滞钙离子内流和细胞内钙离子移动而影响心肌和平滑肌细胞收缩，使心肌收缩性降低，外周血管扩张，阻力下降，血压下降。常用的有硝苯地平、维拉帕米和硫氮唑酮。主要副作用有面部潮红、头痛、下肢水肿、心动过速。

（4）血管紧张素转化酶抑制药：主要是通过抑制周围和组织的血管紧张素转换酶而使血管紧张素Ⅱ生成减少。常用的有卡托普利、依那普利。不良反应主要是刺激性干咳和血管性水肿。

（5）血管紧张素Ⅱ受体拮抗药：降压作用主要是通过阻滞组织的血管紧张素Ⅱ受体亚型 AT1，具有强的缩血管作用，使醛固酮生成和分泌增加，起到水钠潴留和使交感神经发放冲动增加的作用。常用的有氯沙坦，与药物有关的不良反应很少。

问题 4.入科后护士对该患者的评估重点有哪些？

1. 根据患者提供的信息及现病史，重点评估患者的发病原因。

2. 健康史的采集

（1）评估有关高血压的危险因素、患高血压的经过和治疗情况、家族史、与心血管有关的其他危险因素，询问发病年龄、既往最高血压值及伴随症状、服用药物的效果及相关知识的了解程度。

（2）既往史：2 型糖尿病病史 2 年，口服二甲双胍及阿卡波糖控制血糖，血糖控制可。否认外伤手术史，否认肝炎、结核病史。否认药物及食物过敏史。

（3）心理-社会状况：收集患者的职业、压力、家庭、工作和经济情况，了解患者的性格，有无焦虑、恐惧、愤怒、抑郁；了解患者对疾病的认识，判断疾病对患者的心理产生什么影响。

3. 体格检查及辅助检查内容

（1）体格检查：体温 36.3℃，脉搏 77 次/分，血压 151/88mmHg，呼吸 18 次/分，神志清楚，颈静脉未见充盈，颈动脉未闻及杂音，双肺呼吸音清，未闻及干、湿啰音。

（2）辅助检查：血液检查、超声心动图、动态血压监测。

问题 5.目前患者存在的护理诊断有哪些？并分析护理问题的相关因素（生理、病理、精神、心理、环境等）。

1. 潜在并发症 高血压急重症。

2. 有受伤的危险 与头晕、直立性低血压、视物模糊、意识改变等有关。

3. 知识缺乏 缺乏饮食、药物、治疗等知识。

4. 焦虑 与血压控制不满意及发生并发症有关。

5. 营养失调 高于机体需要量，与摄入过多、缺少运动有关。

问题 6.针对以上护理诊断，你认为应该采取哪些护理措施？

1. 密切观察生命体征、瞳孔、意识及肢体活动，一旦发现异常，立即通知医师。观察患者头痛情况，避免发生跌倒受伤。监测血压，观察患者有无高血压脑病、高血压危象的表现。

2. 药物治疗

（1）迅速降压：静脉给药逐步降压，1h 内血压降低 25%，2～6h 降至安全水平，24～48h 降至正常水平。

（2）有高血压脑病时，给予脱水药，如甘露醇，亦可用快速利尿药，如呋塞米 40mg 静脉注射。

（3）烦躁、抽搐者给予地西泮、苯巴比妥类药物肌内注射或水合氯醛保留灌肠。

3. 指导患者预防直立性低血压的方法，包括避免长时间站立，尤其在服药后最初几小时；改变姿势时，动作宜缓慢；服药时间选在平静休息时，服药后休息一段时间再下床活动；避免用过热的水洗澡或蒸汽浴、不宜大量饮酒。

（1）发生直立性低血压时的处理方法，指导患者在直立性低血压发生时采取头低足高位平卧，抬高下肢超过头部，促进下肢血液回流。

（2）患者有头晕、眼花、耳鸣等症状时，应卧床休息，上厕所或外出时有人陪伴，若头晕严重，应协助患者在床上大小便。伴恶心、呕吐的患者，应将痰盂放在患者伸手可及处，呼叫器也应放在患者手边，防止取物时摔倒。

（3）避免潜在的危险因素，如剧烈运动、迅速改变体位、有障碍物、地面滑、厕所无扶手等，必要时病床加用床栏。

4. 治疗性生活方式干预

（1）合理饮食，限制钠盐摄入，一般每天摄入食盐量以不超过 6g 为宜；减少膳食脂肪，少吃或不吃肥肉和动物内脏；补充适量蛋白质，多吃蔬菜及水果，摄入足量钾、镁、钙，每人每日吃新鲜蔬菜 400～500g，喝牛奶 500ml，可以补充钾 1000mg 和钙 400mg；限制饮酒和戒烟，一般正常人群应不饮酒，如饮酒，应少于每日 30g 乙醇（约相当于少于 50g 白酒）。

（2）减轻体重，可通过降低每日热量的摄入、加强体育活动等方法达到减轻体重的目的。尽量将体重指数（BMI）控制在 24 以下。

（3）适当运动，运动不仅有利于血压下降，且对减轻体重、增强体力、降低胰岛素抵抗有利。运动频度一般为 3～5 次，每次持续 20～60min。

（4）注意生活规律和劳逸结合，控制紧张情绪，避免过于紧张的脑力劳动。指导患者使用放松技术，如心理训练、音乐治疗、缓慢呼吸等。

5. 心理护理

（1）了解患者对疾病的认知，判断疾病对患者心理的影响，告知患者高血压的治疗原则是使患者改善生活方式，并用药物使血压降至正常范围，防止和减少心、脑血管及肾脏并发症，降低病死率和病残率。

（2）举例告知患者高血压的相关并发症，告知其护理目标是及早发现并发症，使患者可主动寻求健康帮助，能够明确高血压的危害，明确药物治疗的重要性，了解药物的作用、副作用。

（3）尽量减少外界压力刺激，创造轻松、和谐的气氛。

（4）必要时寻找合适的支持系统，如单位领导和家属对患者进行安慰和关心。

三、对患者进行评估，口述可以为患者进行的护理操作

（一）评估内容

1. 健康史

（1）一般资料：年龄、性别、身高、体重。

（2）患高血压的经过和治疗情况、家族史、与心血管有关的其他危险因素，询问发病年龄、既往最高血压值及伴随症状、服用药物的效果及相关知识的了解程度。

（3）生命体征：体温、脉搏、呼吸、血压。

2. 身体评估

（1）循环系统症状有无出现乏力、头晕、头痛、眩晕、心悸等症状。

（2）皮肤、巩膜有无黄染，以及浅表淋巴结有无肿大、口角有无明显歪斜、颈静脉有无充盈、颈动脉是否闻及杂音等。

3. 心理-社会状况　根据高血压的病因，评估患者对疾病的认识，判断疾病对患者心理产生的影响，患者是否焦虑、恐惧、愤怒、抑郁。

（二）可能的护理操作

心电监护、静脉输液、静脉血标本采集、微量泵的使用、生命体征测量。

第六节　血管疾病患者的护理

【学习目标】

认知目标：能陈述下肢静脉曲张的定义；列举常见下肢静脉曲张的病因；解释下肢静脉曲张的发病机制；讨论下肢静脉曲张患者可能出现的护理诊断；应用所学的知识为下肢静脉曲张患者实施护理计划。

技能目标：能尝试模仿为患者进行评估；能为患者提供符合病情需求的护理操作。

情感目标：能注意到患者的不良情绪；能积极参与患者的护理计划；在护理患者过程中遵守伦理原则。

一、病例导入

姓名：王某　性别：女　　年龄：53 岁　婚姻：已婚

籍贯：湖北　职业：自由职业　身高：151cm　体重：55kg

主诉：发现左下肢浅静脉迂曲、扩张 20 余年。

【现病史】 患者于 20 余年前无明显诱因发现左下肢浅静脉扩张，伴有左下肢轻度胀痛，未诉其他特殊不适，以直立行走时明显，休息后可缓解，先是集中一处，而后沿血管走行，逐渐加重，当时未予治疗，而后曲张血管增多并迂曲成团。今患者为求系统治疗来我院，门诊以“左下肢静脉曲张”收入我院。

【既往史】 近期诊断为高血压，最高血压 200/90mmHg，规律服药百普乐和马来酸左氨氯地平分散片，自诉血压控制可；否认心脏病、糖尿病病史，否认乙肝、结核等传染病史；否认药物、食物过敏史；曾分别于 1987 年、1989 年行烧伤后植皮手术。

【初步诊断】 左下肢静脉曲张、高血压病 3 级极高危组。诊断依据：左下肢浅静脉扩张、迂曲、伸长，未见明显色素沉着，右下肢无肿胀、无压痛、活动可，生理反射存在、对称，病理反射未引出；有明确的既往史。故考虑上述诊断。

【辅助检查】 给予血常规、粪/尿常规、肝肾功/电解质、术前九项、凝血功能，左下肢深静脉顺行造影、心电图、胸部 X 线等检查。血细胞分析：Hb 153g/L↑；凝血全套：APTT 31.9s↑；肝功：正常；肾功：GLU 6.10mmol/L↑；经皮选择性静脉造影术（顺行）左下肢深静脉通畅，浅静脉曲张，静脉瓣膜功能良好。

治疗经过：入院后积极完善相关检查，排除手术禁忌证，行左下肢大隐静脉射频消融术+大隐静脉闭合术+海绵状血管瘤切除+血管瘤硬化剂注射治疗。术后给予口服利伐沙班抗凝治疗，嘱患者活动 0.5～1h。

术后患者未诉特殊不适，左下肢包扎敷料干燥，无明显渗血、渗液。病情平稳，术后恢复可，给予出院办理。

二、以问题为中心的学习

问题 1.什么是下肢静脉曲张？下肢静脉曲张的病因有哪些？

下肢静脉由浅静脉、深静脉、肌间静脉和连接深-浅静脉之间的交通支静脉组成，其血液回流主要依赖于静脉瓣膜向心单向开放功能、肌关节泵的动力作用、胸膜腔内负压和心脏舒缩搏动等因素的共同作用。下肢静脉曲张（varix of lower limb）是指下肢浅静脉因血液回流障碍而引起的以静脉扩张和迂曲为主要表现的周围血管疾病。好发于长期从事重体力劳动和久站、久坐的人群。

病因与发病机制：先天性或后天性因素所致的静脉壁薄弱、静脉瓣膜结构缺陷是引起静脉曲张的主要原因。下肢静脉曲张分为原发性和继发性两大类，原发性又称单纯性下肢静脉曲张，临床上最多见。

1. 原发性下肢静脉曲张

（1）先天因素：静脉壁薄弱和静脉瓣膜缺陷是全身结缔组织薄弱的一种表现，与遗传因素有关。有些患者下肢静脉瓣膜稀少，有的甚至完全缺如，造成静脉血逆流。

（2）后天因素：长期站立工作、重体力劳动、妊娠、慢性咳嗽、习惯性便秘等，都可使静脉瓣膜承受过度的压力，逐渐松弛而关闭不全，血液反流，导致下肢浅静脉循环血量超负荷，静脉内压力升高，静脉扩张、迂曲。

2. 继发性下肢静脉曲张

（1）下肢深静脉的病变，使深静脉回流受阻，血液逆流入浅静脉所致，如下肢深静脉瓣膜功能不全、深静脉炎症、深静脉血栓形成后综合征等。

（2）其他原因则继发于深静脉外的病变，如盆腔内肿瘤及妊娠子宫压迫髂外静脉或先天性动静脉瘘，均可引起下肢浅静脉曲张。

问题 2.下肢静脉曲张的护理评估与辅助检查哪些？

1. 健康史

（1）一般情况：评估患者的生活习惯、职业及工作特点，了解是否存在长时间站立、久坐或从事重体力工作等发病因素。

（2）患肢情况：是否存在长时间站立后患肢小腿沉重、酸胀、乏力和疼痛等情况；是否出现过曲张静脉破裂出血，患肢经久不愈的溃疡。

（3）既往史：是否有长期慢性咳嗽、习惯性便秘、终末期肝病或大量腹水等情况。

2. 身体状况　小腿静脉曲张的部位和程度；患肢有无酸胀、沉重、乏力等感觉；局部皮肤的营养状态，患肢足靴区皮肤有无萎缩、脱屑、瘙痒、色素沉着和硬结；局部有无并发症，如血栓性浅静脉炎、湿疹和溃疡、曲张静脉破裂出血等；患肢血液循环，包括患肢远端皮肤的温度、色泽、动脉搏动、感觉有无异常；局部伤口有无渗血，有无红、肿、压痛等感染征象。

3. 辅助检查

（1）特殊检查：为了鉴别下肢静脉曲张的性质，了解浅静脉瓣膜功能、深静脉回流和交通支静脉瓣膜功能情况，常需要做以下静脉瓣膜功能试验。①大隐静脉瓣功能试验（Brodie-Trendelenburg test）：患者平卧，抬高患肢使静脉排空，在大腿根部扎止血带以阻断大隐静脉，然后患者站立，迅速松开止血带。如出现自上而下的静脉逆向充盈，提示瓣膜功能不全；如在未松开止血带前，止血带下方的静脉在 30s 内已充盈，则表明交通静脉瓣膜关闭不全。②佩尔特斯试验（Perthes test）：也称为深静脉通畅试验，患者取站立位，用止血带阻断大腿浅静脉主干，嘱患者用力踢腿或做下蹬活动连续 10 余次，迫使浅静脉血液向深静脉回流，使曲张静脉排空。如曲张的静脉迅速消失或明显减轻，且无下肢坠胀感时，即表示深层静脉通畅且交通支静脉完好；如在活动后浅静脉曲张更为明显，张力增高，甚至有胀痛，则表明深静脉不畅通。③交通静脉瓣膜功能试验（Pratt test）：患者平卧，抬高患肢，在大腿根部扎止血带，由足趾端向腘窝缚缠第一根弹力绷带，再自止血带处向下缚缠第二根弹力绷带，让患者站立，一边向下解开第一根弹力绷带，一边向下继续缚缠第二根弹力绷带，如果在两根绷带之间的间隙内出现曲张静脉，即表明该处的交通静脉瓣膜功能不全。

（2）影像学检查：多普勒超声检查是临床常用的无创检查，有助于了解深静脉瓣膜功能状态。下肢静脉造影是一种创伤性检查，也是目前诊断下肢静脉曲张最可靠的方法，它可以准确了解疾病性质、程度、范围和血流动力学变化情况。

4. 心理-社会状况　下肢静脉曲张是否影响生活与工作；患者是否因慢性溃疡或创面经久不愈而焦虑；患者对本病防治知识的了解程度。

问题 3.治疗“下肢静脉曲张”的方法有哪些？所采用的手术方式有哪些？

治疗原则是促进静脉回流、及时处理并发症。治疗方法包括促进静脉回流的非手术治疗和手术治疗。对于病程短、症状轻的患者，或有手术禁忌、深静脉功能不全以及妊娠期妇女宜采取非手术治疗。

1. 促进下肢静脉回流，改善活动能力

（1）穿弹力袜或扎弹力绷带：指导患者行走时坚持穿弹力袜或使用弹力绷带，以促进静脉回流。穿弹力袜时，应先平卧并抬高患肢，待曲张静脉的血液充分回流后再穿戴，注意弹力袜的厚薄、压力及长短应符合患者的腿部情况。弹力绷带应自下而上包扎，注意保持合适的松紧度，以不妨碍关节活动、能扪及足背动脉搏动和保持足部正常皮肤温度为宜。传统手术后弹力绷带一般需维持 2 周，激光术后 5d，射频消融术后 1～2d。

（2）保持合适的体位：维持良好的姿势，坐时双膝交叉不宜过久；避免久站、久坐，适当进行运动；休息时抬高患肢，以利于静脉回流。术后 24～48h 开始早期下地活动。

（3）去除腹压升高的因素：避免长期站立、保持排便通畅、及时治疗慢性咳嗽和大量腹水，降低腹压，有利于下肢静脉回流。

2. 预防或处理创面感染 ①观察患肢情况：观察患肢远端皮肤的温度、颜色及是否有肿胀、渗出，以及局部有无感染征象；②加强皮肤的护理：预防下肢创面继发感染，做好皮肤湿疹和溃疡的治疗和换药，促进创面愈合。

3. 去除曲张静脉，防止复发 手术治疗适用于深静脉畅通、无手术禁忌的患者。传统常用的手术方法是行大隐静脉或小隐静脉高位结扎并曲张静脉剥脱术。近年来，根据患者病情可以选择使用静脉旋切刨吸术、腔内激光闭合术或采用射频、电凝、静脉硬化治疗等方法，与传统手术比较具有安全、有效、微创的优势。

4. 并发症的观察与护理

（1）血栓性静脉炎：曲张静脉内血流缓慢，容易引起血栓，一旦发生后应卧床休息，抬高患肢，同时应用有效抗生素，严禁按摩局部。

（2）出血：大多发生于足踝区及踝部。曲张静脉在受到轻微外伤时就会破裂出血。因静脉内压力较高而出血速度快，需抬高患肢和加压。

（3）溃疡形成：有溃疡者，应保持创面清洁，加强换药，控制感染。避免皮肤损伤，皮肤出现湿疹样改变时，应积极药物治疗，尽量防止抓伤皮肤。

（4）肺栓塞：对于继发下肢深静脉血栓形成的患者，应警惕发生肺栓塞，积极采取预防措施：①非手术治疗者，从发病之日起应严格卧床2周；②严禁按摩患肢；③禁止施行对患肢有压迫的检查。

问题4.目前患者存在的护理诊断有哪些？并分析护理问题的相关因素。

1. 活动无耐力 与下肢静脉曲张致血液淤滞有关。

2. 知识缺乏 缺乏疾病的预防知识。

3. 潜在并发症 静脉血栓。

问题5.针对以上护理诊断，你认为应该采取哪些护理措施？

1. 避免久站、久坐，平时保持良好的姿势，从事长期站立、重体力劳动职业者，休息时应抬高下肢。进行适当的体育锻炼，不用过紧的腰带、穿过紧的内裤，以促进静脉回流和侧支循环建立。

2. 坚持使用弹力袜。非手术治疗的患者应坚持长期使用弹力袜；术后患者宜继续使用1～3个月。

3. 保护患肢活动时，尽量避免外伤引起曲张静脉破裂出血。

4. 养成良好的饮食习惯，保持排便通畅，控制体重。

5. 遵医嘱口服利伐沙班，需关注以下注意事项：在整个抗凝治疗过程中①不可随意停药，提前停用利伐沙班将使血栓栓塞事件风险升高；②观察是否出现黏膜出血（即鼻出血、牙龈出血、胃肠道出血、泌尿生殖道出血（包括异常阴道出血或月经量增多）和贫血。除进行充分的观察之外，遵医嘱定期复查。

三、对患者进行评估，口述可以为患者进行的护理操作

（一）评估内容

1. 健康史 术前重点询问心功能状态、术后重点了解术中情况。

（1）一般情况：评估患者的生活习惯、职业及工作特点，了解是否存在长时间站立、久坐或从事重体力工作等发病因素。

（2）患肢情况：是否存在长时间站立后患肢小腿沉重、酸胀、乏力和疼痛等情况；是否出现过曲张静脉破裂出血、患肢经久不愈的溃疡。

（3）既往史：是否有长期慢性咳嗽、习惯性便秘、终末期肝病或大量腹水等情况。

2. 身体评估 小腿静脉曲张的部位和程度；患肢有无酸胀、沉重、乏力等感觉；局部皮肤的营养状态，患肢足靴区皮肤常有萎缩、脱屑、瘙痒、色素沉着和硬结；局部有无并发症，如血栓性

浅静脉炎、湿疹和溃疡、曲张静脉破裂出血等；患肢血液循环，包括患肢远端皮肤的温度、色泽、动脉搏动、感觉有无异常；局部伤口有无渗血，有无红、肿、压痛等感染征象。

3. 辅助检查　关注多普勒超声检查结果、血液生化检查的阳性结果。通过下肢静脉造影了解疾病的性质、程度、范围和血流动力学变化情况。

4. 心理-社会状况　下肢静脉曲张是否影响生活与工作；患者是否因慢性溃疡或创面经久不愈而焦虑；患者对本病防治知识的了解程度。

（二）可能的护理操作

静脉输液、动/静脉血标本采集、生命体征测量。

第七节　心脏血管手术患者的护理

【学习目标】

认知目标：能陈述体外循环的定义；体外循环装置、对机体的影响；列举低温的分类及并发症；讨论心脑血管患者手术前、后的护理诊断；应用所学的知识为心血管患者实施护理计划。

技能目标：能尝试模仿为患者进行操作；能为患者选择最需要的护理操作。

情感目标：能注意到患者的不良情绪；能积极参与患者的护理计划；在护理患者过程中遵守伦理原则。

一、病　例　导　入

姓名：邓某　性别：男　　年龄：68 岁　　婚姻：已婚

籍贯：湖北　职业：其他　身高：168cm　体重：78kg

【现病史】　患者于 2d 前夜间休息时突发胸痛不适，位于胸骨下段，呈闷痛，伴后背痛，伴双上肢酸痛，伴气短，自服速效救心丸后稍缓解，症状持续 2h 余完全缓解，患者未予在意，未行特殊诊治。昨日中午在行走时再发上述症状，持续 1h 缓解，至当地医院就诊，完善相关检查，诊断为急性非 ST 段抬高心肌梗死，给予阿司匹林肠溶片+硫酸氢氯吡格雷+瑞舒伐他汀钙片等治疗。今日上午再发上述症状，持续 30min 缓解，为求进一步诊治，以“急性非 ST 段抬高心肌梗死”收入病区。

【既往史】　有高血压病史 30 余年，最高达 200/130mmHg，近期服用缬沙坦控制，目前服用酒石酸美托洛尔等。否认糖尿病史。有吸烟史，已戒烟 40 年，偶有饮酒史。否认药物及食物过敏史。

【体格检查】　入科后测体温 36.3℃，心率 80 次/分，血压 157/115mmHg，呼吸 18 次/分。神志清楚，步入病房，查体合作，皮肤、巩膜未见黄染，皮肤未见出血点，浅表淋巴结未触及明显肿大。颈软，颈静脉未见充盈，颈动脉未闻及血管杂音。胸廓无畸形，胸壁无压痛，双肺呼吸音清，未闻及干、湿啰音，心界叩诊不大，心率 80 次/分，心律齐，未闻及明显杂音。腹平软，全腹无明显压痛及反跳痛，未触及包块，肝、脾肋下未及，双肾区无叩压痛，腹部未闻及血管杂音。双下肢无水肿。

治疗经过：患者完善术前准备，在全麻深低温体外循环下行冠状动脉旁路移植术，术后行呼吸机辅助呼吸，加强气道湿化，保持引流管通畅，抗生素抗感染治疗，阿司匹林及低分子肝素抗凝治疗，瑞舒伐他汀钙调脂治疗，比索洛尔及硝苯地平缓释片降压治疗，琥珀酸美托洛尔缓释片减慢心率，降低心肌耗氧治疗。

【辅助检查】　心电图示窦性节律、异常 Q 波、前间壁心肌梗死、T 波改变；心脏彩超示主动脉瓣退行性变、左心房大、多瓣膜反流、节段性室壁运动异常、心功能减低。颈、胸、腹血管彩超示双侧颈动脉硬化并斑块形成，右侧颈内动脉起始段狭窄；胸主动脉未见异常；腹主动脉可见节段硬化并斑块形成。血生化检查无异常。

二、以问题为中心的学习

问题 1.什么是体外循环，其工作方式及目的有哪些？对机体的影响有哪些？

广义的体外循环（extracorporeal circulation，ECC）是指将人体血液由体内引至体外，经过物理和化学处理后再注入体内，主要用于生命支持、器官替代和功能调控等。狭义的体外循环又称心肺转流，是将人体血液由体内引至体外进行气体交换和（或）循环，从而代替辅助循环和呼吸功能。主要用于心脏直视手术。

工作方式：通过体外循环装置将静脉血通过一根或两根插管引流至体外，在血液氧合器内进行有效的气体交换，经机械泵（滚压泵或离心泵）通过动脉管注入机体的过程。

体外循环可分为完全性或部分性。完全性体外循环指心脏停止跳动，全部静脉血引流至体外氧合再注入体内，主要应用于心脏手术，目的是形成良好的手术视野；部分性体外循环是指心脏跳动时，一部分血液引流至体外再注入体内，主要用于心肺支持，目的是减轻心脏负担，促进其功能恢复。

体外循环的基本目的是通过体外循环机提供有效的循环和呼吸支持，暂时代替整个或部分心、肺功能，为外科医师创造必需和良好的手术条件，或使心、肺得以充分休息，促进其功能恢复。

体外循环对机体的影响：体外循环过程是非生理性过程，在体外循环和低温过程中，机体可释放大量炎症介质，某些炎症介质可导致器官和组织，尤其是心、肺、血液系统不同程度的损害。体外循环过程中阻断、开放升主动脉，可导致心肌缺血再灌注损伤，再加上手术本身对心脏结构和功能的改变，可使心脏术后不同程度的水肿，严重者可导致收缩力减低，舒张功能减退，在 12～24h 达高峰，48～72h 慢慢消退。在体外循环过程中，机体由搏动性血流改变成为近乎平流，一些敏感器官会受影响，如脑、肾等器官。

问题 2.低温的分类有哪些？低温容易引起哪些并发症？

1. 低温的分类　一般将低温分为 3 类，即浅低温（32～35℃以上）、中低温（26～31℃）、深低温（20～25℃）以下。低温时，全身各系统器官功能减退，耗氧量降低，对缺血、缺氧的耐受性增强，有利于在阻断循环下行心脏手术。

2. 低温易引起的并发症

（1）严重心律失常：当体温低于 30℃时，心律失常（包括心室颤动）的发生率增多。低温麻醉时如能防止寒战反应和高度血管收缩、心肌供氧充足、体内酸碱平衡和钾离子浓度保持正常，对心室颤动可有预防作用。

（2）皮肤损害：温度低的皮肤受到机械性压迫时容易被损伤。

（3）胃肠道功能紊乱：低温时胃肠道血液淤滞，可影响胃肠道功能，以致手术后患者食欲缺乏，肠蠕动减弱，肠道充气、腹胀。

（4）复温时休克：复温时皮肤和皮下血管突然受热扩张，周围血管床增加，可使有效循环血量相对不足，回心血量减少致血压下降。这种情况尤其在手术中血容量不足未予纠正时，更易出现。

问题 3.入科时护士对该患者的评估重点有哪些？

1. 根据所评估患者的健康史，通过检查身体状况、查阅有关的辅助检查结果、评估心理-社会状态等，可以全面了解患者的病理生理变化、各器官的功能状态和患者的心理活动，及时发现和处理手术危险因素，以保证患者能够以良好的身心状态接受手术。

2. 健康史的采集　除了常规健康史的内容外，还应根据心脏血管手术的特殊性，手术前重点评估患者需做哪些术前准备、手术的危险因素等，以便有针对性地治疗和护理。

（1）心功能状态：评估患者的心功能状态，了解病情严重程度，有助于劳动能力的评定及治疗、护理措施的选择，以及患者预后的判断。

（2）心律失常：心脏血管疾病患者心律失常发生率较高，如房颤、室性期前收缩、心脏传导阻滞等。应注意评估心律失常的诱因、类型、持续时间、治疗情况、治疗效果等。安装永久起搏器的患者应了解起搏器的类型、工作状态、电池电量等。

（3）凝血机制及抗凝药物用药史：如长期心功能不全或酗酒会导致肝功能异常从而影响凝血功能，因此应评估患者住院期间是否仍服用阿司匹林或华法林等抗凝药物、合并血液系统疾病等情况。护士收集到这些资料，有助于观察有无出血倾向。

（4）吸烟史和肺功能：吸烟患者术后肺部并发症是非吸烟患者的 4 倍，术前应至少戒烟 2 周以上。合并慢性阻塞性肺疾病（COPD）、肺动脉高压、高龄、肥胖等患者均可能会延长术后呼吸机的使用时间，因此术前应进行肺功能检查，配合进行呼吸功能锻炼。

（5）既往史：评估患者有无以下病史。①糖尿病史：糖尿病是导致大动脉和微血管动脉硬化的主要原因，心血管外科患者中有 10%～40%患有糖尿病。合并糖尿病的患者会增加术后感染的可能性，因此术前应以饮食和药物控制血糖稳定。②高血压病史：高血压患者术中、术后易发生突发性高血压危象或危及生命的低血压，因此手术前应尽快调整血压，使之维持在满意水平。③神经系统疾病病史：脑血管疾病和既往脑卒中病史等对于术后判断神经系统并发症有重要意义。术前可请专科会诊，明确是否会影响心血管手术。④消化道出血病史：术中、术后应积极采取措施预防消化道出血，尤其是术后需要长期抗凝治疗的患者。⑤肾脏病史：心脏血管手术中可能发生大出血，或因手术需要及时阻断肾血流以及手术操作造成肾损伤，均可引起急性肾衰竭，因此术前检查肾功能十分重要。⑥其他：药物过敏史、输血史（尤其输血反应史）、既往手术史（尤其心脏手术史）等。

3. 身体状况

（1）生命体征

1）体温：体温升高提示有感染、炎症存在或散热不好；体温过低则提示循环功能不良或保温不够。

2）心率和脉率：心率过快时应注意是否有发热或心力衰竭；过缓时则应注意心律失常、药物影响等；脉搏短绌时提示心房颤动，应注意有无血栓栓塞等并发症。

3）呼吸：呼吸加快应注意是否有缺氧、心力衰竭或呼吸道感染；呼吸浅慢时应注意是否有呼吸抑制或呼吸衰竭。

4）血压：血压过高应提醒医师调整药物控制血压；血压过低应警惕心力衰竭的可能；上肢血压高于下肢血压，应注意排除主动脉弓狭窄或断畸形等；双上肢血压不同，可能提示锁骨下动脉狭窄，为冠状动脉旁路移植手术的禁忌。

（2）营养状态：根据患者的皮肤、毛发、皮下脂肪、肌肉发育等情况进行综合判断，患者术前营养状态与术后呼吸道并发症、伤口愈合不良、术后感染的发生率密切相关。

（3）体重和身高：手术前需要准确测量体重和身高，并计算出体表面积。体重应以患者空腹、卸除厚重衣物并且排尿后测定。体重和体表面积的测定不可忽视，除可评价患者的发育和营养状态外，还对体外循环灌注量以及患者的补液量和用药剂量等有重要意义。

（4）面容和表情、全身皮肤：观察有无二尖瓣面容、先天性心脏病及心、肺功能不全的缺氧表现；患者皮肤、黏膜有无出血点。

（5）胸部：既往胸部手术史。

（6）心脏血管：注意血管的杂音、四肢动脉搏动情况。

（7）腹部：注意有无腹部包块、有无颈静脉怒张等表现。

（8）练习床上翻身和起床：教会患者活动四肢，常规检查下肢静脉，为冠状动脉旁路移植术做准备。

（9）神经系统：应仔细询问有无脑神经方面的表现。

4. 辅助检查 实验室检查：血生化的各项指标。心电图：评价心率、心律、传导异常、心肌梗死等。影像学检查：胸部 X 线片、超声心动图、心导管检查、冠状动脉造影、CT 及磁共振等检查的阳性表现。

问题 4.患者的术前指导内容有哪些？

1. 协助患者接受各项术前检查。讲解术前检查的目的、注意事项，指导患者配合。

2. 为患者简单介绍手术的方法、手术的过程；讲解监护室的环境及和医护人员沟通的方法；简要讲解术后早期可能出现的状况及应对方法。

3. 功能锻炼和术后活动指导

（1）深呼吸训练：教会患者练习腹式呼吸、缩唇呼吸的方法。

（2）咳嗽训练：教会患者咳嗽，并指导其咳嗽时按压胸部以减轻疼痛。

（3）腿部运动：教会患者下肢蹬自行车运动或踝泵运动的方法，并讲解活动的目的；身体在带引流管情况下的翻身技巧，并讲解目的。

问题 5.术后患者存在的护理诊断有哪些？并分析护理问题的相关因素（生理、病理、心理、环境等）。

1. 体液不足　与术中、术后失血及利尿有关。

2. 气体交换障碍　与术前肺功能状态、体外循环对呼吸功能的影响、痰液黏稠、咳嗽无力等有关。

3. 体温过低/过高　与术后复温不足、环境温度低、机体循环灌注不良，以及机体炎症反应或感染有关。

4. 潜在并发症　低心排血量综合征及水、电解质、酸碱平衡紊乱。

问题 6.针对以上护理诊断，你认为应该采取哪些护理措施？

1. 体液不足　与术中、术后失血及利尿有关。

（1）严密监测反映血容量的各项指标和临床表现，及早发现低血容量等体液不足的表现。血容量不足时，患者常出现心率增快、心律失常、动脉血压下降或不稳定、CVP 和（或）左心房压（LAP）降低、尿量减少、颈静脉塌陷、皮肤湿冷、颜色发白、花斑等。

（2）胸腔引流液的观察。保持引流通畅，注意观察引流液的颜色、性质和量，并记录；定时挤压引流管，以免血块阻塞影响引流效果。如遇引流量超过 4ml/（kg·h），应及时报告医师，尽早手术止血；如胸腔积液量在 2～4ml/（kg·h），还可严密观察 2～3h；胸腔积液量突然减少，伴中心静脉压增高、血压下降、少尿、呼吸困难时，应怀疑心脏压塞，及时开胸探查。

（3）尿量的观察。严密监测每小时尿量、尿色，计算累计尿量。正常尿量＞1ml/（kg·h），如尿量＜0.5ml/（kg·h）为少尿。临床上如发现少尿、无尿，应综合其他临床表现判断是否存在血容量不足，应引起警惕。

（4）观察周围循环状态，肢体末梢皮肤的颜色、温度、湿度、弹性以及毛细血管充盈度等可反映外周的循环状态。

（5）记录每小时液体出入量，根据出入量以及各项临床指标判断血容量是否充足。

2. 气体交换障碍　与术前肺功能状态、体外循环对呼吸功能的影响、痰液黏稠、咳嗽无力等有关。

（1）呼吸机及人工气道管理。患者返回 ICU 后，护士应与麻醉师共同检查气管插管的位置是否正确，听诊肺部，判断气管插管是否在气道内。记录气管插管的深度并班班交接；妥善固定气管插管，注意观察气囊的充气情况。

（2）观察呼吸机工作情况，检查血气分析变化，根据血气结果调节呼吸机参数。

（3）观察患者呼吸的频率、节律、胸廓的活动度，听诊双肺呼吸音是否对称，有无干、湿啰音等。保持呼吸道通畅，及时清理呼吸道分泌物，必要时吸痰。

（4）当患者心肺功能稳定、无出血指征时可脱离呼吸机，继续用氧气面罩或鼻导管吸氧。

（5）每 2 小时为患者行有效的肺部体疗并变换体位 1 次，以利于痰液的引流及排出。

（6）密切观察患者有无呼吸困难，如鼻翼翕动、呼吸急促、烦躁不安、氧饱和度降低、口唇及甲床发绀等缺氧表现，并结合肺部听诊及血气分析结果，判断有无缺氧或二氧化碳潴留，及时处理肺部并发症。

3. 体温过低/过高　与术后复温不足、环境温度低、机体循环灌注不良，机体炎症反应或感染有关。

（1）严密监测体温变化，并记录。

（2）由于术中复温不足、环境温度较低等原因，术后早期患者返回监护室时体温低。低温可导致心律失常的发生；外周血管收缩，加重心脏负荷；患者寒战，导致耗氧量增加；抑制凝血机制导致引流液增多。可采取电热毯、热水袋保暖，注意皮肤保护。

（3）术后 2～4d 体温会较正常高 2～3℃，是机体的正常反应，可用物理降温。如体温异常增高，可能是由于感染、脱水、低心排血量综合征等原因所致，应及时报告医师采取措施。

（4）根据医嘱合理使用抗生素，观察药物反应。

4. 潜在并发症　低心排血量综合征。

（1）观察有无低心排血量综合征的临床表现，如心率增快、脉压变小、血压下降（收缩压低于 90mmHg）、CVP 和（或）LAP 上升，以及桡动脉、足背动脉搏动细弱，还有四肢发冷、苍白或发绀及尿量显著减少等。

（2）密切观察，及时治疗心律失常。心律失常的常见原因是血容量不足、体温高、手术创伤、伤口疼痛、缺氧、电解质紊乱、酸中毒、药物作用等。如出现心律失常首先应及时纠正诱因，分析心律失常的性质后遵医嘱给予抗心律失常药物、临时心脏起搏器或电复律术等，及时转复心律失常。

（3）补充血容量，增加心室充盈压。但应注意，如血容量补充过多反而可导致低心排血量综合征恶化。

（4）增强心肌收缩力。遵医嘱静脉泵入多巴胺、多巴酚丁胺、肾上腺素等正性肌力药物，注意药物的配制、浓度、剂量、效果和副作用等。

（5）扩张血管，降低血管阻力，减轻心脏后负荷。遵医嘱泵入硝普钠、硝酸甘油等血管扩张药，根据血流动力学各参数的变化调整药物剂量，注意药物的配制、浓度、使用效果和副作用等。同时护理上应注意肢体保暖，促进外周血管扩张。

（6）其他包括监测血液电解质、酸碱平衡状态，及时纠正各种代谢紊乱；保证心肌氧供/氧需平衡，维持动脉血氧分压在较高水平。

三、对患者进行评估，口述可以为患者进行的护理操作

（一）评估内容

1. 健康史　术前重点询问心功能状态、术后重点了解术中情况。

（1）心功能状态：术前评估心功能状态，了解病情严重程度；术后评估心功能状态，制订康复计划。

（2）吸烟史和肺功能：根据患者有无吸烟史及肺功能情况，有针对性地进行呼吸道管理。

（3）用药：了解患者的服药史，并根据患者疾病行服药指导，观察用药反应。

（4）既往史：了解患者有无糖尿病、高血压、神经系统疾病、消化道出血、肾脏疾病病史等。

2. 身体评估

（1）生命体征：包括体温、心率和脉率、呼吸、血压，术后更要详细了解各项监测数值。

（2）全面的身体检查：包括营养状态、体重、身高、面容、表情、胸部、腹部、四肢、神经系统等的评估。

3. 辅助检查　关注心电图、影像学检查的阳性检查结果，以及血液生化检查的阳性结果。

4. 心理-社会状况　评估患者对疾病的认知状态、对手术的了解及配合程度、对手术效果的期望值，以及家属的支持力度及家庭的经济能力。

（二）可能的护理操作

吸氧、吸痰、心电监护、静脉输液、输液泵的使用、雾化吸入、叩背、动/静脉血标本采集、胸腔闭式引流护理。

第四章　血液系统疾病患者的护理

第一节　缺铁性贫血患者的护理

【学习目标】

认知目标：能陈述缺铁性贫血的定义；列举缺铁性贫血患者常见的诱因；解释缺铁性贫血的临床表现及铁代谢；讨论缺铁性贫血患者可能出现的护理诊断；应用所学的知识为缺铁性贫血患者实施护理计划。

技能目标：能为患者选择最需要的护理操作。

情感目标：能注意到患者的不良情绪；能积极参与患者的护理计划；在护理患者过程中遵守伦理原则。

一、病例导入

姓名：陈某　性别：女　　年龄：56 岁　　婚姻：已婚

籍贯：河南　职业：工人　身高：158cm　体重：48kg

【现病史】　因面色苍白、头晕、全身乏力 3 年余，伴反酸、嗳气、食欲缺乏加重半年来诊。3 年前无明显诱因出现头晕、全身乏力，家人发现面色不如从前红润，易困倦，伴反酸、嗳气、食欲缺乏，稍进食即腹胀不适。曾服用中药治疗无效。半年来症状明显加重，伴腹痛、头晕、耳鸣，稍活动后出现心悸、气促，无便血、黑便、尿色异常、鼻出血和牙龈出血。曾到医院就诊检查血红蛋白低（具体不详），给予硫酸亚铁口服治疗 3 周未见明显治疗效果，发病以来体重减轻了 5kg。

【既往史】　体健。无高血压、糖尿病、乙肝、肺结核、胃病史，无烟酒嗜好，无月经量增多史，已停经 7 年，无家族遗传病史，无药物过敏史。

【体格检查】　体温 36℃，脉搏 104 次/分，呼吸 18 次/分，血压 120/70mmHg，乏力，贫血貌。营养略差，形体偏瘦，毛发干枯，指甲扁平、无光泽，皮肤干燥、苍白，浅表淋巴结不大，巩膜不黄，口唇苍白，舌乳头正常，心、肺检查无异常，肝、脾不大。四肢关节无畸形、无活动障碍，双下肢无水肿。

【辅助检查】　实验室检查示 WBC 4.82×10^9/L，RBC 2.9×10^{12}/L，Hb 52g/L，PLT 336×10^9/L，Het26%，MCH 25pg，MCHC 264g/L，Ret1.2%，FIB 4.6g/L；肝功能正常；维生素 B_{12} 427.0pgm/ml，蛋白 4.60ng/ml，血清铁 2.1μmol/L。肿瘤标志物：甲胎蛋白 3.25ng/ml，癌胚抗原 0.94ng/ml，糖链抗原 242 为 7kU/L；血涂片：成熟红细胞大小不一，以小细胞为主，染色浅淡，中心淡染区扩大。骨髓及骨髓铁染色：细胞体积减小，核染色质致密，胞质少，边缘不整齐，核浆发育不平衡，呈核老质幼；成熟细胞大小不一，以小细胞为主；铁染色：细胞外铁（–），铁幼粒细胞 10%。尿隐血（–），尿蛋白（–），镜检（–）；粪便常规：黄褐色、软便、粪便隐血（+++）。胃镜提示：胃窦部可见 0.6cm×0.6cm 溃疡。组织病理活检：中到重度萎缩性胃炎。

二、以问题为中心的学习

问题 1.什么是缺铁性贫血？出现缺铁性贫血的原因有哪些？

1. 概念　缺铁性贫血（IDA）是体内贮存铁缺乏，使血红蛋白合成减少，导致红细胞生成障碍所引起的一种小细胞、低色素性贫血。常见于婴幼儿、育龄期妇女、青少年、妊娠状态。正常成人体内含铁量：男性 50mg/kg，女性 35mg/kg，其中 65%存在于血红蛋白中，30%以铁蛋白和含铁血黄素的形式贮存于肝、脾、骨髓等器官的单核吞噬细胞系统内，称为贮存铁，其余为组织铁。

2. 缺铁性贫血的常见原因

（1）铁丢失过多：慢性失血是成人最常见、最重要的病因。反复、多次或持续、少量的失血（如消化性溃疡、月经量过多、痔疮等），以及反复发作的阵发性睡眠性血红蛋白尿及反复多次献血、血液透析。

（2）铁需要量增加，但摄入不足：妇女、儿童缺铁性贫血的主要原因包括饮食结构不合理、妇女妊娠后期补充不足、青少年挑食或偏食等。

（3）铁的吸收不良：胃大部切除、慢性萎缩性胃炎、长期不明原因的腹泻、服用 H_2 受体拮抗药、转运障碍等。

问题 2.患者目前符合“缺铁性贫血”诊断的表现（临床表现和辅助检查等）有哪些？缺铁性贫血的诊断须综合患者的病史、症状、体征及辅助检查的结果。

本病例中，患者为女性，56 岁，以面色苍白、头晕、全身乏力为主要症状就诊，临床提示贫血，实验室检查证实为贫血。同时患者伴有反酸、嗳气、食欲缺乏等消化系统症状。该患者同时出现两大系统症状，应注意鉴别是一种疾病引起，还是同时患有两种疾病。该患者以贫血症状为主，应重点考虑为贫血，因此需进一步追踪，查明原因。患者的红细胞、血红蛋白、Hct 均低于正常值范围下限，故确认为贫血。患者 MCV、MCH/MCHC 均显著低于正常值范围下限，Hb、RBC 系数比降低，均提示为小细胞低色素性贫血。患者 Hb52g/L，为重度贫血，体征和贫血症状与贫血程度相吻合，提示贫血发生时间长、进展较慢。

小细胞低色素性贫血合并血小板升高，合并消化道隐性失血。小细胞低色素性贫血常见于缺铁性贫血、慢性失血、铁粒幼细胞贫血、珠蛋白生成障碍性贫血（地中海贫血）、铅中毒等。结合上述病史，首先考虑为缺铁性贫血，病因为消化道慢性失血，需进一步查铁代谢相关指标证实。但患者曾补铁治疗疗效不佳，其他小细胞低色素性贫血不易排除，无家族史，体格检查示营养略差，形体偏瘦，毛发干枯，指甲扁平、无光泽，皮肤干燥、苍白。血涂片：成熟红细胞大小不一，以小细胞为主，染色浅淡，中心淡染区扩大。骨髓及骨髓铁染色：细胞体积减小，核染色质致密，胞质少，边缘不整齐，核浆发育不平衡，呈核老质幼，成熟细胞大小不一，以小细胞为主。铁染色：细胞外铁（–），铁幼粒细胞 10%。该患者有消瘦，体重明显下降，有消化道隐性失血，既要考虑消化性溃疡，也不排除消化道肿瘤。肿瘤也可以导致缺铁性贫血、慢性病贫血，需进行鉴别诊断。患者粪便黄褐色，无粪便带血，无黑便及柏油样便，但粪便隐血试验（+++）提示为隐性失血。

问题 3.治疗“缺铁性贫血”的方法有哪些？所使用药物的种类和用途是什么？

治疗原则：病因治疗和铁剂治疗，必要时输血。疗程应在血红蛋白达正常水平后成人再继续使用 3～6 个月，以增加铁储存。

1. 对症治疗

（1）绝对卧床休息，避免活动，坐起或起床时，动作缓慢，避免晕厥。

（2）该患者为重度贫血，且贫血症状明显，可给予悬浮红细胞 2U 输注，改善贫血相关症状。输注适应证：Hb＞90g/L 时，不给予输血；Hb＜60g/L 时应考虑输血；Hb 在 60～90g/L 时，应根据患者贫血的程度、心肺代偿功能、有无代谢率增高以及年龄因素决定。

2. 对因治疗

（1）补铁治疗：患者胃部疾病严重，口服铁剂效果不理想，应给予静脉补铁治疗。注射总剂量：所需补充铁（mg）=[正常 Hb–患者 Hb（g/L）]×体重（kg）×0.24+500mg。常用右旋糖酐铁或蔗糖铁，首次 50mg，如无明显过敏不良反应，次日 100mg，隔日 1 次，直至完成总剂量。

（2）口服铁剂治疗：是纠正缺铁性贫血的有效措施。首选口服铁剂，治疗剂量应以铁剂口服片中的元素铁含量进行计算，成人每天口服元素铁 150～200mg。常用药物有硫酸亚铁、富力酸亚铁等。力蜚能和速力菲为新型口服铁剂。铁剂治疗有效者于用药后 1 周左右网织红细胞数开始上升，

10d 左右渐达高峰；2 周左右血红蛋白开始升高，1～2 个月恢复至正常。为进一步补足体内贮存铁，在血红蛋白恢复正常后，仍需继续服用铁剂 3～6 个月，或待血清铁蛋白＞50μg/L 后停药。值得注意的是，体内铁过量（血清铁蛋白＞200μg/L）有增加感染、肿瘤与心肌梗死发病率的危险。此外，对于口服铁剂后肠胃道反应严重而无法耐受、消化道疾病导致铁吸收障碍、病情要求迅速纠正贫血（如妊娠后期、急性大出血）的患者，可选择注射铁剂治疗。

（3）适应证：肾性贫血、胃大部切除术后 IDA、胃肠疾病失血、女性月经量过多、子宫肌瘤等及其他急需升高血红蛋白的 IDA。

（4）副作用：局部疼痛、皮肤色素脱失、引流区淋巴结疼痛等。

3. 病因治疗 患者有消化道慢性出血、胃溃疡、慢性萎缩性胃炎时，请消化科会诊后给予病因治疗。

4. 治疗效果 血红蛋白水平恢复正常后，继续治疗 3～6 个月以补充贮存铁。如持续出血，应继续补充铁剂治疗。

问题 4.入科后护士对该患者的评估重点有哪些？

1. 根据所给信息及现病史重点评估患者发病的病因及诱因、主要伴随症状及症状特点；根据患者诊疗和护理经过，明确患者的病情进展及目前状况。

2. 健康史的采集

（1）患者的日常生活状况：尤其是对患病后的变化进行重点评估，具体从饮食与营养型态、休息、排泄型态、自理能力及日常生活，以及个人嗜好的改变 5 个方面进行评估。

（2）既往史：询问患者有无慢性失血病史、慢性胃肠道疾病和胃肠手术史；有无需铁增加而摄入不足的情况，有无偏食、挑食等不良饮食习惯。

（3）心理-社会状况：长期轻度贫血患者，因缺血、缺氧引起的不适和活动无耐力，患者自觉工作效率低，常有自卑感。一旦贫血加重，症状明显时，患者常有焦虑和烦躁。重点评估患者有无不良情绪的产生、对疾病的认识和态度、患者的依从性，以及是否具备充足的社会支持，如家庭关系和经济状况。

3. 体格检查及辅助检查内容

（1）该患者身体评估的重点：应包括一般状态（生命体征、意识与精神状况、体位）及心、肺部检查（双肺部有无湿啰音和哮鸣音、心率是否加快）。

（2）一般贫血共有表现：如疲乏困倦、软弱无力及皮肤、黏膜苍白，以及头晕、耳鸣、记忆力减退和活动后心悸、气短。

（3）特殊表现：①组织缺铁表现，如皮肤干燥、毛发干枯、匙状甲；②黏膜损害，如口角炎、舌炎、舌乳头萎缩；③消化道症状，如食欲缺乏、腹胀、恶心，严重者吞咽困难；④神经精神系统异常，如好动、易激怒、注意力不集中，少数有异食癖、智力发育障碍等。

（4）缺铁原发病表现：消化性溃疡、慢性胃炎及功能性子宫出血等疾病相应的临床表现。

（5）辅助检查：完善常规实验室检查，如血常规、尿常规、粪便常规、肝肾功能、骨髓象、电解质以及铁代谢检查。

问题 5.目前患者存在的护理诊断有哪些？并分析护理问题的相关因素。

1. 营养失调 低于机体需要量与铁丢失过多有关。

2. 活动无耐力 与贫血引起全身组织缺氧有关。

3. 有感染的危险 与严重贫血引起的营养缺乏和衰弱有关。

4. 口腔黏膜受损 与贫血引起口腔炎、舌炎有关。

5. 潜在并发症 贫血性心脏病。

6. 知识缺乏 缺乏缺铁性贫血有关防治方面的知识。

问题 6.针对以上护理诊断，你认为应该采取哪些护理措施？

1. 营养失调　低于机体需要量与铁丢失过多有关。

（1）纠正不良的饮食习惯：食物是机体内铁的重要来源。应指导患者保持均衡饮食，避免偏食或挑食；养成良好的进食习惯，定时、定量，细嚼慢咽，必要时可少食多餐；尽可能减少刺激性过强食物的摄取。鼓励患者多吃含铁丰富且吸收率较高的食物（如动物肉类、肝脏、血、蛋黄、海带与黑木耳等）或铁强化食物。不合理的饮食结构或搭配往往不利于铁的吸收，在提倡均衡饮食的同时，还应指导患者多吃富含维生素 C 的食物，也可加服维生素 C；尽可能避免同时进食或饮用可减少食物铁吸收的食物或饮料。

（2）铁剂治疗的配合与护理：合理使用铁剂，密切观察并预防其不良反应。

1）口服铁剂：发药时应向患者说明服用口服铁剂的目的，并给予必要的指导。①铁剂不良反应及其预防：口服铁剂的常见不良反应有恶心、呕吐、胃部不适和排黑便等胃肠道反应，严重者可致患者难以耐受而被迫停药。因此，为预防或减轻胃肠道反应，可建议患者饭后或餐中服用，反应过于强烈者宜减少剂量或从小剂量开始。②应避免铁剂与牛奶、茶、咖啡同服，为促进铁的吸收，还应避免同时服用抗酸药（碳酸钙和硫酸镁）以及 H_2 受体拮抗药，可服用维生素 C、乳酸或稀盐酸等酸性药物或食物。③口服液体铁剂时必须使用吸管，避免牙染黑。④服铁剂期间，粪便会变成黑色，此为铁与肠内硫化氢作用而生成黑色的硫化铁所致，应做好解释，以消除患者的顾虑。⑤强调要按剂量、按疗程服药，定期复查相关实验室检查，以保证有效治疗、补足贮存铁，避免药物过量而引起中毒或相关病变的发生。

2）注射铁剂的护理：注射用铁剂的不良反应主要有注射局部肿痛、硬结形成，以及皮肤发黑和过敏反应，后者通常表现为面色潮红、头痛、肌肉关节痛和荨麻疹，严重者可出现过敏性休克。为减少或避免局部疼痛与硬结形成，注射铁剂应采用深部肌内注射法，并经常更换注射部位。首次用药需用 0.5ml 的实验剂量进行深部肌内注射，同时备用肾上腺素，做好急救的准备，若 1h 后无过敏反应，即可按医嘱给予常规剂量治疗。为了避免药液溢出而引起皮肤染色，可采取以下措施：①不在皮肤暴露部位注射；②抽取药液后，更换注射针头；③采用“Z”形注射法或留空气注射法。

2. 活动无耐力　与贫血引起全身组织缺氧有关。

（1）休息与运动：指导患者合理休息与活动，减少机体的耗氧量。应根据贫血的程度、发生与发展的速度及基础疾病等，与患者一起制订休息与活动计划，逐步提高患者的活动耐力水平。①轻度贫血者，无须人多限制，但要注意休息，避免过度疲劳；②中度贫血者，增加卧床休息时间，但若病情允许，应鼓励其生活自理，活动量应以不加重症状为度，并指导患者在活动中进行自我监控，若自测脉搏≥100 次/分或出现明显心悸、气促时，应停止活动，必要时，在患者活动时给予协助，预防跌倒；③重度贫血者多伴有贫血性心脏病，缺氧症状明显，应给予舒适体位（如半坐卧位）卧床休息，以达到减少回心血量、增加肺泡通气量的目的，从而缓解患者的呼吸困难或缺氧症状，待病情好转后可逐渐增加活动量。

（2）给氧：严重贫血患者应给予常规氧气吸入，以改善组织缺氧症状。

（3）输血：遵医嘱输血或浓缩红细胞以减轻贫血和改善机体缺氧症状。

3. 有感染的危险　与严重贫血引起的营养缺乏和衰弱有关。

（1）病情监测：密切观察患者的体温，一旦出现发热，应配合医师做好实验室检查的标本采集工作。

（2）预防感染：保持室内空气清新、物品清洁，定期使用消毒液擦拭室内家具、地面。秋、冬季节要注意保暖，防止受凉。

（3）加强营养支持：鼓励患者进食高蛋白、高热量、高铁、富含维生素的清淡食物，必要时遵医嘱静脉补充营养素。

（4）皮肤感染的预防：保持皮肤清洁、干燥，勤沐浴、更衣和更换床上用品；勤剪指甲，蚊虫蜇咬时应正确处理，避免抓伤皮肤；肌内、静脉内等各种损伤性穿刺时，局部要严格消毒。

4. 口腔黏膜受损 与贫血引起口腔炎、舌炎有关。

（1）加强口腔护理：积极治疗口腔炎症；饭前、饭后勤漱口，也可以用 1∶1（生理盐水+碳酸氢钠）漱口。

（2）养成良好的饮食习惯：均衡饮食，定时、定量，细嚼慢咽，少量多餐；多吃含铁丰富且吸收率高的食物，搭配富含维生素 C 的蔬菜和水果，避免同服牛奶、浓茶、咖啡和刺激性食物。

5. 知识缺乏 缺乏缺铁性贫血有关防治方面的知识。

（1）疾病知识教育：如缺铁性贫血的病因、临床表现、对机体的危害性及相关实验室检查的目的、意义，以及治疗及护理的配合与要求等，提高患者及其家属对疾病的认识及对治疗、护理的依从性，积极而主动地参与疾病的治疗与康复。

（2）缺铁性贫血的预防：提倡均衡饮食，荤素结合，以保证足够热量、蛋白质、维生素及相关营养素（尤其铁）的摄入；为增加食物铁的吸收，可同时服用弱酸类食物或药物，但应尽量避免与抑制铁吸收的食物、饮料或药物同服；家庭烹饪建议使用铁制器皿，从中也可得到一定量的无机铁。高危人群食物铁或口服铁剂的预防性补充：如婴幼儿要及时添加辅食，包括蛋黄、肝泥、肉末和菜泥；生长发育期的青少年要注意补充含铁丰富的食物，避免挑食或偏食；月经期、妊娠期与哺乳期的女性，应增加食物铁的补充，必要时可考虑预防性补充铁剂，特别是妊娠期的妇女，每天可口服铁剂 10～20mg。

（3）相关疾病的预防和治疗：不仅是缺铁性贫血治疗的关键，也是预防缺铁性贫血的重点。特别是慢性胃炎、消化性溃疡、肠道寄生虫感染、长期腹泻、痔出血或月经量过多的患者。

（4）自我监测病情：监测内容包括自觉症状（包括原发病的症状、贫血的一般症状及缺铁性贫血的特殊表现等）、静息状态下呼吸与心跳频率的变化、能否平卧、有无水肿及尿量变化等。一旦出现自觉症状加重，静息状态下呼吸、心跳频率加快，以及不能平卧、下肢水肿或尿量减少，多提示病情加重、重症贫血或并发贫血性心脏病，应及时就医。

问题 7.输血是治疗重度贫血的有效方法。输血应注意些什么?

1. 严格执行查对制度，输血核对必须双人核对（包括取血时核对；输血前、中、后核对；发生输血反应时的核对）。注意血液临输注前再从冷藏箱内取出，在室温中进行复温，30min 内需输入患者体内。使用前将血袋内的血液轻轻混匀，避免剧烈振荡。

2. 检查输血器包装密封性是否完好、应注意检查质量和有效期、核对产品型号、静脉针规格符合要求。

3. 建立合适的静脉通道，开始输血时速度宜慢，观察 15min，无不良反应后，根据病情、年龄等调节输血速度（急性失血性休克患者输血速度应较快，心脏功能差者速度应较慢，老人和儿童患者速度也应慢）；输血过程中严密观察患者有无输血不良反应（包括溶血反应、发热反应、避免引发各种传染病等），如出现异常情况应及时报告医师给予处理。

4. 血液制品内不得随意加入其他药物，输入两个以上供血者的血液时，应在两份血液之间输入 0.9%氯化钠注射液。

5. 血液制品应在规定的时间内输完，输血完毕后放入双层黄色医疗垃圾袋中，储血袋在 4℃冰箱保存 24h。

6. 一次性输血器使用后严格规范化操作，按医疗废弃物进行处理。

问题 8.输血时出现异常情况应如何处理?

1. 患者发生输血反应，应立即停止输血，换管，输入生理盐水，维持静脉通道，保存血袋。

2. 报告值班医师，配合医师进行紧急救治；保存未输完的血袋及输血管，以备检验。

3. 遵医嘱给予抗过敏药物，必要时报告护士长。

4. 病情紧急的患者准备好抢救药品及物品。

5. 密切观察患者病情变化并做好记录，安慰患者，减少患者的焦虑。

6. 按要求填写输血安全护理记录单，上报检验科。

7. 怀疑溶血等严重反应时，将保存及抽取患者血样一起送检验科，必要时医患双方共同封存输血用物，由医方保管。

8. 加强巡视及病情观察，做好抢救记录。

三、对患者进行评估，口述可以为患者进行的护理操作

（一）评估内容

1. 健康史

（1）患病与诊疗经过：尽量详细询问。

（2）目前病情与一般情况：重点评估患病后的变化进行。

（3）既往史：与本疾病相关的疾病重点评估。不忽略外伤史。

2. 身体评估

（1）该患者身体评估的重点：应包括一般状态（生命体征、意识与精神状况、体位）及心、肺部检查（双肺部有无湿啰音和哮鸣音、心率是否加快）。

（2）一般贫血共有表现：疲乏困倦、软弱无力及皮肤、黏膜苍白，以及头晕、耳鸣、记忆力减退和活动后心悸、气短。

（3）特殊表现：①组织缺铁表现，如皮肤干燥、毛发干枯、匙状甲；②黏膜损害，如口角炎、舌炎、舌乳头萎缩；③消化道症状，如食欲缺乏、腹胀、恶心，严重者吞咽困难；④神经精神系统异常，如好动、易激怒、注意力不集中，少数有异食癖、智力发育障碍等。

（4）缺铁原发病表现：消化性溃疡、慢性胃炎及功能性子宫出血等疾病相应的临床表现。

（5）尚需完善常规实验室检查：如血常规、尿常规、粪便常规、肝肾功能、骨髓象、电解质以及铁代谢检查。

3. 心理-社会状况　向患者耐心解释缺铁性贫血是完全可以治愈的，且治愈后对身体无不良影响，解除其心理压力，消除自身的情绪，加强对疾病的认知；评估患者的家庭状况、经济条件。

（二）可能的护理操作

吸氧、心电监护、静脉输液、动/静脉血标本采集、静脉输血。

第二节　急性白血病患者的护理

【学习目标】

认知目标：能陈述急性白血病的定义；列举急性白血病的分类、常见的诱因；解释急性白血病的临床表现；应用所学的知识为急性白血病患者实施全面的护理评估，制订护理计划，提出护理问题，运用护理程序为急性白血病患者实施整体护理。

技能目标：能为患者选择最需要的护理操作；具有正确处理化疗药物外渗的能力。

情感目标：能注意到患者的不良情绪；能积极参与患者的护理计划；具备在护理过程中进行有效沟通的能力。

一、病 例 导 入

姓名：王某　性别：男　　年龄：53 岁　　婚姻：已婚

籍贯：河南　职业：工人　身高：158cm　体重：48kg

【现病史】　患者 10 月余前因活动后气喘至我院完善血常规检查，示 WBC 3.49×10^9/L，NEUT

0.6×10^9/L，RBC 1.8×10^{12}/L，Hb 68g/L，PLT 31×10^9/L，后至我科完善相关检查，明确诊断为“急性髓系白血病”。目前已行地西他滨 25mg（d1-5）+HAG 方案化疗 2 周期。6 月余前化疗后骨髓抑制，出现间断高热，最高体温 39.2℃，考虑为重症肺炎、呼吸衰竭，给予亚胺培南西司他丁、利奈唑胺、伏立康唑抗感染、抗真菌治疗，患者病情稳定后出院，给予伏立康唑口服序贯抗真菌治疗，后再次行地西他滨 25mg（d1-5）+HAG 方案化疗 1 周期，结束治疗后出院，后行大剂量阿糖胞苷化疗 3 周期，稳定后出院，为求进一步诊治，遂来我院就诊。患者自起病来，睡眠、饮食尚可，大小便正常，体力下降，体重未见明显变化。

【既往史】 既往体健，否认冠心病、高血压、糖尿病病史，否认乙肝、结核等传染病史，否认手术、外伤史，有输血史，否认食物、药物过敏史。

【体格检查】 体温 36℃，脉搏 80 次/分，呼吸 20 次/分，血压 125/63mmHg。神志清楚，乏力，贫血貌，步入病房。全身皮肤、巩膜无黄染，全身皮肤散在出血点，浅表淋巴结未触及肿大，咽无充血，扁桃体无肿大，双肺呼吸音粗，未闻及明显干、湿啰音。心率 80 次/分，心律齐、无杂音。腹平软，无压痛、反跳痛，无腹肌紧张，肝、脾肋下未触及，双肾区无叩痛。双下肢不肿，病理征未引出。

【辅助检查】 骨髓细胞学示髓系细胞比例偏高，部分细胞存在发育异常，伴多系病态造血。CT 扫描双肺示上述表现白血病肺内浸润；双上肺气肿并肺大疱；双肺间质性病变及少许陈旧灶。ESR 24mm/h；WBC 2.76×10^9/L，PLT 9×10^9/L，Hb 118g/L；hsCRP 14.21mg/L；GLU 6.00mmol/L。CHE 11 389U/L；凝血全套及电解质未见明显异常；冠状动脉壁钙化。深静脉置管。附见肝囊肿。泌尿系统彩色多普勒超声检查示双肾小结石、前列腺增生。心脏彩色多普勒超声检查示静息状态下，心内结构未见明显异常。

二、以问题为中心的学习

问题 1.什么是急性白血病？急性白血病的分类、原因、临床表现有哪些？

急性白血病是造血干细胞的恶性克隆性疾病，发病时骨髓中异常的原始细胞及幼稚细胞（白血病细胞）大量增殖并广泛浸润肝、脾、淋巴结等各种脏器，抑制正常造血。

1. 急性白血病的分类

（1）急性淋巴细胞白血病（ALL）：L_1 为原幼淋巴细胞，以小细胞（直径＜12μm）为主；L_2 为原幼淋巴细胞，以大细胞（直径＞12μm）为主；L_3 为原幼淋巴细胞，以大细胞为主。

（2）急性非淋巴细胞白血病：又称急性髓细胞性白血病（AML）。M_0：急性髓细胞性白血病微分化型；M_1：急性粒细胞白血病未分化型；M_2：急性粒细胞白血病部分分化型；M_3：急性早幼粒细胞白血病；M_4：急性粒-单核细胞白血病；M_5：急性单核细胞白血病；M_6：急性红白血病；M_7：急性巨核细胞白血病。

2. 急性白血病的常见原因

（1）病毒因素：如一种 C 型逆转录病毒，人类 T 淋巴细胞病毒-1（HTLV-1）可引起成人 T 细胞白血病。研究证实，该病毒可通过垂直传播，也可通过血液制品输注、性接触而横向传播。

（2）电离辐射：γ 射线、X 射线等电离辐射均可导致白血病。接受 X 线检查诊断、原子弹爆炸的人群幸存者中，白血病发生率均较正常人群明显增高。发病率的高低亦和放射剂量、时间和年龄相关。

（3）化学因素：苯、抗肿瘤药（如烷化剂）等均可引起白血病，治疗银屑病的药物乙双吗啉被证实与急性早幼粒细胞白血病（APL）的发病相关，染发、吸烟亦可能与白血病的发病相关，特别是急性非淋巴细胞白血病（ANLL）。

（4）遗传因素：家族性白血病占白血病的 7%，同卵双生同患白血病的概率较其他人群高 3 倍，先天性疾病（唐氏综合征）、先天性免疫球蛋白缺乏症等患者白血病的发病率均较高。

3. 急性白血病的临床表现

（1）贫血：为首发症状，进行性发展。主要原因是正常红细胞生成减少。

（2）发热：严重感染是白血病患者主要的死亡原因。主要为成熟粒细胞减少或缺乏，免疫功能降低所致的感染而引起。特点为：①约 50%的患者以发热为早期表现；②热度可为低热，亦可高达 39～40℃以上；③感染部位为全身各部位，但以口腔炎、牙龈炎、咽峡炎最常见，肺部感染、肛周炎和肛周脓肿亦常见；④病原体，最常见的致病菌为革兰氏阴性杆菌，疾病后期常伴真菌感染。

（3）出血：主要为血小板减少引起，其次为凝血机制障碍。特点为：①40%的患者以出血为早期表现；②部位为全身各部位，但以皮肤、黏膜、牙龈、鼻出血及月经量过多为主，严重者可致眼底出血和颅内出血（颅内出血时患者会发生头痛、呕吐、瞳孔大小不等，甚至昏迷而死亡）；③急性早幼粒细胞白血病易并发弥散性血管内凝血（DIC）。

（4）与白血病浸润有关：①肝、脾、淋巴结肿大；②骨骼和关节被破坏；③眼部可致眼球突出、复视或失明；④口腔和皮肤改变；⑤睾丸可为无痛性肿大，多为一侧。还可累及其他部位。

问题 2.患者目前符合“急性白血病”诊断的表现（临床表现和辅助检查等）有哪些？急性白血病的诊断须综合患者的病史、症状、体征及辅助检查的结果。

在本病例中，患者首发症状是贫血，呈进行性发展。主要原因是正常红细胞生成减少。化疗结束后骨髓抑制期出现了发热（严重感染是白血病患者主要死亡原因）、全身皮肤散在出血点。辅助检查：ESR 24mm/h；WBC 2.76×10^9/L，PLT 9×10^9/L，Hb 118g/L；hsCRP 14.21mg/L；GLU 6.00mmol/L。骨髓细胞学检查示原始粒细胞占 20.5%；粒、红、巨核系细胞可见病态造血。免疫分型结果示原始髓系细胞比例增高；部分髓系细胞存在发育异常。脱落细胞学检查发现真菌及真菌孢子。CT 平扫，三维重建显示双肺间质性病变，散在纤维灶及肺大疱。

问题 3.治疗“急性白血病”的方法有哪些？所使用药物的种类和用途是什么？

治疗目的：迅速、大量杀伤白血病细胞，达到完全缓解并延长生存期。原则：早期、足量、联合、间歇、阶段、个体化。

1. 支持对症治疗

（1）高白细胞血症的紧急处理：高白细胞血症 WBC＞100×10^9/L 时，不仅会增加患者的早期死亡率，而且也会增加髓外白血病的发病率和复发率。白细胞淤滞症：当循环血液中 WBC＞200×10^9/L 时可发生，表现为呼吸窘迫、低氧血症、头晕、言语不清、反应迟钝、中枢神经系统出血及阴茎异常勃起等。处理：一旦出现可使用血细胞分离机，单采清除过高的白细胞，同时给予化疗药物和水化，并应注意预防高尿酸血症、酸中毒、电解质紊乱和凝血异常等并发症。

（2）防治感染：这是保证急性白血病患者争取有效化疗或进行造血干细胞移植，降低其死亡率的关键措施之一。患者如出现发热，应及时查明感染部位及查找致病菌，常规使用有效抗生素。

（3）改善贫血：严重贫血时可吸氧、输浓缩红细胞悬液，维持 Hb＞80g/L。血小板低者可输浓缩血小板悬液，保持 PLT＞20×10^9/L。并发 DIC 时，则应作出相应处理。

（4）防治尿酸性肾病：原因是白血病细胞的大量破坏，尤其是化疗期间，可使血清及尿液中尿酸水平明显升高，尿酸结晶的析出可积聚于肾小管，导致患者出现少尿，甚至急性肾衰竭。处理：应嘱患者多饮水或通过静脉补液等，保证足够尿量，并应碱化尿液和同时口服别嘌醇。

（5）纠正水、电解质、酸碱平衡失调：化疗前及化疗期间均应定期监测水、电解质和酸碱平衡，及时发现异常并加以纠正，以保证机体内环境的相对稳定和药物疗效的正常发挥。营养支持：高蛋白、高维生素、高热量、清淡易消化饮食。

2. 化学药物治疗　分两个阶段，即诱导缓解和缓解后治疗。

（1）诱导缓解：是急性白血病治疗的起始阶段。主要是通过联合化疗，迅速、大量地杀灭白血病细胞，恢复机体正常造血，使患者尽可能在较短的时间内获得完全缓解（CR）。能否获得 CR，是急性白血病治疗成败的关键，包括患者的症状和体征消失；外周血象的白细胞分类中无幼稚细胞；

骨髓象中相关系列的原始细胞与幼稚细胞之和＜5%。患者能否获得完全缓解是急性白血病治疗成败的关键。

（2）缓解后治疗：目的是继续消灭体内残存的白血病细胞，防止复发，延长缓解期，争取治愈。①主要方法：用原诱导方案巩固治疗 2～4 个疗程，以后每月强化治疗 1 次。急性淋巴细胞白血病和急性非淋巴细胞白血病分别共计治疗 3～4 年和 1～2 年。②急性淋巴细胞白血病间歇期维持治疗：6-巯基嘌呤和甲氨蝶呤交替长期口服。③中枢神经系统白血病的防治：缓解后鞘内注射甲氨蝶呤、阿糖胞苷，可加用地塞米松防治急性化学性蛛网膜炎；颅部放射线照射和脊髓照射。

（3）白血病常用化疗药物

1）抗叶酸代谢：甲氨蝶呤（MTX）。药理作用：干扰 DNA；主要不良反应：造成口腔及胃肠道黏膜溃疡、肝损伤、骨髓抑制。

2）抗嘌呤代谢：巯嘌呤（6-MP）的药理作用：阻碍 DNA 合成，骨髓抑制；主要不良反应：胃肠道反应、肝损伤。氟达拉滨（FLU）的药理作用：阻碍 DNA 合成，骨髓抑制；主要不良反应：神经毒性、骨骼抑制、自身免疫现象。

3）抗嘧啶代谢：阿糖胞苷环胞苷（Ara-C Cy）。药理作用：阻碍 DNA 合成，骨髓抑制；主要不良反应：消化道反应、肝功能异常、巨幼变、骨髓抑制、唾液腺肿大。

4）烷化剂：环磷酰胺（CTX）的药理作用：破坏 DNA；主要不良反应：骨髓抑制、恶心、呕吐、脱发、出血性膀胱炎。苯丁酸氮芥（CLB）的药理作用：破坏 DNA；主要不良反应：骨髓抑制、胃肠道反应。白消安（BUS）的药理作用：破坏 DNA；主要不良反应：皮肤色素沉着、精液缺乏、停经、肺纤维化。

5）生物碱类：长春新碱（VCR）的药理作用：抑制有丝分裂；主要不良反应：末梢神经炎、腹痛、脱发。高三尖杉酯碱（HHT）的药理作用：抑制有丝分裂；主要不良反应：骨髓抑制、心脏损害、消化道反应。依托泊苷（VP-16）的药理作用：干扰 DNA、RNA 合成；主要不良反应：骨髓抑制、脱发、消化道反应。

6）抗生素类：柔红霉素（DNR）的药理作用：抑制 DNA、RNA 合成；主要不良反应：骨髓抑制、心脏损害、消化道反应。去甲氧柔红霉素（IDR）的药理作用：抑制 DNA、RNA 合成；主要不良反应：骨髓抑制、心脏损害、消化道反应。

7）酶类：左旋门冬酰胺酶（*L*-ASP）的药理作用：影响瘤细胞蛋白质合成；主要不良反应：肝损伤、过敏反应、高尿酸血症、高血糖、胰腺炎、氮质血症。

8）激素类：泼尼松（P）的药理作用：破坏淋巴细胞；主要不良反应：类库欣综合征、高血压、糖尿病。

9）抗嘧啶、嘌呤代谢：羟基脲（HU）为一种核苷二磷酸还原酶抑制剂，能阻止核苷酸还原为脱氧核苷酸，从而干扰嘌呤和嘧啶碱基的生物合成。可以选择性阻断 DNA 合成；主要不良反应：消化道反应、骨髓抑制。

10）肿瘤细胞诱导分化药：维 A 酸（ATRA）的药理作用：使白血病细胞分化为具有正常表型功能的血细胞；主要不良反应：皮肤及黏膜干燥、口角破裂、消化道反应、头晕、关节痛、肝损伤。

问题 4.入科后护士对该患者的评估重点有哪些？

1. 根据所给信息及现病史重点评估患者发病的病因及诱因、主要伴随症状及症状特点；根据患者诊疗和护理经过，明确患者的病情进展及目前状况。

2. 健康史的采集

（1）患者的日常生活状况：尤其是患病后的变化进行重点评估，具体从饮食与营养型态、休息、排泄型态、自理能力及日常生活，以及个人嗜好的改变 5 个方面进行评估。

（2）既往史：详细询问患者有无反复的病毒感染史；是否接触过放射性物质或化学毒物，如苯、油漆、染料或亚硝胺类物质；是否用过易诱发本病的药物，如细胞毒性药物、氯霉素等，是长期服用还是偶尔服用；详细了解患者的职业和工作环境及家族史，既往用药情况以及是否有其他血液系统疾病。

（3）身心状况：急性白血病起病急缓不一。急者可以是突然高热，类似“感冒”，或明显出血倾向，或全身衰竭；患者常面色苍白、疲乏或轻度出血。主要表现：贫血、发热、出血及白血病细胞增殖浸润的表现。

（4）心理-社会状况：患者感到异常恐惧，难以接受，并时时意识到死亡的威胁；经治疗效果不佳时，易出现忧心忡忡、悲观、愤怒和绝望；限制探视，使患者常感孤独；化疗药物不良反应引起的身体极度不适常使患者拒绝或惧怕治疗；沉重的精神和经济负担，对患者及家庭成员均可造成严重的影响。

3. 体格检查及辅助检查内容

（1）该患者身体评估的重点：应包括一般状态（生命体征、意识与精神状况、体位）及心、肺部检查（双肺部有无湿啰音和哮鸣音、心率是否加快）。

（2）血象：急性白血病表现为多数白细胞增多，甚至可大于 100×10^9/L；不同程度的贫血；血小板减少。

（3）骨髓象：增生明显活跃或极度活跃、“裂孔”现象、原始细胞占全部骨髓有核细胞的 30%以上时，有诊断意义。

（4）细胞化学：过氧化物酶染色、糖原染色、非特异性酯酶及中性粒细胞碱性磷酸酶测定。

（5）免疫学检查：特异性抗原的检测。

（6）染色体和基因检测。

（7）其他：肾功能检查（血清尿酸浓度高）、凝血功能、尿溶菌酶活性增高、脑脊液检查。

问题 5.目前患者存在的护理诊断有哪些？并分析护理问题的相关因素。

1. 活动无耐力 与大量、长期化疗白血病引起代谢增高及贫血有关。

2. 体温过高 与正常粒细胞减少、肿瘤细胞代谢亢进或呼吸道感染有关。

3. 潜在出血 与血小板减少、白血病细胞浸润有关。

4. 营养失调 低于机体需要量，与白血病代谢增加、发热、化疗致消化道反应有关。

5. 预感性悲哀 与担心治疗效果差、死亡率高有关。

6. 潜在并发症 化疗药物不良反应。

7. 知识缺乏 缺乏急性白血病化疗间歇期预防感染、出血的知识。

问题 6.针对以上护理诊断，你认为应该采取哪些护理措施？

1. 活动无耐力 与大量、长期化疗白血病引起代谢增高及贫血有关。

（1）休息与适度活动：合理休息减少耗氧量，根据贫血程度制订活动计划，鼓励生活自理，若脉搏≥100 次/分或有心悸、气促时应停止活动。活动时有人陪伴，防止跌倒。病情轻或缓解期可适当休息；重者绝对卧床休息；对保护性隔离者，加强生活护理。

（2）必要时给予吸氧：改善组织缺氧症状，吸氧时给予舒适体位（半坐卧位）。

2. 体温过高 与正常粒细胞减少、肿瘤细胞代谢亢进或呼吸道感染有关。

（1）病情监测：密切观察患者体温变化，并注意相关症状，如咽痛、咳嗽、咳痰、尿路刺激征等。

（2）预防感染：保持病房空气清新、物品清洁、定期消毒；注意保暖，限制探视人数及次数，如白细胞≤0.5×10^9/L，应给予保护性隔离，置患者于单人病房或无菌层流室，谢绝亲友探视。

（3）严格执行消毒隔离制度和无菌技术操作：一旦有感染，应采集相应标本作细菌培养及药敏试验。

（4）做好基础护理：多漱口，保持口腔清洁，防止感染，保持皮肤、肛周清洁。

3. 潜在出血 与血小板减少、白血病细胞浸润有关。

（1）保证充足睡眠与休息，适当锻炼，如散步、打拳等，以提高机体免疫力；增加卧床休息的时间。

（2）忌食过硬、粗糙食物，勿使用牙签剔牙，刷牙动作轻柔，刷毛柔软。

（3）排便时勿过于用力，必要时遵医嘱使用开塞露或轻泻药。

（4）沐浴时水温勿过高及用力擦洗。

（5）常更换注射及抽血部位，止血带勿扎得太紧、太久，拔针后应延长按压时间。

（6）皮肤护理：剪短指甲，勿搔抓皮肤，沐浴水温以 37～40°C 为宜，以防水温过高促进血管扩张，加重皮下出血。

（7）密切观察患者皮肤、黏膜、眼睛、鼻、口腔及四肢关节有无出血症状。

4. 营养失调 低于机体需要量，与白血病代谢增加、发热、化疗致消化道反应有关。

（1）给予高热量、高蛋白质、富含维生素、适量纤维素、清淡及易消化饮食，宜半流质，少食多餐；避免进食高糖、高脂、产气过多及辛辣食物，化疗期间有消化道症状者及时对症处理。

（2）遵医嘱给予输血，以减轻贫血。

（3）严格遵守输血流程，注意观察患者有无输血反应。

5. 预感性悲哀 与担心治疗效果差、死亡率高有关。

（1）耐心倾听患者主诉，鼓励患者表达出内心的感受。

（2）向患者说明长期的负面情绪会加重疾病，不利于治疗与护理。

（3）向患者介绍治愈的典型病例。

（4）根据体力做些有益的事情，提高生存信心。

（5）嘱家属多关心、陪伴与安慰患者。

6. 潜在并发症 化疗药物不良反应。

（1）静脉炎及组织坏死的防护：①选择深静脉留置导管（PICC、CVC）进行注射药液，以保护血管，并做好导管护理；输注化疗药物前、后均需用生理盐水冲管；输入药物前应确定针头在静脉内；联合化疗时，先输刺激性小的，再刺激性大的。②发生静脉炎的局部血管禁止静脉注射；患处勿受压，尽量避免患侧卧位，使用多磺酸黏多糖乳膏（喜疗妥）等药物外敷；鼓励患者多做肢体活动，以促进血液循环。③发疱性化疗药物外渗的紧急处理。一旦药物外渗时，立即停止输注，边回抽边退针；局部用生理盐水加地塞米松皮下注射或遵医嘱给予利多卡因局部封闭治疗，也可局部冷敷后硫酸镁湿敷。发生静脉炎的血管禁止静脉注射，患处勿受压，避免患侧卧位；多磺酸黏多糖软膏等药物外敷。

（2）骨髓抑制的预防与处理：①定期检查血象，每次疗程结束时复查骨髓象，一旦出现骨髓抑制，应协助医师正确用药。②有感染的危险，应给予保护性隔离，预防感染。③增强抵抗力，保证病室空气新鲜，定时空气和地面消毒，如病房紫外线消毒，每日 2 次，避免或减少探视；保持口腔及皮肤的清洁卫生，预防感染；于进餐前、后及睡前、晨起时用生理盐水或复方硼砂含漱液漱口，睡前、晨起应用软毛刷刷牙；定期洗澡、更衣，勤剪指甲；注意会阴部清洁；保持排便通畅，便后坐浴，预防肛周感染。所有食物都应煮熟，多进食鲜水果、蔬菜。

（3）消化道反应的预防与护理：安排良好的就餐环境，避免在治疗前、后 2h 内进食，避免饭后立即平卧，必要时，遵医嘱使用镇吐药物；减慢化疗药物滴速，多饮水，加快药物的代谢；症状严重者遵医嘱给予静脉补充高营养。

（4）口腔溃疡的护理：①原则是减少溃疡面感染的概率，促进溃疡愈合。不食用对口腔黏膜有刺激或可能引起创伤的食物，如辛辣带刺的食物；对已发生口腔溃疡者加强口腔护理，每日 2 次；患者学会漱口液的含漱及局部溃疡用药的方法。②漱口液选择。一般选用生理盐水、复方硼砂含漱液等交替漱口；厌氧菌感染选用 1%～3%过氧化氢溶液；真菌感染用 1%～4%碳酸氢钠溶液、2.5%制霉菌素溶液、1∶2000 洗必泰溶液；溃疡疼痛严重者可在漱口药内加 2%利多卡因。含漱方法：每次含漱时间为 15～20min，每天至少 3 次。③应用促溃疡面愈合药。碘甘油（或食用茶籽油）

10ml+思密达 1 包+地塞米松 5mg 调配成糊状；溃疡贴膜、金因肽、锡类散、新霉素、金霉素甘油等；霉菌感染用制霉菌素甘油。用药方法：三餐后及睡前用漱口液含漱后，将药涂于溃疡处。为保证药物疗效的正常发挥，涂药后 2～3h 方可进食或饮水。

（5）心脏毒性的预防与护理：①部分化疗药物可产生心脏毒性，损害心肌细胞，患者出现心悸、胸闷、心前区不适、气短等症状，甚至出现心力衰竭。心电图检查可出现 T 波改变或 ST 段改变等。②药物包括多柔比星、柔红霉素顺铂、氟尿嘧啶等。③化疗前应了解有无心脏病史，做心电图、心脏超声及检查；注意休息，减轻心肌耗氧量；保护心脏，延长静脉滴注时间，每分钟不超过 40 滴；严密观察病情变化，监测心率、节律变化，必要时心电监测。出现毒性反应时，应立即报告医师并协助处理。

（6）高尿酸血症肾病的护理：多饮水，每日饮水量超过 3000ml，促进尿酸和化疗药物降解产物的稀释和排泄；遵医嘱口服别嘌呤醇，抑制尿酸形成；口服碳酸氢钠以碱化尿液。

（7）出血的预防与护理：①增加卧床休息的时间。②忌食过硬、粗糙的食物，勿使用牙签剔牙，刷牙动作轻柔，刷毛柔软。③排便时勿过于用力，必要时遵医嘱使用开塞露或轻泻药。④沐浴时水温勿过高及用力擦洗。⑤常更换注射及抽血部位，止血带勿扎得太紧、太久，拔针后应延长按压时间。⑥密切观察患者皮肤、黏膜、眼睛、鼻腔及四肢关节有无出血症状。⑦观察出血部位、发展或消退情况，新的出血或重症出血的先兆。M_3 是出血倾向最为明显的一种白血病，患者 PLT＜20×10^9/L 时，可发生自发性出血，特别是内脏出血，甚至是致命性的颅内出血。高热可增加患者的出血危险；当 PLT＜50×10^9/L 时，应减少活动，卧床休息；PLT＜20×10^9/L 时，应绝对卧床，协助各项生活护理。

（8）鼻出血的预防与护理：防止鼻黏膜干燥出血，勿用力擤鼻、抠鼻，避免外力。严重出血者，采取凡士林油纱条鼻腔填塞术，术后以无菌液体石蜡滴入鼻腔，3d 后取出，应加强口腔护理。

（9）其他化疗不良反应的防护：①神经系统毒性主要是指化疗药物对周围神经末梢产生损害作用，患者可出现肢端麻木、肢端感觉迟钝等，如长春新碱、长春花碱、长春酰胺、诺维本等均可出现不同程度的神经不良反应。②肝毒性。几乎所有的化疗药物均可引起肝功能损害，轻者可出现肝功能异常，患者可出现肝区不适，重者可导致中毒性肝炎。

（10）脱发的护理：①化疗前的心理护理。向患者说明化疗的必要性及化疗可能会导致脱发现象，但绝大多数患者在化疗疗程结束后，头发会再生，使患者有充分的心理准备。②化疗期间预防或减轻脱发，如头置发带、头部使用海绵持续冷敷及使用冰帽等方法可使局部血流受阻或缓慢，以减少化疗药物对毛囊的抑制和损伤。③脱发后的心理护理。评估患者对化疗所致落发、秃发的感受和认识，并鼓励其表达出内心的感受，如失落、挫折、愤怒；指导患者使用假发或戴帽子，以降低身体意象紊乱；协助患者重视自身的能力和优点，并给予正向回馈；鼓励重要的亲友共同支持患者；介绍有类似经验的患者与其分享经验；鼓励患者参与正常的社交活动。

7. 知识缺乏　缺乏急性白血病化疗间歇期预防感染、出血的知识。

（1）生活指导：保证充足的休息和睡眠，适当锻炼身体，加强营养，保持乐观情绪；多食蔬果，保持排便通畅；勤剪指甲，洗浴时水温不宜过高，向患者介绍预防感染的意义和措施，提醒患者少去公共场所，注意保暖，学会自测体温，注意个人卫生；空气干燥时用薄荷油滴鼻腔。

（2）用药和个人防护：指导避免接触对造血系统有损害的药物；介绍有关白血病的基本知识，特别是目前有效的治疗方法，说明按医嘱用药、坚持治疗的重要性，指导患者学会减轻恶心、呕吐的方法；嘱定期复查血象和骨髓象。

问题 7.该患者化疗期间行 PICC 置管，我们应注意些什么？

1. PICC 的适应证　①需要提供可靠的输液通路，但又没有很好的外周静脉通路可用；②需要长期连续或周期性间断静脉输液治疗；③给予高渗液或刺激性溶液，如高渗葡萄糖、脂肪乳等静脉营养液、化疗药物；④放置中心静脉导管风险较高或失败时，如颈、胸部穿刺点位置感染；⑤由于地理位置或其他原因，患者无法入院进行必需的静脉输液治疗。

2. PICC的禁忌证 PICC没有绝对禁忌证，但患者有以下情况时，请医务人员根据患者的情况慎重使用：①严重的出、凝血障碍；②穿刺部位或附近组织有感染、皮炎、蜂窝织炎、烧伤等情况；③准备放置导管的静脉，其近心端有静脉损伤、栓塞，或有用于动静脉造瘘的可能；④准备放置导管的上肢，有肌肉挛缩、放射治疗等情况；⑤不合作或躁动。

3. PICC的日常使用与维护 ①注意评估患者，观察穿刺点有无发红、肿胀、渗血、渗液；观察、记录导管的刻度、导管有无移动、是否脱出或进入体内；敷料有无潮湿、脱落、污染。②建立无菌区，用75%乙醇棉签清洁皮肤，然后用活力碘消毒皮肤3次，都是从中心向外围移动，消毒范围大于敷料大小。③乙醇和丙酮等物质会对导管材质造成损伤，因此当使用含该类物质的溶液清洁护理穿刺点皮肤时，应等待其完全干燥后再加盖敷料。④使用过程中请注意不要使输液压力超过50psi；请勿使用小于10ml的注射器推注液体或溶解血栓；请勿使用压力超过50psi的高压注射器或注射泵。

三、对患者进行评估，口述可以为患者进行的护理操作

（一）评估内容

1. 健康史

（1）患病与诊疗经过：尽量详细询问。

（2）目前病情与一般情况：重点评估患病后的变化。

（3）既往史：与本疾病相关的疾病重点评估。

2. 健康史的采集

（1）一般状态：生命体征、意识与精神状况、职业、临床症状（出血的部位、程度）。

（2）辅助检查：完善血、尿、粪便常规及肝、肾功能，以及电解质、外周血细胞形态、血栓弹力图、心电图、心脏彩超、腹部彩超、胸部CT等检查。

（3）心理-社会状况：患者自身的情绪、自我形象紊乱；化疗药物的不良反应引起的身体极度不适常使患者拒绝或惧怕治疗；对疾病的认知、家庭状况、经济条件。

（二）可能的护理操作

吸氧、心电监护、静脉输液、动/静脉血标本采集、输血操作、化疗药物外渗的皮下注射、PICC置管护理。

第三节 出血性疾病患者的护理

【学习目标】

认知目标：能陈述特发性血小板减少性紫癜的概念；列举特发性血小板减少性紫癜常见的诱因、分型；解释特发性血小板减少性紫癜的临床表现；讨论特发性血小板减少性紫癜患者可能出现的护理诊断。

技能目标：能为患者选择最需要的护理操作；具备无菌技术操作的能力。

情感目标：观察到患者的不良情绪；积极参与患者的护理计划；在护理过程中进行有效沟通的能力。

一、病 例 导 入

姓名：袁某 性别：男 年龄：77岁 婚姻：已婚

籍贯：湖南 职业：工人 身高：168cm 体重：64kg

【现病史】 患者半年前无明显诱因出现牙龈出血伴口腔血疱，无明显牙龈肿胀、疼痛不适，无畏寒、发热，无眼干、口干，无头痛、头晕、鼻出血不适，无恶心、呕吐、腹痛、腹胀、腹泻不适，无血尿、黑便，无雷诺现象，未予以重视，昨日夜间血疱变大自行挑破后出血不止，为求进一步诊治，遂至我科门诊就诊。完善血常规示 PLT 2×10^9/L，门诊遂以“口腔出血、血小板减少”收住院。起病以来，精神、食欲、睡眠可，大小便如常，体力、体重无明显变化。

【既往史】 高血压病史 10 余年，口服硝苯地平缓释片（伲福达）、非洛地平缓释片（波依定）；冠心病史 3 年余，口服阿司匹林、麝香保心丸、速效救心丸、单硝酸异山梨酯片；2014 年颈椎瘤手术；多年前胆囊切除术等；否认糖尿病史，否认药物过敏及外伤史。

【体格检查】 体温 36.7℃，脉搏 74 次/分，呼吸 19 次/分，血压 117/75mmHg，神志清楚，全身皮肤、巩膜无黄染，浅表淋巴结未触及明显肿大，双肺呼吸音清，未闻及干、湿啰音，心率 74 次/分，心律齐，未闻及明显病理性杂音。腹软，无压痛，肝、脾肋下未触及，双肾区无叩痛，双下肢不肿，病理征未引出。

【辅助检查】 血细胞分析示 WBC 7.03×10^9/L，RBC 4.6×10^{12}/L，Hb 146g/L，PLT 2×10^9/L；RBC 16.40/μl；DBIL 7.7μmol/L，TP 63g/L，Alb 39g/L；Cys-C 1.36mg/L，GFR 61ml/min；血小板抗体弱阳性；抗人球蛋白试验阴性；ESR 2mm/h。外周血：血小板计数减少，平均体积增大，功能正常，血小板动力学无明显加速；血小板形态多数正常；血块收缩不良、血小板生存时间缩短。束臂试验阳性、出血时间延长。骨髓象：巨核细胞-骨髓巨核细胞数量正常或增加；巨核细胞成熟障碍，幼稚型、颗粒性巨核细胞↑，产板型＜30%↓↓；红系、粒系、单核系正常；血小板相关抗体（PAIg）、血小板相关补体阳性。可有不同程度的正常细胞性或小细胞低色素贫血，少数可发现自身免疫性溶血（Evans 综合征）。心电图：窦性心律，电轴左偏，ST—T 在正常范围。血栓弹力图：纤维蛋白原功能偏弱、血液呈低凝状态、血小板聚集功能偏弱。

二、以问题为中心的学习

问题 1.什么是特发性血小板减少性紫癜？特发性血小板减少性紫癜的诱因、分类、临床表现有哪些？

特发性血小板减少性紫癜（ITP）：一种自身免疫病，该病的发生主要是由于患者体内的自身抗体与血小板抗原结合，导致血小板被网状内皮系统（主要是脾脏）破坏，造成血小板持续性减少。

1. 病因和发病机制 体液免疫机制：自身抗体介导的巨核细胞异常凋亡，出现数量和质量的下降；细胞免疫机制：细胞毒性 T 细胞直接介导溶解血小板；感染：细菌或病毒感染与 ITP 发病有密切关系；肝、脾作用：肝和脾可起到破坏血小板的作用；遗传因素：在一定程度上可能受基因调控；其他：雌激素可能与本病的发病有关。

2. 分类 ITP 根据持续时间可分为新诊断、持续性（持续时间在 3～12 个月）及慢性（持续时间大于或等于 12 个月）。成人典型病例一般隐匿起病，病前无明显的病毒感染或其他疾病史，病程多为慢性过程。儿童 ITP 一般为自限性，约 80%的患儿在 6 个月内自发缓解。

3. ITP 的临床表现

（1）分型

1）急性型：约 50%以上见于 2～6 岁多的儿童，起病前 1～4 周常有上呼吸道或病毒感染史，起病急骤，可出现畏寒、发热，全身的皮肤、黏膜出血，可有大片瘀斑，甚至血肿。鼻、牙龈、口腔及眼结膜出血常见，消化道及泌尿道出血也常见。颅内出血是致死的主要原因。PLT 数目＜20×10^9/L。巨核细胞：增加或正常，体积小，胞体大小正常，颗粒型多，血小板生成减少。急性型病程多在 4～6 周恢复。病程及预后：6 个月内痊愈率为 90%，约有 15%转为慢性。起病急，有明确感染多预示有早期缓解的可能。死亡率为 1%，主要死于颅内出血。

2）慢性型：以 20～40 岁的青年女性多见。起病缓慢、隐匿，一般无前驱症状。出血症状较轻，常为反复发作的皮肤及黏膜瘀点、瘀斑，可伴轻度脾大，女性患者月经量过多较常见，每次发作常持续数周或数月，可迁延多年。PLT 数目常为（30～80）$\times 10^9$/L。巨核细胞：明显增加或正常，胞质颗粒少，无血小板生成。病程及预后：4 年痊愈率达 50%，可反复多年痊愈，也可因急性发作而死亡。

（2）出血症状：ITP 出血常是紫癜型。皮肤、黏膜出现瘀点、瘀斑、紫癜。出血多见于血液淤滞部位、负重区域皮肤以及受压部位。女性常以月经量过多为主诉。

（3）其他：一般脾脏不大。除非有大量出血，一般不伴有贫血。

问题 2.患者目前符合“ITP”诊断的表现（临床表现和辅助检查等）有哪些？ITP 的诊断须综合患者的病史、症状、体征及辅助检查的结果。

在本病例中，患者有牙龈出血伴口腔血疱，自行挑破后出血不止。辅助检查：血常规提示 PLT 2×10^9/L。外周血：血小板计数减少，平均体积增大，以及血块收缩不良、血小板生存时间缩短；束臂试验阳性、出血时间延长。骨髓象：巨核细胞-骨髓巨核细胞数量正常或增加；巨核细胞成熟障碍，幼稚型、颗粒性巨核细胞↑，血小板相关抗体（PAIg）、血小板相关补体阳性。可有不同程度的正常细胞性或小细胞低色素贫血；少数可发现自身免疫性溶血（Evans 综合征）。血栓弹力图：纤维蛋白原功能偏弱、血液呈低凝状态、血小板聚集功能偏弱。

诊断标准如下。

1. 多次化验检查血小板数减少（至少 2 次）。

2. 脾脏不增大或仅轻度增大。

3. 骨髓检查巨核细胞数增多或正常，有成熟障碍。

4. 以下 5 点中应具备任何一点，包括①泼尼松治疗有效；②切脾治疗有效；③血小板相关抗体（PAIg）增多；④人血小板相关补体 3（PAc3）增多；⑤血小板寿命测定缩短。

5. 排除继发性血小板减少症。

问题 3.治疗“特发性血小板减少性紫癜”的方法有哪些？所使用药物的种类和用途是什么？

治疗目的：减少血小板的破坏，防止出血。

1. 一般治疗 休息，防止创伤。①PLT＞30×10^9/L 时可不予治疗。②PLT＜10×10^9/L 为重型 ITP，可应用大剂量糖皮质激素静脉注射，大剂量丙种球蛋白静脉注射有严重出血威胁生命时，可输注血小板。③PLT 为（10～30）$\times 10^9$/L 时应严格卧床，避免外伤，需紧急处理，可静脉注射糖皮质激素。④久治无效者，经治疗 4～6 周，血小板仍＜30×10^9/L 时，应重复骨髓穿刺，确诊 ITP 者可行脾切除术；经初步治疗或脾切除术后，血小板仍＜30×10^9/L 者，应注射丙种球蛋白、糖皮质激素等。

2. 糖皮质激素

（1）剂量：泼尼松 1～2mg/（kg·d），分次口服，恢复正常后逐步减量至 5～10mg/d，至少维持 3～6 个月，甚至 1～2 年。严重者可用地塞米松或甲泼尼龙静脉滴注。

（2）治疗作用机制：减少抗体包被的血小板在脾脏和骨髓中的破坏；抑制脾脏抗血小板抗体的生成；抑制骨髓巨噬细胞对血小板吞噬，促进血小板生成；降低毛细血管通透性，改善出血症状。

3. 脾切除术

（1）适应证：①激素治疗 3～6 个月无效；激素治疗虽有一定疗效，但减量或停药后复发；或需较大剂量（泼尼松 15～30mg/d）才能维持者。②使用糖皮质激素有禁忌者。脾切除术治疗 ITP 有效率为 70%。

（2）预测脾切除术疗效的因素：①血小板在脾脏破坏为主者；②对激素治疗有反应者；③对大剂量免疫球蛋白治疗反应良好者。

（3）脾切除术的禁忌证：①继发感染；②10 岁以下儿童暂不宜作脾切除术；③老年患者疗效较差。

4. 免疫抑制药

（1）适应证：①对激素及脾切除术疗效不佳者；②对激素治疗或脾切除术有禁忌或复发者。

（2）常用的免疫抑制药：①长春新碱；②环磷酰胺；③硫唑嘌呤；④环孢素。

（3）副作用：白细胞减少、胃肠道反应、肝肾损害、周围神经炎等。应用时需慎重考虑。

5. 高剂量静脉滴注免疫球蛋白

（1）适应证：①危重型 ITP，如出血明显，危及生命的患者。②难治型 ITP，如激素及脾切除术无效者。③不宜用激素治疗的 ITP，如孕妇、糖尿病、溃疡病、高血压、结核病等；需迅速提升血小板的 ITP 患者，如急诊手术、分娩等。

（2）治疗 ITP 机制：①封闭单核巨噬细胞 FC 受体；②抑制抗体产生；③中和抗血小板抗体和调节机体免疫反应。

6. 达那唑

（1）药理作用：弱化的雄性激素。

（2）机制：抑制巨噬细胞 FC 受体的表达，降低血小板抗体产生。

（3）副作用：雄性激素作用、肝损伤。

7. 血小板悬液输注

（1）适应证：适用于危重出血者、PLT 低于 20×10^9/L 者，以及脾切除术前准备、其他手术及严重并发症，输新鲜血或浓缩血小板悬液有较好的止血作用。

（2）剂量：浓缩血小板输注剂量按体重计算为 1U/10kg，每 400ml 血分离血小板为 1U。

8. 其他药物治疗　①干扰素；②大剂量维生素 C；③氨肽素；④抗淋巴细胞球蛋白等。

9. 血浆置换术　消除患者血液中的 PAIg，每次置换 3000ml，连续 3 次以上。

问题 4.入科后护士对该患者的评估重点有哪些？

1. 根据所给信息及现病史重点评估患者发病的病因及诱因、主要伴随症状及症状特点；根据患者诊疗和护理经过，明确患者的病情进展及目前状况。

2. 健康史的采集，包括详细询问患者的年龄、性别及起病前有无呼吸道感染史；有无应用对血小板有影响的药物；有无家族史。

3. 体格检查及辅助检查内容

（1）该患者身体评估的重点：应包括一般状态（生命体征、意识与精神状况），以及皮肤、黏膜出血的部位、程度；心、肺部检查（双肺部有无湿啰音和哮鸣音、心率是否加快）。

（2）辅助检查：①血小板计数急性型常低于 20×10^9/L，慢性型常为 50×10^9/L，可见巨大畸形的血小板。②骨髓象表现为巨核细胞显著减少、成熟障碍。③束臂试验阳性、出血时间延长、血块收缩不良；抗血小板抗体和血小板相关明显缩短。

问题 5.目前患者存在的护理诊断有哪些？并分析护理问题的相关因素。

1. 活动无耐力　与大量代谢增高及贫血有关。

2. 组织完整性受损　与血小板减少、血小板生存时间缩短及血小板抗体有关。

3. 有损伤的危险　与血小板减少有关。

4. 营养失调　低于机体需要量，与摄入不足有关。

5. 预感性悲哀　与担心治疗效果差、死亡率高有关。

6. 知识缺乏　缺乏有关的保健知识。

7. 潜在并发症　颅内出血。

问题 6.针对以上护理诊断，该患者应该采取哪些护理措施？

1. 活动无耐力　与大量代谢增高及贫血有关。

（1）休息与适度活动：合理休息，减少耗氧量，根据贫血程度制订活动计划，鼓励生活自理，若脉搏≥100 次/分或有心悸、气促时应停止活动。活动时有人陪伴，防止跌倒。病情轻或缓解期可适当休息；重者绝对卧床休息；对保护性隔离者，加强生活护理。

（2）必要时给予吸氧：改善组织缺氧症状，吸氧时给予舒适体位（半坐卧位）。

2. 组织完整性受损　与血小板减少、血小板生存时间缩短及血小板抗体有关。

（1）病情监测。密切观察患者的体温变化，并注意相关症状，如咽痛、咳嗽、咳痰、尿路刺激征等。

（2）预防感染。保持病房空气清新、物品清洁、定期消毒；注意保暖，限制探视人数及次数，如 WBC≤0.5×10^9/L，应给予保护性隔离，置患者于单人病房或无菌层流室；谢绝亲友探视。嘱患者活动时注意保护皮肤、黏膜不受外伤，注意保护头颅，以免发生颅内出血；对患者进行查体和某项技术操作时，动作要轻柔；患者高热时给物理降温，但不宜用酒精擦浴。

（3）严格执行消毒隔离制度和无菌技术操作。一旦有感染，采集相应标本作细菌培养及药敏试验。

（4）出血明显者应绝对卧床休息，以免活动过度或外伤使出血加剧。

（5）对有出血倾向的患者应床前交班，严密观察出血部位，以及意识、脉搏、呼吸、血压及瞳孔变化，记录出血量。月经量过多时应注意清洁外阴，防止泌尿道及生殖器的感染。

（6）做好基础护理：多漱口，保持口腔清洁，防止感染，勿剔牙，刷牙用软毛刷，经常观察口腔有无出血症状；保持皮肤、肛周清洁。

3. 有损伤的危险　与血小板减少有关。

（1）保证充足睡眠与休息，适当锻炼，如散步、打拳等，以提高机体免疫力。增加卧床休息的时间。

（2）忌食过硬、粗糙的食物，勿使用牙签剔牙，刷牙动作应轻柔，刷毛柔软。

（3）预防便秘，以防硬便、用力排便损伤直肠黏膜和肛门引起出血，以及使腹压、颅内压增高，促进颅内出血，必要时给予轻泻药、软便剂或灌肠。

（4）常更换注射及抽血部位，止血带勿扎得太紧、太久，拔针后应延长按压时间。

（5）加强皮肤护理，剪短指甲，勿抓挠皮肤，沐浴水温以 37～40°C 为宜，以防水温过高促进血管扩张，加重皮下出血。

（6）补充凝血因子，输新鲜血浆、全血、血小板、凝血酶复合物等，输血前做好输血准备。

（7）避免接触、使用可加重出血的物质及药物，如阿司匹林、肝素、华法林等。

4. 知识缺乏　缺乏有关的保健知识。

（1）生活指导：保证充足的休息和睡眠，适当锻炼身体，加强营养，保持乐观情绪；多食蔬菜、水果，保持排便通畅；勤剪指甲，避免抓伤皮肤；洗浴时水温不宜过高，避免血管扩张加重皮下出血；勿用牙签剔牙，勿用手挖鼻孔，避免创伤等；向患者介绍预防感染的意义和措施，提醒患者少去公共场所，注意保暖，学会自测体温，注意个人卫生；空气干燥时用薄荷油滴鼻腔。

（2）用药和个人防护：指导避免接触对造血系统有损害的药物；指导患者减轻恶心、呕吐的方法；介绍本病有关的知识，使其能正确认识疾病，对长期服用糖皮质激素者应该告知按医嘱服药，不可自行减量或突然停药，否则易出现反跳现象；服药期间注意个人卫生，防止感染；低盐饮食，每周测体重，防止水钠潴留，加重肾脏负担；注意观察药物的不良反应；避免情绪紧张及波动，保持乐观的生活态度，积极配合治疗；嘱定期复查血象和骨髓象；出现出血征象应及时就医。

5. 潜在并发症　颅内出血。

（1）当血小板计数在 20×10^9/L 以下时应警惕颅内出血，嘱患者卧床休息。

（2）便秘、剧烈咳嗽会诱发颅内出血，故便秘时要用泻药或开塞露，剧咳者可用镇咳药。

（3）严密观察患者生命体征和神志的变化，若有烦躁不安、嗜睡、头痛、呕吐，甚至惊厥、颈项抵抗，提示颅内出血，应及时处理。

（4）颅内出血时，如出现呼吸变慢不规则、双侧瞳孔大小不等，提示可能合并了脑疝，应按相应护理常规护理。

三、对患者进行评估，口述可以为患者进行的护理操作

（一）评估内容

1. 健康史

（1）患病与诊疗经过：尽量详细询问。

（2）目前病情与一般情况：重点评估患病后的变化。

（3）既往史：与本疾病相关的疾病重点评估。

2. 健康史的采集

（1）一般状态：生命体征、意识与精神状况、临床症状（出血的部位、程度）。

（2）心理-社会状况：患者感到异常恐惧，难以接受，并时时意识到死亡的威胁；经治疗效果不佳时，限制探视，使患者常感到孤独；因广泛出血或出血不止，常反复发生，患者感到恐惧、焦虑，坐卧不安；随着病情迁延，精神折磨，可使患者烦躁、易怒，由此出现沟通障碍。

（二）可能的护理操作

吸氧、心电监护、静脉输液、动/静脉血标本采集、输血操作。

第五章　消化系统疾病患者的护理

第一节　口腔疾病患者的护理

【学习目标】

认知目标：能陈述牙周炎、侵袭性牙周炎的定义；列举牙周病患者常见诱因和病因；解释牙周炎出现临床表现的病理过程；讨论牙周炎患者可能出现的护理诊断；应用所学知识为牙周病患者进行护理评估、实施护理计划和护理措施。

技能目标：能配合医师进行龈上洁治和龈下刮治的四手操作；能为牙周病患者进行正确的健康指导。

情感目标：能运用临床逻辑思维进行牙周病患者的护理评估、诊断、计划；能运用质疑和反思的态度对牙周病患者的护理计划进行评价。

一、病 例 导 入

姓名：胡某　性别：女　　年龄：26 岁　　婚姻：未婚

籍贯：十堰　职业：护士　身高：165cm　体重：52kg

【现病史】　患者诉 3 年来时常刷牙时牙龈出血，有口臭，近 1 年来多处牙出现鼓脓包、脓溢及牙齿松动症状，咀嚼无力，影响进食，未见明显的冷、热刺激痛、自发痛，未经治疗，今于我院就诊。初诊时临床口腔照片见图 5-1。自发病以来，患者精神、睡眠尚可，饮食欠佳，体重未见明显改变，大小便正常。

既往史及家族史：可复性关节盘前移位，否认家族遗传史。

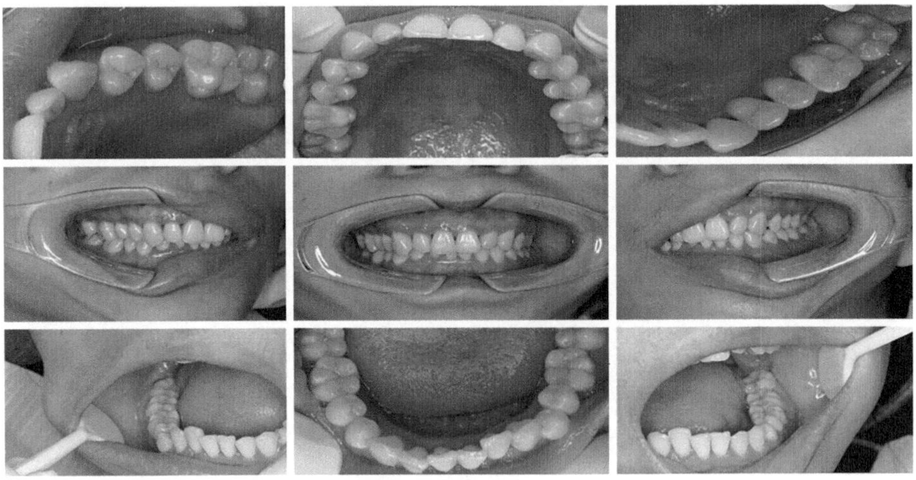

图 5-1　初诊时临床口腔照片

【辅助检查】　①牙周专科和电子探针检查（图 5-2，图 5-3）示牙周袋深，几乎覆盖全部牙齿，探诊出血 100%，全口大多数牙牙周袋深度（PD）超过 4mm，牙齿松动度Ⅱ～Ⅲ度；②影像学检查显示，全口牙槽骨普遍吸收至根中 1/2 区至根尖 1/3 区，尤其以 12、16、36、42、47 牙槽骨破坏吸收至根尖 1/3，除切牙区和第一磨牙牙槽骨破坏外，其他牙牙槽骨破坏的数目已超过 2 个

（图 5-4）。根尖片显示有根分叉病变（图 5-5）。

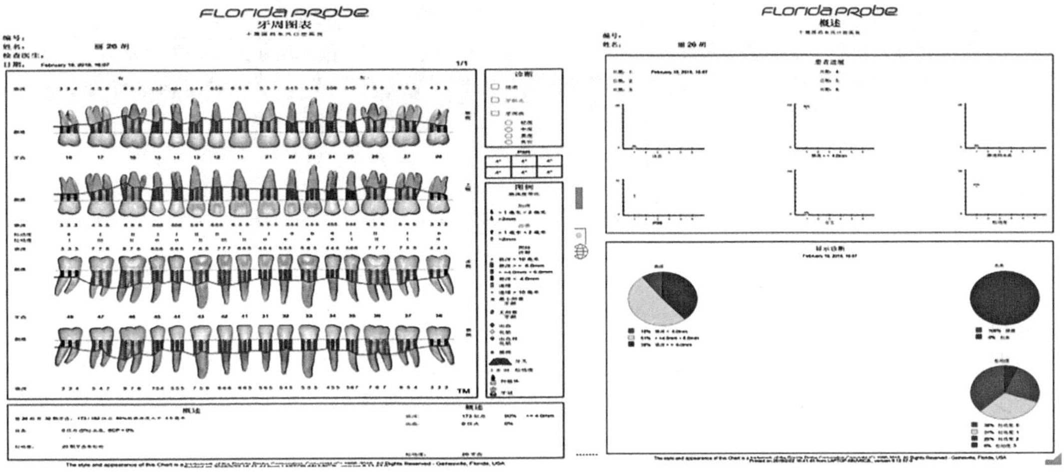

图 5-2　牙周电子探针专科检查

上（菌斑）	8	7	6	5	4	3	2	1	1	2	3	4	5	6	7	8
松动		Ⅰ	Ⅱ	Ⅰ	Ⅰ	Ⅱ	Ⅱ	Ⅰ	Ⅰ				Ⅰ	Ⅱ	Ⅰ	
根分叉																
B牙龈退缩																
B PD	334	446	866	556	656	556	666	654	455	443	433	454	545	555	655	333
BOP	.	...	...	...	...	...	...	...	...	..	.	...	...	...	...	.
L牙龈退缩																
L PD	333	455	867	566	656	566	666	655	555	554	444	455	444	656	666	332
BOP	..	...	...	...	...	...	...	...	...	...	...	...	. .	...	...	.
下（菌斑）	8	7	6	5	4	3	2	1	1	2	3	4	5	6	7	8
松动	Ⅰ	Ⅲ	Ⅱ			Ⅱ	Ⅲ	Ⅱ					Ⅰ	Ⅱ	Ⅰ	
根分叉																
B牙龈退缩																
B PD	334	767	876	655	555	655	767	665	544	545	555	435	567	767	765	543
BOP	..	...	...	...	...	...	...	...	...	...	...	. .	...	...	...	..
L牙龈退缩																
L PD	333	778	876	656	565	765	777	665	454	555	535	434	566	777	776	543
BOP	..	...	...	...	...	...	...	...	...	...	. .	..	...	...	...	..

图 5-3　牙周专科检查

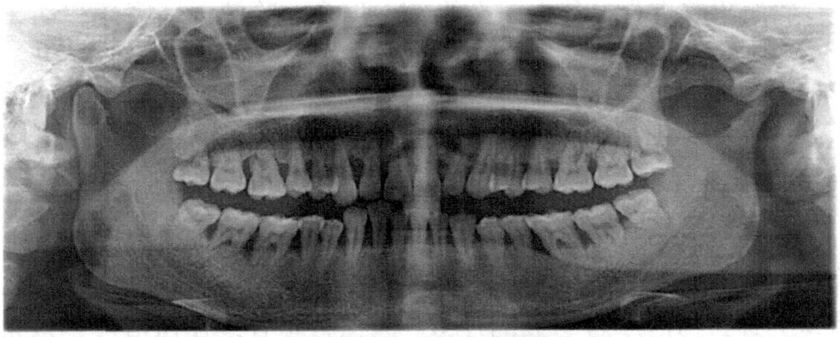

图 5-4　全口曲面断层

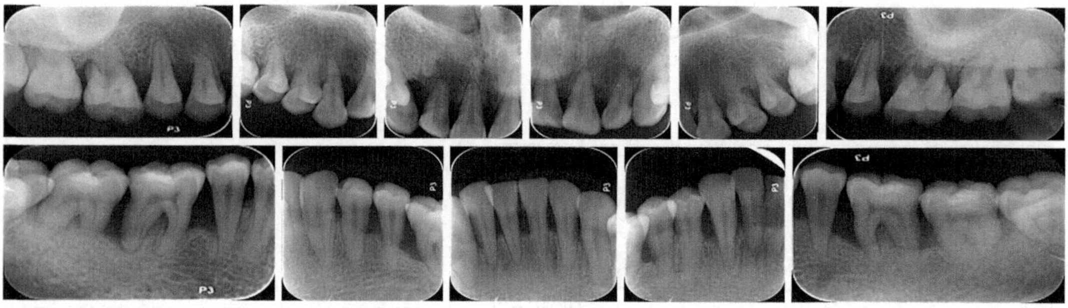

图 5-5 全口根尖片

诊断：侵袭性牙周炎（广泛性）。

依据：①全口牙槽骨水平破坏吸收至根尖 1/3；②全口卫生状况与牙周破坏程度不成正比，牙结石量少，牙龈红肿不明显；③除切牙区和第一磨牙牙槽骨破坏外，其他牙牙槽骨破坏的数目已超过 2 个；④无家族遗传史及系统性疾病。

危险因素分析：①口腔卫生。牙周袋深，几乎覆盖全部牙齿，探诊出血 100%，难以维持有效的牙菌斑控制。②患者压力。ICU 护士，经常值夜班，工作压力大。③牙丧失风险。全口牙槽骨广泛性水平吸收，尤其以 12、16、36、42、47 牙槽骨破坏吸收至根尖 1/3，牙齿松动度Ⅱ～Ⅲ度。综合以上分析该患者预后差。

二、以问题为中心的学习

问题 1.什么是牙周病？出现牙周病的原因有哪些？

牙周病（periodontal disease，PD）指牙齿支持组织（牙龈、牙周膜、牙槽骨和牙骨质）发生的慢性、非特异性、感染性疾病。以牙龈炎、牙周炎最常见。是我国成人丧失牙齿的首要原因。

牙周病的常见病因包括：①凡是能加重牙菌斑滞留的因素，如牙结石、食物嵌塞等；②全身因素，如代谢障碍、内分泌紊乱等；③牙龈炎未能及时治疗。

问题 2.牙周病包括哪几类？常见的四大典型症状是什么？

牙周病的分类：慢性牙周炎、侵袭性牙周炎、坏死性牙周病、反映全身疾病的牙周炎。常见的四大典型症状：①牙龈炎症状；②牙周袋形成；③牙槽骨吸收；④牙齿松动。

问题 3.什么是侵袭性牙周炎？广泛性侵袭性牙周炎的临床表现是什么？

侵袭性牙周炎是一组在临床表现和实验室检查均与慢性牙周炎有明显区别的牙周炎。按照患牙的分布可分为局限性和广泛性：①局限性侵袭性牙周炎的特征为牙周病变局限于第一恒磨牙或切牙，至少两个恒牙有邻面附着丧失，其中一个为第一磨牙。除第一恒磨牙和切牙外，其他患牙不超过两个。②广泛性侵袭性牙周炎的特征为广泛的邻面附着丧失，侵犯第一磨牙和切牙以外的牙数在 3 颗以上。

广泛性侵袭性牙周炎的临床表现：患者年龄在青春期至 30 岁以下；病损呈弥漫性，广泛的邻面附着丧失，累及除切牙和第一磨牙以外的恒牙至少 3 颗；有严重而快速的附着丧失和牙槽骨破坏，呈明显的阵发性；在活动期，牙龈有急性炎症，呈鲜红色，伴龈缘区肉芽性增殖，易出血，并有溢脓；牙菌斑、牙石的沉积量个体相差悬殊；有时伴有体重减轻、抑郁及全身不适等症状；一般患者对常规治疗如刮治和全身药物治疗有明显的疗效，但也有患者经任何治疗都效果不佳，病情迅速加重直至牙周支持组织的丧失。临床上常以年龄在 35 岁以下和全口大多数牙的重度破坏作为诊断广泛性侵袭性牙周炎的标准，即牙周破坏程度与年龄不相称。

问题 4.侵袭性牙周炎的治疗有哪些？常用的口腔诊疗操作及护理配合？

1. 治疗计划

（1）口腔卫生宣教，让患者自己行牙菌斑控制。

（2）基础治疗，包括龈上洁治、龈下洁治、龈下刮治加根面平整术（SRP）。

（3）牙周翻瓣术。

（4）根据患者意愿拔除松动保留无望的牙齿，后期行种植修复或其他修复。

（5）定期行口腔专业复诊和维护。

2. 常用的口腔诊疗操作及护理配合

（1）诊疗操作

1）龈上洁治：用龈上洁治器械去除龈上牙石、牙菌斑和色渍，并磨光牙面，以延迟牙菌斑和牙石的再沉积。

2）龈下刮治：用精细的龈下刮治器刮除位于牙周袋内根面上的牙石和牙菌斑。

3）牙周翻瓣术：是用手术方法切除部分牙周袋及袋内壁，并翻起牙龈的黏骨膜瓣，在直视下刮净龈下牙石和肉芽组织，必要时可修整牙槽骨，然后将牙龈瓣复位、缝合，达到消除牙周袋，或使牙周袋变浅的目的。适用于前牙或后牙牙周袋较深，用龈下刮治不能消除牙周病损者。

（2）护理配合

1）洁治术（洗牙）：用专用的超声洁治机除去龈上牙石。调好头位，备好器械。由于牙龈炎症，洁治时易出血，嘱患者随时漱口，清除牙石及血污，出血多时可用棉球压迫，或用3%双氧水止血。除石完毕，用3%双氧水清洗、漱口，隔离唾液擦干龈缘，用探针将碘甘油置于牙龈缘。介绍正确的刷牙方法，保持口腔卫生。

2）刮治术：除去牙周袋内根面上的龈下牙石。①术前：向患者说明操作目的，取得配合。根据患者的情况，做相关的检查。根据刮治部位的不同备好消毒的刮治器或超声波洁治机；常规准备包括口腔盘、吸唾管、口杯、3%双氧水一支、慢机头、抛光膏、碘甘油、超声洁牙尖，必要时准备麻药。治疗前让患者含漱3%双氧水1min。②术中：调节椅位，协助患者戴好围兜。根据牙位及医师的习惯，摆好所需的物品。术中协助吸唾，牙石去干净后备好抛光膏。刮治完毕冲洗牙周袋，上碘甘油于龈沟内。全口洁治应分区进行，一般分为3～4次。③术后：清除患者面部的血污，撤掉围兜，撤除使用的器械进行消毒处理，椅位复位，冲洗管道，表面消毒巾擦拭牙椅，并给予相关的健康指导。

3）牙周翻瓣术：适用于前牙或后牙牙周袋较深，用龈下刮治不能消除牙周病损者。①术前：解除患者的恐惧心理，稳定情绪。准备好所需的手术器械包，包括牙周探针、牙龈分离器、刮治器、眼科剪、小骨锉、刀柄、镊子、持针器、口镜、11号刀片、缝线、治疗巾、孔巾等。备好盐酸甲哌卡因/肾上腺素麻醉药、生理盐水、3%双氧水、医用酒精棉球、碘伏。②术中：协助吸唾和缝合，帮助清理创面，及时添加急需物品。③术后：清除患者面部、口周的血污，撤掉带血的治疗巾和孔巾，撤除手术台上使用的器械进行消毒处理，椅位复位，冲洗管道，表面消毒巾擦拭牙椅。给予相关的健康指导，交代术后注意事项。

问题 5.入科后护士对该患者的评估重点有哪些？

1. 健康史的采集 口腔疾病患者的病史采集是诊断过程中的关键步骤，有助于医生了解患者的健康状况、疾病发展过程以及可能的诱因。以下是病史采集的一些主要内容：

（1）主诉：患者就诊的主要原因，如牙痛、牙龈出血、口臭等。

（2）现病史：症状的起始时间、发展过程和变化。症状的性质、部位、持续时间、频率和严重程度。症状的诱因和缓解因素。既往治疗情况和效果。

（3）既往史：既往口腔疾病史，如龋齿、牙周病等。既往全身疾病史，如糖尿病、高血压等。

（4）个人史：饮食习惯，如高糖饮食、酸性食物等。吸烟和饮酒史。口腔卫生习惯，如刷牙频率、使用牙线的频率等。

（5）家族史：家族中是否有口腔疾病或其他遗传性疾病的病史。

（6）药物史：患者正在使用的药物，包括处方药和非处方药。对药物的过敏史。

（7）社会和环境因素：工作和生活环境，如是否有接触有害物质史。社会经济状况和教育水平。

（8）系统回顾：对全身各个系统（如心血管、呼吸、消化等）的健康状况进行回顾。

（9）口腔卫生习惯和口腔自我护理：患者对口腔卫生的认识和实践情况。

（10）心理社会因素：患者的心理状态、压力水平和生活质量。

2. 体格检查

（1）面部检查：观察面部的对称性，检查是否存在肿块和皮肤的损害。

（2）口腔黏膜检查：检查口腔黏膜的完整性，寻找病损的部位和性质。

（3）牙齿检查：评估牙齿的形态、排列、缺损状况、活动度、色泽以及是否存在黏附斑、软垢和牙结石。

（4）牙周检查：检查牙龈的健康状况，包括是否有红肿、出血、牙周袋的形成以及牙槽骨的吸收情况。

（5）口腔功能评估：评估患者的咀嚼、吞咽和语言功能是否受到影响。

3. 辅助检查内容

（1）影像学检查：包括X光片、根尖片、全景片、CBCT等，用于观察牙齿和颌骨内部的结构。

（2）牙髓电活力测试：通过电流判断牙髓活力状态，属于无创检查。

（3）彩色多普勒超声：常用于检查口腔颌面部的浅表包块、舌下腺囊肿、腮腺和颌下腺肿瘤等。

（4）实验室检查：可能包括血液学检查、免疫学检查等，如血常规、凝血功能、血清铁、叶酸、维生素 B_{12} 测定等。

（5）活体组织检查：对可疑病变进行切除或切取一小块，送至病理科进行检查化验，常用于口腔黏膜病或溃疡、包块的检查。

问题 6.目前患者存在的主要护理诊断有哪些？采取的护理措施有哪些？

1. 护理诊断

（1）营养失调：低于机体需要量，与牙齿松动，不能咬重物有关。

（2）焦虑：与牙周病易复发，担心预后有关。

（3）社会交往障碍：与口臭有关。

（4）知识缺乏：缺乏口腔卫生保健知识、口腔疾病的预防及早治疗的知识。

2. 护理措施

（1）一般护理：饮食、心理护理。

（2）病情观察及护理：疼痛、引流、牙周袋、修复性治疗的护理。

（3）消除牙周袋：龈上洁治术或龈下刮治术。

（4）其他：必要时行牙周手术治疗。

问题 7.作为护士，应该如何对该患者进行正确的健康指导？

1. 定期接受医师的检查和指导，成人每年检查1次，2～12岁的小儿每半年检查1次。

2. 保持口腔卫生、维护牙周健康。刷好牙，掌握正确的刷牙方法（BASS刷牙），把握好3个原则。

3. 牙周病的治疗需要医师和患者的共同参与。患者要养成饭后漱口的习惯，并使用一些辅助工具，如牙线、冲牙器等。

4. 加强营养，增加维生素A、维生素C的摄入。

问题 8.牙周炎治疗的总体目标是什么？

1. 健康 PLI＜20%；BOP＜20%～25%；PD＜5mm。

2. 功能　修复缺失牙，调整创伤𬌗，纠正错颌畸形。

3. 美观　恢复正常牙周组织的生理形态。

4. 稳定　定期复查，终身维护。

第二节　食管癌患者的护理

【学习目标】

认知目标：能陈述食管癌的定义；列举食管癌患者常见的病因；解释食管癌患者出现临床表现的病理过程；提出食管癌患者可能出现的护理诊断；指导食管癌患者进行术前准备，分析不同食管癌患者术后的病情，并制订有针对性的措施。

技能目标：能尝试模仿为食管癌患者进行临床操作，如进行胸腔闭式引流管的观察和护理、鼻饲、心电监护等技能操作；能够结合病例提出护理诊断、护理措施和健康指导的主要内容。

情感目标：能观察到患者的不良情绪；能积极参与患者的护理计划；在护理患者过程中遵守伦理原则和人文关怀。

一、病 例 导 入

姓名：党某　性别：男　年龄：68 岁　婚姻：已婚

籍贯：湖北　职业：无　身高：168cm　体重：56kg

【现病史】　患者主诉于 3 月前无明显诱因出现进食时吞咽困难，食用固体及硬质食物时症状加重，且近 1 周内感胸骨后疼痛明显，偶有咳嗽，伴少量白色黏液。曾就诊某县人民医院，给予镇痛等对症治疗后，症状可稍缓解，现患者为求进一步诊治，遂来我院就诊。

【既往史】　自诉 20 年前因“胆结石”行手术治疗（具体不详），有输血史（具体不详）。配偶健康情况：已故，死因不详。6 年前发现高血压，服用抗高血压药控制血压。否认糖尿病、心脏病和传染病等；否认外伤史、过敏史。

家族史：无家族性遗传病史，父母已故，死因不详。

【体格检查】　神志淡漠，体温 36.7℃，血压 138/87mmHg，脉搏 78 次/分。发育正常，面色苍白，消瘦，神志清楚，自动体位，查体合作。双侧瞳孔等大等圆，对光反射灵敏。颈软，气管居中，甲状腺不大。全身皮肤、黏膜无黄染，能触及左侧锁骨上淋巴结 1 枚，约 0.5cm×0.5cm，质硬、固定，其他浅表淋巴结未触及肿大。两肺部呼吸音清晰，未闻及干、湿啰音，心律齐，未闻及病理性杂音。腹平软，上腹部无压痛，腹肌无紧张，肝、脾区无叩击痛，墨菲征阴性，肝、脾肋下未触及，移动性浊音阴性，肠鸣音正常。双肾区无明显叩击痛。无腹水，双下肢无水肿。脊柱生理弯曲存在，病理反射未引出。

【辅助检查】　食管胃镜显示食管癌；胃底、食管病理显示食管下段中分化鳞状细胞癌。钡剂检查显示食管下段 T_{10} 水平见约 4cm 的狭窄段，管壁僵硬，黏膜破坏，有不规则充盈缺损，钡剂通过缓慢。

【实验室检查】　血常规示 Hb 83g/L，WBC 6.1×10^9/L；血生化检查示 TP 60g/L，Alb 32g/L。

治疗经过：经过完善各种检查，医师综合患者的病情与检查情况，该患者明确诊断为食管癌中晚期。入院后积极完善术前准备，患者入院后第 4 天接受了胸腹腔镜下食管癌根治术。术前放置空肠营养管，术后进行胃肠减压，放置尿管、胸腔闭式引流管和一根腹腔引流管。现在为术后第 2 天，心电监护仪显示：血压 136/85mmHg，心率 82 次/分，呼吸 19 次/分，呼吸平稳，SpO_2 99%，体温 36.8℃，伤口无渗血，腹腔引流管及胸腔闭式引流管引流通畅。术后行雾化吸入、输液等支持治疗。微量泵输入镇痛药。手术 1 个月后行化疗。

二、以问题为中心的学习

问题 1.什么是食管癌？发生食管癌的原因有哪些？

食管癌（esophageal carcinoma）是发生于食管黏膜上皮的一类恶性肿瘤，是一种常见的消化道恶性肿瘤，其发病率和死亡率各国差异很大。在我国，男性发病率高于女性，发病年龄多在 40 岁以上。分型按病理形态，中、晚期食管癌可分为 5 型：髓质型、蕈伞型、溃疡型、缩窄型（硬化型）、腔内型。

食管癌的病因至今尚未明确，可能与下列因素有关。①化学物质：长期进食亚硝胺含量较高的食物，亚硝胺及其前体在自然界分布很广，致癌性强；②生物因素：长期进食发霉、变质的含有真菌的食物，有些真菌自身有致癌作用，有些真菌能促使亚硝胺及其前体形成；③缺乏某些营养素：钼、铁、锌、氟、硒等微量元素在食物和饮水中含量偏低，缺乏维生素 A、维生素 B、维生素 C 及动物蛋白，水果、蔬菜摄入不足；④烟、酒、热食、热饮、口腔不洁等因素：长期饮酒、吸烟，以及食物过热、过硬及进食过快，引起炎症、创伤或口腔不洁、龋齿等，可能与食管癌有关；⑤遗传易感因素：食管癌的发病常表现为家庭性聚集；⑥其他：慢性食管炎症、食管上皮增生、食管黏膜损伤、普卢默-文森综合征（Plummer-Vinson 综合征）、食管憩室、食管溃疡、食管白斑、食管瘢痕狭窄、裂孔疝等均被认为是食管癌的癌前病变或癌前疾病。其中吸烟和过度饮酒已经证明是食管癌的重要原因。

问题 2.患者目前符合“食管癌”诊断的表现（临床表现和辅助检查等）有哪些？（食管癌的诊断须综合患者的病史、症状、体征及辅助检查的结果）

首先，该患者出现的症状是 3 月前无明显诱因出现进食时吞咽困难，使用固体及硬质食物时症状加重，这是食管癌发生时早期的表现。其次，近一周内感胸骨后疼痛明显，偶有咳嗽，伴少量白色黏液。这是食管癌发展的中晚期表现。再次，在入院体格检查时，能触及患者左侧锁骨上淋巴结 1 枚，约 0.5cm×0.5cm，质硬、固定，这说明已经发生淋巴结的转移；最后，结合辅助检查的结果：①食管胃镜显示食管癌；胃底食管病理显示食管下段中分化鳞状细胞癌，这是诊断食管癌的金标准。②钡餐检查显示：食管下段 T_{10} 水平见约 4cm 狭窄段，管壁僵硬，黏膜破坏，有不规则充盈缺损，钡剂通过缓慢。此结果说明食管管腔已经出现狭窄，有梗阻情况。总之，根据患者的症状、体征，再结合胃镜和病理检查的结果，可以诊断该患者为食管癌。

问题 3.治疗“食管癌”的方法有哪些？所使用治疗方法的种类、适应证是什么？

食管癌的治疗以手术为主，辅以放射治疗、化学治疗等多学科综合治疗。

1. 手术治疗 手术是治疗食管癌的首选方法。若全身情况和心、肺功能储备良好、无明显远处转移征象，可考虑手术治疗。食管原位癌可在内镜下行黏膜切除，术后 5 年生存率可达 86%～100%。对估计切除可能性小的较大鳞癌且全身情况良好者，术前可先做放射治疗和化学治疗，待瘤体缩小后再手术。

常用的手术方式有非开胸及开胸食管癌切除术 2 类。目前对中段以上的食管癌多主张采用颈-胸-腹三切口方法，并同时行淋巴结清扫术。食管癌切除后常用胃或结肠重建食管，以胃最为常用。

对晚期食管癌、不能根治或放射治疗、进食有困难者，可作姑息性减状手术，如胃或空肠造口术、食管腔内置管术、食管分流术等，以达到改善营养、延长生命的目的。

2. 非手术治疗

（1）放射治疗：①与手术治疗综合应用，术前放射治疗后，间隔 2～3 周再做手术；对术中切除不完全的残留癌组织处作金属标记，一般在术后 3～6 周开始术后放射治疗。②单纯放射治疗，多用于颈段、胸上段食管癌，也可用于有手术禁忌证而尚可耐受放射治疗者。

（2）化学治疗：食管癌对化学治疗药物敏感性差，可与其他方法联合应用，有时可提高疗效。食管癌常用的化学治疗药物有顺铂（PDDX）、博来霉素（bleomycin）、紫杉醇等。

（3）其他：免疫治疗及中药治疗等亦有一定的疗效。

问题 4.入科后护士对该患者的评估重点有哪些？

1. 根据所给信息及现病史重点评估患者发病的病因、主要伴随症状及症状特点；根据患者诊疗和护理经过，明确患者的病情进展及目前状况。

2. 健康史的采集

（1）患者的日常生活状况：尤其是患病后的变化进行重点评估，具体从饮食与营养型态、休息与睡眠型态、排泄型态、自理能力及日常生活，以及个人嗜好（吸烟、喝酒情况）的改变5个方面进行评估。

（2）既往史：重点评估该患者既往有无食管炎、食管溃疡等食管疾病，有无食管相关疾病的家族遗传史；评估有无糖尿病、高血压和心脏病史等，有无药物过敏史。

3. 体格检查及辅助检查内容

（1）该患者身体评估的重点应包括一般状态（生命体征、意识与精神状况、体位）；全身淋巴结情况；胸、腹部检查（腹部有无压痛、有无腹膜刺激征等；肝、脾的触诊，肠鸣音是否正常）；有无腹水，双下肢有无水肿；有无各种感染，如肺炎、败血症等。

（2）尚需完善常规实验室检查，如大便常规、尿常规、血糖、血脂、电解质水平，可以判断食管癌的严重程度。需做肺功能及肝、肾功能检查，以判断肺功能，了解血清胆红素、血清转氨酶和（或）碱性磷酸酶是否升高。需做全身CT，以判断有无扩散或远处转移，并有助于判断食管癌的临床分期。

4. 心理-社会状况　重点评估患者有无不良情绪的产生、对疾病的认识和态度、患者的依从性，以及是否具备充足的社会支持，如家庭关系和经济状况。

问题 5.根据病情目前患者存在的护理诊断有哪些？并分析护理问题的相关因素（生理、病理、精神、心理、环境等）。

1. 疼痛　与手术创伤有关。

2. 营养失调　低于机体需要量，与胃肠减压不能进食、手术创伤、肿瘤消耗等有关。

3. 焦虑/恐惧　与面对肿瘤威胁、担心预后以及社会经济状况因素有关。

4. 活动无耐力　与手术创伤、胃肠减压、伤口疼痛有关。

5. 潜在并发症　吻合口瘘、出血、乳糜胸。

6. 知识缺乏　缺乏与食管癌疾病治疗、康复等的相关知识。

问题 6.针对以上护理诊断，你认为应该采取哪些护理措施？

1. 协助患者取有利于呼吸的卧位，即麻醉清醒后采取半坐卧位；手术后患者疼痛剧烈者，按照医嘱给予镇痛泵或镇痛药止痛。音乐疗法，让患者听自己喜欢的音乐，具体时间和次数因人而异，体现个体差异性；医护人员或家属或朋友与患者进行聊天（找患者比较感兴趣的话题），或者让患者看书、看电视等，适当分散其注意力；为患者创造一个相对安静、温湿度适宜的环境。

2. 做好饮食护理，加强营养支持。①术后早期吻合口处于充血水肿期，需禁饮、禁食3～4d。拔除胃管前尽量不要将口水或痰液咽下，以减少食管吻合口感染的发生。②禁食期间持续胃肠减压，遵医嘱给予肠内和肠外营养支持。③停止胃肠减压24h后，若无呼吸困难、胸内剧痛、患侧呼吸音减弱及高热等吻合口瘘的症状时，可开始进食。先试饮少量水，术后5～6d可进全清流质，每2h给100ml，每日6次。术后3周患者若无特殊不适可进普食，但仍应注意少食多餐，细嚼慢咽，进食不宜过多、速度不宜过快。④避免进食生、冷、硬食物（包括质硬的药片和带骨刺的鱼肉类、花生、豆类等），以防后期吻合口瘘。⑤食管胃吻合术后的患者，可由于胃拉入胸腔、肺受压而出现胸闷、进食后呼吸困难，应建议患者少食多餐，1~2个月后，症状多可缓解。

3. 鼓励患者表达自己的感受，对患者的恐惧及焦虑表示理解；设法减少紧张促进因素，尽快地使患者熟悉环境并介绍监护系统等医疗设备；介绍治疗成功的病例，增强患者战胜疾病的信心；护理工作中应从容、镇定，避免紧张、忙乱；消除不良刺激，避免与其他有焦虑的患者或家属接触；允许患者希望见到的亲友探视或陪伴，创造轻松、和谐的气氛，保持良好心境；确实存在经济困难者，帮助其寻找社会支持来源，或帮助为其筹款等。

4. 休息、活动指导。应根据患者的活动耐受量为患者制订个性化的锻炼计划，为患者准备无障碍的活动环境，保持地面干燥，必要时使用合适的辅助器械。根据情况指导定期床上活动，可以每隔 2h 变换体位 1 次，间歇做上肢和下肢的伸展、外旋、内收等肢体活动；2～3d 后进行下床活动，先在床边站立几次，休息后再在床边走动，再在病室内走动，然后在病房楼道内活动，在活动时间和活动强度上一定要循序渐进，避免劳累。避免因长期卧床而发生的静脉血栓、直立性低血压；加强营养支持，胃肠减压期间，进行完全肠外营养，补足生理需要量，补充丢失的水、电解质，调整输液速度和顺序，保证按时、按量补给，补充各种营养成分、能量或补充氨基酸和白蛋白等，以促进伤口愈合和身体康复。胃肠减压逐渐过渡到正常饮食；做好疼痛的护理（具体措施同疼痛的措施）；指导恢复期患者进行日常生活活动锻炼，可将日常活动分解成单个的动作，协助患者循序渐进地独立进行变换体位、吃饭、穿衣等活动；鼓励患者多参加伙伴活动，多与他人沟通，以减少各种心理问题的发生；做好健康教育，向患者说明活动锻炼的益处，根据患者的具体需要指导患者采取合适的锻炼方式，指导患者活动前进行适当的肌肉放松，预防运动损伤。

5. 针对潜在并发症吻合口瘘，指导患者术后禁食期间不可下咽唾液；积极预防感染、营养不良、贫血、低蛋白血症等，保持胃肠减压管通畅，避免吻合口张力太大；指导患者进食后应该遵循饮食原则，循序渐进；术后应密切观察患者有无吻合口瘘的临床表现。一旦出现上述症状，应立即通知医师并配合处理，包括：①嘱患者立即禁食；②协助行胸腔闭式引流并常规护理；③遵医嘱给予抗感染治疗及营养支持；④严密观察生命体征，若出现休克症状，应积极抗休克治疗。

6. 针对潜在并发症出血，嘱患者充分休息，以利于病情恢复；遵医嘱预防性使用止血药物，如酚磺乙胺、氨甲苯酸、维生素 K 等；加强病情观察，严密监测患者生命体征，若患者出现腹胀、腹围增大，伴面色苍白、脉搏细速、血压下降等休克征象时，提示患者可能有腹腔内出血，应立即报告医师，并配合医师进行相应的急救和护理；一旦发现出血征兆，应及时报告医师并采取相应措施，防止发生低血容量性休克。

7. 针对潜在并发症乳糜胸，应禁食，给予肠外营养支持；若诊断明确，应迅速协助放置胸腔闭式引流，必要时行低负压持续吸引，以及时引流胸腔内乳糜液，使肺膨胀；需行胸导管结扎术者，积极配合医师完善术前准备。当引流液颜色变浅，24h 引流液量＜50ml，脓液＜10ml，胸部 X 线检查显示肺复张良好、无漏气，患者无呼吸困难或气促时，即可考虑拔管；拔管方法：协助医师拔管，嘱患者先深吸一口气，在深吸气末屏气，迅速拔管，并立即用凡士林纱布和厚敷料封闭胸壁伤口，包扎固定；拔管后护理：拔管后 24h 内，应注意观察患者是否有胸闷、呼吸困难、发绀、切口漏气、渗液、出血和皮下气肿等，如发现异常及时通知医师处理。

8. 讲解疾病预防，避免接触引起癌变的因素，如改良饮水（减少水中亚硝胺及其他有害物质）、防霉去毒；应用预防药物（维 A 酸类化合物及维生素等）；积极治疗食管上皮增生；避免过烫、过硬食物等；加大防癌宣传教育，在高发区人群中做普查和筛检；做好患者的饮食指导，根据不同术式，向患者讲解术后进食时间，指导合理选择饮食，告知注意事项，预防并发症的发生。

三、对患者进行评估，口述可以为患者进行的护理操作

（一）评估内容

1. 术前评估

（1）健康史

1）一般情况：包括年龄、性别、婚姻和职业、有无吸烟和被动吸烟史、居住地和饮食习惯等。

2）既往史：了解有无其他部位的肿瘤和手术治疗史；有无传染病史，如肺结核等；有无其他伴随疾病，如糖尿病、冠状动脉粥样硬化性心脏病（冠心病）、高血压、慢性支气管炎等。

3）家族史：了解家庭中有无食管癌和其他食管疾病、其他肿瘤患者。

（2）身体状况：评估有无吞咽困难、呕吐等；有无疼痛，疼痛的部位和性质，是否因疼痛而影响睡眠；有无消瘦、贫血、脱水或衰弱；了解患者有无锁骨上淋巴结和肝肿块；有无腹水、胸腔积液等。

（3）辅助检查：了解食管钡剂造影、内镜及超声内镜检查、CT等结果，以判断肿瘤的位置、有无扩散或转移。

（4）心理-社会状况：了解患者对疾病的认知程度，对手术有何顾虑和思想负担；了解朋友及家属对患者的关心、支持程度，以及家庭对手术的经济承受能力。

2. 术后评估

（1）术中情况：了解手术方式、麻醉方式与病变组织切除情况，以及术中出血、补液、输血情况及术后诊断等。

（2）身体状况：了解患者麻醉是否清醒、生命体征是否平稳、气管插管位置是否改变、呼吸形态如何及有无呼吸浅快、发绀、呼吸音减弱等，以及血氧饱和度是否正常；了解患者伤口敷料是否干燥，有无渗液、渗血；胸腔闭式引流及胃肠减压引流是否通畅，引流液的颜色、性状和量等。

（3）心理-社会状况：评估患者有无焦虑、紧张、恐惧等不良心理，能否配合治疗和护理工作，能否安静入睡；能否配合康复训练；有无家庭功能失调及对患者支持无力等。

（二）可能的护理操作

吸氧、生命体征的测量、胃肠减压、导尿术、心电监护、静脉输液、腹腔引流管的护理、胸腔闭式引流管的护理、静脉血标本采集。

第三节　胃十二指肠患者的护理

【学习目标】

认知目标：能陈述胃癌的定义；列举常见胃癌的病因；解释胃癌的发病机制；讨论胃癌患者可能出现的护理诊断；应用所学的知识为胃癌患者实施护理计划。

技能目标：能尝试模仿为患者进行操作；能为患者选择最需要的护理操作。

情感目标：能注意到患者的不良情绪；能积极参与患者的护理计划；在护理患者过程中遵守伦理原则。

一、病 例 导 入

姓名：闻某　性别：男　　年龄：70岁　　婚姻：已婚

籍贯：湖南　职业：工人　身高：168cm　体重：68kg

【现病史】　患者于半年前无明显诱因出现上腹胀，呈间断性，进食后加重，伴恶心、呕吐、食欲缺乏，无发热、寒战、腹泻、血便等不适，无咳嗽、咳痰、心悸、胸闷等不适，病后未行特殊治疗，上述症状持续无缓解。半月前到当地医院就诊，行胃镜检查示胃窦多发溃疡，活检定性，病理检查示（胃窦）黏膜内腺癌伴溃疡，给予抑酸、营养支持后上述症状稍好转。今为求进一步诊治，遂来我院，门诊以“胃恶性肿瘤”收入我科。自起病以来，患者精神、食欲欠佳，睡眠可，大小便正常，体力、体重较前下降。

【既往史】　体健，否认高血压、糖尿病、冠心病等疾病史，否认乙肝、结核病史，无手术、外伤史。

【辅助检查】 外院胃镜检查示胃窦多发溃疡，活检定性，病理检查示（胃窦）黏膜内腺癌伴溃疡。入院查血细胞分析+C 反应蛋白：LYMPH 0.9×10^9/L↓，EO 0.63×10^9/L↑，RBC 4.0×10^{12}/L↓，Hb 126g/L↓，HCT 39%↓；肿瘤标志物：CA19-9 348U/ml↑，SCC 2.3ng/ml↑，CA50 152.92U/ml↑；粪便常规+隐血（自动）未见明显异常。肝功：CA 2.06mmol/L↓，TP 64g/L↓，Alb 36g/L↓，PA 177mg/L↓。术前 CT 扫描双肺间质性变，右肺上叶后段支气管扩张，双肺少许肺大疱及陈旧灶，主动脉壁多发钙化。术前三维重建+X 线计算机成像：①肝脏小囊肿、肝脏钙化灶、胃窦部胃壁上述表现，溃疡所致？建议结合胃镜检查；②双肾囊肿；③盆腔 CT 增强未见明确病变。

初步诊断：胃癌。

治疗经过：完善检查后行开腹探查+根治性远端胃切除术+肠粘连松解术+胃空肠吻合术+小肠吻合术。

二、以问题为中心的学习

问题 1.什么是胃癌？胃癌的病因有哪些？

胃癌（gastric carcinoma，GC）是消化道常见的恶性肿瘤之一，居全球肿瘤发病和癌症死亡率的第二位。男性胃癌的发病率与死亡率均高于女性，男女比例为（2～3）∶1。发病年龄以 55～70 岁多见。我国每年死亡率约为 16/10 万，不同地区有很大差异，西北地区发病率最高，南方地区则较低。胃癌的发生是一个复杂的、多因素进行性发展的过程，其确切病因不十分明确，主要与以下因素有关。

（1）饮食与环境因素：流行病学研究结果表明，长期食用霉变食品、咸菜、烟熏和腌制以及高盐食品，可增加胃癌发生的危险性。烟熏和腌制食品中所含高浓度的硝酸盐可在胃内转化成亚硝酸盐，再与胺结合形成致癌的亚硝胺。熏制食品中多含多环芳烃化合物，可以引起胃癌发生。高盐饮食可造成胃黏膜损伤，使黏膜易感性增加。新鲜蔬菜、水果具有预防胃癌的保护性作用。

（2）幽门螺杆菌感染：是引发胃癌的主要因素之一。主要原因是幽门螺杆菌可引起胃黏膜慢性炎症，并加速黏膜细胞过度增殖、畸变；其毒性产物有促癌作用；幽门螺杆菌还是一种硝酸盐还原剂，具有催化亚硝化作用而致癌。

（3）癌前疾病：①慢性萎缩性胃炎；②腺瘤性胃息肉，特别是直径＞2cm 的广基息肉；③残胃炎，特别是行毕Ⅱ式胃切除术后者；④恶性贫血胃体黏膜有显著萎缩者；⑤少数胃溃疡。这些疾病都可能伴有不同程度的慢性炎症、肠上皮化生或不典型增生，时间长则可能转变为癌。

（4）遗传和基因：由于胃癌发病具有家族聚集倾向和可发生于同卵同胞的现象，故认为其发生与遗传密切相关。目前资料表明，胃癌的发展过程涉及癌基因、抑癌基因、凋亡相关基因等的改变，且基因的改变形式多种多样。遗传因素使易感者对于致癌物质更加敏感。

问题 2.胃癌的病理分型？胃癌的转移途径有哪些？

世界卫生组织将胃癌按组织学分类，分为上皮性肿瘤和类癌。上皮性肿瘤包括腺癌（乳头状腺癌、管状腺癌、低分化腺癌、黏液腺癌、印戒细胞癌）和鳞腺癌、未分化癌等。

转移与扩散：①直接浸润，胃癌可由原发部位向纵深浸润发展，可直接侵犯食管、肝、大网膜、胰腺等周围邻近组织和器官。②淋巴转移。是胃癌的主要转移途径，早期胃癌亦可发生淋巴转移。胃癌的淋巴结转移通常由近及远循序逐步进行，也可发生跳跃式淋巴结转移。晚期的胃癌可经胸导管转移到左锁骨上淋巴结，或经肝圆韧带转移到脐部。③血行转移。多发生于晚期，癌细胞经肝门静脉或体循环转移到其他部位。最常见的是肝转移，其次是肺脏和腹膜，其他如脑、肾、骨等。④腹膜种植转移。癌组织浸润并穿透浆膜层后，癌细胞可脱落种植于腹膜、大网膜或其他脏器表面，形成转移结节。胃癌易发生卵巢转移，即 Krukenberg 瘤。癌细胞广泛播散可形成癌性腹水。

问题 3.胃癌的常见诊断方式包括哪些？患者目前符合“胃癌”诊断的表现有哪些？

临床常见检查方法：①电子胃镜检查（gastroscopy）能够直接观察胃黏膜病变的部位和范围，并可以对可疑病灶钳取小块组织作病理学检查，是诊断胃癌的最有效方法。②X 线钡剂检查仍为诊断胃癌的常用方法，目前多采用气钡双重造影，通过黏膜相和充盈相观察作出诊断。优点是痛苦小易被患者所接受；缺点是不如胃镜直观且不能取活检进行组织学检查。③螺旋增强 CT 检查在评价胃癌病变范围、局部淋巴结转移和远处转移方面具有较高的价值，是手术前判断肿瘤 N 分期和 M 分期的首选方法。④其他影像学检查 MRI 的作用与 CT 相似。⑤其他检查如胃液脱落细胞学检查现已较少应用；部分胃癌患者的粪便隐血标本可持续阳性，肿瘤标志物癌胚抗原（CEA）、CA19-9 和 CA12-5 在部分胃癌患者中可见升高，但目前认为仅作为预后和治疗效果的指标，无助于胃癌的诊断。

本病例诊断依据：患者为中老年男性，上腹胀伴食欲缺乏半年，胃镜检查示胃窦多发溃疡，病理检查示（胃窦）黏膜内腺癌伴溃疡。结合以上临床表现及胃镜、病理检查结果，考虑此诊断。

为提高早期胃癌的诊断率，应对以下人群定期检查：①40 岁以上，既往无胃病史而出现上述症状者，或已有溃疡病史但症状和疼痛规律明显改变者；②有胃癌家族病史者；③有胃癌前期病变者，如萎缩性胃炎、胃溃疡、胃息肉、胃大部切除术病史者；④有原因不明的消化道慢性失血或短期内体重明显减轻者。

问题 4.治疗“胃癌”的方法有哪些？所采用的手术方式有哪些？

胃癌的治疗策略是以外科手术为主要方式的综合治疗。部分早期胃癌可内镜下切除，进展期胃癌强调足够的胃切除和淋巴结清扫术。化学治疗适用于不可切除或术后复发的患者，也可用于胃癌根治术后的辅助治疗。

1. 早期胃癌的内镜下治疗　直径小于 2cm 的无溃疡表现的分化型黏膜内癌，可在内镜下行胃黏膜切除术（EMR）或内镜下黏膜下剥离术（ESD）。

2. 外科手术　是胃癌的主要治疗手段，分为根治性手术和姑息性手术。

（1）根治性手术（radical surgery）：原则为彻底切除胃癌原发灶，按临床分期标准清除胃周围的淋巴结，重建消化道。

1）常用的胃切除术和胃切除范围：全胃切除术（total gastrectomy）为包括贲门和幽门的全胃切除术；远端胃切除术为包括幽门的胃切除术，保留贲门，标准手术为切除胃的 2/3 以上；手术方式很多，主要包括：①毕Ⅰ式胃大部切除术，即切除胃大部后，将残胃与十二指肠吻合；②毕Ⅱ式胃大部切除术，即切除远端胃大部后，将十二指肠残端封闭，残胃与上段空肠吻合。近端胃切除术为包括贲门的胃切除术，保留幽门。

2）淋巴结清扫术：按临床分期标准清除淋巴结。

（2）姑息性手术（palliative surgery）：是指原发灶无法切除，针对由于胃癌导致的梗阻、穿孔、出血等并发症而做的手术，如胃切除术、胃空肠吻合术、空肠造口术、穿孔修补术等。

3. 胃癌的化学治疗　胃癌的化疗方案有多种，近年来研发的新型口服氟尿嘧啶类抗肿瘤药物 S-1，含有细胞毒性药物替加氟及另外两种酶抑制药 CDHP 和 OXO，化疗有效率较高。S-1 单药使用和 S-1 联合顺铂使用已被推荐为胃癌化疗的一线方案。

4. 胃癌的其他治疗　包括免疫治疗和靶向治疗。

问题 5.入院后护士对该患者的评估重点有哪些？

1. 健康史　应注意询问患者有无特殊饮食习惯，如长期进食烟熏、腌制、烧烤、高盐食物；既往有无胃息肉、慢性萎缩性胃炎、胃溃疡等疾病史，是否感染过幽门螺杆菌，是否进行治疗及疗效如何；家族中有无其他人患有类似疾病。

2. 身体状况

（1）症状：①早期胃癌。多无明显症状，少数患者可出现恶心、呕吐等消化道症状，无特异性。

②进展期胃癌。疼痛和体重减轻是最常见的症状。患者最早出现上腹痛，可急可缓，餐后加重。继之有隐痛不适，最后逐渐加重而不能缓解。常有食欲缺乏、体重进行性下降、乏力等症状。③不同部位的胃癌。胃壁受累时可有易饱感；贲门、胃底癌累及食管下端时可出现胸骨后疼痛及进行性吞咽困难；幽门附近胃癌可引起幽门梗阻而出现严重恶心、呕吐；肿瘤破坏血管可出现黑便或呕血。④转移症状。胃癌转移至骨骼时，可有全身骨骼剧痛；胰腺转移则会出现持续性上腹痛并放射至背部等。

（2）体征：①一般体征。早期胃癌多无明显体征，进展期主要体征为腹部肿块，多位于上腹部偏右，呈坚实可移动结节状，有压痛。②转移体征。远处淋巴结转移时可在左锁骨上内侧触到质硬而固定的淋巴结，称为 Virchow 淋巴结；肝转移可出现肝大，并扪及坚硬结节，常伴黄疸；腹膜转移时可发生腹水，出现移动性浊音；直肠指检时在直肠前凹可触及肿块。③伴癌综合征。部分患者出现反复发作性血栓性静脉炎、黑棘皮病（皮肤皱褶处有色素沉着，尤其在两腋）和皮肌炎等，可有相应的体征，有时可在胃癌被察觉前出现。

（3）并发症：患者可并发胃出血、贲门或幽门梗阻、胃穿孔等。

3. 辅助检查 ①X 线钡剂检查：此检查常采用气钡双重造影，无痛苦。早期胃癌主要表现为黏膜相异常，如局限性表浅的充盈缺损、胃小区模糊不清等。进展期胃癌与胃癌大体分型基本一致。②胃镜检查：内镜下可直接观察到病变部位、性质，并可获取病变组织作病理学检查，是目前最可靠的诊断手段。③血常规检查：多数患者有缺铁性贫血。④粪便隐血试验：常呈持续阳性。⑤腹部超声检查：可观察胃的邻近脏器有无浸润及有无淋巴结转移的情况。

4. 心理-社会状况 确诊胃癌时，患者常表现出焦虑、恐惧，甚至悲观、绝望；进行检查、治疗时，患者及家属常担心治疗的效果及预后；发生化疗所致的脱发以及疾病晚期的恶病质时，患者可发生自我形象紊乱及应对无效等问题。另外应注意评估患者及家属对疾病知识的了解程度、经济承受能力、社会支持系统等可影响患者心理反应的因素。

问题 6.目前患者存在的护理诊断有哪些？并分析护理问题的相关因素。

1. 疼痛 与术后伤口疼痛有关。

2. 营养失调 低于机体需要量，与胃癌术后禁食、消化吸收障碍及消耗增加等有关。

3. 知识缺乏 缺乏胃癌的癌前病变防治、胃癌治疗及术后康复等知识。

4. 预感性悲哀 与患者知道疾病的预后有关。

5. 术后并发症 早期并发症包括胃出血、十二指肠残端破裂、胃肠吻合口破裂或瘘、胃排空障碍及术后梗阻；远期并发症包括倾倒综合征、碱性反流性胃炎、吻合口溃疡、营养性并发症及残胃癌等。

问题 7.针对以上护理诊断，你认为应该采取哪些护理措施？

1. 镇痛 ①观察疼痛特点：注意评估疼痛的性质、部位，是否伴有严重的恶心和呕吐、吞咽困难、呕血及黑便等症状。若疼痛性质发生改变，应及时协助医师进行有关检查或治疗。②药物镇痛：可遵医嘱并遵循 WHO 推荐的三阶梯疗法给予相应的镇痛药，可采取复合用药的方式达到镇痛效果。也可应用患者自控镇痛，根据患者需要提供准确的镇痛药物，做到个体化给药。③指导患者缓解疼痛的方法：为患者提供舒适的环境，减少不良刺激，保证患者的休息；同时教患者采用松弛方法、深呼吸及转移注意力等方法来减轻疼痛。④精神支持：及时了解并设法满足患者及其家属的需要，给予精神上的支持，以减轻焦虑和疼痛。

2. 营养支持 ①给患者讲解充足的营养支持对机体恢复的重要性。②鼓励能进食者进食易消化、高热量、高蛋白、高维生素饮食。提供良好的进食环境，注意食物的色、香、味，以增进患者的食欲。③对患者进行营养风险筛查评估，根据结果遵医嘱经静脉给予营养物质，维持机体代谢。幽门梗阻时，可行胃肠减压，同时遵医嘱静脉补充液体。

3. 养成良好的生活习惯 教育患者及家属多食新鲜水果、蔬菜，多食肉类、鱼类、豆制品和乳制品，避免大量进食烟熏、腌制、烧烤、高盐食物；食物应科学储存，不食霉变食物；做好围手术期的健康宣教，做好心理护理；指导患者保持乐观、情绪稳定，以积极态度面对疾病；坚持锻炼身体，适量活动，以增强机体抵抗力。注意个人卫生，防止继发性感染；指导患者规律生活，保证充足睡眠；定期复诊，以监测病情变化、及时调整治疗方案。

4. 做好心理护理　列举手术成功案例，鼓励患者，加强家庭支持系统。

5. 术后并发症　早期并发症包括胃出血、十二指肠残端破裂、胃肠吻合口破裂或瘘、胃排空障碍及术后梗阻；远期并发症包括倾倒综合征、碱性反流性胃炎、吻合口溃疡、营养性并发症及残胃癌等。

6. 加强围手术期护理

（1）手术前护理

1）心理护理：关心、了解患者，告知有关疾病和手术的知识及手术前、后的配合，根据患者提供的信息，帮助分析手术的利弊，增强其信心，使其能够积极配合。

2）饮食护理：无严重并发症的择期手术患者应少食多餐，给予高热量、高蛋白质、高维生素饮食，避免辛辣、生冷等刺激性食物，避免浓茶、烟酒；有并发症者根据情况给予禁食，对于禁食者给予静脉输液，补充足够热量。

（2）手术后护理

1）出血：术后24h内可有少量暗红色或咖啡色液体从胃管引出，一般不超过100～300ml，以后胃液逐渐转清；术后短期内从胃管引流出大量鲜血，甚至呕血和黑便，尤其是在24h后仍续出血者，无论血压是否下降，皆可定为术后胃出血。术后胃出血患者应严密观察、禁食、应用止血药物并输新鲜血，或用冰生理盐水洗胃，若以上方法不能达到止血效果或患者出现休克征象不能改善，应积极做好术前准备，再次行手术止血。

2）十二指肠残端破裂：是毕Ⅱ式胃大部切除术后近期最严重的并发症。一般多发生在术后3～6d，也有的早在术后1～2d。表现为右上腹突发剧痛、发热、腹膜刺激征及白细胞计数增加，腹腔穿刺可有胆汁样液体。一旦确诊应立即手术处理，关闭十二指肠残端并行十二指肠造口术和腹腔引流。手术后护理：①持续减压引流并做好引流管护理；②应用氧化锌软膏保护伤口周围皮肤，防止消化液的侵蚀；③通过静脉补充营养或经空肠造口给予管饲饮食，以维持水、电解质的平衡及补充营养；④遵医嘱应用抗生素抗感染。

3）胃肠吻合口破裂或瘘：多发生在术后1周左右。吻合口破裂常引起高热、脉速、腹痛及明显的腹膜炎表现，需立即手术。若发生较晚可形成局限性脓肿或向外穿破而发生腹外瘘。护理时应注意：①禁食、胃肠减压；②充分引流；③给予肠外营养；④遵医嘱应用抗生素。一般在数周后吻合口瘘常能自行愈合。若经久不愈，则须再次手术。

4）胃排空障碍：是指术后拔除胃管后，患者出现上腹持续性饱胀、钝痛，并呕吐带有胃液和胆汁的食物。X线造影可见残胃扩张、无张力，蠕动波少而弱，胃肠吻合口通过欠佳。多数患者经保守治疗可以好转。护理包括：①禁食、胃肠减压；②肠外营养支持，纠正低蛋白，维持水、电解质和酸碱平衡；③遵医嘱应用胃肠促动药。

5）吻合口梗阻：根据梗阻部位，术后梗阻分为吻合口梗阻、输入袢梗阻和输出袢梗阻，后两者见于毕Ⅱ式胃大部切除术后。①吻合口梗阻：主要表现为进食后上腹胀痛、呕吐，呕吐物为食物，多无胆汁。需暂时禁食、胃肠减压、静脉输液，保持水、电解质平衡和营养供给。若患者经过2周治疗无改善，可手术解除梗阻。②输入袢梗阻：有急、慢性两种类型。急性梗阻患者突然发生上腹部剧痛、频繁呕吐，多不含胆汁，呕吐后症状不缓解，上腹部有压痛，有时可扪及包块。因其易发生绞窄，应紧急手术治疗。慢性梗阻患者进食后30min左右出现上腹胀痛或绞痛，并喷射状呕吐大量含胆汁液体，几乎不含食物，呕吐后症状消失。此类患者应给予禁食、胃肠减压及营养支持，若观察病情无缓解，可再次行手术治疗。③输出袢梗阻：表现为上腹饱胀，呕吐含有胆汁的胃内容物，钡剂检查可明确梗阻部位。可应用上述非手术方法治疗，若不能自行缓解，应手术解除梗阻。

6）倾倒综合征（dumping syndrome）：为胃大部切除术后较常见的并发症，临床上根据症状发生的时间可分为早期倾倒综合征和晚期倾倒综合征，部分患者也可以两者同时出现。①早期倾倒综合征：多发生在餐后 30min 内，与餐后高渗性食物快速进入肠道引起肠道内分泌细胞大量分泌肠源性血管活性物质有关，患者可出现心悸、心动过速、出汗、无力、面色苍白等一过性血容量不足的表现，并有恶心、呕吐、腹部绞痛、腹泻等消化道症状。应教育患者应用饮食调整疗法：少量多餐；避免过甜、过咸、过浓食物；餐时限制饮水，并减低渗透浓度，进食固体食物 30min 后饮液体；进食后立即平卧 20～30min；避免过热的流质饮食。症状多于半年到 1 年内逐渐消失。②晚期倾倒综合征：又称低血糖综合征（hypoglycemia syndrome），与高渗食物迅速进入小肠，刺激胰岛素大量释放，继而发生反应性低血糖有关。表现为餐后 2～4h 患者出现心悸、头晕、面色苍白、无力、出冷汗、脉搏细弱，甚至晕厥等。患者在出现症状时稍进食，尤其是糖类即可缓解。饮食中减少糖类含量，增加蛋白质比例，添加果胶可以延缓糖类的吸收，少量多餐可防止其发生。

7）急性反流性食管炎：多于术后数个月至数年发生。主要临床表现为上腹或胸骨后持续性烧灼痛，进食后加重；呕吐胆汁液体和体重减轻或贫血。症状轻者可遵医嘱应用胃黏膜保护药、胃肠促动药及胆汁酸结合药物进行治疗，严重者需手术治疗。

8）残胃癌：胃十二指肠患者行胃大部切除术 5 年以上，残余胃发生的原发癌称为残胃癌。多发生于术后 20～25 年。患者有上腹不适、进食后饱胀、消瘦、贫血等症状，胃镜及活检可明确诊断，需手术治疗。

第四节　肠梗阻患者的护理

【学习目标】

认知目标：能陈述肠梗阻的定义；列举肠梗阻的分类及其常见病因；解释肠梗阻出现临床表现的病理过程；讨论肠梗阻患者可能出现的护理诊断；应用所学的知识为肠梗阻患者制订护理计划。

技能目标：能尝试模仿为患者进行操作；能为患者选择最需要的护理操作。

情感目标：能注意到患者的不良情绪；能积极参与患者的护理计划；在护理患者过程中遵守伦理原则。

一、病 例 导 入

姓名：李某　性别：女　年龄：53 岁　婚姻：已婚

籍贯：湖北　职业：无　身高：158cm　体重：63kg

【现病史】　患者 1d 前无明显诱因出现左下腹阵发性绞痛，自服镇痛药（药名、剂量不详），疼痛有所缓解。今日晨起患者自觉胃部顶胀不适，呈持续性疼痛，伴有恶心，并呕吐 6 次，呕吐物为黄绿色水样物，经休息后疼痛不缓解反进行性加重，为进一步治疗而来我院就诊，门诊行腹部正位片检查后，拟诊“肠梗阻”收入我科。

【既往史】　28 年前行剖宫产术，25 年前行左侧输卵管切除术、5 年前行腹腔镜胆囊切除术。有磺胺、头孢类药物过敏史。

【体格检查】　入院后患者神志清楚，精神欠佳，痛苦面容，声音低微，无呕血、黑便，无黄疸，无反酸、嗳气，无胸闷、气憋，无咳嗽、咳痰，饮食差，排尿正常，晨起排少量黄色软便 1 次，无排气。体温 37.6℃，脉搏 82 次/分，呼吸 20 次/分，血压 100/60 mmHg。腹部平坦，腹壁静脉无曲张，未见肠型及蠕动波，肝、脾在肋缘下未触及，全腹有压痛，伴反跳痛、轻微腹肌紧张，左下腹压痛明显，腹部移动性浊音阴性，未闻及肠鸣音。剑突下可见 2cm 长陈旧性腹腔镜手术瘢痕，下腹正中可见纵行约 8cm 长陈旧性手术瘢痕。

【辅助检查】　血常规示白细胞计数 13.5×10^9/L，中性粒细胞计数 10.84×10^9/L。立位腹平片：肠腔见中大量积气，可见多个气液平面。妇科 B 超：膀胱、子宫、双附件区未见明显异常，盆腔未见积液，左下腹可见数个扩张的肠管回声。肝胆 B 超：胆囊切除术后，胆总管上段扩张，肝、胰未见明显异常。泌尿系 B 超未见异常。

二、以问题为中心的学习

问题 1.什么是肠梗阻？肠梗阻可以分哪些种类？肠梗阻的发生原因是什么？

肠梗阻（intestinal obstruction）是指由于各种原因使肠内容物向远端运行障碍，是常见的外科急腹症之一。

肠梗阻按发生的基本原因可以分为机械性肠梗阻、动力性肠梗阻、血运性肠梗阻；按照肠壁有无血运障碍可分为单纯性肠梗阻和绞窄性肠梗阻；按照梗阻部位可分为高位肠梗阻和低位肠梗阻；根据梗阻程度可分为完全性和不完全性肠梗阻；而根据发展快慢又可分为急性和慢性肠梗阻。各种类型的肠梗阻，其病理变化在不断变化中，上述某些类型的肠梗阻在一定条件下可互相转化，如不完全性肠梗阻可转变为完全性肠梗阻、单纯性肠梗阻可发展成为绞窄性肠梗阻。

1. 机械性肠梗阻　肠梗阻以机械性肠梗阻（mechanical intestinal obstruction）最常见，是指因各种原因造成肠腔狭小，使肠内容物向远端通过障碍。按照病因其可分为 3 类。

（1）肠壁内病变：常由先天性、炎症、新生物或创伤引起，如先天性肠扭转不良、肠结核、克罗恩病等，结肠癌、肠道多发性息肉等也可阻塞肠腔。

（2）肠壁外病变：腹腔手术、外伤、炎症等之后形成的肠粘连或腹腔粘连带是小肠肠梗阻的常见病因。腹壁疝也是我国肠梗阻的常见病因之一。肠壁外的肿瘤、腹腔脓肿、腹腔炎性肿块等也可引起肠梗阻。

（3）肠腔内病变：肠腔内的蛔虫、粪石、较大胆结石、异物等堵塞肠腔可导致肠梗阻。

2. 动力性肠梗阻　动力性肠梗阻（dynamic obstruction）是指因神经抑制或毒素刺激造成肠壁平滑肌功能紊乱，使肠道丧失蠕动或肠管痉挛，致使肠内容物不能正常通过肠腔。动力性肠梗阻又分为麻痹性肠梗阻（paralytic ileus）和痉挛性肠梗阻（spastic intestinal obstruction），前者常见病因是急性弥漫性腹膜炎、腹部大手术后、低钾血症、脊髓损伤等，后者常见原因是肠道功能紊乱、慢性铅中毒等。

3. 血运性肠梗阻　血运性肠梗阻（vascular intestinal obstruction）是指肠系膜血管血栓形成、栓塞或血管受压使肠管血液循环障碍，肠壁失去蠕动能力，肠内容物停止运行。因肠管血液循环障碍，可迅速继发肠坏死、肠穿孔。

问题 2.患者目前符合“肠梗阻”诊断的表现（临床表现和辅助检查等）有哪些？该患者属于哪一类型肠梗阻？肠梗阻的诊断须综合患者的病史、症状、体征及辅助检查的结果。

肠梗阻诊断主要综合患者的症状、体征及辅助检查。

1. 症状　肠梗阻主要有腹痛、腹胀、呕吐及肛门排气、排便减少或停止四大症状。

（1）腹痛：单纯性机械性肠梗阻一般为阵发性剧烈绞痛，这是由于梗阻以上部位的肠管强烈蠕动所致。这类疼痛可有以下特点：①波浪式发作，由轻而重，然后又减轻，经过一平静期而再次发作；②腹痛发作时可感觉有气体下降，到某一部位时突然停止，此时腹痛最为剧烈，然后疼痛暂时缓解；③腹痛发作时可出现肠型或蠕动波，患者自觉似有包块移动；④腹痛时可听到肠鸣音亢进，有时患者自己可以听到。

绞窄性肠梗阻由于有肠管缺血和肠系膜的嵌闭，腹痛往往为持续性腹痛伴有阵发性加重，疼痛也较剧烈。肠系膜发生严重绞窄时，可引起持续性剧烈腹痛，除腹痛外其他体征都不明显，可以造成诊断上的困难。麻痹性肠梗阻腹痛往往不明显。结肠梗阻除非有绞窄，腹痛不如小肠梗阻时明显，一般为胀痛。

（2）腹胀：呕吐在梗阻后很快即可发生，其程度与梗阻部位有关。低位肠梗阻的腹胀明显高于高位肠梗阻，通常遍及全腹；麻痹性肠梗阻为均匀性全腹腹胀；腹壁较薄的患者，梗阻部位以上肠管因膨胀而出现肠型；闭袢型肠梗阻表现为腹部不对称性隆起。

（3）呕吐：呕吐是单纯性机械性肠梗阻的主要症状之一，梗阻早期，呕吐为反射性，呕吐物是食物或胃液，其后是胃液、十二指肠液和胆汁。高位肠梗阻，呕吐出现较早而频繁，通常在梗阻短期后即发生。低位小肠梗阻呕吐出现较迟，初期为胃内容物，呕吐后静止期较长，后期呕吐物是经发酵、腐败带臭粪味的肠内容物。绞窄性肠梗阻，呕吐物多为咖啡渣样，或棕色，偶见新鲜血液。麻痹性肠梗阻呕吐呈溢出性，有误吸的可能。

（4）排气、排便减少或停止：多见于完全性肠梗阻，表现为肛门停止排便、排气，伴腹胀。高位肠梗阻或不完全性肠梗阻早期，梗阻部位以下的肠腔内气体或粪便仍可排出，容易忽视肠梗阻。某些绞窄性肠梗阻，如肠套叠、肠系膜血管栓塞或血栓形成，可排出血性黏液或果酱样粪便。

2. 体征 肠梗阻的体征表现在全身和局部。

（1）全身体征：单纯性肠梗阻早期，因腹痛而出现痛苦表情，生命体征等无明显变化；随着病情的发展，出现频繁呕吐、明显腹胀等，出现皮肤弹性差、眼窝凹陷、口唇干燥等脱水征，严重者出现休克。绞窄性肠梗阻较早出现休克。

（2）局部体征：①视诊，腹部可见不同程度的腹胀，肠扭转为不对称性腹胀，麻痹性肠梗阻为全腹均匀性腹胀。腹壁较薄的患者，腹部可见肠型及肠蠕动。肠型的部位有助于判断梗阻部位。②触诊，单纯性肠梗阻腹壁较柔软，按之如充气的球囊，可有轻度压痛，但无腹膜刺激征。绞窄性肠梗阻时，腹膜刺激征阳性，绞窄性肠梗阻常有固定的压痛点。闭袢型肠梗阻的肠袢常形成压痛性包块。③叩诊，腹部叩诊多呈鼓音。绞窄性肠梗阻可有移动性浊音。④听诊，单纯性机械性肠梗阻早期肠鸣音亢进，可有气过水声或高声调的金属声。麻痹性肠梗阻时肠鸣音减弱或消失。

3. 辅助检查

（1）X 线检查：对诊断肠梗阻有很大价值。肠梗阻后 4～6h，腹部平片可见肠内气体，直立位或侧卧位可见多个肠袢内含阶梯状的气液平面。空肠黏膜在梗阻时其环状皱襞在肠腔充气时呈"鱼肋骨刺"状。绞窄性肠梗阻可见孤立、突出、胀大的肠袢。

（2）实验室检查：单纯性肠梗阻早期，变化不明显。白细胞计数、血红蛋白、血细胞比容都可因脱水和血液浓缩而升高。单纯性肠梗阻晚期及绞窄性肠梗阻血清 K^+、Na^+、Cl^-及血气分析常出现异常，也可出现氮质血症。绞窄性肠梗阻白细胞计数及中性粒细胞百分比可增高。高位肠梗阻，因呕吐频繁，可出现低钾、低氯血症及代谢性碱中毒。低位肠梗阻，可出现血清电解质降低及代谢性酸中毒。肠梗阻早期，尿量常无明显改变，晚期尿量减少、尿比重增加。

在本病例中，患者既往有多次腹部手术病史，本次发病有痛、吐、胀、闭的症状，腹部体征有腹膜刺激征的表现，立位腹平片肠腔中见大量积气，可见多个气液平面，从而可作出肠梗阻的诊断。根据该患者疼痛从阵发性胀痛发展到持续性疼痛并进行性加重、腹部有固定压痛点、腹膜刺激征阳性、体温升高，以及白细胞、中性粒细胞增高，说明该患者已从单纯性肠梗阻发展到了绞窄性肠梗阻。

问题 3.入科后护士对该患者的评估重点有哪些？

1. 根据所给信息及现病史重点评估患者发病的病因及诱因、主要伴随症状及特点；根据患者诊疗和护理经过，明确患者的病情进展及目前状况。

2. 健康史的采集

（1）患者的日常生活状况：尤其是患病后的变化进行重点评估，具体从饮食与营养型态、休息与睡眠型态、排泄型态、自理能力及日常生活，以及个人嗜好的改变 5 个方面进行评估。

（2）既往史：病例介绍了患者可引起肠梗阻的腹部手术史，但未确认有无各种急、慢性胃肠道疾病及个人卫生情况等可诱发疾病的其他因素。

（3）心理-社会状况：重点评估患者有无不良情绪的产生、对疾病的认识和态度、患者的依从性、是否具备充足的社会支持，如家庭关系和经济状况。

3. 体格检查及辅助检查内容

（1）该患者身体评估的重点：应包括一般状态（生命体征、意识与精神状况、体位），以及腹部、消化系统、全身的症状与体征（腹痛、腹胀、呕吐及停止排气、排便等症状的程度，有无进行性加重；有无腹膜刺激征及其范围；呕吐物、排泄物、胃肠减压抽出液的量及性状；有无眼窝凹陷、皮肤弹性降低等明显的脱水体征；有无出现水、电解质、酸碱平衡紊乱或休克的征象）。

（2）辅助检查：动态观察血常规、尿常规、血气分析、血清电解质、血清尿素氮、血清肌酐等实验室检查是否提示有腹膜炎，以及水、电解质及酸碱平衡失调及其类型，腹部 X 线或 B 超、CT 有无异常发现。

问题 4.肠梗阻的治疗原则是什么？有哪些治疗方法？

肠梗阻的治疗原则是纠正因梗阻所造成的全身生理紊乱和解除梗阻。具体方法应根据肠梗阻的病因、性质、类型、部位、程度、有无并发症以及患者的全身情况来决定。

1. 基础治疗　禁食、胃肠减压，以及纠正水、电解质与酸碱平衡失调及抗感染和防治中毒、镇痛、降温、镇静等对症治疗。

2. 解除梗阻

（1）非手术治疗：适用于单纯性粘连性肠梗阻，尤其是不完全性肠梗阻、麻痹性肠梗阻、蛔虫或粪块堵塞的肠梗阻。明显腹胀影响肺功能者，可给予吸氧；乙状结肠扭转可试行纤维结肠镜检查并复位；回盲部肠套叠早期可试用空气或钡剂灌肠复位；痉挛性肠梗阻可应用解痉药治疗；嵌顿疝早期可行手法复位；粪块堵塞可行灌肠通便等。

（2）手术治疗：适应于绞窄性肠梗阻、肿瘤及先天性肠道畸形引起的肠梗阻，以及经非手术治疗无效的患者。①单纯解除肠梗阻的手术：如粘连分解、解除肠扭转、切断粘连带等；②肠切除吻合术：如肠肿瘤所致的肠梗阻，切除肿瘤所在的肠管是首选方法，绞窄性肠梗阻因肠管坏死，需行坏死肠管的肠切除吻合术；③肠短路吻合术、肠造口术等。

问题 5.目前患者存在的护理诊断有哪些？并分析护理问题的相关因素（生理、病理、精神、心理、环境等）。

1. 疼痛　与肠内容物向远端运行障碍及腹膜炎有关。

2. 舒适度改变　腹胀、呕吐，与梗阻以上部位肠腔内气体、液体的积存而使肠扩张，肠扩张引起反射性呕吐有关。

3. 体液不足　与肠腔内积聚大量液体、频繁呕吐、禁饮食和胃肠减压有关。

4. 体温升高　与细菌繁殖、产生毒素、感染有关。

5. 低效型呼吸形态　与高度腹胀导致膈肌上升有关。

6. 营养失调　低于机体需要量，与患者肠蠕动功能减退、禁食水有关。

7. 潜在并发症　吸入性肺炎、腹腔感染、肠瘘、肠粘连等。

8. 知识缺乏　缺乏疾病防治及康复相关知识。

问题 6.针对以上护理诊断，你认为应该采取哪些护理措施？

1. 疼痛　与肠内容物向远端运行障碍及腹膜炎有关。

（1）评估和了解疼痛的程度，采用口述疼痛分级评估法、数字疼痛评分法、视觉模拟疼痛评分法等。

（2）观察患者疼痛的时间、部位、性质和规律。

（3）鼓励患者表达疼痛的感受，解释疼痛的原因。

（4）教授患者应对技巧，如转移注意力、深呼吸、松弛腹肌等。

（5）禁食水、胃肠减压，降低肠腔内压力，减少对肠壁的刺激。

（6）协助患者取半坐卧位，松弛腹肌，使炎性渗出物局限，减轻疼痛。

（7）遵医嘱使用生长抑素，减少胃肠液的分泌量，从而减轻胃肠道的膨胀，减轻疼痛。

（8）精神支持，及时了解并设法满足患者及其家属的需要，给予精神上的支持，以减轻焦虑和疼痛。

2. 舒适度改变 腹胀、呕吐，与梗阻以上部位肠腔内气体、液体的积存而使肠扩张，肠扩张引起反射性呕吐有关。

（1）给予插胃管，持续胃肠减压，观察引流液的量、颜色和性质，提供诊断依据。

（2）妥善固定胃管，每 2 小时抽吸 1 次，保持引流通畅。

（3）关心安慰患者，讲解胃肠减压的作用及重要性，告知患者胃肠减压可吸出肠道内的气体和液体，减轻腹胀，降低肠腔内压力，改善肠壁血液循环，有利于改善局部病变及全身情况。使患者重视胃肠减压的作用。

（4）患者呕吐时，坐起或头偏向一侧，及时清理呕吐物，清洁口腔，防止发生窒息或吸入性肺炎；呕吐后，用冷开水或等渗盐水漱口，清洁颜面部，观察记录呕吐的性质、量、次数及发生时间。

（5）维持口腔清洁卫生，口腔护理每天 2 次，防止口腔感染。

（6）遵医嘱补液，防止出现体液不足。

（7）密切观察腹胀、呕吐的变化，注意手术指征的出现。

3. 体液不足 与肠腔内积聚大量液体、频繁呕吐、禁饮食和胃肠减压有关。

（1）定期复查血液生化指标，如血常规、血清电解质、血清肌酐、血清尿素氮等。

（2）严密观察生命体征，必要时监测中心静脉压。

（3）遵医嘱合理补液治疗。

（4）严格记录 24h 液体出入量。

（5）若肠梗阻解除、肛门恢复排气、腹痛和腹胀消失后可遵医嘱指导患者合理进食。

4. 体温升高 与细菌繁殖、产生毒素、感染有关。

（1）观察生命体征，定时测体温，评估发热的类型、程度及经过，密切注意呼吸、脉搏及血压的变化。

（2）降温，可用物理降温或药物降温方法，实施降温措施 30min 后应测量体温，并做好记录及交班。

（3）经静脉补充营养及水分。

（4）促进患者舒适，使其卧床休息，禁食期间早、晚各行 1 次口腔护理。

（5）生命体征平稳者取半坐卧位，使腹腔炎性渗出物聚集于盆腔，避免感染扩散。

5. 低效型呼吸形态 与高度腹胀导致膈肌上升有关。

（1）给予插胃管，持续胃肠减压，观察引流液的量、颜色和性质，提供诊断依据。

（2）保持环境相对安静、适于休息、通风保暖，保持患者相对安静。

（3）卧床休息，采取半坐卧位，给予氧气吸入。

（4）及时清除呼吸道分泌物，给予雾化吸入治疗，雾化吸入前、后注意翻身拍背，注意观察患者的呼吸、心率、面色以及神态的变化。

6. 营养失调

（1）禁食期间行肠外营养支持，输注脂肪乳、氨基酸、葡萄糖、白蛋白，定时复查血常规、血生化，必要时输血。

（2）肠功能恢复后，指导患者经口进食，进食高热量、高蛋白、高维生素易消化的食物，可食用营养餐。

（3）监测营养状态，如 BMI 指数。

7. 潜在并发症 吸入性肺炎、腹腔感染、肠瘘、肠粘连等。

（1）患者呕吐时，头偏向一侧，及时清理呕吐物，清洁口腔，防止发生窒息或吸入性肺炎。

（2）关注腹部体征、体温变化、白细胞计数，根据细菌培养结果选用抗生素。

（3）加强营养支持。

（4）生命体征平稳者取半卧位，使腹腔炎性渗出物聚集于盆腔，避免感染扩散。

（5）鼓励患者尽早下床活动。

8. 知识缺乏　缺乏疾病防治及康复相关知识。

（1）向患者讲解胃肠减压、禁食等重要的治疗和护理措施，取得患者理解和配合。

（2）使患者认识到及时、正确治疗腹腔炎症和术后早期活动对预防粘连性肠梗阻的发生有重要意义。

（3）告知患者注意肠梗阻的诱发因素，如暴饮暴食、突然改变体位、便秘、腹部受凉等。

（4）出院后有腹痛、腹胀，以及停止排便、排气时，应及时就诊。

三、对患者进行评估，口述可以为患者进行的护理操作

（一）评估内容

1. 健康史

（1）患病与诊疗经过：尽量详细询问。

（2）目前病情与一般情况：重点评估患病后的变化。

（3）既往史：与本疾病相关的疾病重点评估。

2. 身体评估

（1）一般状态：生命体征、意识与精神状况、体位。

（2）胃肠道：评估有无腹部压痛及其部位、程度，有无腹部膨隆，腹部是否对称，腹部是否可见肠型，腹部有无肠鸣音、气过水音，评估腹部有无腹膜刺激征及其范围。

（3）其他：有无水、电解质、酸碱平衡失调，以及脱水、休克征象。

3. 心理-社会状况　患者自身的情绪、对疾病的认知、家庭状况、经济条件。

（二）可能的护理操作

胃肠减压、吸氧、心电监护、静脉输液等。

第五节　结直肠癌患者的护理

【学习目标】

认知目标：能陈述大肠癌的病因及病理特点；说出大肠癌的临床表现，比较左、右半结肠癌、直肠癌临床表现的异同点；解释大肠癌辅助检查的意义；讨论大肠癌患者可能出现的护理诊断；应用所学的知识为大肠癌患者制订护理计划。

技能目标：能尝试模仿为患者进行护理操作；能为患者选择最需要的护理操作。

情感目标：能注意到患者的不良情绪；能积极参与患者的护理计划；在护理患者过程中遵守伦理原则。

一、病 例 导 入

姓名：向某　性别：男　年龄：42 岁　婚姻：已婚

籍贯：湖北　职业：无　身高：176cm　体重：73kg

【现病史】　患者于 1 年前无明显诱因出现暗红色血便，血液附着于粪便表面，量不多。半年前出现排便不尽感，伴排便习惯改变，粪便变细，呈细条状，排便次数增多，6～8 次/天，排便时肛门疼痛，无肛门下坠、里急后重感，无腹胀、腹痛，今为求进一步治疗遂来我院。入院诊断：直肠癌。

【既往史】 既往身体健康，否认有“高血压、冠心病及糖尿病”病史，否认“肝炎、结核”史；无手术、外伤及输血史，无药物、食物过敏史及家族史。

【体格检查】 患者神志清楚，体温36.6℃，脉搏72次/分，呼吸20次/分，血压100/70mmHg。直肠指检提示直肠前壁可扪及高低不平的质硬肿块，肠腔狭窄呈环形，指套退出时染有血迹及黏液。

【辅助检查】 入院后行胸部X线、腹部CT、心电图检查等，结果均正常。肠镜检查提示距肛缘3cm处可见2cm×4cm环形溃疡，占肠腔3/4周，取3块组织行病理活检，病理检查结果示直肠低分化腺癌。

治疗经过：入院后完善术前准备，在全麻下行腹腔镜下直肠癌经腹会阴联合切除术（Miles术），术后安全返回病房，给予禁食、补液、抗炎、营养支持等对症治疗，切口敷料清洁、干燥，造瘘口接肛门袋，胃肠减压一根接负压器，腹腔引流管、留置导尿管各一根，均接引流袋。

二、以问题为中心的学习

问题1.大肠癌发病与哪些因素有关？

大肠癌的发病原因尚不完全清楚，可能与下列因素有关。

1. 饮食习惯 与长期以高蛋白、高脂肪、低膳食纤维精制食品为主的饮食，以及过多摄入腌制、油煎炸的富含亚硝胺食物有一定相关性。

2. 遗传因素 20%～30%的大肠癌患者有家族史，常见家族性肠息肉病及家族性肠息肉结直肠癌综合征。

3. 癌前病变 多数结直肠癌来自结直肠腺瘤，其中以绒毛状腺瘤和家族性肠息肉病癌变率最高。此外，结直肠血吸虫性肉芽肿、慢性溃疡性结肠炎、克罗恩病也是大肠癌的癌前病变。

问题2.大肠不同部位发生的肿瘤临床表现有无区别？大肠癌患者应做哪些辅助检查，有何意义？患者目前符合“直肠癌”诊断的表现（临床表现和辅助检查等）有哪些？

1. 左、右半结肠癌、直肠癌因解剖结构以及癌肿生长方式的差异，其临床表现有所不同。

（1）结肠癌：早期多无特异性表现，进展后主要有以下症状。①排便习惯和粪便性状改变：是最早出现的症状，表现为排便次数增多、粪便不成形或为稀便；腹泻与便秘交替，但多数患者并不是真正的腹泻，而是便频，可有黏液便或血便，多呈暗红色或紫褐色。②腹痛：是结肠癌早期症状之一。患者常有左侧腹部或下腹部隐痛，多为持续性隐痛或腹部不适或腹胀。随肠腔狭窄的发展或并发感染而腹痛加剧，甚至出现阵发性腹部绞痛。③腹部肿块：肿块生长较大时，腹部可触及质硬、形状不规则、轻度压痛的肿块，横结肠或乙状结肠肿瘤可有一定活动度。如果癌肿穿透肠壁并发感染，则表现为固定压痛的肿块。④肠梗阻：是晚期症状，表现为慢性、低位、不完全性肠梗阻症状。⑤全身症状：因慢性失血、癌肿破溃、感染及毒素吸收等，患者出现贫血、消瘦、乏力、低热等全身表现，晚期则出现恶病质。

右半结肠癌：右半结肠的解剖特征是腔大而壁薄，内容物多呈液状，癌肿以肿块型多见，恶性度较低，发展缓慢，向肠腔内生长较大，易因缺血而发生坏死、溃破、出血并继发感染。主要表现：发热、贫血、乏力、食欲缺乏、消瘦、消化不良等全身症状及腹部肿块。

左半结肠癌：左半结肠的解剖特征是肠腔较细，肠腔内容物多呈半固体状，癌肿以浸润型多见，易引起肠腔狭窄和梗阻。其主要临床表现为早期出现排便习惯发生改变，以及结肠梗阻、便秘、便血、腹部胀痛等。

（2）直肠癌：早期也无明显症状，癌肿增大、破溃形成溃疡或感染时才出现明显的症状。①直肠刺激症状：直肠因受癌肿刺激而频繁产生便意、排便不尽、便前肛门下坠感、腹泻和里急后重等，晚期可有下腹痛。②黏液血便及感染症状：黏液血便是直肠癌最常见的症状。癌肿破溃时，粪便表面带有血液及黏液，并发严重感染时可出现脓血便。③粪便变细与排便困难：癌肿增大并向肠腔内突入时，使肠腔狭窄，因此粪便变细，肠腔进一步狭窄时，即出现排便困难，表现为粪便呈细条状；癌肿继续增大，造成不完全梗阻时，表现为肠蠕动亢进、腹痛、腹胀、排便困难等。④转移症状：癌肿穿透肠壁时，男性可侵犯前列腺、膀胱，引起尿频、尿痛、血尿、排尿困难等，女性可侵犯阴道后壁引起白带增多，如穿透阴道后壁，可发生阴道直肠瘘，粪便及血性分泌物可从阴道排出。癌肿侵犯骶前神经时，可引起骶尾部、会阴部持续性剧痛、坠胀感。远处转移者，则出现相应的症状。

2. 对有大肠癌可疑症状的患者应有步骤地进行以下检查。

（1）直肠指检：为直肠癌常规检查的首要项目。75%的直肠癌位于直肠指检可及的范围内，可判断癌肿的部位、大小、范围、活动度及其与周围组织的关系等，是一项简单、易行、具有重要诊断意义的辅助检查。

（2）实验室检查：①粪便隐血试验可作为高危人群监测或大规模普查的方法。持续阳性者应进一步检查，以便及时发现早期病变。②血清癌胚抗原（CEA）测定对大肠癌诊断有一定的参考意义，但特异性不高。目前尚无一种特异的肠癌抗原。但CEA对判断预后、疗效和复发有一定帮助。

（3）影像学检查：①X线钡剂灌肠及气钡双重对比灌肠造影检查是诊断结肠癌最常用而有效的方法。钡剂灌肠可观察到病变部位肠黏膜紊乱、黏膜纹理中断、结肠壁僵硬、结肠袋消失、充盈缺损和小龛影，当癌肿浸润肠壁一圈时，可见环状或短管状狭窄。气钡双重对比灌肠造影可显示结肠内较小的病变，其清晰度远优于单纯钡剂灌肠。②B超和CT检查是术前常用的检查方法。腔内B超可检测癌肿浸润肠壁的深度及有无侵犯邻近脏器，可用于直肠癌术前局部浸润程度的评估；腹部B超可帮助发现有无肝转移等。CT检查可了解直肠癌盆腔内扩散情况，有无侵犯膀胱、子宫及盆壁，以及有无肝转移及腹主动脉旁淋巴结肿大。③PET-CT检查。对于病程长、癌肿固定的患者，为排除远处转移及评价手术价值，可行PET-CT检查，可以发现肿瘤以外的高代谢区域，帮助制订治疗方案。

（4）内镜检查：是诊断结肠癌最重要而可靠的方法，包括直肠镜、乙状结肠镜和纤维结肠镜检查。它们不但可以发现早期病灶，了解其大小、范围、形态等，还能取活组织进行病理学检查以明确病变性质。

在本病例中，患者因“便血1年余，排便习惯改变半年”而入院，直肠指检直肠前壁可扪及高低不平的质硬肿块，肠腔狭窄呈环形，指套退出时染有血迹及黏液，怀疑为直肠癌，继而行肠镜检查提示距肛缘3cm处可见一2cm×4cm环形溃疡，占肠腔的3/4周，取3块组织行病理活检，病理检查结果为直肠低分化腺癌，因而可明确诊断。

问题3.入科后护士对该患者的评估重点有哪些？

1. 根据所给信息及现病史重点评估患者发病的病因及诱因、主要伴随症状及症状特点；根据患者诊疗和护理经过，明确患者的病情进展及目前状况。

2. 健康史的采集

（1）患者的日常生活状况：尤其是患病后的变化进行重点评估，具体从饮食与营养型态、休息与睡眠型态、排泄型态、自理能力及日常生活，以及个人嗜好的改变5个方面进行评估。

（2）既往史：重点评估患者有无烟酒嗜好、有无大肠息肉、炎性肠病、肠腺瘤病史；有关手术治疗史；有无高血压、心脏病、糖尿病史等；家族中有无大肠癌及其他肿瘤病史；有无皮肤过敏史。

（3）心理-社会状况：了解患者及家属对疾病的认识程度，有无焦虑、恐惧等心理反应；对治疗方案及未来生活的变化是否能够接受，对结肠造口的认识如何，对术后护理知识的认知程度、心理承受能力；家庭对手术及后续其他治疗的支持能力。

3. 体格检查及辅助检查内容

（1）该患者身体评估的重点：应包括一般状态（生命体征、意识与精神状况、体位）、局部及全身的症状与体征（有无排便习惯改变，是否有腹泻、便秘、腹痛、腹胀等肠梗阻症状；有无粪便变细，或排便困难；有无粪便带血、黏液和脓液；腹部可否触及肿块，以及大小、质地、活动度、部位及有无压痛等）。

（2）辅助检查：了解粪便隐血试验、影像学检查、内镜检查、直肠指检及重要脏器功能检查结果，评估肿瘤大小、部位、分期及转移情况。

问题 4.大肠癌的治疗原则是什么？有哪些治疗方法？该患者为何采用 Miles 手术？

手术切除是治疗大肠癌的主要方法，同时配合化学治疗、放射治疗等综合治疗可在一定程度上提高疗效。目前临床上已开展新辅助治疗（即术前放化疗），目的在于提高手术切除率和保肛率，延长患者生存期，但需掌握适应证。

1. 非手术治疗

（1）放射治疗：术前放射治疗可缩小癌肿体积、降低癌细胞活力，从而提高手术切除率，降低术后复发率；术后放射治疗适用于晚期癌肿、T_3 直肠癌且术前未经放射治疗和术后局部复发者。

（2）化学治疗：术前辅助化学治疗有助于缩小原发灶，使肿瘤降期，提高手术切除率及降低术后复发率；术后化学治疗可杀灭残余肿瘤细胞。给药途径有静脉给药、区域动脉灌注、腹腔灌注给药等，以静脉给药为主。化学治疗方案主要有：①FOLFOX 方案，即奥沙利铂、氟尿嘧啶和亚叶酸钙联合用药；②MAYO 方案，即氟尿嘧啶和亚叶酸钙联合用药；③XELOX 方案，即为奥沙利铂和卡培他滨联合用药。

（3）其他治疗：①中医治疗，应用补益脾肾、调理脏腑、清肠解毒的中药制剂，配合放化疗或手术后治疗，可减轻不良反应；②局部治疗，对低位直肠癌致肠腔狭窄且不能手术者，可电灼、液氮冷冻和激光凝固烧灼等局部治疗或放置金属支架扩张肠腔，以改善症状；③基因治疗、靶向治疗、免疫治疗等目前尚处于开发、研究阶段。

2. 手术治疗

（1）结肠癌根治性手术：切除包括癌肿在内的较长肠袢及其所属系膜和区域淋巴结。手术方式因癌肿所在部位不同而不同：①右半结肠切除术（ascending colostomy or right hemicolectomy）主要适用于盲肠、升结肠、结肠肝曲的结肠癌；②横结肠切除术（transverse colostomy）适用于横结肠癌；③左半结肠切除术（descending colostomy，or left hemicolectomy）适用于结肠左曲和降结肠癌；④乙状结肠切除术（sigmoid colostomy）适用于乙状结肠癌。

（2）直肠癌根治术：切除范围包括癌肿及其两端足够长的正常肠管、受累器官的全部或部分、周围可能浸润的组织及全结肠系膜。根据癌肿的部位、大小、活动度、细胞分化程度及术前控便能力等选择手术方式。①局部切除术：适用于瘤体小、分化程度高、局限于黏膜或黏膜下层的早期直肠癌。②腹会阴联合直肠癌根治术（abdominal-perineal resection）：又称 Miles 手术，原则上适用于腹膜反折以下的直肠癌。切除范围包括乙状结肠远端、全部直肠、肠系膜下动脉及其区域淋巴结、全直肠系膜、肛提肌、坐骨直肠窝内脂肪、肛管及肛门周围约 5cm 直径的皮肤、皮下组织及全部肛门括约肌，于左下腹行永久性乙状结肠单腔造口。③直肠低位前切除术（low anterior resection）：又称 Dixon 手术。是临床应用最多的直肠癌根治术。适用于癌肿下缘距齿状线 5cm 以上的直肠癌。该术式保留了正常肛门的各组织，不改变正常排便途径。④其他：如直肠癌侵犯子宫，需同时切除子宫，称为后盆腔脏器清扫术，如直肠癌浸润膀胱，行直肠、膀胱（男性）或直肠、子宫及膀胱切除术，称为全盆腔清扫术。

该患者综合全身检查，无淋巴结及远处转移征象，则可行直肠癌根治性手术，结合肠镜检查提示肿瘤距肛缘仅 3cm，位于腹膜反折部位以下，因此原则上应行 Miles 手术。

问题 5.该患者术前应如何护理？

1. 心理护理 关心体贴患者，介绍疾病治疗新进展，使患者树立战胜疾病的信心；因该患者需行肠造口手术，术前可通过图片、模型及电视录像等向患者解释造口的相关知识和术后可能出现的情况及处理方法，必要时，可介绍恢复良好、积极乐观的术后患者与其交流，使其了解只要护理得当，肠造口并不会对其造成太大影响，增强其治疗疾病的信心。同时争取家人与亲友的配合，给予患者情感及经济方面的支持。

2. 营养支持　术前补充高蛋白、高热量、高维生素、易于消化、营养丰富的少渣饮食，如鱼、瘦肉、乳制品等，必要时，少量多次输血、输白蛋白等，以纠正贫血和低蛋白血症。若患者出现明显脱水及急性肠梗阻，应及早纠正机体水、电解质及酸碱平衡失调，以提高其对手术的耐受性。

3. 肠道准备

（1）饮食准备：①传统饮食准备。术前 3d 进少渣半流质饮食，如稀饭、蒸蛋；术前 1～2d 起进无渣流质饮食，并口服蓖麻油 30ml，每日上午 1 次，以减少、软化粪便。具体应用时应视患者有无长期便秘史及肠道梗阻等进行适当调整。②新兴饮食准备。一般术前 3d 起口服全营养制剂，每日 4～6 次，至术前 12h。此方法既可满足机体的营养需求，又可减少肠腔粪渣形成，同时还有利于肠黏膜的增生、修复，保护肠道黏膜屏障，避免术后肠源性感染并发症。

（2）肠道清洁：一般于术前 1d 进行肠道清洁，可采用导泻法。①高渗性导泻：是传统的导泻方法，常用制剂为甘露醇、硫酸镁等。由于其在肠道中几乎不吸收，口服后可使肠腔内渗透压升高，吸收肠壁水分，使肠内容物剧增，刺激肠蠕动增加，导致腹泻。②等渗性导泻：目前临床上应用较广，常用制剂为复方聚乙二醇电解质散溶液。其通过分子中的氢键与肠腔内水分子结合，可增加粪便含水量及灌洗液的渗透浓度，从而刺激小肠蠕动增加，以达到清洁肠道的作用。开始口服的速度宜快，有排便后可适当减慢速度，多饮水，总量达 2000ml 以上，直至排出的粪便呈无渣、清水样为止，全过程需 3～4h。年老体弱，心、肾等脏器功能不全以及肠梗阻时不宜选用。③中药导泻：常用番泻叶泡茶饮用及口服蓖麻油，前者主要成分为含蒽苷类，有泻热导滞的作用。也可采用灌肠法：目前临床上多主张采用全肠道灌洗法，若患者年老体弱无法耐受或存在心、肾功能不全或灌洗不充分时，可考虑配合灌肠法，应洗至粪便清水样，肉眼无粪渣为止。可用 0.1%～0.2%的肥皂水、甘油灌肠剂及磷酸钠灌肠剂等。直肠癌肠腔狭窄者，灌肠时应在直肠指检引导下（或直肠镜直视下），选用适宜管径的肛管，轻柔通过肠腔狭窄部位，切忌动作粗暴。高位直肠癌应避免采用高压灌肠，以防癌细胞扩散。

（3）口服肠道抗生素：多采用新霉素、甲硝唑、庆大霉素等。由于控制饮食及服用肠道杀菌药，导致维生素 K 的合成及吸收减少，因此需适当补充。

4. 肠造口定位

（1）部位选择：应遵循以下原则，包括：①根据手术方式及患者的生活习惯选择造口位置；②造口位于腹直肌内；③患者自己能看清造口位置；④造口所在位置应避开瘢痕、皮肤凹陷、皱褶、皮肤慢性病变、系腰带及骨隆突处等影响造口袋粘贴的部位。

（2）定位方法：医师或造口治疗师根据患者的情况选定造口位置，做好标记，嘱患者改变体位时观察预选位置是否满足上述要求，以便及时调整。

5. 术中或术前必要时留置胃管及导尿管

问题 6.目前患者存在的护理诊断有哪些，并分析护理问题的相关因素（生理、病理、精神、心理、环境等）？

1. 疼痛　与手术创伤、切口及引流管有关。

2. 焦虑与恐惧　与担心手术成功与否及疾病的预后有关。

3. 营养失调　低于机体需要量，与术后禁食、机体消耗增加有关。

4. 自我形象紊乱　与排便方式改变、建立造口有关。

5. 活动无耐力　与大手术后体质虚弱及害怕疼痛不愿活动有关。

6. 知识缺乏　缺乏并发症防治及康复相关的知识。

7. 潜在并发症　感染、吻合口瘘、出血。

问题 7.针对以上护理诊断，你认为应该采取哪些护理措施？

1. 疼痛　与手术创伤、切口及引流管有关。

（1）评估和了解疼痛的程度，采用口述疼痛分级评估法、数字疼痛评分法、视觉模拟疼痛评分法等。

（2）观察患者疼痛的时间、部位、性质和规律，是否伴有严重的恶心和呕吐、吞咽困难、呕血及黑便等症状。若疼痛性质发生改变，应及时协助医师进行有关检查或治疗。

（3）鼓励患者表达疼痛的感受，解释疼痛的原因。

（4）指导患者缓解疼痛，为患者提供舒适的环境，减少不良刺激，保证患者的休息。同时教授患者应对技巧，如转移注意力、深呼吸、松弛腹肌等。

（5）药物镇痛。可遵医嘱并遵循 WHO 推荐的三阶梯疗法给予相应的镇痛药，可采取复合用药的方式达到镇痛效果。也可应用患者自控镇痛，根据患者需要提供准确的镇痛药物，做到个体化给药。

（6）精神支持。及时了解并设法满足患者及其家属的需要，给予精神上的支持，以减轻焦虑和疼痛。

2. 焦虑与恐惧 与担心手术成功与否及疾病的预后有关。

（1）鼓励患者表达自己的感受，对患者的恐惧及焦虑表示理解。

（2）设法减少/清除促进因素：①尽快地使患者熟悉环境并介绍监护系统等医疗设备；②抢救危重患者时用屏风遮挡，减少不良刺激；③介绍治疗成功的病例，增强患者战胜疾病的信心；④护理工作中应从容、镇定，避免紧张、忙乱；⑤消除不良刺激，避免与其他有焦虑的患者或家属接触。

（3）及时解除患者的痛苦，以增强其安全感和舒适感。

（4）进行健康指导和教育。

（5）关心患者，经常给予患者减轻恐惧状态的语言性和非语言性安慰，如握住患者的手等。

（6）允许患者希望见到的亲友探视或陪伴，创造轻松、和谐的气氛，保持良好心境。

3. 营养失调 低于机体需要量，与术后禁食、机体消耗增加有关。

（1）术后早期需禁食，禁食期间应经静脉补充液体，必要时输血浆或全血，详细记录 24h 液体出入量。

（2）肠蠕动恢复或结肠造口开放后可拔出胃管，拔胃管后当日可少量饮水或米汤，约 20ml/2h；第 2 日进流质饮食 50～80ml/2h，第 3 日增加为全量流食；若进食后无腹痛、腹胀等不适，术后 1 周可改为半流质饮食；第 10～14 日可进软食。注意少量多餐，开始时每日 5～6 餐，以后逐渐减少进餐次数并增加每次进餐量，逐步恢复正常饮食。

（3）饮食结构方面注意少食牛奶、豆类等产气食物，忌生、冷、硬和刺激性食物，饮食不可过甜、过咸，以高热量、高蛋白、高维生素少渣饮食为宜，多吃新鲜蔬菜、水果，多饮水，预防便秘。

4. 自我形象紊乱 与排便方式改变、建立造口有关。

（1）情感支持：①要以尊重和关心的态度与患者多交谈，鼓励患者以各种方式表达形体改变所致的心理感受，确定患者对自身改变的了解程度及这些改变对其生活方式的影响，接受患者所呈现的焦虑和失落，使患者在表达感受的同时获得情感上的支持。②做好家属的心理疏导，患者对造口的认识和接受离不开家属的支持与关爱，因此做好家属的工作也至关重要。③鼓励同病种的患者相互交流，排解其孤立、无助感，以积极、乐观的态度面对造口。

（2）提高适应能力，逐步掌握造口自我护理技能：事先告知疾病的相关知识，教会患者及家属有关的护理技术及技能，交代清楚注意事项，治疗后及出院后给予必要的生活指导，帮助患者及家属正确认识疾病所致的形体外观改变，提高对形体改变的认识和适应能力。①保护造口及周围皮肤：注意观察造口肠黏膜的血运情况，有无血运障碍、出血、坏死等，注意有无造口肠段回缩。每次更换造口袋时用棉球、湿纸巾和温水清洁造口和周围皮肤，也可以使用专业造口清洁液，干燥后涂造口护肤粉、皮肤保护膜，防止皮炎和糜烂。长期服用抗生素、免疫抑制药和激素的患者，尤其注意有无肠造口部位的真菌感染。②正确使用造口袋：根据结肠造口情况选择合适的造口袋，以轻便、透明、防臭、防漏和保护周围皮肤的性能为主要标准，常用的造口袋有一件式、两件式，闭口袋、开口袋；术后早期建议使用底盘柔软的透明开口袋，康复期可以选用两件式造口袋，方便清洁和护理。使用过的造口袋可用中性洗涤剂和清水洗净，或用 1∶1000 氯己定（洗必泰）溶液浸泡 30min 晾干后备用。造口袋内充满 1/3 排泄物时，应及时排出或更换造口袋。

（3）指导患者改善身体改观的方法：如衣着合体和恰当的装饰等；鼓励患者参加正常的社会交往活动。

（4）其他：对举止怪异/有自杀倾向者严密观察，防止意外。

5. 知识缺乏　缺乏并发症防治及康复相关知识。

（1）保持心情舒畅，劳逸结合，尽快恢复以往的生活和社交。

（2）积极预防和治疗与结直肠癌相关的疾病，定期检查，防止癌变。

（3）指导结肠造口患者合理安排饮食，注意饮食卫生，避免易引起腹泻、便秘、易产气或有刺激性气味的食物。忌食生冷、辛辣食物，避免腹泻；避免进食产气或有刺激性气味的食物，如洋葱、萝卜、豆类、空心菜、啤酒等；避免食用引起便秘的食物，如瘦牛肉、油炸花生、柿子等。注意进食后排便的时间，逐渐养成定时排便的习惯。

（4）指导患者出院后扩张造口，戴手套后将手指蘸取润滑剂伸入造口内，每 1～2 周 1 次，每次 20 分钟，持续 2～3 个月。若发现造口狭窄、排便困难应及时就诊。指导患者采用一件式或两件式造口袋自然排便，或定时造口灌洗（38～41℃温水 500～1000ml），以减少自然排便的次数，训练有规则的肠道蠕动，逐渐建立近似正常人的排便行为。

（5）术后 3 个月内避免重体力劳动，以免腹压增加导致肠管脱出。

（6）结直肠癌患者出院后一般每隔 3～6 个月复查 1 次，共 2 年，然后每 6 个月 1 次，总共 5 年，5 年后每年 1 次。化疗的患者，要定期检查血常规，注意白细胞和血小板计数。

6. 潜在并发症　感染、吻合口瘘、出血。

（1）感染：观察体温变化及局部切口有无红、肿、热、痛等，术后遵医嘱使用抗生素。下肢避免外展，以免引起会阴部伤口裂开。对会阴部切口，可于术后 4～7d 开始用 1∶5000 高锰酸钾溶液温水坐浴，每日 2 次。

（2）吻合口瘘：观察腹腔引流和腹部的情况，术后 7～10d 不可灌肠。若发生吻合口瘘，应禁食水，静脉补充营养，保持引流通畅，盆腔持续滴注、吸引。必要时可行横结肠造口术转流粪便。

（3）出血：观察血压、脉搏的变化，注意腹部、会阴部切口敷料有无渗血，以及腹部、骶尾部引流情况，以及时发现出血。

三、对患者进行评估，口述可以为患者进行的护理操作

（一）评估内容

1. 健康史

（1）患病与诊疗经过：尽量详细询问。

（2）目前病情与一般情况：重点评估患病后的变化；因患者需行肠造口术，还需了解患者的职业、视力及手的灵活性。

（3）既往史：与本疾病相关的疾病重点评估。行肠造口术者还需评估是否有皮肤过敏史。

2. 身体评估

（1）一般状态：生命体征、意识与精神状况、体位。

（2）消化系统：有无排便习惯改变，是否有腹泻、便秘、腹痛、腹胀等肠梗阻症状；有无粪便变细，或排便困难；有无粪便带血、黏液和脓液。

（3）其他：腹部可否触及肿块，以及大小、质地、活动度、部位及有无压痛等；是否出现消瘦、贫血、乏力、转移症状及恶病质等。

3. 心理-社会状况 患者自身情绪、对疾病认知、家庭状况、经济条件。

4. 术后评估

（1）术中情况：了解麻醉方式及手术名称、体位，以及手术过程是否顺利、术中有无输血及液体出入量情况。

（2）身体状况：评估生命体征是否平稳，引流是否通畅及引流液的颜色、性状、量，切口愈合情况，营养状况是否得到维持或改善等；有无发生出血、切口感染、吻合口瘘等并发症；有肠造口者是否出现造口缺血坏死、出血、脱垂、回缩及造口周围皮炎等并发症。

（3）心理-社会状况评估：行永久性肠造口手术患者术后的心理适应程度、生活能否自理、生存质量有无下降、能否与周围人群正常交往、是否焦虑抑郁等。

（二）可能的护理操作

心电监护、静脉输液、外科换药、造口护理技术、引流管护理技术等。

第六节　肛管疾病患者的护理

【学习目标】

认知目标：能陈述痔的定义；列举痔的病因、病理特点；解释肛管疾病的症状、体征、辅助检查和病理过程；讨论痔患者可能出现的护理诊断；应用所学的知识为痔患者实施护理计划。

技能目标：能尝试模仿为患者进行操作；能为患者选择最需要的护理操作。

情感目标：能注意到患者的不良情绪；能积极参与患者的护理计划；在护理患者过程中遵守伦理原则。

一、病 例 导 入

姓名：张某　性别：女　　年龄：47 岁　　婚姻：已婚

籍贯：四川　职业：退休　身高：160cm　体重：48kg

【现病史】 患者诉 1 年前出现排便后肛门疼痛不适，疼痛为灼烧感、刺痛不适，多为排便后疼痛加剧，休息后缓解，同时伴有肛门下坠、小腹隐痛不适，排便每日 1～2 次，多为干结黑便，偶有肛周潮湿、便血情况，肛门有肿物脱出。无发热、畏寒、恶心、呕吐、心悸、胸闷不适，疼痛不影响睡眠，今患者为求进一步治疗遂来我院，以“脱垂性内痔”收入我科。患病以来，患者精神、饮食、睡眠尚可，大小便尚可，体重无明显改变。

入院诊断：①直肠黏膜松弛；②脱垂性内痔；③外痔。

【既往史】 既往有青霉素过敏史；否认高血压、糖尿病、冠心病史；否认食物过敏史；否认乙肝、结核等传染病病史；否认外伤病史；否认遗传及家族病史。

诊疗计划：①外科常规护理，二级护理，清淡饮食；②完善相关检查，包括血细胞分析+C 反应蛋白、尿液分析+沉渣、肝肾功、电解质、血脂、凝血全套+D-D、血型鉴定+不规则抗体、术前 9 项、肿瘤 7 项、同型半胱氨酸、心电图及肠镜等检查；③待检查结果回报后，若无其他特殊，拟行手术治疗。

二、以问题为中心的学习

问题 1.什么是痔？出现痔的原因有哪些？痔有哪几种分类？

痔（hemorrhoids）是直肠下段黏膜下和肛管皮肤下的静脉丛淤血、扩张和屈曲所形成的静脉团。痔是常见病，发病率随年龄增长而增高。

病因尚未完全明确，目前有以下两种学说，包括肛垫下移学说、静脉曲张学说。

根据痔所在部位分为内痔、外痔和混合痔 3 种。

1. 内痔　位于齿状线以上。由直肠上静脉丛形成，表面为直肠黏膜所覆盖。

2. 外痔　位于齿状线下方。由直肠下静脉丛形成，表面为肛管皮肤所覆盖。

3. 混合痔　因直肠上、下静脉丛互相吻合致齿状线上、下静脉丛同时曲张形成。内痔发展到第三期以上时多形成混合痔。

问题 2.患者目前符合“痔”诊断的表现（临床表现和辅助检查等）有哪些？

在本病例中，患者出现排便后肛门疼痛不适，疼痛为灼烧感、刺痛不适，多为排便后疼痛加剧，休息后缓解，同时伴有肛门下坠、小腹隐痛不适，排便每日 1～2 次，多为干结黑便，偶有肛周潮湿、便血情况。便血、疼痛、瘙痒，以及肛门有肿物脱出等症状可作出诊断。

问题 3.治疗“痔”的方法有哪些？

治疗原则：①无症状的痔无须治疗；②有症状的痔重在减轻或消除症状，而非根治；③以非手术治疗为主。

1. 非手术治疗

（1）一般治疗：适用于痔初期和无症状的痔，只需增加纤维性食物，改变不良的排便习惯，保持排便通畅，防止便秘和腹泻。热水坐浴可改善局部血液循环。血栓性外痔有时经局部热敷、外敷消炎镇痛药物后，疼痛可缓解而不需手术。嵌顿痔初期也可采用一般治疗，用手轻轻将脱出的痔块推回肛门内，阻止再脱出。

（2）注射疗法：治疗Ⅰ、Ⅱ度出血性内痔的效果较好。注射硬化剂的作用是使痔和痔块周围产生无菌性炎症反应，黏膜下组织纤维化，致使痔块萎缩。用于注射的硬化剂很多，常用的硬化剂有 5%苯酚植物油、5%鱼肝油酸钠、5%盐酸奎宁尿素水溶液、4%明矾水溶液等，忌用腐蚀性药物。

注射方法为肛周局麻下使肛门括约肌松弛，插入肛门镜，观察痔核部位，主要在齿状线上直肠壁左侧、右前和右后，向痔核上方处黏膜下层内注入硬化剂 2～3ml，注射后轻轻按摩注射部位。避免将硬化剂注入黏膜层，而导致黏膜坏死。当硬化剂注入黏膜层时，黏膜立即变白，应将针进一步插深，但应避免进入肌层，回抽无血后注入硬化剂。如果一次注射效果不够理想，可在 1 个月后重复一次。如果痔块较多，也可分 2～3 次注射。

（3）胶圈套扎疗法：用于治疗Ⅰ、Ⅱ、Ⅲ度内痔。原理是将特制的胶圈套入到内痔的根部，利用胶圈的弹性阻断痔的血运，使痔缺血、坏死、脱落而愈合。胶圈套扎器种类很多，可分为牵拉套扎器和吸引套扎器两大类。如无胶圈套扎器，可用两把血管钳替代，先将胶圈套在第一把血管钳上，然后用这把血管钳垂直夹在痔的基底部，再用第二把血管钳牵拉套圈绕过痔核上端，套落在痔的根部。注意痔块脱落时有出血的可能。套扎不能套在齿状线及皮肤，否则可引起剧烈疼痛。

（4）多普勒超声引导下痔动脉结扎术（Doppler-guided hemorrhoidal artery ligation）：适用于Ⅱ～Ⅳ度的内痔。采用一种特制的带有多普勒超声探头的直肠镜，于齿状线上方 2～3cm 探测到痔上方的动脉直接进行结扎，通过阻断痔的血液供应以达到缓解症状的目的。

2. 手术疗法　主要适用于病程长、出血严重、痔核脱出、混合痔及包括外痔血栓形成或血肿在内的非手术治疗无效者。手术方法有痔切除术、吻合器痔上黏膜环切吻合术和血栓性外痔剥离术。

（1）单纯性痔切除术：主要用于Ⅱ、Ⅲ度内痔和混合痔的治疗。可取侧卧位、截石位或俯卧位，骶管麻醉或局麻后，先扩肛至 4～6 指，显露痔块，在痔块基底部两侧皮肤上作“V”形切口，分离曲张静脉团，直至显露肛管外括约肌，用止血钳于底部钳夹，贯穿缝扎后，切除结扎线远端痔核。齿状线以上黏膜用可吸收线予以缝合；齿状线以下的皮肤切口不予缝合，创面用凡士林油纱布填塞。嵌顿痔也可用同样的方法急诊切除。

（2）吻合器痔上黏膜环切吻合术（stapled hemorrhoidopexy）：也称吻合器痔上黏膜环切术。

主要适用于Ⅲ、Ⅳ度内痔、非手术疗法治疗失败的Ⅱ度内痔和环状痔，直肠黏膜脱垂也可采用。主要方法是通过专门设计的管状吻合器环形切除距离齿状线 2cm 以上的直肠黏膜 2～4cm，使下移的肛垫上移固定，该术式在临床上通用名称为 PPH 手术（procedure for prolapse and hemorrhoids）。与传统手术比较具有疼痛轻微、手术时间短、患者恢复快等优点。

（3）血栓性外痔剥离术：用于治疗血栓性外痔。在局麻下将痔表面的皮肤梭形切开，摘除血栓，伤口内填入油纱布，不缝合创面。

问题 4.入科后护士对该患者的评估重点有哪些？

1. 根据所给信息及现病史重点评估患者发病的病因及诱因、主要伴随症状及症状特点；根据患者诊疗和护理经过，明确患者的病情进展及目前状况。

2. 健康史的采集

（1）患者的日常生活状况：了解患者有无长期坐、立、便秘、妊娠、排尿困难、长期咳嗽等腹压增高的因素，有无盆腔巨大肿瘤、腹水、前列腺增生等疾病史。是否存在肛周感染、长期饮酒、进食大量刺激性食物、营养不良等可诱发因素。

（2）既往史：既往有青霉素过敏史；否认高血压、糖尿病、冠心病病史；否认食物过敏史；否认乙肝、结核等传染病病史；否认外伤病史；否认遗传及家族病史。

（3）心理-社会状况：由于病变部位隐私，患者常不愿意及时就诊；剧烈的疼痛常严重影响患者的生活质量，可以导致患者焦虑、不能专心工作和学习等。护士应了解患者的心理感受和疾病对生活、工作等的影响程度；对疾病预防、治疗效果、术后康复的了解程度；对手术治疗、护理配合的认知程度和接受程度。

3. 体格检查及辅助检查内容 该患者身体评估的重点应包括一般状态（生命体征、意识与精神状况、体位），以及通过直肠指检、肛门镜检查了解内痔痔块情况。

问题 5.目前患者存在的护理诊断有哪些？并分析护理问题的相关因素（生理、病理、精神、心理、环境等）。

1. 疼痛 与内痔嵌顿、血栓形成有关。

2. 便秘 与惧怕排便或饮食、生活习惯等因素有关。

3. 潜在并发症 术后出血、伤口感染、肛门失禁、肛门狭窄。

问题 6.针对以上护理诊断，你认为应该采取哪些护理措施？

1. 排便的护理

（1）保持排便通畅：多吃新鲜蔬菜、水果及多饮水，避免饮酒和刺激性食物。便秘者，可服轻泻药，如蓖麻油、液体石蜡等。

（2）活动：适当增加运动量，促进肠蠕动，避免长期保持一种姿势，如久站、久坐、久蹲。

（3）避免跌倒：因便秘使患者长时间下蹲以及痔反复便血导致的贫血，患者容易头晕而跌倒受伤，排便时可采用坐便或有人陪伴。

2. 坐浴 每天用 1∶5000 高锰酸钾溶液 3000ml 坐浴 2～3 次，包括排便后坐浴，每次 20～30 分钟，温度为 43～46℃。注意使用消毒的盆具，避免烫伤。

3. 术前准备

（1）肠道准备：术前 3d 进少渣饮食，并口服轻泻药和肠道杀菌药，术前 1d 给予全流质饮食，术前晚或术日晨清洁灌肠。

（2）皮肤准备：做好肛周术野皮肤的准备，保持肛门皮肤干净，女性已婚患者术前应冲洗阴道。

4. 手术后患者的护理

（1）疼痛的护理：手术后肛门疼痛，可适当应用镇痛药，必要时放松填塞物。仰卧位时，臀部垫气圈，防止伤口受压。

（2）饮食：术后2～3d进流质饮食，以后改为无渣或少渣饮食。

（3）排便护理：术后48h内服用阿片酊控制排便，尽量避免术后3d内排便，以利于切口愈合。排便时防止用力，避免崩裂伤口。若有便秘，可口服轻泻药，禁忌灌肠。

（4）温水坐浴：术后每次排便后或更换敷料前用坐浴，方法同术前。

（5）防止并发症：①切口感染。注意观察切口敷料有无脓性分泌物，监测患者体温变化，遵医嘱及时给予抗生素预防感染。②切口出血。门诊患者应做好观察，住院患者严密观察血压、脉搏、呼吸及伤口渗血情况。如果患者有面色苍白、头晕、心悸、脉速等内出血表现，或有急迫便意和肛门坠胀感，排便出现大量鲜血和血块等情况应及时通知医师，立即建立静脉通路快速输液。③尿潴留的处理。手术、麻醉、疼痛和肛管内填塞敷料等原因可造成尿潴留。术后24h内，可每4～6小时嘱患者排尿1次。一旦发生尿潴留，可通过诱导、针刺或导尿等方法处理。④肛门狭窄、肛门失禁。注意患者有无粪便变细或排便失禁等现象。术后5～10d可用示指扩肛，每日1次，防止肛门狭窄，并指导患者有便意时即应排便。肛门括约肌松者术后3d可做肛门收缩舒张运动。

5. 健康指导

（1）养成良好的排便习惯。养成每日定时排便的习惯，避免排便时阅读，以免延长蹲坐时间，引起肛管持续下坠，加剧局部静脉扩张淤血。粪便干结时及时采取措施，避免便秘。

（2）注意饮食调节，多吃蔬菜、水果，多饮水，避免进食辛辣刺激性食物和大量饮酒。

（3）长期坐站位工作的人，提倡做保健操。

（4）若创面未完全愈合，出院后应坚持排便后坐浴。

（5）出现粪便变细或排便失禁时，可指导患者进行肛门扩张或肛门舒缩练习。

（6）出现排便困难等应及时就诊。

三、对患者进行评估，口述可以为患者进行的护理操作

（一）评估内容

1. 健康史

（1）患者的日常生活状况：了解患者有无长期坐立、便秘、妊娠、排尿困难、长期咳嗽等腹压增高因素；有无盆腔巨大肿瘤、腹水、前列腺增生等疾病史；是否存在肛周感染、长期饮酒、进食大量刺激性食物、营养不良等可诱发因素。

（2）既往史：既往有青霉素过敏史；否认高血压、糖尿病、冠心病病史；否认食物过敏史；否认乙肝、结核等传染病病史；否认外伤病史；否认遗传及家族病史。

2. 身体评估　该患者身体评估的重点应包括一般状态（生命体征、意识与精神状况、体位），以及通过直肠指检、肛门镜检查了解内痔痔块情况。

3. 心理-社会状况　由于病变部位隐私，患者常不愿意及时就诊；剧烈的疼痛常严重影响患者的生活质量，导致患者焦虑、不能专心工作和学习等。护士应了解患者的心理感受和疾病对生活、工作等的影响程度；对疾病预防、治疗效果、术后康复的了解程度；对手术治疗、护理配合的认知程度和接受程度。

（二）可能的护理操作

吸氧、心电监护、静脉输液、动/静脉血标本采集。

第七节　肝硬化患者的护理

【学习目标】

认知目标：能陈述肝硬化的定义；列举肝硬化患者常见的病因；说出肝硬化的临床表现及治疗；

应用所学的知识为肝硬化患者实施护理计划。

技能目标：能为患者选择需要的护理操作。

情感目标：能注意到患者的不良情绪；能积极参与患者的护理计划。

一、病 例 导 入

姓名：刘某　性别：男　年龄：55 岁　婚姻：已婚

籍贯：湖北　职业：无　身高：172cm　体重：72kg

【现病史】 患者因呕血 1d 余入院。1d 前无明显诱因出现呕血，量约 500ml，未予重视，直至凌晨如厕时感头晕、乏力，在厕所摔倒，家属发现其排便为黑便，具体量不详，且呕出鲜血 300ml，急诊科以“消化道出血”收治入院。自起病以来，患者精神、食欲、睡眠欠佳，排便如上述，未排尿，体力下降。

入院后检查：进行持续心电监护显示体温 36.2℃，心率 135 次/分，呼吸 18 次/分，血压 104/46mmHg。神志清楚、精神差、肝病面容、皮肤黝黑、巩膜轻度黄染。肝掌（+），腹部膨隆，脐上腹壁可见迂曲扩张静脉团。颈软，颈静脉未见充盈，可见蜘蛛痣。脾于肋缘下 3 横指可触及。双下肢轻度水肿。移动性浊音（+）。

【既往史】 乙型肝炎病史 20 余年，肝硬化病史 10 余年，多次在我科住院治疗。

【实验室检查】 血细胞分析显示白细胞（WBC）11.25×10^9/L↑，红细胞（RBC）2.3×10^{12}/L↓，血红蛋白（Hb）79g/L↓，红细胞比容（HCT）25%↓；电解质：血钾 6.0mmol/L↑，血钙 1.77mmol/L↓；肝功能：丙氨酸转氨酶（ALT）257U/L↑，天冬氨酸转氨酶（AST）777U/L↑，总胆红素（TBIL）130.6μmol/L↑，结合胆红素（DBIL）17.9μmol/L↑，总蛋白（TP）39g/L↓，白蛋白（Alb）16g/L↓，白蛋白/球蛋白（A/G）0.68↓；凝血酶原时间 19.3s↑；乙肝两对半示 HBsAg（+），HBV-DNA 复制活跃。

【辅助检查】 腹部 CT 见少量腹水；食道钡剂 X 线检查见食道中下段静脉曲张；B 超检查在腹壁可探及多条弯弯曲曲宽窄不一的血管，盘曲重叠成团。

二、以问题为中心的学习

问题 1.什么是肝硬化？出现肝硬化的原因有哪些？

肝硬化（cirrhosis of liver）是由一种或多种原因引起的、以肝组织弥漫性纤维化、假小叶和再生结节为组织学特征的进行性慢性肝病。临床上，肝硬化起病隐匿，病程发展缓慢，晚期的主要临床表现为肝功能减退和门静脉高压。引起肝硬化的原因很多，我国最常见的病因为病毒性肝炎，欧美国家酒精性肝硬化占 50%～90%。

肝硬化的病因主要包括：病毒性肝炎乙型肝炎病毒感染为最常见病因；慢性酒精中毒；胆汁淤积；药物或化学毒物；循环障碍；其他如非酒精性脂肪性肝炎、遗传代谢性疾病、自身免疫性肝炎等可演变为肝硬化。

问题 2.患者目前符合“肝硬化”诊断的表现（临床表现和辅助检查等）有哪些？（肝硬化的诊断须综合患者的病史、症状、体征及辅助检查的结果）

患者有乙型肝炎病史 20 余年，肝硬化病史 10 余年，出现了肝硬化最常见的并发症呕血、黑便。视诊可见患者肝病面容、巩膜轻度黄染、腹部膨隆、腹壁静脉曲张呈蚯蚓状改变、肝掌、蜘蛛痣等临床症状；叩诊示腹部移动性浊音（+）；触诊双下肢呈轻度凹陷性水肿；腹部 CT 见少量腹水；食道钡餐 X 线检查见食道中下段静脉曲张。实验室检查血细胞分析示白细胞（WBC）11.25×10^9/L↑，红细胞（RBC） 2.3×10^{12}/L↓，血红蛋白（Hb）79g/L↓，红细胞比容（HCT）25%↓，提示消化道出血；肝功能结果异常[丙氨酸转氨酶（ALT）257U/L↑，天冬氨酸转氨酶（AST）777U/L↑，总胆红素（TBIL）130.6μmol/L↑，结合胆红素（DBIL）17.9μmol/L↑]提示肝功能受损；总蛋白（TP）39g/L↓，白蛋白（Alb）16g/L↓，白蛋白/球蛋白（A/G）0.68↓，考虑水肿、腹水由低蛋白血症引起；凝血酶原时间 19.3s↑，提示凝血功能异常；乙肝两对半示 HBsAg（+），HBV-DNA 复制活跃，提示病毒性肝炎。

辅助检查示腹部少量腹水；食道钡剂 X 线检查见食道中下段静脉曲张；B 超检查在腹壁可探及多条弯弯曲曲宽窄不一的血管，盘曲重叠成团。

问题 3.治疗“肝硬化”的方法有哪些？

早期诊断，加强病因治疗，对于代偿期的患者，以延缓肝功能失代偿为目标，对于失代偿期的患者，则以改善肝功能，治疗并发症为目标。

1. 食管-胃底静脉曲张破裂出血的防治　对黄疸、大量腹水、肝功能严重损害并发上消化道大出血的患者，尽量以非手术治疗为主。

（1）补充血容量：迅速建立静脉通道，及时输血、输液、补充血容量。

（2）药物止血：尽早给予血管活性药物以减少肝门静脉血流量，降低肝门静脉压，从而止血。

（3）三腔双囊管压迫止血。

（4）内镜治疗：注射硬化剂或组织黏合剂至曲张的静脉，或用皮圈套扎曲张静脉，是目前治疗食管-胃底静脉曲张破裂出血的重要手段。

（5）经颈静脉肝内门体分流术。

（6）预防再出血。

2. 手术治疗　包括门体分流术、断流术、脾切除术。

3. 营养支持及保肝治疗

（1）营养支持：凝血机制障碍可输注新鲜全血和注射维生素 K；低蛋白血症者，可静脉补充白蛋白。

（2）保护肝脏：给予药物护肝。

4. 腹水的治疗

（1）限制钠、水摄入：氯化钠 1.5～2.0g/d，摄水量 500～1000ml/d。

（2）增加水、钠的排出：①利尿药。利尿速度不宜过快，以免诱发肝性脑病、肝肾综合征等。②导泻。③腹腔穿刺放液。

（3）提高血浆胶体渗透压：定期输注新鲜全血、血浆、白蛋白等，促进腹水的消退。

（4）自身腹水浓缩回输。

（5）经颈静脉肝内门腔分流术。

5. 并发症的观察与处理

（1）肝性脑病：避免诱因，如上消化道出血、高蛋白饮食、感染等。

（2）减少肠内氮源性毒物的生成与吸收。①灌肠或导泻，禁用肥皂水灌肠；②抑制肠道细菌生长：口服肠道抗生素以抑制肠道细菌繁殖，减少氨的产生；③口服乳果糖：限制蛋白质摄入，以减少血氨的来源。

（3）促进体内氨的代谢：谷氨酸钾或谷氨酸钠等静脉滴注。

（4）密切观察患者意识及行为的改变。

6. 肝移植　已经成为外科治疗终末期肝病并发门静脉高压食管-胃底静脉曲张出血患者的理想方法。

问题 4.入科后护士对该患者的评估重点有哪些？

1. 健康史评估

（1）根据患者所提供的信息及现病史重点评估患者的发病病因及诱因。

（2）既往史及发病情况采集，包括有无呕血、黑便，以及既往检查、治疗及用药情况。

2. 身体评估

（1）出血量的判断：粪便隐血试验阳性提示每日出血量＞5ml；出现黑便表明出血量＞50 ml；胃内积血量＞250ml 可引起呕血；一次出血量＜400ml，因轻度血容量减少可由组织液及脾脏贮血补充，多不引起全身症状；出血量＞400ml，可出现头晕、心悸、乏力等症状；短时间内出血量超过 1000ml，可出现急性周围循环衰竭的表现，严重者引起失血性休克。

（2）继续出血或再出血的判断：反复呕血或黑便次数增多、粪质稀薄，伴有肠鸣音亢进；周围循环衰竭的表现经充分补液、输血而未见明显改善，或暂时好转又恶化；血红蛋白浓度、红细胞计数与血细胞比容继续下降，网织红细胞计数持续增高；补液与尿量足够的情况下，血尿素氮持续或再次增高。

（3）肝性脑病 4 个分期的判断：①一期，又称前驱期，表现为轻度性格改变和行为异常，脑电图多无异常；②二期，又称昏迷前期，表现为嗜睡、行为异常，脑电图异常；③三期，又称昏睡期，以昏睡和精神错乱为主；脑电图异常；④四期，又称昏迷期，意识完全丧失，脑电图明显异常。

3. 辅助检查评估

（1）实验室检查：有无全血细胞减少或血细胞比容下降、肝功能有无异常、有无电解质和酸碱平衡紊乱、血氨是否增高、有无氮质血症。

（2）影像学检查：钡剂造影检查观察有无食管-胃底静脉曲张；B 超检查观察有无门静脉高压征象等。

4. 心理-社会状况评估 患者及家属对疾病的认知程度、心理承受能力、经济状况、社会支持力量，有无焦虑、恐惧等心理社会问题。

问题 5.目前患者存在的护理诊断有哪些？并分析护理问题的相关因素（生理、病理、精神、心理、环境等）。

1. 循环血容量不足 与曲张静脉破裂大量出血、术后出血有关。

2. 营养失调 低于机体需要量，与肝功能损害引起低蛋白血症、食欲缺乏致摄入减少、脾功能亢进引起贫血有关。

3. 体液过多 与肝功能损害、门静脉高压引起钠、水潴留有关。

4. 潜在并发症 肝性脑病。

5. 恐惧与焦虑 与突然大量出血、担心预后、惧怕死亡、病室环境陌生/监护及抢救有关。

问题 6.针对以上护理诊断，你认为应该采取哪些护理措施？

1. 循环血容量不足 与曲张静脉破裂大量出血、术后出血有关。

（1）大出血时绝对卧床休息，平卧位，头偏向一侧，防止误吸。

（2）给予氧气吸入，出现休克时下肢稍抬高，注意保暖。

（3）迅速建立两条及两条以上静脉通道，遵医嘱及时输液、输血、补充血容量。

（4）心电监护，每小时测量生命体征 1 次。

（5）观察呕吐物和粪便的颜色、性质及量，并准确记录。

（6）注意观察患者的肤色、皮肤温度、出汗情况及尿量，记录液体出入量。

（7）定期测量红细胞、血红蛋白、网状红细胞计数等，了解贫血的程度、出血是否停止。

2. 营养失调 低于机体需要量，与肝功能损害引起低蛋白血症、食欲缺乏致摄入减少、脾功能亢进引起贫血、消化道出血禁食有关。

（1）大出血时应禁食；少量出血且无呕血时，患者可进温凉、清淡、流质饮食；出血停止后可改为营养丰富、无刺激、易消化的半流质、软食。要少量多餐，逐渐恢复正常饮食。

（2）肝功能损害轻者，进食高蛋白、高热量、高维生素、低脂易消化饮食为宜。

（3）肝功能严重受损及分流术后的患者，应限制蛋白质及含氨食物的摄入，待病情好转后再逐渐增加摄入量，以植物性蛋白为宜。

（4）食管-胃底静脉曲张患者忌无渣饮食。

（5）必要时给予全胃肠外营养支持疗法。

3. 体液过多　与肝功能损害、门静脉高压引起钠、水潴留有关。

（1）卧床休息，大量腹水者卧床休息时可取半卧位，有利于呼吸。下肢水肿者可抬高下肢以减轻水肿。

（2）限制水、钠摄入，食盐1.5～2.0g/d，进水量500～1000ml/d左右。

（3）嘱患者排尿后测量腹围，每天1次。

（4）嘱患者排尿后测量体重，每周1次，时间安排在早餐前。

（5）遵医嘱给予利尿药。

（6）腹腔穿刺放腹水的护理：穿刺前排空膀胱以免误伤；放腹水时观察患者有无不适；穿刺后缚紧腹带，以免腹压骤然下降；记录抽出腹水的量、性质和颜色，及时送检标本。

4. 潜在并发症　肝性脑病。

（1）密切观察患者意识及行为改变，注意肝性脑病的早期征兆。

（2）定期复查血氨及肝、肾功能，以及电解质，若有异常应及时协助医师进行处理。

（3）饮食护理，减少饮食中蛋白质的供给量，在发病开始数日内禁食蛋白质。

（4）防止便秘，可采用灌肠和导泻的方法清除肠内毒物。

5. 恐惧与焦虑　与突然大量出血、担心预后、惧怕死亡有关。

（1）鼓励患者表达自己的感受，对患者的恐惧及焦虑表示理解。

（2）清除不良刺激，介绍治疗成功的病例，增强患者战胜疾病的信心；护理工作中应从容、镇定，避免紧张、忙乱；避免与其他有焦虑的患者或家属接触。

（3）及时解除患者的痛苦，以增强其安全感和舒适感。

（4）进行健康指导和教育。

三、对患者进行评估，口述可以为患者进行的护理操作

（一）评估内容

1. 健康史

（1）患病与诊疗经过：尽量详细询问。

（2）目前病情与一般情况：重点评估患病后的变化。

（3）既往史：与本疾病相关的疾病重点评估。

2. 身体评估

（1）一般状态：生命体征、意识与精神状况、体位。

（2）症状：患者的精神状态如何，有无肝病面容、消瘦、乏力；有无食欲缺乏、恶心、呕吐、腹胀、腹痛，以及呕吐物和粪便的性质及颜色；有无肝性脑病的前驱症状。

（3）体征：患者有无腹水和双下肢水肿，如腹部膨隆、移动性浊音阳性；有无皮肤及巩膜黄染；有无蜘蛛痣、肝掌、男性乳腺发育、腹壁静脉曲张；有无尿量减少，尿色有无异常。

3. 心理-社会状况　患者自身情绪、对疾病的认知、家庭状况、经济条件。

（二）可能的护理操作

吸氧、吸痰、心电监护、静脉输液、置静脉留置针、三腔二囊管、导尿。

第八节　原发性肝癌患者的护理

【学习目标】

认知目标：能陈述肝癌的定义；描述肝癌患者常见的病因；解释肝癌出现临床表现的病理过程；

提出肝癌患者可能出现的护理诊断；应用所学的知识为肝癌患者实施整体护理。

技能目标：能尝试模仿为肝癌患者进行临床操作，如做好腹腔引流管或伤口的观察护理等专科护理操作；能运用护理程序对原发性肝癌的患者进行护理、健康指导。

情感目标：能观察到患者的不良情绪；能积极参与患者的护理计划；在护理患者过程中遵守伦理原则。

一、病例导入

姓名：张某　性别：男　年龄：40 岁　婚姻：已婚

籍贯：湖北　职业：无　身高：173cm　体重：70kg

【现病史】　患者于 3d 前在当地医院检查发现肝占位，平素偶尔有右上腹痛，无恶心、呕吐，无发热、黄疸等其他不适。起病以来，患者饮食欠佳，患者精神、睡眠可，大小便正常，体重、体力未见明显异常。今为求进一步治疗遂来我院。入院诊断：肝恶性肿瘤、肝炎。

【既往史】　检查发现乙型肝炎 5 年余，未行特殊治疗，否认高血压、糖尿病、心脏病史，否认结核病史，无手术外伤史，无过敏史。

【体格检查】　体温 36.5℃，心率 82 次/分，血压 136/93mmHg，呼吸 18 次/分，呼吸平稳。发育正常，营养中等，神志清楚，自动体位，检查合作。全身皮肤、黏膜无黄染，全身浅表淋巴结未触及肿大。双侧瞳孔等大等圆，对光反射灵敏。颈软，气管居中，甲状腺不大。两肺部呼吸音清晰，未闻及干、湿啰音，心率 82 次/分，心律齐，未闻及病理性杂音。腹平软，腹部无压痛，无反跳痛，肝区无叩击痛，墨菲征阴性，肝、脾肋下未触及，移动性浊音阴性，肠鸣音正常。双肾区无明显叩击痛。双下肢无水肿。脊柱生理弯曲存在，病理反射未引出。

【辅助检查】　门诊检查上腹部 MRI 显示肝右叶上段肝癌；肝右叶下段血管瘤、肝硬化。超声检查示肝脏有占位性病变。入科后 CT 示肝硬化、脾大；肝癌。肝功能检查示天冬氨酸转氨酶 63.66U/L，白蛋白 37.87g/L，总胆红素 27.38μmol/L；肾功能未见明显异常；血小板计数 66×10^9/L；异常凝血酶原（PIVKA-Ⅱ）150mg/dl；甲胎蛋白（AFP）512.29μg/L。

二、以问题为中心的学习

问题 1.什么是肝癌？发生肝癌的原因有哪些？

肝肿瘤（tumor of liver）分为恶性和良性 2 种。肝癌是常见的肝恶性肿瘤，包括原发性肝癌（primary hepatic cancer）和继发性肝癌（secondary hepatic cancer）。原发性肝癌，简称肝癌，是指由肝细胞或肝内胆管上皮细胞发生的恶性肿瘤。

原发性肝癌的病因迄今尚不完全清楚，可能与下列因素有关。

1. 病毒性肝炎　原发性肝癌患者中约有 1/3 有慢性肝炎病史，常有急性肝炎—慢性肝炎—肝硬化—肝癌的病史。流行病学调查发现我国 HBsAg 阳性率可达 90%，HBsAg 阳性者其肝癌的相对危险性为 HBsAg 阴性者的 10～50 倍。

2. 肝硬化　肝癌合并肝硬化的发生率较高，日本约 70%，非洲在 60%以上，我国为 53.9%～90%，欧美较低，占 10%～20%。肝癌中以肝细胞癌合并肝硬化的发生率最高，占 64.1%～94%；胆管细胞癌很少合并肝硬化。在我国，原发性肝癌主要在病毒性肝炎后肝硬化的基础上发生，而在欧美国家，肝癌常在酒精性肝硬化的基础上发生。

3. 黄曲霉素　流行病学调查发现，肝癌相对高发地区的粮食被黄曲霉菌及其毒素污染程度高于其他地区。黄曲霉素的代谢产物黄曲霉毒素 B_1 有强烈致癌物质。

4. 遗传因素　不同种族人群肝癌的发病率不同。在同一种族中，肝癌的发病率也存在很大的差异，常有家族聚集现象，但是否与遗传有关，尚待进一步研究。

5. 其他因素　饮用池塘水的居民肝癌发病率高，可能与污水中已发现的水藻霉素等很多种致癌或促癌物质有关。亚硝胺、烟酒、肥胖、寄生虫、有机氯农药等可能与肝癌的发生有关。

问题 2.患者目前符合“肝癌”诊断的表现（临床表现和辅助检查等）有哪些？（肝癌的诊断须综合患者的病史、症状、体征及辅助检查的结果）

该患者既往有乙型肝炎 5 年余，并未行特殊治疗。平素偶尔有右上腹痛。患者 5 年的肝炎没有规范治疗。患者饮食欠佳，平素偶尔有右上腹痛，无恶心、呕吐，无发热、黄疸等其他不适。其他症状不明显。辅助检查结果：超声检查示肝脏有占位性病变。CT 示①肝硬化、脾大；②肝癌。上腹部 MRI 显示：肝右叶上段肝癌；肝右叶下段血管瘤；肝硬化。通过 B 超、CT、MRI 已经可以检查到肝脏发生癌变。另外，实验室检查：肝功能检查中，天冬氨酸转氨酶 63.66U/L，该值的正常值是 15～40U/L，患者该值升高说明肝功能下降；总胆红素 27.38μmol/L，可视为隐性黄疸，该值升高说明有肝部疾病；异常凝血酶原（PIVKA-II）150mg/dl，升高的原因可能是由于血小板下降，以及肝癌等原因所导致的一种情况；甲胎蛋白（AFP）512.29μg/L，AFP 为肝癌肿瘤标志物，正常值低于 20μg/L，该值升高说明肝癌的可能性极大。总之，根据患者的症状、体征，再结合影像学检查和甲胎蛋白的结果，可以诊断该患者为肝癌。

问题 3.治疗“肝癌”的方法有哪些？所使用药物的种类和用途是什么？

1. 手术治疗

（1）肝切除：目前仍是治疗肝癌首选和最有效的方法。

1）适应证：①无明显心、肺、肾等重要脏器器质性病变；②肝功能正常或仅有轻度损害，肝功能 A 级，或 B 级，经短期保肝治疗后肝功能恢复到 A 级；③肝外无广泛转移性肿瘤。

2）手术方式选择：下述情况可做根治性肝切除。①单发的微小肝癌和小肝癌；②单发的向肝外生长的大肝癌或巨大肝癌，受肿瘤破坏的肝组织少于 30%，肿瘤包膜完整，周围界线清楚；③多发肿瘤，但肿瘤结节少于 3 个，且局限在肝的一段或一叶内。

下述情况可做姑息性肝切除：①3～5 个多发性肿瘤，局限于相邻 2～3 个肝段或半肝内，影像学显示无瘤肝组织明显代偿性增大，达全肝的 50%以上；如肿瘤分散，可分别作局限性切除。②左半肝或右半肝的大肝癌或巨大肝癌，边界较清楚，第一、二肝门未受侵犯，影像学显示无瘤侧肝代偿性增大明显，达全肝组织的 50%以上。③位于肝中央区（肝中叶，或Ⅳ、Ⅴ、Ⅵ、Ⅷ段）的大肝癌。无瘤肝组织代偿性明显增大，达全肝的 50%以上。④Ⅰ或Ⅱ段的大肝癌或巨大肝癌。⑤肝门部有淋巴结转移者，如原发肝肿瘤可切除，应作肿瘤切除，同时进行肝门部淋巴结清扫；淋巴结难以清扫者，术后可进行放射治疗。⑥周围脏器（结肠、胃、膈肌或右肾上腺等）受侵犯，如原发肿瘤可切除，应连同受侵犯脏器一起切除；远处脏器单发转移性肿瘤（如单发肺转移），可同时做原发性肝癌切除和转移瘤切除术。

肝癌合并胆管癌栓、门静脉癌栓和（或）腔静脉癌栓时，如癌栓形成时间不长，患者一般情况允许，原发性肿瘤较局限，应积极手术，切除肿瘤，取出癌栓。伴有脾功能亢进和食管-胃底静脉曲张者，可在切除肿瘤的同时切除脾，重度曲张者需做断流术。

（2）肝移植：下述情况可做肝移植。①肝功能属于 C 级或长期为 B 级，经护肝治疗不能改善；②肿瘤≤5cm，数目少于 3 个；③无血管侵犯和远处转移。按照上述标准选择患者，肝移植治疗肝癌可以获得较好的长期治疗效果，但因供肝严重缺乏，价格昂贵，在临床上的应用受到了限制。

2. 化学治疗 经剖腹探查发现癌肿不能切除者或作为肿瘤姑息切除的后续治疗方法，可经肝动脉或肝门静脉插管或置泵（一种皮下埋藏式灌注装置）作区域性化疗或化疗栓塞，也可作肝动脉结扎以提高疗效。对估计不能切除而未经手术治疗者，可行肝动脉插管化疗栓塞术（transcatheter arterial chemoembolization，TACE），为原发性肝癌非手术治疗的首选方案，可控制肿瘤的生长，缓解患者的症状，提高患者的生存率。TACE 的主要步骤是经皮穿刺股动脉，在 X 线透视下选择性将导管插至肝固有动脉或其分支，注射抗肿瘤药和（或）栓塞剂（如碘化油和吸收性明胶海绵碎片）进行化疗栓塞，发挥持久的抗肿瘤作用。常用药物有氟尿嘧啶、丝裂霉素、顺铂、卡铂、表柔比星和多柔比星等。TACE 应反复多次治疗，一般每 4～6 周重复 1 次，经 2～5 次治疗，能使许多肝癌明显缩小，可获得进行手术切除的机会。

3. 放射治疗　一般情况较好，不伴有严重肝硬化，无黄疸、腹水、脾功能亢进和食管静脉曲张，癌肿较局限，无远处转移又不适用于手术切除或手术后复发者，可采用放射为主的综合治疗。

4. 综合治疗　目前已成为中、晚期肝癌主要的治疗方法。

（1）生物和免疫治疗：近年来，在肝癌的生物学特性和免疫治疗方面研究已有所进展，为肝癌的治疗提供了新的前景。常用的制剂有免疫核糖核酸干扰素、白细胞介素-2、胸腺肽等，可与化疗药物等联合应用，但其疗效尚待确定。

（2）介入治疗：B 超引导下经皮穿刺肿瘤行射频消融、微波凝固或注射无水乙醇及体外高能超声聚焦疗法等，适用于瘤体较小但不能或不宜手术切除治疗者，尤其是肝癌切除术后早期复发者。具有简便、安全、损伤小的特点，部分患者可获得较好的疗效。

（3）中医中药治疗：根据病情，多采用辨证施治、攻补兼治的方法。常与其他疗法配合使用，以改善全身状况、提高机体抗病能力，减轻放、化疗引起的不良反应。

（4）基因治疗：近年来，国内已有采用基因转染的疫苗治疗原发性肝癌的报道，其临床试验已获成功并显示出较好的应用前景。

问题 4.入科后护士对该患者的评估重点有哪些？

根据所给信息及现病史重点评估患者发病的病因、主要伴随症状及症状特点；根据患者诊疗和护理经过，明确患者的病情进展及目前状况。

1. 健康史的采集

（1）患者的日常生活状况：尤其是患病后的变化进行重点评估，具体从饮食与营养型态、休息与睡眠型态、排泄型态、自理能力及日常生活，以及个人嗜好的改变等几个方面进行评估。

（2）既往史：重点评估患者有无各类型肝炎病史，有无肝硬化病史、有无摄入黄曲霉毒素的食物，有无亚硝胺类致癌物的接触史以及饮水来源，评估有无用（服）药史、吸烟，饮酒史，有无手术史、过敏史、家族遗传史等。

（3）家族史：了解家族中有无肝癌和其他肿瘤患者。

2. 体格检查及辅助检查内容

（1）该患者身体评估的重点应包括一般状态，如生命体征、意识与精神状况、体位；腹部检查，如腹部有无压痛，有无肿块，以及肿块的大小、部位、质地是否较硬、表面是否光滑等，肝、脾脏的触诊，肠鸣音情况，肝区无叩击痛，有无移动性浊音，肠鸣音正常；有无腹水，双下肢有无水肿；有无肝性脑病、上消化道出血及各种感染，如肺炎、败血症等。

（2）尚需完善常规实验室检查，如血常规、尿常规、血糖、血脂、电解质，以判断肝癌的严重程度和预后；需做全身 CT 或 MRI 以判断有无淋巴转移和远处转移，以便确定癌症的分期，确定患者的治疗方案。

3. 心理-社会状况　重点评估患者有无不良情绪的产生、对疾病的认识和态度、患者的依从性，以及是否具备充足的社会支持，如家庭关系和经济状况。

问题 5.经过完善各种检查，医师综合患者的病情与检查情况，认为该患者处于肝癌中晚期，可以进行手术治疗，患者于入院后第 5d 接受了肝右叶肝癌切除术，术前常规放置胃管，术后行胃肠减压，放置尿管和腹腔引流管一根。现在为术后第 1d，体温 36.9℃，心电监护仪显示：血压 131/89mmHg，心率 86 次/分，呼吸 19 次/分，呼吸平稳，SpO_2 98%，根据病情目前患者存在的护理诊断有哪些？并分析护理问题的相关因素（生理、病理、精神、心理、环境等）。

1. 疼痛　与手术创伤有关。

2. 营养失调　低于机体需要量，与胃肠减压、化学治疗引起的胃肠道不良反应及疾病引起机体代谢增加、手术创伤等有关。

3. 活动无耐力　与手术创伤、伤口疼痛有关。

4. 焦虑/恐惧　与担心手术、患者身体上的不适、监护及抢救设备的使用、日常生活发生改变，以及社会经济状况等因素有关。

5. 有皮肤完整性受损的危险　与卧床时间长、水肿严重、营养不良有关。

6. 潜在并发症　肝性脑病、膈下积液、出血。

问题 6.针对以上护理诊断，你认为应该采取哪些护理措施？

1. 疼痛　与手术创伤有关。

（1）协助患者取有利于呼吸的卧位，即麻醉清醒后采取半坐卧位。

（2）手术后患者疼痛剧烈者，按照医嘱给予镇痛泵或镇痛药镇痛。目前临床上的主张是采用多模式预防性镇痛。具体的镇痛方法首选静脉镇痛，这个在临床上应用是最多的。从麻醉一开始就静脉用药，一直延续到术后，可以通过静脉的方式进行镇痛。另外一个就是通过硬膜外方式，也叫椎管内阻滞，这种方式就是把药物作用于神经，通过局麻作用阻断神经冲动传导，即阻断疼痛信号的传递，患者也可以感到无痛；还有采取口服的治疗方式给予镇痛药来减轻患者的疼痛，在临床上也比较常用。使用镇痛药时要注意进行疼痛的评估，根据疼痛的程度调整或者停止用药。常用的疼痛评估工具是面部表情疼痛评分表和评分尺。

（3）音乐疗法，可给患者播放自己喜欢的音乐，具体时间和次数因人而异，体现个体差异性。

（4）医护人员或家属或朋友与患者进行聊天（找患者比较感兴趣的话题），或者让患者看书、看电视等，适当分散其注意力。

（5）为患者创造一个相对安静，温、湿度适宜的环境。

2. 营养失调　低于机体需要量，与胃肠减压、化学治疗引起的胃肠道不良反应及疾病引起机体代谢增加、手术创伤等有关。

（1）加强营养支持，胃肠减压期间，进行完全肠外营养，以补足生理需要量，补充丢失的水和电解质，并调整输液速度和顺序，保证按时、按量补给，补充各种营养成分、能量或补充氨基酸和白蛋白等，以促进伤口愈合和身体康复。肛门排气、停止胃肠减压后开始进流质饮食，逐渐过渡到正常饮食。

（2）密切观察病情变化，术后 48h 内应有专人护理，密切观察患者的生命体征、意识、尿量等变化，警惕腹腔内出血和肝性脑病等异常征象。注意有无发热、腹痛、膈下脓肿征象发生。发现异常应及时报告医师处理，必要时做好术前准备。

（3）准确记录液体出入量，维持体液平衡，对肝功能不良者，严格控制水和钠盐的摄入量。每天观察、记录体重的变化。

（4）遵医嘱定时抽血查生化指标，及时追回结果，如有异常，及时报告医师加以纠正。

3. 活动无耐力　与手术创伤、伤口疼痛有关。

（1）休息、活动指导：保证充足的睡眠，卧床期间协助其日常生活，根据情况指导床上活动，可以每隔 2h 变换体位 1 次，间歇做上肢和下肢的伸展、外旋、内收等肢体活动。5～6d 后进行下床活动，先在床边站立几次，休息后再在床边走动，再在病室内走动，然后在病房楼道内活动，在活动时间和活动强度上一定要循序渐进，避免劳累。避免长期卧床，以免发生深静脉血栓、直立性低血压。

（2）加强营养：胃肠减压期间，进行完全肠外营养，以补足生理需要量，补充丢失的水和电解质，并调整输液速度和顺序，保证按时、按量补给，补充各种营养成分、能量或补充氨基酸和白蛋白等，以促进伤口愈合和身体康复。肛门排气、停止胃肠减压后开始进流质饮食，逐渐过渡到正常饮食。

（3）镇痛：做好疼痛的护理。

（4）预防压疮：定时协助患者更换姿势或进行局部按摩，运用棉垫、枕头、气垫床等，避免骶骨、骨隆突处等部位长期受压而产生压疮。

4. 焦虑/恐惧　与担心手术、患者身体上的不适、监护及抢救设备的使用、日常生活发生改变，以及社会经济状况等因素有关。

（1）鼓励患者表达自己的感受，对患者的恐惧及焦虑表示理解。

（2）设法减少紧张促进因素：①尽快地使患者熟悉环境并介绍监护系统等医疗设备；②抢救危重患者时用屏风遮挡，减少不良刺激；③介绍治疗成功的病例，增强患者战胜疾病的信心；④护理工作中应从容、镇定，避免紧张、忙乱；⑤消除不良刺激，避免与其他有焦虑的患者或家属接触。

（3）及时解除患者的疼痛，以增强其安全感和舒适感。

（4）进行相关健康指导和教育，如各种管道的管理、饮食指导等。

（5）及时关心患者，经常给予患者减轻恐惧状态的语言性和非语言性安慰，如握住患者的手等。

（6）允许患者希望见到的亲友探视或陪伴，创造轻松、和谐的气氛，保持良好心境。

5. 有皮肤完整性受损的危险　与卧床时间长、营养不良有关。

（1）卧床期间根据患者的皮肤状况，及时翻身拍背，给予骨隆突处按摩，用软枕垫足踝部、臀部等，翻身时避免拖、拉、拽等动作，防止皮肤擦伤。

（2）穿棉质衣服，保持全身皮肤清洁、干燥，每日温水擦身 2 次以上，勤换衣裤。

（3）保持床单元清洁、干燥，如潮湿及有污渍时及时更换。

（4）及时使用空气波治疗仪，促进全身血液循环，同时避免发生深静脉血栓。

（5）加强饮食护理，改善营养状况，增强机体抵抗力。

（6）预防压疮，定时协助患者更换姿势或进行局部按摩，运用棉垫、枕头、气垫床等，避免骶骨、骨隆突处等部位长期受压而产生压疮。

6. 潜在并发症　肝性脑病。

（1）病情观察：注意观察患者有无肝性脑病的早期症状，一旦出现及时通知医师。

（2）吸氧：做半肝以上切除者，需间歇吸氧 3～4d，以提高氧的供给，保护肝功能。

（3）避免肝性脑病的诱因，如上消化道出血、高蛋白饮食、感染、便秘、应用麻醉药、镇静催眠药等。

（4）禁用肥皂水灌肠，可用生理盐水或弱酸性溶液（如食醋 1～2ml 加入生理盐水 100ml），使肠道 pH 保持酸性。

（5）口服新霉素或卡那霉素，以抑制肠道细菌繁殖，有效减少氨的产生。

（6）使用降血氨药物，如谷氨酸钾或谷氨酸钠静脉滴注。

（7）给予富含支链氨基酸的制剂或溶液，以纠正支链/芳香氨基酸的比例失调。限制蛋白质摄入，以减少血氨的来源。

（8）便秘者可口服乳果糖，促使肠道内氨的排出。

7. 潜在并发症　膈下积液。

（1）保持引流通畅，妥善固定引流管，避免受压、扭曲和折叠，观察引流液的颜色、性状及量。若引流量逐日减少，一般在手术后 3～5d 拔除引流管。对放置胸腔引流管者，应按胸腔闭式引流的护理要求进行护理。

（2）严密观察体温变化，高热者给予物理降温，必要时药物降温，鼓励患者多饮水。

（3）若已形成膈下脓肿，可协助医师行超声定位引导下穿刺抽脓或置管引流，对引流管应加强冲洗和吸引护理；患者取半坐位，以利于呼吸和引流。

（4）加强营养支持和使用抗生素的护理。

8. 预感性悲哀　与对治疗及预后缺乏信心、疾病的影响及对死亡的恐惧有关。

（1）患者出现疼痛、焦虑等不适时，应守候在患者身旁，给患者以安全感。

（2）耐心解答患者提出的问题，给予健康指导。

（3）与患者/家属建立融洽关系，避免精神应激，护理操作应细致、耐心。

（4）尽量减少外界压力刺激，创造轻松、和谐的气氛。

（5）向患者及家属讲解本病的病因、常见临床表现等方面的知识，提供有关治疗信息，介绍治疗成功的病例，注意正面效果，使患者树立信心。

（6）必要时寻找合适的支持系统，如单位领导和家属对患者进行安慰和关心。

9. 潜在并发症 出血。

（1）病情观察：术后48h内应有专人护理，动态观察患者生命体征的变化；严密观察引流液的量、性状和颜色。一般情况下，手术后当日可从肝周引流出鲜红色血性液体100～300ml，若血性液体增多，应警惕腹腔内出血。

（2）预防：手术后患者血压平稳者，可取半坐卧位；术后1～2d应卧床休息，避免剧烈咳嗽和打喷嚏等，以防止术后肝断面出血；保持引流管引流通畅。

（3）处理：若明确为凝血机制障碍性出血，可遵医嘱给予凝血酶原复合物、纤维蛋白原，输新鲜血，以纠正低蛋白血症；若短期内或持续引流出较大量的血性液体，或经输血、输液，患者血压、脉搏仍不稳定时，应做好再次手术止血的准备。

三、对患者进行评估，口述可以为患者进行的护理操作

（一）评估内容

1. 术前评估

（1）健康史

1）一般情况：包括年龄、性别、婚姻和职业；是否居住于肝癌高发区。

2）既往史：了解有无其他部位的肿块和手术治疗史；有无肝炎、肝硬化和其他系统伴随疾病等；有无长期进食含黄曲霉菌的食物，有无亚硝胺类致癌物的接触史等；有无用（服）药史、过敏史等。

3）家族史：了解家族中有无肝癌和其他肿瘤患者。

（2）身体状况：评估疼痛发生的时间、部位、性质、诱因和程度，与体位有无关系，是否夜间或劳累时加重，有无牵涉痛；是否伴有消化道症状，如嗳气、腹胀；近期有无乏力、食欲缺乏等；评估肝脏的大小，有无肝区压痛、上腹部肿块等，肿块的大小、部位，以及质地是否较硬、表面是否光滑；有无肝浊音界上移、黄疸、腹水等体征；有无消瘦及恶病质表现；有无肝性脑病、上消化道出血及各种感染，如肺炎、败血症和压疮等。

（3）辅助检查：了解患者的甲胎蛋白水平、血清酶谱检查结果、肝功能损害程度，以及超声、CT、MRI检查有无肝占位及肝穿刺活组织检查或腹腔镜探查结果。

（4）心理-社会状况：了解患者对疾病的认知程度，对手术有何顾虑和思想负担；了解朋友及家属对患者的关心、支持程度，以及家庭对手术的经济承受能力。

2. 术后评估

（1）术中情况：了解患者手术、麻醉的方式与效果及病变组织切除情况，以及术中出血、补液、输血情况和术后诊断。

（2）身体状况：评估生命体征是否平稳，患者是否清醒，以及末梢循环、呼吸状态等；伤口是否干燥，有无渗液、渗血；各引流管是否通畅，以及引流液的量、颜色与性状等；有无出血、感染、肝性脑病、膈下积液等并发症出现。

（3）心理-社会状况：了解患者有无紧张；康复训练和早期活动是否配合；对出院后的继续治疗是否清楚。

（二）可能的护理操作

吸氧、生命体征的测量、胃肠减压、导尿术、心电监护、静脉输液、腹腔引流管的护理、静脉血标本采集。

第九节 胆道疾病患者的护理

【学习目标】

认知目标：能陈述胆石症的定义；列举胆石症患者常见的病因；解释胆管结石出现临床表现的病理过程；提出胆管结石患者可能出现的护理诊断。

技能目标：能尝试模仿为胆管结石患者进行临床操作，如 T 管的观察和护理；能运用护理程序对胆石症患者按照护理程序进行护理、健康指导。

情感目标：能观察到患者的不良情绪；能积极参与患者的护理计划；在护理患者过程中遵守伦理原则。

一、病 例 导 入

姓名：李某　性别：女　年龄：60 岁　婚姻：已婚

籍贯：湖北　职业：无　身高：156cm　体重：62kg

【现病史】 1d 前患者无明显诱因发生右上腹持续性疼痛，阵发性加剧，伴恶心，进食后呕吐 1 次，无寒战，体温升高至 38.7℃，尿色黄。起病以来，患者饮食欠佳，患者精神、睡眠可，排便正常，体重、体力未见明显异常。今为求进一步治疗遂来我院。入院诊断：肝内外胆管结石伴急性胆管炎。

【既往史】 否认高血压、糖尿病、心脏病等病史，否认乙肝、结核等传染病史。17 年前因胆囊结石在全麻下开腹行胆囊切除术，5 年前因胆总管结石在全麻下开腹行胆总管切开取石+T 管引流术，否认外伤史、过敏史、输血史。

【体格检查】 神志淡漠，体温 38.7℃，血压 131/84mmHg，脉搏 92 次/分。发育正常、营养中等、神志清楚、自动体位、检查合作。全身皮肤、黏膜无黄染，全身浅表淋巴结未触及肿大。双侧瞳孔等大等圆，对光反射灵敏。颈软，气管居中，甲状腺不大。两肺部呼吸音清晰，未闻及干、湿啰音，心律齐，未闻及病理性杂音。腹平软，上腹部压痛，腹肌紧张，肝区叩击痛，墨菲征阴性，肝、脾肋下未触及，移动性浊音阴性，肠鸣音正常。双肾区无明显叩击痛。双下肢无水肿。脊柱生理弯曲存在，病理反射未引出。

【辅助检查】 B 超提示肝内外胆管结石、胆总管扩张。上腹部 CT 检查显示：①胆管结石后，胆总管结石，肝右叶胆管结石较前增多，肝内外胆管扩张较前明显；②胆囊未见。实验室检查：白细胞 28×10^9/L，中性粒细胞百分比 96%，肝功能有异常，血清淀粉酶 100U/L。

治疗经过：入院后积极完善术前准备，在全麻下行胆总管切开取石 T 管引流术。术后生命体征稳定，伤口无渗血，腹腔引流管及 T 管引流通畅。术后行雾化吸入、输液治疗，微量泵输入镇痛药。

二、以问题为中心的学习

问题 1.什么是胆石症？胆石症分为哪几类？发生胆石症的原因有哪些？

胆石症（cholelithiasis）包括发生在胆囊和胆管内的结石，是胆道系统的常见病和多发病。在我国，胆石症的发病率已达 10%，女性与男性的比例为 2.57∶1。

1. 分类

（1）按照结石的成分，常分为 3 类。

1）胆固醇类结石：胆固醇在胆固醇类结石中含量超过 70%，分为胆固醇结石和混合性结石 2 类。①胆固醇结石：外观呈白黄、灰黄或黄色，形状和大小不一，呈多面体、圆形或椭圆形；质硬，表面多光滑，剖面呈放射状排列的条纹；X 线检查多不显影。②混合性结石：由胆固醇、胆红素、钙盐等多种成分混合而成，根据所含成分比例的不同呈现不同的形状、颜色和剖面结构。

2）胆色素类结石：胆固醇在胆色素类结石中含量应低于 40%，分为胆色素钙结石和黑色素结石 2 类。①胆色素钙结石：为游离胆色素与钙等金属离子结合形成，并含有胆汁酸、细菌、糖蛋白等成分，质软易碎，呈棕色或褐色，故又称棕色胆色素结石。常发生在肝内外各级胆管，形状及大小不一，呈粒状或长条形，一般为多发。②黑色素结石：不含细菌，质硬，由不溶性黑色胆色素多聚体、各种钙盐和糖蛋白组成，几乎均发生在胆囊内。

3）其他结石：碳酸钙、磷酸钙或棕榈酸钙为主要成分的结石少见。

（2）按照结石所在的部位，胆石症常分为两类，分为胆囊结石和胆管结石，胆管结石又分为肝内胆管结石和肝外胆管结石。

2. 病因　胆石症的成因十分复杂，是多因素综合作用的结果。

（1）胆道感染：胆汁淤滞、细菌或寄生虫入侵等引起胆道感染，细菌产生的β-葡萄糖醛酸酶和磷脂酶能水解胆汁中的脂质，使可溶性的结合胆红素水解为非结合胆红素，后者与钙盐结合，成为胆色素钙结石的起源。

（2）胆道异物：蛔虫、华支睾吸虫等虫卵或成虫的尸体可成为结石的核心，促发结石形成；胆道手术后的缝线线结或奥迪（Oddi）括约肌功能紊乱时，食物残渣随肠内容物反流入胆道，可成为结石形成的核心。

（3）胆道梗阻：胆道梗阻引起胆汁滞留，滞留胆汁中的胆色素在细菌作用下分解为非结合胆红素，形成胆色素钙结石。

（4）代谢因素：胆汁中胆固醇浓度明显增高，胆汁酸盐和卵磷脂含量相对减少，不足以转运胆汁中的胆固醇，使胆汁中的胆固醇呈过饱和状态，并析出、沉淀、结晶，从而形成结石。

（5）胆囊功能异常：胆囊收缩功能减退，胆囊内胆汁淤滞亦有利于结石形成。胃次全或胃全切除术后、迷走神经干切断术后、长期禁食或完全肠外营养治疗者，可因胆囊收缩减少，胆汁排空延迟而增加发生结石的可能性。

（6）其他：雌激素可促进胆汁中胆固醇过饱和，与胆固醇类结石形成有关；遗传因素亦与胆结石形成有关。

问题 2.患者目前符合“胆管结石伴胆管炎”诊断的依据（临床表现和辅助检查等）有哪些？胆石症的诊断须综合患者的病史、症状、体征及辅助检查的结果。

该患者有胆囊结石的病史，即患者 17 年前因胆囊结石在全麻下开腹行胆囊切除术，5 年前因胆总管结石在全麻下开腹行胆总管切开取石+T 管引流术的病史。目前的症状是 1d 前无明显诱因发生右上腹持续性疼痛阵发性加剧，有恶心，进食后呕吐 1 次，体温升高，体温 38.7°C，小便色黄。这几个症状也是胆结石发生的明显症状。再次，在入院体格检查时，触及患者腹平软，上腹部压痛，腹肌紧张，肝区叩击痛，墨菲征阴性，这说明有胆石症的体征。结合辅助检查的结果：B 超提示肝内外胆管结石，胆总管扩张；上腹部 CT 检查显示胆管结石后，胆总管结石，肝右叶胆管结石较前增多，肝内外胆管扩张较前明显，已经看到肝内外胆管有结石。实验室检查：白细胞 28×10^9/L，中性粒细胞百分比 96%，肝功能有异常，血清淀粉酶 100U/L。这说明伴胆管结石有胆管炎。总之，根据患者的症状、体征，再结合 B 超、CT 检查和实验室检查结果，可以诊断该患者为胆管结石伴胆管炎。

问题 3.治疗“胆管结石伴胆管炎”的方法有哪些？所使用手术方法的种类、适应证是什么？

胆管结石以手术治疗为主，原则为尽量取尽结石，解除胆道梗阻，去除感染病灶，通畅引流胆汁，预防结石复发。

1. 肝外胆管结石　以手术治疗为主，对单发或少发（2～3 枚）且直径小于 20mm 的肝外胆管结石可采用经十二指肠内镜取石，但需要严格掌握治疗的适应证。合并胆管炎者，可应用抗生素、解痉、利胆、纠正水和电解质紊乱、营养支持、保肝及纠正凝血功能障碍等措施，争取在胆道感染控制后再行择期手术治疗。

胆总管切开取石、T 管引流术：该术式可保留正常的奥迪括约肌功能，为首选方法。适用于单纯胆总管结石，胆管上、下端通畅，无狭窄或其他病变者。若伴有胆囊结石和胆囊炎，可同时行胆囊切除术。术中可采用胆道造影、超声或纤维胆道镜检查，防止或减少结石遗留。术中应尽量取尽结石，如条件不允许，可在胆总管内留置 T 管，术后行造影或胆道镜检查、取石。安置 T 管的目的为：①引流胆汁和减压，防止因胆汁排出受阻导致的胆总管内压力增高、胆汁外漏引起腹膜炎；②引流残余结石，使胆道内残余结石，尤其是泥沙样结石通过 T 管排出体外，亦可经 T 管行造影或胆道镜检查、取石；③支撑胆道，防止胆总管切开处粘连、瘢痕狭窄等导致管腔变小。

2. 胆肠吻合术 该术式废弃了奥迪括约肌的功能，使用逐渐减少。适用于：①胆总管下端炎性狭窄且梗阻无法解除，胆总管扩张；②胆胰汇合部异常，胰液直接流入胆管；③胆管因病变已部分切除无法再吻合者。常用吻合方式为胆管空肠 Roux-en-Y 吻合，胆肠吻合术后，胆囊的功能已消失，故应同时切除胆囊。对于嵌顿在胆总管开口的结石不能取出时可在内镜下或手术行奥迪括约肌切开，这是一种低位的胆总管十二指肠吻合术，须严格掌握手术适应证。

3. 肝内胆管结石 无症状的肝内胆管结石可不治疗，定期观察、随访即可。临床症状反复发作者应手术治疗。胆管切开取石术是最基本的方法，应争取切开狭窄部位，直视下或通过术中胆道镜取出结石，直至取尽。难以取尽的局限性结石须行肝切除。高位胆管切开后，常需同时行胆肠吻合术，胆肠吻合术多采用肝管空肠 Roux-en-Y 吻合。奥迪括约肌有功能时，尽量避免行胆肠吻合术。

4. 肝切除术 是治疗肝内胆管结石积极的方法，切除病变部分的肝，包括结石和感染的病灶、不能切开的狭窄胆管。肝切除术去除了结石的再发源地，且可防止病变肝段、肝叶的癌变。

5. 残留结石的处理 肝内胆管结石手术后结石残留较常见，有 20%～40%，后续治疗包括经引流管窦道胆道镜取石及激光、超声、体外震波碎石，以及中西医结合治疗等。

问题 4.入科后护士对该患者的评估重点有哪些？

根据所给信息及现病史重点评估患者发病的病因、主要伴随症状及症状特点；根据患者诊疗和护理经过，明确患者的病情进展及目前状况。

1. 健康史的采集

（1）患者的一般情况和日常生活状况：尤其是患病后的变化进行重点评估，具体从饮食与营养型态、休息与睡眠型态、排泄型态、自理能力及日常生活，以及个人嗜好的改变等几个方面进行评估。

（2）既往史：重点评估该患者是否有胆囊结石、肝内外胆管结石反复发作史、近期有无胆道感染、有无胆道、肝脏的手术史等。

2. 身体状况、体格检查及辅助检查内容

（1）症状和体征的评估包括疼痛的诱因、部位、性质及有无肩部放射痛等，以及有无食欲缺乏、恶心、呕吐、黄疸、寒战、高热等。

（2）该患者身体评估的重点应包括一般状态（生命体征、意识与精神状况、体位）及全身皮肤、黏膜有无黄染；腹部检查，如腹部有无压痛、有无腹膜刺激征、肝脾脏的触诊、肠鸣音情况、肝区有无叩击痛、有无移动性浊音、肠鸣音是否正常等；有无腹水，双下肢有无水肿；有无胆道感染及各种感染，如肺炎、败血症等。

（3）尚需完善常规实验室检查，如大便常规、尿常规、血糖、血脂、电解质，可以判断胆结石的严重程度。还需做肝功能检查，以判断血清胆红素、血清转氨酶和或碱性磷酸酶是否升高。

3. 心理-社会状况应重点评估患者有无不良情绪的产生、对疾病的认识和态度、患者的依从性，以及是否具备充足的社会支持，如家庭关系和经济状况。

问题 5.经过完善各种检查，医师综合患者的病情与检查情况，认为该患者明确诊断为肝内外胆管结石伴急性胆管炎。入院后积极完善术前准备，患者入院后第 3 天接受了胆总管切开取石+T 管引流术。术前放置胃管，术后进行胃肠减压，放置尿管、T 管和一根腹腔引流管。现在为术后第 2 天，心电监护仪显示血压 129/85mmHg，心率 82 次/分，呼吸 19 次/分，呼吸平稳，$SpO_2$99%，体温 37.3℃，伤口无渗血，腹腔引流管及 T 管引流通畅。术后行雾化吸入、输液等支持治疗。根据病情目前患者存在的护理诊断有哪些，并分析护理问题的相关因素（生理、病理、精神、心理、环境等）？

1. 疼痛 与手术创伤有关。

2. 体温升高　与手术创伤、炎症反应有关。

3. 营养失调　低于机体需要量，与胆道疾病致长时间发热、恶心、呕吐、食欲缺乏、感染、肝功能损伤及手术创伤等有关。

4. 有皮肤完整性受损的危险　与胆道梗阻、胆盐沉积引起的皮肤瘙痒及引流液刺激等有关。

5. 焦虑/恐惧　与担心胆道疾病反复发作、担心预后以及社会经济状况等因素有关。

6. 活动无耐力　与手术创伤、伤口疼痛有关。

7. 潜在并发症　黄疸。

8. 潜在并发症　出血。

问题 6.针对以上护理诊断，你认为应该采取哪些护理措施？

1. 疼痛　与手术创伤有关。

（1）协助患者取有利于呼吸的卧位，即麻醉清醒后采取半坐卧位。

（2）术后患者疼痛剧烈者，按照医嘱给予镇痛泵或镇痛药镇痛。目前临床上主张采用多模式预防性镇痛。具体的镇痛方法：第一为静脉镇痛，这个在临床上应用是最多的，从麻醉开始就静脉用药，一直延续到术后，可以通过静脉的方式进行镇痛。另一种是通过硬膜外方式，也叫椎管内阻滞，是把药物作用于神经，通过局麻作用阻断神经冲动传导，从而来阻断疼痛信号的传递，患者也可以感到无痛；采取口服的治疗方式给予镇痛药来减轻患者的疼痛，在临床上也比较常用。使用镇痛药时要注意进行疼痛的评估，根据疼痛的程度调整或者停止用药。常用的疼痛评估工具是面部表情疼痛评分表和评分尺。

（3）音乐疗法，让患者倾听自己喜欢的音乐，具体时间和次数因人而异，体现个体差异性。

（4）医护人员或家属或朋友与患者进行聊天（找患者比较感兴趣的话题），或者让患者看书、看电视等，适当分散其注意力。

（5）为患者创造一个相对安静、温湿度适宜的环境。

2. 体温升高　与手术创伤、炎症反应有关。

（1）做好患者的心理护理，讲明发热的原因，以消除患者焦虑、恐惧的心理。

（2）进行皮肤护理，温水擦身，尤其是出汗时，应用温水擦后揩干，勤更换湿衣湿裤，勤翻身，以免皮肤受压、损伤。

（3）定时测量体温，每 4h 1 次，体温超过 38.5℃以上时可给予物理降温、红花酒精擦浴、头部冰敷冰袋降温，用冰袋降温时，注意冰袋外面用毛巾包裹，以防冻伤皮肤。体温超过 38.5℃时酌情给予药物降温，并观察用药后反应，出汗较多时及时补充水分，防止体温骤降、脱水，即引起虚脱。

（4）注意休息，保持病室安静，向患者解释高热期应卧床休息，并说明休息对疾病恢复的重要性，2～3d 体温恢复正常可适当活动。

（5）术后可进食者鼓励患者多喝水，饮后漱口，以清洁口腔和利于机体毒素排泄及降温，对于禁食者做好口腔护理，每日 2 次。

（6）保持床铺整洁、干燥，及时更换湿被、湿裤，室内通风，保持室内湿度、温度适宜，使患者舒适。

（7）控制感染。联合应用足量、有效的抗生素，以控制感染，使体温恢复正常。

3. 营养失调　低于机体需要量，与胆道疾病致长时间发热、恶心、呕吐、食欲缺乏、感染、肝损伤及手术创伤等有关。

（1）加强营养支持，胃肠减压期间，进行完全肠外营养，以补足生理需要量及补充丢失的水、电解质，并调整输液速度和顺序，保证按时、按量补给，补充各种营养成分、能量或补充氨基酸和白蛋白等，以促进伤口愈合和身体康复。肛门排气、停止胃肠减压后开始进流质饮食，逐渐过渡到正常饮食。食物应清淡易消化、低脂、忌油腻食物及饱餐。

（2）密切观察病情变化，术后 48h 内应有专人护理、密切观察患者的生命体征、意识、尿量等变化，警惕腹腔内出血和胆瘘等异常征象。

（3）准确记录液体出入量，维持体液平衡，对肝功能不良者，严格控制水和钠盐的摄入量。每天观察、记录体重的变化。

（4）遵医嘱定时抽血查生化指标、肝功能和电解质，及时追回结果，如有异常，及时报告医师加以纠正。

4. 有皮肤完整性受损的危险　与胆道梗阻、胆盐沉积引起的皮肤瘙痒及引流液刺激等有关。

（1）卧床期间根据患者皮肤状况，及时翻身拍背，给予骨隆突处按摩，用软枕垫足踝部、臀部等，翻身时避免拖、拉、拽等动作，防止皮肤擦伤。

（2）有黄疸者，及时修剪指甲，避免抓伤皮肤。

（3）保持床单元清洁、干燥、潮湿及有污渍时及时更换。

（4）穿棉质衣服，保持全身皮肤清洁、干燥，每日温水擦身 2 次，勤换衣裤。

（5）做好病情观察，警惕 T 管引流不畅、T 管脱落和胆瘘等异常征象。

（6）加强饮食护理，改善营养状况，增强机体抵抗力。

5. 焦虑/恐惧　与担心胆道疾病反复发作，担心预后以及社会经济状况等因素有关。

（1）鼓励患者表达自己的感受，对患者的恐惧及焦虑表示理解。

（2）设法减少紧张促进因素：①尽快地使患者熟悉环境，并介绍监护系统等医疗设备；②介绍治疗成功的病例，增强患者战胜疾病的信心；③护理工作中应从容、镇定，避免紧张、忙乱；④消除不良刺激，避免与其他有焦虑的患者或家属接触。

（3）及时解除患者的疼痛，以增强其安全感和舒适感。

（4）进行相关健康指导和教育，如各种管道的管理、饮食指导等。

（5）及时关心患者，经常给予患者减轻恐惧状态的语言性和非语言性安慰，如握住患者的手等。

（6）允许患者希望见到的亲友探视或陪伴，创造轻松、和谐的气氛，保持良好心境。

（7）确实存在经济困难者，帮助其寻找社会支持来源，或帮助为其筹款等。

6. 活动无耐力　与手术创伤、伤口疼痛有关。

（1）休息、活动指导，应根据患者的活动耐受量为患者制订个性化的锻炼计划，为患者准备无障碍的活动环境，保持地面环境干燥，必要时使用合适的辅助器械。如根据患者情况指导定期床上活动，可以每隔 2h 变换体位 1 次，间歇做上肢和下肢的伸展、外旋、内收等肢体活动；2～3d 后进行下床活动，先在床边站立几次，休息后再在床边走动，再在病室内走动，然后在病房楼道内活动，在活动时间和活动强度上一定要循序渐进，避免劳累。避免长期卧床，以免发生深静脉血栓、直立性低血压。

（2）加强营养支持，胃肠减压期间，进行完全肠外营养，以补足生理需要量及补充丢失的水、电解质，并调整输液速度和顺序，保证按时、按量补给，补充各种营养成分、能量或补充氨基酸和白蛋白等，以促进伤口愈合和身体康复。肛门排气、停止胃肠减压后开始进流质饮食，逐渐过渡到正常饮食。

（3）做好疼痛的护理。

（4）指导恢复期患者进行日常生活活动锻炼，可将日常活动分解成单个的动作，协助患者循序渐进地独立进行变换体位、吃饭、穿衣等活动。

（5）鼓励患者多参加集体活动，多与他人沟通，以减少各种心理问题的发生。

（6）做好健康教育，向患者说明活动锻炼的益处，根据患者的具体需要指导患者采取合适的锻炼方式，而且活动前应进行适当的肌肉放松，以预防运动损伤。

7. 潜在并发症　黄疸。

（1）密切观察皮肤黄染的程度及血清胆红素浓度，发现异常及时报告医师。

（2）及时修剪指甲，防止因胆盐沉积致瘙痒时抓伤皮肤。

（3）做好患者的心理护理，告知一般术后 3～5d 黄染可消退。

8. 潜在并发症　出血。

（1）卧床休息，嘱患者充分休息，以利于病情恢复。

（2）遵医嘱预防性使用止血药物，如酚磺乙胺、氨甲苯酸、维生素 K 等。

（3）病情观察：严密监测患者的生命体征，若患者出现腹胀、腹围增大，伴面色苍白、脉搏细速、血压下降等休克征象时，提示患者可能有腹腔内出血，应立即报告医师，并配合医师进行相应的急救和护理。

（4）一旦发现出血征兆，应及时报告医师并采取相应措施，防止发生低血容量性休克。

三、对患者进行评估，口述可以为患者进行的护理操作

（一）评估内容

1. 术前评估

（1）健康史：①一般情况：包括年龄、性别、婚姻、职业、饮食习惯、劳动强度、有无吸烟史及妊娠史等。②既往史：了解是否发生过胆绞痛，有无上腹隐痛不适；有无反酸、嗳气、餐后饱胀等消化道症状；有无胆囊炎和黄疸病史；有无过敏史及其他腹部手术史。③家族史：了解家庭中有无胆囊结石、胆囊炎等患者。

（2）身体状况：评估腹痛的诱因、部位、性质及有无肩背部放射痛等；有无肝大、肝区压痛和叩痛等；是否触及肿大的胆囊，有无腹膜刺激征等；有无食欲缺乏、恶心、呕吐、黄疸、寒战、高热等症状。

（3）辅助检查：了解白细胞计数、中性粒细胞百分比、肝功能、腹部超声检查、其他影像学检查结果等有无异常发现。

（4）心理-社会状况：了解患者对疾病的认知程度，对手术有何顾虑和思想负担；了解朋友及家属对患者的关心、支持程度，以及家庭对手术的经济承受能力。

2. 术后评估

（1）术中情况：了解患者手术、麻醉的方式与效果，以及病变组织切除情况、术中出血及引流情况、引流管放置的位置及目的、补液情况、术后诊断等。

（2）身体状况：评估生命体征是否平稳、患者是否清醒及末梢循环、呼吸状态如何，以及体温是否正常等；伤口是否干燥，有无渗液、渗血；引流管是否通畅，引流液的颜色、性状及量等。

（3）心理-社会状况：了解患者有无焦虑；康复训练和早期活动是否配合；对出院后的继续治疗是否清楚。

（二）可能的护理操作

吸氧、生命体征的测量、胃肠减压、导尿术、心电监护、静脉输液、腹腔引流管的护理、T 管的护理、静脉血标本采集。

第十节　胰腺炎患者的护理

【学习目标】

认知目标：能陈述胰腺炎的定义；列举胰腺炎常见的病因；解释胰腺炎出现的临床表现的病理过程；讨论胰腺炎患者可能出现的护理诊断；应用所学的知识为胰腺炎患者实施护理计划。

技能目标：能为患者选择最需要的护理操作。

情感目标：能注意到患者的不良情绪；能积极参与患者的护理计划；在护理患者过程中遵守伦理原则。

一、病 例 导 入

姓名：王某　　　性别：男　　　年龄：45 岁　婚姻：已婚

职业：自由职业　身高：178cm　体重：90kg

【既往史】 既往有高血压病史 2 年余，口服降高血压药控制。体检发现胆囊结石，未进行治疗。有 20 年抽烟史，日均 5～8 支。

【现病史】 患者于 3h 前进食晚餐后突然出现上腹部疼痛，主要位于剑突下，疼痛逐渐加重，伴有恶心、腹胀，无呕吐、腹泻，无发热、寒战，无头痛、头晕，无皮肤黄染等不适。因腹痛不缓解，来我院急诊科就诊，查血淀粉酶升高，腹部 CT 提示有胰腺炎的可能，遂以"腹痛原因待查"收入我科住院治疗。

【体格检查】 入科后行持续心电监测，体温 36.9℃，脉搏：63 次/分，呼吸 17 次/分，血压：154/62mmHg。急性病容、查体合作、精神可、意识清楚。腹平软，未见肠型及蠕动波，无腹壁静脉曲张，上腹正中区压痛（+），反跳痛（+），肝、脾肋下未触及，墨菲征（+），肝区叩痛（+），双肾区无叩痛，肝浊音界存在，移动性浊音（–），肠鸣音可闻及。辅助检查：血淀粉酶测定：AMY 705U/L↑。上腹部 CT：胆囊结石，胆囊体积稍大。

二、以问题为中心的学习

问题 1.什么是急性胰腺炎，出现急性胰腺炎的原因有哪些？

1. 概念 急性胰腺炎（acute pancreatitis，AP）是由多种病因引起的胰酶激活，继以胰腺局部炎症反应为主要特征，伴或不伴有其他器官功能改变的疾病。临床上以急性上腹痛及血淀粉酶或脂肪酶升高为特点。

2. 急性胰腺炎的原因

（1）胆道疾病：我国 50%以上的急性胰腺炎为胆道疾病所致，由胆道疾病所引起的急性胰腺炎称为胆源性胰腺炎。

（2）乙醇：乙醇能促进胰液分泌，当胰管流出道不能充分引流大量胰液时，胰管内压升高，可引发腺泡细胞损伤。

（3）胰管阻塞：胰管结石、蛔虫、狭窄、肿瘤（壶腹周围癌、胰腺癌）可引起胰管阻塞和胰管内压升高。

（4）代谢障碍：高甘油三酯血症（＞11.3mmol/L）与急性胰腺炎有病因学关联，与脂球微栓影响微循环及胰酶分解甘油三酯致毒性脂肪酸损伤细胞有关。

（5）其他：如外伤、手术，某些药物（如雌激素、糖皮质激素、噻嗪类利尿药）和毒性物质、特异性感染、胰腺血液循环障碍等。

问题 2.患者目前符合"急性胰腺炎"诊断的表现（临床表现和辅助检查）有哪些？

在本病例中，患者既往有胆囊结石、高血压病史。在我院淀粉酶测定：705U/L↑。上腹部 CT：胆囊结石，胆囊体积稍大。急性胰腺炎依据：患者主因"突发上腹痛 3h"入院。查体：腹平软，上腹正中区压痛（+），反跳痛（+），肝、脾肋下未触及，墨菲征（+），肝区叩痛（+），双肾区无叩痛，肝浊音界存在，移动性浊音（–），肠鸣音可闻及。门诊检查血淀粉酶升高，腹部 CT 提示胰腺炎可能。故诊断基本明确。

问题 3.治疗"急性胰腺炎"的方法有哪些？所用药物的种类和用途是什么？

急性胰腺炎的治疗应根据病变的轻重加以选择，原则上用非手术治疗，对重型的胆源性胰腺炎及其继发病变，如胰腺脓肿、假性胰腺囊肿等需积极支持和手术处理，以挽救生命。

1. 非手术治疗方法 解痉镇痛、控制饮食和胃肠减压、应用抗生素、胰酶抑制药、抗胆碱药物、激素应用、中药治疗等。

2. 手术治疗 主要是针对胰腺局部并发症（继发感染或产生的压迫症状），如消化道梗阻、胆道梗阻等，以及胰瘘、消化道瘘、假性动脉瘤破裂出血等其他并发症。

3. 所用的药物的种类和用途

（1）抗生素的应用：有感染证据时可经验性或针对性使用抗生素。

（2）镇痛解痉：在诊断明确的情况下可给予解痉镇痛药，常用的解痉药有山莨菪碱，效果不明显时可给予其他镇痛药物，如弱阿片类中枢镇痛药物、非甾体类药物。

（3）抑制胰酶分泌：质子泵抑制药或 H_2 受体阻滞药，可间接抑制胰腺分泌；生长抑素及胰蛋白酶抑制药也有抑制胰腺分泌的作用。

（4）中药治疗：呕吐基本控制后，经胃管注入中药，常用复方清胰汤加减，酌情每天 3～6 次，注入后夹管 2h。

问题 4.入科后护士对患者的评估重点有哪些？

1. 根据所给信息及现病史重点评估患者的病因及诱因、主要伴随症状及特征；根据患者诊疗和护理经过，明确患者的病情进展及目前状况。

2. 健康史的采集

（1）患者的日常生活状况：尤其是患病后的变化进行重点评估，具体从饮食与营养状况、个人嗜好等方面进行评估。

（2）既往史：病例介绍了患者原有胆囊结石、高血脂，但从未进行治疗。

（3）心理-社会状况：重点评估患者有无不良情绪的产生、对疾病的认识和态度、患者及家属的依从性，以及是否具备充足的社会支持，如家庭及经济状况。

3. 体格检查及辅助检查内容

（1）该患者身体评估的重点：患者有无腹痛、腹胀及腹痛程度，以及生命体征、意识。

（2）尚需完善常规实验室及影像学检查：如血常规、血淀粉酶、脂肪酶及肝、肾功能和电解质；B 超和腹部 CT，可以判断胰腺炎的严重程度和预后。

问题 5.目前患者存在的护理诊断有哪些？并分析护理问题的相关因素（生理、病理、精神、心理、环境等）。

1. 急性疼痛　与胰腺及周围组织炎症、水肿或出血坏死有关。

2. 营养失调　低于机体需要量，与呕吐、禁食、应激性消耗有关。

3. 有体液不足的危险　与腹腔渗液、出血、呕吐、禁食有关。

4. 知识缺乏　缺乏疾病预防和康复方面的知识。

5. 潜在并发症　休克、MODS、感染、出血、肠瘘、胰瘘、胆瘘。

问题 6.针对以上护理诊断，你认为应该采取哪些护理措施？

1. 急性疼痛　与胰腺及周围组织炎症、水肿或出血坏死有关。

（1）严格禁食水，胃肠减压：多数患者需要禁食水 1～3d，严重腹胀或麻痹性肠梗阻者进行胃肠减压，通过持续胃肠减压可减少胰酶或胰液的分泌，同时减轻腹胀。

（2）休息与体位：患者应绝对卧床休息，以降低机体代谢率，增加器管血流量，促进组织修复和体力恢复。

（3）药物镇痛：天然生长抑素由胃肠黏膜 D 细胞合成，它可抑制促胰液素和缩胆囊素刺激的胰液基础分泌。

（4）抑制胃酸：胃液也可以促进胰液分泌，适当抑制胃酸可减少胰液量，缓解胰管内高压，减轻腹痛。

2. 营养失调　低于机体需要量，与呕吐、禁食、应激性消耗有关。

在短期禁食期间通过静脉补液提供能量即可。重度急性胰腺炎患者在肠蠕动尚未恢复前，应先给予肠外营养，根据血电解质水平补充钾、钠、氯、钙、镁、磷等，注意补充水溶性和脂溶性维生素，采用全营养混合液方式输入。当病情缓解时，应尽早过渡到肠内营养。恢复饮食应从少量、无脂、低蛋白饮食开始，逐渐增加食量和蛋白质，直至恢复正常饮食。

3. 有体液不足的危险 与腹腔渗液、出血、呕吐、禁食有关。

（1）观察患者血压、脉搏、尿量、神志的变化，以及皮肤、黏膜的弹性、色泽，以判断有无脱水、低血容量性休克的表现。

（2）补充液体，禁食期间患者的每日补液量应达到 3000ml 以上，根据患者年龄和病情调节输液速度，及时补充所丢失的液体和电解质，纠正酸碱平衡失调。

4. 知识缺乏 缺乏疾病预防和康复方面的知识。

（1）指导患者及家属掌握饮食卫生，避免暴饮暴食，应规律进食。

（2）积极治疗胆道疾病，注意劳逸结合。

（3）胰腺炎有复发性，应避免诱发胰腺炎的因素。

5. 潜在并发症 休克、MODS、感染、出血、肠瘘、胰瘘、胆瘘。

（1）感染：观察患者的体温变化；检测血常规；早期应用抗生素以预防和控制感染；病房保持空气新鲜，每日通风；加强口腔护理。

（2）肠瘘：术后观察腹部，警惕腹壁切口或腹腔引流管流出较多带有粪臭味的液体；对于发生肠瘘者，应禁食、行胃肠减压。

（3）胰瘘：如出现腹痛、腹胀、发热症状，以及引流液淀粉酶明显增高，要警惕。同时使用抑制胰腺分泌的药物。

（4）胆瘘：如可见胆汁自腹腔引流管内或腹壁切口流出，而 T 管引流突然减少，患者出现腹痛、发热、胆汁性腹膜炎症状，应采取轻度持续负压吸引，维持引流通畅。

三、对患者进行评估，口述可以为患者进行的护理操作

（一）评估内容

1. 健康史 患者的日常生活状况，尤其是患病后的变化进行重点评估，具体从饮食与营养状况、个人嗜好等方面进行评估。

2. 身体状况 患者有无腹痛、腹胀及腹痛的程度，以及生命体征、意识。

3. 辅助检查 血常规、血淀粉酶、脂肪酶，以及肝、肾功能和电解质；B 超和腹部 CT，可以判断胰腺炎的严重程度和预后。

4. 心理-社会状况 重点评估患者有无不良情绪的产生、对疾病的认识和态度、患者及家属的依从性，以及是否具备充足的社会支持，如家庭及经济状况。

（二）可能的护理操作

胃肠减压、生命体征的测量、心电监护、静脉输液、引流管的护理、静脉血标本采集。

第十一节　腹外疝患者的护理

【学习目标】

认知目标：能陈述腹外疝的概念；分析腹外疝的病因并列举其致病因素；解释腹外疝的典型结构；比较不同类型腹外疝的特点；讨论腹外疝患者可能出现的护理诊断；应用所学的知识为腹外疝患者制订护理计划。

技能目标：能尝试模仿为患者进行操作；能为患者选择最需要的护理操作。

情感目标：能注意到患者的不良情绪；能积极参与患者的护理计划；在护理患者过程中遵守伦理原则。

一、病例导入

姓名：李某　性别：男　年龄：72 岁　婚姻：已婚

籍贯：湖北　职业：无　身高：178cm　体重：80kg

【现病史】 患者 2 年前拾重物时突感右侧大腿根部疼痛，当时发现右腹股沟处有一乒乓球大小的包块，质软、无触痛感，平卧休息后包块消失，患者无发热、畏寒、腹痛、腹泻等，当时未予诊治。后患者症状加剧，包块逐渐增大，每于咳嗽或用力时出现。入院日晨排便时肿物突然增大，伴疼痛，疼痛逐渐加重，之后有腹胀、恶心、呕吐，呕吐物为胃内容物，为求进一步治疗遂急诊来我院。入院诊断：右侧腹股沟斜疝。

【既往史】 前列腺增生，排尿困难 20 年。否认有"高血压、冠心病、糖尿病、慢性阻塞性肺疾病"病史；否认"肝炎、结核"史；无手术、外伤及输血史，无药物、食物过敏史。

【体格检查】 患者神志清楚，体温 36.8℃，心率 85 次/分，呼吸 20 次/分，血压 127/82mmHg。右腹股沟区肿物，进入阴囊。肿物壁张力高，有触痛，透光实验阴性。腹部查体无压痛、反跳痛，肠鸣音活跃，有气过水声。

【辅助检查】 双侧腹股沟彩超检查提示右侧腹股沟区不均匀回声包块，提示腹股沟疝。

入院后试行手法复位将包块还纳腹中，严密观察腹部症状、体征 24h，同时完善相关检查，行术前准备。择期于全麻下行腹股沟疝无张力修补术，术后安全返回病房，伤口敷料清洁、干燥，无渗血、渗液，给予屈膝仰卧位，遵医嘱行抗炎、补液治疗。

二、以问题为中心的学习

问题 1.什么是腹外疝？出现腹外疝的原因有哪些？

腹外疝（external abdominal hernia）是由腹腔内某一脏器或组织连同壁腹膜，经腹壁薄弱点或空隙向体表突出所形成的包块。腹外疝发病是由腹壁强度降低和腹内压力增高所导致。

问题 2.典型腹外疝有哪些结构？腹外疝分哪些类型？

典型的腹外疝由疝环、疝囊、疝内容物和疝外被盖组成。疝环是疝突向体表的门户，又称疝门，是腹壁薄弱区或缺损所在。临床各类疝通常以疝门的部位作为命名依据，如腹股沟疝、股疝、脐疝、切口疝等。疝囊是壁腹膜憩室样突出部，由囊颈、囊体组成，其中囊颈是疝囊比较狭窄的部分。疝内容物是进入疝囊的腹内脏器或组织，以小肠最为多见，大网膜次之。盲肠、阑尾、乙状结肠、横结肠、膀胱等作为疝内容物进入疝囊较少见。疝外被盖指疝囊以外的各层组织，通常由筋膜、皮下组织和皮肤等组成。

腹外疝可以分为易复性、难复性、嵌顿性、绞窄性 4 种类型。

问题 3.为什么腹外疝以腹股沟疝最常见？腹股沟疝有哪两种，两者有何区别？

答：腹股沟区是位于下腹壁左、右各一的两个三角形区域，其下界为腹股沟韧带、内界为腹直肌外缘、上界为髂前上棘至腹直肌外侧缘的一条水平线。发生在腹股沟区的腹外疝，统称为腹股沟疝（inguinal hernia）。常见的腹股沟疝包括腹股沟斜疝和腹股沟直疝，其中以斜疝最多见，占腹股沟疝的 75%～90%。

疝囊经过腹壁下动脉外侧的腹股沟管深环（内环）突出，向内、向下、向前斜行经过腹股沟管，再穿出腹股沟管浅环（外环），可进入阴囊，称为腹股沟斜疝（indirect inguinal hernia），男性多见，以婴幼儿及老年人发病率最高。腹股沟斜疝的发生由先天性和后天性因素所致：①先天性因素。胚胎早期，睾丸位于腹膜后第 2 腰椎旁，以后逐渐下降，在未来的腹股沟管深环处带动腹膜、腹横筋膜以及腹股沟管逐渐下移，并推动皮肤而形成阴囊。随之下移的腹膜形成一鞘突，睾丸则紧贴在其后壁。鞘突下段在婴儿出生后不久成为睾丸固有鞘膜，其余部分即自行萎缩闭锁而遗留一纤维索带。

若鞘突不闭锁或闭锁不完全，则成为先天性斜疝的疝囊。由于右侧睾丸下降比左侧略晚，鞘突闭锁也较迟，故右侧腹股沟疝较多见。②后天性因素，主要与腹股沟区解剖薄弱或缺损、腹横肌和腹内斜肌发育不全或萎缩有关。当腹压增加时，内环处的腹膜自腹壁薄弱处向外突出形成疝囊，腹腔内脏器、组织随之进入疝囊。

腹股沟直疝（direct inguinal hernia）指腹内脏器经过直疝三角突出而形成的疝，以老年男性多见。直疝三角的外侧边是腹壁下动脉、内侧边为腹直肌外侧缘、底边为腹股沟韧带，此处腹壁缺乏完整的腹肌覆盖，且腹横筋膜又比周围部分薄，故易发生疝。腹股沟直疝即在此由后向前突出，故称直疝三角（也称 Hesselbach 三角）。直疝三角与腹股沟深环之间有腹壁下动脉和凹间韧带相隔。

直疝三角处腹壁缺乏完整的腹肌覆盖，且腹横筋膜又比周围部分薄，故易发生疝。老年人由于肌组织发生退行性变而使肌组织更加薄弱，故双侧多见。

问题 4.患者目前符合“腹外疝”诊断的表现（临床表现和辅助检查等）有哪些？腹外疝的诊断须综合患者的病史、症状、体征及辅助检查的结果。

在本病例中，患者既往有前列腺增生，排尿困难 20 年病史，腹压长期增高，有腹股沟区可复性包块两年余且包块逐渐增大，本次腹压突然增高导致嵌顿性肿块，肿块进入阴囊，透光试验阴性，双侧腹股沟彩超检查提示右侧腹股沟区不均回声包块，提示腹股沟疝。因此结合上述病史、症状、体征、辅助检查结果可明确诊断为右侧腹股沟斜疝。

问题 5.入科后护士对该患者的评估重点有哪些？

1. 根据所给信息及现病史重点评估患者发病的病因及诱因、主要伴随症状及症状特点；根据患者诊疗和护理经过，明确患者的病情进展及目前状况。

2. 健康史的采集

（1）患者的日常生活状况：尤其是患病后的变化进行重点评估，具体从饮食与营养型态、休息与睡眠型态、排泄型态、自理能力及日常生活，以及个人嗜好的改变 5 个方面进行评估。

（2）既往史：病例介绍了患者可引起长期腹压增高的前列腺增生，排尿困难 20 年病史，但未确认患者有无腹壁的感染以及外伤史等可诱发疾病的其他因素。

（3）心理-社会状况：重点评估患者有无不良情绪的产生、对疾病的认识和态度、患者的依从性，以及是否具备充足的社会支持，如家庭关系和经济状况。

3. 体格检查及辅助检查内容

（1）局部状况：腹股沟区或外阴部有无隆起的肿块；疝块的部位、大小、形状、质地、有无压痛及能否回纳；有无肠梗阻征象，以及有无腹部压痛、腹肌紧张和反跳痛等腹膜炎症状。

（2）全身状况：有无因疝发生嵌顿或绞窄引起肠梗阻而导致脱水或电解质紊乱的迹象，如皮肤弹性差、乏力；有无感染中毒症状，如发热、畏寒或血压下降。术后有无阴囊水肿、切口感染等并发症，有无腹压增高因素及疝复发。

（3）辅助检查：了解阴囊透光试验结果；血常规检查白细胞计数和中性粒细胞比例是否升高；粪便隐血试验是否阳性；腹部 X 线检查是否有肠梗阻表现。

问题 6.腹外疝的治疗原则是什么？有哪些治疗方法？

腹股沟疝一般均应尽早施行手术治疗，特殊情况下可行保守治疗。

1. 局部压迫　1 岁以下的婴幼儿可暂不手术，仅采用棉线束带或绷带压住腹股沟管深环，以防止疝块突出。因为婴幼儿腹肌可随生长而逐渐强壮，疝可能会自行消失。年老体弱或伴有其他严重疾病而不能手术者，白天可在回纳疝块后，将医用疝带的软压垫顶住疝环，阻止疝块突出。但长期使用疝带可使疝囊颈经常受摩擦而增厚，增加疝嵌顿的发病率，并可促使疝囊与疝内容物粘连，增加难复性疝的发病率。

2. 手法复位　嵌顿性疝具备下列情况者可先试行手法复位：嵌顿时间在 3～4h，局部压痛不明显，无腹部压痛或腹肌紧张等腹膜刺激征；年老体弱或伴有其他较严重疾病而肠袢尚未绞窄坏死者。复位方法是让患者取头低足高卧位，先注射吗啡或哌替啶针以镇痛并松弛腹肌，用手持续、缓慢地将疝块推向腹腔。手法复位后24h内，必须严密观察腹部体征，一旦出现腹膜炎或肠梗阻的表现，应尽早手术探查。

3. 手术治疗　手术修补是治疗腹股沟疝的最有效方法。基本原则是高位结扎疝囊、加强或修补腹股沟管管壁。

问题7.该患者手术前需做哪些准备工作？

1. 术前要治疗导致腹压增高的原发疾病，如支气管炎、习惯性便秘、前列腺增生等，待症状控制后再进行手术，避免手术失败和术后复发。

2. 术前应加强腹壁肌肉锻炼，并练习床上大小便和使用便器。

3. 吸烟者在术前2周开始戒烟，并注意保暖，预防感冒。

4. 术前晚遵医嘱予以灌肠，清洁肠内积粪，防止术后腹胀及排便困难。

5. 术前完成阴囊及会阴部的皮肤准备工作，若发现有毛囊炎等炎症表现，必要时暂停手术。

6. 进手术室之前排空尿液，以免术中误伤膀胱。

7. 做好心理护理，尤其是老年患者，解除患者紧张、焦虑的心情。

问题8.目前患者存在的护理诊断有哪些？并分析护理问题的相关因素（生理、病理、精神、心理、环境等）。

1. **急性疼痛**　与手术创伤有关。

2. **营养失调**　低于机体需要量，与摄入不足、手术创伤有关。

3. **自理能力受限**　与手术及年龄大有关。

4. **活动无耐力**　与限制性活动受限及虚弱/疲劳有关。

5. **知识缺乏**　缺乏腹外疝成因、预防腹压增高及促进术后康复的相关知识。

6. **潜在并发症**　术后肠粘连。

问题9.针对以上护理诊断，你认为应该采取哪些护理措施？

1. **急性疼痛**　与手术创伤有关。

（1）评估和了解疼痛的程度，采用口述疼痛分级评估法、数字疼痛评分法、视觉模拟疼痛评分法等。

（2）观察患者疼痛的时间、部位、性质和规律。

（3）鼓励患者表达疼痛的感受，简单解释切口疼痛的规律。

（4）尽可能满足患者对舒适的要求，如协助患者取屈膝仰卧位或半坐卧位，降低腹股沟区切口的张力和腹压或减少压迫，减轻患者的疼痛。

（5）指导患者运用正确的非药物镇痛法，减轻机体对疼痛的敏感性，如分散注意力。

（6）必要时遵医嘱给予镇静、镇痛药。

2. **营养失调**　低于机体需要量，与摄入不足、手术创伤有关。

（1）评估患者有无腹痛、腹胀、恶心、呕吐及腹膜刺激征。

（2）禁食期间或必要时可通过静脉输入葡萄糖、氨基酸、脂肪乳等营养物质。

（3）若腹部无症状，术后6～12h可给予少量饮水或流质饮食，进食后若无腹痛、腹胀，可逐步过渡到半流质、软食、普食。

（4）可经口进食后指导患者多进食高热量、高蛋白、高维生素易消化的食物。

3. **自理能力受限**　与手术及年龄大有关。

（1）将患者日常生活用品放在手可触及处。

（2）将呼叫器放置患者枕旁。

（3）加强巡视病房，了解患者需求，及时给予帮助。

4. 活动无耐力 与限制性活动受限及虚弱/疲劳有关。

（1）保证患者充足的休息。

（2）告知患者需绝对卧床的时间及活动的重要性，与患者共同制订循序渐进的活动计划。

（3）第 1 次下床时，应在医护人员指导下严格按照“下床三部曲”完成下床或在床旁站立、移步。

（4）活动过程中需要注意各引流管路妥善保护，避免牵拉。

5. 知识缺乏 缺乏腹外疝成因、预防腹压增高及促进术后康复的相关知识。

（1）告知患者术后预防腹压增高的重要性。

（2）术后禁忌剧烈咳嗽及用力大小便，指导患者咳嗽时用手掌按压保护切口。

（3）多饮水，多吃蔬菜、水果等粗纤维食物，保持排便通畅。

（4）术后若出现尿潴留，应诱导排尿或肌内注射氨甲酰胆碱或针灸，必要时导尿。

（5）注意保暖，预防受凉。

6. 潜在并发症 术后肠粘连。

（1）嘱患者休息时取半坐卧位，使腹腔炎性渗出物聚集到盆腔。

（2）病情允许的情况下应协助患者早日下床活动。

（3）严密观察有无恶心、呕吐、腹痛、腹胀、肛门排便排气减少等情况。

7. 潜在并发症 切口感染、阴囊水肿。

（1）做好生命体征的监测，重点注意体温和脉搏的变化。

（2）观察切口有无红、肿、热、痛，阴囊部有无出血、血肿。

（3）切口一般不需要加沙袋压迫，有切口出血加重时应给予适当加压。

（4）保持切口敷料清洁、干燥，换药时严格执行无菌操作原则。

（5）必要时遵医嘱使用抗生素。

（6）观察阴囊肿胀情况，必要时用丁字带托起阴囊。

三、对患者进行评估，口述可以为患者进行的护理操作

（一）评估内容

1. 健康史

（1）患病与诊疗经过：尽量详细询问。

（2）目前病情与一般情况：重点评估患病后的变化。

（3）既往史：与本疾病相关的疾病、因素重点评估。

2. 身体评估

（1）一般状态：生命体征、意识与精神状况、体位。

（2）疝块：疝块的部位、大小、质地、有无压痛、能否还纳，还纳后压住深环疝块能否突出。

（3）其他：有无腹部绞痛、恶心、呕吐、肛门停止排便排气等肠梗阻症状及其诱因；有无压痛、反跳痛、腹肌紧张等腹膜刺激征表现；有无发热、脉搏细速、血压下降等感染征象；有无水、电解质、酸碱平衡失调的征象。

3. 心理-社会状况 患者自身情绪、对疾病的认知、家庭状况、经济条件。

4. 术后评估

（1）术中情况：了解患者的麻醉方式、手术方式、术中情况。

（2）身体状况：观察局部切口的愈合情况；有无发生阴囊水肿；有无腹压增高的因素存在。

（二）可能的护理操作

备皮、心电监护、静脉输液、伤口换药等。

第六章　泌尿系统疾病患者的护理

第一节　急性肾小球肾炎患者的护理

【学习目标】

认知目标：能陈述肾小球疾病、急性肾小球肾炎的定义；列举肾小球疾病的分类；解释急性肾小球肾炎出现临床表现的病理过程；讨论急性肾小球肾炎患者可能出现的护理诊断；应用所学的知识为急性肾小球肾炎患者实施护理计划。

技能目标：能尝试模仿为患者进行操作；能为患者选择最需要的护理操作。

情感目标：能注意到患者的不良情绪；能积极参与患者的护理计划；在护理患者过程中遵守伦理原则。

一、病 例 导 入

姓名：李某　性别：男　年龄：14 岁　婚姻：未婚

籍贯：湖北　职业：无　身高：165cm　体重：62kg

【现病史】　患者因 3d 前出现茶色尿液伴下肢水肿来院就诊。患者 3d 前突然发现尿色加深、尿泡沫增多，伴下肢水肿，无腰痛、尿频、尿急、尿痛，无畏寒、发热，无皮疹及关节痛等。追问病史，发病前 2 周曾有咽痛发热史，自行服用“头孢菌素”（具体不详）和“日夜百服宁”2d 后热退，停用药物，目前还有咽痛。自患病以来，体重增加了 3kg，饮食、睡眠正常，夜间尿色无显著加深，尿量较前减少。以“急性肾炎综合征”？收治入院。

【既往史】　既往体健。无高血压、糖尿病病史，否认结核、肝炎等传染病病史，无外伤及手术史。否认食物及药物过敏史。

【体格检查】　入院后，体温 36.5℃，心率 82 次/分，血压 150/90mmHg，呼吸 20 次/分。无胸闷、气促，双下肢轻度水肿。

【辅助检查】　24h 尿蛋白定量示尿量 700ml，蛋白质总量 2730mg；血常规示 WBC 10.4×10^{9}/L，中性粒细胞占比 80%，RBC 4.2×10^{12}/L，HGB 138g/L，PLT 242×10^{9}/L；肝功能检查示：TP 67g/L，Alb 32g/L，ALT（丙氨酸转氨酶）34U/L，AST（天冬氨酸转氨酶）18U/L；肾功能检查示：BUN（尿素氮）5.4mmol/L，UA（尿酸）394μmol/L，Scr（肌酐）80μmol/L；血脂检查示：TC（血清总胆固醇）5.3mmol/L，TG（甘油三酯）1.7mmol/L；补体检查示：C3 0.46g/L，C4 0.38g/L；泌尿系统 B 超检查示双肾形态大小正常，左肾 103mm×48mm，右肾 100mm×37mm，肾实质回声正常，皮、髓质分界清晰。

二、以问题为中心的学习

问题 1.什么是急性肾小球肾炎？出现急性肾小球肾炎的原因有哪些？

急性肾小球肾炎（acute glomerulonephritis），简称急性肾炎，是一组起病急，以血尿、蛋白尿、水肿和高血压为主要临床表现的肾脏疾病，可伴有一过性肾功能损害。多见于链球菌感染后，其他细菌、病毒和寄生虫感染后也可引起。急性链球菌感染后肾小球肾炎常发生于乙型溶血性链球菌“致肾炎菌株”引起的上呼吸道感染（如急性扁桃体炎、咽炎）或皮肤感染（脓疱疮）后，其发生机制是链球菌的细胞壁成分或某些分泌蛋白刺激机体产生抗体，形成循环免疫复合物沉积于肾小球或原位免疫复合物种植于肾小球，最终发生免疫反应引起的双侧肾脏弥漫性的炎症。

问题 2.目前该患者诊断急性肾小球肾炎的依据是什么？

呼吸道感染后 2 周出现血尿、蛋白尿、水肿和高血压等肾炎综合征典型表现，血清 C3 降低。

问题 3.上述疾病的发病机制是什么？

各种感染导致急性肾小球肾炎的发病机制可能不尽相同，通常认为致病因素诱导肾小球内免疫复合物沉积是起病的关键。这些沉积在肾小球中的免疫复合物，激活补体系统导致组织损伤。

问题 4.根据目前的诊断，如何治疗？

包括一般治疗、支持治疗、对症治疗和抗感染治疗。

1. 一般治疗

（1）卧床休息：水肿消失、一般情况好转后，可起床活动。

（2）饮食治疗：低盐饮食（<3g/d）；适量优质蛋白饮食，为 0.8～1.0g/（kg·d）；热量摄入≥30～35kcal/（kg·d）。

2. 对症治疗

（1）利尿消肿：呋塞米 20mg，1～2 次/天，口服。

（2）维持酸碱和电解质平衡：碳酸氢钠 1.0g，3 次/天，口服。

（3）降压治疗：氨氯地平 5mg，1 次/天，口服。

（4）抗感染治疗：0.9% NaCl 250ml+青霉素钠 480 万 U，2 次/天，静脉滴注。

问题 5.急性感染后肾小球肾炎出现明显水钠潴留和心功能不全时，应如何调整治疗方案？

限制水摄入，进一步降低食盐至 2g/d。停用碳酸氢钠；间歇静脉使用呋塞米 60mg，氢氯噻嗪 25mg，3 次/天，口服利尿；加用氨氯地平 5mg，1 次/天，以及美托洛尔 12.5mg，2 次/天，降低血压；更改静脉输液为 5%葡萄糖 250ml+青霉素钾 640 万 U，1 次/天，静脉滴注；减少钠和液体输入。

问题 6.入科后护士对该患者的评估重点有哪些？

应注意起病特点，发病前的感染症状，感染距发病的时间；用药和饮食情况；有无外伤史；尿色异常，是否同时合并泡沫尿和水肿，有无其他腰痛、尿频、尿急、尿痛以及尿量减少等伴随症状。女性应注意询问月经史。注意观察血压有无升高、体温有无升高、有无肾区叩击痛阳性、有无同时伴有水肿、有无皮疹。

问题 7.目前患者存在护理诊断有哪些？

1. 体液过多 与肾小球滤过率下降，尿量减少有关。

2. 潜在并发症 急性充血性心力衰竭、高血压脑病、急性肾衰竭。

3. 焦虑 与疾病知识缺乏有关。

问题 8.针对以上护理诊断，你认为应该采取哪些护理措施？

1. 体液过多 与肾小球滤过率下降，尿量减少有关。

（1）饮食护理：急性期应严格限制钠的摄入，以减轻水肿和心脏负担。一般每天盐的摄入量应低于 3g。病情好转，水肿消退、血压下降后，可由低盐饮食逐渐转为正常饮食。尿量明显减少者，还应注意控制水和钾的摄入。另外，应根据肾功能调整蛋白质的摄入量，肾功能不全时应适当减少蛋白质的摄入。

（2）休息：急性期患者应绝对卧床休息 2～3 周，部分患者需卧床休息 4～6 周，待肉眼血尿消失、水肿消退、血压恢复正常后，方可逐步增加活动量。

（3）病情观察：记录 24h 出入液量，密切监测尿量变化；每天监测患者体重；观察身体各部位水肿的消长情况；观察有无胸腔积液、腹水和心包积液；监测患者的生命体征，尤其是血压；观察有无急性左心衰竭和高血压脑病的表现；密切监测实验室检查结果，包括尿常规、肾小球滤过率、血尿素氮、肌酐、白蛋白、电解质等。

（4）用药护理：遵医嘱使用利尿药，观察药物的疗效及不良反应。长期使用利尿药时，应监测血清电解质和酸碱平衡情况，观察有无低钾血症、低钠血症、低氯性碱中毒。低钾血症可表现为肌无力、腹胀、恶心、呕吐以及心律失常。低钠血症可出现无力、恶心、肌痛性痉挛、嗜睡和意识淡漠。低氯性碱中毒表现为呼吸浅慢、手足抽搐、肌痉挛、烦躁和谵妄。利尿过快、过猛可导致有效血容量不足，出现恶心、直立性低血压、口干、心悸等症状。此外，呋塞米等强效利尿药具有耳毒性，可引起耳鸣、眩晕以及听力丧失，应避免与链霉素等具有相同不良反应的氨基糖苷类抗生素同时使用。

2. 潜在并发症　急性充血性心力衰竭、高血压脑病、急性肾衰竭，参照体液过多中的病情观察、护理措施。

3. 焦虑　与疾病知识缺乏有关。

（1）给予患者心理护理，安慰患者，消除其紧张、恐惧心理，鼓励患者树立战胜疾病的信心。

（2）向患者仔细解释疾病的发生、发展及转归过程，取得患者配合。

问题 9.本例患者的预后如何?

本例患者为 14 岁男性儿童，临床表现为血尿、蛋白尿、高血压、急性肾损伤以及低补体 C3 血症，符合急性链球菌感染后肾小球肾炎的临床表现和自然病程。经支持治疗、对症治疗以及抗感染治疗后疾病完全缓解，肾功能恢复，故患者预后良好。急性肾小球肾炎完全康复需要 1～2 年，应定期随访，监测病情。

三、对患者进行评估，口述可以为患者进行的护理操作

（一）评估内容

根据所给信息及现病史重点评估患者的发病病因及诱因、主要伴随症状及症状特点；根据患者诊疗和护理经过，明确患者的病情进展及目前状况。

1. 健康史的采集

（1）近期有无感染病史，特别是皮肤及上呼吸道感染，有无暴露于病毒、细菌、真菌或寄生虫的情况。

（2）患者的日常生活状况，尤其是患病后的变化进行重点评估，具体从饮食与营养型态、休息与睡眠型态、排泄型态、自理能力及日常生活，以及个人嗜好的改变 5 个方面进行评估。

（3）心理-社会状况重点评估患者有无不良情绪的产生、对疾病的认识和态度、患者的依从性，以及是否具备充足的社会支持，如家庭关系和经济状况。

2. 体格检查及辅助检查内容

（1）该患者身体评估的重点：应包括一般状态（生命体征、意识与精神状况、体位）、有无肾区叩击痛阳性、有无同时伴有水肿、有无皮疹。

（2）完善常规实验室检查，抗链球菌溶血素 O 抗体测定，血清抗链球菌溶血素 O 抗体升高（>1∶400），提示近期有链球菌感染。

（二）可能的护理操作

静脉输液、静脉血标本采集、尿标本采集等。

第二节　慢性肾小球肾炎患者的护理

【学习目标】

认知目标：能陈述慢性肾小球肾炎的定义；解释慢性肾小球肾炎出现临床表现的病理过程；讨论慢性肾小球肾炎患者可能出现的护理诊断；应用所学的知识为慢性肾小球肾炎患者实施护理计划。

技能目标： 能尝试模仿为患者进行操作；能为患者选择最需要的护理操作。

情感目标： 能注意到患者的不良情绪；能积极参与患者的护理计划；在护理患者过程中遵守伦理原则。

一、病 历 导 入

姓名：李某　性别：女　　年龄：32 岁　　婚姻：已婚

籍贯：湖北　职业：职员　身高：165cm　体重：62kg

【现病史】 患者小学 3 年级时曾出现颜面部水肿，就诊于当地医院，诊断为“肾炎”，治疗半个月（具体不详）后颜面部水肿好转，后一直未就诊。近 1 个月来，出现颜面、双下肢水肿，肿至足踝部，伴腰酸、乏力、泡沫尿，尿量无明显改变，无尿中带血，无尿频、尿急、尿痛及排尿困难。8d 前就诊于肾内科门诊，查血尿素 25.8mmol/L，血肌酐 723μmol/L。为进一步治疗，收入院。患者今日上午在 B 超引导下行肾穿刺术，过程顺利，返回病房。神志清楚，伤口干燥、无渗血。

【既往史】 否认结核、肝炎等传染病，否认手术外伤史，无高血压、糖尿病、冠心病。过敏史：无药物、食物过敏。个人史：无吸烟、饮酒史，无毒品接触史。初步诊断：慢性肾小球肾炎？

二、以问题为中心的学习

问题 1.什么是慢性肾小球肾炎？出现慢性肾小球肾炎的原因有哪些？

慢性肾小球肾炎（chronic glomerulonephritis，CGN），简称慢性肾炎，是一组以血尿、蛋白尿、高血压和水肿为临床表现的肾小球疾病。临床特点为病程长，起病初期常无明显症状，以后缓慢、持续、进行性发展，最终可致慢性肾衰竭。慢性肾炎系由各种原发性肾小球疾病迁延不愈发展而成，病因大多尚不清楚，少数由急性链球菌感染后肾小球肾炎演变而来。导致病程慢性化，进行性肾单位破坏的机制主要是：①原发病的免疫介导性炎症导致持续性、进行性肾实质受损；②高血压引起肾小动脉硬化性损伤；③健存肾单位代偿性肾小球毛细血管高灌注、高压力和高滤过，促使肾小球硬化；④长期大量蛋白尿导致肾小球及肾小管慢性损伤；⑤脂质代谢异常引起肾小血管和肾小球硬化。慢性肾炎的病理类型多样，常见系膜增生性肾炎、系膜毛细血管性肾炎、膜性肾病及局灶性节段性肾小球硬化等。上述所有类型到晚期均可发展为硬化性肾小球肾炎。

问题 2.诊断慢性肾小球肾炎的依据是什么？

凡蛋白尿持续一年以上，伴血尿、肾小球水肿、高血压和肾功能不全，排除继发性肾炎、遗传性肾炎和慢性肾盂肾炎后，可诊断为慢性肾炎。

问题 3.治疗慢性肾小球肾炎的方法有哪些？所用药物治疗的目的及观察要点是什么？

本病的治疗原则为防止和延缓肾功能进行性恶化、改善临床症状以及防止严重并发症。

1. 饮食治疗　给予优质低蛋白、低磷饮食，以减轻肾小球毛细血管高灌注、高压力和高滤过状态，延缓肾小球硬化和肾功能减退。为了防止负氮平衡，低蛋白饮食时可使用必需氨基酸或 α-酮酸，极低蛋白饮食者[0.4g/（kg · d）]应增加必需氨基酸的摄入（8～10g/d）。有明显水肿和高血压时需低盐饮食。

2. 降压治疗　理想的血压控制水平视蛋白尿程度而定，尿蛋白≥1g/d 者，血压最好控制在 125/75mmHg 以下；尿蛋白＜1g/d 者最好控制在 130/80mmHg 以下。主要的降压措施包括低盐饮食和使用抗高血压药。应尽可能选择对肾脏有保护作用的抗高血压药物，首选药为血管紧张素转化酶抑制药（ACEI）和血管紧张素Ⅱ受体拮抗药（ARB），此两种药物不仅具有降压作用，还可降低肾小球毛细血管内压，缓解肾小球高灌注、高滤过状态，减少蛋白尿，保护肾功能。常用的 ACEI 类药物有卡托普利、贝那普利等，ARB 类药物有氯沙坦等。其他抗高血压药，如钙通道阻滞药（如氨氯地平）、β 受体阻滞药、血管扩张药和利尿药也可选用。肾功能较差者使用噻嗪类利尿药无效时，应改用袢利尿药。

应用抗高血压药物治疗时，应及时评估疗效并密切观察药物不良反应。如血管紧张素转化酶抑制药，其主要不良反应包括干咳、低血压和头晕、肾损伤、高钾血症、血管神经性水肿等。在用药期间，需监测血压，避免体位的突然改变；监测血钾水平和肾功能，若患者出现不能耐受的咳嗽或血管神经性水肿应停止用药。

β 受体阻滞药的主要不良反应有体液潴留和心衰恶化、心动过缓和低血压等。应注意监测心率和血压，当患者心率低于 50 次/分或低血压时，应停止用药，并及时报告医师。

利尿药最主要的不良反应是低钾血症，从而诱发心律失常或洋地黄中毒，故应监测血钾。患者出现低钾血症时，常表现为乏力、腹胀、肠鸣音减弱、心电图 U 波增高等。

3. 应用抗血小板药　对于高凝状态或某些易引起高凝状态的病理类型（系膜毛细血管性肾小球肾炎）使用该类药物时有一定降低尿蛋白的作用。常用药物有双嘧达莫和阿司匹林。

应用抗血小板药物时应注意观察皮肤（包括注射部位）及黏膜（口腔、鼻腔、消化道、泌尿道）有无出血、伤口渗血情况及尿、便颜色，女患者注意月经量；定期测凝血时间、凝血酶原时间、血小板；服用抗凝药物时，避免进食大量富含维生素 K 的食物，如酸奶酪、蛋黄、红花油、鱼肝油、海藻类、绿叶蔬菜，以免干扰服用效果；观察有无胃肠道反应（恶心、呕吐、腹痛、腹泻）、过敏反应（寒战、发热、荨麻疹等）。

4. 防治引起肾损伤的各种原因　包括：①预防与治疗各种感染，尤其是上呼吸道感染，因其可使慢性肾炎急性发作，导致肾功能急剧恶化；②禁用肾毒性药物，包括中药（如含马兜铃酸的中药）和西药（如氨基糖苷类抗生素、两性霉素、磺胺类药物等）；③及时治疗高脂血症、高尿酸血症等。

问题 4.肾穿刺的目的、适应证、护理要点有哪些？

1. 目的　肾穿刺活体组织检查有助于确定肾脏病的病理类型，对协助肾实质疾病的诊断、指导治疗及判断预后有重要意义。

2. 适应证　肾穿刺有下列几个适应证。

（1）原发性肾脏病、急性肾炎综合征：当肾功能急剧恶化或疑似急进性肾炎时，应尽早穿刺，按急性肾炎治疗 2～3 个月，病情无好转时，也应行肾活检检查。原发性肾病综合征、无症状性血尿、无症状性蛋白尿诊断不清时，均应进行肾穿刺检查。

（2）继发性或遗传性肾脏病：当临床怀疑而无法确诊时，或临床已确诊，但肾脏病理对指导治疗或判断预后有重要意义时，也应行肾穿刺。

（3）急性肾衰竭：临床或实验室检查无法确定其病因时，应及时穿刺。肾移植、肾功能明显减退原因不明时、严重排斥反应决定是否切除移植肾时，均应行肾穿刺。

3. 护理　肾活组织检查为创伤性检查，可发生损伤、出血或感染，故应做好术前和术后护理。

（1）术前护理：①术前向患者解释检查的目的和意义，消除其恐惧心理；②教会患者憋气及床上排尿；③检查血常规、出血与凝血功能及肾功能，以了解有无贫血、出血倾向及肾功能水平。

（2）术后护理：①穿刺点沙袋压迫、腹带包扎；②卧床休息 24h，前 6h 必须仰卧于硬板床上、不可翻身；③密切观察有无腹痛、腰痛，监测生命体征及尿色；④嘱患者多饮水，以免血块阻塞尿路；⑤必要时使用止血药及抗生素，以防止出血和感染。

问题 5.入科后护士对该患者的评估重点有哪些？

应注意评估水肿情况，包括部位及程度；近期体重变化情况；心衰症状，有无胸闷、憋喘、端坐体位等心力衰竭症状；实验室检查：尿常规、血常规、血生化、24h 尿蛋白定量等；辅助检查：胸部 X 线片、心电图、泌尿系彩超等；评估有无家族史；监测生命体征，尿量、尿色、尿蛋白的变化；是否并发其他疾病，如肺部感染、尿路感染等；营养状况、心理状况、家庭经济情况、自我对疾病的认知程度。

问题 6.目前患者存在的护理诊断有哪些？并分析护理问题的相关因素（生理、病理、精神、心理、环境等）。

1. 体液过多 与肾小球滤过率下降导致水钠潴留等因素有关。

2. 活动无耐力 与疾病所致水肿、腰酸、乏力有关。

3. 知识缺乏 缺乏疾病相关知识。

4. 潜在并发症 慢性肾衰竭。

问题 7.针对以上护理诊断，你认为应该采取哪些护理措施？

1. 体液过多 与肾小球滤过率下降导致水钠潴留等因素有关。

护理措施同“急性肾小球肾炎患者的护理中体液过多的护理措施”。

2. 活动无耐力 与疾病所致水肿、腰酸、乏力有关。

严重水肿的患者应卧床休息，以增加肾血流量和尿量，缓解水钠潴留，下肢明显水肿者，卧床休息时可抬高下肢，以增加静脉回流，减轻水肿。水肿减轻后，患者可起床活动，但应避免劳累。

3. 知识缺乏 缺乏疾病相关知识。

（1）告知患者出现水肿的原因，水肿与钠、水潴留的关系。

（2）教会患者根据病情合理安排每天食物的含盐量和饮水量。

（3）指导患者避免进食腌制食品、罐头食品、啤酒、汽水、味精、面包、豆腐干等含钠丰富的食物。

（4）教会患者通过正确测量每天出入液量、体重等评估水肿的变化。

（5）向患者详细介绍有关药物的名称、用法、剂量、作用和不良反应，并告诉患者不可擅自加量、减量和停药。

（6）疾病知识指导，向患者及其家属介绍慢性肾小球肾炎的疾病特点，使其掌握疾病的临床表现，及时发现病情的变化。讲解影响病情进展的因素，如感染、劳累、妊娠、应用肾毒性药物等，使患者理解避免这些因素，可延缓病情进展。帮助患者建立良好的生活方式，树立控制疾病的信心，嘱患者定期复查，不适随诊。

三、对患者进行评估，口述可以为患者进行的护理操作

（一）评估内容

根据所给信息及现病史重点评估患者发病的病因及诱因、主要伴随症状及症状特点；根据患者诊疗和护理经过，明确患者的病情进展及目前状况。

1. 健康史

（1）病史采集：详细询问患者有无急性肾小球肾炎及其他肾病史，有无高血压、糖尿病、过敏性紫癜、系统性红斑狼疮等疾病病史，是否长期服用对肾脏有害的药物，是否就诊过，曾服用过哪些药物，家族中有无同样或类似疾病患者，是否有劳累、妊娠、预防接种或高蛋白饮食。

（2）患者的日常生活状况：尤其是对患病后的变化进行重点评估，具体从饮食与营养型态、休息与睡眠型态、排泄型态、自理能力及日常生活，以及个人嗜好的改变进行评估。

（3）心理社会状况：重点评估患者有无不良情绪的产生、对疾病的认识和态度、患者的依从性，以及是否具备充足的社会支持，如家庭关系和经济状况。

2. 体格检查及辅助检查内容

（1）该患者身体评估的重点应包括一般状态、生命体征尤其是血压程度、水肿程度，以及是否有眼底出血、渗出。

（2）重点关注血常规是否有贫血、肌酐和尿素氮、B 超检查肾脏是否缩小。

（二）可能的护理操作

静脉输液、静脉血标本采集、尿标本采集等。

第三节　肾病综合征患者的护理

【学习目标】

认知目标： 能陈述肾病综合征的定义；阐述肾病综合征患者的发病机制；举例说明肾病综合征辅助检查的种类和意义；讨论肾病综合征患者可能出现的护理诊断；应用所学的知识为肾病综合征患者制订护理计划，实施健康指导。

技能目标： 能尝试模仿为患者进行操作；能为患者选择最需要的护理操作。

情感目标： 能注意到患者的不良情绪；能积极参与患者的护理计划；在护理患者过程中遵守伦理原则。

一、病例导入

姓名：李某　性别：女　　年龄：36 岁　　婚姻：已婚

籍贯：湖北　职业：教师　身高：160cm　体重：56kg

【现病史】 患者于 4 个月前劳累后出现乏力，仅能步行上 3 层楼，无喘憋、心悸，无肢体麻木、肌痛。服用中药汤剂后症状略有减轻（具体不详）。数月前发现双下肢有凹陷性水肿，伴双眼睑水肿、尿中泡沫明显增多，尿色及尿量如常，无夜尿增多，无尿频、尿急、尿痛，无腹胀。后就诊于当地医院，查 U-MA 2840mg/L，尿 RBC 3 个/μl；肝肾功：Alb 24g/L，Cr 84μmol/L；血脂：TG 3.05mmol/L，TC 13.37mmol/L，LDL 10.82mmol/L；泌尿系超声未见明显异常。考虑"肾病综合征"，建议转入上级医院。患者遂就诊我院门诊并收住入院。无皮疹、脱发、光过敏，无明显口眼干、口腔溃疡。发病以来，精神差，睡眠可，饮食可，排尿如上述，排便正常，体重无明显变化。入院诊断：原发性肾病综合征。

【既往史】 无高血压、糖尿病、冠心病史，否认肝炎史，否认食物及药物过敏史，否认外伤、中毒及输血史。

【体格检查】 入院后进行持续心电监护，体温 36.5℃，脉搏 90 次/分，呼吸 16 次/分，血压 115/62mmHg，血氧饱和度 98%。

【辅助检查】 尿常规示 pH 7.0，SG 1.025，Pro（+++），BLD（+）；RBC 3 个/μl。U-MA 2.84g/L。TG 3.05mmol/L，TC 13.37 mmol/L，LDL 10.82mmol/L。肝胆胰脾超声：肝右叶偏强回声，血管瘤可能，胆囊息肉。泌尿系超声：左肾大小约 104mm×50mm，右肾大小约 103mm×44mm，被膜光滑，实质回声均匀，皮、髓质界线清晰，肾盂、肾盏未见分离；双侧输尿管未见扩张；膀胱、前列腺未见明显异常。

二、以问题为中心的学习

问题 1.什么是肾病综合征？出现肾病综合征的原因有哪些？

肾病综合征是以大量蛋白尿（尿蛋白＞3.5g/d）、低蛋白血症（血浆白蛋白＜30g/L）、水肿和高脂血症为基本特征的临床综合征。

目前肾病综合征的原因仍不完全明确，免疫、遗传、感染、药物及环境等诸多因素都可能参与其中。肾病综合征通常是由肾小球损伤引起的，健康的肾小球能维持体内所需蛋白质含量，当肾小球受损时，将允许过多的血液蛋白质渗入尿液，导致肾病综合征。免疫因素在原发性和继发性肾小球疾病中都十分重要，免疫复合物的形成可损伤肾小球滤过屏障，导致出现大量的蛋白尿。遗传因素方面，近年来对遗传性因素的研究进展很快，确认了部分致病基因，这些基因的缺陷可导致肾病综合征的发生。感染方面，由病毒引起的肾病越来越多，主要有乙型肝炎病毒、丙型肝炎病毒、HM 病毒等，主要引起局灶节段性肾小球硬化。药物方面，药物和肾脏疾病的关系非常密切，有较多药物可以引起肾损伤，常见的有抗生素、非甾体抗炎药、抗高血压药、抗癌药及抗风湿药物等，药物性肾病综合征主要是膜性肾病，停药后大多能缓解。

问题 2.患者目前符合肾病综合证诊断的表现（临床表现和辅助检查等）有哪些？

在本病例中，外院尿常规提示大量蛋白尿，而且有水肿、低白蛋白血症、高脂血症的客观证据，可结合 24h 尿蛋白作出诊断。

问题 3.治疗肾病综合征的方法有哪些？所使用药物的种类和用途是什么？

治疗原则：主要是免疫抑制治疗、一般治疗、对症治疗、并发症的防治。药物的选择上，糖皮质激素和细胞毒性药物是主要的治疗药物。

1. 一般治疗 凡有严重水肿、低蛋白血症者需卧床休息。水肿消失、一般情况好转后，可起床活动。给予正常量的优质蛋白 0.8～1.0g/（kg·d），以富含必需氨基酸的动物蛋白为主；保持充足的热量，每日不应少于 126～147kJ/kg；由于高蛋白饮食可增加肾小球高滤过，加重蛋白尿并促进肾脏病变进展，故不主张患者高蛋白饮食；出现水肿表现时应使用低盐（＜3g/d）饮食；为减轻高脂血症，应少吃含油脂的食物，而多吃富含多聚不饱和脂肪酸（如植物油、鱼油）及富含可溶性纤维的食物（如燕麦、米糠等）。

2. 对症治疗 ①利尿消肿方面：可应用袢利尿药、噻嗪类利尿药等，以减轻水肿。使用过程中要注意不宜过快、过猛，以免造成血容量不足，同时监测血液中电解质含量，防止其他并发症的产生。②减少尿蛋白及抗高血压方面：某些抗高血压药物，如血管紧张素转化酶抑制药或血管紧张素受体拮抗药，除可有效控制高血压外，还可以减少尿中蛋白质的释放量，应用时所用剂量一般应比常规降压剂量大，才能获得良好疗效。③降血脂治疗方面：一般而言，存在高脂血症的肾病综合征患者因其发生心血管疾病的风险增高，可考虑给予调血脂药物治疗，如他汀类药物，可以有效控制血脂，治疗高脂血症。

3. 药物治疗

（1）糖皮质激素：糖皮质激素主要起到抗炎作用，减轻急性炎症时的渗出，是主要的治疗药物。常用药物为泼尼松，使用原则和方案：起始足量、缓慢减药、长期维持。水肿严重、有肝功能损害或泼尼松疗效不佳时，可换为甲泼尼龙口服或静脉滴注。长期应用激素的患者可出现感染、药物性糖尿病、骨质疏松等不良反应，少数病例还可能发生股骨头无菌性缺血性坏死，需加强监测，及时处理。

（2）细胞毒性药物：包括环磷酰胺、盐酸氮芥等，适用于激素治疗无效，或激素依赖、反复发作型，可以作为协助治疗。目前此类药物中，环磷酰胺和苯丁酸氮芥在临床上应用较多。由于此类药物可造成肝损伤，且大剂量应用可诱发肿瘤，因此，在用药指征及疗程上应慎重把握。

（3）环孢素：选择性抑制 T 辅助细胞及 T 细胞毒效应细胞，作为二线药物用于治疗激素及细胞毒性药物无效的难治性肾病综合征。不良反应包括肝、肾毒性，以及高血压、高尿酸血症、多毛及牙龈增生等。停药后易复发，故其广泛应用受到限制。

（4）吗替麦考酚酯：通过选择性抑制淋巴细胞增殖及抗体形成而达到治疗目的，已广泛用于肾移植后排斥反应，副作用相对较小，该药在难治性肾病综合征中的作用近年来逐渐受到重视。

问题 4.目前患者存在的护理诊断有哪些？并分析护理问题的相关因素（生理、病理、精神、心理、环境等）。

1. 体液过多 与水钠潴留、低蛋白血症有关。

2. 营养失调 低于机体需要量，与大量蛋白尿、食欲缺乏及吸收障碍有关。

3. 有感染的风险　与机体抵抗力下降、应用激素或免疫抑制剂有关。

4. 有皮肤完整性受损的危险　与卧床时间长、水肿严重、营养不良有关。

5. 恐惧与焦虑　与本病病程长、易反复发作有关。

6. 预感性悲哀　与对治疗及预后缺乏信心、疾病的影响及对死亡的恐惧有关。

问题 5.针对以上护理诊断，你认为应该采取哪些护理措施？

1. 体液过多　与水钠潴留、低蛋白血症有关。

（1）病情观察：评估患者水肿的情况。每天测量体重，时间安排在早餐前，嘱患者排尿后，并尽量穿同质量的衣服称重，准确记录液体出入量。护士可教给患者或家属如何按时记录进食、进水量。

（2）限制钠盐摄入：告诉患者及家属低盐饮食的重要性，并监督患者每天的进餐情况。由于低盐饮食可引起食欲缺乏，护士可教给患者一些技巧加以应对，包括使用其他调味品，如醋、糖、蒜等代替食盐；当烹调两个菜肴时，应将食盐集中放在一个菜中，以免均分后使得每个菜都无味，也可在烹调时不加盐，而将每天可摄入的盐交给患者，在进餐时加在菜上使咸味较明显而增加食欲。除食盐外，其他含钠多的食品、饮料，如发面食品、腌制食品、罐头、香肠、味精、啤酒、碳酸饮料等也应限制。

（3）饮食护理：患者应少量多餐，并进食清淡、易消化的食物，以免加重消化道水肿。

（4）排尿护理：遵医嘱给予利尿药，注意利尿药的副作用，如低钠、低钾等。另外，利尿药应尽可能在白天给药，防止因频繁排尿而影响患者夜间睡眠。

（5）患者保持安静：可增加肾血流量和提高肾小球滤过率，使尿量增多。安静休息还可使肾脏负担减轻到最低限度。

（6）皮肤护理：水肿患者的皮肤、黏膜抵抗力减弱，弹性差，易感染和受损伤，应每天至少擦洗 1 次并涂爽身粉以保持皮肤干燥，应特别注意保持眼睑、口腔、会阴部等地方的清洁。选择柔软的衣服、寝室用品，以免皮肤擦伤。

（7）预防压疮：定时协助患者更换姿势，运用棉垫、枕头、气垫床等，避免水肿部位长期受压而产生压疮。

2. 营养失调　低于机体需要量，与大量蛋白尿、食欲缺乏及吸收障碍有关。

（1）给予低热量、低盐、清淡、易消化、产气少、富含维生素和纤维素的饮食；少食多餐，避免过饱，保持排便通畅（禁忌大量不保留灌肠）。

（2）补足生理需要量，补充丢失的水、电解质，并调查输液速度和顺序，保证按时、按量补给，同时避免加重心脏负荷。

（3）遵医嘱定时抽血查生化指标，及时追回结果，如有异常，及时报告医师加以纠正。

（4）长期用利尿药者，要注意补钾，应了解异常电解质的心电图表现，并结合尿量的观察，如尿少钾高，心电图可示 T 波高尖。

3. 有感染的风险　与机体抵抗力下降、应用激素或免疫抑制剂有关。

（1）指导并监督搞好个人卫生；严格执行对患者进行保护性隔离的各项措施；加强各种管道护理，仔细观察各种引流管及敷料的消毒日期，保持管道通畅，观察引流液的性质。

（2）各种操作严格执行无菌技术，避免交叉感染。

（3）给患者供给足够的营养、水分和维生素。

（4）根据病情指导患者做适当的活动，保持正确体位。

（5）观察患者生命体征及有无感染的临床表现，如发烧、尿液浑浊、脓性排泄物等。

4. 有皮肤完整性受损的危险　与卧床时间长、水肿严重、营养不良有关。

（1）根据患者皮肤状况，及时更换卧位，用软枕垫足踝部、臀部等，翻身时避免拖、拉、拽等动作，防止皮肤擦伤。

（2）穿棉质衣服，保持全身皮肤清洁，每日温水擦身 2 次以上，勤换衣裤。
（3）保持床单元清洁、干燥，潮湿及有污渍时及时更换。
（4）及时修剪指甲，以免抓破皮肤。
（5）适当使用约束带，以免抓破皮肤。
（6）加强饮食护理，改善营养状况，增强机体抵抗力。

5. 恐惧与焦虑　与本病病程长、易反复发作有关。
（1）鼓励患者表达自己的感受，对患者的恐惧及焦虑表示理解。
（2）设法减少、清除促进因素：①尽快地使患者熟悉环境，并介绍监护系统等医疗设备；②抢救危重患者时用屏风遮挡，减少不良刺激；③介绍治疗成功的病例，增强患者战胜疾病的信心；④护理工作中应从容、镇定，避免紧张、忙乱；⑤消除不良刺激，避免与其他有焦虑的患者或家属接触。
（3）及时解除患者的痛苦，以增强其安全感和舒适感。
（4）进行健康指导和教育。
（5）关心患者，经常给予患者减轻恐惧状态的语言性和非语言性安慰，如握住患者的手等。
（6）允许患者希望见到的亲友探视或陪伴，创造轻松、和谐的气氛，保持良好心境。

6. 预感性悲哀　与对治疗及预后缺乏信心、疾病的影响及对死亡的恐惧有关。
（1）患者出现呼吸困难、胸闷等不适时，守候在患者身旁，给患者以安全感。
（2）耐心解答患者提出的问题，给予健康指导。
（3）与患者/家属建立融洽关系，避免精神应激，护理操作应细致、耐心。
（4）尽量减少外界压力刺激，创造轻松、和谐的气氛。
（5）提供有关治疗信息，介绍治疗成功的病例，注意正面效果，使患者树立信心。
（6）必要时寻找合适的支持系统，如单位领导和家属对患者进行安慰和关心。

三、对患者进行评估，口述可以为患者进行的护理操作

（一）评估内容

1. 健康史
（1）患病与诊疗经过：尽量详细询问。
（2）目前病情与一般情况：重点评估患病后的变化。
（3）既往史：与本疾病相关的疾病重点评估。

2. 身体评估
（1）一般状态：生命体征、意识与精神状况、体位。
（2）心、肺检查：两肺有无湿啰音或哮鸣音，以及啰音的部位和范围。
（3）其他：皮肤、黏膜、血管状况（有无颈静脉怒张及肝颈静脉回流征阳性）；肝脏大小、质地；水肿的部位及程度。

3. 心理-社会状况　患者自身情绪、对疾病的认知、家庭状况、经济条件。

（二）可能的护理操作

吸氧、心电监护、静脉输液、动/静脉血标本采集。

第四节　急性肾损伤患者的护理

【学习目标】

认知目标：能陈述急性肾损伤的定义；列举急性肾损伤患者常见的病因；解释急性肾损伤出现

临床表现的病理过程；讨论急性肾损伤患者可能出现的护理诊断；应用所学的知识为急性肾损伤患者实施护理计划。

技能目标：能尝试模仿为患者进行操作；能为患者选择最需要的护理操作。

情感目标：能注意到患者的不良情绪；能积极参与患者的护理计划；在护理患者过程中遵守伦理原则。

一、病 例 导 入

姓名：张某　性别：女　年龄：54 岁　　婚姻：已婚

籍贯：湖北　职业：无　身高：157cm　体重：52kg

【现病史】　自服 10 余斤重鲤鱼鱼胆 1 枚，恶心、呕吐、腹痛、腹泻，伴腰痛 5d，黄疸 2d 入院。查体：皮肤、巩膜黄染。腹软，肝肋下 2cm，压触痛。

诊断：鱼胆中毒，急性肾衰竭。

【既往史】　三年前诊断为左肺腺癌伴双颈部淋巴结、骨转移。行化疗后复查肾功能未见明显异常。因放射治疗导致神经痛，患者口服双氯芬酸钠胶囊等非甾体类镇痛药治疗（具体用量不详）。入院后进行持续心电监护，体温 36.3℃，心率 74 次/分，血压 149/65mmHg，呼吸 18 次/分，呼吸平稳，心律齐。双下肢中度凹陷性水肿。

【辅助检查】　肺部 CT 提示双肺支气管血管束增多、紊乱，双肺散在索条状高密度灶，境界清楚、部分钙化；余肺密度不均匀减低。实验室检查：血钾 5.0 mmol/L，血糖 6.7 mmol/L，血尿素氮（BUN）18.4mmol/L，血肌酐（Cr）158.6μmol/L，丙氨酸转氨酶（ALT）500U/L，天冬氨酸转氨酶（AST）1150U/L。

二、以问题为中心的学习

问题 1.什么是急性肾损伤？出现急性肾损伤的原因有哪些？

急性肾损伤（acute kidney injury，AKI）是指各种病因引起短时间内肾功能快速减退而导致的临床综合征，表现为肾小球滤过率下降，伴有氮质产物（如肌酐、尿素氮）潴留及水、电解质和酸碱平衡紊乱，重者出现多系统综合征。急性肾损伤既可以出现在既往无肾脏疾病的患者，也可以出现在原有慢性肾脏疾病患者中，是临床常见的危重症之一。

根据病变部位和病因不同，急性肾损伤可分为肾前性、肾性和肾后性三大类，其各有不同的病因和发病机制。

1. 肾前性因素导致的急性肾损伤

（1）血管内容量减少：细胞外液丢失，如烧伤、腹泻、呕吐、使用利尿药、消化道出血等；细胞外液滞留，如胰腺炎、烧伤、挤压综合征、创伤、肾病综合征、营养不良、肝衰竭等。

（2）心输出量减少：心功能不全，如心肌梗死、心律失常、缺血性心脏病、心肌病、瓣膜病、高血压、严重肺心病等。

（3）外周血管扩张：药物（如抗高血压药）、脓毒症，或其他，如肾上腺皮质功能不全、高镁血症、高碳酸血症、低氧血症等。

（4）肾血管严重收缩：脓毒症、药物（NSAID、β-受体阻滞剂）、肝肾综合征等。

（5）肾动脉机械闭锁：血栓或其他因素，如栓塞、创伤等。

2. 肾实质或肾血管疾病相关性急性肾损伤

（1）肾血管性疾病：如血管炎、恶性高血压、硬皮病、血栓性血小板减少性紫癜（TTP）/溶血性尿毒综合征（HUS）、DIC、肾动脉机械闭塞（手术、栓子、血栓栓塞）、肾静脉血栓形成等。

（2）肾小球肾炎：如感染后、急进性肾炎[常见类型有特发性红斑狼疮、系统性红斑狼疮、结节性多动脉炎（PAN）、韦格纳氏综合征、显微镜下多血管炎（MPA）、肺出血肾炎综合征、过敏性紫癜、药物等]。

（3）间质性肾炎：药物（如青霉素、磺胺类药、利福平、环丙沙星、苯茚二酮、西咪替丁、质子泵抑制药奥美拉唑、硫唑嘌呤、苯妥英、卡托普利、噻嗪类药物、布美他尼、别嘌呤醇、非甾体抗炎药、选择性 COX-2 抑制剂、5-氨基水杨酸等），以及常见的高钙血症。

（4）感染：患者出现脓毒症或全身抗炎反应综合征、特殊病因（例如军团菌、钩端螺旋体、立克次体、汉坦病毒、念珠菌、疟疾等）、疾病导致的特定器官受累（如细菌性心内膜炎、内脏脓肿、肾盂肾炎等）。

（5）浸润：如结节病、淋巴瘤、白血病等。

（6）其他：如结缔组织病、肾小管坏死、肾小管内结晶沉积等。

3. 尿道梗阻导致的急性肾损伤（肾后性）

（1）肾外：如输尿管或盆腔内在的阻塞（常见的有肿瘤、结石、血块、脓等）、外在阻塞（常见的有腹膜后和盆腔恶性肿瘤、肝纤维化、结扎术、腹主动脉瘤等）。

（2）膀胱：如前列腺增生或恶性肿瘤等。

（3）尿道：如尿道狭窄、包茎等。

问题 2.治疗“急性肾损伤”的方法有哪些？

治疗原则包括去除病因、维持内环境稳定、营养支持、处理并发症和血液净化治疗等。

1. 一般治疗

（1）去除病因：停用可能具有肾毒性、导致过敏和影响肾脏血流动力学的药物，以及控制感染、改善心功能等。

（2）维持血流动力学稳定

1）维持液体平衡：①对于急性肾损伤患者或有急性肾损伤风险的患者，建议使用等张晶体溶液而非胶体溶液扩容；②液体正平衡可降低危重患者的生存率；③容量超负荷可减少肾血流灌注压力、增加腹压，导致肾功能恶化。

2）血管活性药物：血管源性休克或有急性肾损伤风险的患者建议应用血管升压药物联合液体治疗，不建议使用低剂量的多巴胺、非诺多巴和心房利钠肽等药物预防或治疗急性肾损伤。

3）程序化血流动力学管理：建议必须达到血流动力学和氧合参数的基础目标，以防止围手术期高危患者或感染性休克患者急性肾损伤进展或恶化。

（3）保持电解质和酸碱平衡：高血钾患者需要立即停止口服和静脉补钾，避免进食水果、果汁、牛奶等含钾高的食物；静脉注射 10%葡萄糖酸钙 20～30ml 或使用 5%氯化钙，对抗钾离子对心肌的抑制作用；治疗上可采取静脉滴注碳酸氢钠或用葡萄糖加胰岛素，促进 K^+转入细胞内；透析疗法是排钾最有效的方法，常用的有腹膜透析和血液透析。

（4）保证足够营养摄入：优先考虑肠内营养途径，摄取总热量为 83.7～125.4kJ/（kg·d）。

1）不需要肾脏替代治疗、非高分解代谢的患者，蛋白质摄入量为 0.8～1.0g/（kg·d）。

2）肾脏替代治疗的患者，蛋白质摄入量为 1.0～1.5 g/（kg·d）。

3）高分解、行连续性肾脏替代治疗的患者，蛋白质摄入最大量可达 1.7 g/（kg·d）。

（5）根据肾功能水平，调整血管紧张素转化酶抑制剂，如卡托普利、血管紧张素Ⅱ受体拮抗剂等药物的剂量。

2. 肾脏替代治疗

（1）治疗原则

1）根据病情可以选择以下血液净化方式：①连续性肾脏替代治疗（continuous renal replacement therapy，CRRT）；②血液透析（hemodialysis，HD）；③腹膜透析（peritoneal dialysis，PD）；④持续缓慢血液透析（sustained low-efficiency dialysis，SLED）。

2）治疗处方：因人而异，根据具体情况选择不同的治疗模式、治疗剂量和抗凝药物等。

（2）治疗目的：维持水、电解质平衡和内环境稳定；避免肾脏的进一步损伤；促进肾功能的恢复；为其他治疗创造条件。

问题 3.入科后护士对该患者的评估重点有哪些？

1. 根据所给信息及现病史重点评估患者发病的病因及诱因、主要伴随症状及症状特点；根据患者诊疗和护理经过，明确患者的病情进展及目前状况。

2. 健康史的采集

（1）患者的日常生活状况：尤其是患病后的变化进行重点评估，具体从饮食与营养型态、休息与睡眠型态、排泄型态、自理能力及日常生活，以及个人嗜好的改变等各方面进行评估。

（2）既往史：评估患者可引起急性肾损伤的其他系统疾病病史，如有无系统性红斑狼疮、乙型肝炎、挤压伤等病史。

（3）心理-社会状况：重点评估患者有无不良情绪的产生、对疾病的认识和态度、患者的依从性，以及是否具备充足的社会支持，如家庭关系和经济状况。

3. 体格检查及辅助检查内容

（1）该患者身体评估的重点：应包括一般状态（生命体征、意识与精神状况、体位）及心、肺部检查。

（2）尚需完善的常规实验室检查：如患者目前的血常规、尿常规、肝功能、血糖、血脂、电解质以及利尿钠肽水平。

问题 4.目前患者存在的护理诊断有哪些？并分析护理问题的相关因素（生理、病理、精神、心理、环境等）。

1. 体液过多　与疾病所致水钠潴留有关。

2. 有皮肤完整性受损的危险　与卧床时间长、水肿严重、营养不良有关。

3. 潜在并发症　电解质紊乱与酸碱失衡，与利尿药的使用、呕吐、腹泻有关。

4. 恐惧与焦虑　与疾病突发、担心疾病预后、日常生活发生改变以及社会经济状况的影响有关。

5. 预感性悲哀　与对治疗及预后缺乏信心、疾病的影响及对死亡的恐惧有关。

问题 5.针对以上护理诊断，你认为应该采取哪些护理措施？

1. 体液过多　与水钠潴留有关。

（1）病情观察：评估患者水肿的情况。每天测量体重，时间安排在早餐前，嘱患者排尿后，并尽量穿同质量的衣服称重，准确记录液体出入量。护士可教给患者或家属如何正确记录进食、进水量。监测生命体征，尤其是血压，必要时监测中心静脉压。

（2）限制钠盐摄入：告诉患者及家属低盐饮食的重要性，并监督患者每天的进餐情况。由于低盐饮食可引起食欲缺乏，护士可教给患者一些技巧加以应对，包括使用其他调味品，如醋、糖、蒜等代替食盐；当烹调两个菜肴时，应将食盐集中放在一个菜中以免均分后使得每个菜都无味，也可在烹调时不加盐，而将每天可摄入的盐交给患者，在进餐时加在菜上使咸味较明显而增加食欲。除食盐外，其他含钠多的食品、饮料，如发面食品、腌制食品、罐头、香肠、啤酒、碳酸饮料等也应限制。

（3）饮食护理：患者应少量多餐，并进食清淡、易消化的食物，以免加重消化道水肿。

（4）输液护理：注意减慢输液速度，防止加重心衰。

（5）排尿护理：遵医嘱给予利尿药，注意利尿药的副作用，如低钠、低钾等。另外，利尿药应尽可能在白天给药，防止因频繁排尿而影响患者夜间睡眠。

（6）患者保持安静：可增加其肾脏血流量和提高肾小球滤过率，使尿量增多，改善心功能。安静休息还可使心、肾负担减轻到最低限度，可利用靠背架或特制的床，并抬高下肢，以利静脉回流，为避免长时间取同一体位而感到疲倦，应及时协助患者变换体位。

（7）保暖：因水肿导致血液循环障碍而使皮肤冰冷苍白，应给予适度的保暖，如调整室温、加衣服、热敷等，因其可协助皮肤血管扩张，促进血液循环而达到利尿效果，但若有组织发炎时则不可热敷。

2. 有皮肤完整性受损的危险 与卧床时间长、水肿严重、营养不良有关。

（1）根据患者的皮肤状况，及时更换体位，用软枕垫足踝部、臀部等，翻身时避免拖、拉、拽等动作，防止皮肤擦伤。

（2）穿棉质衣服，保持全身皮肤清洁、干燥，每日温水擦身 2 次以上，勤换衣裤。

（3）保持床单元清洁、干燥，潮湿及有污渍时及时更换。

（4）及时修剪指甲，以免抓破皮肤。

（5）适当使用约束带，以免抓破皮肤。

（6）加强饮食护理，改善营养状况，增强机体抵抗力。

（7）水肿患者的皮肤、黏膜抵抗力减弱，弹性差，易感染和受损伤，应每天至少擦洗 1 次并涂爽身粉以保持皮肤干燥，应特别注意保持眼睑、口腔、会阴部等地方的清洁。选择柔软的衣服、寝室用品，以免皮肤擦伤。

（8）预防压疮：定时协助患者更换姿势，运用棉垫、枕头、气垫床等，避免水肿部位长期受压而产生压疮。

3. 潜在并发症 电解质紊乱与酸碱失衡。

（1）根据病情及时调整患者的饮食及治疗方案。高钠血症限制钠的摄入量；高钾血症减少钾的摄入量，必要时遵医嘱静脉滴注胰岛素及高渗糖，以及进行血液透析；低钠、低钾者酌情补钠、补钾。

（2）准确记录 24h 液体出入量，根据病情及时调整输液速度及摄入量。

（3）及时采集血标本，测定电解质等，及时纠正酸、碱中毒，保持酸碱平衡。

（4）密切观察病情变化，定时监测神志及生命体征的变化，发现异常及时通知医师进行处理。

（5）在给患者应用利尿药、地高辛等药物治疗时，应随时监测电解质，尤其是出现体液大量增加、减少或肾功能不全时。

4. 恐惧与焦虑 与患者身体和心理上的不适、病室环境陌生/监护及抢救设备的使用、日常生活发生改变以及社会经济状况的影响有关。

（1）鼓励患者表达自己的感受，对患者的恐惧及焦虑表示理解。

（2）设法减少、清除促进因素：①尽快地使患者熟悉环境，并介绍监护系统等医疗设备；②抢救危重患者时用屏风遮挡，减少不良刺激；③介绍治疗成功的病例，增强患者战胜疾病的信心；④护理工作中应从容、镇定，避免紧张、忙乱；⑤消除不良刺激，避免与其他有焦虑的患者或家属接触。

（3）及时解除患者的痛苦，以增强其安全感和舒适感。

（4）进行健康指导和教育。

（5）关心患者，经常给予患者减轻恐惧状态的语言性和非语言性安慰，如握住患者的手等。

（6）允许患者希望见到的亲友探视或陪伴，创造轻松、和谐的气氛，保持良好心境。

5. 预感性悲哀 与对治疗及预后缺乏信心、疾病的影响及对死亡的恐惧有关。

（1）患者出现呼吸困难、胸闷等不适时，守候在患者身旁，给患者以安全感。

（2）耐心解答患者提出的问题，给予健康指导。

（3）与患者、家属建立融洽关系，避免精神应激，护理操作应细致、耐心。

（4）尽量减少外界压力刺激，创造轻松、和谐的气氛。

（5）提供有关的治疗信息，介绍治疗成功的病例，注意正面效果，使患者树立信心。

（6）必要时寻找合适的支持系统，如单位领导和家属对患者进行安慰和关心。

三、对患者进行评估，口述可以为患者进行的护理操作

（一）评估内容

1. 健康史

（1）患病与诊疗经过：尽量详细询问。

（2）目前病情与一般情况：重点评估患病后的变化。

（3）既往史：有无肾脏原发疾病、外伤史、药物过敏史等。

2. 身体评估

（1）一般状态，包括生命体征、意识与精神状况、体位。

（2）身体有无其他部位的擦伤。

3. 心理-社会状况　患者自身情绪、对疾病的认知、家庭状况、经济条件。

（二）可能的护理操作

吸氧、心电监护、静脉输液、动/静脉血标本采集、留置导尿管、膀胱冲洗、更换引流袋。

第五节　慢性肾衰竭患者的护理

【学习目标】

认知目标：能陈述慢性肾衰竭的定义；列举慢性肾衰竭患者常见的诱因；解释慢性肾衰竭出现临床表现的病理过程；讨论慢性肾衰竭患者可能出现的护理诊断；应用所学的知识为慢性肾衰竭患者实施护理计划。

技能目标：能尝试模仿为患者进行操作；能为患者选择最需要的护理操作。

情感目标：能注意到患者的不良情绪；能积极参与患者的护理计划；在护理患者过程中遵守伦理原则。

一、病例导入

姓名：李某　性别：女　年龄：35岁　婚姻：已婚

籍贯：湖北　职业：无　身高：161cm　体重：60kg

【现病史】　患者于几年前开始，面部和两下肢水肿，面部水肿以两上睑明显，晨起时尤甚，双下肢水肿以晚间为甚，劳累时常加重。伴有腰膝酸软、体重增加、食欲缺乏、恶心，无厌油及右季肋部疼痛。尿少色深，无血尿，无尿频、尿急、尿痛。发病前1个月内无发热、咽痛或关节痛。在本市某医院曾诊断为“急性肾炎”，一直服用中药，间断服用氢氯噻嗪、螺内酯（安体舒通），但水肿未消，并逐渐加重。发病以来睡眠欠佳，多梦，偶有头昏、耳鸣，大小便正常。此次经本院门诊诊断为“慢性肾衰竭”而入院。

【既往史】　平素体质一般。幼年曾接种牛痘疫苗。否认急性肝炎、猩红热、肺结核、疟疾、伤寒和细菌性痢疾病史。否认皮肤疮疖、皮疹史。

一般状况：体温36.4℃，脉搏78次/分，呼吸18次/分，血压波动于（110～120/70～80）mmHg。发育正常，消瘦、自动体位、神志清楚、应答切题、肾病面容。皮肤略苍白，弹性较差，面部及双下肢水肿。无皮疹、血管瘤、瘀点、瘀斑，无皮下结节、肿块、溃疡、瘢痕。全身表浅淋巴结均未触及。

【辅助检查】　血红蛋白100g/L，红细胞计数5.3×10^{12}/L，白细胞计数6.3×10^{9}/L，中性粒细胞60%，淋巴细胞35%，嗜酸性粒细胞4%，单核细胞6%。血尿素氮7.14mmol/L，血清肌酐88.4μmol/L（1mg/dl）。血浆总蛋白55g/L，白蛋白28g/L，球蛋白27g/L，ALT28U。乙型肝炎抗原抗体系列

检测：HBsAg 及 HBeAg 阳性，余项阴性。血清胆固醇 12.93mmol/L。

尿常规：尿蛋白（+++），尿糖阴性，镜观无特殊。尿本周蛋白阴性。

二、以问题为中心的学习

问题 1.什么是慢性肾衰竭？出现慢性肾衰竭的原因有哪些？

慢性肾衰竭（chronic renal failure，CRF）是指各种原因造成慢性进行性肾实质损害，致使肾脏明显萎缩，不能维持基本功能，临床出现以代谢产物潴留及水、电解质、酸碱平衡失调，以及全身各系统受累为主要表现的临床综合征。主要病因有原发性肾小球肾炎、慢性肾盂肾炎、高血压肾小动脉硬化、糖尿病肾病、继发性肾小球肾炎、肾小管间质病变、遗传性肾脏疾病，以及长期服用解热镇痛药及接触重金属等。

问题 2.治疗“慢性肾衰竭”的方法有哪些？

1. 饮食治疗

（1）给予优质低蛋白 [0.6g/（kg·d）]、富含维生素饮食，如鸡蛋、牛奶和瘦肉等优质蛋白质。患者必须摄入足够的热量，一般为 125.4～146.5kJ/（kg·d），必要时主食可采用去植物蛋白的麦淀粉。

（2）低蛋白饮食加必需氨基酸或 α-酮酸治疗。应用 α-酮酸治疗时应注意复查血钙浓度，高钙血症时慎用。

（3）无严重高血压及明显水肿、尿量＞1000ml/d 者，可给予食盐 2～4g/d。

2. 药物治疗

CRF 药物治疗的目的包括：①缓解 CRF 症状，减轻或消除患者痛苦，提高生活质量；②延缓 CRF 病程的进展，防止其进行性加重；③防治并发症，提高生存率。

（1）纠正酸中毒和水、电解质紊乱

1）纠正代谢性中毒：代谢性酸中毒的处理，主要为口服碳酸氢钠（$NaHCO_3$），中、重度患者必要时可静脉输入，在 72h 或更长时间后基本纠正酸中毒。对有明显心力衰竭的患者，要防止碳酸氢钠输入总量过多，并且输入速度宜慢，以免使心脏负荷加重，甚至心力衰竭加重。

2）水钠紊乱的防治：适当限制钠摄入量，一般 NaCl 的摄入量应不超过 6～8g/d。有明显水肿、高血压者，钠摄入量一般为 2～3g/d（NaCl 摄入量为 5～7g/d），个别严重病例可限制为 1～2g/d（NaCl 摄入量为 2.5～5g/d）。也可根据需要应用袢利尿药（呋塞米、布美他尼等），噻嗪类利尿药及贮钾利尿药对 CRF 病（特别是 Scr＞220μmol/L）疗效甚差，不宜应用。对急性心力衰竭严重肺水肿者，需及时进行单纯超滤、持续性血液滤过（如连续性静脉-静脉血液滤过）。对慢性肾衰竭患者轻、中度低钠血症，一般不必积极处理，而应分析其发生原因，只对真性缺钠者谨慎地补充钠盐。

3）高钾血症的防治：肾衰竭患者易发生高钾血症，对已有高钾血症的患者，除限制钾摄入外，还应采取以下各项措施：①积极纠正酸中毒，必要时（血钾＞6mmol/L）可静脉滴注碳酸氢钠；②给予袢利尿药，最好静脉或肌内注射呋塞米或布美他尼；③应用葡萄糖-胰岛素溶液输入；④口服聚磺苯乙烯（降钾树脂），以聚苯乙烯磺酸钙更为适用，因为离子交换过程中只释放钙，不释放出钠，不致增加钠负荷；⑤对严重高钾血症（血钾＞6.5mmol/L），且伴有少尿、利尿效果欠佳者，应及时给予血液透析治疗。

（2）高血压的治疗：对高血压进行及时、合理的治疗，不仅是为了控制高血压的某些症状，也是为了积极主动地保护靶器官（心、肾、脑等）。血管紧张素转化酶抑制剂（ACEI）、血管紧张素Ⅱ受体拮抗剂（ARB）、钙通道阻滞剂、袢利尿药、β-受体阻滞药、血管扩张药等均可应用，以 ACEI、ARB、钙通道阻滞剂的应用较为广泛。透析前 CRF 患者的血压应小于 130/80mmHg，维持透析患者血压一般不超过 140/90mmHg 即可。

（3）贫血的治疗和红细胞生成刺激药（ESA）的应用：当血红蛋白（Hb）＜110g/L 或红细胞

比容（HCT）＜33%时，应分析贫血的原因。如有缺铁，应给予补铁治疗，必要时可应用 ESA 治疗，包括人类重组红细胞生成素（rHuEPO）、达依泊丁等，直至 Hb 上升至 110～120g/L。

（4）低钙血症、高磷血症和肾性骨病的治疗：当 GFR＜50ml/min 后，即应适当限制磷摄入量（＜800～1000mg/d）。当 GFR＜30ml/min 时，在限制磷摄入的同时，需给予磷结合药口服，以碳酸钙、枸橼酸钙较好。对明显高磷血症（血清磷＞7mg/dl）或血清钙磷乘积＞65（mg^2/dl^2）者，则应暂停应用钙剂，以防转移性钙化的加重。此时可考虑短期服用氢氧化铝制剂或司维拉姆，待钙磷乘积＜65（mg^2/dl^2）时，再服用钙剂。

对明显低钙血症的患者，可口服 1, 25-二羟维生素 D_3（钙三醇），连服 2～4 周后，如血钙水平和症状无改善，可增加用量。治疗中均需要监测血 Ca、P、PTH 浓度，使透析前 CRF 患者的血 IPTH 保持在 35～110pg/ml，血钙磷乘积＜55mg^2/dl^2（4.52$mmol^2/L^2$），血 PTH 保持在 150～300pg/ml。

（5）防治感染：平时应注意保暖，防止感冒，预防各种病原体的感染。抗生素的选择和应用原则，与一般感染相同，唯剂量要调整，在疗效相近的情况下，应选用肾毒性最小的药物。

（6）高脂血症的治疗：透析前 CRF 患者与一般高血脂者的治疗原则相同，应积极治疗。但对维持透析患者，高脂血症的标准宜放宽，如血胆固醇水平保持在 6.5～7.8mmol/L，血甘油三酯水平保持在 3.9～5.2mmol/L 为好。

（7）口服吸附疗法和导泻疗法：口服吸附疗法（口服氧化淀粉或活性炭制剂）、导泻疗法（口服大黄制剂）、结肠透析等，均可利用胃肠道途径增加尿毒症毒素的排出。上述疗法主要应用于透析前的 CRF 患者，对减轻患者氮质血症可起到一定的辅助作用。

（8）其他：①糖尿病肾衰竭患者随着 GFR 不断下降，必须相应调整胰岛素用量，一般应逐渐减少；②高尿酸血症通常不需治疗，但如有痛风，则给予别嘌醇治疗；③皮肤瘙痒者可外用乳化油剂、口服抗组胺药物，控制高磷血症及强化透析或高通量透析，对部分患者有效。

3. 尿毒症期的替代治疗 当 CRF 患者 GFR 降到 6～10ml/min（血肌酐＞707μmol/L）并有明显尿毒症临床表现，经治疗不能缓解时，则应让患者作好进行透析治疗的思想准备。糖尿病肾病可适当提前（GFR 降到 10～15ml/min 时）安排透析。

（1）透析治疗：①血液透析。应预先给患者作动静脉内瘘（位置一般在前臂），内瘘成熟至少需要 4 周，最好等候 8～12 周后再开始穿刺。血液透析治疗一般每周 3 次，每次 4～6h。在开始血液透析 6 周内，尿毒症症状会逐渐好转。如能坚持合理的透析，大多数患者的生活质量可显著改善，较多患者能存活 15～20 年。②腹膜透析。持续性不卧床腹膜透析疗法（CAPD）应用腹膜的滤过与透析作用，持续地对尿毒症毒素进行清除，设备简单、操作方便、安全有效。将医用硅胶管长期植入腹腔内，应用此管将透析液输入腹腔，每次 1.5～2L，每隔 6h 交换 1 次，每天交换 4 次。CAPD 对尿毒症的疗效与血液透析相似，但在残存肾功能与心血管的保护方面优于血液透析，且费用也相对较低。CAPD 的装置和操作近年来已有显著改进，腹膜炎等并发症已大为减少。CAPD 尤其适用于老人、有心血管合并症的患者、糖尿病患者、小儿患者或作动静脉内瘘有困难者。

（2）肾移植：患者通常应先作一个时期的透析治疗，待病情稳定并符合有关条件后，则可考虑进行肾移植术。成功的肾移植可恢复正常的肾功能（包括内分泌和代谢功能），使患者几乎完全康复。移植肾可由器官捐献、异种移植、亲属供肾（由兄弟姐妹或父母供肾），亲属肾移植的效果更好。要在 ABO 血型配型和 HLA 配型合适的基础上，选择供肾者。肾移植需长期使用免疫抑制剂，以防治排斥反应，常用的药物为糖皮质激素、环孢素、硫唑嘌呤和（或）麦考酚吗乙酯（MMF）等。近年来肾移植的疗效已得到了显著改善，移植肾的 1 年存活率约为 85%，5 年存活率约为 60%。HLA 配型佳者，移植肾的存活时间较长。

问题 3.入科后护士对该患者的评估重点有哪些？

1. 根据所给信息及现病史重点评估患者发病的病因及诱因、主要伴随症状及症状特点；根据患者诊疗和护理经过，明确患者的病情进展及目前状况。

2. 健康史的采集

1）患者的日常生活状况：尤其是患病后的变化进行重点评估，具体从饮食与营养型态、休息与睡眠型态、排泄型态、自理能力及日常生活，以及个人嗜好的改变等各方面进行评估。

2）既往史：评估患者有无可引起慢性肾衰竭的其他系统疾病病史，如系统性红斑狼疮、乙型肝炎等。

3）心理-社会状况：重点评估患者有无不良情绪的产生、对疾病的认识和态度、患者的依从性，以及是否具备充足的社会支持，如家庭关系和经济状况。

3. 体格检查及辅助检查内容

（1）该患者身体评估的重点应包括一般状态，如生命体征、意识与精神状况、体位等。

（2）尚需完善常规实验室检查，如血糖、血脂、电解质以及利尿钠肽水平。

问题 4.目前患者存在的护理诊断有哪些？并分析护理问题的相关因素（生理、病理、精神、心理、环境等）。

1. 体液过多 与疾病所致水钠潴留有关。

2. 有皮肤完整性受损的危险 与水肿严重、营养不良有关。

3. 潜在并发症 电解质紊乱与酸碱失衡。

4. 预感性悲哀 与对治疗及预后缺乏信心、疾病的影响及对死亡的恐惧有关。

三、对患者进行评估，口述可以为患者进行的护理操作

（一）评估内容

1. 健康史

（1）患病与诊疗经过：尽量详细询问。

（2）目前病情与一般情况：重点评估患病后的变化。

（3）既往史：评估患者有无可引起慢性肾衰竭的其他系统疾病病史。

2. 身体评估

（1）一般状态：生命体征、意识与精神状况、体位。

（2）心、肺检查：两肺有无湿啰音或哮鸣音，以及啰音的部位和范围。

（3）其他：皮肤、黏膜、血管状况（有无颈静脉怒张及肝颈静脉回流征阳性）；肝脏的大小、质地；水肿部位及程度。

3. 心理-社会状况 患者自身情绪、对疾病的认知、家庭状况、经济条件。

（二）可能的护理操作

吸氧、心电监护、生命体征测量、静脉输液、动/静脉血标本采集。

第六节 尿路结石患者的护理

【学习目标】

认知目标：能陈述尿路结石的定义；列举尿路结石的常见病因；解释尿路结石临床表现的病理过程；知晓尿路结石患者可能出现的护理诊断；应用所学的知识为上尿路结石患者实施护理计划。

技能目标：能运用所学知识对尿路结石患者进行准确护理评估并提出护理问题、制订护理计划和健康指导。

情感目标：培养有效沟通能力；拥有维护自我健康和人民群众健康的责任意识，积极参与患者的护理计划；能注意到患者的不良情绪；在护理患者过程中遵守伦理原则。

一、病例导入

姓名：陈某 性别：男 年龄：61 岁 婚姻：已婚

籍贯：湖北 职业：退休 身高：172cm 体重：75kg

【现病史】 患者于 1 个月前无明显诱因出现左侧腰背部疼痛，发作时疼痛剧烈并可见肉眼血尿，伴有恶心、腹胀，遂来我院就诊，彩超提示左侧输尿管结石，并行抗感染及解痉、体外碎石治疗，效果不佳，为进一步治疗门诊以“尿路结石，肾积水伴输尿管结石”收入院。

【既往史】 有阑尾炎手术病史，无高血压、糖尿病、冠心病史，无胃肠道、肝胆系统疾病史，无阿司匹林及其他抗凝药物用药史，无肝炎、结核病等传染病史，否认外伤、输血史，否认药物过敏史。

【体格检查】 患者入科后测体温36.5℃，呼吸 20次/分，脉搏 80次/分，血压150/89mmHg。左肾区叩痛（+），沿左输尿管走行压痛（+），双下肢不肿。

【辅助检查】 门诊彩超提示左侧输尿管结石并左肾积水；血细胞分析+C 反应蛋白示 CRP 116.56mg/L↑，hsCRP＞10.00mg/L↑；CT 示左侧输尿管下段结石（约 L_5～S_1 水平），左侧输尿管、肾盂扩张积水，输尿管边缘毛糙。

初步诊断：

尿路结石，左侧输尿管结石并左肾积水。

治疗经过：入院完善术前检查，积极抗感染，第 2 天行左侧输尿管钬激光碎石术，手术顺利，术中放置双 J 管一根，留置导尿管返回病房，给予术后常规治疗与护理。

二、以问题为中心的学习

问题 1.什么是尿路结石？引起尿路结石的原因有哪些？

1. 概念 泌尿系结石又称尿石症、尿路结石，包括上尿路结石（肾结石、输尿管结石）和下尿路结石（膀胱结石和尿道结石），是泌尿系统的常见病之一。

2. 尿路结石的诱因

（1）流行病学因素：①性别和年龄，男女发病比例为 3∶1，高发年龄为 25～40 岁；②种族，有色人种比白种人患尿石症的少；③职业，高温、飞行员、海员、外科医师等发病率较高；④地理环境和气候，有明显地区性差异，山区、沙漠、气候湿热及干旱地区发病率较高，南方地区发病率高于北方地区；⑤饮食和营养，饮食结构与成分对尿路结石的形成有重要影响，高脂、高糖饮食是危险因素；⑥水分摄入，饮水量过少，水分摄入不足；⑦疾病影响，遗传病、先天畸形、代谢紊乱（如甲状旁腺功能亢进、高尿酸尿症和高草酸尿症等），以及各种原因所致的尿路梗阻等都与尿路结石的形成有关。

（2）尿液改变：①形成尿路结石的物质钙、草酸或尿酸排出增加，如长期卧床、甲状旁腺功能亢进者尿钙增加，以及痛风患者尿酸排出增多等；②尿 pH 改变，碱性尿中易形成磷酸镁铵及磷酸盐沉淀，酸性尿中易形成尿酸和胱氨酸结晶；③尿中抑制晶体形成的物质减少，如枸橼酸、焦磷酸盐、酸性黏多糖等；④尿量减少，尿液浓缩，如盐类和有机物质的浓度增高；⑤尿路感染，少数结石本身就是感染结石。

此外，各种异物滞留于尿路中也可形成结石，如长期留置尿管、膀胱异物。

问题 2.患者目前符合“输尿管结石”诊断的表现（临床表现和辅助检查等）有哪些？（输尿管结石的诊断须综合患者的症状、体征及辅助检查的结果）

在本病例中，患者于 1 个月前无明显诱因出现左侧腰背部疼痛，发作时疼痛剧烈并可见肉眼血尿，伴有恶心、腹胀的临床症状。体格检查左肾区叩痛（+），沿左输尿管走行压痛（+）。辅助检查显示：门诊彩超提示左侧输尿管结石并左肾积水；入院后 CT 检查示左侧输尿管下段结石（约 L_5～S_1 水平），并左侧输尿管、肾盂扩张积水，输尿管边缘毛糙。可作为诊断依据。

问题 3.“输尿管结石”的辅助检查和治疗方法有哪些？该患者为何选择输尿管镜钬激光碎石术？

病史显示患者曾门诊行抗感染及解痉、体外碎石治疗，效果不佳。患者入院后 CT 检查示左侧输尿管下段结石（约 L_5～S_1 水平），故而选取创伤小、疗效确切的输尿管镜钬激光碎石术治疗该输尿管结石。

1. 辅助检查

（1）实验室检查：包括尿常规检查、尿细菌培养、生化检查等。可见镜下血尿或肉眼血尿，但约 15%的患者没有血尿。伴有尿路感染时，可有轻度的脓尿、细菌培养阳性。

（2）影像学检查：泌尿系统平片能发现 95%以上的 X 线阳性结石。B 超检查对尿路结石的诊断只能作为一种辅助或筛选检查，在 B 超发现有结石后，应作进一步检查，如排泄性尿路造影等。B 超检查、排泄性尿路造影、CT 对 X 线不显影的结石可以确诊。

（3）输尿管镜检查：能直观地明确有无结石，同时还可进行治疗。

（4）结石成分分析：可明确结石成分，以便进行不同的饮食、健康指导，采取不同的预防措施。

2. 治疗原则 上尿路结石的治疗应根据结石的性质、形态、大小、部位、个体差异等因素而选择不同的治疗方案，包括解痉镇痛、去除病因、解除尿路梗阻、体外冲击波碎石、手术治疗等。

（1）病因治疗：治疗原发病（如甲状腺功能亢进症），解除尿路梗阻。保守治疗适用于结石小于 0.6cm 并光滑，无尿路梗阻，无尿路感染者。方法：大量饮水、经常做跳跃活动、饮食调节、控制感染、调节尿 pH，肾绞痛的治疗、中西医结合疗法等。

（2）体外冲击波碎石（ESWL)：①适应证，输尿管结石的首选方法，结石≤2cm；②禁忌证为结石远端尿路梗阻、妊娠、出血性疾病、严重心脑血管疾病、安置心脏起搏器者、急性尿路感染者、育龄女性、过度肥胖。

（3）手术治疗：①非开放手术。输尿管镜取石或碎石术适用于中下段输尿管结石（大于 0.7cm），也可用于 ESWL 后的石街形成。应注意手术前须了解双侧肾功能；有感染时先治疗感染；输尿管结石手术前应拍泌尿系平片，以利于术中结石的定位。②开放手术。由于药物治疗、ESWL 等方法的应用，以及微创手术技术的不断普及，因此进行开放手术的机会已大大减少。多次体外冲击波碎石治疗不成功、输尿管镜碎石取石方法失败、结石在输尿管部位停留时间过长形成粘连、嵌顿情况下可选择输尿管切开取石术。

问题 4.入科后护士对该患者的评估重点有哪些？

1. 根据所给信息及现病史重点评估患者发病的病因及诱因、主要伴随症状及症状特点；根据患者诊疗和护理经过，明确患者的病情进展及目前状况。

2. 健康史的采集

（1）患者的日常生活状况：尤其是患病后的变化进行重点评估，具体从饮食与营养型态、休息与睡眠型态、排泄型态、自理能力及日常生活，以及个人嗜好的改变 5 个方面进行评估。

（2）既往史：病例介绍了患者无其他系统疾病病史，以及外伤史等可诱发疾病的其他因素。

（3）心理-社会状况：重点评估患者有无不良情绪的产生、对疾病的认识和态度、患者的依从性，以及是否具备充足的社会支持，如家庭关系和经济状况。

3. 体格检查及辅助检查内容

（1）该患者身体评估的重点应包括一般状态（生命体征、意识与精神状况、体位）；心、肺部检查；专科查体体征，如左肾区叩痛（+），沿左输尿管走行压痛（+)。

（2）尚需完善常规实验室检查，如血常规、尿常规、尿培养、肝肾功能、电解质等，可以判断输尿管结石是否合并感染、肾功能损害及其严重程度。

问题 5.目前患者存在的护理诊断有哪些？并分析护理问题的相关因素（生理、病理、精神、心理、环境等）。

1. **急性疼痛**　与结石刺激引起的炎症、损伤及输尿管平滑肌痉挛有关。

2. **焦虑**　与患者身体和心理上的不适、缺乏疾病知识、担心结石反复复发、日常生活发生改变以及社会经济状况的影响有关。

3. **潜在并发症**　尿路感染、尿路梗阻。

问题 6.针对护理诊断，你认为应该采取哪些护理措施？

1. **急性疼痛**　与结石刺激引起的炎症、损伤及输尿管平滑肌痉挛有关。

可给予局部热敷，以减轻疼痛；遵医嘱联合应用解痉与镇痛药物，向患者讲解相关药物知识。

2. **焦虑**　与患者身体和心理上的不适、缺乏疾病知识、担心结石反复复发、日常生活发生改变以及社会经济状况的影响有关。

（1）及时解除患者的疼痛不适，使患者保持良好心境，创造轻松、和谐的气氛，以增强其安全感和舒适感。

（2）进行健康指导和疾病知识教育。及时向患者介绍病情，解释各种症状和不适的原因，说明各项诊疗、护理操作的目的、操作程序和配合要点。

（3）关心患者，经常给予患者减轻恐惧状态的语言性和非语言性安慰。

（4）介绍结石治疗成功的病例，增强患者战胜疾病的信心。

3. **潜在并发症**　尿路感染、尿路梗阻、出血的可能。

（1）病情观察：执行外科术后常规护理，做好病情观察，常规监测生命体征 4～6h。

（2）关注患者体温变化：如有发热及时进行降温处理，遵医嘱使用抗生素预防感染。

（3）饮食护理：术后 4～6h 可进食水，指导患者饮食，宜清淡，多饮水，每天饮水 2000ml 以上，以达到生理性冲洗尿路的目的，从而防止尿路感染，促进残余碎石的排出。

（4）尿管的护理：目前，由于手术技术的不断提高，术后留置尿管的患者越来越少。术后留置尿管的患者，应保持会阴部清洁，尿道口护理 2 次/d、1～2d 尽快拔除尿管。

问题 7.该患者曾在门诊行体外冲击波碎石治疗，你认为体外冲击波碎石治疗后应该采取哪些护理措施？

1. **饮食护理**　术后饮食宜清淡，多饮水，每日 2000～3000ml，保持每日尿量在 2000ml 以上。

2. **活动与体位**　若患者无全身反应及明显疼痛者，可适当活动并变换体位，以促进排石。

3. **观察碎石排出的情况**　观察排尿、排石情况。收集、过滤尿液，收集结石碎渣作成分分析。

4. **并发症的观察与护理**　ESWL 术后并发症包括肾绞痛、血尿、发热、尿路梗阻等，部分巨大结石碎石后容易形成“石街”，引发尿路梗阻。ESWL 后很少引起出血，大多数情况下出血的程度较轻，临床上表现为血尿，短期内多可自愈。

5. **健康教育**　碎石后定时 X 线检查，若需再次体外冲击波碎石治疗，两次间隔时间大于 7d。

问题 8.该患者入院后快速完善术前准备，行左侧输尿管钬激光碎石术，体内留置双 J 管，出院后患者日常生活中应注意什么？

患者出院时除常规出院指导外，医护人员还应注意加强留置双 J 管知识宣教。输尿管支架两端卷曲，形似字母“J”而取名双 J 管，又因每端形似猪尾，称之为猪尾管。

1. 双 J 管术后需常规在患者体内留置 2～4 周，对输尿管可起到扩张引流的作用，以防止输尿管狭窄，促进残余碎石排出。

2. 留置双 J 管可能会出现膀胱刺激征，如尿频、尿急、尿痛。需要多饮水，每天 2000ml 以上，不但可以预防感染，还可以避免双 J 管壁结石形成。

3. 留置双 J 管期间可能会出现腰胀痛，排尿时加重，以及间断性血尿等症状。应尽量避免腰部剧烈活动或做大幅度四肢伸展运动，可降低不适，减少血尿的发生。

4. 腰痛、血尿、尿频、尿急等症状加剧，而且通过休息和增加饮水不能缓解时需及时就医处理。

5. 防止尿液反流，切勿憋尿，有尿就排。减少引起腹压增高的因素，如预防便秘，保持排便通畅；避免剧烈咳嗽，以减少膀胱尿液反流而引起尿路感染。

6. 遵医嘱定期复查，按时取出体内留置的双J管。

三、对患者护理评估，口述可以为患者进行的护理操作

（一）评估内容

1. 健康史 了解患者有无尿路感染、前列腺增生、痛风、甲状旁腺功能亢进等疾病。

（1）患病与诊疗经过：尽量详细询问，询问用药史、手术及其他治疗史。

（2）目前病情与一般情况：现有的症状、体征；重点评估患病后的变化，以及睡眠、大小便情况。

（3）既往史：与本病相关的疾病重点评估。不忽略外伤史。

2. 身体评估

（1）一般状态：生命体征、意识与精神状况、体位。

（2）专科疾病症状、体征：腰痛、血尿等。

3. 心理-社会状况 患者自身的情绪、对疾病认知、家庭状况、经济条件。

4. 术后评估 经过治疗、护理，患者是否达到：①疼痛感减轻、舒适感增强；②恢复正常排尿功能；③未发生感染、出血等并发症，或者并发症能够得到及时发现和控制。

（二）可能的护理操作

静脉采血、留取尿标本、碘过敏皮试、静脉输液等。

第七节 良性前列腺增生患者的护理

【学习目标】

认知目标：能陈述良性前列腺增生的病因及其病理特点；解释良性前列腺增生出现临床表现的病理过程；讨论良性前列腺增生患者可能出现的护理诊断；应用所学的知识为良性前列腺增生患者制订护理计划。

技能目标：能尝试模仿为患者进行护理操作；能为患者选择最需要的护理操作。

情感目标：能注意到患者的不良情绪；能积极参与患者的护理计划；在护理患者过程中遵守伦理原则。

一、病 例 导 入

姓名：徐某 性别：男 年龄：78岁 婚姻：已婚

籍贯：湖北 职业：无 身高：172cm 体重：82kg

【现病史】 患者2年前无明显诱因出现排尿困难，表现为排尿等待、费力、尿线细、尿滴沥等，无尿急、尿痛及肉眼血尿，无发热、消瘦、乏力，未给予特殊治疗。1周前无明显诱因出现排尿困难加重，至不能自行排尿，伴有下腹部胀痛，无发热、腰痛等。于当地医院就诊行导尿治疗后，症状改善。5d前拔除尿管后，仍感排尿困难，今来我院就诊要求住院进一步治疗，门诊以“前列腺增生并尿潴留”收入我科。

【既往史】 有高血压病史十余年，自服抗高血压药至今，血压控制良好。否认有冠心病及糖尿病病史；否认肝炎、结核病史；无手术、外伤及输血史，无药物、食物过敏史。

【体格检查】 患者神志清楚，体温 36.4℃，心率 91 次/分，呼吸 20 次/分，血压 135/83mmHg，双肾区无叩痛，输尿管走行区无压痛。直肠指检示：肛门括约肌张力可，前列腺增大，约 5cm×6cm 大小，表面光滑、中间沟消失，质韧、无结节、无压痛。

【辅助检查】 血检验提示前列腺特异抗原 4.0ng/ml。腔内 B 超检查提示前列腺重约 60g，中叶、左侧叶增生明显，残余尿液达 210ml。最大尿流率＜10ml/s。

治疗经过：入院后行术前准备，在硬膜外麻醉下行经尿道前列腺电切术（TURP 手术），术后安返病房，精神差，给予去枕平卧位，留置尿管通畅，持续膀胱冲洗，引流液为淡红色，医嘱给予一级护理、持续吸氧 3L/min，心电监护示窦性心律，节律齐、禁食水 6h 后改半流饮食，应用抗炎、补液、保护胃黏膜药物，每日消毒尿道口 2 次。

二、以问题为中心的学习

问题 1.前列腺为什么会增生？增生后会有什么后果？

良性前列腺增生的病因尚未完全清楚。目前公认的是，老龄和有功能的睾丸是良性前列腺增生发病的两个重要因素。随着年龄的增长，男性良性前列腺增生的发病率逐渐增高，男性在 40 岁以后前列腺可有不同程度的增生，多在 50 岁以后出现临床症状。此外，受性激素的调控，前列腺间质细胞和腺上皮细胞相互影响、各种生长因子的作用、随年龄增长出现的体内性激素平衡失调，以及雄、雌激素的协同效应等，可能是良性前列腺增生的重要因素。

前列腺腺体由移行带、中央带和外周带组成。增生主要发生在前列腺尿道周围的移行带。增生的腺体可挤压腺体使之萎缩，形成前列腺外科包膜，与增生的腺体界线明显，易于分离。增生的腺体突向后尿道，使前列腺尿道部伸长、弯曲、变窄，尿道阻力增大，引起机械性排尿困难。此外，前列腺内尤其是围绕膀胱颈部的平滑肌内含有丰富的 α 肾上腺素能受体，受体激活后引起局部平滑肌收缩，导致张力性的排尿困难。

为克服上述排尿阻力，膀胱逼尿肌收缩力增强，逐渐代偿性肥大，肌束形成粗糙的网状结构，加上长期膀胱内高压，膀胱壁黏膜面出现小梁、小室或假性憩室。逼尿肌代偿性肥大可致逼尿肌退变、顺应性差，出现不稳定收缩，患者出现明显的尿频、尿急、急迫性尿失禁等症状。若梗阻未能解除，逼尿肌萎缩，失去代偿能力，收缩力减弱，膀胱不能排空而出现残余尿，严重时膀胱壁变薄，收缩无力，出现充溢性尿失禁和无症状性慢性尿潴留，可继发尿路感染和结石，膀胱内压增高可出现尿液反流引起上尿路积水及肾功能损害。

问题 2.良性前列腺增生患者可出现哪些临床表现？应做哪些辅助检查？患者符合“良性前列腺增生”诊断的表现（临床表现和辅助检查等）有哪些？

1. 结合良性前列腺增生的病理变化，良性前列腺增生可出现以下临床表现。

（1）尿频：是最常见的早期症状，夜间更为明显。早期是由增生的前列腺充血刺激所致，随着梗阻加重，残余尿量逐渐增加，膀胱有效容量减少，逼尿肌失代偿后发生功能改变，导致膀胱顺应性减低或不稳定收缩，从而尿频逐渐加重。

（2）排尿困难：进行性的排尿困难是良性前列腺增生最主要的症状，典型表现为排尿延迟、断续、尿线细而无力、终末滴沥、排尿时间延长、尿不尽感等，常需用力并增加腹压以帮助排尿，可引起腹股沟疝、内痔和脱肛等。

（3）尿潴留、尿失禁：残余尿量的不断增加使膀胱逼尿肌收缩力减弱，逐渐发生尿潴留及充溢性尿失禁。在良性前列腺增生的发展过程中，受凉、劳累、饮酒、便秘、久坐等均可使前列腺突然充血、水肿，出现急性尿潴留，患者常因膀胱胀满、下腹疼痛难忍而就诊。

（4）血尿：增生的前列腺体表面黏膜的大血管破裂时，可出现不同程度的无痛性血尿。

（5）并发症：如合并感染或结石时，患者可出现尿路刺激征。长期梗阻可引起严重肾积水、肾功能损害，可出现食欲缺乏、恶心、呕吐、贫血、乏力等慢性肾功能不全的症状。

良性前列腺增生这些症状取决于其引起的尿路梗阻的程度、发展速度及有无合并感染等，一般与增大的前列腺体积大小并不成正比。

2. 良性前列腺增生患者辅助检查项目

（1）B 超：可经腹壁、直肠或尿道进行，可判断前列腺的体积、增生的腺体是否突入膀胱、测定残余尿量，以及有无膀胱结石及上尿路积水等。

（2）直肠指检：是一种简单而重要的检查方法，可触及增大的前列腺，表面光滑、质韧、有弹性、边缘清楚、中央沟消失。

（3）尿流动力学检查：测定最大尿流率和排尿时膀胱逼尿肌的压力，可确定尿道梗阻程度，判断是否存在逼尿肌功能失常。如最大尿流率＜15ml/s，表明排尿不畅；如尿流率＜10ml/s，表明梗阻严重，是手术的指征之一。

（4）实验室检查：包括尿液检查、肾功能检查和前列腺特异抗原测定。

在本病例中，患者为老年男性，有典型排尿困难病史，且呈进行性加重直至出现急性尿潴留，直肠指检前列腺增大至约 5cm×6cm 大小，腔内 B 超检查提示前列腺重约 60g，中叶、左侧叶增生明显，残余尿达 210ml，最大尿流率＜10ml/s，均提示前列腺增生。直肠指检前列腺表面光滑、中间沟消失、质韧、无结节、无压痛加上前列腺特异抗原检测结果为 4.0ng/ml，可初步考虑为良性前列腺增生。

问题 3.入科后护士对该患者的评估重点有哪些？

1. 根据所给信息及现病史重点评估患者发病的病因及诱因、主要伴随症状及症状特点；根据患者诊疗和护理经过，明确患者的病情进展及目前状况。

2. 健康史的采集

（1）患者的日常生活状况：尤其是患病后的变化进行重点评估，具体从饮食与营养型态、休息与睡眠型态、排泄型态、自理能力及日常生活，以及个人嗜好的改变 5 个方面进行评估。

（2）既往史：重点评估有无吸烟、喝酒史，以及有无尿潴留、尿失禁、腹股沟疝等病史；有无冠心病、高血压、糖尿病等慢性疾病；有无过敏史。

（3）心理-社会状况：重点评估患者有无不良情绪产生、对疾病的认识和态度、患者的依从性，以及是否具备充足的社会支持，如家庭关系和经济状况。

3. 体格检查及辅助检查内容

（1）该患者身体评估的重点应包括一般状态（生命体征、意识与精神状况、体位）；局部、全身的症状及体征（患者排尿的次数、每次尿量、夜尿次数、排尿困难的程度及有无血尿、膀胱刺激征，以及有无恶心、呕吐、乏力等肾功能不全的表现等）。

（2）尚需完善常规实验室检查，如血常规、尿常规、肝肾功能、血糖、血脂、电解质以及钠尿肽水平，可以判断有无尿路感染、肾功能不全等并发症。

问题 4.如何判断良性前列腺增生患者病情的轻重？

答：应用国际前列腺症状评分表（表 6-1）来判断，1993 年 6 月第二届国际良性前列腺增生咨询委员会会议上，国际协调委员会强调，所有医师对于存在良性前列腺增生症状患者的诊断均采用“国际前列腺症状评分”作为正式的全世界良性前列腺增生症患者的症状评分，而且在治疗中和治疗后也要用此卷来评估治疗的效果。此表由患者自己填写，每个问题答案分为 0～5 级，患者从中选择 1 个答案以表示该症状的发生频率，0～7 分为轻度，8～19 分为中度，20～35 分为重度。

表 6-1　前列腺症状（IPSS）评分表

在最近一个月内，你是否有以下症状	无	在 5 次中					症状评分
		少于 1 次	少于半数	大约半数	多于半数	几乎每次	
1.是否经常有尿不尽感	0	1	2	3	4	5	

续表

在最近一个月内，你是否有以下症状	无	在5次中					症状评分
		少于1次	少于半数	大约半数	多于半数	几乎每次	
2.两次排尿间隔是否经常小于2h	0	1	2	3	4	5	
3.是否曾经有间断性排尿	0	1	2	3	4	5	
4.是否有排尿不能等待现象	0	1	2	3	4	5	
5.是否有尿线变细现象	0	1	2	3	4	5	
6.是否需要用力及使劲才能开始排尿	0	1	2	3	4	5	
7.从入睡到早起一般需要起来排尿几次	没有	1次	2次	3次	4次	5次	
	0	1	2	3	4	5	

注：0～7分为轻度；8～19分为中度；20～35分为重度。

问题5.“良性前列腺增生”有哪些治疗方法？如何选择？

确诊患良性前列腺增生的患者并不是每个人都必须立即进行治疗。症状很轻（国际前列腺症状评分<8 分），同时已排除前列腺癌的患者，可以暂时不治疗，但应定期复查，以了解病情有无进展、是否出现并发症等。如果症状加重，开始影响生活质量时，就应当考虑采用药物或手术来缓解症状。

1. 预防辅助措施　主要包括一般性措施和对尿潴留的处理。导致前列腺增生患者排尿困难的因素很多，如憋尿、饮酒，尤其是酗酒、疲劳、性生活过频、气候变化、久坐等都可以引起前列腺局部充血、水肿，使症状加重，甚至出现尿潴留，因此应该针对这些原因给予相应的预防。

2. 药物治疗　包括5α还原酶抑制药、α_1受体阻滞药及植物类药物等。

（1）5α还原酶抑制药：前列腺生长及功能的维持都需要体内的雄激素，男性体内的雄激素主要是睾丸产生的睾酮，当睾酮到达前列腺后，在5α还原酶的作用下转变为双氢睾酮。双氢睾酮对前列腺的生长具有更强的营养作用。通过药物5α还原酶抑制药就大大降低了前列腺内部双氢睾酮的含量，从而起到抑制前列腺生长、治疗前列腺增生的作用。试验证明，长期服用这类药物可使增生的前列腺腺体缩小20%，轻或中度改善排尿困难等症状，但停药后会再度增生，如非那雄胺。

（2）α_1受体阻滞药：人类的前列腺和膀胱基底部都含有α受体，前列腺和膀胱颈收缩主要通过此受体调节，而α_1受体阻滞药可以不同程度地减轻和改善部分患者的主观和客观症状，常用药物有特拉唑嗪、盐酸坦洛新，但有可能出现直立性低血压，还有鼻塞、眩晕、心悸、头痛、乏力、视物模糊等副作用。

（3）植物类药：这类药物在临床上的种类很多，具有抑制睾酮在腺体中的作用或直接作用于增生细胞减轻腺体水肿的作用。常用药物有通尿灵、果前列、护前列、前列康等。

3. 手术治疗　适应证有梗阻症状严重、药物治疗无效、膀胱残余尿量超过50ml且能耐受手术者。手术一类是开放手术，包括耻骨上经膀胱或经耻骨后等开放手术方式切除前列腺；另一类是微创手术，包括经尿道前列腺切除术（transurethral resection of prostate，TURP）、经尿道前列腺汽化术（transurethral vaporization of prostate，TUVP）等。TURP是国际上公认的治疗良性前列腺增生的微创、安全、有效、痛苦小的一种手术方法。

4. 其他治疗　对不能耐受手术者可进行如激光治疗、经尿道球囊高压扩张术、前列腺尿道网状支架、经尿道热疗、体外高强聚集超声等方法，以缓解尿道梗阻状况。

问题6.该患者若口服盐酸坦洛新治疗，口服后主诉头晕，是何原因？应如何预防？

盐酸坦洛新是一种α_1受体阻滞药，而该患者有高血压病史，在服用α_1受体阻滞药时，药物可能与患者正在服用的抗高血压药起到协同作用，增加降压效果，因此护理人员应密切监测血压，预防低血压及晕厥的发生。为预防头晕发生，尽量在睡前服用此类药物，夜里起床或突然改变体位时要小心，最好在每次体位改变后稍微适应一下，没有头晕等不适时再进行活动；或在床边备好便盆，避免服药后下床活动发生意外。

问题 7.TURP 是临床上常选用的手术方式，与传统的开放手术相比，它主要具有哪些优点?TURP 手术有哪些问题？

TURP 主要具有以下几个优点：①手术适应证范围更广，对患者全身各系统的功能影响均较小，对同时伴有心脏病、高血压、糖尿病的老年患者也可以手术；②手术时间短，所有手术操作均在尿道内进行，多数患者术中出血很少；③术后恢复快，接受 TURP 的患者，一般第 2 日就可以下床活动，手术后 5d 左右即可出院。TURP 有诸多优点，但也可能出现一些并发症，有尿道损伤、出血、穿孔与外渗、电切综合征、感染、角区和输尿管口损伤、外括约肌损伤、尿道狭窄和性功能障碍等。

问题 8.该患者行 TURP 手术，术前准备的内容有哪些？

1. 向患者解释手术目的、效果、过程和安全性，消除疑虑和恐惧，取得合作。

2. 遵医嘱完成血常规、出凝血时间、肝肾功能及心脏超声等术前检查。

3. 术前 1 周戒烟、限酒。

4. 术前 1d 行抗生素药物过敏试验。

5. 术前训练，指导患者进行肛提肌锻炼，以减轻手术后暂时性尿失禁。

6. 术前禁食 6～8h；术前晚患者入睡前给予镇静催眠药物；术前 2h 备皮；术前 30min 肌内注射苯巴比妥钠；排空大小便，留置三腔导尿管。

问题 9.术后患者存在的护理诊断有哪些？并分析护理问题的相关因素（生理、病理、精神、心理、环境等）。

1. 疼痛　与留置尿管及手术创面有关。

2. 出血　与手术创面有关。

3. 有感染的危险　与手术有关（留置尿管、卧床等）。

4. 有管道滑脱的危险　与留置尿管有关。

5. 潜在并发症　TUR 综合征。

6. 知识缺乏　缺乏疾病防治知识。

问题 10.针对以上护理诊断，你认为应该采取哪些护理措施？

1. 疼痛　与留置尿管及手术创面有关。

（1）评估和了解疼痛的程度，采用口述疼痛分级评估法、数字疼痛评分法、视觉模拟疼痛评分法等。

（2）观察患者疼痛的时间、部位、性质和规律。

（3）鼓励患者表达疼痛的感受，解释疼痛的原因。

（4）教授患者应对技巧，如转移注意力、深呼吸等。

（5）指导患者卧床休息，减少活动。

（6）保持导尿管的通畅，避免尿潴留诱发膀胱痉挛而加重疼痛。

（7）必要时使用镇痛或解痉药物。

（8）精神支持，及时了解并设法满足患者及其家属的需要，给予精神上的支持，以减轻焦虑和疼痛。

2. 出血　与手术创面有关。

（1）术后活动指导，卧床休息 3～5d，之后可下床活动，避免剧烈活动。

（2）术后饮食指导，术后 6h 可进流质饮食，1～2d 后无腹胀可进食高蛋白、高维生素、易消化食物，多饮水，保持排便通畅。

（3）严密监测生命体征，做好留置尿管引流液颜色、性状、量的观察。

（4）持续膀胱冲洗，保持引流管通畅，避免膀胱腔压力增高而加重出血：①细管冲洗，粗管引流；②经常挤捏引流管；③冲洗液温度为 20～30℃，冬天时适当加温；④引流液颜色深时冲洗速度加快，颜色浅时冲洗速度减慢；⑤准确记录冲洗液量及引流液量；⑥血块多时易造成堵塞，必要时用 20～50ml 注射器抽吸无菌生理盐水反复冲洗。

（5）将导尿管固定于大腿根部，牵拉尿管使气囊位于前列腺窝内压迫止血。

（6）备好止血药及冰盐水，必要时按医嘱使用。

3. 有感染的危险　与手术有关（留置尿管、卧床等）。

（1）操作中严格执行无菌技术。

（2）每日认真做好基础护理，保持床单元清洁、干燥。

（3）做好留置尿管的护理：①持续膀胱冲洗 3～7d；②保持引流通畅；③引流袋位置低于引流口位置，避免引流液逆流；④观察引流液的性状，有异常及时报告医师。

（4）按医嘱定时、定量使用抗生素。

（5）必要时查血常规、尿常规。

（6）适当抬高床头，指导患者有效排痰。

（7）停膀胱冲洗及拔尿管后多饮水，以达到内冲洗作用，从而防止尿管阻塞及尿路感染。

4. 有管道滑脱的危险　与留置尿管有关。

（1）妥善固定，标识清楚：导尿管气囊内注入 5～10ml 空气或无菌生理盐水；引流管末端连接引流袋妥善放置。

（2）操作中避免过度牵拉管道。

（3）床头放置预防脱管标识。

（4）指导患者床上活动幅度不要过大，避免管道受到牵拉。

5. 潜在并发症　TUR 综合征。

（1）加强心电监测和生命体征监测，重点注意意识、血压和脉搏的变化，注意倾听患者主诉，及时观察血清钠的值，以便早期发现病情变化。

（2）一旦发生，可立即采取以下措施：①静脉注射利尿药；②静脉输注 3%～5%氯化钠溶液，以纠正血钠水平；③持续吸氧，使用阿托品纠正血压下降、脉搏缓慢的症状；④心力衰竭时酌情应用洋地黄类药物；⑤出现脑水肿征象时行脱水治疗并静脉滴注地塞米松；⑥应用对肾功能无明显损害的抗生素预防感染。

6. 知识缺乏　缺乏疾病相关知识。

（1）嘱患者勿吸烟、饮酒，忌食辛辣刺激的食物，注意营养调配，保持正常的生活规律，注意休息，适当运动，增强机体抵抗力，防止感冒。

（2）预防便秘，可多吃新鲜的水果、蔬菜及粗纤维食物，多做下蹲、仰卧、屈髋动作，并定期按摩腹部，保持排便通畅，必要时使用开塞露或低压灌肠。

（3）预防尿路感染，勿憋尿，多饮水（白天多饮，夜间少饮，以免夜尿增多影响睡眠），24h 饮水量超过 2500ml，才能起到尿液稀释和冲洗的作用。注意会阴部卫生，防止逆行感染，术后 1～3 个月每 10 天复查尿常规 1 次，以检查有无出血、感染等情况，以便及时用药。

（4）常做缩肛运动，以锻炼膀胱括约肌的功能。

（5）术后 3 个月内禁止性生活，不提重物，不骑自行车，避免久坐，防止盆腔充血引起前列腺窝创面大面积脱痂的再出血。

（6）观察、记录排尿的次数、尿色、尿线的粗细，定时复查，如出现尿线变细，排尿费力时应及时就诊。

三、对患者进行评估，口述可以为患者进行的护理操作

（一）评估内容

1. 健康史

（1）患病与诊疗经过：尽量详细询问。

（2）目前病情与一般情况：重点评估患病后的变化。

（3）既往史：与本病相关的疾病重点评估。

2. 身体评估

（1）一般状态：生命体征、意识与精神状况、体位。

（2）泌尿系统：患者排尿的次数、每次尿量、夜尿次数、排尿困难的程度及有无血尿、膀胱刺激征等。

（3）其他：有无恶心、呕吐、乏力等肾功能不全的表现等。

3. 心理-社会状况 患者自身的情绪、对疾病的认知、家庭状况、经济条件。

4. 术后评估

（1）术中情况：了解患者手术、麻醉的方式与效果，以及术中出血、补液、输血情况。

（2）身体状况：评估生命体征、意识状态、疼痛程度、肛门是否恢复排气；血尿程度、持续时间，膀胱冲洗是否通畅；有无发生出血、TUR 综合征、膀胱痉挛、尿失禁、尿道狭窄等术后并发症。

（二）可能的护理操作

吸氧、心电监护、会阴擦洗、持续膀胱冲洗。

第八节　尿道损伤患者的护理

【学习目标】

认知目标：能陈述尿道损伤的常见病因；能区分前尿道损伤和后尿道损伤；能列举尿道损伤的症状与体征；能讨论尿道损伤患者可能出现的护理诊断：能应用所学的知识为尿道损伤患者实施护理计划。

技能目标：能尝试模仿为患者进行操作；能为患者选择最需要的护理操作。

情感目标：能注意到患者的不良情绪；能积极参与患者的护理计划；在护理患者过程中遵守护理伦理原则。

一、病 例 导 入

姓名：李某　性别：男　　年龄：62 岁　　婚姻：已婚

籍贯：湖北　职业：工人　身高：168cm　体重：70kg

【现病史】 患者诉 7h 前站于约 2m 工架上高空作业时不慎踩空致会阴部骑跨撞击于一横杆，自觉会阴部肿痛，阴囊逐渐肿胀，尿道外口滴血，无法自行排尿，神志清楚，无头晕、头痛等。门诊 CT 及彩超检查以“尿道断裂”收入我科。

【既往史】 身体良好，无慢性疾病史。

【体格检查】 双肾未扪及，双肾区无叩击痛。腹部平软，无腹肌紧张，无压痛及反跳痛。膀胱区膨隆，伴有压痛。双侧阴囊明显肿胀，直径约 16cm，阴囊皮肤紫红色，触痛不明显。会阴部稍肿，色暗紫红，表面触痛，皮肤无破损，尿道口滴血。

【辅助检查】 门诊全腹+盆腔 CT 提示双侧阴囊血肿并少许积气，双侧睾丸显影欠清；会阴部软组织肿胀，皮下气肿；腹腔脏器无损伤、无骨折等。阴囊彩超示：双侧阴囊血肿，双侧睾丸未

见明显破裂灶，双侧睾丸周边混合回声内可见血流。入院后积极完善实验室相关检查，包括血常规、肝肾功、电解质、乙肝、凝血全套、术前三项、血型等，以及床边心电图检查，均无明显异常。

治疗经过：入科后进行持续心电监护，体温 36.5℃，心率 94 次/分，血压 151/70mmHg，呼吸 17 次/分，血氧饱和度 96%。给予尝试性留置导尿管失败，建议进一步内镜下治疗。立即完善相关术前检查及准备，送手术室行输尿管镜下尿道膀胱镜检+阴囊血肿清除术（备尿道会师术）。术中：输尿管镜下见尿道球部完全断裂，尿道不连续，无法进境。与患者及其家属沟通后，改为尿道会师术，顺利完成尿道会师，术中留置 18F 三腔导尿管、膀胱造瘘管及盆腔引流管，手术过程顺利。患者术中一般情况可，继续术后相关治疗。

二、以问题为中心的学习

问题 1.出现尿道断裂的原因有哪些？

出现尿道断裂的原因主要分为开放性损伤和闭合性损伤两种。开放性损伤主要见于弹片、锐器伤所致，一般伴有阴囊、阴茎和会阴部的贯通伤。闭合性损伤多由外来暴力所致，会阴部骑跨伤即当患者从高处坠落或者摔倒时会阴部骑跨于一硬物之上，致使尿道被挤压在硬物与耻骨联合后下缘，引起尿道球部损伤。骨盆骨折最常见于车祸或高处坠落时发生，引起后尿道损伤，即尿道膜部的损伤。还有一种医源性损伤，即各种尿道内镜的操作均有可能导致不同程度的损伤，甚至安置气囊导尿管也可导致尿道的损伤。

问题 2.患者目前符合“尿道损伤”诊断的表现（临床表现和辅助检查等）有哪些？

1. 前尿道损伤最常见的临床表现：尿道疼痛、出血、排尿困难、局部血肿及尿外渗。

（1）尿道球部损伤时，血液及尿液的渗入会阴浅筋膜包绕的会阴浅袋，使会阴、阴囊、阴茎肿胀，有时向上扩展至腹壁。

（2）尿道阴茎部损伤时，若阴茎筋膜完整，血液及尿液的渗入局限于阴茎筋膜内，表现为阴茎肿胀；若阴茎筋膜亦破裂，则尿外渗范围扩大，临床表现与尿道球部损伤相同。

（3）外伤后，即使不排尿也可见尿道外口滴血，受损处疼痛，有时可放射到尿道外口，尤以排尿时剧烈。当尿道完全断裂时，则可发生尿潴留。

（4）尿道骑跨伤常表现为会阴部、阴囊处肿胀、瘀斑及蝶形血肿。

（5）后尿道损伤是下尿路最严重的损伤，病情严重时常伴有复合伤，同时发生休克，90%由于骨盆骨折引起。

男性前尿道损伤多见于尿道球部，这段尿道固定在会阴部。会阴部骑跨伤时，将尿道挤向耻骨联合下方，引起尿道球部损伤。

2. 辅助检查

（1）逆行尿道造影可直观地观察尿道损伤的情况，了解损伤的部位和程度，是诊断尿道损伤的最有效方法。注射造影剂后摄片：若尿道显影而无造影剂外渗，提示尿道挫伤或轻微裂伤；若尿道显影，造影剂能进入膀胱，并有尿道周围造影剂外渗，提示尿道部分裂伤；若造影剂未进入近端尿道而大量外渗，则提示尿道断裂。

（2）超声检查在尿道损伤的初期评估中常作为常规方法，在耻骨上膀胱造口术时可用于确定盆腔血肿和前列腺的位置及引导穿刺。

（3）CT 和 MRI 不推荐用于前尿道损伤的初期评估，但对观察严重损伤后骨盆变形的解剖情况和相关脏器（膀胱、肾脏及腹腔内器官）的损伤程度，以及对试行导尿是否成功的判定有重要意义。

（4）诊断性导尿目前仍存在争议，因为它可使部分性断裂伤成为完全断裂，加重出血，并易造成血肿，进而继发感染。但由于对于部分性断裂伤的患者若一次试插成功则可免于手术，所以目前临床上仍在使用。诊断性导尿应注意以下几点：严格无菌条件下选用较软的导尿管轻柔缓慢地插入；一旦导尿成功，应固定好导尿管并留置，切勿轻率拔出；如导尿失败，不可反复试插，应及时行逆行尿道造影检查；如尿道完全断裂，导尿管可穿出尿道外进入渗尿区，出现留置导尿顺利的假象，CT 检查可确定留置导尿是否成功。

在本病例中，患者有高处坠落骑跨伤病史，并出现会阴部肿痛、阴囊逐渐肿胀、尿道外口滴血、无法自行排尿等临床表现，因此高度怀疑为尿道损伤。入院后门诊行全腹+盆腔 CT 提示：双侧阴囊血肿并少许积气，双侧睾丸显影欠清；会阴部软组织肿胀，皮下气肿；腹腔脏器无损伤、无骨折等。阴囊彩超示：双侧阴囊血肿，双侧睾丸未见明显破裂灶，双侧睾丸周边混合回声内可见血流。

查体：双肾未扪及，双肾区无叩击痛。腹部平软，无腹肌紧张，无压痛及反跳痛。膀胱区膨隆，伴有压痛。双侧阴囊明显肿胀，直径约 16cm，阴囊皮肤紫红色，触痛不明显。会阴部稍肿，色暗紫红，表面触痛，皮肤无破损，尿道口滴血。给予尝试性留置导尿管失败。

根据患者上述病史、临床表现及辅助检查，可诊断为尿道断裂。

问题 3.“尿道损伤”的治疗原则有哪些？

1. 非手术治疗

（1）急诊处理：抗休克；勿随意搬动骨盆骨折的患者；尿潴留者可行耻骨上膀胱穿刺术。

（2）对症处理：排尿困难或不能排尿、成功插入导尿管者留置尿管引流 1～2 周。不完全性的尿道断裂可以采用留置尿管或耻骨上膀胱造口术的方法处理。耻骨上膀胱造口术的优点是不仅起到了转流尿液的作用，而且也避免了尿道操作可能造成的尿道二次损伤，并且对于后期的诊疗开展也可起到一定的作用。留置造瘘管数周待尿道损伤愈合后进行排尿性尿道造影，若排尿正常并且没有尿液外渗就可拔除造瘘管。完全性的前尿道断裂，可采用膀胱造口术或一期手术修复的治疗方案。

（3）预防感染：应用抗菌药物。

2. 手术治疗

（1）前尿道裂伤导尿失败或尿道断裂：行经会阴尿道修补或断端吻合术。因刀刺伤、枪伤或狗咬伤导致的开放性前尿道损伤则需进行急诊手术清创和探查。术中根据尿道损伤的程度进行评估，并且酌情进行修复，当尿道损伤缺损处较小时，可行尿道端端吻合一期修复手术。若尿道损伤严重，尿道缺损较大而无法实施一期吻合术，勉强吻合可能导致阴茎下弯和阴茎勃起疼痛者，此时应行膀胱造口术分流尿液，及时处理损伤尿道和局部创面，为二期修复重建做准备，二期修复手术应在受伤至少 3 个月以后进行。

（2）尿外渗：彻底引流外渗的尿液。

（3）尿道裂伤，骨盆环稳定：前尿道损伤者导尿失败立即行经会阴尿道修补或断端吻合术，并留置导尿管 2～3 周；如尿道断裂还可行尿道会师术，留置尿管 3～4 周。骨盆骨折致后尿道损伤：先行膀胱造口术，3 周后恢复排尿者可拔管；3 周未恢复者于 3 个月后再行瘢痕切除、断段吻合。

（4）并发症尿道狭窄的处理：①前尿道狭窄段＜1cm 者，特别是位于球部的尿道狭窄可考虑行经尿道内镜下内切开或尿道扩张术，若内镜下内切开或尿道扩张治疗无效时，需考虑采用尿道成形术；②前尿道球部狭窄段＜2cm 者，瘢痕切除吻合术是最为合适的治疗方法，并且该治疗方式的成功率高达 95%；③前尿道球部狭窄段＞2cm 者，不推荐行简单的端端吻合术，因这样会导致阴茎勃起疼痛或下弯，应采用转移皮瓣或游离移植物的替代尿道成形术；④不建议使用尿道内支架治疗损伤性尿道狭窄。

问题 4.入科后护士对该患者的评估重点有哪些？

1. 根据所给信息及现病史重点评估患者受伤的原因、时间、地点、姿势、暴力性质、强度和作用部位，以及受伤至就诊期间的病情变化及就诊前采取的急救措施。

2. 健康史的采集

（1）患者的日常生活状况：尤其是受伤后的变化进行重点评估，具体从休息与活动型态、排泄型态、自理能力及日常生活方面进行评估。

（2）既往史：有无其他慢性疾病史。

（3）心理-社会状况：重点评估患者有无不良情绪的产生、对疾病的认识和态度、患者的依从性，以及是否具备充足的社会支持，如家庭关系和经济状况。

3. 体格检查及辅助检查内容

（1）该患者身体评估的重点应包括一般状态（生命体征、意识与精神状况）、受伤后是否能自行排尿、会阴部疼痛的特点及持续时间、有无放射性痛和进行性加重，以及阴囊肿胀的程度、阴囊疼痛的性质等。

（2）尚需完善常规实验室检查，如血常规、肝肾功、电解质、乙肝、凝血全套、术前三项、血型等，以及床边心电图检查，还需完善术前准备。

问题 5.目前患者存在的护理诊断有哪些？并分析护理问题的相关因素（生理、病理、精神、心理、环境等）。

1. 恐惧与焦虑　与外伤打击、害怕手术和担心预后不良有关。

2. 排尿异常　与尿道损伤后留置导尿管有关。

3. 疼痛　与会阴部肿胀有关。

4. 潜在并发症　感染、尿道狭窄。

问题 6.你认为应该采取哪些护理措施？请分条列出。

1. 密切观察病情　监测患者的生命体征及意识，做好记录，如发现异常应及时报告医师，并配合处理。

2. 防止休克　迅速建立两条静脉通道，遵医嘱输液、输血，确保输液通路通畅，维持体液平衡，保证有效组织灌注量。在抗休克的同时，遵医嘱做好术前准备。

3. 卧床休息　卧床期间防止压疮的发生。

4. 预防感染

（1）遵医嘱应用广谱抗生素预防或控制感染，用药之前询问患者有无药物过敏史，以及最近3天有无饮酒。

（2）严密监测患者的生命体征，每日监测患者体温，超过38.5℃时，应采取降温措施。

（3）保持尿道口清洁，每日清洁尿道口2次。

（4）观察引流情况，尿外渗多出切开引流者，注意观察引流物的颜色、性状、量、气味。

（5）保持手术切口的清洁、干燥。

5. 心理护理　关心和尊重患者，耐心解答患者有关尿道损伤的疑虑，介绍治疗、护理的目的，有效化解患者的恐惧、焦虑心理。

6. 健康指导　向患者讲解留置导尿管及膀胱造瘘管的意义及注意事项，以及后期尿道扩张的意义及注意事项。教会患者自我观察排尿情况的方法，发现排尿不畅、尿线变细等排尿异常时应及时就诊。

三、对患者进行评估，口述可以为患者进行的护理操作

（一）评估内容

1. 健康史

（1）患病与诊疗经过：尽量详细询问。

（2）目前病情与一般情况：重点评估患病后的变化。

（3）既往史：既往泌尿系统疾病重点评估。

2. 身体评估

（1）一般状态，包括生命体征、意识与精神状况、体位。

（2）疼痛、阴囊肿胀的程度，以及有无排尿异常等。

3. 心理-社会状况　患者自身情绪、对疾病的认知、家庭状况、经济条件。

（二）可能的护理操作

吸氧、心电监护、静脉输液、动/静脉血标本采集、留置导尿管、会阴擦洗，更换引流袋。

第九节 膀胱肿瘤患者的护理

【学习目标】

认知目标：能陈述膀胱肿瘤的病因；分析膀胱癌的临床特点；解释膀胱癌辅助检查的意义；讨论膀胱癌患者可能出现的护理诊断；应用所学的知识为膀胱癌患者列出护理计划。

技能目标：能尝试模仿为患者进行护理操作；能为患者选择最需要的护理操作。

情感目标：能注意到患者的不良情绪；能积极参与患者的护理计划；在护理患者过程中遵守伦理原则。

一、病例导入

姓名：胡某 性别：男 年龄：52 岁 婚姻：已婚

籍贯：湖北 职业：无 身高：173cm 体重：76kg

【现病史】 患者 1 年前无明显诱因出现间歇性全程肉眼血尿，血尿呈淡红色，未见血凝块，伴夜尿增多，为 7～8 次/晚，无尿急、尿痛，无腰痛、恶心、呕吐、发热，无腹胀、腹痛等不适。曾自行间断口服抗生素治疗（具体不详），症状无明显改善。1 周前于外院就诊行泌尿系 CT 提示：膀胱多发实性占位。今为求进一步治疗遂来我院。入院诊断：膀胱癌？

【既往史】 既往身体健康，否认有高血压、冠心病及糖尿病病史；否认肝炎、结核病史；无手术、外伤及输血史，无药物、食物过敏史，无家族史。

【体格检查】 患者神志清楚，体温 36.5℃，心率 82 次/分，呼吸 20 次/分，血压 131/86mmHg。营养中等，双侧瞳孔等大等圆，对光反应灵敏。皮肤、巩膜无黄染，浅表淋巴结无肿大，颈软，甲状腺不大。两肺呼吸音清，未闻及干、湿啰音。心律齐，未闻及病理性杂音。腹平软，无压痛，肝、脾未触及，肠鸣音正常。双肾区无叩痛，输尿管走行区无压痛，神经系统未及异常，双下肢不肿。

【辅助检查】 上腹部超声检查示膀胱异常实质性回声，性质待查；排泄性尿路造影（IVU）示右肾结石并轻度积水，膀胱充盈缺损；盆腔 MRI 平扫+增强+DWI 示膀胱后壁不规则增厚并有多个结节形成，符合膀胱肿瘤；膀胱镜检+活检示高级别尿路上皮癌。

治疗经过：入院后完善相关检查、执行术前准备后，在全麻下行腹腔镜根治性膀胱全切术+双侧输尿管腹壁造口术。术后安返病房，给予禁食、补液、抗炎、营养支持等对症治疗，切口敷料清洁、干燥，右下腹保留双侧输尿管腹壁造口袋，有血性液体引流出，耻骨后引流管引流通畅，引流液为淡红色，胃肠减压一根接负压器。

二、以问题为中心的学习

问题 1.膀胱癌发病与哪些因素有关？

引起膀胱癌的因素很多，根据临床观察与试验研究，一般认为与以下危险因素有关。

1. 吸烟 吸烟者膀胱癌的发病率是非吸烟者的 1.8～2 倍。吸烟量越大，持续时间越长，初始年龄越小，膀胱癌发病风险越高。目前对吸烟诱发膀胱癌的机制尚缺乏直接、明确的证据，普遍认为与香烟中的多种芳香胺有关。

2. 职业因素 目前认为芳香胺（4-氨基联苯、2-萘胺）、多环芳烃、氯代烃等化合物是膀胱癌发病的第二危险因素。燃料、橡胶、皮革、染发、钢铁铸造、焦炭、煤焦油蒸馏等从业人员，膀胱癌发病的危险性显著增加。

3. 非职业性因素 ①食物：大量摄入脂肪、胆固醇、油煎食物和红肉可增加膀胱癌发病的风险。②药物：非那西汀是苯胺的衍生物，在代谢过程中可形成邻羟氨基酚，具有致癌作用，致癌性与摄入量相关。环磷酰胺在代谢过程中有羟基化物质产生，其代谢产物从尿液中排出，可诱发膀胱癌发生，致癌性与服药剂量、持续时间有关。③其他因素：如遗传、慢性感染、炎症、结石、电离辐射、硒元素缺乏，与膀胱癌的发病密切相关。

问题 2.膀胱癌有哪些病理特点？

1. 组织类型 95%以上为上皮性肿瘤，其中尿路上皮移行细胞乳头状瘤超过 90%。鳞癌和腺癌各占 2%～3%。近 1/3 的膀胱癌为多发性肿瘤。非上皮性肿瘤极少见，多数为肉瘤，如横纹肌肉瘤，好发于婴幼儿。

2. 分化程度 2004 年，WHO 将膀胱等尿路上皮肿瘤分为乳头状瘤、乳头状低度恶性倾向的尿路上皮肿瘤、低级别乳头状尿路上皮癌和高级别乳头状尿路上皮癌。

3. 生长方式 分为原位癌、乳头状癌和浸润性癌。①原位癌局限在黏膜内，无乳头亦无浸润基底膜现象；②移行细胞癌多为乳头状，低分化者常有浸润；③鳞癌和腺癌为浸润性癌。不同生长方式可单独或同时存在。

4. 浸润深度 是肿瘤临床（T）和病理（P）分期的依据。根据癌浸润膀胱壁的深度（乳头状瘤除外），多采用 TNM 分期标准，分为：T_{is} 原位癌；T_a 无浸润的乳头状癌；T_1 浸润黏膜固有层；T_2 浸润肌层，又分为 T_{2a} 浸润浅肌层（肌层内 1/2）、T_{2b} 浸润深肌层（肌层外 1/2）；T_3 浸润膀胱周围脂肪组织，又分为 T_{3a} 显微镜下发现肿瘤侵犯膀胱周围组织，T_{3b} 肉眼可见肿瘤侵犯膀胱周围组织；T_4 浸润前列腺、子宫、阴道及盆壁等邻近器官。临床上习惯将 T_{is}、T_a 和 T_1 期肿瘤称为表浅膀胱癌。

5. 转移途径 肿瘤的扩散主要向膀胱壁内浸润，直至累及膀胱旁脂肪组织及邻近器官。淋巴转移是最主要的转移途径，主要转移到盆腔淋巴结。血行转移多在晚期，主要转移至肝、肺、肾上腺和小肠等处。种植转移可见于腹部切口、尿路上皮、切除的前列腺窝和损伤的尿道口。高级别尿路上皮癌容易发生浸润和转移。

问题 3.患者目前符合“膀胱癌”诊断的表现（临床表现和辅助检查等）有哪些？（膀胱癌的诊断须综合患者的病史、症状、体征及辅助检查的结果）

1. 临床表现

（1）血尿：无痛性血尿是膀胱癌最常见和最早出现的症状。表现为间歇性肉眼血尿，可自行减轻或停止，易给患者造成“好转”或“治愈”的错觉而贻误治疗。血尿程度与肿瘤大小、数目及恶性程度不成比例。

（2）膀胱刺激征：尿频、尿急、尿痛多为膀胱肿瘤的晚期表现，常由肿瘤坏死、溃疡或并发感染所致。少数广泛原位癌或浸润性癌起始即有膀胱刺激症状，预后不良。有时尿内混有“腐肉”样坏死组织排出；膀胱三角区及膀胱颈部肿瘤可梗阻膀胱出口，造成排尿困难，甚至引起尿潴留。

（3）排尿困难和尿潴留：肿瘤较大影响膀胱容量或肿瘤发生在膀胱颈部，或出血严重形成血凝块等影响尿液排出时，可引起排尿困难，甚至尿潴留。

（4）其他：浸润癌晚期，在下腹部耻骨上区可触及肿块，质地坚硬，排尿后不消退。广泛浸润盆腔或转移时，出现腰骶部疼痛；肿瘤阻塞输尿管可致肾积水、肾功能不全；下肢水肿、恶性膀胱肿瘤晚期患者有贫血、体重下降、衰弱等症状。

2. 怀疑膀胱癌患者应行的辅助检查及其意义

（1）实验室检查

1）尿液检查：在患者新鲜尿液中，易发现脱落的肿瘤细胞，简便、无创、特异性高，故尿细胞学检查可作为血尿的初步筛选及术后随访的主要方法。尿常规检查可见血尿或脓尿。

2）血液检查：大量血尿或肿瘤侵犯骨髓可致贫血，血常规可见血红蛋白值和血细胞比容下降。

（2）影像学检查

1）B 超：能发现直径 0.5cm 以上的肿瘤，可作为患者的最初筛选。能了解肿瘤部位、大小、数目及浸润深度，可初步确定临床分期。

2）X 线检查：排泄性尿路造影（IVU）可了解肾盂、输尿管有无肿瘤以及膀胱肿瘤对上尿路的影响，如有患侧肾积水或肾显影不良，常提示肿瘤已侵及输尿管口。膀胱造影可见充盈缺损。

3）CT、MRI：多用于浸润性癌，可以发现肿瘤浸润膀胱壁深度以及局部转移肿大的淋巴结。MRI 对膀胱壁外及邻近器官受侵的显示优于 CT。

（3）膀胱镜检查：是诊断膀胱癌最直接、最重要的方法，可以直接观察到肿瘤所在的部位、大小、数目、形态、初步估计基底部浸润程度等，并可获取组织做病理检查以明确诊断。

本病例中患者因“间歇性全程肉眼血尿伴夜尿增多 1 年余，1 周前 CT 发现膀胱占位”而入院，入院后上腹部超声检查示膀胱异常实质性回声，性质待查；IVU 示右肾结石并轻度积水，膀胱充盈缺损；盆腔 MRI 平扫+增强+DWI 示膀胱后壁不规则增厚并有多个结节形成，均符合膀胱肿瘤的表现，加上行膀胱镜检+活检示高级别尿路上皮癌，可确诊膀胱癌。

问题 4.入科后护士对该患者的评估重点有哪些？

1. 根据所给信息及现病史重点评估患者发病的病因及诱因、主要伴随症状及症状特点；根据患者诊疗和护理经过，明确患者的病情进展及目前状况。

2. 健康史的采集

（1）患者的日常生活状况：尤其是患病后的变化进行重点评估，具体从饮食与营养型态、休息与睡眠型态、排泄型态、自理能力及日常生活，以及个人嗜好的改变 5 个方面进行评估。

（2）既往史：重点评估患者有无吸烟史、有无膀胱手术史；有无高血压、心脏病、糖尿病史等；家族中有无大肠癌、膀胱癌及其他肿瘤病史；有无药物、食物过敏史。

（3）心理-社会状况：了解患者及家属对疾病的认识程度，有无焦虑、恐惧等心理反应；对治疗方案是否能够接受，对代膀胱的认识如何，对术后护理知识的认知程度，有无心理承受能力；家庭对手术及后续其他治疗的支持能力。

3. 体格检查及辅助检查内容

（1）该患者身体评估的重点：应包括一般状态（生命体征、意识与精神状况、体位），以及局部、全身的症状与体征（有无血尿，血尿的特点；有无膀胱刺激征、排尿困难；有无尿路梗阻经历；有无消瘦、贫血等营养不良的表现，重要脏器功能状况，有无转移及恶病质表现）。

（2）辅助检查：了解尿液检查、肾功能、超声检查、CT、MRI、膀胱镜检查并取活组织做病理学检查、其他脏器功能检查，对肿瘤进行分级分期，为选择合适的治疗方案作为依据，另外也可评估患者的手术耐受性。

问题 5.膀胱癌的治疗原则是什么？

膀胱肿瘤以手术治疗为主，根据肿瘤的临床分期、病理并结合患者全身状况，选择合适的手术方式，辅助以化学治疗、放射治疗或免疫治疗等。

1. 手术治疗

（1）经尿道膀胱肿瘤切除术（transurethral resection of bladder tumor，TURBT）：是治疗表浅性（非肌层浸润性）膀胱癌的首选方法。它是一种微创手术，身体表面没有切口，患者术后恢复很快。

（2）膀胱部分切除术：对于肿瘤比较局限，呈浸润性生长，病灶位于膀胱输尿管口附近、顶部以及一些位于膀胱憩室内的肿瘤，可采用膀胱部分切除术。但在术前应排除原位癌的可能。

（3）根治性膀胱全切除术：是膀胱浸润性癌的基本治疗方法，也适用于反复复发、多发或侵犯膀胱颈、三角区的膀胱肿瘤。除切除全膀胱、盆腔淋巴结外，男性还应包括前列腺和精索（必要时全尿道），女性应包括尿道、子宫、子宫颈、阴道前穹隆及卵巢等，同时行尿流改道术和膀胱替代，分非可控性和可控性代膀胱，后者又可分为异位可控和原位可控性肠代膀胱术。

2. 化学治疗和免疫治疗　化疗有全身和局部两种，全身化疗常用于转移性膀胱癌或者不能靠手术切除的局部晚期膀胱癌。局部化疗又有经髂内动脉灌注和经膀胱内灌注化疗药物等方法。因绝大多数的膀胱肿瘤会复发，对保留膀胱的患者，术后应当经导尿管给予膀胱化疗药物灌注，以消灭残余的肿瘤细胞和降低术后复发的可能性。目前膀胱腔内灌注的药物主要有两类：免疫调节药和化疗药物。免疫调节药主要是卡介苗（BCG），另外还有白细胞介素-2（IL-2）、干扰素（IFN）、肿瘤坏死因子（TNF）等，全身应用及膀胱内灌注对预防肿瘤术后复发亦有较好的疗效。常用的化疗药物有甲氨蝶呤、长春新碱、多柔比星、顺铂、吉西他滨等。

3. 放射治疗 对肿瘤切除后预防复发及晚期癌肿控制病情发展有一定的疗效，但其治疗方案和效果尚难定论。

问题 6.该患者术前应如何护理？

1. 心理护理 肿瘤给患者带来了恐惧、抑郁、焦虑，甚至绝望的情绪，术前应向患者介绍膀胱癌的相关特点，并详细说明手术的安全性和疗效，增强患者治疗疾病的信心，消除顾虑，积极配合手术。

2. 戒烟 向患者解释吸烟的危害，协助患者戒烟。

3. 术前观察 患者的血压、血糖应控制在正常范围内；同时了解心、肺、肝、肾等重要脏器的功能，改善心、肺、肝、肾功能异常患者的情况；加强营养，防止术前感冒。

4. 胃肠道准备 术前 1 周每晚以生理盐水清洁灌肠，术前 3d 给予流质饮食，术前 1d 禁食，术晨生理盐水清洁灌肠、留置胃管。

5. 功能锻炼 练习床上大小便、深呼吸、有效咳嗽，并进行盆底肌及腹肌的锻炼。

6. 术前一天常规准备 备皮、皮试、配血等。

问题 7.目前患者存在的护理诊断有哪些？并分析护理问题的相关因素（生理、病理、精神、心理、环境等）。

1. 疼痛 与手术创伤、切口及引流管有关。

2. 自我形象紊乱 与膀胱全切除术、尿流改道术后排尿方式改变有关。

3. 清理呼吸道低效 与切口疼痛、无力咳嗽有关。

4. 引流管效能的降低 与管道折叠、弯曲、堵塞等有关。

5. 活动无耐力 与疼痛、体质虚弱有关。

6. 恐惧与焦虑 与恐惧癌症、害怕手术、担心疾病预后有关。

7. 知识缺乏 缺乏并发症防治及康复相关知识。

8. 潜在并发症 出血、感染、尿瘘、肺炎、静脉血栓、输尿管开口回缩或狭窄等。

问题 8.针对以上护理诊断，你认为应该采取哪些护理措施？

1. 疼痛 与手术创伤、切口及引流管有关。

（1）评估和了解疼痛的程度，采用口述疼痛分级评估法、数字疼痛评分法、视觉模拟疼痛评分法等。

（2）观察患者疼痛的时间、部位、性质和规律，是否伴有腹部压痛、反跳痛、肌紧张等症状。若疼痛性质发生改变，应及时协助医师进行有关检查或治疗。

（3）鼓励患者表达疼痛的感受，解释疼痛的原因。

（4）指导患者缓解疼痛。为患者提供舒适的环境，减少不良刺激，保证患者的休息；同时教授患者应对技巧，如转移注意力、深呼吸、松弛腹肌等。

（5）药物镇痛。可遵医嘱并遵循 WHO 推荐的三阶梯疗法给予相应的镇痛药，可采取复合用药的方式达到镇痛效果。也可应用患者自控镇痛，根据患者需要提供准确的镇痛药物，做到个体化给药。

（6）精神支持。及时了解并设法满足患者及其家属的需要，给予精神上的支持，以减轻焦虑和疼痛。

2. 自我形象紊乱 与膀胱全切除术、尿流改道术后排尿方式改变有关。

（1）情感支持：①要以尊重和关心的态度与患者多交谈，鼓励患者以各种方式表达形体改变所致的心理感受，确定患者对自身改变的了解程度及这些改变对其生活方式的影响，接受患者所呈现的焦虑和失落，使患者在表达感受的同时获得情感上的支持。②做好家属的心理疏导，患者对造口的认识和接受离不开家属的支持与关爱，做好家属的工作也至关重要。③鼓励同病种的患者相互交流，排解其孤立、无助感，以积极、乐观的态度面对造口。

（2）提高适应能力，逐步掌握造口自我护理技能：事先告知疾病的相关知识，教会患者及家属有关的护理技术及技能，交代清楚注意事项；治疗后及出院后给予必要的生活指导，帮助患者及家属正确认识疾病所致的形体外观改变，提高对形体改变的认识和适应能力。①保护造口及周围皮肤：注意观察输尿管造口的血运情况，如有无血运障碍、出血、坏死等，并注意有无造口回缩。每次更换造口袋时用棉球、湿纸巾和温水清洁造口和周围皮肤，也可以使用专业造口清洁液，干燥后涂造口护肤粉、皮肤保护膜，防止皮炎和糜烂。②正确使用造口袋：根据结肠造口情况选择合适的造口袋，以轻便、透明、防臭、防漏和保护周围皮肤的性能为主要标准，常用的造口袋有一件式、两件式，闭口袋、开口袋，术后早期建议使用底盘柔软的透明开口袋，康复期可以选用两件式造口袋，方便清洁和护理。使用过的造口袋可用中性洗涤剂和清水洗净，或用 1∶1000 氯己定（洗必泰）溶液浸泡 30min 晾干后备用。造口袋内充满 1/3 排泄物时，应及时排出或更换造口袋。

（3）帮助树立信心：指导患者改善身体改观的方法，如衣着合体和恰当的装饰等；鼓励患者参加正常的社会交往活动。

（4）其他：对举止怪异、有自杀倾向者应严密观察，防止意外发生。

3. 清理呼吸道低效 与切口疼痛、无力咳嗽有关。

（1）进行各项操作时应动作轻柔，注意分散患者的注意力。

（2）鼓励、协助患者深呼吸，进行有效的咳嗽、排痰，痰多黏稠不易咳出者可给予雾化吸入，轻拍背部。

（3）切口疼痛者遵医嘱给予镇痛药物。

（4）术后取半卧位，协助患者适当活动，以增加肺活量，促进分泌物排出，减少肺部感染。

（5）给予氧气吸入，保持呼吸道通畅。

4. 引流管效能降低 与管道折叠、弯曲、堵塞等有关。

（1）妥善固定各留置管道，给予醒目标识，向患者及家属说明引流管的目的和重要性，并告知和指导保护导管的方法，防止意外拉出导管。

（2）引流管长短适宜，并妥善固定，翻身、移动患者时注意将固定带或别针松开。

（3）观察引流液的颜色、性状、量，及时倾倒，患者下床活动时引流袋应低于引流管口，以防逆行感染。

（4）每隔 30 分钟挤管 1 次，保持引流管通畅。

5. 活动无耐力 与疼痛、体质虚弱有关。

（1）让患者了解休息的必要性。

（2）将常用的物品放在患者容易取到的地方。

（3）协助患者做好生活护理，以满足患者的需要。

（4）与患者家属共同制订活动计划，以患者能耐受为标准，逐渐增加活动量与活动时间。

（5）患者活动时应移开障碍物，有人陪伴，确保安全，防止坠床、跌倒的发生。

6. 恐惧与焦虑 与恐惧癌症、害怕手术、担心疾病预后有关。

（1）鼓励患者表达自己的感受，对患者的恐惧及焦虑表示理解。

（2）设法减少/清除促进因素：①尽快地使患者熟悉环境，并介绍监护系统等医疗设备；②抢救危重患者时用屏风遮挡，减少不良刺激；③介绍治疗成功的病例，增强患者战胜疾病的信心；④护理工作中应从容、镇定，避免紧张、忙乱；⑤消除不良刺激，避免与其他有焦虑的患者或家属接触。

（3）及时解除患者的痛苦，以增强其安全感和舒适感。

（4）进行健康指导和教育。

（5）关心患者，经常给予患者减轻恐惧状态的语言性和非语言性安慰，如握住患者的手等。

（6）允许患者希望见到的亲友探视或陪伴，创造轻松、和谐的气氛，保持良好心境。

7. 知识缺乏 缺乏并发症防治及康复相关知识。

（1）观察尿的颜色、气味，如尿液颜色深，表示水分太少，有异味提示可能有尿路感染。

（2）观察造口有无水肿、充血、坏死、造口静脉曲张、狭窄、肉芽肿、尿液性皮炎、尿液结晶、造口旁疝等，如有则及时来院处理。

（3）讲解造口产品的特点，提供相应的产品供其选择，并评估患者及家属自行更换造口袋的情况。

（4）给予饮食指导，做到饮食多样化，均衡饮食，少量多餐，禁止进食易胀气、难消化的食物。多饮水，每日量达 2000～2500ml，以冲洗尿路预防感染。

（5）衣着应宽松、肥大，避免过紧压迫造口，避免皮带勒住造口，保护造口免受外伤，力所能及地做点家务和轻体力活，鼓励患者如常工作。

（6）沐浴时，造口周围用防水胶布粘贴，避免擦、碰等动作。

（7）积极参加社交活动，外出或旅游时准备足够的造口用品。

（8）定期回院检查。

8. 潜在并发症 出血、感染、尿瘘、肺炎、静脉血栓、输尿管开口回缩、狭窄等。

（1）密切观察引流液的颜色、量和性状，如患者有血压下降、脉搏增快、躁动、出冷汗等低血压表现要立即汇报给医师。

（2）术后观察患者有无呼吸困难、腹水和全身中毒症状，如高热、寒战，甚至休克等表现，一旦出现上述症状应立即汇报医师给予处理。

（3）指导患者进行呼吸功能的训练，鼓励患者咳嗽、排痰、翻身，痰液不易咳出者给予雾化吸入。

（4）给予适当的半坐卧位，并告知目的。

（5）术后早期活动，教会家属肢体按摩、气压治疗的方法，根据病情逐渐增加活动量。

（6）注意观察输尿管造口血运、输尿管留置体外长度、输尿管外口大小，以及造口袋内容物的颜色、性状、量。

（7）术后每周更换造口袋及底盘，从上向下轻柔取下底盘，局部清水清洗，擦干皮肤，观察造口周围皮肤颜色有无异常、破溃等，抹上皮肤保护膜及造口粉保护皮肤，根据造口大小、形状剪底盘，均匀涂抹防漏膏，粘贴底盘及造口袋。粘贴时注意保持皮肤干燥。

（8）定期更换引流袋，观察引流管周围皮肤的情况。

三、对患者进行评估，口述可以为患者进行的护理操作

（一）评估内容

1. 健康史

（1）患病与诊疗经过。

（2）目前病情与一般情况，重点评估患病后的变化。

（3）既往史，与本病相关的疾病重点评估。

2. 身体评估

（1）一般状态：生命体征、意识与精神状况、体位。

（2）泌尿系统：有无血尿，以及血尿的特点；有无膀胱刺激征、排尿困难；有无尿路梗阻的经历。

（3）其他：有无消瘦、贫血等营养不良的表现；重要脏器功能状况；有无转移及恶病质表现。

3. 心理-社会状况 患者自身情绪、对疾病的认知、家庭状况、经济条件。

（二）可能的护理操作

心电监护、静脉输液、代膀胱冲洗、引流管护理技术等。

第七章　生殖系统疾病患者的护理

第一节　子宫颈炎症患者的护理

【学习目标】

认知目标：能陈述急性子宫颈炎症、慢性子宫颈炎症的定义；列举子宫颈炎症患者常见的病因；说明慢性子宫颈炎症的病理类型及各类型特点；讨论子宫颈炎症患者可能出现的护理诊断；应用所学的知识为子宫颈炎症患者实施护理计划。

技能目标：能尝试模仿为患者进行操作；能为患者选择最需要的护理操作。

情感目标：能注意到患者的不良情绪；能积极参与患者的护理计划；在护理患者过程中保护患者隐私，遵守伦理原则。

一、病 例 导 入

姓名：张某　性别：女　年龄：37 岁　婚姻：已婚

籍贯：湖北　职业：无　身高：163cm　体重：55kg

【现病史】　患者 1 周前于我院生殖中心行孕前检查。子宫颈 TCT 检查示：非典型鳞状细胞，意义不明确（ASC-US）；HPV 检查示：高危型 39 型阳性，低危型 44 型阳性，疑似高危型阴性。2021-01-25 行阴道镜检查+宫颈活检，病理检查示：子宫颈黏膜慢性炎症，鳞状上皮低级别上皮内病变（湿疣）；子宫颈管镜下见黏液分泌物伴急性炎性渗出；阴道壁形态学倾向黏膜慢性炎症伴鳞状上皮低级别上皮内瘤变并湿疣。患者无同房后阴道出血，否认阴道米泔样排液，无白带异常，无腹痛、发热等不适，故门诊遂以"①CIN Ⅰ级；②VIN Ⅰ级"收入院。

【既往史】　体健，否认"心、肝、肺、肾"疾病史，2006 年及 2009 年行剖宫产术，否认外伤史，否认食物、药物过敏史，否认输血史，预防接种史不详。

月经史：15 岁初潮，月经持续 2～3d，月经周期 28～30d。末次月经（LMP）：2021-1-16，规律，量中，无痛经。

婚育史：21 岁结婚，$G_6P_2A_4$，丈夫体健。

个人史及家族史：否认特殊。

【体格检查】　体温 36.3℃，脉搏 75 次/分，呼吸 18 次/分，血压 98/73mmHg；神志清楚，全身皮肤、黏膜无黄染及出血点，浅表淋巴结未触及肿大，颈软，双肺呼吸音清晰，未闻及干、湿啰音，心律齐，各瓣膜听诊区未闻及杂音，下腹部正中见长约 10cm 陈旧性手术瘢痕，腹平软，无压痛及反跳痛，肝、脾肋下未触及，双肾区无叩击痛，双下肢无水肿，生理反射存在，病理反射未引出。

妇科检查：外阴发育正常；阴道通畅，内见少量分泌物；子宫颈肥大、光滑；子宫体水平位，正常大小，质中，活动可，无压痛；双侧附件区未见明显异常。

【辅助检查】　2021-01-22 子宫颈 TCT 检查示非典型鳞状细胞，意义不明确（ASC-US）；HPV 检查示高危型 39 型阳性，低危型 44 型阳性，疑似高危型阴性。2021-01-25 行阴道镜检查+宫颈活检，病理检查示子宫颈黏膜慢性炎症，鳞状上皮低级别上皮内病变（湿疣）；子宫颈管镜下见黏液分泌物伴急性炎性渗出；阴道壁形态学倾向黏膜慢性炎症伴鳞状上皮低级别上皮内瘤变并湿疣。建议 3 号蜡块行免疫组化检测（P16、Ki-67）进一步明确诊断。

二、以问题为中心的学习

问题 1.什么是子宫颈炎症？子宫颈炎症的分类和原因有哪些？

子宫颈炎症是妇科常见疾病之一，包括子宫颈阴道部炎症及子宫颈管黏膜炎症。临床多见的子宫颈炎是急性子宫颈管黏膜炎，若急性子宫颈炎未经及时诊治或病原体持续存在可导致慢性子宫颈炎症。

急性子宫颈炎（acute cervicitis）是指子宫颈发生急性炎症，以子宫颈管黏膜柱状上皮感染为主，包括局部充血、水肿，上皮变性、坏死，以及黏膜、黏膜下组织、腺体周围见大量中性粒细胞浸润，腺腔中可有脓性分泌物。急性子宫颈炎可由多种病原体引起，也可由物理因素、化学因素刺激或机械性子宫颈损伤、子宫颈异物伴发感染所致。

慢性子宫颈炎（chronic cervicitis）是指子宫颈间质内有大量淋巴细胞、浆细胞等炎症细胞慢性浸润，可伴有子宫颈腺上皮及间质的增生和鳞状上皮化生。慢性子宫颈炎可由急性子宫颈炎症迁延而来，也可为病原体持续感染所致，病原体与急性子宫颈炎相似。

问题 2.患者目前符合“子宫颈炎症”诊断的表现（临床表现和辅助检查等）有哪些？

在本病例中，患者无同房后阴道出血，否认阴道米泔样排液，无白带异常，无腹痛、发热等不适。妇科检查：外阴发育正常；阴道通畅，内见少量分泌物；子宫颈肥大、光滑；子宫体水平位，正常大小，质中，活动可，无压痛；双侧附件区未见明显异常。

【辅助检查】 孕前子宫颈 TCT 检查示非典型鳞状细胞，意义不明确（ASC-US）；HPV 检查示高危型 39 型阳性，低危型 44 型阳性，疑似高危型阴性。2021-01-25 行阴道镜检查+宫颈活检，病理检查示：子宫颈黏膜慢性炎症，鳞状上皮低级别上皮内病变（湿疣）；子宫颈管镜下见黏液分泌物伴急性炎性渗出；阴道壁形态学倾向黏膜慢性炎伴鳞状上皮低级别上皮内瘤变并湿疣。综合上述情况，故诊断为子宫颈炎症。

问题 3.宫颈炎的治疗方法有哪些？所使用药物的种类和用途是什么？

1. 急性子宫颈炎症的治疗原则 急性子宫颈炎症主要为抗生素药物治疗。可根据不同情况采用经验性抗生素治疗及针对病原体的抗生素治疗。

（1）经验性抗生素治疗：有性传播高危因素的患者，如年龄小于 25 岁，以及有多位性伴侣或新性伴侣，且为无保护性性交或性伴侣患性传播疾病（STD），在未获得病原体检测结果前可采用经验性抗生素治疗。阿奇霉素 1g，单次顿服；或多西环素 100mg，2 次/日，连服 7d。

（2）针对病原体的抗生素治疗：

1）单纯急性淋菌性子宫颈炎：主张大剂量、单次给药，常用药物为第三代头孢菌素及头霉素类药物。头孢曲松钠 250mg，单次肌内注射；或头孢克肟 400mg，单次口服；头孢唑肟 500mg，肌内注射；头孢噻肟钠 500mg，肌内注射；头孢西丁 2g，肌内注射，加用丙磺舒 1g 口服；不能接受头孢菌素者，可选用大观霉素 4g，单次肌内注射。

2）沙眼衣原体感染所致子宫颈炎：①四环素类药物。多西环素 100mg，2 次/日，连服 7d；米诺环素 0.1g，2 次/日，连服 7～10d。②大环内酯类。阿奇霉素 1g，单次顿服；克拉霉素 0.25g，2 次/日，连服 7～10d；红霉素 500mg，4 次/日，连服 7d。③氟喹诺酮类。氧氟沙星 300mg，2 次/日，连服 7d；左氧氟沙星 500mg，1 次/日，连服 7d；莫西沙星 400mg，1 次/日，连服 7d。

3）淋菌性宫颈炎伴有衣原体感染：选用抗淋病奈瑟菌药物，同时应用抗衣原体感染的药物。

4）合并细菌性阴道病：首选方案为甲硝唑 400mg，口服，2 次/日，共 7d。替代方案：替硝唑 2g，口服，1 次/日，连服 3d；或替硝唑 1g，口服，1 次/日，连服 5d；克林霉素 300mg，口服，2 次/日，共 7d。

2. 慢性子宫颈炎症的治疗原则

（1）慢性子宫颈黏膜炎症：针对病原体及病因对因治疗；对子宫颈糜烂、有接触性出血且反复药物治疗无效者，可试用物理治疗。物理治疗的注意事项：①治疗前，常规行子宫颈癌筛查；②有急性生殖道炎症者列为禁忌；③治疗时间应选在月经干净后3～7d进行；④物理治疗后可有阴道分泌物增多，甚至有大量水样排液，术后1～2周脱痂时可有少许出血；⑤在创面尚未愈合期间（4～8周）禁盆浴、性交和阴道冲洗；⑥物理治疗有引起术后出血、子宫颈狭窄、不孕、感染的可能，治疗后应定期复查，观察创面愈合情况直到痊愈，同时注意有无子宫颈管狭窄。

（2）子宫颈息肉：行息肉摘除术，术后将切除的息肉送组织学检查。

（3）子宫颈肥大：一般无须治疗。

问题4.入科后护士对该患者的评估重点有哪些？

1. 根据所给信息及现病史重点评估患者发病的病因及诱因、主要伴随症状及症状特点；根据患者诊疗和护理经过，明确患者的病情进展及目前状况。

2. 健康史的采集

（1）健康史

1）详细评估患者的年龄、月经史、婚育史、哺乳史、生殖系统手术史、性生活史。

2）与本次发病相关的因素，如有无结核病、肝炎及糖尿病等慢性病史。

3）有无寒战、发热、腹痛、白带改变，有无排尿、排便改变，外阴有无灼热感、瘙痒、疼痛、肿胀等不适。

（2）身体状况

1）一般情况：①评估外阴皮肤有无瘙痒、烧灼、疼痛等主观感觉，与活动、性交、排尿、排便等的关系。②评估患者白带的量、气味、性状有无改变。③评估患者是否有炎症扩散的症状，如腰骶部疼痛、坠胀，性交后或月经前后加剧；是否有恶心、呕吐、腹胀、腹泻等腹膜炎症状及局部包块压迫症状。④评估患者是否有精神不振、食欲缺乏、发热、乏力及体重下降等全身症状。

2）局部情况：①外阴皮肤有无肿胀、充血、溃疡、皮肤增厚或粗糙、色素脱失；有无抓痕、压痛；有无乳头状疣、丘疹或斑疹等。②阴道黏膜有无充血、糜烂、溃疡；阴道后穹隆白带量及性状。③子宫颈有无充血、接触性出血、糜烂、肥大及其程度；有无息肉、裂伤、外翻及宫颈腺囊肿；有无宫颈举痛等。④双合诊和三合诊检查子宫体的大小、位置、质地、活动度及压痛情况；检查附件区有无肿块、增粗及压痛，能否扪及肿块，记录肿块的位置、大小、质地、表面光滑与否、活动度、有无压痛，以及与周围脏器关系等。

3. 体格检查及辅助检查内容

（1）该患者评估的重点

1）患者的一般情况，如生命体征、神志和精神状态、致病因素等。

2）患者所患疾病在生殖系统的表现，及其与全身症状的关系。

（2）尚需完善常规实验室检查：如hCG、宫颈癌筛查、病原体检测、心电图、血常规、凝血功能、血糖等。

4. 心理-社会状况　详细了解患病后是否到正规医疗部门就诊过，是否有反复发作的症状，是否因难以启齿而有延误诊治的可能。在了解患者心理状态的同时，要评估患者家属的支持力度、经济状况、工作压力等，以减少这些因素给患者带来的心理负担。

问题5.目前患者存在的护理诊断有哪些？并分析护理问题的相关因素（生理、病理、精神、心理、环境等）。

1. 舒适度减弱　与炎症刺激引起阴道分泌物增多、局部瘙痒有关。

2. 焦虑　与治疗效果不佳及相关知识缺乏有关。

3. 睡眠型态紊乱　与局部瘙痒不适、住院环境改变有关。

4. 组织完整性受损　与炎性白带刺激引起局部组织受损有关。

问题 6.针对以上护理诊断，你认为应该采取哪些护理措施？

1. 舒适度减弱　与炎症刺激引起阴道分泌物增多、局部瘙痒有关。

（1）保持会阴部清洁，勤更换内衣及消毒会阴垫，每日清洗会阴 1～2 次。

（2）积极配合医师治疗与用药，促进炎症消退。

（3）适量休息，避免劳累，增加营养，增强机体抵抗力。

（4）指导患者放松，如看电视、听广播、看书等，分散其注意力。

2. 焦虑　与治疗效果不佳及相关知识缺乏有关。

（1）提供保护隐私的环境，缓解患者的不安和恐惧。

（2）鼓励患者充分表达对病情、诊治和预后的感受。

（3）为患者提供正确的相关信息，澄清有关激素类药物应用方面的错误认知。

（4）条件允许时，向患者介绍同类已康复的患者，增强其治疗的信心。

（5）充分调动其家属的积极性，给予患者精神支持。

（6）向患者介绍坐浴、阴道上药的正确方法，讲解注意事项。

3. 睡眠型态紊乱　与局部瘙痒不适、住院环境改变有关。

（1）保持会阴部清洁，勤更换内衣及会阴垫，每日清洗会阴，促进舒适。

（2）保持病房环境安静、整洁，创造良好的氛围。

（3）睡前避免刺激，做有助于睡眠的活动，如听轻音乐、热水泡脚、喝温牛奶等。

（4）积极提供治疗方案与健康教育，促进疾病康复，减轻患者焦虑。

（5）睡眠严重障碍者，遵医嘱服用助眠药物。

4. 组织完整性受损　与炎性白带刺激引起局部组织受损有关。

（1）嘱患者适量休息，避免劳累，增加营养，增强机体抵抗力。

（2）炎症较重或急性炎症期取半坐卧位，以利于白带积聚于直肠子宫陷凹而使炎症局限或便于引流。

（3）观察患者生命体征的变化、白带的量和性状、用药反应等客观情况并详细记录，如发现异常情况及时向医师报告。观察的过程中应认真对待患者的主诉，对明显疼痛者，应遵医嘱给予镇痛药，局部奇痒难忍时可酌情给予止痒药膏，避免抓伤而加重病变。

（4）保持会阴部清洁，勤更换内衣及消毒会阴垫，每日会阴擦洗 1～2 次，预防感染。

三、对患者进行评估，口述可以为患者进行的护理操作

（一）评估内容

1. 健康史

（1）年龄、月经史、婚育史、哺乳史、生殖系统手术史、性生活史。

（2）有无结核病、肝炎及糖尿病等慢性疾病史。

（3）吸毒史、输血史。

（4）有无接受大剂量雌激素或长期应用抗生素的治疗史。

（5）子宫腔术后、产后、流产后有无感染史。

（6）采用的避孕或节育措施，以及有无寒战、发热、腹痛、白带改变。

（7）个人卫生习惯、月经期卫生保健等。

（8）此次疾病治疗的经过和效果，识别诱因。

2. 身体评估

（1）一般状况：①外阴有无皮肤瘙痒、烧灼、疼痛等主观感觉，与活动、性交、排尿、排便

等的关系；②白带的量、气味、性状、颜色；③阴道出血，如出血部位、出血量、出血时间、持续时间、伴随症状；④炎症扩散症状，如腰骶部疼痛、盆腔下坠痛；⑤全身症状，如有无精神不振、食欲缺乏、发热、乏力及体重下降等；⑥不孕，注意不孕发生时间、类型及与生殖系统炎症的关系。

（2）局部情况：①外阴皮肤有无肿胀、充血、溃疡、皮肤增厚或粗糙、色素脱失，有无抓痕、压痛；有无乳头状疣、丘疹或斑疹等。②阴道黏膜有无充血、糜烂、溃疡；阴道后穹隆白带量及性状。③子宫颈有无充血、接触性出血、糜烂、肥大及其程度，有无息肉、裂伤、外翻及宫颈腺囊肿；有无宫颈举痛等。④双合诊和三合诊检查子宫体的大小、位置、质地、活动度及压痛情况；检查附件区有无肿块、增粗及压痛，能否扪及肿块，记录肿块的位置、大小、质地、表面光滑与否、活动度、有无压痛，以及与周围脏器的关系等。

（3）其他：神清，全身皮肤黏膜、浅表淋巴结、颈、双肺、心律、各瓣膜听诊、下腹部、肝脾肋下、双肾区、双下肢水肿情况等。

3. 心理-社会状况　患者自身的情绪、对疾病的认知、家庭状况、经济条件、患者家属的支持力度、工作压力等。

（二）可能的护理操作

皮试、心电监护、静脉输液、肌内注射、常见心电图检查、会阴擦洗、阴道擦洗、子宫颈上药。

第二节　功能失调性子宫出血患者的护理

【学习目标】

认知目标：能陈述功能失调性子宫出血的定义及分类；概括功能失调性子宫出血患者的病因和临床表现；解释功能失调性子宫出血患者出现临床表现的病理过程；复述性激素使用的注意事项；讨论功能失调性子宫出血患者可能出现的护理诊断；应用所学的知识为功能失调性子宫出血患者实施护理计划。

技能目标：能尝试模仿为患者进行操作；能为患者选择最需要的护理操作。

情感目标：能注意到患者的不良情绪；能积极参与患者的护理计划；在护理患者过程中遵守伦理原则。

一、病例导入

姓名：刘某　性别：女　年龄：43 岁　婚姻：已婚

籍贯：湖北　职业：无　身高：159cm　体重：67kg

【现病史】　患者 9 个月前出现无明显诱因的阴道出血，遂来我院行诊刮术，自诉病理检查提示单纯性子宫内膜增生，诊断为功能失调性子宫出血，出院后口服克龄蒙 3 个月，服药期间月经周期及月经量尚正常，停药后无诱因出现停经 4 月余，到医院就诊，建议观察，未行药物治疗。2020-10-10 月经来潮，8d 后结束，月经量尚正常。2020-11-17 再次月经来潮，阴道少量出血淋漓不尽，1d 前出血量增多，含有大量血凝块，伴有头晕、心悸、乏力等症状，无晕厥，无尿频、尿急、尿痛及排尿困难，无腹痛、便秘、腹胀及肛门坠胀感，无发热。遂来我院，门诊以“阴道出血原因待查；高血压病；支气管哮喘”收入院。

【既往史】　高血压 10 年，口服抗高血压药物治疗（坎地沙坦、地尔硫䓬）；支气管哮喘 2 年（口服药物治疗，具体不详）；过敏性鼻炎（脱敏治疗）；无手术外伤史；有头孢类药物过敏史，临床表现为全身瘙痒；无输血史，预防接种史不详。

【体格检查】　体温 36.8℃，脉搏 85 次/分，呼吸 20 次/分，血压 153/96mmHg；神志清楚，心、肺听诊无异常，腹平软，无压痛，双下肢无水肿。

妇科检查：外阴发育正常；阴道通畅，内见中量暗红色积血；子宫颈肥大，子宫口无组织物堵塞；子宫体水平位，正常大小，质中等，表面光滑，活动度尚可，无压痛；双侧附件区未见明显异常。

【辅助检查】 2020-12-02 查血常规、凝血功能未见明显异常，血 β-hCG 0U/L。

二、以问题为中心的学习

问题 1.什么是功能失调性子宫出血？功能失调性子宫出血的分类和病因有哪些？

功能失调性子宫出血（dysfunctional uterine bleeding，DUB），简称功血，是由于神经内分泌调节失常引起的异常子宫出血，而全身及内、外生殖器官无明显器质性病变存在。功能失调性子宫出血分为无排卵性功能失调性子宫出血和排卵性功能失调性子宫出血两大类，无排卵性占 70%～85%，排卵性 15%～30%。

无排卵性功能失调性子宫出血（anovulatory dysfunctional uterine bleeding，ADUB）好发于青春期和围绝经期（绝经过渡期），也可发生于育龄期。在青春期，由于下丘脑-垂体-卵巢轴（HPO）不成熟，大脑中枢对雌激素的正反馈作用缺陷，卵泡刺激素（FSH）呈持续低水平，无促排卵性黄体生成素（LH）高峰形成，不能建立规律的排卵；在围绝经期，卵巢功能逐渐衰退，对促性腺激素的反应性降低，或下丘脑-垂体对性激素正反馈调节的反应性降低，卵泡发育受阻，停止排卵；在育龄期，机体内部和外界环境中的某种刺激可引起持续无排卵。各种原因引起的无排卵均可导致子宫内膜受单一雌激素刺激却无孕酮对抗，从而发生雌激素突破性出血或撤退性出血。

排卵性功能失调性子宫出血好发于生育期，部分见于青春期少女和更年期妇女，较无排卵性功能失调性子宫出血少见。卵巢虽然有排卵功能，但黄体功能异常，可分为黄体功能不足和子宫内膜不规则脱落 2 种类型。黄体功能不足：月经周期中有卵泡发育及排卵，但由于神经内分泌调节功能紊乱，导致卵泡期卵泡刺激素（FSH）缺乏，卵泡发育缓慢，使雌激素分泌减少，从而对下丘脑-垂体正反馈不足；黄体生成素（LH）峰值不高，使黄体发育不全，孕激素分泌减少，使子宫内膜分泌反应不足；此外，生理性因素，如初潮、分娩后及绝经过渡期，也可能因下丘脑-垂体-卵巢轴功能紊乱而导致黄体功能不足。子宫内膜不规则脱落：月经周期中有排卵，黄体功能良好，但由于下丘脑-垂体-卵巢轴调节功能紊乱，或溶解黄体机制异常，导致黄体萎缩过程延长，子宫内膜受孕激素持续影响，不能如期完成脱落。

问题 2.患者目前的诊断是什么？符合该诊断的依据有哪些？

本病例中，患者的诊断为无排卵性功能失调性子宫出血。诊断依据主要有：①符合功能失调性子宫出血的概念，是由于神经内分泌调节失常引起的异常子宫出血，而全身及内、外生殖器官无明显器质性病变存在。②患者主诉“月经异常 9 月余，阴道出血半月”。③妇科检查示子宫体水平位，正常大小，质中等，表面光滑，活动度尚可，无压痛；双侧附件区未见明显异常。④辅助检查示 β-hCG 0U/L。

问题 3.治疗“无排卵性功能失调性子宫出血”的方法有哪些？所使用药物的种类和用途是什么？

治疗原则：出血期止血并纠正贫血，血止后调整周期预防子宫内膜增生和异常子宫出血（AUB）复发，有生育要求者促排卵治疗。青春期以止血、调整月经周期为主；生育期以止血、调整月经周期和促排卵为主；绝经过渡期以止血、调整月经周期、减少月经量和防止子宫内膜癌变为原则。常用性激素药物止血和调整月经周期，出血期可辅以促进凝血和抗纤溶药物促进止血，必要时手术治疗。

1. 支持治疗　加强营养，改善全身情况，注意补充铁剂、维生素 C 和蛋白质等。贫血严重者应给予输血。出血期间避免过度疲劳和剧烈运动，保证充分的休息。流血时间长者给予抗生素预防感染，适当应用凝血药物以减少出血量。

2．药物治疗 性激素为首选药物，使用性激素治疗时应周密计划，制订合理方案，尽可能地使用最低有效剂量，并严密观察，以免因性激素应用不当而引起医源性出血。

（1）止血：对大量出血患者，要求在性激素治疗 6h 内见效，24～48h 出血基本停止，若 96h 以上仍不止血，应考虑有器质性病变存在。

1）孕激素：止血机制为使雌激素作用下持续增生的子宫内膜转化为分泌期，停药后子宫内膜脱落，出现撤药性出血。由于此种内膜脱落较彻底，故又称“子宫内膜脱落法”或“药物性刮宫”。适应证：体内已有一定水平雌激素的患者；血红蛋白大于 80g/L、生命体征稳定的患者。禁忌证：因停药后短期内必然会引起撤药性出血，故不适用于严重贫血者。地屈孕酮片：10mg，口服，2 次/日，共 10d；微粒化孕酮：200～300mg，口服，1 次/日，共 10d；黄体酮：20～40mg，肌内注射，1 次/日，共 3～5d；醋酸甲羟孕酮（MPA）：6～10mg，口服，1 次/日，共 10d。

2）雌激素：也称“子宫内膜修复法”。应用大剂量雌激素可迅速提高血内雌激素浓度，促使子宫内膜生长，短期内修复创面而止血。适用于内源性雌激素不足者，主要用于血红蛋白低于 80g/L 的青春期患者。止血时应用的有效剂量与患者内源性雌激素水平有关，具体用量按出血量多少决定。首选口服药物，根据出血量和患者状态决定初始用药间隔和用药剂量。戊酸雌二醇：每次 2mg，口服，每 6～8h 1 次；结合雌激素：每次 1.25～2.5mg，口服，每 6～8h 1 次。不能耐受口服药物者可用苯甲酸雌二醇：3～4mg/d，分 2～3 次肌内注射，若出血量明显减少，维持剂量，若出血量未见减少则加量，每日最大剂量不超过 12mg。

3）雄激素：适用于围绝经期功能失调性子宫出血的患者，可对抗雌激素、增强子宫平滑肌及子宫血管的张力，减轻盆腔充血而减少出血量。可给予丙酸睾酮 25～30mg/d，肌内注射，用 1～3d。在大出血时单独应用效果不佳。

4）复方短效口服避孕药：适用于长期而严重的无排卵性功能失调性子宫出血。目前应用的是第 3 代短效口服避孕药。去氧孕烯-炔雌醇、孕二烯酮-炔雌醇或复方醋酸环丙孕酮：1～2 片/次，每 6～8h 1 次，血止后每 3 日逐渐减 1/3 量至 1 片/日，维持至血止后的第 21 日停药。

5）孕激素内膜萎缩法：高效合成孕激素可使子宫内膜萎缩，达到止血的目的。禁忌证：青春期患者。炔诺酮：治疗出血量较多时，首剂量为 5mg，每 8h 1 次，血止后每隔 3 日递减 1/3 量，直至维持量为 2.5～5.0mg/d；持续用至血止后 21d 停药，停药后 3～7d 发生撤药性出血。左炔诺孕酮：1.5～2.25mg/d，血止后按同样原则减量。

6）抗前列腺素药物：出血期间服用前列腺素合成酶抑制药，如氟芬那酸 200mg，每日 3 次，可使子宫内膜剥脱时出血量减少。

7）其他止血药：肾上腺色腙（安络血）和酚磺乙胺（止血敏）可减少微血管通透性，氨基己酸、氨甲苯酸、氨甲环酸等可抑制纤维蛋白溶酶，可减少出血量，但仅为辅助性止血。

（2）调整月经周期：上述用性激素止血一般效果良好，但是若骤然停药其所造成的撤药性出血，必将使流血已久的患者增添困扰，故在止血后应继续用药以控制周期，使无流血期延长至 20d 左右。常用调整月经周期的方法如下。

1）雌、孕激素序贯疗法：适用于青春期功能失调性子宫出血或育龄期功能失调性子宫出血内源性雌激素水平较低者。又称“人工周期”疗法，即通过模拟自然月经周期中卵巢的内分泌变化，将雌、孕激素序贯应用，使子宫内膜发生相应变化，引起周期性脱落。己烯雌酚 1mg（诺坤复 1mg 或妊马雌酮 0.625mg），于出血第 5 日起，每晚 1 次，连服 20 日，至服药第 11 日，每日加用黄体酮注射液 10mg 肌内注射（或甲羟孕酮 8～10mg 口服），两药同时用完，停药后 3～7d 出血。于出血第 5 日重复用药，一般连续使用 3 个周期。用药 2～3 个周期后，患者常能自发排卵。

2）雌、孕激素合并应用：适用于育龄期功能失调性子宫出血内源性雌激素水平较高者，尤其适用于有避孕要求的患者。雌激素使子宫内膜再生修复，孕激素用以限制雌激素引起的内膜增生程度。可用复方炔诺酮片（口服避孕药 1 号）全量或半量，于出血第 5 日起，每晚 1 片，连服 20d，撤药后出现出血，血量较少。连用 3 个周期。

3）后半周期疗法（孕激素）：适用于体内有一定雌激素水平各年龄阶段的患者。撤退性出血第15日起，口服地屈孕酮10～20mg/d，连服10d；或微粒化孕酮200～300mg/d，连服10d；或甲羟孕酮4～12mg/d，每日分2～3次口服，连用10～14d。酌情应用3～6个周期。若疗效不满意，可配伍雌激素（雌二醇1mg或妊马雌酮0.625mg/d）和（或）雄激素（甲睾酮5mg/d）。

（3）促进排卵：适用于青春期功能失调性子宫出血和育龄期功能失调性子宫出血，尤其是不孕患者。青春期不应采用促排卵药物来控制月经周期。

1）氯米芬：月经周期第5日起，每晚服50mg，连续服用5d。一般在停药7～9d排卵。若排卵失败，可重复用药，氯米芬剂量逐渐增至100～150mg/d。

2）人绒毛膜促性腺激素（hCG）：类似LH作用而诱发排卵，适用于体内FSH有一定水平、雌激素中等水平者。一般与其他促排卵药联用。超声监测卵泡发育接近成熟时，可大剂量肌内注射hCG 5000～10000U以诱发排卵。

3）尿促性素（hMG）：仅适用于对氯米芬效果不佳、要求生育，尤其是不孕的患者。每支含FSH和LH各75U。月经周期第5日每日肌内注射hMG1～2支，直至卵泡成熟，停用hMG，加用hCG 5000～10000U，肌内注射，提高排卵率，此法称hMG-hCG促排卵法。

3. 手术治疗　适用于药物治疗无效、不愿或不适合子宫切除术、无生育要求而药物治疗的患者，尤其是不易随访的年龄较大者，应考虑手术治疗。以刮宫术最常用。更年期出血患者激素治疗前宜常规刮宫，最好在宫腔镜下行分段诊断性刮宫，以排除子宫内器质性病变。对青春期功能失调性子宫出血刮宫应持慎重态度。子宫切除术很少用以治疗功能失调性子宫出血，仅适用于患者年龄超过40岁，病理诊断为子宫内膜复杂型增生过长，甚至已发展为子宫内膜不典型增生时。通过电凝或激光行子宫内膜去除术，仅用于年龄超过40岁的顽固性功能失调性子宫出血，或对施行子宫切除术有禁忌证者。

问题4.入科后护士对该患者的评估重点有哪些？

1. 根据所给信息及现病史重点评估患者发病的病因及诱因、主要伴随症状及症状特点。

2. 健康史的采集

（1）详细询问病史：了解患者的年龄、月经史、婚育史及避孕措施；全身有无慢性疾病，如肝病、血液病及甲状腺、肾上腺或垂体疾病等；有无精神紧张、情绪打击等影响正常月经的因素；了解病程经过，如发病时间、目前阴道流血情况、阴道流血前有无停经史及以往的治疗经过。

（2）既往史：病例中患者高血压10年，口服抗高血压药物治疗（坎地沙坦、地尔硫䓬）；支气管哮喘2年（口服药物治疗，具体不详）；过敏性鼻炎（脱敏治疗）；无手术、外伤史；有头孢类药物过敏史，临床表现为全身瘙痒；无输血史。既往史非患者的致病因素，但用药过程中需考虑药物禁忌。

3. 体格检查及辅助检查内容

（1）该患者身体评估的重点：应包括一般状态（生命体征、意识与精神状况）、月经的特点、与本病有关的慢性疾病、激素类用药情况等。

（2）尚需完善常规实验室检查：如血常规、激素水平测定、心电图等。

4. 心理-社会状况　青春期功能失调性子宫出血患者常因害羞及害怕影响学业而不及时就诊，导致长时间出血而产生恐惧及焦虑心理；绝经过渡期患者因担心疾病性质及是否会恶变而焦虑、恐惧。因此要评估患者及家属对疾病的了解程度、患者对疾病的反应，以及有无焦虑，恐惧等不良情绪。

问题5.目前患者存在的护理诊断有哪些？并分析护理问题的相关因素（生理、病理、精神、心理、环境等）。

1. 疲乏　与子宫异常出血引起的继发性贫血有关。

2. 有感染的危险　与子宫持续不规则出血导致机体抵抗力下降有关。

3. 焦虑　与长期出血担心预后有关。

4. 舒适改变　与子宫不规则出血、月经紊乱导致的工作、学习不方便有关；与性激素治疗的副反应有关。

问题 6.针对以上护理诊断，你认为应该采取哪些护理措施？

1. 疲乏　与子宫异常出血引起的继发性贫血有关。

（1）严密观察并记录患者的生命体征、出血量、尿量。出血量较多者，督促其卧床休息，避免过度劳累和剧烈运动，做好生活护理，预防跌倒。

（2）注意加强营养，改善全身情况，可适当补充铁剂、维生素 C 和蛋白质等。应进食含铁较多的食物，如猪肝、豆角、蛋黄、胡萝卜、葡萄干等。

（3）严重贫血者需输血，建立静脉通道，遵医嘱做好配血、输血、止血措施，执行治疗方案，维持患者正常的血容量。

（4）出血时间长者遵医嘱给予抗生素预防感染。

2. 有感染的危险　与子宫持续不规则出血导致机体抵抗力下降有关。

（1）做好会阴护理，会阴擦洗每日 2 次，勤换内衣裤和卫生垫。

（2）保持局部清洁，勤换内裤和床单，防止逆行感染。

（3）严密观察与感染有关的征象，如体温、脉搏、子宫体压痛等，监测白细胞计数和分类，如发现感染征象，应及时与医师联系，并遵医嘱行抗生素治疗。

3. 焦虑　与长期出血担心预后有关。

（1）鼓励患者充分表达对病情、诊治和预后的感受。

（2）为患者提供正确的相关信息，澄清有关性激素应用方面的错误认知。

（3）条件允许时，向患者介绍同类已康复的患者，增强其治疗信心。

（4）充分调动其家属的积极性，给予患者精神支持。

4. 舒适改变　与子宫不规则出血、月经紊乱导致的工作、学习不方便有关；与性激素治疗的副反应有关。

（1）做好个人卫生及生活护理，增加舒适度。

（2）积极配合治疗，促进疾病早日康复。

（3）指导患者放松，如看电视、听广播、看书等，分散其注意力。

（4）向患者介绍性激素类药物的服用方法，讲解注意事项：①按时、按量服用性激素，保持药物在血中的稳定程度，不得随意停服和漏服，以免因性激素使用不当而引起子宫出血；②药物减量必须按规定在血止后才能开始，每 3 日减量 1 次，每次减量不得超过原剂量的 1/3，直至维持量；③维持量服用时间，通常按停药后发生撤退性出血的时间及患者上一次月经时间进行相应的考虑；④指导患者在治疗期间严格遵医嘱正确用药，如出现不规则阴道流血，应及时就诊。

三、对患者进行评估，口述可以为患者进行的护理操作

（一）评估内容

1. 健康史

（1）患病与诊疗经过：尽量详细询问。

（2）目前病情与一般情况：重点评估患病后的变化。

（3）月经史：重点评估月经周期、月经期、月经量的改变。

（4）既往史：与本病相关的疾病重点评估。

2. 身体评估

了解功能失调性子宫出血的临床表现，全面体格检查。①异常子宫出血的类型，包括月经周期、月经期、月经量。②贫血者是否有失血性休克的危险；感染者是否有发热及白细胞上升的情况。③

有无器质性病变的征象。

3. 心理-社会状况 重点评估患者有无不良情绪的产生、对疾病的认识和态度、患者的依从性，以及是否具备充足的社会支持，如家庭关系和经济状况。

（二）可能的护理操作

心电监护/生命体征测量、皮试、肌内注射、静脉输液、静脉输血、会阴擦洗等。

第三节 葡萄胎患者的护理

【学习目标】

认知目标：能陈述葡萄胎的定义；列举葡萄胎患者常见的病因；解释葡萄胎出现临床表现的病理过程；讨论葡萄胎患者可能出现的护理诊断；应用所学的知识为葡萄胎患者实施护理计划。

技能目标：能为葡萄胎术后患者制订一份随访计划；能尝试模仿为葡萄胎患者进行清宫术前、后的护理操作。

情感目标：关爱患者，能注意到患者的不良情绪；能用专业知识提高患者术后随访的依从性获得职业自豪感；在护理患者过程中遵守伦理原则，注重保护患者隐私。

一、病例导入

姓名：黄某 性别：女 年龄：32 岁 婚姻：已婚

籍贯：湖北 职业：无 身高：162 cm 体重：56 kg

【现病史】 因“停经 3 月余，阴道流血 5d”入院。患者平素月经规则，月经量中等，无痛经史。LMP：2019-11-16，停经后早孕反应明显。5d 前出现阴道流血，量少于月经量，无肉样组织排出。B 超检查提示：子宫腔内蜂窝状低回声（葡萄胎的可能）。门诊以“葡萄胎”收治住院。患者近一周偶有咳嗽，病程中患者无发热、心悸、胸痛、晕厥等症状。饮食、睡眠、大小便正常。

【既往史】 患者 3 年前孕足月因“羊水过少”行剖宫产术，手术顺利。否认肝炎、伤寒、结核病等传染病史，否认高血压、心脏病、肾病等慢性病史，否认糖尿病、甲亢等内分泌疾病史，否认外伤、手术、输血史，否认食物、药物过敏史，预防接种史不详。月经婚育史：14 岁初潮，每 27～28d 来 1 次月经，每次持续 5～6d，色红，量中等，LMP 为 2019-11-16。24 岁初婚，妊娠分娩史 1-0-0-1，丈夫体健。个人史、家族史：无特殊。

【体格检查】 体温 36.7℃，脉搏 112 次/分，呼吸 20 次/分，血压 135/85mmHg；腹部膨隆，腹壁柔软，下腹部见长约 10cm 纵行陈旧性瘢痕，无腹部压痛，子宫底位于脐下 2 指，质软；妇科检查显示外阴呈已婚式，阴道通畅，见少许咖啡渣样分泌物，子宫颈光滑，子宫颈口可见少许暗红色血液流出，子宫体前位，增大，如妊娠 16 周，质软，活动度尚可，无压痛，双侧附件区触诊不满意。

【辅助检查】 B 超显示子宫腔内蜂窝状组织（考虑葡萄胎，大小约 14.7cm×14.5cm×8.4cm）；双侧卵巢囊性包块（黄素囊肿可能，大小约 4.5cm×3.4cm）。血 hCG 1 523 500mU/ml。血常规：血红蛋白 83g/L，红细胞 2.72×10^{12}/L。心电图：窦性心动过速。胸部 CT 提示：双肺多发结节，性质待查。头颅 CT 未见明显异常。甲功：T_3 4.05nmol/L，FT_3 7.45pmol/L，T_4 249.08nmol/L，FT_4 37.34pmol/L，TSH 0.038mU/L。

二、以问题为中心的学习

问题 1.什么是葡萄胎？出现葡萄胎的原因有哪些？

葡萄胎来自胚胎滋养细胞，是一种滋养细胞疾病，特点是绒毛间质水肿变性，形成大小不等的水泡，大至 1～2cm 直径，小的似米粒，水泡间有细蒂成串，形状似葡萄而得名，又称良性葡萄胎。葡萄胎是良性疾病，有时具有恶性倾向，成为发生恶性滋养细胞肿瘤的前驱。葡萄胎分为完全性葡萄胎和部分性葡萄胎两类，大多数为完全性葡萄胎。完全性葡萄胎，表现为整个子宫腔充满水泡状组织，见不到胎儿、胎盘及附属物，只见滋养细胞增生。部分性葡萄胎表现为部分胎盘绒毛变成水泡状，能见到胚胎或死亡后的胎儿组织，能见到滋养细胞增生。

发生葡萄胎的确切原因尚不明确，主要与以下高危因素有关。

1. 地域因素　亚洲和拉丁美洲国家发生率较高，我国是浙江省最高。

2. 营养状况　饮食中缺乏维生素 A 及其前体胡萝卜素和动物脂肪者发生葡萄胎的概率较高。

3. 年龄因素　<20 岁，>35 或 40 岁以上妊娠的女性发病率高。

4. 既往史　有葡萄胎史也是高危因素。

5. 遗传学因素　完全性葡萄胎染色体通常为 46，XX，少数为 46，XY，两部分均来自父体。部分性葡萄胎染色体通常是三倍体，69，XXX/69，XXY。无论是完全性葡萄胎还是部分性葡萄胎，多余的父源基因是造成滋养细胞增生的主要原因。

问题 2.患者目前符合“葡萄胎”诊断的表现（临床表现和辅助检查等）有哪些？

在本病例中，患者“停经 3 月余，阴道流血 5d”，有停经后不规则阴道出血的表现，且早孕反应明显。妇科检查示：子宫如妊娠 16 周大小，子宫异常增大，大于相应月份的正常妊娠子宫，质地软。辅助检查：B 超显示子宫腔内有蜂窝状组织（考虑葡萄胎，大小约 14.7cm×14.5cm×8.4cm）；双侧卵巢囊性包块（黄素囊肿可能，大小约 4.5cm×3.4cm）。血 hCG 1 523 500mU/ml。

问题 3.治疗“葡萄胎”的方法有哪些？

1. 葡萄胎一经确诊，应及时清宫。首选吸刮术，应在手术室内进行，在进行输液、备血的准备下，充分扩展子宫颈管，选用大号吸头负压吸引，待大部分葡萄胎组织吸出，子宫明显缩小后，改用刮匙轻柔地刮宫，以减少出血和预防子宫穿孔，可在充分扩张子宫颈管和开始吸宫后静脉使用缩宫素。通常一次刮宫即可刮净葡萄胎组织，若有持续子宫出血或超声提示有妊娠物残留，需要第二次刮宫。在清宫术过程中，若发生滋养细胞进入子宫血窦造成肺动脉栓塞，甚至出现急性呼吸窘迫、急性右心衰竭时，要及时给予心血管及呼吸功能支持治疗，一般在 72h 内恢复。葡萄胎每次刮宫的刮出物，必须送组织学检查，取材应注意选择近子宫壁种植部位，且新鲜无坏死的葡萄胎组织送检。

2. 预防性化疗　非常规推荐，也不能替代随访，仅适用于有高危因素（年龄 40 岁以上、水泡小、滋养细胞高度增生或伴有不典型增生者和有可疑转移病灶者）和随访困难的完全性葡萄胎患者。研究显示，预防性化疗可降低高危葡萄胎发生妊娠滋养细胞肿瘤的概率。应该在葡萄胎排空前和排空的时候实施，选用单一药物，一直到 hCG 恢复阴性。部分性葡萄胎不作预防性化疗。

3. 子宫切除术　单纯子宫切除术不能预防葡萄胎发生子宫外的转移，极少应用。一般患者仅在合并需要切除子宫的指征时才采用，绝经前妇女应保留两侧卵巢。手术后仍需定期随访，如有滋养细胞肿瘤发生的可能应及时处理。

4. 卵巢黄素化囊肿　在葡萄胎清宫术后会自行消退，一般不需要处理，若发生急性蒂扭转，可在超声或腹腔镜下作穿刺吸液。若发生坏死，则需要做患侧附件切除术。

问题 4.入科后护士对该患者的评估重点有哪些？

1. 健康史的采集

（1）了解患者的饮食习惯、生活和居住情况：重点评估此次妊娠的情况，如有无剧烈呕吐、阴道出血，若有出血，应重点评估出血的量、性质和时间，以及有无水泡状物排出。

（2）询问患者及其家族的既往疾病史：滋养细胞疾病史、月经史、生育史、家族史。

2. 身体状况　患者往往有停经后反复不规则阴道流血的症状，出血量多又未得到适当的处理者可有贫血和感染的症状，急性大出血者可出现休克。多数患者子宫大于停经月份，质软，摸不到胎体，无自觉胎动。患者因子宫快速增大可有腹部不适或阵发性隐痛，发生黄素囊肿急性蒂扭转时则有急腹痛。有些患者可伴有水肿、蛋白尿、高血压等妊娠期高血压疾病的征象。

3. 辅助检查内容

（1）妇科检查：子宫大于停经月份，较软，腹部检查扪不到胎体。

（2）多普勒胎心测定：只能听到子宫血流杂音，无胎心音。

（3）人绒毛膜促性腺激素（hCG）测定：患者的血、尿 hCG 处于高值范围且持续不降或超出正常妊娠水平。

（4）超声检查：是诊断葡萄胎的重要辅助检查方法，多采用经阴道彩色多普勒超声。完全性葡萄胎的典型超声影像学表现为“落雪状”，若水泡较大则呈“蜂窝状”。常可测到一侧或双侧卵巢囊肿。部分性葡萄胎子宫腔内见由水泡状胎块引起的超声图像改变及胎儿或羊膜腔，胎儿常合并畸形。

4. 心理-社会状况 评估患者及家属对葡萄胎的认知情况、心理感受和情绪反应，以及评估家庭成员对患者的支持情况。

问题 5.目前患者存在的护理诊断有哪些？并分析护理问题的相关因素（生理、病理、精神、心理、环境等）。

1. 有感染的危险 与阴道流血上行感染及清宫术有关。

2. 恐惧 与葡萄胎对健康的威胁，以及将接受清宫术有关。

3. 自尊紊乱 与对分娩的期望得不到满足及对将来妊娠担心有关。

4. 知识缺乏 缺乏有关疾病的信息及葡萄胎随访的知识。

问题 6.针对以上护理诊断，你认为应该采取哪些护理措施？

1. 有感染的危险 与阴道流血上行感染及清宫术有关。

（1）评估腹痛及阴道流血情况，流血过多时，密切观察血压、脉搏、呼吸等生命体征，并定期送检血常规，如发现异常，及时通知医师进行处理。

（2）观察每次阴道的排出物，一旦发现有水泡状组织要送病理检查，并保留消毒会阴垫，以评估出血量及流出物的性质。

（3）保持外阴清洁，每日 2 次擦洗会阴。有感染征象时，遵医嘱给予抗生素。

（4）做好清宫术的术前准备和术后护理。术前做好配血，建立有效的静脉通道，准备好抢救药品与物品、缩宫素；术中配合医师完成手术，并注意观察患者反应及血压、脉搏的变化；术后刮出物及时送检，注意观察阴道出血及腹痛情况，做好会阴部的清洁护理。

2. 恐惧 与葡萄胎对健康的威胁，以及将接受清宫术有关。

（1）建立良好的护患关系，鼓励患者表达内心感受，宣泄不良情绪。

（2）解释葡萄胎发生原因，减轻自责和内疚。

（3）及时解除患者的痛苦，以增强其安全感和舒适感。

（4）进行健康指导和教育。

（5）关心患者，经常给予患者减轻恐惧状态的语言性和非语言性安慰，如握住患者的手等。

（6）允许患者希望见到的亲友探视或陪伴，创造轻松、和谐的气氛，保持良好心境。

3. 自尊紊乱 与对分娩的期望得不到满足及对将来妊娠担心有关。

（1）耐心解答患者提出的问题，给予健康指导。

（2）与患者及家属建立融洽关系，避免精神应激，护理操作应细致、耐心。

（3）尽量减少外界压力刺激，创造轻松、和谐的气氛。

（4）提供有关治疗信息，介绍治疗成功的病例，注意正面效果，使患者树立信心。

（5）必要时寻找合适的支持系统，如单位领导和家属对患者进行安慰和关心。

4. 知识缺乏　缺乏有关疾病的信息及葡萄胎随访的知识。

（1）出院指导：让患者及家属了解坚持正规的治疗和随访是根治葡萄胎的基础，制订随访计划，核实患者的联系方式和详细通信地址。

（2）随访内容：①询问病史，注意月经是否规则，有无异常阴道流血，有无咳嗽、咯血及其转移灶症状。②hCG 定量测定，葡萄胎清除后每周 1 次，直到连续 3 次正常；再每月 1 次，持续至少半年；此后每半年 1 次，共随访 2 年。③行妇科检查，必要时作 B 超及胸部 X 线检查或 CT 检查。

（3）提供预防保健知识：葡萄胎处理后应避孕 1 年，避孕方法推荐避孕套和口服避孕药，不选择宫内节育器。

三、对患者进行评估，口述可以为患者进行的护理操作

（一）评估内容

1. 健康史

（1）了解患者的饮食习惯与营养型态：患者平时的饮食习惯，如有无偏食，以及饮食中是否缺乏维生素 A 及其前体胡萝卜素和动物脂肪等情况；患病后饮食有无变化、有无食欲缺乏等。

（2）重点评估此次妊娠的情况：如有无剧烈呕吐、阴道出血，若有出血，应重点评估出血的量、性质和时间，以及有无水泡状物排出。

（3）询问患者及其家族的既往疾病史：滋养细胞疾病史、月经史、生育史、家族史。

2. 身体状况

（1）患者是否有停经后反复不规则阴道流血的症状，若有出血症状是否有贫血和感染的表现。

（2）子宫大小与正常停经月份是否相符，质地如何，能否触及胎儿。

（3）是否有其他症状，如腹痛（患者因子宫快速增大可有腹部不适或阵发性隐痛，若发生黄素囊肿急性蒂扭转时则有急腹痛）。

（4）是否有妊娠期高血压疾病的征象，如水肿、蛋白尿、高血压等。

3. 辅助检查

（1）妇科检查：子宫大于停经月份，较软，腹部检查扪不到胎体。

（2）多普勒胎心测定：只能听到子宫血流杂音，无胎心音。

（3）人绒毛膜促性腺激素（hCG）测定：患者的血、尿 hCG 处于高值范围且持续不降或超出正常妊娠水平。

（4）超声检查：呈“落雪状”或者呈“蜂窝状”。常可测到一侧或双侧卵巢囊肿。部分性葡萄胎子宫腔内见由水泡状胎块引起的超声图像改变及胎儿或羊膜腔，胎儿常合并畸形。

4. 心理-社会状况　一旦确诊，患者及家属可能会担心孕妇的安全、是否需进一步治疗、此次妊娠对今后生育的影响，并表现出对清宫手术的恐惧。对妊娠滋养细胞疾病知识的缺乏及预后的不确定性会增加患者的焦虑情绪。

（二）可能的护理操作

会阴擦洗技术、生命体征的监测技术、心电监护技术、密闭式静脉输液技术、动/静脉血标本采集。

第四节　子宫颈癌患者的护理

【学习目标】

认知目标：能陈述子宫颈癌的癌前期病变；列举子宫颈癌患者常见的诱因；解释子宫颈癌出现

临床表现的病理过程；讨论子宫颈癌患者可能出现的护理诊断；应用所学的知识为宫颈癌患者实施护理计划。

技能目标：能为子宫颈癌术后患者制订一份随访计划和健康指导；能尝试模仿为子宫颈癌患者进行适当的护理操作。

情感目标：实施相关护理操作时能关心、爱护患者；能用专业知识提高患者术后随访的依从性，获得职业自豪感；在护理患者过程中遵守伦理原则，注重保护患者隐私。

一、病例导入

姓名：谭某　性别：女　年龄：45 岁　婚姻：已婚

籍贯：湖北　职业：无　身高：162 cm　体重：66 kg

【现病史】　因接触性出血 5 月余，加重 1 个月入院。患者于 5 个月前无明显诱因出现性生活后阴道流血，色鲜红，量少，呈点滴状，可自行消失。白带量较多，色黄，偶有臭味。无畏寒、发热，无头晕、乏力，无腹痛、腹胀，无外阴瘙痒及阴道流脓，无尿频、尿急、尿痛及排尿困难，无月经周期、月经期、月经量及性状改变。患者 1 个月前性生活后阴道流血量增加，约为平素月经血量的一半，可自行消失。10d 前在本院行阴道镜下宫颈活检，病理检查提示宫颈鳞状细胞癌。为求进一步治疗，门诊以“宫颈癌”收治入院。

【既往史】　平素体健，否认有肝炎、结核病等传染病史；否认有外伤手术史，否认有食物、药物过敏史，无中毒史，无输血史，否认有心、肺、肝、脑、肾等重要脏器疾病史，预防接种按常规进行。

个人史：出生本地，否认有长期外地居留史，否认有疫水、疫源地接触史，无不良生活嗜好。

月经婚育史：患者初潮年龄 13 岁，行经天数 5～7d，月经周期 30d。月经史无异常。患者已婚，结婚年龄 22 岁，1-0-2-1，2000 年顺产一男婴，同年放置宫内节育环。配偶及子女健康状况良好。

家族史：父母均健在，否认家族中有遗传性及传染性疾病史，否认家族中有类似病史。

【体格检查】　体温 36.5℃，脉搏 80 次/分，呼吸 20 次/分，血压 130/80mmHg。一般状态良好，心、肺听诊未闻及明显异常，腹部平坦，质软，无压痛、反跳痛及肌紧张。妇科检查显示阴道穹窿光滑，宫颈肥大，失去正常形态，后唇呈菜花样组织增生，大小约为 1cm×0.6cm×0.5cm，质脆，触之易出血，子宫旁无增厚。子宫前位，正常大小，质韧，活动度良好，双附件区未触及明显异常。

【辅助检查】　妇科彩超显示子宫前位，大小形态正常，轮廓清晰，各壁反射均匀；子宫颈大小为 3.5cm×3.7cm×3.6 cm，内部回声不均匀；双侧附件未见明显异常回声。子宫颈组织活检病理报告：（宫颈）鳞状细胞癌。心电图报告：窦性心律。

二、以问题为中心的学习

问题 1.什么是子宫颈癌？发生子宫颈癌的原因有哪些？

1. 概述　子宫颈癌是最常见的妇科恶性肿瘤之一，原位癌高发年龄为 30～35 岁，浸润癌为 50～55 岁。由于子宫颈癌筛查的普及，得以早期发现和治疗子宫颈癌和癌前病变，使宫颈癌的发病率和死亡率明显下降。宫颈癌病变多发生在原始鳞-柱交接部和生理性鳞-柱交接部之间的移行带区。宫颈上皮内瘤变（癌前病变）根据异型细胞占据子宫颈上皮层内的范围分为：Ⅰ级，轻度不典型增生；Ⅱ级，中度不典型增生；Ⅲ级，重度不典型增生和原位癌。

2. 原因　目前已经有足够的证据表明，子宫颈癌与人乳头瘤病毒（HPV）感染、多个性伴侣、吸烟、性生活过早（<16 岁）、性传播疾病、经济状况低下和免疫抑制等因素相关。

（1）HPV 感染：目前已知 HPV 共有 160 多个型别，40 余种与生殖道感染有关，其中 13～15 种与子宫颈癌发病密切相关。接种 HPV 预防疫苗，可以实现子宫颈癌的一级预防。

（2）性行为及分娩次数：多个性伴侣、初次性生活＜16 岁、早年分娩、多产与子宫颈癌的发生有关。

（3）其他：性传播疾病、不良的生活习惯（如吸烟、饮酒）等。

问题 2.患者目前符合“宫颈癌”诊断的表现（临床表现和辅助检查等）有哪些？

在本病例中，患者 45 岁，为育龄期妇女，主要症状是性生活后阴道出血（接触性出血）。妇科检查：阴道穹窿光滑，宫颈肥大，失去正常形态，后唇呈菜花样组织增生，质脆，触之易出血，子宫旁无增厚；妇科彩超显示子宫颈大小为 3.5cm×3.7cm×3.6 ㎝，内部回声不均匀；子宫颈组织活检病理报告：（宫颈）鳞状细胞癌。

问题 3.治疗“宫颈癌”的方法有哪些？

宫颈癌总的治疗原则是采用手术和放疗为主，化疗为辅的综合治疗。

1. 手术治疗 优点是年轻患者可保留卵巢和阴道功能，主要用于早期的子宫颈癌患者，并且无转移病灶。①ⅠA1 期：无淋巴脉管间隙浸润者行筋膜外子宫全切术，有淋巴脉管间隙浸润者按ⅠA2 期处理；②ⅠA2 期：行改良广泛性子宫切除术及盆腔淋巴结切除术；③ⅠB1 期和ⅡA1 期：行广泛性子宫切除术及盆腔淋巴结切除术；④部分ⅠB2 期和ⅡA2 期：行广泛性子宫切除术及盆腔淋巴结切除术和选择性腹主动脉旁淋巴结取样，或同期放、化疗后行子宫全切术，也有采用新辅助化疗后行广泛性子宫切除术及盆腔淋巴结切除术和选择性腹主动脉旁淋巴结取样。

2. 放射治疗 有腔内放疗和体外照射两种方法。腔内放疗用于控制局部病灶，对早期病变以腔内放疗为主，体外照射为辅。晚期癌肿较大，应以体外照射为主，腔内放疗为辅。

3. 手术及放射综合治疗 适用于癌肿病灶较大者，术前先行放疗，待肿瘤缩小后再行手术治疗。放疗可用于手术治疗后的补充治疗。

4. 化疗 适用于晚期或复发转移的患者，也可作为手术或放疗的辅助疗法。用于治疗局部巨大肿瘤时，一般采取联合化疗方案，化疗途径有经静脉化疗和介入治疗。

问题 4.入科后护士对该患者的评估重点有哪些？

1. 健康史的采集

（1）几乎所有的妇女都有发生宫颈癌的危险，在询问病史时应注意患者的不良婚育史、性生活史以及与高危男子有性接触的病史。

（2）聆听相关的主诉，如年轻患者可诉说性生活后少量出血，或者月经经期延长、周期缩短和经量增多等，老年患者常主诉绝经后不规则阴道流血。

（3）详细记录既往妇科检查、子宫颈刮片细胞学检查结果及处理经过。

（4）早期宫颈癌患者在普查中发现宫颈刮片报告异常时会感到震惊。几乎所有的患者都会产生恐惧感，会害怕被遗弃和死亡等。与其他恶性肿瘤患者一样会经历否认、愤怒、妥协、忧郁、接受期等心理反应阶段。

2. 身体状况

（1）早期患者一般无自觉症状，多由普查中发现异常的子宫颈刮片报告。

（2）患者随病程进展出现典型的临床症状，表现为点滴样出血或因性交、阴道灌洗、妇科检查而引起接触性出血，出血量增多或出血时间延长可致贫血。

（3）恶臭的阴道排液使患者难以忍受。

（4）当恶性肿瘤穿透邻近器官壁时可形成瘘管。

（5）晚期患者则出现消瘦、贫血、发热等全身衰竭症状。

3. 辅助检查内容

（1）盆腔检查：通过双合诊或三合诊检查可见不同临床分期患者的局部体征。

（2）子宫颈细胞学检查：是筛检宫颈癌的主要方法，应在子宫颈移行带区取材。建议 21 岁以上有性生活的女性可以定期进行细胞学检查。结果可选用巴氏染色或液基细胞涂片法。

（3）碘试验：正常子宫颈阴道部鳞状上皮含丰富的糖原，碘溶液涂染后呈棕色或深褐色，不染区说明该处上皮缺乏糖原，可能有病变，在碘不染色区取材活检，可提高诊断率。

（4）阴道镜检查：宫颈刮片细胞学检查巴氏细胞Ⅲ级及Ⅲ级以上、TBS 分类为鳞状上皮内瘤变者，均应在阴道镜观察下选择可疑癌变区行子宫颈或组织学检查。

（5）子宫颈和宫颈活组织检查：为确诊宫颈癌及宫颈癌前病变的最可靠依据。

（6）宫颈锥切术：适用于宫颈刮片检查多次阳性而宫颈活检阴性者，或宫颈活检为原位癌需确诊者。

问题 5.目前患者存在的护理诊断有哪些？并分析护理问题的相关因素（生理、病理、精神、心理、环境等）。

1. 恐惧 与宫颈癌的诊断及可能的不良后果有关。

2. 营养失调 与阴道流血、癌症消耗有关。

3. 排尿异常 与宫颈癌根治术后影响膀胱功能有关。

4. 知识缺乏 缺乏有关宫颈癌预防、诊治及随访等知识。

问题 6.针对以上护理诊断，你认为应该采取哪些护理措施？

1. 恐惧 与宫颈癌的诊断及可能的不良后果有关。

（1）为患者提供信息，增强其信心。

（2）与患者建立良好的护患关系，了解患者对相关知识的需求。

（3）解释子宫颈癌的临床特点、治疗方案及预后。

（4）允许患者参与其自己的治疗方案和护理的决策。

（5）增强患者信心，使其主动接受和配合检查与治疗。

2. 营养失调 与阴道流血、癌症消耗有关。

（1）指导患者注意休息，增加营养，指导患者摄入高蛋白、高热量、高维生素及低脂肪全营养饮食。

（2）对于特殊人群，如老年人，常因牙齿缺失、松动、咀嚼困难而影响消化及营养摄入，需与营养师共同协商、调整其饮食结构，以保证机体处于术前最佳的营养状况。

（3）阴道流血者，注意观测生命体征，正确评估出血量，必要时给予输液补充血容量。

3. 排尿异常 与宫颈癌根治术后影响膀胱功能有关。

（1）在子宫切除术中有可能伤及输尿管，将会影响术后排尿功能，术后应注意保持留置尿管的通畅，并认真观察尿量及性质。

（2）若为宫颈癌根治术加盆腔淋巴结清扫术患者，术后留置尿管需保留 7～14d。术后患者每小时尿量应至少在 50ml 以上，若每小时尿量少于 30ml，伴血压逐渐下降、脉搏细数、患者烦躁不安或诉说腰背疼痛、肛门处下坠感等，应考虑有腹腔内出血，须及时通报医师。

（3）留置导尿期间，应指导患者做盆底肌肉锻炼，拔管前 3d 每 3～4h 放尿 1 次，定期开放尿管，以锻炼膀胱功能，防止尿潴留。尿管拔除后 4～6h，应督促并协助患者自行排尿，以免发生尿潴留。

（4）拔除尿管后要协助患者排尿，以观察膀胱功能恢复情况。留置尿管期间应行尿道口护理，保持局部清洁，防止发生尿路感染。

4. 知识缺乏 缺乏有关宫颈癌预防、诊治及随访等知识。

（1）针对出院患者，应告知其如有任何不适均应及时就诊，并帮助患者制订康复计划。

（2）告知患者恢复性生活的时间，要依据疾病康复情况及复查结果而定。

（3）告知随访的重要性及随访时间安排，治疗后 2 年内应每 3～6 个月复查 1 次，3～5 年内应每 6 个月复查 1 次，第 6 年开始应每 1 年复查 1 次。

（4）宫颈癌的预防，宫颈癌是一种可预防、可治愈的疾病，作为医护工作者，我们应当大力推广宫颈癌的三级预防。一级预防：推广 HPV 预防性免疫疫苗接种；二级预防：普及、规范宫颈癌筛查；三级预防：及时治疗宫颈上皮内瘤变（CIN），阻断宫颈浸润癌的发生。

三、对患者进行评估，口述可以为患者进行的护理操作

（一）评估内容

1. 健康史

（1）年龄大于 50 岁的妇女、HPV 感染及有治疗家族史者，发生宫颈癌的风险高。对接触性出血、绝经后出血妇女应高度警惕。

（2）应注意评估患者婚育史、性生活史、有无高危男子性接触史、遗传史、病毒感染史、慢性宫颈炎的病史等。

2. 身体状况

（1）有无接触性出血史，妇科检查子宫颈有无糜烂、肥大、出血等。

（2）观察有无阴道流血，以及流血的时间、量、颜色。

（3）有无阴道排液，若有，应注意阴道排液的性状（水样、米泔样、血性、脓性）、气味（恶臭）。

（4）有无转移症状，如尿频、尿急、便秘、下肢肿痛等。

（5）有无贫血、消瘦、乏力等恶病质表现。

3. 辅助检查

（1）盆腔检查：通过双合诊或三合诊检查可见不同临床分期患者的局部体征。外生型癌可见子宫颈表面有呈息肉状或乳头状突起的赘生物向外生长，合并感染时表面有灰白色渗出物，触之易出血。内生型癌则表现为宫颈肥大、质硬，子宫颈管膨大如桶状，子宫颈表面光滑或有表浅溃疡。晚期患者因癌组织坏死、脱落，子宫颈表面可形成凹陷性溃疡或被空洞替代，伴恶臭。

（2）子宫颈细胞学检查：是普查常用的方法，也是目前发现宫颈癌前期病变和早期宫颈癌的主要方法。应注意在子宫颈移行带区取材并仔细镜检。巴氏细胞Ⅲ级及Ⅲ级以上、TBS 分类中有上皮细胞异常时，均应重复刮片检查并行阴道镜下宫颈活组织检查。

（3）碘试验：正常子宫颈阴道部鳞状上皮含丰富的糖原，碘溶液涂染后呈棕色或深褐色，不染区说明该处上皮缺乏糖原，可能有病变，在碘不染色区取材活检，可提高诊断率。

（4）阴道镜检查：宫颈刮片细胞学检查巴氏细胞Ⅲ级及Ⅲ级以上、TBS 分类为鳞状上皮内瘤变者，均应在阴道镜观察下选择可疑癌变区行子宫颈或组织学检查。

（5）子宫颈和宫颈活组织检查：为确诊宫颈癌及宫颈癌前病变的最可靠依据。选择子宫颈鳞-柱状细胞交接部 3、6、9 和 12 点处取 4 点活体组织送检，或在碘试验、阴道镜指导下或肉眼观察可疑区取多处组织进行切片检查。

（6）宫颈锥切术：适用于宫颈刮片检查多次阳性而宫颈活检阴性者，或宫颈活检为原位癌需确诊者。

（二）可能的护理操作

阴道灌洗上药技术、灌肠术、会阴擦洗技术、生命体征监测技术、心电监护技术、密闭式静脉输液技术、氧气吸入法、留置导尿术。

第五节　盆底功能障碍患者的护理

【学习目标】

认知目标：能陈述盆底功能障碍、子宫脱垂和压力性尿失禁的定义；列举盆底功能障碍常见的

诱因；解释盆腔器官功能障碍的临床类型和分度；讨论盆底功能障碍患者可能出现的护理诊断；应用所学的知识为盆底功能障碍患者实施护理计划。

技能目标：能为盆底功能障碍患者制订一份个性化的健康指导；能尝试模仿为盆底功能障碍患者进行适当的护理操作。

情感目标：实施相关护理操作时能关心、爱护患者；能用专业知识提高患者康复治疗的依从性，获得职业自豪感；在护理患者过程中遵守伦理原则，注重保护患者隐私。

一、病例导入

姓名：黄某　性别：女　年龄：62 岁　婚姻：已婚

籍贯：湖北　职业：无　身高：156 cm　体重：66 kg

【现病史】　患者近 5 年有腰酸、下坠感，近 3 年渐觉阴道有肿物脱出，咳嗽或运动后脱出明显，起初休息后能自行回缩，之后日渐增大，休息后也不消退。伴尿频/尿急，每次尿量少，以下午明显。排便时伴坠胀感。今来我院，门诊以“子宫脱垂、膀胱脱垂”收入院。起病以来，患者精神、食欲、睡眠可，大小便正常。

【既往史】　既往体健，否认肝炎、结核等传染病史，有气管炎病史 20 年，自行间断口服抗生素，无手术、外伤史，无药物过敏史，无输血史。婚育史：已婚已孕，结婚年龄 23 岁，妊娠 2 次，妊娠分娩史 2-0-1-2。配偶体健。月经史：13 岁初潮，约 30d 来 1 次月经，每次持续 4d，色红，量中等，绝经时间为 2008-11-01。个人史、家族史：无特殊。

【体格检查】　体温 36. 5℃，脉搏 82 次/分，呼吸 20 次/分，血压 125/ 86mmHg。神志清楚，查体合作，皮肤、巩膜无黄染，浅表淋巴结无肿大，心、肺听诊无异常，腹软，全腹无压痛、反跳痛及肌紧张，肝、脾肋下未触及，移动性浊音（–），双侧肾区无叩击痛，双下肢无水肿，生理反射存在，病理反射未引出。妇科检查显示外阴发育正常，已婚式，宫颈糜烂样改变，有一破溃面，覆有脓苔，有异味，轻度糜烂，子宫前位，双侧附件区未查及明显异常。患者用力时见阴道前壁、子宫颈及部分子宫体已脱出阴道口外。

【辅助检查】　实验室检查显示白细胞计数 11.39×10^9/L，尿常规 BLD（+），血生化 hs-CRP 27.76mg/L↑；液基薄层细胞学检查（TCT）示鳞状上皮良性反应性改变。

二、以问题为中心的学习

问题 1.什么是子宫脱垂？出现子宫脱垂的原因有哪些？

子宫脱垂是指子宫从正常位置沿阴道下降，子宫颈外口达坐骨棘水平以下，甚至子宫完全脱出于阴道口外。常合并阴道前、后壁膨出。以平卧用力屏气时子宫下降的程度分为 3 度。Ⅰ度：轻型——子宫颈外口距处女膜缘距离＜4cm；重型——子宫颈外口达处女膜缘，阴道口可见子宫颈。Ⅱ度：轻型——子宫颈脱出阴道口，但子宫体仍在阴道内；重型——子宫颈及部分子宫体已脱出于阴道口外。Ⅲ度：子宫颈及子宫体全部脱出于阴道口外。

子宫脱垂的发病是由综合因素造成的，主要的相关因素有：①分娩损伤，是最主要的发病原因，尤其是第二产程延长，造成盆底肌、筋膜及子宫韧带过度伸展，张力降低。若产妇过早参加体力劳动可影响盆底组织修复，高腹压将未复旧的子宫推向阴道。②长期腹压增加。③盆底组织松弛，由发育不良、营养不良所致。④卵巢功能减退：导致盆底组织萎缩、退化。

问题 2.患者目前符合“子宫脱垂”诊断的表现（临床表现和辅助检查等）有哪些？

子宫脱垂Ⅱ度以上者，会出现下坠感及腰背酸痛；腹压增加时，阴道有肿物脱出；并发膀胱、尿道、直肠膨出者，会有排便异常。本病例中，患者近 5 年时有腰酸、下坠感，近 3 年渐觉阴道有肿物脱出，咳嗽或运动后脱出明显，经休息后可回纳，伴尿频/尿急，每次尿量少，以下午明显。

排便时伴坠胀感。妇科检查显示，患者用力时见阴道前壁、子宫颈及部分子宫体已脱出于阴道口外。体征方面：由于脱出的子宫及阴道黏膜高度水肿，无法用手回纳，长期暴露、摩擦，子宫颈和阴道壁可见溃疡、出血，继发感染时可有脓性分泌物渗出。本病例中，患者阴道肿物，咳嗽或运动后脱出明显，起初休息后能自行回缩，之后日渐增大，休息后也不消退。妇科检查显示，宫颈糜烂样改变，有一破溃面，覆有脓苔，有异味，轻度糜烂。

问题 3.治疗“子宫脱垂”的方法有哪些？

1. 支持疗法 积极治疗慢性咳嗽、便秘等；加强营养，劳逸结合，避免重体力劳动；加强盆底肌锻炼。

2. 子宫托 承托子宫和阴道壁并使其维持在阴道内，子宫颈、阴道壁有炎症、溃疡及重度脱垂伴盆底肌明显萎缩者不宜使用。

3. 手术治疗 适用于非手术治疗无效、Ⅱ度以上脱垂、合并膀胱直肠脱垂症状者。根据年龄、生育要求、全身健康状况决定。可以选择：阴道前后壁修补术、阴道前后壁修补加主韧带缩短及宫颈部分切除术（Manchester 手术）、经阴道子宫全切术及阴道前后壁修补术、阴道纵隔成形术、阴道子宫悬吊术等。

4. 其他 绝经后女性可适当补充雌激素，以增加肌肉、筋膜的张力；中药用补中益气汤。

问题 4.入科后护士对该患者的评估重点有哪些？

1. 健康史的采集

（1）产程延长、阴道助产史。

（2）产褥期活动情况，有无产后早期下床活动，尤其是重体力劳动的情况。

（3）慢性咳嗽、便秘等长期腹压增加的病史。

（4）营养状况。

2. 身体状况

（1）症状：自觉阴道肿物的时间、加重、缓解等情况；有无其他伴随症状，如排尿、排便异常及阴道分泌物、疼痛等。

（2）体征：评估子宫脱垂的程度；长期脱垂，肿物不可回纳者，有无溃疡及分泌物。

（3）观察有无尿失禁：嘱患者在膀胱充盈时咳嗽，观察有无溢尿，即压力性尿失禁情况。

（4）评估阴道前后壁脱垂：应用单叶窥器进行检查，当压住阴道后壁，嘱患者向下用力时，可显示阴道前壁膨出的程度及尿道走行的改变，同样压住阴道前壁时嘱患者向下用力，可显示阴道后壁、直肠膨出的程度及肠疝。

（5）肛门指诊：是区别直肠膨出和肠疝的有效方法，同时亦可评估肛门括约肌的功能。

3. 辅助检查

（1）子宫颈细胞学检查：用于排除 CIN 及早期子宫颈癌。

（2）膀胱功能检查：包括尿液感染相关的检测，如尿常规、尿培养、残余尿测定、泌尿系彩超及尿流动力学测定等。

4. 心理-社会情况 由于长期的子宫脱出，使患者行动不便、不能从事体力劳动及排尿、排便异常，以及性生活受到影响，患者常出现焦虑、情绪低落；因保守治疗效果不佳而悲观失望，不愿与他人交往。

问题 5.目前患者存在的护理诊断有哪些？并分析护理问题的相关因素（生理、病理、精神、心理、环境等）。

1. 焦虑 与长期子宫脱出影响正常生活及不能预料手术效果有关。

2. 组织完整性受损 与外露子宫和阴道前后壁长期摩擦有关。

3. 舒适改变 与子宫脱出影响行动有关。

4. 知识缺乏 缺乏有关盆腔器官脱垂的知识。

问题 6.针对以上护理诊断，你认为应该采取哪些护理措施？

1. 焦虑 与长期子宫脱出影响正常生活及不能预料手术效果有关。

（1）多与患者沟通，有针对性地进行心理疏导。

（2）介绍病区环境、管床医师及护士，消除患者对环境的陌生感。

（3）与家属充分沟通，讲解手术可能取得的效果，介绍成功案例，消除患者的紧张心理。

（4）提供适宜环境，协助患者取舒适卧位，鼓励患者表达自己的想法，尽可能满足患者的合理要求。

2. 组织完整性受损 与外露子宫和阴道前后壁长期摩擦有关。

（1）鼓励病人及早就医，及时将脱出物回纳，避免过久摩擦。病情重不能回纳者须卧床休息，减少下床活动次数、时间。避免患者进行重体力劳动，告诉患者家属，以取得家属的理解和照顾。

（2）保持清洁。保持外阴部的清洁、干燥，每日用清水进行外阴清洗；禁止使用酸性或碱性等刺激性药；要穿干净的棉质内裤，或用清洁丁字带、卫生带，可有效地支托下垂的子宫，避免或减少摩擦。

（3）观察组织受损的程度及范围，及时告知医师。

3. 舒适改变 与子宫脱出影响行动有关。

（1）协助患者取舒适卧位，病情重不能回纳者应注意卧床休息。

（2）尽早就医，将脱出物回纳。病情允许非手术治疗者，遵医嘱使用子宫托，将脱出物回纳；病情适合手术治疗者，根据患者年龄、生育要求及全身健康状况选择合适的治疗方案。

（3）保持外阴清洁，保护脱出阴道口的组织，每日用 1∶5000 高锰酸钾溶液坐浴，擦干后用己烯雌酚涂在溃疡面上。

4. 知识缺乏 缺乏有关盆腔器官脱垂的知识。

（1）告知患者子宫脱垂的原因，避免重体力劳动，积极治疗慢性咳嗽、便秘等。

（2）教会患者做盆底肌肉的运动，如收肛运动，以加强盆底肌肉的张力。

（3）注意营养和锻炼。增强体质有利于子宫脱垂的恢复，养成良好的排便习惯，预防尿路感染。

（4）出院指导。手术患者术后一般休息 3 个月，半年内避免重体力劳动，禁止盆浴及性生活，术后 2 个月到医院复查伤口愈合情况，3 个月后再到门诊复查。

（5）做好预防工作。提倡晚婚晚育，防止生育过多；正确处理各产程，避免滞产和第二产程延长；产妇不应在产后参加重体力劳动；积极治疗慢性咳嗽、习惯性便秘；提倡做产后保健操。

三、对患者进行评估，口述可以为患者进行的护理操作

（一）评估内容

1. 健康史

（1）重点了解患者的生育史、分娩方式及经过，以及有无产程延长、阴道助产及盆底组织撕裂等情况。

（2）产褥期活动情况，有无产后早期下床活动，尤其是重体力劳动的情况。

（3）了解有无慢性咳嗽、便秘、盆腹腔肿瘤等情况。

2. 身体状况

（1）了解患者有无下腹部坠胀、腰骶部酸痛的症状。

（2）是否有排尿、排便困难，是否在增加腹压时上述症状加重，卧床休息后症状减轻。

（3）注意评估子宫脱垂的程度及局部情况，长期暴露的子宫可见子宫颈及阴道壁溃疡，有少量出血或脓性分泌物。

（4）嘱患者在膀胱充盈时咳嗽，观察有无溢尿，即压力性尿失禁情况。

（5）评估阴道前后壁脱垂时应用单叶窥器进行检查。当压住阴道后壁，嘱患者向下用力时，可显示阴道前壁膨出的程度及尿道走行的改变，同样压住阴道前壁时嘱患者向下用力，可显示阴道后壁、直肠膨出的程度及肠疝。

（6）肛门指诊是区别直肠膨出和肠疝的有效方法，同时亦可评估肛门括约肌的功能。

3. 辅助检查

（1）子宫颈细胞学检查：用于排除 CIN 及早期子宫颈癌。

（2）膀胱功能检查：包括尿液感染相关的检测，如尿常规、尿培养、残余尿测定、泌尿系彩超及尿流动力学测定等。

4. 心理-社会情况　由于长期的子宫脱出使患者行动不便、不能从事体力劳动及排尿、排便异常，以及性生活受到影响，患者可出现焦虑、情绪低落；或者有无因保守治疗效果不佳而出现悲观失望，不愿与他人交往的情况，应加强心理护理。

（二）可能的护理操作

会阴擦洗技术、生命体征监测技术、心电监护技术、密闭式静脉输液技术、盆腔检查技术、留置导尿技术。

第六节　获得性免疫缺陷综合征患者的护理

【学习目标】

认知目标：能陈述获得性免疫缺陷综合征的定义；列举获得性免疫缺陷综合征患者的传染源及传播途径；知晓获得性免疫缺陷综合征的治疗方法；讨论获得性免疫缺陷综合征患者可能出现的护理诊断；应用所学的知识为获得性免疫缺陷综合征患者实施护理计划。

技能目标：能尝试模仿为患者进行操作；能为患者选择最需要的护理操作。

情感目标：能注意到患者的不良情绪；能积极参与患者的护理计划；在护理患者过程中遵守伦理原则。

一、病 例 导 入

姓名：冯某　性别：女　年龄：41 岁　婚姻：已婚

籍贯：河南　职业：销售员　身高：155cm　体重：43kg

【现病史】　患者因低热伴乏力、食欲缺乏及消瘦 1 年余入院。右腹股沟、颈部和腋下均可触及肿大的淋巴结，直径 2cm，口腔可见念珠菌感染灶。门诊实验室检查：抗 HIV 抗体阳性，并经确诊实验证实；血常规检查白细胞计数 2.60×10^9/L，红细胞计数 3.0×10^{12}/L，血红蛋白 90g/L。今为求进一步治疗来我院就诊，入院诊断：获得性免疫缺陷综合征。

【既往史】　平素健康状况良好，诉有多个性伴侣，无吸毒史、无输血史、无手术史及外伤史。

【体格检查】　体温 37.8℃，脉搏 90 次/分，呼吸 20 次/分，血压 90/58mmHg，呼吸平稳、心律齐，听诊双肺呼吸音未见明显异常。

【辅助检查】　抗 HIV 抗体阳性，并经确诊实验证实；血常规检查白细胞计数 2.60×10^9/L，红细胞计数 3.0×10^{12}/L，血红蛋白 90g/L。

二、以问题为中心的学习

问题 1.什么是获得性免疫缺陷综合征？

获得性免疫缺陷综合征，又称艾滋病（AIDS），是由人类免疫缺陷病毒（HIV）所引起的慢性致命性传染病，主要侵犯及破坏 $CD4^+$T 淋巴细胞，导致机体细胞免疫功能受损，最终并发各种严重机会性感染和肿瘤。

问题 2.获得性免疫缺陷综合征的传染源及传播途径是什么？

1. 传染源　艾滋病的传染源是 HIV 感染者和 HIV 无症状携带者。患者的传染性最强，其血液、精液、阴道分泌物、乳汁、唾液、泪水等均能检出 HIV 病毒。

2. 传播途径

（1）性接触：性传播是艾滋病的主要传播途径。性摩擦所致细微破损即可致病毒侵入机体致病。与发病率有关的因素包括性伴侣感染阶段、性伴侣数量、性交方式和性保护措施等。

（2）血液及血液制品：包括共用针具静脉吸毒、输血、介入性医疗操作等。

（3）母婴传播：多经胎盘传播，也可分娩时通过产道传播和母乳喂养传播，日常生活接触不会传染艾滋病。

问题 3.治疗“获得性免疫缺陷综合征”的方法有哪些？所使用药物的种类和用途是什么？

治疗原则：对症用药、控制病情、减轻疾病伤害。

1. 对症用药、控制病情

2. 减轻疾病伤害

（1）休息：限制体力活动，避免精神紧张。

（2）饮食：大量补充高蛋白、高热量、高维生素及微量元素，多吃新鲜蔬菜及水果。

（3）心理护理：大众缺乏艾滋病的相关知识，对艾滋病及艾滋病患者容易产生盲目的恐惧，害怕与艾滋病患者接触，使艾滋病患者容易产生自责及自卑感。艾滋病预后差，死亡率高，患者容易产生心理疾病，作为医护人员，需要做到多沟通、多倾听，及时了解患者的心理状态，主动关心患者，体贴患者，鼓励家属及朋友对患者提供物质及精神上的帮助，尊重并保护患者的隐私。

3. 药物治疗

（1）抗病毒治疗：目的是最大限度地抑制病毒复制、保存及恢复免疫功能、降低病死率和 HIV 相关疾病的发生率、提高患者的生活质量、减少艾滋病的传播。

1）核酸类似物反转录酶抑制药：可最大限度地抑制病毒复制，保存及恢复免疫功能，降低病死率和 HIV 相关疾病的发生率，提高患者的生活质量，减少艾滋病的传播。此类药物主要包括齐多夫定、拉米夫定、去羟基苷。齐多夫定是首选药物，成人每次 300mg，每日 2 次；拉米夫定：成人每次 150mg，每日 2 次；去羟基苷常用于对齐多夫定耐药、疗效欠佳或不能长期耐受齐多夫定者。

齐多夫定用药注意事项：①有骨髓抑制作用，可引起牙龈出血、意外感染、疾病痊愈延缓；②嘱咐患者刷牙时应动作轻柔、禁止使用牙签，定期查血常规、凝血等项目；③可以改变味觉，引起唇、舌肿胀和口腔溃疡；④在肝脏中代谢，肝功能不足者易引起毒性反应；⑤与阿昔洛韦联合使用可引起神经系统毒性反应；⑥禁忌：对该品过敏的患者禁用。

禁忌证：对粒细胞计数＜$1000/mm^3$ 或血红蛋白水平＜9.5g/dl 的患者使用时应极度谨慎。在治疗过程中应经常监测红细胞计数（至少每 2 周 1 次）。

妊娠期妇女应权衡利弊再使用，哺乳期妇女哺乳期间应停止用药。

2）非核酸类似物反转录酶抑制药：主要作用于 HIV 反转录酶某位点，使其失去活力，从而抑制 HIV 复制。特点：抗病毒作用迅速、但易产生耐药。常用药物：尼维拉平、依非韦仑。

3）蛋白酶抑制药：主要药物有利托那韦、茚地那韦、沙奎那韦。

用药注意事项：易产生耐药性，主张联合用药，推荐三联或四联用药。

（2）免疫治疗：采用白介素-2 与抗病毒药物同时应用，能改善患者的免疫功能。

（3）机会性感染、肿瘤治疗：①肺孢子菌肺炎，常用药物为喷他脒；②隐孢子虫感染和弓形虫病，常用药物包括螺旋霉素、克林霉素，前两者常与乙胺嘧啶合用或交替应用；③巨细胞病毒感染，全身性感染及带状疱疹感染者可用阿昔洛韦、更昔洛韦；④卡波西肉瘤，抗病毒治疗与干扰素联合治疗，也可以用博来霉素、长春新碱、多柔比星联合化疗。

问题 4.入科后护士对该患者的评估重点有哪些？

1. 根据所给信息及现病史重点评估患者发病的病因、主要伴随症状及症状特点；根据患者诊疗和护理经过，明确患者的病情进展及目前状况。

2. 健康史的采集

（1）患者的日常生活状况：包括患者性伴侣数量、性交方式和性保护措施等方面的情况。对患病后的变化进行重点评估，具体从饮食与营养型态、休息与睡眠型态、心理状态等方面进行评估。

（2）既往史：患者有无手术史、输血史、吸毒史。

3. 体格检查及辅助检查内容

（1）该患者身体评估的重点：应包括一般状态（生命体征、意识与精神状况、体重）及心、肺部检查。

（2）需要完善以下检查项目：血常规检查、血清学检查、HIV RNA 检测、免疫学检查、神经系统检查、心肺检查及全身是否有肿瘤的发生。

4. 心理-社会状况 重点评估患者有无不良情绪的产生、对疾病的认知及态度、患者的依从性、家庭关系和经济状况等。

问题 5.目前患者存在的护理诊断有哪些？并分析护理问题的相关因素（生理、病理、精神、心理、环境等）。

1. 存在感染的风险 与大量淋巴细胞被破坏，免疫功能低下有关。

2. 营养不良 与艾滋病期发生感染、肿瘤消耗、食欲缺乏、慢性腹泻有关。

3. 恐惧与焦虑 与担心受歧视、年龄较轻、艾滋病预后不良、死亡率高有关。

4. 社会交往障碍 与大众缺乏艾滋病相关知识，盲目恐惧艾滋病患者，拒绝与艾滋病患者接触有关。

5. 知识缺乏 与大众缺乏艾滋病防治的相关知识有关。

6. 预感性悲哀 与对治疗及预后缺乏信心、经济压力、疾病的影响及对死亡的恐惧有关。

问题 6.针对以上护理诊断，应该采取哪些护理措施？

1. 存在感染的风险 与大量淋巴细胞被破坏，免疫功能低下有关。

（1）为患者提供安静、舒适的环境，保持病房空气新鲜，定时通风换气。

（2）保证患者充足的休息。

（3）保证充足的营养摄入，指导患者摄入大量高蛋白、高热量、高维生素及微量元素，多吃新鲜蔬菜及水果。

（4）指导患者穿宽松、舒适的衣服和鞋袜。

（5）发热患者要做好皮肤及口腔的护理，注意保持口腔的清洁，晨起、睡前刷牙，饭后漱口，刷牙动作要轻柔，禁止使用牙签。

（6）根据患者的病情适量活动。

（7）向患者及家属解释预防感染的方法，如做好保暖工作、营养均衡、适当锻炼。

2. 营养不良 与艾滋病期发生感染、肿瘤消耗、食欲缺乏、慢性腹泻有关。

（1）保证充足的营养摄入，指导患者摄入大量高蛋白、高热量、高维生素及微量元素，多吃新鲜蔬菜及水果。

（2）护士每天评估患者的进餐情况。若患者出现食欲缺乏、恶心、呕吐、腹泻等症状时，应及时告知医师，根据医嘱正确用药。

（3）患者应少量多餐，进食清淡、易消化的食物，饮食种类多，营养均衡。

（4）忌食生、冷、油腻的食物，防止腹泻，腹泻是患者体重降低的主要原因。

3. 恐惧与焦虑 与担心受歧视、艾滋病预后不良、死亡率高有关。

（1）鼓励患者表达自己的感受，对患者的恐惧及焦虑表示理解。

（2）尽快使患者熟悉环境和医务人员，保护患者隐私，减少患者的顾虑和担心。

（3）对患者家属进行健康指导，让患者家属及朋友给予患者物质及心理上最大程度的帮助。

（4）介绍其他患者积极配合治疗的案例，增强患者战胜疾病的信心。

（5）护士在护理工作中应从容、镇定，避免紧张。

（6）对症治疗，最大程度地减轻患者的痛苦，增强患者的安全感及舒适感。

（7）进行艾滋病相关知识健康指导和教育。

（8）关心患者，经常给予患者减轻恐惧状态的语言性和非语言性安慰。

4. 社会交往障碍　与大众缺乏艾滋病相关知识，盲目对艾滋病患者产生恐惧，拒绝与艾滋病患者接触有关。

（1）鼓励家属、朋友与艾滋病患者正常日常交往。

（2）向大众普及艾滋病相关知识，让大众知晓和艾滋病患者正常的日常生活接触不存在感染艾滋病的风险。

（3）尊重患者，保护患者的隐私。

5. 知识缺乏　大众缺乏艾滋病防治的相关知识。

（1）给艾滋病患者及家属讲解艾滋病相关防治知识，最大程度减少并发症的发生。

（2）进行科普知识宣教，告知未感染艾滋病的人群艾滋病的预防知识，重在预防，让大家参与到关爱艾滋病患者的行动中来。

6. 预感性悲哀　与对治疗及预后缺乏信心、经济压力大、疾病的影响及对死亡的恐惧有关。

（1）患者出现不适症状时，守候在患者身旁，给患者以安全感。

（2）耐心解答患者提出的问题，给予健康指导。

（3）与患者、家属建立融洽关系，避免精神应激，护理操作应细致、耐心。

（4）尽量减少外界的压力刺激，创造轻松、和谐的气氛。

（5）提供有关的治疗信息，鼓励患者，使患者树立信心。

三、对患者进行评估，口述可以为患者进行的护理操作

（一）评估内容

1. 健康史

（1）患病与诊疗经过：尽量详细询问。

（2）目前病情与一般情况：重点评估患病后的变化。

（3）既往史：与艾滋病相关的疾病重点评估。

2. 身体评估

（1）一般状态：生命体征、意识与精神状况、体重情况、营养状况。

（2）神经系统：是否出现神经系统病变情况。

（3）其他：皮肤黏膜、皮疹、淋巴结肿大的情况。

3. 心理-社会状况　患者自身的情绪、对疾病的认知、家庭状况、经济条件。

（二）可能的护理操作

吸氧、监测生命体征、静脉采血、正确实施给药。

第七节　乳房肿瘤患者的护理

【学习目标】

认知目标：能陈述乳腺癌的高危因素，能陈述乳腺癌的病理分型、转移途径和临床分期；能简

述乳腺癌患者的临床表现，并且能列出乳腺癌患者可能出现的护理诊断；能运用所学知识为乳腺癌患者实施护理计划。

技能目标：能完成引流管护理；能指导患者正确进行患肢功能锻炼，并能指导患者进行乳房自检。

情感目标：能观察到患者的不良情绪；能积极参与患者的护理计划；在护理患者的过程中能保护患者的隐私，并能在护理过程中遵守伦理原则。

一、病例导入

姓名：陈某　性别：女　年龄：50岁　婚姻：已婚

【现病史】 患者于3个月前发现左侧乳房有一花生米大小的包块，无压痛，无乳头凹陷和乳头溢液，无乳房疼痛，门诊以“乳腺肿瘤”收治入院。

【既往史】 患者无心脏病、高血压、糖尿病等疾病。

【体格检查】 双侧乳腺外形正常，皮肤无红肿，左乳可扪及1.5cm×2cm包块，质韧，活动度差，边界不清，双侧腋窝及锁骨上、下淋巴结无肿大。

【辅助检查】 门诊彩超提示左乳9点钟位置距离乳头2cm处可见大小约24mm×15mm低回声团，形态欠规则，呈浅分叶状，边界欠清晰，内部回声不均，内可见多发强回声斑。

二、以问题为中心的学习

问题1.如何认识乳房肿瘤？

女性乳房肿瘤的发病率甚高，良性肿瘤以乳房纤维腺瘤居多，约占3/4，其次是乳管内乳头状瘤，约占1/5（表7-1）。恶性肿瘤中有98%是乳腺癌，约2%为乳房肉瘤。男性患乳房肿瘤者极少。

表7-1　良性乳房肿瘤的类别及特点

类别	纤维腺瘤	乳腺囊性增生	乳管内乳头状瘤
肿块形状	圆或椭圆	圆或片状	不易摸清
肿块性质	光滑、较硬	韧而不硬	不易摸清
活动度	好	差	差
与周围组织	分界清楚	分界不清	分界不清
疼痛	无	周期性	无
乳头溢液	无	少数有	血性
病程	长	长	长
恶变	可能	有争议	可能
治疗	手术	药物或手术	手术

问题2.乳腺癌的发病原因是什么？

乳腺癌的发病年龄多在40～50岁，病因尚不明确，可能与以下因素有关。

1. 内分泌因素　雌酮及雌二醇与乳腺癌的发病有直接关系。月经初潮年龄早、绝经年龄晚、不孕、不哺乳等可增加乳腺癌的发病风险。另外，外源性激素的摄入，如口服避孕药、雌激素替代治疗也是不可忽略的因素。

2. 饮食与营养　肥胖、营养过剩及高脂肪饮食可加强或延长雌激素对乳腺上皮细胞的刺激，从而增加发病的机会。

3. 遗传易感性　一级亲属中有乳腺癌病史者的发病危险性是普通人群的2～3倍。

4. 乳腺良性疾病恶变　患乳房纤维腺瘤、乳腺囊性增生病等良性乳腺疾病者有恶变的可能。

5. 环境因素及生活方式　北美、北欧地区发病率约为亚、非、拉美地区的 4 倍，低发区居民移至高发区后，第二、三代移民的发病率逐渐增高，提示环境因素及生活方式与乳腺癌的发病存在关联。

问题 3.该患者如何确诊？

乳腺肿瘤的辅助检查如下。

1. X 线检查　乳房钼靶 X 线检查可作为乳腺癌的普查方法，是早期发现乳腺癌的最有效方法。乳腺癌时可见密度增高的肿块影，边界不规则，或呈毛刺征；有时可见钙化点，颗粒细小、密集。

2. B 超检查　显示肿块为实性占位病变，血流信号丰富；若有淋巴转移，可显示淋巴结的数目、大小及部位。

3. 穿刺病理活检　细针穿刺细胞学检查、快速病理检查可明确诊断。

故该患者可采用钼靶或穿刺活检的检查方法，临床病例中，该患者遵医嘱完成了穿刺活检，病理结果提示浸润性导管癌，左腋窝淋巴结可见转移。

问题 4.乳腺癌的病理类型有哪些？临床怎样分期？该患者预后怎样？

乳腺癌的病理分型如下。

1. 非浸润性乳腺癌　包括导管内癌、小叶原位癌、乳头湿疹样乳腺癌，此型属于早期，预后较好。

2. 早期浸润性乳腺癌　包括早期浸润性导管癌、早期浸润性小叶癌，此型仍属于早期，预后较好。

3. 浸润性特殊乳腺癌　包括乳头状癌、髓样癌（伴大量淋巴细胞浸润）、小管癌、腺样囊性癌、黏液腺癌、大汗腺样癌、鳞状细胞癌等，此型分化一般较高，预后尚好。

4. 浸润性非特殊乳腺癌　包括浸润性小叶癌、浸润性导管癌、髓样癌（伴大量淋巴细胞浸润）、硬癌、单纯癌、腺癌等，此型一般分化低，预后较差。

乳腺癌目前按照国际抗癌协会的 TNM 分期法，根据 T（原发癌瘤）N（区域淋巴结）M（远处转移）组合，进行临床分期。

T_0：原发癌瘤未查出。

T_{is}：原位癌（非浸润性癌及未查到肿块的乳头湿疹样乳腺癌）。

T_1：癌瘤长径≤2cm。

T_2：癌瘤长径＞2cm，≤5cm。

T_3：癌瘤长径＞5cm。

T_4：癌瘤大小不计，但侵及皮肤或胸壁（肋骨、肋间隙、前锯肌），炎性乳腺癌亦属此范畴。

N_0：同侧腋窝无肿大淋巴结。

N_1：同侧腋窝有肿大淋巴结，尚可推动。

N_2：同侧腋窝有肿大淋巴结彼此融合，或与周围组织粘连。

N_3：有同侧胸骨旁淋巴结转移，有同侧锁骨上淋巴结转移。

M_0：无远处转移。

M_1：有远处转移。

根据以上情况组合，乳腺癌分期如下。

0 期：$T_{is}N_0M_0$。

Ⅰ期：$T_1N_0M_0$。

Ⅱ期：$T_{0\sim1}N_1M_0$、$T_2N_{0\sim1}M_0$、$T_3N_0M_0$。

Ⅲ期：$T_{0\sim2}N_2M_0$、$T_3N_{1\sim2}M_0$、T_4 任何 NM_0、任何 TN_3M_0。

Ⅳ期：包括 M_1 的任何 TN。

该患者病理报告为：浸润性导管癌，故仍属于早期，预后较好。

问题 5.乳腺癌有哪些转移途径？

乳腺癌有以下转移途径。

1. 局部扩散　癌细胞沿导管或筋膜间隙蔓延，继而侵及乳房悬韧带（Cooper 韧带）及皮肤。

2. 淋巴转移　主要途径如下。

（1）经胸大肌外侧缘淋巴管侵入同侧腋窝淋巴结，再侵入锁骨下淋巴结以至锁骨上淋巴结，然后可经左胸导管或右淋巴管侵入静脉血流。

（2）经内侧淋巴管，到胸骨旁淋巴结，然后达到锁骨上淋巴结，继而可侵入静脉血流。

3. 血运转移　以前认为血运转移多发生在晚期，但研究发现有些早期乳腺癌已有血运转移。癌细胞可经淋巴途径进入静脉，也可直接侵入血液循环而致远处转移。最常见的转移部位依次为肺、骨、肝。

问题 6.乳腺癌的临床表现？

1. 肿块与局部改变　早期为患侧乳房出现无痛、单发的小肿块，质硬，表面不光滑，与周围组织分界不清，不易被推动，肿块多位于外上象限，多为患者无意中或体检时发现，随着肿瘤逐渐增大，侵及周围组织可引起乳房外形的改变。

（1）出现“橘皮征”，是由于肿物增大，皮下淋巴管被癌细胞堵塞，引起淋巴回流障碍，出现真皮水肿所致。

（2）出现“酒窝征”，指癌细胞浸润 Cooper 韧带，可使其缩短而导致肿瘤表面皮肤凹陷。

（3）出现乳头改变，邻近乳头或乳晕的癌肿因侵及乳管，使之缩短，可把乳头牵向癌肿一侧，进而使乳头扁平、回缩、凹陷或溢液。

2. 晚期表现　乳腺癌发展至晚期，侵及胸筋膜、胸肌，癌块固定于胸壁而不易推动。若癌细胞侵及大片皮肤，可出现多个小结节或条索，呈卫星样围绕原发病灶，俗称“卫星结节”。若结节彼此融合成片，使皮肤变得厚而硬，可覆盖整个患侧胸壁，并可延及腋窝至背部，甚至延至对侧胸壁，使胸壁紧缩呈铠甲状，使呼吸受限，俗称“铠甲胸”。有时皮肤可溃破而形成菜花样溃疡，常有恶臭，易出血。

3. 转移征象

（1）淋巴结转移最初多见于同侧腋窝，肿大的淋巴结质硬、无痛、可被推动，后逐渐增多并融合，与皮肤或深部组织粘连。

（2）远处转移到肺、骨、肝时出现相应的症状。肺转移表现为胸痛、气急；骨转移表现为局部疼痛；肝转移表现为肝大或黄疸等。

4. 特殊类型乳腺癌

（1）乳头湿疹样乳腺癌：出现乳头瘙痒、烧灼感，乳头、乳晕的皮肤变粗糙、糜烂如湿疹样，进而形成溃疡，有时覆盖黄褐色鳞屑样痂皮。

（2）炎性乳腺癌：患侧局部皮肤出现炎性变化，无明显肿块，短期内扩展至乳房大部分皮肤，使之发红、水肿、变厚、变粗、皮温升高。

问题 7.乳腺癌的治疗方式有哪些？

1. 手术治疗

（1）乳腺癌改良根治术：单纯乳腺切除，同时做淋巴结清除，术中保留胸肌。适用于腋窝无或少有可推动淋巴结者。适用于Ⅰ、Ⅱ期乳腺癌，目前最常用的手术方式。

（2）乳腺癌根治术：将整个患侧乳房、胸大肌、胸小肌及同侧腋窝淋巴结及脂肪组织整块切除。

（3）乳腺癌扩大根治术：在乳腺癌根治术的基础上，切除胸廓内动、静脉及其周围的胸骨淋巴结，目前较少应用。

（4）全乳房切除术：适宜于原位癌、微小癌及年迈体弱不宜作根治术者。

（5）保留乳房的乳腺癌切除术：做局部切除，适用于Ⅰ、Ⅱ期乳腺癌。术后必须辅助放、化疗。

2. 化学治疗　乳腺癌是实体肿瘤中化疗最有效的肿瘤之一，化疗药需经中心静脉输入，应特别注意不能在患肢进行输液，并做好静脉导管的相关护理。

3. 放射治疗　根据患者情况，可分为根治性放疗、姑息性放疗、预防性放疗、术前放疗和术后放疗。放疗最常见的不良反应是暂时性皮肤改变，可出现放射性皮炎，为防止摩擦而引起的皮肤损伤，应尽量不穿内衣，穿贴身的棉质衣物。

4. 内分泌治疗　常用药物有雌激素受体拮抗药，如他莫昔芬、来曲唑等，近年来的研究发现他莫昔芬有诱发妇科疾病的倾向，故应告知患者，定期检查。

5. 生物靶向治疗　常用药物有曲妥珠单抗。

问题 8.护士对该患者的重点评估有哪些？

1. 健康史采集

（1）了解患者的月经史、婚育史、哺乳情况、饮食习惯。

（2）既往史：既往患者是否曾患乳腺疾病，如乳腺炎、乳腺增生、纤维腺瘤、乳管内乳头状瘤、乳房外伤或手术等。

2. 辅助检查　患者尚需完善的检查项目。

3. 心理-社会状况　此项为护士重点评估的内容，评估患者有无不良情绪的产生、对疾病的认识和态度、患者的依从性，评估家庭成员，尤其是丈夫的心理反应、对患者所患疾病的认知程度、对患者的关心和支持程度，以及评估患者是否具备充足的社会支持，如家庭关系和经济状况。

问题 9.患者存在的护理诊断有哪些？

1. 焦虑　与担心治疗效果和害怕影响家庭生活等有关。

2. 形象紊乱　与切除乳房和放疗、化疗的不良反应有关。

3. 组织完整性受损　与术后患侧上肢淋巴回流不畅有关。

4. 知识缺乏　缺乏乳腺癌术后的康复知识。

问题 10.针对该疾病，护士应如何对患者提供护理措施？

1. 心理护理

（1）护士应了解患者的心理状态，找出原因，对症实施护理。

（2）术前向患者讲述乳腺癌的治疗方法和治疗效果，可能出现的并发症以及应对措施。

（3）术后鼓励家属共同参与患者的康复过程，鼓励患者向亲人述说内心感受，得到丈夫的理解与支持，从心理上战胜疾病。

（4）可指导患者选择合适的义乳，以弥补乳房不对称的形状，满足心理平衡。

（5）向患者介绍成功的案例，必要时可采取同伴教育。

2. 术前护理　协助患者完善术前各项检查和皮肤准备，如需植皮，应做好供皮区的皮肤准备，动作轻柔，防止损伤皮肤；有溃疡者，每天换药至创面好转；乳头凹陷者应清洁局部；并做好术前健康宣教。

3. 术后护理

（1）体位：术后患者取去枕平卧位，患侧上肢下垫软枕；生命体征平稳后，取半卧位，术侧上肢置于肩外展90°，肘屈曲或自由放置，以软枕支撑前臂和手，这种体位既可以保持负压引流通畅，防止皮瓣积血、积液，又可以促进静脉和淋巴回流，减轻上肢肿胀，有利于呼吸。

（2）病情观察：严密监测生命体征，若出现血压下降、脉搏增快，应检查切口敷料渗血、渗液情况，必要时协助局部加压包扎止血。若患者出现胸闷、呼吸困难，应检查是否因切口包扎过紧或术中损伤胸膜导致的气胸，应及时报告医师并协助处理。若患者体温升高，应注意有无切口或肺部感染，必要时遵医嘱给予抗菌药物。

（3）饮食指导：手术后 6h，患者无麻醉反应后，可给予正常饮食，但对全身反应较重的患者应禁饮食 1～2d，再逐步过渡到正常饮食。

（4）伤口护理：①手术部位用弹性绷带加压包扎，一般维持 7～10d，使皮瓣紧贴胸壁，以防止皮瓣下积气、积液，包扎能容纳一手指为宜，能维持正常血运，且不影响患者呼吸；②观察皮瓣的血液循环，正常情况下，皮瓣颜色红润，皮温较健侧略低，并与胸壁紧贴，若皮瓣颜色暗红则提示血运不佳，有可能坏死，应及时报告医师；③观察患侧上肢血液循环情况，注意肢端皮肤的颜色、温度、疼痛等，若发现肢端皮肤苍白或呈青紫色、皮肤温度降低、脉搏不能扪及，则提示腋窝部血管受压，应及时报告医师调整绷带的松紧度；④告知患者，不能自行松解绷带，不能将手指伸入敷料下挠抓。

（5）引流管护理：乳腺癌根治术后，皮瓣下应常规放置引流管并接负压吸引，以便吸出残腔内的积血、积液，使皮肤紧贴胸壁。护理内容包括：①妥善固定负压引流管，防止管道滑脱，尤其是患者变换体位、下床活动时，可将引流袋提于手中，指导患者引流袋不能高于创面，以免引流液倒流造成感染；②保持负压引流管通畅，避免受压、扭曲和打折，注意有无血管堵塞，发现异常情况应及时处理，以保证有效负压吸引，避免因创面积血和积液导致皮瓣或所植皮片的坏死；③负压吸引的大小应适宜，过高会导致引流管腔瘪陷，引流不畅，过低则不能达到有效引流的效果；④密切观察引流液的颜色、性状及量，术后当日引流液可呈鲜红色，以后逐渐变淡，呈浆液状，一般术后 1～2d，每日引流的血性液体量为 50～100ml，以后引流量逐渐减少；⑤术后 4～5d，若引流液转为淡黄色，每日少于 5～10ml，创面与皮肤紧贴则可拔管，引流管拔除后若出现皮下积液，可在严密消毒后抽出积液，并加压包扎。

（6）患侧上肢肿胀的护理：患侧腋窝淋巴结切除、头静脉被结扎、腋静脉栓塞、局部积液或感染等，均可导致上肢淋巴回流不畅、静脉回流障碍。护理措施包括：①禁止在患侧上肢采血、注射、输液与测血压等；②患者平卧时，患肢下方垫软枕抬高 10°～15°，肘关节轻度屈曲，半卧位时屈肘 90°放于胸腹部，下床活动时，用吊带托或健侧上肢将患肢抬高于胸前，他人扶持时应扶健侧，以防止腋窝皮瓣滑动而影响愈合；③防止患肢下垂过久、过度负重和外伤；④按摩患肢或进行握拳，屈伸肘锻炼，以促进淋巴回流，肿胀严重者可戴弹力袖，局部感染者可应用抗菌药治疗。

4. 健康指导

（1）避孕：手术后避孕 5 年，防止乳腺癌复发。

（2）患肢功能锻炼：指导患者康复后可做力所能及的家务，术后坚持锻炼至少 6 个月，术后半年内避免用患肢提取重物。术后 24h：伸指、握拳、屈腕；术后 2～3d：练习肘关节伸屈活动至肘关节伸直；术后 4～7d：患侧手触摸同侧耳朵及对侧肩部，健侧手可协助托起患侧；术后 1 周：作肩关节活动，以肩部为中心，前后摆臂；术后 10d：作爬墙运动以逐渐抬高上肢，达到患侧手越过头顶达到对侧耳朵。

功能锻炼时的注意事项：①术后 1～3d，禁止作肩关节活动，以免影响皮瓣愈合；②术后 7d 内，禁止肩关节外展，起床时需有人扶持，以免过度牵拉伤口，造成皮下积液；③严重皮瓣坏死者，术后 3 周内避免大范围活动；④植皮患者，功能锻炼时间应推迟。

5. 乳房自检 指导患者术后每个月对乳房进行自我检查，每年到医院检查一次，以早期发现复发征象，早期治疗，提高生存率，同时告知乳腺癌患者的姐妹和女儿也应该自乳房发育后每个月自查乳房一次，乳房自检的时间最好在月经后第 5～7d。具体方法是：①站或坐在镜子面前，脱掉内衣，观察两侧乳房的大小和外形是否对称，有无局限性隆起、凹陷或皮肤“橘皮”样改变，有无乳头回缩或抬高，乳头有无分泌物等。②平卧于床上，被检查的一侧上臂高举过头，背部垫以小枕，使乳房平铺于胸壁上，右手检查左侧乳房，左手检查右侧乳房，手指并拢放平，以各指的指面触摸。切忌重按或抓起。③由乳房外上象限开始，按外上、外下、内下、内上象限的顺序，沿乳房逐一检查，然后检查乳房中央区、腋窝部有无肿块，注意勿遗漏检查部位。手术后主要检查患侧的伤口、腋窝区和锁骨上、下淋巴结。

6. 随访　治疗结束后应坚持随访，具体时间与随访内容应遵医嘱进行。

三、对患者进行评估，口述可以为患者进行的护理操作

（一）评估内容

1. 健康史

（1）患病与诊疗经过：询问患者患病的起始时间、主要症状及其特点，了解患者的月经史、婚育史、哺乳情况、饮食习惯等。

（2）目前病情与一般情况：重点评估患病后的变化。

（3）既往史：既往患者是否曾患乳腺疾病，如乳腺炎、乳腺增生、纤维腺瘤、乳管内乳头状瘤、乳房外伤或手术等。

2. 身体评估

（1）局部：乳房外形，包括大小、形状是否对称；乳房皮肤有无红、肿、局部隆起、凹陷和“橘皮”样改变等；乳房肿块的大小、质地和活动度，表面是否光滑，边界是否清楚，肿块与深组织的关系。

（2）全身：评估患者有无癌症转移的征象；评估患者全身营养状况及心、肺、肝、肾等重要脏器的功能状态。

3. 心理-社会状况　此项为护士重点评估的内容，评估患者有无不良情绪的产生、对疾病的认识和态度、患者的依从性，评估家庭成员，尤其是丈夫的心理反应、对患者所患疾病的认知程度、对患者的关心和支持程度，以及评估患者是否具备充足的社会支持，如家庭关系和经济状况。

（二）可能的护理操作

生命体征测量、吸氧、心电监护、静脉输液、伤口换药。

第八章　内分泌与代谢疾病患者的护理

第一节　甲状腺疾病患者的护理

【学习目标】

认知目标：能陈述甲状腺功能亢进症、甲状腺癌的概念、分类、临床表现；能概括甲状腺功能亢进患者非手术和手术治疗措施及护理要点；能陈述甲状腺功能亢进症的特殊临床表现；能清楚解释甲状腺功能亢进症的病理生理变化。

技能目标：能对甲状腺功能亢进症患者进行护理评估并准确识别护理问题、设计护理计划和健康指导计划；能够判断护理方案是否有效，并比较分析不同护理方案的优、缺点；能准确运用沟通技巧与患者进行有效沟通。

情感目标：能运用临床逻辑思维进行甲状腺功能亢进症患者的护理评估、诊断、计划。能运用质疑和反思的态度对甲状腺功能亢进症患者的护理计划进行评价。

一、病 例 导 入

姓名：孙某　性别：男性　年龄：24 岁　婚姻：已婚

籍贯：湖北　职业：工人　身高：175cm　体重：75kg

【现病史】　患者诉半年前开始有心悸、多汗、乏力等症状。无声音嘶哑，无吞咽困难，无其他明显不适，无恶心、呕吐，无发热、寒战、头痛、头晕，无胸闷、气短，无腹泻，无尿频、尿急、尿痛，无盗汗，无精神、性情改变。病程中精神、睡眠可，饮食好，大小便正常，体力及体重较前稍下降。今为求进一步治疗，遂来我院，门诊血清学检查示游离三碘甲状原氨酸（FT_3）46.75pmol/L，游离甲状腺素（FT_4）>98.0pmol/L，促甲状腺素（TSH）<0.005μU/ml。超声示："右侧甲状腺结节伴有钙化（TI-RADS 为 4 级）"。门诊遂以"①甲状腺功能亢进症；②甲状腺结节：甲状腺癌？"收入我科治疗。

【既往史】　否认高血压、糖尿病、冠心病等慢性疾病，否认肝炎、结核等传染病史，无甲状腺疾病史和甲状腺癌家族史。否认外伤史，否认食物及药物过敏史。否认疫区旅居史。

【体格检查】　体温 36.3℃，脉搏 92 次/分，呼吸 18 次/分，血压 100/71mmHg。神志清楚，步入病房，查体合作。发育良好，营养中等。皮肤、巩膜无黄染，浅表淋巴结无肿大。双肺呼吸音清，未闻及干、湿啰音。心音有力，心律齐，各瓣膜区未闻及病理性杂音。腹平软，未见胃肠型及蠕动波，未见腹壁静脉曲张，全腹无压痛、反跳痛，未触及明显包块，肝、脾肋下未触及，肝、肾区无叩痛，移动性浊音（–），肠鸣音正常。生理反射存在，病理征未引出。

专科查体：颈软，气管居中，双侧甲状腺Ⅱ度肿大，颈前区域无触痛及压痛，甲状腺未触及明显包块，颈部淋巴结无明显肿大。

【辅助检查】　①甲状腺功能示游离三碘甲状原氨酸（FT_3）46.75pmol/L，游离甲状腺素（FT_4）>98.0pmol/L，促甲状腺素（TSH）<0.005μU/ml，甲状腺球蛋白抗体（A-TG）345.6U/ml，甲状腺过氧化物酶抗体（A-TPO）12.46U/ml。②甲状腺超声检查示双叶甲状腺呈弥漫性肿大改变，右侧甲状腺结节伴有钙化（TI-RADS 为 4 级），双侧颈部淋巴结部分增大。③甲状腺细针抽吸细胞学检查示，右侧甲状腺穿刺标本在镜下可见个别呈乳头状排列的甲状腺滤泡上皮，呈毛玻璃样改变，建议进行手术标本冰冻病理检查。

二、以问题为中心的学习

问题 1. 什么是甲状腺功能亢进症？出现甲状腺功能亢进症的原因有哪些？

甲状腺功能亢进症简称甲亢，是指由多种因素导致甲状腺腺体本身产生甲状腺激素过多而引起的甲状腺毒症。甲亢的原因复杂，发病机制尚未明了，但公认与自身免疫有关，属于器官特异性自身免疫病。可能与以下因素有关。

1. 遗传因素　甲亢有显著的遗传倾向，目前发现它与人类白细胞抗原、CTLA4、PTPN22、CD40、IL-2R 等基因有关。

2. 免疫因素　在患者血清中可检出甲状腺特异性抗体，即 TSH 受体抗体（TRAb），还可检出其他自身抗体，这些抗体是导致甲状腺肿大或萎缩的原因之一。另外，在患者外周血及甲状腺内 T 淋巴细胞数量增多，功能发生改变。甲亢浸润性突眼主要与细胞免疫有关。

3. 环境因素　细菌感染、性激素、应激等都对本病的发生有一定的影响。

问题 2.患者目前符合“甲状腺功能亢进症”诊断的表现（临床表现和辅助检查等）有哪些？甲状腺功能亢进症的诊断需综合患者的病史、症状、体征及辅助检查的结果。

患者此前半个月以来有心悸、多汗、乏力等症状，脉搏为 112 次/分，进行触诊的结果显示，该患者的甲状腺呈 I 度肿大。实验室检查的结果显示，其游离三碘甲状原氨酸（FT_3）值为 46.75pmol/L，游离甲状腺素（FT_4）值＞98.0pmol/L，促甲状腺素（TSH）值＜0.005μU/ml，甲状腺球蛋白抗体（A-TG）值为 345.6U/ml，甲状腺过氧化物酶抗体（A-TPO）值为 12.46U/ml。甲状腺超声检查的结果显示，其双叶甲状腺呈弥漫性肿大改变。故可诊断。

问题 3.患者目前符合“甲状腺癌”诊断的表现（临床表现和辅助检查等）有哪些？

对该患者进行甲状腺超声检查的结果显示，其双叶甲状腺呈弥漫性肿大改变，右侧甲状腺结节伴有钙化（其 TI-RADS 为 4 级），双侧颈部淋巴结部分增大。对甲状腺细针抽吸细胞学检查的结果显示，其右侧甲状腺穿刺标本在镜下可见个别呈乳头状排列的甲状腺滤泡上皮，且呈毛玻璃样改变。对该患者切下来的组织标本进行冰冻病理检查，进行病理检查的结果为，该患者患有右侧甲状腺乳头状癌，左侧结节性甲状腺肿，其右颈Ⅳ区淋巴结可见癌转移（2/5），其左颈Ⅳ区淋巴结未见癌转移（0/1）。

问题 4.治疗“甲状腺功能亢进症”的方法有哪些？所使用药物的种类和用途是什么？

1. 药物治疗

（1）常用的抗甲状腺药物：为硫脲类和咪唑类两类，硫脲类有甲硫氧嘧啶和丙硫氧嘧啶，咪唑类有甲巯咪唑和卡比马唑。主要副作用是引起患者血细胞减少（其中主要是白细胞减少）、肝功能指标异常和皮疹、关节痛等不良反应，少数患者会出现黄疸、右上腹部不适或者消化道不良反应。用药注意事项：①严格遵循医嘱，不可自行减量或停药；②密切观察药物副作用并及时处理，不良反应较轻微时及时停药或减量后即可消失，临床上用药需要定期监测患者的血常规与肝功能。适应证：甲亢患者首选药物治疗，优先选择丙硫氧嘧啶，甲状腺危象、妊娠期 1～3 个月甲亢选择丙硫氧嘧啶。禁忌证：发生严重皮疹者立即停药。

（2）复方碘溶液：仅用于术前准备和甲状腺危象。用药注意事项：碘剂有异味、刺激口腔黏膜，可嘱患者用温开水稀释或将碘剂滴在饼干上食用。护士必须看服到口，严格掌握服碘剂的时机和剂量。

（3）β 受体阻断药：如普萘洛尔可阻断甲状腺激素对心脏的兴奋作用，在抗甲状腺药物治疗初期使用，可快速控制甲亢的临床症状。用药注意事项：从小剂量开始，不可突然停药，否则使甲亢症状加重；应定期复查血压、血常规、肝肾功能和心脏功能。适应证：控制甲状腺功能亢进症的心率过快、甲状腺危象。禁忌证：支气管哮喘、心室传导阻滞、重度或急性心力衰竭、窦性心动过缓。

2. 放射性 ^{131}I 治疗　^{131}I 被甲状腺摄取后，释放出 β 射线，可破坏甲状腺组织细胞，β 射线在组织内的射程仅有 2mm，不会累及毗邻组织，禁用于妊娠、哺乳期妇女。常见的并发症和护理：①放射性甲状腺炎发生在治疗后 7～10d，严重者可给予阿司匹林或糖皮质激素治疗；②诱发甲状腺危象，主要发生在未控制的甲亢重症患者；③加重活动性 Graves 眼病，可遵医嘱在治疗前 1 个月给予泼尼松治疗，治疗后 3～4 个月逐渐减量。

3. 手术治疗　甲状腺次全切除术的治愈率可达 90%～95%以上，但可引起多种并发症，并有一定的复发机会。应注意掌握手术治疗的指征，做好充分的术前准备，预防手术后并发症。手术指征：①甲状腺肿大显著，有压迫症状者；②中、重度甲亢，以及长期服药无效或停药后复发或不能坚持服药者；③胸骨后甲状腺肿患者；④细针穿刺细胞学检查怀疑恶变者；⑤ATD 治疗无效或者过敏的妊娠患者，手术需要在妊娠 4～6 个月进行。禁忌证：重度活动性 Graves 眼病；合并较重的心、肝、肾疾病，不能耐受手术者；妊娠 1～3 个月和 7～9 个月。

问题 5.入科后护士对该患者的评估重点有哪些？

1. 根据所给信息及现病史重点评估患者发病的病因及诱因、主要伴随症状及症状特点；根据患者诊疗和护理经过，明确患者的病情进展及目前状况。同时评估患者有无失眠、紧张不安、焦躁易怒，以及对疾病的认识和态度、患者的依从性、是否具备充足的社会支持（如家庭关系和经济状况）。

2. 健康史的采集

（1）患者的日常生活状况：尤其是患病后的变化进行重点评估，具体从饮食与营养型态、活动与睡眠型态、应对无效、组织完整性受损、体像紊乱、潜在并发症这 6 个方面进行评估。

（2）既往史：病例介绍了患者无甲状腺疾病史和甲状腺癌家族史，但未确认患者有无如应激等可诱发疾病的其他因素。

3. 体格检查及辅助检查内容

（1）该患者身体评估的重点：应包括一般状态（生命体征、意识与精神状况、体位）、甲状腺毒症表现（有无体重下降、伸舌或双手震颤、腱反射亢进、心悸、气短、食欲亢进、腹泻、肌无力、月经量少、贫血），以及有无甲状腺肿呈弥漫性对称性肿大、突眼征及心脏检查（有无心脏增大、心房颤动和心力衰竭）。

（2）尚需完善常规实验室检查：如血常规、肝肾功能、血糖、血脂、电解质、胸部 X 线片等，从而判断甲状腺毒症的严重程度。

问题 6.目前患者存在的护理诊断有哪些，并分析护理问题的相关因素（生理、病理、精神、心理、环境等）？结合病例分析患者当前状态下的护理问题。

1. 营养失调　低于机体需要量，与代谢增高，导致机体需求大于营养摄入有关。

2. 活动无耐力　与蛋白质分解、甲亢性心脏病、肌无力有关。

3. 焦虑　与性格及情绪改变，以及对颈部肿块性质不明，担心手术及预后有关。

4. 体像紊乱　与甲状腺肿大有关。

5. 潜在并发症　窒息、切口内出血、喉返神经和（或）喉上神经损伤、手足抽搐、甲状腺危象等。

问题 7.针对以上护理诊断，你认为应该采取哪些护理措施？

1. 营养失调　低于机体需要量，与代谢增高，导致机体需求大于营养摄入有关。

（1）给予高热量、高蛋白、高维生素及矿物质丰富的饮食，以纠正过度消耗一般总热量摄入较正常增加 50%～70%，蛋白质 1.5～2g/（kg·d），在两餐之间可增加点心，不吸烟，不饮咖啡、茶等兴奋性饮料，勿进食增加肠蠕动及导致腹泻的食物，如高纤维食物，每日饮水 2000～3000ml，以补充出汗、腹泻、呼吸加快等所丢失的水分。

（2）忌食含碘高的食物，如海带、海鱼、海蜇皮等，宜食用无碘食盐。如服用高碘食物或药物，可引起甲亢复发或加重。

2. 活动无耐力　与蛋白质分解、甲亢性心脏病、肌无力有关。

保持环境安静，活动以不感到疲劳为度，协助患者完成日常的生活自理，如洗漱、进餐、如厕等，对大量出汗者及时更换浸湿的衣服及床单，防止受凉。

3. 焦虑　与性格及情绪改变和颈部肿块性质不明，担心手术及预后有关。

向患者及家属解释患者身体外形的改变，讲解疾病的治疗和预后，告知其精神神经症状等均可通过有效治疗而改善，支持、理解和同情患者，鼓励其表达内心的感受，保持稳定的情绪，减少激动、易怒的精神症状。

4. 潜在并发症　窒息、切口内出血、喉返神经和（或）喉上神经损伤、手足抽搐、甲状腺危象等。

（1）呼吸困难和窒息是术后最危急的并发症，多发生在术后48h内，常见原因有切口内出血压迫气管、手术创伤或气管插管引起喉头水肿、痰液堵塞气道、气管塌陷、双侧喉返神经损伤、严重的甲状旁腺损伤等。护士术后应注意做好病情观察及应急的处理，术后常规床旁备气管切开包、吸氧、吸痰装置，做好随时急救的准备；定时测量体温、脉搏、呼吸、血压等；麻醉清醒后且血压平稳者可取半坐卧位，以利于呼吸和引流；协助患者翻身、咳痰，做深呼吸，保持呼吸道通畅；术后24h可进少量温或凉的流质，禁忌过热流质；严密观察伤口有无渗血、颈部肿胀情况、有无进行性呼吸困难及有无烦躁、发干，甚至窒息等临床表现，患者如出现呼吸困难，应立即报告医师，给予吸氧、吸痰等对症处理，若喉头水肿可遵医嘱给予大剂量地塞米松静脉滴注，若由血肿引起，应协助医师做好血肿清除等准备，若呼吸困难处理后无改善，或窒息由气管塌陷所致，应立即进行气管切开。

（2）喉返神经和（或）喉上神经损伤的观察和护理措施包括鼓励患者术后说话，注意有无声音嘶哑、吞咽困难、呼吸困难；注意患者进食时的反应，如饮水或进流食时有无发生呛咳，要协助患者坐起来进食；有喉返神经损伤的患者，应做好安慰工作，遵医嘱适当应用促进神经恢复的药物，结合理疗、针刺，以促进恢复。

（3）手足抽搐是因手术中损伤甲状旁腺，导致甲状旁腺功能减退，出现低血钙，使神经肌肉的应激性增高而引起，多发生在术后1～2d，症状轻而短暂，严重者可出现面部肌肉和手足持续性痉挛，甚至喉与膈肌痉挛，引起窒息死亡。预防和护理措施包括注意患者的饮食，应适当控制和避免含磷高的食物，如瘦肉、蛋黄、乳制品和鱼类等，宜进食绿叶蔬菜、豆制品及高钙低磷的食物。症状轻者口服钙片或维生素 D_2；症状较重者，服用二氢速固醇以迅速提高血钙。抽搐发作时，应立即用压舌板垫于上、下磨牙间，以防止舌咬伤，同时，遵医嘱静脉注射氯化钙或 10%的葡萄糖酸钙 10～20ml，以解除痉挛，应当每周测血钙或尿钙 1 次，以便随时调整用药剂量，防止高钙血症或并发尿路结石。

（4）术后应警惕甲状腺危象的发生，严密观察体温、呼吸、脉搏、血压、神志等变化，若原有甲亢症状加重并出现发热（体温>39℃），严重乏力、烦躁，多汗、心悸、心率在140次/分以上、食欲缺乏、恶心、呕吐、腹泻、脱水等，应警惕甲状腺危象的发生，立即报告医师并协助处理。一旦出现甲状腺危象，应嘱咐患者绝对卧床，呼吸困难时取半坐卧位，立即给氧，迅速建立静脉通路，及时、准确地按医嘱用药，首选口服丙硫氧嘧啶，以抑制甲状腺素合成，1～2h后再加用复方碘口服溶液，抑制组织 T_4 转化为 T_3 和（或）抑制 T_3 与细胞受体结合。碘剂可用冷开水稀释后服用，以减少胃部不适，如出现不明原因的恶心、呕吐、晕厥，要考虑是否碘中毒，应预防咽部水肿而致的窒息，如果没有哮喘和心力衰竭，可以加用普萘洛尔。上述治疗效果不满意时，可选用血液透析、腹膜透析或血浆置换等措施降低血液中的甲状腺素浓度。准确记录24h液体出入量；体温过高者给予冰敷或酒精擦浴，以降低体温；躁动不安者使用床栏保护患者安全；昏迷者加强皮肤、口腔护理，定时翻身，防止压疮、肺炎的发生。

三、对患者进行评估，口述可以为患者进行的护理操作

（一）评估内容

1. 健康史

（1）患病与诊疗经过：询问患者患病的起始时间，主要症状及其特点，有无引发本病的感染、应激等因素，既往及目前的检查治疗经过、用药情况，了解患者既往有无结节性甲状腺肿大病史，女性患者询问月经有无异常及生育史，家族中有无甲亢患者及其年龄、性别等。

（2）目前病情与一般情况：重点评估患病后的变化。

（3）既往史：与本病相关的疾病重点评估。

2. 身体评估

（1）甲状腺毒症表现：生命体征、意识与精神状况、体位。

（2）心血管系统：有无心悸、气短、心动过速、心尖部第一心音亢进；有无收缩压增高、舒张压降低至脉压增大，有无出现周围血管征；有无心律失常、心脏增大、心房颤动。

（3）消化系统：有无食欲亢进、肠蠕动增多、排便次数增加，甚至顽固性腹泻。

（4）精神、神经系统：有无多言好动、失眠、紧张不安、焦躁易怒、注意力不集中、记忆力减退等，有无伸舌或双手向前平举时震颤，有无腱反射亢进。

3. 心理-社会状况　患者自身的情绪、对疾病的认知、家庭状况、经济条件。

（二）可能的护理操作

吸氧、心电监护、静脉输液、基础代谢率测量。

第二节　糖尿病患者的护理

【学习目标】

认知目标：能陈述糖尿病、胰岛素抵抗、糖耐量减低、空腹血糖调节受损的定义；能准确说出糖尿病的分型和诊断标准；能说明糖尿病的治疗原则、治疗目标及控制目标；讨论糖尿病患者可能出现的护理诊断；应用所学的知识为糖尿病患者实施护理计划；能解释糖尿病的病因及发病机制；能比较不同类型糖尿病的主要异同点；能比较糖尿病常见并发症的发病机制、临床表现和治疗、护理要点。

技能目标：能尝试模仿为患者进行操作；能为患者选择最需要的护理操作。

情感目标：能注意到患者的不良情绪；能积极参与患者的护理计划；在护理患者过程中遵守伦理原则。

一、病例导入

姓名：付某某　性别：女性　年龄：66 岁　婚姻：已婚

籍贯：湖南　职业：退休　身高：170cm　体重：70kg

主诉：发现血糖升高 10 余年，右下肢皮肤破溃 10d。

【现病史】　2 年前患者因血糖控制不佳开始应用门冬胰岛素 50 注射液早 15U、晚 15U 降糖治疗，平时空腹血糖波动在 10.0mmol/L 左右，10d 前右下肢皮疹感染破溃流脓，伴有红、肿、热、痛，不伴发热，于当地门诊应用甲硝唑及哌拉西林抗感染治疗，局部稍有好转，查空腹血糖 13.0mmol/L。

【既往史】　平时身体一般，无高血压，无冠心病，2 年前因车祸造成脑外伤及右侧踝部骨折，遗留记忆力差。

【体格检查】 体温 36.5℃，脉搏 75 次/分，呼吸 19 次/分，血压 133/75mmHg，神志清，精神可，心律齐，周身可见散在皮疹，右下肢内侧近踝部皮肤破溃化脓，局部红肿伴皮温升高，双足背动脉搏动减弱，神经感觉减退，空腹血糖 13.0mmol/L。

初步诊断：糖尿病。

【辅助检查】 空腹血糖值 11.75mmol/L，糖化血红蛋白值 11.8%，C 反应蛋白值 22.5mg/L。

二、以问题为中心的学习

问题 1.什么是糖尿病？出现糖尿病的原因有哪些？

糖尿病（diabetes mellitus）是由胰岛素分泌不足和（或）作用缺陷引起，以高血糖为主要特征的一组多病因所致的代谢性疾病，久病可引起多系统损害。

糖尿病分 4 种类型，即 1 型糖尿病、2 型糖尿病、其他特殊类型和妊娠期糖尿病。其他特殊类型糖尿病包括胰岛 β 细胞功能遗传性缺陷、胰岛素作用遗传性缺陷、胰腺外分泌疾病、感染等所致的糖尿病。

问题 2.糖尿病的检查方法有哪些？

1. 糖代谢异常严重程度或控制程度的检查

（1）尿糖测定：尿糖阳性表明血糖值超过肾糖阈，提示糖尿病。尿糖阴性不能排除糖尿病。尿糖测定结果受诸多因素影响，如肾糖阈升高的糖尿病患者尿糖可呈阴性，服用一些药物，如大剂量维生素 C、水杨酸盐、甲基多巴使尿糖检查出现假阴性结果。

（2）血糖测定：血糖升高是诊断糖尿病的主要依据，也是判断糖尿病病情和控制情况的主要指标。空腹血糖正常范围为 3.9～6.0mmo/L（70～108mg/dl）；6.1～6.9mmo/L（110～125mg/dl）为空腹血糖受损（IFG）。

糖尿病的诊断标准：典型糖尿病症状+随机血糖≥11.1mmol/L（200mg/dl），或空腹血糖（FPG）≥7.0mmol/L（126mg/dl），或口服葡萄糖耐量试验（OGTT）2h 血糖（2hPG）≥11.1mmol/L。症状不典型者，需另一天再次证实，不主张作第三次 OGTT。血糖值反映的是瞬间血糖状态。诊断糖尿病时必须用静脉血浆测定血糖，随访可测末梢血糖。见表 8-1。

（3）葡萄糖耐量试验：当血糖高于正常范围而又未达到诊断糖尿病标准者，须进行 OGTT 检查。WHO 推荐 OGTT 方法：试验前 3d 每日进食糖类的量不可少于 150g；试验日晨空腹（禁食至少 10h）取血后，将无水葡萄糖 75g（儿童为 1.75g/kg，总量不超过 75g）溶于 250～300ml 水中，于 3～5min 服下，服后 60min、120min 取静脉血测葡萄糖。结果判断：OGTT 2h 血糖＜7.7mmo/L 为正常糖耐量，7.8～11.1mmo/L 为糖耐量减低，≥11.1mmo/L 应诊断为糖尿病。影响 OGTT 结果的因素：试验前连续 3d 膳食中糖类摄入受限、长期卧床或极少活动、应激、某些药物（如噻嗪类利尿药、β 受体拮抗药、糖皮质激素等）、吸烟等。注意事项：急性疾病或应激情况时不宜行 OGTT；试验过程中，受试者不喝茶及咖啡、不吸烟、不做剧烈运动；试验前 3～7d 停用可能影响结果的药物。

（4）糖化血红蛋白 A1 和糖化血浆白蛋白测定：糖化血红蛋白 A1（glycosylated hemoglobin，GHbA1）测定可反映取血前 8～12 周血糖的总水平，是糖尿病控制情况的监测指标，可以弥补空腹血糖只反映瞬时血糖值的不足。糖化血红蛋白 A1 有 a、b、c 3 种亚型，以 GHbA1c 最为主要。GHbA1c 正常值小于 6%，血糖控制不良者 GHbA1c 升高，GHbA1c≥6.5%可作为诊断糖尿病的参考。需要注意，GHbA1c 受检测方法、有无贫血和血红蛋白异常疾病、红细胞转换速度、年龄等诸多因素的影响。另外，GHbA1c 不能反映瞬时血糖水平及血糖波动情况，也不能确定是否发生过低血糖。血浆蛋白（主要为白蛋白）同样也可与葡萄糖发生非酶催化的糖化反应而形成果糖胺（fructosamine，FA），其形成的量与血浓度和持续时间相关，正常值为 1.7～2.8mmol/L。由于白蛋白在血中的半衰期为 19d，故 FA 反映患者近 2～3 周的平均血糖水平，是糖尿病患者近期病情监测的指标。

表 8-1　糖尿病代谢状态的分类（WHO 1999）

糖代谢分类	静脉血浆葡萄糖（mmol/L）	
	空腹血糖（FPG）	OGTT 后 2h 血糖（2hPPG）
正常血糖	＜6.1	＜7.8
空腹血糖受损（IFG）	≥6.1，≤7.0	＜7.8
糖耐量异常（IGT）	＜7.0	≥7.8，≤11.1
糖尿病	≥7.0	≥11.1

注：IFG 或 IGT 统称为糖调节受损（IGR），即糖尿病前期。

2. 胰岛 β 细胞功能检查

（1）胰岛素释放试验：反映胰岛 β 细胞基础和葡萄糖介导的胰岛素释放功能。正常人空腹基础血浆胰岛素为 35～145pmol/L（5～20mU/L），口服 75g 无水葡萄糖（或 100g 标准面粉制作的馒头）后，血浆胰岛素在 30～60min 上升至高峰，峰值为基础值的 5～10 倍，3～4h 恢复到基础水平。胰岛素测定可受到血清中胰岛素抗体和外源性胰岛素的干扰。

（2）C-肽释放试验：反映基础和葡萄糖介导的胰岛素释放功能。由于 C-肽清除率慢，肝对它摄取率低，且不受血清中的胰岛素抗体和外源性胰岛素影响，故比血浆胰岛素更能准确反映胰岛 β 细胞的功能。测定方法同上。正常人空腹基础值不小于 400pmol/L，高峰时间同上，峰值为基础值的 5～6 倍。

（3）其他检测 β 细胞功能的方法：静脉注射葡萄糖-胰岛素释放试验和高糖钳夹试验可了解胰岛素释放第一时相；胰高血糖素-C 肽刺激试验和精氨酸刺激试验可了解非糖介导的胰岛素分泌功能等。

3. 并发症检查　急性严重代谢紊乱时的酮体、电解质、酸碱平衡检查，心、肝、肾、脑、眼科、口腔以及神经系统的各项辅助检查等。

4. 有关病因和发病机制的检查　GADA、ICA、IAA 及 IA-2A 的联合检测；胰岛素敏感性检查；基因分析等。

问题 3.治疗糖尿病的方法有哪些？所使用药物的种类和用途是什么？

糖尿病的治疗原则是早期、长期、综合及个体化。治疗的总体目标是控制血糖、纠正代谢异常、消除症状、防治并发症，提高生活质量。糖尿病的治疗原则以综合治疗为主，包括饮食治疗、运动疗法、药物治疗、自我监测和糖尿病教育五方面。

1. 饮食治疗　饮食治疗以控制总热量为原则，强调定时、定量，其目的在于维持标准体重。

计算总热量的方法如下（表 8-2）。

标准体重（kg）=身高（cm）–105

体重指数（WHO 标准）：过低≤18.5kg/m^2；正常 18.6～23.9kg/m^2；超重 24～27.9kg/m^2；肥胖≥28.0kg/m^2。

表 8-2　每日热量计算

劳动强度	举例	千卡/（公斤理想体重·日）		
		消瘦	正常	肥胖
卧床休息	—	25～30	20～25	15～20

续表

劳动强度	举例	千卡/（公斤理想体重·日）		
		消瘦	正常	肥胖
轻体力劳动	办公室职员、教师、售货员，以及简单家务，或与其相当的活动量	35	25～30	20～25
中体力劳动	学生、司机、外科医师、体育教师、一般农活，或与其相当的活动量	40	30～35	30
重体力劳动	建筑工、搬运工、冶炼工、重的农活、运动员、舞蹈者，或与其相当的活动量	45～50	40	35

2. 运动疗法　按照“运动金字塔”理论，日常运动可以分为静态活动、肌肉力量运动、有氧运动和休闲运动、伸展运动、生活中的运动 5 类选择（图 8-1），指导患者根据工作特点和生活习惯将这 5 类活动融入每日的生活中。

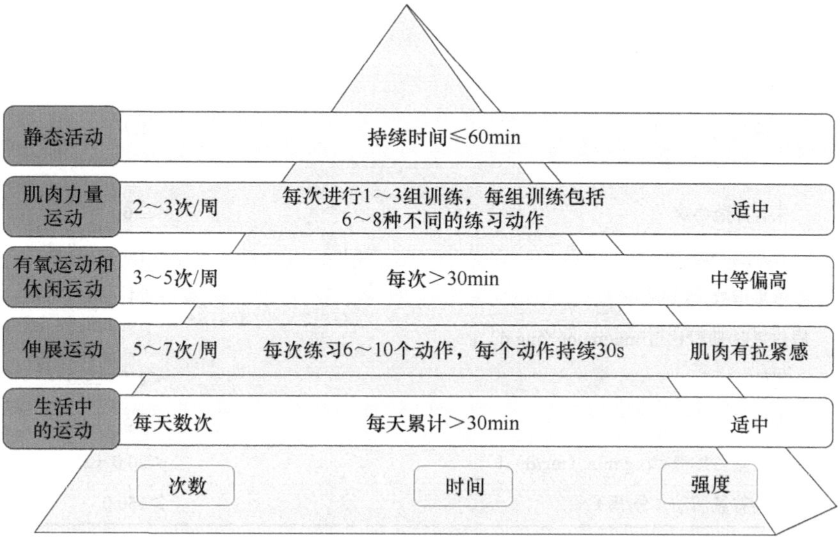

图 8-1　运动金字塔

3. 药物治疗　药物治疗分为口服类和注射类药物治疗，详见表 8-3。

表 8-3　常用降糖药类别及特点

类别		作用	常见不良反应
口服类	双胍类	减少肝糖输出和外周抵抗	减重、腹泻
	磺脲类	促进胰岛素分泌	增重、低血糖
	格列奈类	促进胰岛素分泌	增重、低血糖
	噻唑烷二酮类	增强胰岛素效价	增重、水肿
	α-糖苷酶抑制剂	减少碳水化合物的吸收	腹泻、腹胀
	DPP-4 抑制剂	增加胰岛素合成、抑制胰高血糖素分泌	胃肠道反应
	SGLT-2 抑制剂	促进葡萄糖排泄	减重、尿路感染
注射类	GLP-1 受体激动剂	促进饱腹感、降低食欲	腹泻、恶心
	胰岛素	生物合成的外源性胰岛素，通过促进骨骼肌、心肌及脂肪组织摄取葡萄糖，抑制肝脏的糖原分解及糖异生调控血糖代谢，降低高血糖	低血糖、局部硬结、局部皮肤青肿
	基础胰岛素/GLP-1RA 双组分制剂	同时拥有基础胰岛素组和 GLP-1RA 双组分，作用机制互补，协同发挥降糖作用	腹泻、恶心

4. 自我监测 中国 2 型糖尿病综合控制指标及目标见表 8-4。

表 8-4 中国 2 型糖尿病综合控制目标

指标	目标值
血糖（mmol/L）*	
空腹	4.4～7.0
非空腹	＜10.0
糖化血红蛋白（%）	＜7.0
血压（mmHg）	＜140/80
总胆固醇（mmol/L）	＜4.5
高密度脂蛋白胆固醇（mmol/L）	
男性	＞1.0
女性	＞1.3
甘油三酯	＜1.7
低密度脂蛋白胆固醇（mmol/L）	
未合并冠心病	＜2.6
合并冠心病	＜1.8
体重指数（kg/m^2）	＜24
尿白蛋白/肌酐比值[mg/mmol（mg/d）]	
男性	＜2.5（22.0）
女性	＜2.5（22.0）
尿白蛋白排泄率[μg/min（mg/d）]	＜20.0（30.0）
主动有氧活动（分/周）	≥150.0

注：*毛细血管血糖。

5. 糖尿病教育 糖尿病综合管理的“五驾马车”，教育是核心，饮食是基础，运动是手段，药物是武器，监测是保障。心理健康是糖尿病治疗的前提，五驾马车是基础，预防并发症是终极目标。

问题 4.入科后护士对该患者的评估重点有哪些？

1. 根据所给信息及现病史重点评估患者发病的病因及诱因、主要伴随症状及症状特点；根据患者诊疗和护理经过，明确患者的病情进展及目前状况。同时评估患者有无不良情绪的产生、对疾病的认识和态度、患者的依从性，以及是否具备充足的社会支持，如家庭关系和经济状况。

2. 健康史的采集

（1）患者的日常生活状况：尤其是患病后的变化进行重点评估，具体从饮食与营养型态、休息与睡眠型态、排泄型态、自理能力及日常生活，以及个人嗜好的改变 5 个方面进行评估。

（2）**既往史**：病例介绍了患者可引起糖尿病足并发症的病史，但未确认患者有酮症酸中毒的其他因素。

3. 体格检查及辅助检查内容

（1）该患者身体评估的重点：应包括一般状态（生命体征、意识与精神状况、体位）及心脏、血管检查，以及有无心脏和脑血管意外体征、皮肤破损情况、周围组织、血管、神经情况。

（2）尚需完善常规实验室检查：如血常规、尿常规、肝肾功能、血糖、血脂、电解质、血气分析以及利尿钠肽水平，从而可以判断糖尿病、糖尿病足的严重程度和预后。

问题 5.目前患者存在的护理诊断有哪些？并分析护理问题的相关因素（生理、病理、心理、精神、环境等）。

1. 有血糖不稳定的危险　与糖代谢紊乱有关。

2. 有体液不足的危险　与多尿、脱水有关。

3. 营养失调　高于/低于机体需要量，与胰岛素分不足和（或）作用缺陷、饮食和运动不均衡有关。

4. 知识缺乏　缺乏糖尿病自我护理的知识、技能。

5. 焦虑　与对糖尿病认识错误和担心发生糖尿病并发症有关。

6. 有皮肤完整性受损的危险　与固定不动和感觉缺失有关（神经病变引起）。

7. 潜在并发症　低血糖昏迷、糖尿病酮症酸中毒（DKA）、糖尿病足、糖尿病大血管病变、糖尿病微血管病变、糖尿病神经病变。

问题 6.针对以上护理诊断，你认为应该采取哪些护理措施？

1. 糖尿病酮症酸中毒的抢救及护理

（1）补液：立即建立两条静脉通路，准确执行医嘱，确保液体和胰岛素的输入。输液是抢救 DKA 首要的、极关键的措施。由于在本症中常伴有血浆渗透压升高，因此通常使用生理盐水，补液量和速度视失水程度而定。如患者无心力衰竭，开始时补液速度宜快，在 2h 内输入 1000～2000ml，以便迅速补充血容量，改善周围循环和肾功能，以后根据血压、心率、尿量、末梢循环情况、中心静脉压等决定输液量和速度。从第 2～6h 输入 1000～2000ml。第 1 个 24 小时输液总量为 4000～5000ml，严重失水者可达 6000～8000ml。如治疗前已有低血压或休克，快速输液不能有效升高血压，应输入胶体溶液并抗休克处理。由于初治期血糖浓度已很高，因此不能给予葡萄糖溶液，当血糖降至 13.9mmol/L（250mg/dl）左右时，可改输 5%葡萄糖溶液，并加入速效胰岛素。

（2）胰岛素治疗的护理：通常采用小剂量（速效）胰岛素治疗方案（每小时 0.1U/kg），将速效胰岛素加入生理盐水中持续静脉滴注。当血糖降至 13.9mmol/L （250mg/dl）时，改输 5%葡萄糖溶液并加入速效胰岛素（按每 3～4g 葡萄糖加 1U 胰岛素计算）。尿酮体消失后，根据患者尿糖、血糖及进食情况调节胰岛素剂量或改为每 4～6 小时皮下注射胰岛素 1 次，然后恢复平时的治疗。

（3）纠正电解质及酸碱平衡失调：根据治疗前血糖水平及尿量决定补钾时机、补钾量及速度。在开始胰岛素及补液治疗后，患者的尿量正常，血钾低于 5.2mmol/L 即可静脉补钾。治疗前已有低钾血症，尿量≥40ml/h 时，在胰岛素及补液治疗的同时必须补钾。轻、中度酸中毒经充分静脉补液及胰岛素治疗后即可纠正，无需补碱，pH＜6.9 的严重酸中毒者可给予碳酸氢钠静脉滴注。

（4）防治诱因和处理并发症：包括休克、严重感染、心力衰竭、心律失常、肾衰竭、脑水肿、急性胃扩张等。

（5）病情监测：严密观察和记录患者的神志、瞳孔、呼吸、血压、脉搏、心率及 24h 液体出入量等变化。监测并记录血糖、尿糖、血酮、尿酮水平以及动脉血气分析和电解质变化，有无水、电解质及酸碱平衡紊乱。

（6）其他护理：患者绝对卧床休息，注意保暖，预防压疮和继发感染，昏迷者按昏迷常规护理。

2. 低血糖的护理

（1）低血糖的评估：了解有无导致低血糖发生的因素，如注射胰岛素剂量过大、服用降血糖药或使用胰岛素后未按时进食、运动量过大等。有条件者应立即监测血糖浓度，根据低血糖的临床表现和血糖水平判断低血糖的严重程度。临床表现：①轻、中度低血糖：血糖水平在 2.8～3.9mmol/L，患者可以进行自我救治。轻度低血糖患者可出现交感神经兴奋的症状，包括心悸、出汗、饥饿、无力、手抖、视物模糊、面色苍白等；中度低血糖患者除了出现上述的交感神经兴奋症状外，还出现中枢神经系统症状，包括头痛、头晕、定向力下降、精神异常症状。②重度低血糖：患者除有交感神经兴奋症状外，还表现为严重的中枢神经系统症状，如精神症状、意识障碍，甚至昏迷。血糖水平≤2.8mmol/L 时，患者常不能进行自我救治，必须由他人帮助。

（2）低血糖的处理：低血糖发作时应卧床休息并尽快补充葡萄糖。①轻、中度低血糖者：立即给予可以快速吸收的含糖（15～20g）的食物或饮料（以下任意 1 种），如葡萄糖片（3～4 片）、果汁（如橙汁、苹果汁 175～200ml）、水果糖（2～4 块）、蜂蜜或白糖（2～3 勺）冲水口服等。每 15 分钟监测血糖 1 次，若 15min 后无明显好转，血糖仍<3.9mmol/L，可重复上述处理。低血糖纠正之后，如果离下次进餐还有较长时间（1h 以上），还需进食少量吸收较慢的含糖（含 15g）的食物，如面包、饼干、馒头或水果等，以使血糖保持稳定。②严重低血糖：使其侧卧，随时检查呼吸道是否通畅，呼吸是否平稳，避免喂食、喂水，以免引起窒息，有条件者在 1～3min 立即静脉注射 50%葡萄糖 20～40ml，或肌内注射胰升糖素 0.5～1.0mg；如 15min 后血糖仍≤3.0mmol/L，则继续给予 50%葡萄糖 60ml 静脉注射；如低血糖未纠正，则静脉注射 5%或 10%的葡萄糖，或加用糖皮质激素（长效磺脲类药物或中、长效胰岛素所致低血糖不易纠正，且持续时间较长，可能需要长时间葡萄糖输注）。由于胰升糖素作用时间较短，且会再次出现低血糖，因此在给予葡萄糖和胰升糖素治疗后，如果意识清醒，仍要补充葡萄糖或进食，直至血糖保持稳定且至少监测血糖 24～48h。

（3）低血糖的预防：低血糖防治知识教育是预防低血糖的关键，患者应熟悉何种情况下易发生低血糖、低血糖的症状以及自我处理方法。遵从饮食、运动与药物治疗的原则，做好饮食、运动与药物治疗的配合；少饮酒，避免乙醇导致的迟发性严重低血糖的发生。做好血糖的监测。外出时随身携带糖果、饼干和病情卡，以便一旦发生低血糖昏迷时能及时得到帮助。

3. 糖尿病足的治疗和护理

（1）糖尿病足的预防和护理：①加强对危险因素的评估，糖尿病足部溃疡的危险因素主要有：既往有足溃疡史；有神经病变的症状和（或）缺血性血管病变；神经病变的体征和（或）周围血管病变的体征；神经和（或）血管病变并不严重但有严重的足畸形；其他危险因素，如视力下降及膝、髋或脊柱关节炎，以及鞋袜不合适等；个人因素，如社会经济条件差、老年人或独居生活、拒绝治疗和护理等。②指导患者进行足部自检。指导患者每天检查双足一次，观察足部皮肤颜色、温度有无改变，注意检查趾甲、趾间、足底部皮肤有无胼胝、鸡眼、甲沟炎、甲癣、红肿、青紫、水疱、溃疡、坏死等，评估足部有无感觉减退、麻木、刺痛，足背动脉搏动情况及皮肤温度。每天要对自己所穿的鞋进行检查，包括异物、趾甲屑、鞋的里衬平整情况。如有视力障碍，应在亲友的协助下检查足部和修剪指甲，不要亲自操作。如果足部起水疱和疼痛，必须及时到有关专科就诊。③指导患者定期做足部感觉的测试，如测试压力觉、关节位置觉、振动觉、痛觉、温度觉和触觉等，及时了解足部感觉功能。④指导患者行足部护理，避免感染。勤换鞋袜，每天清洁足部（洗脚时的水温应低于 37℃）；若足部皮肤干燥，清洁后可用羊毛脂涂擦，但不可常用，以免皮肤过度浸软。⑤预防外伤。指导患者不要赤足走路，以防刺伤；外出时不可穿拖鞋，以免踢伤；应选择轻巧柔软、前头宽大的鞋子，袜子以弹性好、透气及散热性好的棉毛质地为佳；冬天使用电热毯或烤灯时谨防烫伤；对鸡眼、胼胝、脚癣及时治疗；不要用化学药消除鸡眼或胼胝，应找有经验的足医或皮肤科医师、专科护士诊治，并说明自己患有糖尿病；修剪趾甲避免太短，应与足趾平齐。⑥适度足部运动，促进肢体血液循环。⑦积极控制血糖和戒烟。足部溃疡危险性变化及其发生、发展均与血糖密切相关，血糖值是干预有效与否最敏感的指标，足溃疡的预防教育应从早期指导患者控制和监测血糖开始。同时，应指导患者积极戒烟，防止因吸烟导致局部血管收缩而进一步促进足溃疡的发生。

（2）糖尿病足的治疗：①严格控制血糖、血压、血脂。②神经性足溃疡的治疗，处理的关键是通过特殊的改变压力的矫形鞋或足的矫形器来改变患者足部的压力；根据溃疡的深度、面积大小、渗出多少以及是否并发感染决定溃疡换药次数和局部用药；采用一些生物制剂或生长因子类药物治疗难以治愈的足溃疡。适当的治疗可以使神经性足溃疡愈合。③缺血性病变的处理。对于血管阻塞不是非常严重或没有手术指征者，可以采取内科保守治疗，静脉滴注扩血管和改善血液循环的药物；如患者有严重的周围血管病变，应尽可能行血管重建手术；坏疽患者在休息时有疼痛及广泛的病变不能通过手术改善者，才考虑截肢。

4. 感染的预防和护理　注意个人卫生，加强口腔、皮肤、会阴部的清洁，勤洗澡，更衣，及时处理发热及其他感染症状，室内通风，定期消毒；注意保暖，避免接触上呼吸道感染者。

5. 皮肤护理　保持皮肤的清洁，勤洗澡，勤更换内衣；内衣要以棉质为好，要宽松、透气性好；皮肤瘙痒患者嘱其不要搔抓皮肤，勤剪指甲，剪指甲时不要剪得太深，避免伤及皮肤；戒酒，勿用浓茶及辛辣食物；洗澡时注意水的温度，不可过热，温热水即可，香皂要选用中性的，不可碱性太强；如果皮肤出现真菌感染，要在医师的指导下，给予抗真菌药物；如果出现皮肤的化脓性感染，如痈、疖等，不能自己挤压，要到医院就诊，进行换药，以免感染扩散；皮肤如果出现水疱，面积较小，可以用无菌纱布加压包扎，面积较大的，可以到医院在无菌技术操作下，穿刺水疱减压后再包扎。

6. 心理护理　重视患者的心理反应，向患者说明积极的生活态度，对疾病康复的重要性，增强战胜疾病的信心。

三、对患者进行评估，口述可以为患者进行的护理操作

（一）评估内容

1. 健康史

（1）患病与诊疗经过：尽量详细询问。

（2）目前病情与一般情况：重点评估患病后的变化。

（3）既往史：与本病相关的疾病重点评估。

2. 身体评估

（1）一般状况：生命体征、意识与精神状况、体位。

（2）循环系统：有无脱水。

（3）其他：皮肤、黏膜。

3. 心理-社会状况　患者自身的情绪、对疾病的认知、家庭状况、经济条件。

（二）可能的护理操作

吸氧、心电监护、静脉输液、动静脉血标本采集、血糖监测。

第九章　神经系统疾病患者的护理

第一节　颅内压增高患者的护理

【学习目标】

认知目标：能陈述颅内压、颅内压增高的概念；能准确说出颅内压的正常值及导致颅内压增高的病因；在理解颅内压增高发病机制及病理生理改变的基础上，能分析颅内压增高可能出现的临床表现及并发症，阐述治疗原则；能对颅内压增高患者进行全面护理评估，并制订护理计划，实施护理和健康指导。

技能目标：能尝试模仿为患者进行操作；能为患者选择最需要的护理操作。

情感目标：能注意到患者的不良情绪；能积极参与患者的护理计划；在护理患者过程中遵守伦理原则。

一、病 例 导 入

姓名：王某　性别：女　　年龄：70 岁　　婚姻：丧偶

籍贯：河南　职业：工人　身高：160cm　体重 72kg

【现病史】　5h 前家属发现患者意识不清，呼之不应，伴右侧肢体瘫痪，口角可见呕吐物，为胃内容物，无肢体抽搐，有尿失禁，未排粪便。随即紧急呼叫救护车送至我院，门诊行头颅 CT 提示左侧基底节区脑出血破入脑室。门诊遂以“基底节区出血”收入我科。

【既往史】　发现血压升高 8 年，血压最高不详，未服用抗高血压药，血压控制较差；否认糖尿病、冠心病等病史，无外伤史；3 年前因大脑前交通动脉瘤于我科行“开颅动脉瘤夹闭术”，住院期间无药物及食物过敏史，无乙肝、结核等传染病史，无吸烟、喝酒史。

入院后体格检查：体温 36.2℃，脉搏 73 次/分，呼吸 19 次/分，血压 184/86mmHg。神志浅昏迷，呼叫刺痛不睁眼，刺痛无发音，刺痛肢体定位，格拉斯哥昏迷评分（GCS）7 分。左侧瞳孔直径 3mm，对光反射消失，右侧瞳孔直径 2mm，对光反射减弱。右侧额颞部可见一长约 10cm 弧形陈旧性手术切口。颈软，无抵抗，脑膜刺激征阴性。口角无歪斜，伸舌居中。胸廓无明显畸形，呼吸频率加快，双肺呼吸音稍粗，双肺底可闻及少量湿啰音。心律齐，各瓣膜区未闻及病理性杂音。腹软，无压痛及反跳痛，移动性浊音阴性。左侧肢体肌力、肌张力正常，右侧肢体肌张力高，肢体肌力 1 级。右侧病理征阳性。双下肢未见明显水肿。

【辅助检查】　急诊头颅 CT 示左侧基底节区、侧脑室旁脑出血，破入脑室，双侧侧脑室扩张。

二、以问题为中心的学习

问题 1.什么是颅内压？什么是颅内压增高？

颅内压指颅腔内容物（脑组织、脑脊液和血液）对颅腔壁所产生的压力。由于许多颅脑疾病均可使颅腔内容物体积增加或颅腔容积减少超过颅腔可代偿性的容积，导致颅内压持续在 200mmH_2O 以上，从而引起相应的综合征，称为颅内压增高，是神经系统最常见的病理综合征。

问题 2.正常的颅内压值是多少？引起颅内压增高的原因有哪些？

成人正常的颅内压是 0.8～1.8kPa（80～180mmH_2O），儿童正常的颅内压是 0.5～1.0kPa（50～100mmH_2O）。

引起颅内压增高的原因可分为两方面：

（1）颅腔内容物体积或量增加，如脑出血、脑积水、脑组织水肿等；

（2）颅内空间或颅腔容积缩小，如颅内肿瘤、颅内血肿、狭颅症等。

问题 3.颅内压增高患者会出现什么样的临床表现？

颅内压增高最常见的三主征是头痛、呕吐、视神经乳头水肿，但出现的时间不一致，同时还伴随一些其他的症状和体征。

1. 头痛 为颅内压增高最常见的症状。

2. 呕吐 多在头痛剧烈时发生，常呈喷射状，易发生在饭后，与进食无关。

3. 视神经乳头水肿。

4. 意识障碍和生命体征的改变 如血压升高、呼吸深漫、心率减慢。

5. 其他症状和体征 患者可出现复视、头晕、猝倒等，也可出现病灶对侧肢体瘫痪，或原有的瘫痪程度加重。患者还可出现胃肠功能紊乱及消化道出血。可出现肺水肿，表现为呼吸急促、大量泡沫状痰液。

问题 4.颅内压增高患者从哪些方面观察病情？

1. 密切观察意识、瞳孔、四肢肌力的改变，及时发现有无发生脑疝的危险。

2. 密切观察体温、血压、脉搏，维持正常体温，高热患者行有效降温。

3. 密切观察呼吸情况，观察呼吸频率、节律、血氧饱和度以及动脉血气分析等。

4. 头痛的观察与控制，疼痛严重者可给予镇痛药，但忌用吗啡、哌替啶，以免呼吸中枢受到抑制。

5. 呕吐的观察与护理，观察呕吐的频次、伴发症状、呕吐物的性状。

问题 5.脑疝的分类及临床表现？

根据移位的脑组织及其通过的硬脑膜间隙和孔道，脑疝分为小脑幕裂孔疝、枕骨大孔疝和大脑镰下疝。

1. 小脑幕裂孔疝 又称颞叶钩回疝。

（1）颅内压增高的症状：表现为剧烈头痛，头痛程度进行性加重伴烦躁不安。

（2）瞳孔改变：患者动眼神经受激惹导致患侧瞳孔变小，随着病情进展，患侧动眼神经麻痹，患侧瞳孔逐渐散大，直接或间接对光反射均消失。若脑疝进行性恶化，双侧瞳孔散大，对光反射消失，患者处于濒临死亡状态。

（3）运动障碍：对侧肢体肌力减弱，脑疝进展时双侧肢体自主活动消失，严重时表现为去大脑强直发作。

（4）意识改变：随着脑疝进展，意识障碍逐渐加重。

（5）生命体征紊乱：脑干受压后表现为心率减慢或不规则、血压忽高忽低、呼吸不规则、体温高达 41℃或体温不升，最终呼吸、循环衰竭，心脏停搏。

2. 枕骨大孔疝 又称小脑扁桃体疝，小脑扁桃体及延髓经枕骨大孔被推挤向椎管内，导致脑脊液循环通路被堵塞，表现为颅内压增高。位于延髓的呼吸中枢受损严重，患者早期会出现呼吸骤停。因脑干缺氧，瞳孔忽大忽小。生命体征紊乱出现较早，意识障碍出现较晚。

3. 大脑镰下疝 又称扣带回疝，比较少见。

问题 6.颅内压增高的治疗方法？

颅内压增高的治疗原则是降低颅内压，可分为非手术治疗和手术治疗。

1. 非手术治疗

（1）药物治疗：①脱水药，首选 20%甘露醇，一般推荐 0.25～0.5g/kg 小剂量给药。一般静脉输注 20min 内起作用，2～3h 降压作用达到最高峰，可维持 4～6h。一般应用 5～7d。停药时逐渐减量，或延长给药间隔时间，防止颅内压反跳现象。甘露醇对肾功能有损伤，所以肾功能不全或肾衰竭的患者慎用。②利尿药，常用呋塞米，除非有血容量过多的表现，否则不建议常规使用呋塞米。使用脱水利尿药容易导致水、电解质紊乱，需要监测患者的生化指标。③肾上腺皮质激素，常用地塞米松、甲泼尼龙。地塞米松不能与甘露醇同时使用，会使甘露醇析出晶体，使用时应注意观察有无消化道应激性溃疡、出血、感染等不良反应。④重症患者可选择苯巴比妥，但需注意低血压的风险。⑤人血白蛋白可改变血浆胶体渗透压从而减轻组织间隙的水肿。输入白蛋白会导致血容量增加而造成的心脏负荷增加，因而部分患者需要应用利尿药来减轻心脏负荷。⑥抗生素治疗，可控制颅内感染或预防感染。

（2）其他方法：①冬眠低温疗法或亚低温疗法。低体温可减少脑细胞代谢，降低脑血流量和颅内压。中国神经外科重症管理专家共识提出，镇静镇痛下患者亚低温治疗时降温速度以每小时1℃为宜，体温以降至肛温32～34℃，腋温31～33℃为理想体温。使用亚低温要注意密切观察患者的病情、血压、脉搏、呼吸和体温情况。②采用短暂（＜60min）过度通气降低颅内压治疗，$PaCO_2$管控目标30mmHg，需充分考虑二次脑损伤风险。

2. 手术治疗 根据患者病情可选择不同的手术方式，目的是降低颅内压。

问题7.入科后护士对该患者的评估重点有哪些？

1. 根据所给信息及现病史重点评估患者的年龄、发病的病因及诱因、主要伴随症状及症状特点；根据患者诊疗和护理经过，明确患者的病情进展及目前状况。同时评估患者有无不良情绪的产生、对疾病的认识和态度、患者的依从性，以及是否具备充足的社会支持，如家庭关系和经济状况。

2. 健康史的采集

（1）患者的日常生活状况：尤其是患病后的变化进行重点评估，具体从饮食与营养型态、休息与睡眠型态、排泄型态、自理能力及日常生活，以及个人嗜好的改变5个方面进行评估。

（2）既往史：了解有无与颅内压增高相关的病史；有无其他全身严重性疾病如尿毒症、肝性脑病等。

3. 体格检查及辅助检查内容

（1）该患者身体评估的重点：应包括一般状态（生命体征、意识与精神状况、体位）、脑神经功能检查等。

（2）尚需完善常规实验室检查：如血常规、尿常规、肝肾功能、血糖、血脂、电解质以及利尿钠肽水平，可以判断心衰的严重程度和预后。根据病情行动脉血气监测。

问题8.目前患者存在的护理诊断有哪些？并分析护理问题的相关因素（生理、病理、精神、心理、环境等）。

1. 有脑组织灌注无效的危险 与颅内压增高、脑疝有关。

2. 潜在并发症 意识障碍；呼吸、心搏骤停；癫痫发作。

3. 有体液不足、电解质紊乱的危险 与脱水药使用、呕吐有关。

4. 清理呼吸道无效 与患者昏迷、呕吐有关。

5. 有废用综合征的危险 与偏瘫有关。

问题9.针对以上护理诊断，你认为应该采取哪些护理措施？

1. 有脑组织灌注无效的危险 与颅内压增高、脑疝有关。

（1）给予患者氧气吸入或者使用机械通气，增加脑组织含氧量。

（2）镇静镇痛下运用亚低温疗法，减少脑组织耗氧量，降低脑的新陈代谢。

2. 潜在并发症 意识障碍；呼吸、心搏骤停；再出血；癫痫发作。

（1）密切监测患者意识、瞳孔、生命体征、四肢肌力的变化，有效控制血压，防止再出血的发生。

（2）有效降低颅内压，防止颅内压骤然升高。①遵医嘱使用药物降低颅内压，做好药物护理。②保持病房安静，患者安静休养，避免情绪激动，防止患者躁动，可适当使用镇静、镇痛药物。

③保持呼吸道通畅，呼吸道梗阻会加重颅内压增高，必要时可行气管插管或气管切开。④及时导尿，保持排便通畅，用力排便可引起胸、腹腔压力骤增，使颅内压进一步增高。⑤及时控制癫痫发作，癫痫发作可加重脑缺氧及脑水肿。⑥做好饮食护理，给予易消化、易吞咽的饮食，昏迷患者留置胃管行鼻饲饮食，同时做好口腔护理。禁食患者遵医嘱补液，控制入量。

（3）行颅内压监测。

（4）根据患者的病情做好术前准备。

3. 清理呼吸道无效　与患者昏迷、呕吐有关。

（1）呕吐时头偏向一侧，呕吐后及时行口腔护理，清理呼吸道，昏迷患者留置胃管，急性期行胃肠减压。

（2）勤翻身叩背，勤吸痰。抬高床头15°～30°，可以预防坠积性肺炎和减轻水肿。

三、对患者进行评估，口述可以为患者进行的护理操作

（一）评估内容

1. 健康史

（1）患病与诊疗经过，尽量详细询问。

（2）有无与颅内压增高的相关疾病和因素。

（3）既往史，与本病相关的疾病重点评估。不忽略外伤史。

2. 身体评估　重点评估患者的意识、瞳孔、生命体征、四肢肌力；有无颅内压增高及最常见的三主征。

3. 心理-社会状况　患者自身的情绪、对疾病的认知、家庭状况、经济条件。

（二）可能的护理操作

吸氧、心电监护、吸痰、留置胃管、导尿、更换引流袋、口腔护理、静脉输液、动/静脉血标本采集、微量泵的使用、气管切开护理。

第二节　颅脑损伤患者的护理

【学习目标】

认知目标：能陈述颅脑损伤的分类，并列出各类颅脑损伤的特点；结合脑损伤的发病机制，能解释不同类型脑损伤患者的身体差异；能列举出颅脑损伤的并发症，并采取有效的护理措施；讨论颅脑损伤的现场急救措施；应用所学的知识对颅脑损伤患者实施全面的护理评估，并提出护理问题，制订护理计划，运用护理程序为颅脑损伤的患者实施整体护理。

技能目标：能尝试模仿为患者进行操作；能为患者选择最需要的护理操作。

情感目标：能注意到患者及家属的不良情绪；能积极参与患者的护理计划；在护理患者过程中遵守伦理原则。

一、病例导入

姓名：李某　性别：女　　年龄：45岁　　婚姻：已婚

籍贯：湖北　职业：教师　身高：160cm　体重：55kg

【现病史】　1h前患者在家中打扫卫生时摔下楼梯，头部先着地，随即昏迷，右耳有血性液流出，呕吐一次，为胃内容物，有尿失禁，在救护车急救转运途中患者清醒，能叙述姓名及家属电话，5min后患者再次昏迷，急诊CT检查示右颞部硬膜外血肿，遂以“急性硬膜外血肿，颅底骨折”收治入院。

【既往史】 患者无过敏史，不吸烟、喝酒。无高血压、糖尿病、心脏病史，否认乙肝、结核等传染病。

【体格检查】 体温 36.8℃，脉搏 58 次/分，呼吸 12 次/分，血压 199/102mmHg；格拉斯哥昏迷评分（GCS）为 5 分，双侧瞳孔不等大，左侧瞳孔直径 2.5mm，对光反射迟钝，右侧瞳孔直径 4.0mm，对光反射消失，左侧肢体肌力 0 级，右侧肢体肌力 3 级，入院后呕吐 2 次，呕吐物为胃内容物，二便失禁。入院后急行“开颅血肿清除术”，带头皮下引流管回病房。

【辅助检查】 头部 CT 示右颞部可见梭形边缘清楚的高密度影，中线结构移位，颈部 CT 未见明显异常。

二、以问题为中心的学习

问题 1.什么是颅脑损伤？颅脑损伤的分类？

1. 概念 颅脑损伤是机械运动的动能作用于头部，导致头皮、颅骨、脑血管、脑神经及脑组织发生变形、破裂所形成的损伤。

2. 颅脑损伤的分类

（1）根据损伤的性质、部位从外到内分头皮损伤、颅骨骨折和脑损伤。

（2）根据骨折部位颅骨骨折可分为颅盖骨折和颅底骨折。

（3）根据脑损伤发生的时间和机制分为原发性脑损伤和继发性脑损伤。原发性脑损伤主要有脑震荡、脑挫裂伤和弥散性轴索损伤。继发性脑损伤主要有颅内血肿和脑肿胀、脑水肿。

（4）根据受伤后脑组织是否与外界相通分开放性脑损伤和闭合性脑损伤。

问题 2.头皮损伤分哪几种？处理原则各是什么？

头皮损伤分头皮血肿、头皮裂伤和头皮撕脱伤。

1. 头皮血肿 分皮下血肿、帽状腱膜下血肿、骨膜下血肿。较小血肿不用处理，1～2 周可自行吸收，较大血肿需要抽吸加压包扎，4～6 周才能吸收。有感染的头皮血肿需切开引流，并应用抗生素治疗。

2. 头皮裂伤 出血多，易发生失血性休克。需注意观察有无合并颅骨骨折及脑损伤。发生头皮裂伤时应加压包扎止血，24h 内清创，并给予抗感染治疗。

3. 头皮撕脱伤 患者会出现剧烈疼痛、大量出血，是头皮损伤最严重的一种。急救时，用无菌敷料覆盖创面后再进行加压包扎。撕脱下的头皮用无菌巾或干净布包裹后隔水放置于冰块上，尽快于 6～8h 内清创，做皮瓣移植。

问题 3.什么是颅骨骨折？分类是什么？

颅骨骨折是指颅骨受暴力作用所致的颅骨结构改变。根据部位可分为颅盖骨折和颅底骨折。

1. 颅盖骨折 分线性骨折和凹陷性骨折。

2. 颅底骨折 分颅前窝、颅中窝和颅后窝骨折。

问题 4.颅底骨折的诊断依据是什么？各骨折部位的临床表现？

大多数的颅底骨折 CT 是看不出来的，主要依据脑脊液漏来诊断。颅底骨折主要表现为皮下或黏膜瘀斑、脑脊液漏和脑神经损伤 3 个方面（表 9-1）。

表 9-1 颅底骨折的主要表现

骨折部位	脑脊液漏	瘀斑部位	可能损伤的脑神经
颅前窝	鼻漏	眶周、球结膜下（“熊猫眼”征）	嗅神经、视神经
颅中窝	鼻漏和耳漏	乳突区（Battle 征）	面神经、听神经
颅后窝	无	乳突部、枕下部、咽喉壁	第Ⅸ～Ⅻ对脑神经

问题 5.脑损伤的临床表现和治疗原则是什么？

脑损伤分脑震荡和脑挫裂伤。

1. 脑震荡　是最常见的轻度原发性脑损伤，为一过性脑功能障碍，表现为短暂的意识障碍、逆行性遗忘、头痛、恶心、记忆力减退。CT 检查未见异常，神经系统检查无阳性体征。无需特殊处理。

2. 脑挫裂伤　根据损伤部位和严重程度，患者的临床表现不一样。脑挫裂伤后患者 1 周内出现脑水肿，3～4d 是水肿高峰期。

（1）意识障碍是最突出的表现，伤后立即出现昏迷。昏迷持续时间与损伤程度、范围直接相关。

（2）头痛、恶心、呕吐。

（3）局灶症状和体征表现为受伤部位所对应的神经功能障碍症状和体征。

（4）颅内压增高和脑疝。

（5）生命体征的改变。

脑挫裂伤以非手术治疗为主，主要目标是防治脑水肿，促进脑功能恢复，预防并发症。若水肿加重，脑疝发生，可选择去骨瓣减压术或局部病灶清除术。

问题 6.该患者符合硬膜外血肿诊断的临床表现有哪些？

患者出现典型的意识障碍是伤后昏迷有“中间清醒期”、颅内压增高（生命体征）及脑疝（瞳孔不等大）的临床表现。临床上的诊断主要依据 CT 检查。

硬膜外血肿的意识障碍有 3 种类型：

1. 典型的意识障碍是伤后昏迷有“中间清醒期”，即原发性脑损伤的意识障碍清醒后，经过一段时间，因颅内血肿形成，颅内压增高使患者再度出现昏迷，并进行性加重。

2. 原发性脑损伤较严重或血肿形成较迅速时，可不出现中间清醒期，伤后持续昏迷并进行性加重。

3. 原发性脑损伤轻，伤后无原发性昏迷，至血肿形成后出现昏迷。

问题 7.颅内血肿按部位分为哪几种？各有哪些临床表现？

颅内血肿是脑损伤的继发性损伤，可分为硬膜外血肿、硬膜下血肿和颅内血肿。硬膜外血肿临床表现见上题。

1. 硬膜下血肿

（1）急性和亚急性硬膜下血肿：症状类似硬膜外血肿，脑实质损伤较重，少有　“中间清醒期”。

（2）慢性硬膜下血肿：病程较长，表现为慢性颅内压增高症状、脑供血不足、脑萎缩症状，以及血肿压迫所导致局灶症状和体征，有癫痫、失语、偏瘫等。

2. 颅内血肿　表现为进行性加重的意识障碍。

问题 8.该患者入院后，如何进行评估？

1. 根据所给信息及现病史重点评估患者受伤的过程及受伤后患者的主要伴随症状及症状特点；根据患者诊疗和护理经过，明确患者的病情进展及目前状况。同时评估患者有无不良情绪的产生、对疾病的认识和态度、患者的依从性，以及是否具备充足的社会支持，如家庭关系和经济状况。

2. 健康史采集

（1）患者的日常生活状况：尤其是患病后的变化进行重点评估，具体从饮食与营养型态、休息与睡眠型态、排泄型态、自理能力及日常生活，以及个人嗜好的改变 5 个方面进行评估。

（2）既往史：病例只介绍了患者摔伤，没有介绍患者是否有自身原因摔伤、既往有无头晕等诱发摔跤的因素。

3. 体格检查及辅助检查内容

（1）该患者身体评估的重点：应包括一般状态（生命体征、意识与精神状况、瞳孔、肌力、体位）、头部伤口、脑脊液漏的位置、瘀斑部位、脑神经功能检查等。

（2）尚需完善常规实验室检查：如血常规、尿常规、肝肾功能、血糖、血脂、电解质以及利尿钠肽水平，以及腰椎穿刺、脑脊液检查。

问题 9.目前患者存在的护理诊断有哪些？并分析护理问题的相关因素（生理、病理、精神、心理、环境等）。

1. 急性意识障碍 与颅内血肿、颅内压增高、脑疝有关。

2. 清理呼吸道无效 与患者脑损伤有关。

3. 营养失调 低于机体需要量，与患者意识障碍有关。

4. 潜在并发症 术后再出血、消化道出血、癫痫、颅内感染、低颅压综合征、压疮、暴露性角膜炎、尿路感染等。

5. 有肢体废用综合征的危险 与意识障碍有关。

问题 10.根据护理诊断应采取哪些护理措施？

1. 现场急救

（1）保持呼吸道通畅，及时清理呼吸道分泌物，开放气道。

（2）患者如果有骨折，呈轴线翻身，尽量避免搬动患者。

（3）妥善处理伤口，制止活动性出血，预防感染。

2. 一般护理

（1）抬高床头 15°～30°，加强呼吸道护理，勤翻身、叩背，保持呼吸道通畅。

（2）准确记录患者液体出入量。

（3）尽早留置胃管，给予鼻饲饮食，保证患者机体需要量。

（4）留置尿管，保持大小便通畅。

3. 做好病情观察

（1）密切观察患者意识、瞳孔、生命体征、四肢肌力的变化，观察患者有无癫痫、有无神经系统体征、有无脑脊液漏、有无应激性消化道性出血的症状。

（2）做好引流管护理，妥善固定引流管，观察引流液的颜色、量、性状。

（3）使用镇静、镇痛药，及时行 RASS 评分。

（4）辅助通气者，预防呼吸机相关性肺炎的发生，动态监测患者的动脉血气分析。

（5）亚低温治疗，密切监测患者体温，预防冻疮发生。

（6）做好脑脊液漏的护理，患者头下垫无菌巾，记录脑脊液漏的量，预防低颅压。

脑脊液漏必须预防颅内感染：①体位应抬高床头，取患侧卧位；②保持局部清洁，每日清洁 2 次，消毒外耳道、鼻腔和口腔，注意消毒棉球不宜过湿，以免液体逆流入颅，告知患者勿挖鼻、抠耳；③禁忌堵塞、冲洗鼻腔、耳道，禁止经鼻腔和耳道滴药，禁忌做腰穿，严禁经鼻腔吸痰、吸氧或插胃管；④避免用力咳嗽、屏气排便、擤鼻涕及打喷嚏；⑤遵医嘱合理使用抗生素。

三、对患者进行评估，口述可以为患者进行的护理操作

（一）评估内容

1. 健康史 向患者、家属或目击者详细询问颅脑损伤的过程及突发损伤时患者的状况，尽可能了解损伤过程，以及初步抢救过程的每个细节，了解有无其他外伤史、手术史和疾病史。尽早对患者进行身体评估。

2. 身体评估 重点对患者的头部伤口、意识、瞳孔、生命体征、四肢肌力、脑脊液漏的临床表现、CT 检查结果进行评估。

3. 心理-社会状况评估 患者处于昏迷状态，家属有焦虑、恐惧的心理，医务人员要多与家属

沟通，耐心讲解疾病相关知识，倾听家属的诉说，帮助他们疏导压力。

（二）可能的护理操作

吸氧、心电监护、静脉输液、静脉留置针穿刺、动/静脉血标本采集、吸痰、鼻饲、冰毯、冰帽使用、导尿、更换引流袋。

第三节　颅内肿瘤患者的护理

【学习目标】

认知目标：能准确复述以下概念，包括原发性颅内肿瘤、继发性颅内肿瘤、神经胶质瘤、脑膜瘤、听神经瘤、垂体瘤、颅咽管瘤；能比较不同颅内肿瘤的疾病特征，说出它们之间的异同点。

技能目标：能正确实施颅内肿瘤的术前、术后护理要点；对颅内肿瘤患者进行准确护理评估并准确识别护理问题、制订护理计划和健康指导计划；能够判断颅内肿瘤患者护理方案是否有效，并比较分析不同护理方案的优缺点。

情感目标：能注意到患者的不良情绪；能积极参与患者的护理计划；在护理患者过程中遵守伦理原则。

一、病例导入

患者：陈某　性别：男　年龄：43 岁　婚姻：已婚

籍贯：湖北　职业：工人　身高：173cm　体重：72kg

【现病史】　患者诉头痛、头晕 1 个月，加重 1 周入院，晨起、低头后头痛加重，平躺、休息后稍微缓解。门诊头部 CT 提示：右侧基底节区、顶深部及颞叶混杂密度影，考虑占位，门诊以“颅内占位”收入病房。

【既往史】　既往体健，否认高血压、糖尿病及冠心病史，诉有多次突发晕倒病史，否认手术外伤史，否认乙肝、结核等传染病史，否认药物过敏史。

入院体格检查：患者步入病房，查体合作。体温 36.5℃，脉搏 83 次/分，呼吸 19 次/分，血压 118/81mmHg。神志清楚，双侧瞳孔等大等圆，直径 2.5mm，对光反射灵敏，四肢肢体肌力、肌张力正常，生理反射存在，病理反射未引出。脑膜刺激征阴性。

【辅助检查】　入院后完善检查，MRI 示“右侧丘脑占位”，考虑肿瘤性病变。3 日后在全麻下行“右侧丘脑占位病变切除术”。术后病理检查显示右侧丘脑胶质母细胞瘤（WHO Ⅳ级）。

二、以问题为中心的学习

问题 1.颅内肿瘤的分类？发病原因有哪些？常见的脑肿瘤有哪些？

颅内肿瘤可分为原发性和继发性两大类。原发性颅内肿瘤发生于脑组织、脑膜、脑神经、垂体、血管等组织。继发性颅内肿瘤为其他部位恶性肿瘤转移或侵入颅内。

颅内肿瘤的发病原因和身体其他部位的肿瘤一样，目前尚不完全清楚。大量研究表明，细胞染色体上存在着癌基因加上各种后天诱因可使其发生。诱发脑肿瘤的可能因素有遗传因素、物理和化学因素以及生物因素等。

关于脑肿瘤的分类曾提出了多种多样的方法，各家意见不一，在此参照 1992 年 WHO 分类和 1998 年北京神经外科研究所分类，介绍如下。

1. 神经上皮组织肿瘤　包括星形细胞瘤、少突胶质细胞瘤、室管膜肿瘤、脉络丛肿瘤、松果体肿瘤、神经节细胞肿瘤、胶质母细胞瘤、髓母细胞瘤。

2. 脑膜的肿瘤　包括各类脑膜瘤、脑膜肉瘤。

3. 神经鞘细胞肿瘤 包括神经鞘瘤、恶性神经鞘瘤、神经纤维瘤、恶性神经纤维瘤。

4. 垂体前叶肿瘤 包括嫌色性腺瘤、嗜酸性腺瘤、嗜碱性腺瘤、混合性腺瘤。近年来根据有无内分泌功能分为功能性和非功能性肿瘤。

5. 先天性肿瘤 包括颅咽管瘤、上皮样囊肿、三脑室黏液囊肿、畸胎瘤、肠源性囊肿、神经错构瘤等。

6. 血管性肿瘤 包括血管网状细胞瘤（又称血管母细胞瘤）。

7. 转移性肿瘤。

8. 邻近组织侵入到颅内的肿瘤 包括颈静脉球瘤、圆柱细胞瘤、软骨及软骨肉瘤、鼻咽癌、中耳癌等侵入颅内的肿瘤。

9. 未分类的肿瘤。

问题 2.此病例中符合颅内肿瘤的临床表现和辅助检查有哪些？

患者出现头痛、头晕是颅内压增高的症状，CT 和 MRI 结果提示颅内占位。病理检查也能辅助检查诊断。

问题 3.治疗“颅内肿瘤”的方法有哪些？

1. 降低颅内压 降低颅内压的根本办法是切除肿瘤，但有些肿瘤无法全部手术切除而需行放疗、化疗。为了争取治疗时机，采取降低颅内压的措施十分必要。临床上降低颅内压的方法主要有脱水治疗、激素治疗、脑脊液外引流及冬眠低温治疗。

2. 手术治疗 手术可以缓解临床症状，延长生存期，并获得足够的肿瘤标本用以明确病理学诊断和进行分子遗传学检测。手术治疗原则是最大范围、安全地切除肿瘤，而常规神经导航、功能神经导航、术中神经电生理监测和术中 MRI 实时影像等新技术有助于实现最大范围、安全地切除肿瘤。

3. 化学药物治疗 化学疗法有助于提高患者的无进展生存期和总生存期，在颅内肿瘤的综合治疗中已成为重要的治疗方法之一。中枢神经系统肿瘤的生长环境与生物学行为与颅外肿瘤差异较大，宜选择毒性低、小分子、易通过血脑屏障的药物。

4. 放射治疗 放疗可杀灭或抑制肿瘤细胞，延长患者的生存期。对于位于重要功能区、部位深不宜手术或患者全身情况差不允许手术者，尤其对放疗敏感的颅内肿瘤作为首选。

5. 基因药物治疗 目前仍在实验研究阶段。

问题 4.入科后护士对该患者的评估重点有哪些？

1. 根据所给信息及现病史重点评估患者发病的病因及诱因、主要伴随症状及症状特点；根据患者诊疗和护理经过，明确患者的病情进展及目前状况。

2. 健康史的采集

（1）一般状况：患者的发病时间、起病急缓、发病前明显的致病因素和诱发因素，以及对病因和危险因素进行评估；生活方式与饮食习惯的评估。

（2）既往史：过去的健康状况和既往疾病，以及手术史、过敏史、感染史及外伤史等。

（3）心理-社会状况：重点评估患者有无不良情绪的产生、对疾病的认识和态度，掌握患者的心理状态。

（4）其他：是否有家族史、遗传史，以及家族中患病者的分布情况。

3. 体格检查及辅助检查内容

（1）该患者身体评估的重点：应包括一般状态（生命体征、意识与精神状况、体位）、脑神经功能的检查。

（2）辅助检查：头颅 CT、MRI、PET-CT 及相关实验室检查（脑脊液检查、血清内分泌测定），以及组织活检，从而确定肿瘤性质，选择治疗方案。

问题 5.目前患者存在的护理诊断有哪些？并分析护理问题的相关因素（生理、病理、精神、心理、环境等）。

1. 疼痛　与颅内压增高有关。

2. 焦虑/预感性悲哀　与担心疾病预后有关。

3. 有受伤的危险　与视力、运动、感觉障碍及癫痫发作有关。

4. 自理缺陷　与开颅手术或肢体功能障碍有关。

5. 潜在并发症　颅内压增高、脑脊液漏、尿崩症、颅内积液或假性囊肿。

问题 6.针对以上护理诊断，你认为应该采取哪些护理措施？

1. 疼痛　与颅内压增高有关。

（1）当颅内压增高患者出现头痛剧烈、瞳孔不等大、意识变化、呼吸不规则等脑疝先兆时，遵医嘱快速静脉滴注20%甘露醇，降低颅内压，防止脑疝。

（2）低流量吸氧，改善脑缺氧，防治脑水肿。

（3）抬高床头 15°～30°（经典体位），以利颅内静脉回流，减轻脑水肿。

（4）控制血压，避免血压波动；头部制动，减少搬动。

（5）发热者头部降温，以减少脑组织耗氧量，减轻脑水肿，保护脑细胞。

（6）避免用力，保持排便通畅，便秘者可给予开塞露塞肛或口服轻泻药，禁止高压灌肠。

2. 焦虑/预感性悲哀　与担心疾病预后有关。

及时了解患者的心理状况，积极、主动地关心患者，认真倾听患者的诉说，了解其苦闷、烦恼并加以分析和解释，取得患者的信任，以增强患者与疾病作斗争的信心。

3. 有受伤的危险　与视力、运动、感觉障碍及癫痫发作有关。

（1）保持病室安静，适当陪护，加强观察，注意安全防护措施，防止患者自伤及伤人。

（2）有癫痫发作的患者，应做好抗癫痫治疗，癫痫发作时要保持呼吸道通畅，防止窒息和肺部感染，专人陪护，防止发作时意外伤害的发生。

4. 清理呼吸道无效　与意识障碍或后组颅神经受损有关。

（1）持续低流量吸氧，去枕平卧，头偏向一侧，开放气道，及时清理呼吸道分泌物和异物，必要时行气管插管或气管切开。

（2）定时翻身、拍背、吸痰、清洁口腔。

（3）痰多不易咳出者指导有效咳嗽、雾化吸入。

（4）避免限制呼吸的固定或绑扎。

（5）早期下床活动。

5. 潜在并发症　颅内压增高、脑脊液漏、尿崩症、颅内积液或假性囊肿。

（1）限制入量，保持合理卧位，头部抬高 15°～30°，合理使用降低颅内压的药物治疗。

（2）经鼻蝶手术者，术后避免剧烈咳嗽、打喷嚏等增加颅内压的活动。

（3）观察并记录每小时尿量，记录每日液体出入量，定期监测电解质水平，调节药物用量，保持出入量平衡。

（4）妥善放置引流管，放置位置不可过高或过低，术后 48h 内不可引流过多；引流管应及时拔除。

三、对患者进行评估，口述可以为患者进行的护理操作

（一）评估内容

根据所给信息及现病史重点评估患者发病的病因及诱因、主要伴随症状及症状特点；根据患者诊疗和护理经过，明确患者的病情进展及目前状况。

1. 健康史

（1）患病与诊疗经过：尽量详细询问。

（2）目前病情与一般情况：重点评估患病后的变化。

（3）既往史：与本病相关的疾病重点评估。不忽略外伤史。

2. 身体评估

（1）一般状态：生命体征、意识与精神状况、体位、临床症状（颅内压增高症状、定位症状、压迫症状）。

（2）脑神经功能的检查。

3. 心理-社会状况　患者自身的情绪、对疾病的认知、家庭状况、经济条件。

（二）可能的护理操作

吸氧、心电监护、静脉输液、动/静脉血标本采集、经口鼻吸痰、翻身、雾化吸入、中心静脉测压等。

第四节　脑血管疾病患者的护理

【学习目标】

认知目标：能陈述脑血管疾病、脑梗死的定义；列举脑血管疾病的病因、危险因素和三级预防；解释脑梗死出现临床表现的病理过程；讨论脑梗死患者的治疗要点；讨论脑梗死患者的护理计划、可能出现的护理诊断和护理措施。

技能目标：能为脑梗死患者选择最需要的护理操作；能应用所学的知识为脑梗死患者实施护理计划并评价护理效果。

情感目标：能注意到脑梗死患者的不良情绪；能积极参与脑梗死患者的护理计划；在护理脑梗死患者过程中遵守伦理原则。

一、病例导入

姓名：马某　性别：女　　年龄：64 岁　婚姻：已婚

籍贯：湖北　职业：家庭主妇　身高：160cm　体重：52kg

【现病史】　患者于 16h 前无明显诱因下突发左侧肢体无力，无明显头痛、视力下降，无呕吐，无肢体抽搐，无意识丧失。遂就诊于某市人民医院，行颅脑 MR 检查（结果不详），给予输液治疗未见好转，患者家属要求进一步治疗遂就诊于急诊，急诊头颅 CT 提示右侧额颞顶叶、基底节区多发脑梗死，右侧小脑半球出血性梗死可能。急诊以“脑梗死”收入科室。发病后，患者精神、睡眠、食欲一般，大小便正常。体力略下降，体重无明显变化。

【既往史】　有高血压病史 1 年，最高达 180/106mmHg，未规律服药，血压控制不详。有冠心病病史 1 年，未规律治疗。否认糖尿病等其他慢性病；否认结核、乙肝等传染病史；否认外伤手术史；否认药物、食物过敏史。

【体格检查】　体温 37℃，脉搏 122 次/分，呼吸 30 次/分，血压 155/110mmHg，神志嗜睡，言语切题，平车推入病房。头颅无畸形，双侧瞳孔等大等圆，直径 2mm，对光反射减弱，伸舌居中，口齿部分脱落。颈软，两肺呼吸音清，未闻及干、湿啰音。心律齐，未闻及病理性杂音。腹平软，无压痛，肝、脾未触及，肠鸣音正常。脊柱生理弯曲存在，左上肢肌力 2 级，左下肢肌力 3 级，右侧肢体肌力 5 级，肌张力正常。生理反射存在，病理征未引出。

二、以问题为中心的学习

问题 1.什么是脑血管疾病？什么是脑梗死？出现脑血管疾病的原因有哪些？脑血管疾病的危险因素包括哪两类？脑血管疾病的一级预防措施有哪些？

脑血管疾病（cerebrovascular disease，CVD）是指脑血管病变所引起的脑功能障碍。广义上，脑血管疾病包括由于栓塞和血栓形成导致的血管腔闭塞、血管破裂、血管壁损伤或通透性发生改变、血液黏度增加或血液成分异常变化引起的疾病。

脑梗死（cerebral infarction）又称缺血性脑卒中，指各种原因引起的脑部血液供应障碍，使局部脑组织发生不可逆性损害，导致脑组织缺血、缺氧性坏死。根据发病机制，脑梗死分为动脉粥样硬化性血栓性脑梗死、脑栓塞、腔隙性脑梗死等。

依据解剖结构和发病机制，可将脑血管疾病的病因归为以下几类。①血管壁病变：高血压性动脉硬化和动脉粥样硬化（最常见）、动脉炎、先天性血管病、血管损伤等。②血液流变学及血液成分异常：高脂血症、高糖血症、高蛋白血症、白血病、红细胞增多症等所致血液黏稠度增高；血小板减少性紫癜、血友病、DIC 等所致凝血机制异常。③心脏病和血流动力学异常：高血压、低血压或血压的急骤波动、心脏功能障碍、心脏传导阻滞、风湿性心脏瓣膜病、心律失常等。④其他：颈椎疾病压迫邻近的大血管、颅外栓子进入颅内。

脑血管疾病的危险因素分为可干预和不可干预两类。①不可干预因素：包括年龄、性别、性格、种族、遗传等；②可干预因素：吸烟、酗酒、体力活动少、高盐饮食、超重、高血压、高血脂、心脏病、糖尿病、高同型半胱氨酸血症、感染等。

脑血管疾病的一级预防指发病前的预防，包括：①防治高血压，预防措施包括坚持长期口服抗高血压药物、限制食盐的摄入量、减少膳食中脂肪含量、减轻体重、戒烟、限酒、保持乐观情绪、进行适当的体育锻炼等。②防治心脏病，预防措施主要是应用华法林或阿司匹林抗凝和抗血小板聚集。③防治血脂异常，防治措施应强调以控制饮食和体育锻炼为主，辅以他汀类药物治疗并定期复查血脂水平。④防治糖尿病，18～60 岁人群血糖应保持在 4.4～7.1mmol/L。对糖尿病患者应进行疾病的基础知识教育，使其合理饮食、进行适当的体育锻炼和应用药物治疗。⑤戒烟限酒，应提倡戒烟，劝导有饮酒习惯的人适度饮酒。⑥其他，如将体重指数控制在 18.5～25kg/m^2；应用叶酸、维生素 B_6 和维生素 B_{12} 联合治疗降低血浆同型半胱氨酸水平。

问题 2.患者目前符合“脑梗死”诊断的表现（临床表现和辅助检查等）有哪些？脑梗死的诊断须综合患者的病史、症状、体征及辅助检查的结果。

在本病例中，患者年龄大于 50 岁且既往有高血压病史 1 年，最高达 180/106mmHg，未规律服药，有冠心病病史 1 年，未规律治疗。无明显诱因下突发左侧肢体无力，无明显头痛、视力下降，无呕吐，无肢体抽搐，无意识丧失的临床症状。辅助检查急诊头颅 CT 提示右侧额颞顶叶、基底节区多发脑梗死，右侧小脑半球出血性梗死可能。体格检查：血压 155/110mHg，脊柱生理弯曲存在，左上肢肌力 2 级，左下肢肌力 3 级。依据以上客观证据，可作出诊断。

鉴别诊断：①颅内肿瘤。存在头痛、肢体乏力等症状，慢性起病，头颅 CT 和 MRI 检查可提示颅内占位性病变。②脑出血。急性发病，常有恶心、呕吐等颅内压增高的症状，可存在意识障碍和肢体活动障碍，头颅 CT 检查中可见脑出血的高密度影。目前已基本排除。

问题 3.治疗“脑梗死”的原则有哪些？急性期的治疗措施有哪些？

治疗应遵循超早期、个体化和整体化的原则。①超早期治疗：发病后力争于治疗时间窗内选用最佳治疗方案；②个体化治疗：根据患者年龄、病情严重程度、临床类型及基础疾病等采取最适当的治疗；③整体化治疗：采取病因治疗、对症治疗、支持治疗和康复治疗等综合措施，同时对高危因素进行预防性干预。

急性期治疗是重点，包括以下措施。

1. 早期溶栓　在发病后 3～4h 进行溶栓可使血管再通，及时恢复血流和改善组织代谢，可以挽救梗死周围仅功能改变的缺血半暗带组织。溶栓治疗是目前最重要的恢复血流措施。重组组织型纤溶酶原激活药和尿激酶是我国目前使用的主要溶栓药物。

2. 调整血压　急性期应维持患者血压于较平时稍高水平，以保证脑部灌注，防止梗死面积扩大。除非血压过高（收缩压＞220mmHg 或舒张压＞120mmHg 及平均动脉压＞130mmHg），不予应用抗高血压药物，首先针对导致血压升高的相关因素，如疼痛、呕吐、颅内压增高、焦虑、卒中后应激状态等采取措施。出现持续性低血压者，应补充血容量和增加心排血量，必要时可应用多巴胺、间羟胺等升压药物。

3. 防治脑水肿　脑水肿常于发病后 3～5d 达高峰，多见于大面积梗死。严重脑水肿和颅内压增高是急性重症脑梗死的常见并发症和主要死亡原因。当患者出现剧烈头痛、喷射性呕吐、意识障碍等高颅压征象时，常用 20%甘露醇 125～250ml，快速静脉滴注，每 6～8 小时 1 次；心、肾功能不全的患者可改用呋塞米 20～40mg 静脉注射，每 6～8 小时 1 次，亦可用 10%复方甘油、白蛋白等。

4. 控制血糖　急性期患者血糖升高较常见，可能为原有糖尿病的表现或应激反应。当血糖＞11.1mmol/L 时，应立即给予胰岛素治疗，控制血糖于 8.3mmol/L 以下；当血糖＜2.8mmol/L 时，给予 10%～20%葡萄糖口服或静脉注射。

5. 抗血小板聚集　未行溶栓治疗的患者应在发病后 48h 内服用阿司匹林 100～325mg/d，但不主张在溶栓后 24h 内应用，以免增加出血的风险。急性期过后可改为预防剂量（100～300mg/d）。不能耐受阿司匹林者可口服氯吡格雷（75mg/d）。

6. 抗凝治疗　常用药物包括肝素、低分子肝素和华法林。一般不推荐发病后在急性期应用。抗凝药物可预防卒中复发、阻止病情恶化或改善预后。对于长期卧床患者，尤其是合并高凝状态有深静脉血栓形成和肺栓塞趋势者，可应用低分子肝素预防治疗。心房颤动者可应用华法林治疗。

7. 脑保护治疗　应用胞磷胆碱、钙通道阻滞药（尼莫地平）、自由基清除剂（依达拉奉）、脑蛋白水解物等药物和采用头部或全身亚低温治疗，可通过降低脑代谢，干预缺血引发细胞毒性机制而减轻缺血性脑损伤。

8. 高压氧舱治疗　对呼吸正常、呼吸道无明显分泌物、无抽搐以及血压正常的脑血栓形成患者，宜尽早配合高压氧舱治疗。

9. 中医中药治疗　丹参、川芎嗪、三七、葛根素、银杏叶制剂等可降低血小板聚集和血液黏滞度、抗凝、改善脑循环。

10. 早期康复治疗　如果患者神经功能缺损的症状和体征不再加重，生命体征稳定，即可进行早期康复治疗，如加强卧床患者体位的管理、进行良肢位的摆放、加强呼吸道管理和皮肤的管理以预防感染和压疮，进行肢体被动或主动运动以防关节挛缩和肌肉萎缩等。

问题 4.入科后护士对该患者的评估重点有哪些？

1. 根据所给信息及现病史重点评估患者发病的病因及危险因素，主要伴随症状及症状特点；根据患者诊疗和护理经过，明确患者的病情进展及目前状况。同时评估患者有无不良情绪的产生、对疾病的认识和态度、患者的依从性、是否具备充足的社会支持（如家庭关系和经济状况）。

2. 健康史的采集

（1）患者的日常生活状况：尤其是患病后的变化进行重点评估，具体从饮食与营养型态、休息与睡眠型态、排泄型态、自理能力及日常生活，以及个人嗜好的改变 5 个方面进行评估；

（2）既往史：病例介绍了患者可引起脑梗死的高血压病史，但未确认患者有无 TIA 病史、高脂血症、脑血管疾病家族史等可诱发疾病的其他因素。

3. 体格检查及辅助检查内容

（1）该患者身体评估的重点：应包括生命体征（血压、脉搏、呼吸、体温）、意识状态、头颈部检查（双侧瞳孔大小、是否等大及对光反射是否正常；视野有无缺损；有无眼球震颤、运动受限及眼睑闭合障碍；有无面部表情异常，如口角歪斜和鼻唇沟变浅；有无听力下降或耳鸣；有无饮水呛咳、吞咽困难或咀嚼无力；有无失语及其类型；颈动脉搏动强度、有无杂音）、四肢脊柱检查（有无肢体运动和感觉障碍、有无步态不稳或不自主运动）。

（2）尚需完善常规实验室检查：如血液检查，检查血糖、血脂、血液流变学和凝血功能检查是否正常；影像学检查，检查头部 MRI 有无异常及其出现时间和表现形式，以及数字减影血管造影（DSA）和磁共振血管成像（MRA）是否显示有血管狭窄、闭塞、动脉瘤和动静脉畸形等；经颅多普勒超声（TCD）检查有无血管狭窄、闭塞、痉挛或侧支循环建立情况。

问题 5.目前患者存在的护理诊断有哪些？并分析护理问题的相关因素（生理、病理、精神、心理、环境等）。

1. **躯体活动障碍**　与运动中枢损害致肢体瘫痪有关。
2. **有废用/误用综合征的危险**　与偏瘫所致长期卧床、体位不当或异常运动模式有关。
3. **焦虑/抑郁**　与瘫痪、缺少社会支持及担心疾病预后有关。
4. **知识缺乏**　缺乏疾病治疗、护理、康复和预防复发的相关知识。

问题 6.针对以上主要的护理诊断，你认为应该采取哪些护理措施？

1. **躯体活动障碍**　与运动中枢损害致肢体瘫痪有关。

（1）生活护理：可根据 Barthel 指数评分确定患者的日常生活活动能力，并根据自理程度给予相应的协助。应保持床单位整洁、干燥、无渣屑，减少对皮肤的机械性刺激；抬高患肢并协助被动运动，必要时对骶尾部及足跟等部位给予减压贴保护，预防压疮和下肢静脉血栓形成；帮助患者建立舒适卧位，协助定时翻身、拍背；每天全身温水擦拭 1～2 次，促进肢体血液循环，增进睡眠；患者需在床上排尿、排便时，为其提供方便的条件、隐蔽的环境和充足的时间；指导患者学会和配合使用便器，便盆置入与取出动作要轻柔，注意勿拖拉和用力过猛，以免损伤皮肤；鼓励和帮助患者摄取充足的水分和均衡的饮食，养成定时排便的习惯，便秘者可适当运动和按摩下腹部，促进肠蠕动，预防肠胀气，保持排便通畅；注意口腔卫生，每天口腔护理 2～3 次，保持口腔清洁；提供特殊的餐具、牙刷、衣服等，方便和协助患者洗漱、进食、如厕、沐浴和穿脱衣服等，增进舒适感和满足患者基本生活需求。

（2）运动训练：运动训练应考虑患者的年龄、性别、体能、疾病性质及程度，选择合适的运动方式、持续时间、运动频度和进展速度。肌力训练应从助力活动开始，鼓励主动活动，逐步训练抗阻力活动。当肌力小于 2 级时一般选择助力活动；当肌力达到 3 级时，训练患者独立完成全范围关节活动；肌力达到 4 级时应给予渐进抗阻训练。训练前应告知患者并帮助做好相应准备，如合适的衣着、管路的固定等。训练过程中应分步解释动作顺序与配合要求，并观察患者的一般情况，注意重要体征、皮温、颜色以及有无局部疼痛不适；同时应注意保护或辅助，并逐渐减少保护和辅助量。

（3）安全护理：护理运动障碍的患者时重点要防止坠床和跌倒，确保安全。床铺高度适中，应有保护性床栏；呼叫器和经常使用的物品应置于床头患者伸手可及处；运动场所要宽敞、明亮，无障碍物阻挡，建立无障碍通道；走廊、厕所要装扶手，以方便患者起坐、扶行；地面要保持平整干燥，防湿、防滑，去除门槛；患者最好穿防滑软橡胶底鞋，穿棉布衣服，衣着应宽松；患者在行走时不要在其身旁擦过或在其面前穿过，同时避免突然呼唤患者，以免分散其注意力；上肢肌力下降的患者不要自行打开水或用热水瓶倒水，防止烫伤；走路不稳者，选用三角手杖等合适的辅助具，并有人陪伴，防止受伤。

（4）心理护理：给患者提供有关疾病、治疗及预后的可靠信息；关心、尊重患者，多与患者交谈，鼓励患者表达自己的感受，指导克服焦躁、悲观情绪，适应患者角色的转变；避免任何不良刺激和伤害患者自尊的言行，尤其在协助患者进食、洗漱和如厕时不要流露出厌烦情绪；正确对待康复训练过程中患者所出现的诸如注意力不集中、缺乏主动性、畏难、悲观及急于求成心理等现象，鼓励患者克服困难，摆脱对照顾者的依赖心理，增强自我照顾能力与自信心；营造和谐的亲情氛围和舒适的休养环境，建立医院、家庭、社区协助支持系统。

2. 有废用/误用综合征的危险　与偏瘫所致长期卧床/体位不当或异常运动模式有关。

（1）早期康复干预：告知患者及家属早期康复的重要性训练内容与开始的时间。早期康复有助于抑制和减轻肢体痉挛姿势的出现与发展，能预防并发症、促进康复、减轻致残程度和提高生活质量。一般认为，缺血性脑卒中患者只要意识清楚，生命体征平稳，病情不再发展后48h即可进行，康复训练开展得越早，功能康复的可能性就越大，预后也就越好。早期康复护理的内容包括：①重视患侧刺激。房间的布置应尽可能地使患侧在白天自然地接受更多的刺激，如床头柜、电视机应置于患侧；所有护理工作，如帮助患者洗漱、进食等都应在患侧进行；家属与患者交谈时也应握住患侧手，引导偏瘫患者头转向患侧；避免手的损伤，尽量不在患肢静脉输液；慎用热水袋热敷等。②保持良好的肢体位置。患者卧床时床应放平，床头不宜过高，尽量避免半卧位和不舒适的体位。如患手应张开，手中不应放任何东西，以避免让手处于抗重力的姿势；不在足部放置坚硬的物体以避免足跖屈畸形；不同的体位均应备数个不同大小和形状的软枕以支持，避免被褥过重或太紧等。③正确的体位变换。患侧卧位是所有体位中最重要的体位。肩关节向前伸展并外旋，肘关节伸展，前臂旋前，手掌向上放在最高处，患腿伸展、膝关节轻度屈曲。仰卧位：为过渡性体位，因为受颈牵张性反射和迷路反射的影响，异常反射活动增强，应尽可能少用。健侧卧位：患肩前屈，手平放于枕头上，伸肘，下肢患侧膝、髋屈曲，髋稍内旋。偏瘫、截瘫患者每2小时翻身1次。④床上运动训练。Bobath握手：两手握在一起，十指交叉，患侧拇指位于最上面，双手充分向前伸，然后上举至头上。桥式运动：指导患者抬高臀部，使骨盆呈水平位，治疗师一手下压患侧膝关节，另一只手轻侧臀，刺激其活动，帮助伸展患侧髋部。关节被动运动：进行每个关节各方位的被动运动，可维持关节活动度，预防关节僵硬和肢体挛缩畸形。起坐训练：鼓励患者尽早从床上坐起来，由侧卧位开始，健足推动患足，将小腿移至床沿外。坐位时应保持患者躯干的直立，可用枕垫于身后，关节屈曲90°，双上肢置于移动桌上防止躯干后仰，肘及前臂下方垫软枕以防肘部受压。轮椅活动时，应在轮椅上放一桌板，保证患手平放于桌板上，而不是悬垂在一边。

（2）恢复期运动训练：主要包括转移动作训练、坐位训练、站立训练、步行和实用步行训练、平衡共济训练、日常生活活动训练等。上肢功能训练一般采用运动疗法和作业疗法相结合，下肢功能训练主要以改善步态为主。运动训练应在康复师指导下由易到难，循序渐进，持之以恒。

（3）综合康复治疗：根据病情，指导患者合理选用针灸、理疗、按摩等辅助治疗，以促进运动功能的恢复。

3. 知识缺乏　缺乏疾病治疗、护理、康复和预防复发的相关知识。

（1）疾病预防指导：指导患者进食高蛋白、高维生素、低盐、低脂、低热量清淡饮食，多食新鲜蔬菜、水果、谷类、鱼类和豆类，保持能量供需平衡，戒烟、限酒；应遵医嘱规律用药，控制血压、血糖、血脂和抗血小板聚集；告知改变不良生活方式，合理休息和娱乐；避免突然转动颈部，洗澡时间不宜过长，水温不宜过高，外出时有人陪伴，气候变化时注意保暖，防止感冒。

（2）疾病知识指导：告知患者和家属疾病的基本病因和主要危险因素、早期症状和及时就诊的指征；指导患者遵医嘱正确服用抗高血压、降血糖和调血脂药物，定期复查。

（3）康复指导：告知患者和家属康复治疗的知识和功能锻炼的方法，帮助分析和消除不利于疾病康复的因素，落实康复计划，并与康复治疗师保持联系，以便根据康复情况及时调整康复训练方案。

（4）鼓励生活自理：鼓励患者从事力所能及的家务劳动，日常生活不过度依赖他人；告知患者和家属功能恢复需经历的过程，使患者和家属克服急于求成的心理，做到坚持锻炼，循序渐进；嘱家属在物质和精神上对患者提供帮助和支持，使患者体会到来自多方面的温暖，树立战胜疾病的信心；同时，也要避免患者产生依赖心理，增强自我照顾能力。

三、对患者进行评估，口述可以为患者进行的护理操作

（一）评估内容

1. 健康史

（1）患病与诊疗经过：尽量详细询问。

（2）目前病情与一般情况：重点评估患病后的变化。

（3）既往史：与本病相关的疾病重点评估。

2. 身体评估

（1）一般状态：生命体征、意识与精神状况。

（2）头颈部检查：双侧瞳孔大小、是否等大及对光反射是否正常；视野有无缺损；有无眼球震颤、运动受限及眼睑闭合障碍；有无面部表情异常，如口角歪斜和鼻唇沟变浅；有无听力下降或耳鸣；有无饮水呛咳、吞咽困难或咀嚼无力；有无失语及其类型；颈动脉搏动强度、有无杂音。

（3）其他：有无肢体运动和感觉障碍、有无步态不稳或不自主运动，以及皮肤有无水肿、多汗、脱屑或破损。

3. 心理-社会状况　患者自身的情绪、对疾病的认知、家庭状况、经济条件。

（二）可能的护理操作

心电监护、吸氧、静脉输液、动/静脉血标本采集。

第五节　癫痫患者的护理

【学习目标】

认知目标：能陈述癫痫及癫痫持续状态的概念；能比较不同癫痫发作类型的临床表现，能辨别不同类型的癫痫发作；能掌握癫痫患者的护理评估要点、护理诊断、护理措施及健康指导；能了解癫痫的病因与发病机制。

技能目标：能运用理论知识对癫痫患者进行全面评估，正确制订护理计划，提供护理措施和健康指导；能对癫痫大发作患者进行正确的病情观察和护理操作；能对癫痫大发作的患者进行急救。

情感目标：能运用临床逻辑思维对癫痫患者进行护理评估，注意患者及家属情绪；能为癫痫患者提供健康指导并参与护理计划；在护理患者过程中遵守伦理原则。

一、病例导入

姓名：吕某　性别：男　年龄：54岁　婚姻：已婚

籍贯：湖北　职业：无　身高：173cm　体重：75kg

【现病史】　患者20年前外伤后出现肢体抽搐，确诊为创伤性癫痫，长期服用抗癫痫药物，10h前于当地养老院突发头部不自主抖动，伴全身肢体僵硬，不伴牙关紧闭、大小便失禁、意识丧失，持续约10min后症状缓解，遂由救护车送入我院急诊科，患者自觉左侧肢体乏力，无头晕，无言语含糊，无口角歪斜，为求进一步诊治，遂来我院，以“创伤性癫痫”收入我科。

【既往史】　25年前因脑外伤在我院行手术治疗（具体不详），术后反复多次癫痫发作，先后口服苯妥英钠、拉莫三嗪及丙戊酸钠预防癫痫；曾因癫痫反复发作在我院就诊，半年前因“癫痫持续状态”在我科住院治疗，现使用现口服拉莫三嗪（37.5mg po bid）、丙戊酸钠（500mg po bid）抗癫痫治疗，否认高血压病、糖尿病病史，否认食物及药物过敏史。

【体格检查】　入科后进行持续心电监护，体温36.5℃，脉搏60次/分，呼吸18次/分，血压138/105mmHg，SpO_2 98%，意识清楚，唤醒后言语大致清晰，查体不完全合作，全身皮肤、黏膜

无黄染，浅表淋巴结无肿大，心、肺检查无异常。双侧瞳孔直径 2.5mm，等大等圆，对光反射存在，双侧鼻唇沟对称，右上、下肢可自主活动，肌力约 5 级，左侧肢体肌力 4 级，双侧腱反射（++），左侧巴宾斯基征（+），脑膜刺激征（–），余查不合作。

【辅助检查】 患者动态脑电图显示棘波、尖波、棘慢或尖慢复合波。头部 CT 示右侧颅骨术后，双侧额叶、颞叶及右侧枕叶软化灶，双侧额叶软化灶与双侧侧脑室穿通畸形，左侧基底节区腔梗，小脑萎缩，脑白质脱髓鞘。头部弥散加权成像（DWI）：①脑实质弥散成像未见明显急性梗死灶；②右侧颅骨术后，双侧额叶、颞叶及右侧枕叶软化灶，侧脑室前角穿通畸形，左侧基底节区腔梗，小脑萎缩，脑白质脱髓鞘。

二、以问题为中心的学习

问题 1.什么是癫痫？癫痫的病因及发病机制有哪些？

1. 概述 癫痫（epilepsy）是一组由不同病因引起的，以反复发生的大脑神经元异常放电引起短暂性脑功能失常为特征的慢性脑部疾病。因异常放电神经元的部位和放电扩散范围的不同，可表现为运动、感觉、意识、自主神经等不同的神经功能障碍。由神经元阵发异常放电引起的短暂脑功能异常称为痫性发作。一个癫痫患者可有一种或数种形式的发作。癫痫是神经系统常见病之一，全球患病率为 4‰～10‰，年发病率为（50～120）/10 万人。可见于各个年龄段，大约 40%的癫痫在 16 岁以前发病，约 20%在 65 岁以后发病。出生后和老年期是癫痫发病的两个高峰年龄段。

2. 病因和发病机制

（1）病因：①特发性癫痫（idiopathic epilepsy），又称为原发性癫痫（primary epilepsies），是指病因未明的癫痫，尚未确定足以解释症状的结构变化或代谢异常，约占 60%，多与遗传、发育因素等病因有关。②症状性癫痫（symptomatic epilepsy），又称继发性癫痫（secondary epilepsies），是指具有特殊病因，即由各种脑部疾病或影响脑部代谢的全身疾病引起。癫痫发作只是某个疾病的一种症状。

（2）发病机制：癫痫的发病机制尚难以通过单一途径说明清楚，但其共同特点为脑内某些神经元异常持续兴奋性增高和阵发性放电，然而，这些神经元兴奋性增高的原因和兴奋性如何扩散等，至今仍无统一的解释。

问题 2.不同癫痫发作类型的临床表现是什么？

1. 部分性发作 部分性发作是由于脑皮质某一区域的病灶造成的，由于损害的区域不同而出现不同的表现类型。根据发作期间是否伴有意识障碍，以及是否继发全面性发作，又分为简单部分性发作、复杂部分性发作和继发全面性发作 3 种类型。

2. 全面性发作 发作时伴有意识障碍或以意识障碍为首发症状，神经元癫痫起源于双侧大脑半球。

1）全面强直阵挛发作：过去称为“大发作”，发作前可有瞬间疲乏、麻木、恐惧或无意识动作等先兆表现。痫性放电起源于双侧大脑半球。早期出现意识丧失、跌倒在地，其后的发作过程分为以下 3 期。①强直期：表现为全身骨骼肌持续性收缩。眼肌收缩出现眼睑上牵、眼球上翻或凝视；咀嚼肌收缩出现张口，随后猛烈闭合，可咬伤舌尖；喉肌和呼吸肌强制性收缩致患者尖叫一声，呼吸停止；颈部和躯干肌肉的强制性收缩致颈和躯干先屈曲，后反张；上肢由上举后旋变为内收旋，下肢先屈曲后猛烈伸直，持续 10～20s 后进入阵挛期。②阵挛期：不同肌群收缩和松弛交替出现，由肢端延及全身。阵挛频率逐渐减慢，松弛期逐渐延长，在一次剧烈阵挛后发作停止，进入发作后期。此期持续 30～60s。③发作后期：此期尚有短暂阵挛，造成牙关紧闭和大小便失禁。呼吸首先恢复，心率、血压和瞳孔渐至正常，肌肉松弛，意识逐渐清醒。

2）失神发作：又称为“小发作”，多见于儿童期。发作时患者意识短暂丧失，停止正在进行的活动，呼之不应，两眼凝视不动，可伴咀嚼、吞咽等简单的不自主动作，或伴失张力，如手中持物坠落等。发作过程持续 5～10s，清醒后无明显不适，继续原来的活动，对发作无记忆。每天发作数次至数百次不等。

3）肌阵挛发作（myoclonic seizure）：呈突然、短暂的快速肌肉或肌群收缩，可能遍及全身，也可能限于面部、躯干或肢体。可单次出现，亦可有规律地重复，晨醒和刚入睡时最易发生。

4）阵挛性发作（conic seizure）：几乎都发生于婴幼儿。特征为重复阵挛性抽动，伴意识丧失，之前无强直期，持续 1 分钟至数分钟。

5）失张力发作（atonic seizure）：部分或全身肌肉张力突然降低，导致垂颈、张口、肢体下垂和跌倒，持续数秒至 1 分钟。

3. 癫痫持续态（status epilepticus） 超过大多数这种发作类型患者的发作持续时间后，发作仍然没有停止的临床征象，或反复的癫痫发作，在发作期中枢神经系统的功能没有恢复到正常水平。在没有办法确定“大多数患者发作持续时间”的情况下，连续发作超过 5min 即为癫痫持续状态。

问题 3.入科后护士对患者的评估重点有哪些？

1. 健康史评估 癫痫的首次发作时间、发病方式及过程、发作频率，发作前有无发热、失眠、疲劳、饮酒等诱因，发作时是否伴有舌咬伤、跌伤和尿失禁等，脑电图检查是否有异常发现；有无癫痫家族史。

2. 身体状况

（1）发作性：症状突然发生，持续一段时间后迅速恢复，间歇期正常。

（2）短暂性：每次发作持续时间为数秒钟或数分钟，很少超过 30min（癫痫持续状态除外）。

（3）刻板性：每次发作的临床表现几乎一样。

（4）重复性：第一次发作后，经过不同间隔时间会有第二次或更多次的发作。

3. 心理-社会状况 癫痫患者病程长而且难以治愈，不但给患者身体上造成很大的痛苦，也给患者心理带来巨大的压力，并影响患者的生活和就业，出现自卑心理，不利于正常社会角色的发挥，同时患者的家庭也承受了沉重的负担，应了解患者及家属对疾病的认知程度、社会支持情况以及所得到的社会保健资源和服务情况。

问题 4.目前患者的护理诊断有哪些，并分析护理问题的相关因素？

1. 有窒息的危险 与癫痫发作时意识丧失、喉痉挛、支气管分泌物增多有关。

2. 有受伤的危险 与癫痫发作时突然意识丧失或精神失常有关。

3. 知识缺乏 缺乏长期服药的有关知识。

4. 潜在并发症 脑水肿、酸中毒、肺部感染等并发症。

问题 5.针对以上护理问题，你认为应该采取哪些护理措施？

癫痫的治疗原则包括病因治疗、控制癫痫发作，控制发作以药物为主。经过治疗与护理，患者气道通畅，未发生窒息；未发生外伤，如跌倒、骨折等；能够说出所服药物的正确用法及注意事项。

1. 一般护理

（1）保持呼吸道通畅，强直阵挛发作和癫痫持续状态的患者，应取头低侧卧或平卧头侧卧位；松开衣领和皮带；取下活动性义齿，及时清除口、鼻腔分泌物；立即放置压舌板，必要时用舌钳将舌拉出，防止舌后坠阻塞呼吸道。癫痫持续状态者插胃管鼻饲，防止误吸；必要时备好床旁吸引器和气管切开包。

（2）如使用水银温度计测体温，应测量患者的肛温和腋温，禁止测量口温，防止患者癫痫突然发作而咬破温度计。给予高热量、高维生素、低盐低脂、适量优质蛋白的易消化饮食，戒烟禁酒，避免疲劳、饥饿、便秘、饮酒等易导致癫痫发作的因素。

2. 病情观察 密切观察生命体征及意识、瞳孔的变化，注意发作过程有无心率增快、血压升高、呼吸减慢或暂停、瞳孔散大、牙关紧闭、大小便失禁等；观察并记录发作的类型，发作的频率与发作持续时间；观察发作停止后患者是否意识完全恢复，有无头痛、疲乏及行为异常。

3. 安全护理

（1）发作期安全护理：告知患者有前驱症状时立即平卧；如果是在活动状态时发作，陪伴者应将患者缓慢置于平卧位，防止外伤；切忌用力按压抽搐的身体，以免发生骨折、脱位；将缠有纱布的压舌板置于患者口腔一侧上、下磨牙之间，防止舌、口唇和颊部咬伤；用棉垫或软垫对跌倒时易擦伤的关节加以保护；癫痫持续状态、极度躁动或发作停止后意识恢复过程中有短时躁动的患者，应专人守护，放置保护性床栏，必要时给予约束。

（2）发作间歇期护理：给患者创造安全、安静的休养环境，减少声、光刺激，床旁桌上不放置热水瓶、玻璃杯等危险物品。床旁备口咽通气道或牙垫等用具，防止患者在癫痫发作时舌咬伤。

4. 用药护理

（1）向患者和家属强调遵医嘱长期甚至终身用药的重要性，告知患者和家属少服或漏服药物可能导致癫痫发作、有成为难治性癫痫或发生癫痫持续状态的危险性。

（2）向患者和家属介绍用药的原则、所用药物的常见不良反应和注意事项，在医护人员指导下增减剂量和停药。药物于餐后服用，以减少胃肠道反应。用药前应进行血、尿常规和肝、肾功能检查，用药期间监测血药浓度并定期复查相关项目，以及时发现肝损伤、神经系统损害、智力和行为改变等严重不良反应。

（3）向患者和家属说明能否停药及何时停药取决于所患疾病的类型、发作已控制时间及减量后反应等。勿自行减量、停药和更换药物。

三、对患者进行评估，口述可以为患者进行的护理操作

（一）评估内容

1. 健康史

（1）评估癫痫的首次发作时间、发病方式及过程、发作频率，以及发作前有无发热、失眠、疲劳、饮酒等诱因。

（2）发作时是否伴有舌咬伤、跌伤和尿失禁等。

（3）脑电图检查是否有异常发现；有无癫痫家族史。

2. 身体状况 癫痫的临床表现形式多样，但均具有以下共同特征。

（1）发作性：症状突然发生，持续一段时间后迅速恢复，间歇期正常。

（2）短暂性：每次发作持续时间为数秒钟或数分钟，很少超过 30min（癫痫持续状态除外）。

（3）刻板性：每次发作的临床表现几乎一样。

（4）重复性：第一次发作后，经过不同间隔时间会有第二次或更多次的发作。

3. 心理-社会状况 癫痫患者病程长而且难以治愈，不但会给患者身体上造成很大的痛苦，也给患者心理带来了巨大的压力，并影响患者的生活和就业，出现自卑心理，不利于正常社会角色的发挥，同时患者的家庭也承受了沉重的负担。应了解患者及家属对疾病的认知程度、社会支持情况以及所得到的社会保健资源和服务情况。

（二）可能的护理操作

吸氧、心电监护、静脉输液、动/静脉血标本采集。

第六节 流行性乙型脑炎患者的护理

【学习目标】

认知目标：复述流行性乙型脑炎（乙脑）的概念；陈述流行性乙型脑炎的传染源、传播途径和

流行特征；陈述流行性乙型脑炎的分期及各期临床特点；复述流行性乙型脑炎的病情观察要点及护理重点。

技能目标：描述高热的护理措施；描述抽搐的护理措施；描述呼吸衰竭的护理措施。

情感目标：关注患者及家属的情绪变化；护理过程中遵守伦理原则。

一、病例导入

姓名：李某　性别：男　　年龄：35 岁　　婚姻：已婚

籍贯：湖北　职业：农民　身高：172cm　体重：75kg

【现病史】　因高热 3d，昏迷、抽搐 1d 入院。曾到过乙脑疫区，并有蚊虫叮咬史。查体：体温 40.2℃，脉搏 110 次/分，呼吸 24 次/分，颈项强直，克尼格征阳性，血常规示白细胞 21×10^9/L，脑脊液清亮，白细胞 300×10^6/L，中性 80%，IgM 抗体阳性。患者家住农村，家中以养猪为主，居住环境较差，蚊虫较多，3d 前突然出现高热，体温波动在 38.5～40.3℃，在当地卫生院给予退热处理、输注青霉素，体温时有波动，1d 前突然出现神志不清，昏迷，之后出现四肢抽搐，家人立即将其送到医院，以“发热待查”收入院。该患者居住地最近有乙脑确诊病例。

【既往史】　既往身体健康，无高血压、心脏病、糖尿病病史，有吸烟、饮酒史，目前未戒，无药物、食物过敏史，无家族遗传史，无乙脑疫苗接种史。

【体格检查】　体温 40.2℃，脉搏 110 次/分，呼吸 24 次/分，呈浅昏迷，压眶反射存在，双侧瞳孔等大等圆，直径约 3mm，对光反射迟钝，颈项强直，两肺呼吸音清，未闻及干、湿啰音，各瓣膜听诊区未闻及病理性杂音，腹平软，肝、脾肋下未触及，四肢肌张力增高。

【辅助检查】　血常规示白细胞 21×10^9/L，脑脊液清亮，白细胞 300×10^6/L，中性 80%，IgM 抗体阳性。克尼格征阳性。

二、以问题为中心的学习

问题 1.该患者的诊断是什么？从哪些方面可以确诊？

该患者的诊断是：流行性乙型脑炎。

诊断依据如下：①曾到过乙脑疫区；②有蚊虫叮咬史；③实验室检查 IgM 抗体阳性，血常规示白细胞 21×10^9/L，脑脊液清亮，白细胞 300×10^6/L，中性 80%；④临床表现为高热、昏迷、抽搐；⑤脑膜刺激征表现为颈项强直；⑥病理反射阳性（克尼格征阳性）。

问题 2.流行性乙型脑炎的概念是什么？

流行性乙型脑炎（epidemic encephalitis B）简称乙脑，又称是日本脑炎，是由乙型脑炎病毒引起的以脑实质炎症为主要病变的中枢神经系统急性传染病。本病经蚊虫叮咬传播，常流行于夏秋季，主要分布于亚洲。临床上以高热、意识障碍、抽搐、呼吸衰竭、病理反射及脑膜刺激征为特征，病死率高，部分病例可留有严重后遗症。

问题 3.流行性乙型脑炎的流行病学特点有哪些？

1. 传染源　乙脑是人畜共患的自然疫源性疾病，人与许多动物（如猪、马、牛、羊、鸡、鸭、鹅等）都可成为本病的传染源。人被乙脑病毒感染后，可出现短暂的病毒血症，但病毒数量少、持续时间短，所以人不是本病的主要传染源。猪的感染率高，幼猪经过一个流行季节几乎 100%受到感染，感染后血中病毒数量多，病毒血症期长，加上猪的饲养面广，更新率快，因此猪是本病的主要传染源。

2. 传播途径　乙脑主要通过蚊虫叮咬而传播。库蚊、伊蚊和按蚊的某些种都能传播本病，而三带喙库蚊是主要传播媒介。在家畜的圈里，这种蚊虫最多，当它们叮咬感染乙脑病毒的动物尤其是猪后，病毒进入蚊体内迅速繁殖，然后移行至唾液腺，在唾液中保持较高浓度，经叮咬将病毒传给人和动物。由于蚊虫可携带病毒越冬，并且可经卵传代，所以蚊虫不仅为传播媒介，也是长期储存宿主。

3. 人群易感性　人对乙脑病毒普遍易感，感染后多数呈隐性感染，感染后可获得较持久的免疫力。病例主要集中在 10 岁以下儿童，以 2～6 岁组发病率最高。近年来由于儿童和青少年广泛接种疫苗，成人和老年人的发病率则相对增加。

4. 流行特征　东南亚和西太平洋地区是乙脑的主要流行区，我国除东北、青海、新疆及西藏外均有本病流行，农村高于城市。乙脑在热带地区全年均可发病，在亚热带和温带地区有严格的季节性，80%～90%的病例集中在 7、8、9 三个月，这主要与蚊虫繁殖、气温和雨量等因素有关。本病集中发病少，呈高度散发性，家庭成员中很少有人同时发病。

问题 4.流行性乙型脑炎的典型表现是什么？

乙脑的典型临床表现有“四期三关”。四期分为初期、极期、恢复期、后遗症期。三关是：高热关、抽搐关、呼吸衰竭关。具体临床表现如下。

1. 初期　病初的 1～3d，起病急，体温在 1～2d 上升至 39～40℃，伴有头痛、精神倦怠、食欲缺乏、恶心、呕吐和嗜睡，少数患者会出现颈项强直及抽搐。

2. 极期　病初的第 4～10 天，除初期症状加重外，突出表现为脑实质受损的症状。

（1）高热：体温可达 40℃以上，一般持续 7～10d，重型者可长达 3 周以上。发热越高，热程越长，病情越重。

（2）意识障碍：包括嗜睡、昏睡、昏迷或谵妄等，神志不清最早可见于病程第 1～2d，但多发生于第 3～8d，通常持续 1 周左右，重型者可长达 4 周。昏迷的深浅及持续时间长短与病情轻重和预后有关。

（3）惊厥或抽搐：轻者仅见于面部、手、足局部抽搐，重者肢体呈阵挛性抽搐，甚至全身强直性抽搐，历时长短不等（数分钟或数十分钟），常伴有意识障碍。频繁或长时间抽搐，可导致发绀、脑缺氧和脑水肿，甚至呼吸暂停。

（4）呼吸衰竭：主要为中枢性呼吸衰竭，见于重症和极重症患者，表现为呼吸节律不规则及幅度不均，如呼吸表浅、双呼吸、叹息样呼吸、潮式呼吸等，最后呼吸停止。此外，因脊髓病变导致呼吸肌瘫痪可发生周围性呼吸衰竭，表现为先快后慢、呼吸减弱、呼吸节律整齐。脑疝患者除呼吸异常外，尚有其他的临床表现。小脑幕裂孔疝（颞叶疝）表现为患侧瞳孔先变小，随病情进展而逐渐散大，患侧上眼睑下垂、眼球外斜，病变对侧肢体的肌力减弱或麻痹，病理征阳性，由于脑干受压，可出现生命体征异常。枕骨大孔疝（小脑扁桃体疝）生命体征紊乱出现较早，意识障碍出现较晚，因脑干缺氧，瞳孔可忽大忽小，由于位于延髓的呼吸中枢受损严重，患者早期可突发呼吸骤停而死亡。

高热、抽搐、呼吸衰竭是乙脑极期的严重表现，三者互相影响，呼吸衰竭为引起死亡的主要原因。

（5）神经系统表现：多在病程 10d 内出现，第 2 周很少出现新的神经系统表现。常有浅反射消失或减弱，深反射先亢进后消失，病理征阳性，还可出现脑膜刺激征，但婴幼儿多无脑膜刺激征而前囟隆起。由于自主神经受累，深昏迷者可有膀胱和直肠麻痹，表现为大小便失禁或尿潴留。昏迷者尚有肢体强直性瘫痪，偏瘫较单瘫多见，或者全瘫，伴有肌张力增高。

（6）循环衰竭：少见，常与呼吸衰竭同时出现，表现为血压下降、脉搏细速、休克和胃肠道出血。产生原因多为心功能不全、有效循环血量减少、消化道出血、脑水肿和脑疝等。

3. 恢复期　多数患者于发病 10d 后进入恢复期，体温逐渐下降，症状逐渐好转，大多于 2 周内完全恢复，重症患者恢复较慢，经治疗后多于 6 个月内恢复。

4. 后遗症期　少数重症患者在发病 6 个月后仍有精神、神经症状，如反应迟钝、失语、痴呆、吞咽困难、肢体瘫痪、癫痫等。癫痫后遗症可持续终身。

问题5.流行性乙型脑炎病情观察的要点是什么？

乙脑的病情观察要点是：一看，一般情况；二摸，脉搏、肌张力、体温；三听，心音、痰鸣音、啰音；四查，体格检查及实验室检查。

问题6.流行性乙型脑炎的治疗要点及护理重点是什么？

关键是“把三关”：高热关、抽搐关、呼吸衰竭关。

1. 一般治疗及护理　防蚊、降温、补液。患者应隔离在有防蚊和降温设施的房间，昆虫隔离至体温正常为止。患者应卧床休息，病室环境应安静、通风好。有计划地集中安排各种检查、治疗和护理，避免过度刺激诱发惊厥和抽搐。注意口腔清洁和皮肤护理。昏迷患者应定时翻身、拍背、吸痰，给予气垫床，防止肺部感染和压力性损伤。昏迷、抽搐患者应设护栏以防坠床。重型患者应静脉补液，不宜过多，以免加重肺水肿。昏迷者可采用鼻饲。

2. 高热　以物理降温为主，药物降温为辅，同时降低室温，使肛温保持在38℃左右。具体措施如下。

（1）物理降温：冰敷额头、枕部和体表大血管部位，酒精擦浴、温水擦浴、冷盐水灌肠。

（2）药物降温：幼儿或年老体弱者可用50%安乃近滴鼻，应防止用量过大导致大量出汗而引起虚脱。

（3）亚冬眠疗法，适用于高热伴抽搐者，以氯丙嗪和异丙嗪每次各0.5～1mg/kg肌内注射，每4～6h 1次，疗程一般为3～5d。因该类药物可抑制呼吸中枢及咳嗽反射，所以用药过程中应保持呼吸道通畅，密切观察生命体征的变化。

3. 抽搐　应去除病因及镇静解痉；做好安全防护，病床加床栏，防止坠床，必要时用约束带；将患者置于仰卧位，头偏向一侧，及时清除口腔分泌物，保持呼吸道通畅。

（1）因高热所致者，以降温为主。

（2）因脑水肿所致者，应给予脱水治疗，可用20%甘露醇快速静脉滴注，每4～6h重复使用，必要时可加用50%葡萄糖、呋塞米、肾上腺皮质激素静脉注射。

（3）因脑实质病变引起的抽搐，可使用镇静药。常用的镇静药有地西泮，成人每次10～20mg，儿童每次0.1～0.3mg/kg（每次不超过10mg），肌内注射或者缓慢静脉注射。还可用水合氯醛鼻饲或灌肠。亦可用巴比妥钠预防抽搐。

4. 呼吸衰竭

（1）氧疗：鼻导管或面罩给氧。

（2）因脑水肿所致者应加强脱水治疗。

（3）因呼吸道分泌物阻塞者应给予吸痰、翻身拍背，必要时给予雾化吸入。对于严重排痰障碍者可考虑纤维支气管镜吸痰。经上述处理无效者，可采用气管插管或气管切开。

（4）中枢性呼吸衰竭时可使用呼吸兴奋药，首选洛贝林，亦可选用尼可刹米。

（5）改善微循环，使用血管扩张药可改善脑微循环，减轻脑水肿，解除脑血管痉挛和兴奋呼吸中枢，可用东莨菪碱或山莨菪碱，还可使用阿托品、酚妥拉明。纳洛酮是特异性的吗啡受体拮抗药，对退热、解痉、神志转清、纠正呼吸衰竭等方面有较好的作用，可早期使用。

5. 循环衰竭　补充血容量，应用升压药物、强心药、利尿药等，注意维持水及电解质平衡。

6. 抗病毒治疗　如利巴韦林、阿昔洛韦、更昔洛韦、干扰素。

7. 中医中药治疗　白虎汤加减、清瘟败毒饮、安宫牛黄丸。

8. 恢复期及后遗症期　高压氧、功能锻炼、理疗、按摩、针灸。

问题7.如何预防流行性乙型脑炎？

1. 管理传染源　及时隔离和治疗患者，隔离至体温正常；主要的传染源是家畜，尤其是未经过流行季节的幼猪，因此应做好饲养场所的环境卫生，人畜居住地分开；应用疫苗免疫幼猪。

2. 切断传播途径　灭蚊、防蚊是预防乙脑传播的重要措施。应消灭蚊虫滋生地，重点做好牲畜棚（特别是猪圈）等场所的灭蚊工作，减少人群感染机会，使用蚊帐、蚊香及涂擦驱蚊剂等措施防止蚊虫叮咬。

3. 保护易感人群 预防接种是保护易感人群的根本措施。目前我国使用的是地鼠肾细胞灭活和减毒活疫苗，保护率可达 60%～90%，接种对象为 10 岁以下的儿童和非流行区进入流行区的人员，一般接种 2 次，间隔 7～10d，第二年加强注射 1 次，连续 3 次加强后不必再注射，可获得较持久的免疫力。

三、对患者进行评估，口述可以为患者进行的护理操作

（一）评估内容

1. 健康史 接种史、接触史、是否是乙脑流行季节、患者所处的地区，重点询问有无蚊虫叮咬史、起病状况、是否治疗等。

2. 身体状况 结合临床表现（四期三关）。

3. 辅助检查

（1）血常规检查：白细胞总数在（10～20）$\times 10^9$/L，疾病初期中性粒细胞增加，可达 80%以上，随后淋巴细胞增多，部分患者始终正常。

（2）脑脊液检查：脑脊液压力增高，外观无色透明或微浑，白细胞计数在（50～500）$\times 10^6$/L 以上、早期中性粒细胞稍增多，氯化物正常，糖正常或偏高，蛋白质轻度增加。少数病例于病初脑脊液检查正常。

（3）血清学检查：特异性 IgM 抗体测定，发病后 3～4d，血及脑脊液中出现特异性 IgM 抗体有助于早期诊断。补体结合试验，大于或等于 1∶16 即有诊断意义。

（4）病毒分离：病程第 1 周内死亡病例的脑组织中可分离到病毒，但脑脊液和血中不易分离到病毒。

4. 心理-社会状况 乙脑患者因起病急、病程发展快，可出现焦虑不安、紧张、急躁等不良情绪。刚清醒的患者会出现脆弱、易哭泣和激动等反应。疾病后期有功能障碍或后遗症者，易产生悲观、抑郁等情绪。患者对家庭不仅增加了生活负担，家庭角色和经济状况也发生了较大变化。护士应评估患者及家属对疾病相关知识的认知程度、家庭及社会支持系统及应对机制。

（二）可能的护理操作

吸氧、吸痰、心电监护、静脉输液、物理降温、口腔护理、动/静脉采血。

第十章　感觉系统疾病患者的护理

第一节　白内障患者的护理

【学习目标】

认知目标：能陈述白内障的定义；阐述白内障的病因及发病机制；解释皮质性白内障临床表现的分期；讨论白内障患者可能出现的护理诊断。

技能目标：应用所学的知识为白内障患者实施护理计划。能尝试模仿为患者进行操作；能为患者选择最需要的护理操作。

情感目标：能观察到患者的情绪变化；能积极参与患者的护理计划；在护理患者过程中遵守伦理原则。

一、病 例 导 入

姓名：王某　性别：女　　　　　　年龄：68 岁　婚姻：已婚

籍贯：湖北　职业：老师（已退休）身高：162cm　体重：58kg

【现病史】　患者于 2 年前无明显诱因出现双眼视力下降，右眼明显，无明显眼胀、眼痛、畏光、流泪等不适。未予特殊治疗，病情逐渐发展。现觉视物不清影响生活，来我院门诊就诊，门诊以“双眼老年性白内障”收入病房。病后精神、饮食、睡眠尚可，大小便正常，体力体重无明显改变。

【既往史】　高血压病史有 10 余年，目前服有缬沙坦、氨氯地平片、倍他乐克缓释片控制血压，血压控制在 150/80mmHg 左右，无药物过敏史。

【辅助检查】　体温 36.3℃，脉搏 71 次/分，呼吸 18 次/分，血压 154/82mmHg。神志清，检查合作，全身浅表淋巴结无肿大，气管居中，甲状腺无肿大，双肺呼吸音清，未闻及干、湿啰音。心尖冲动有力，未闻及病理性杂音，腹平软；肝、脾肋下未触及，肠鸣音正常。四肢活动正常，生理性神经反射存在，病理性神经反射未引出。

眼科专科：右眼眼前手动，角膜透明，中央上皮毛糙，染色阳性，前房清，瞳孔圆，直径约 3mm，对光反射灵敏，晶状体浑浊 C4N4，眼底窥不入。左眼视力 0.2，角膜透明，上皮毛糙，前房清，瞳孔圆，直径约 3mm，对光反射灵敏，晶状体浑浊 C3N2P3，眼底未见明显出血及渗出。泪道冲洗双眼泪总管通畅。眼压：右眼 15.5mmHg；左眼 13.0mmHg。

初步诊断：①双眼老年性白内障；②高血压。

二、以问题为中心的学习

问题 1.什么是白内障？出现年龄相关性白内障的原因有哪些？

白内障（cataract）是指晶状体透明度降低或者颜色改变所导致光学质量下降的退行性改变。年龄相关性白内障（age-related cataract）又称老年性白内障（senile cataract），是最常见的白内障类型，多见于 50 岁以上的中、老年人，随年龄增加其发病率明显升高。白内障的发病机制较为复杂，是机体内、外各种因素对晶状体长期综合作用的结果。晶状体处于眼内液体环境中，任何影响眼内环境的因素，如老化、遗传、代谢异常、外伤、辐射、中毒、局部营养障碍以及某些全身代谢性或免疫性疾病，都可以直接或间接破坏晶状体的组织结构、干扰其正常代谢而使晶状体浑浊。流行病学研究表明，紫外线照射、糖尿病、高血压、心血管疾病、机体外伤、过量饮酒及吸烟等均与白内障的形成有关。

问题 2.患者目前符合“白内障”诊断的表现（临床表现和辅助检查等）有哪些？白内障的诊断须综合患者的病史、症状、体征及辅助检查的结果。

眼科专科：右眼眼前手动，角膜透明，中央上皮毛糙，染色阳性，前房清，瞳孔圆，直径约3mm，对光反射灵敏，晶状体浑浊 C4N4（皮质性瞳孔区浑浊约 90%以上，核性严重浑浊），眼底窥不入。左眼 0.2，角膜透明，上皮毛糙，前房清，瞳孔圆，直径约 3mm，对光反射灵敏，晶状体浑浊 C3N2P3（晶状体车轮状浑浊，扩大瞳孔区约 50%浑浊，核性中度程度浑浊，后囊膜下约 50%浑浊），眼底未见明显出血及渗出。泪道冲洗双眼泪总管通畅。眼压：右眼 15.5mmHg；左眼13.0mmHg。

辅助检查：①视功能检查，包括视力、矫正视力和光定位等；②裂隙灯显微镜检查，记录角膜、虹膜、前房、视网膜情况，排除眼部活动性炎症等病变；③特殊检查，包括眼压、角膜曲率和眼轴以计算人工晶状体度数、角膜内皮检查、眼科 B 超检查等；④全身检查，对合并高血压、糖尿病的患者要密切监测血压、血糖的变化，必要时请内科会诊。

问题 3.治疗“白内障”的方法有哪些？手术的方式及禁忌证有哪些？

白内障药物治疗疗效均不确切。解决白内障问题的唯一治疗途径，就是手术。一定要在合适的时机完成手术。

1. 白内障囊外摘出术（extracapsular extraction of cataract） 是将浑浊的晶状体核和皮质摘除而保留后囊膜的术式。手术需在显微镜下完成，因为完整保留了后囊膜，减少对眼内结构的干扰和破坏，防止玻璃体脱出及其引起的并发症，同时为顺利植入后房型人工晶状体创造条件。

2. 超声乳化白内障吸除术（phacoemulsification） 是应用超声能量将浑浊晶状体核和皮质乳化后吸除、保留晶状体后囊的手术方法。超声乳化技术自 20 世纪 60 年代问世以来，发展迅速，配合折叠式人工晶状体的应用，技术趋于成熟，在国内外广泛应用。超声乳化技术将白内障手术切口缩小到 1.5～3mm，具有组织损伤小、切口不用缝合、手术时间短、视力恢复快、角膜散光小等优点，并可在表面麻醉下完成手术。

3. 飞秒激光辅助下白内障摘除术（femtosecond laser-assisted cataract surgery） 飞秒激光是一种以超短脉冲形式运转的激光，其具备瞬时功率大、聚焦尺寸小、穿透性强、精密度高的优势，为白内障领域近年来的突破性医疗技术，也是一项类似外科手术机器人的先进技术。飞秒激光可应用于撕囊、预劈核及角膜切口制作中，具有增加手术精准性、减少手术损伤、提高手术安全性等优点。

4. 人工晶状体植入术（intraocular lens implantation） 人工晶状体为无晶状体眼屈光矫正的最好方法，已得到普遍应用。人工晶状体按植入眼内的位置主要可分为前房型和后房型 2 种；按其制造材料可分为硬质和软性（可折叠）2 种，均为高分子聚合物，具有良好的光学物理性能和组织相容性。按其焦点设计可分为单焦点人工晶状体和多焦点人工晶状体。植入后可迅速恢复视力、双眼单视和立体视觉。

5. 多焦点人工晶状体植入（multifocal intraocular lens implantation） 患者对白内障术后屈光状态有个性化要求，单焦点人工晶状体已不能满足部分白内障患者的需求。为了使术后患者视不同距离的物体时裸眼视力均能达到其个性化要求，多焦点人工晶状体应运而生，从双焦点、三焦点到连续焦点的改良都体现出多焦点人工晶状体领域的发展空间。但从临床证据上看，目前各种多焦点人工晶状体仍存在一些需改进之处。

问题 4.入科后护士对该患者的评估重点有哪些？

1. 根据所给信息及现病史重点评估患者发病的病因及诱因、主要伴随症状及症状特点；根据患者诊疗和护理经过，明确患者的病情进展及目前状况。

2. 健康史的采集

（1）患者的日常生活状况：尤其是患病后的变化进行重点评估，具体从饮食与营养型态、休息与睡眠型态、排泄型态、自理能力及个人嗜好的改变5个方面进行评估。

（2）既往史：可诱发白内障疾病的外伤史、家族史等其他因素。

（3）心理-社会状况：重点评估患者有无不良情绪的产生、对疾病的认识和态度、患者的依从性，以及是否具备充足的社会支持，如家庭关系和经济状况。

3. 体格检查及辅助检查内容

（1）该患者身体评估的重点应包括一般状态，如生命体征、意识与精神状况、体位、自理能力、跌坠史、营养状况。

（2）完善常规实验室检查，包括血、尿常规及凝血三项、肝肾常规、酶联免疫四项或八项，以及心电图检查。

问题5.目前患者存在的护理诊断有哪些，并分析护理问题的相关因素（生理、病理、精神、心理、环境等）？

1. 感知改变　与晶状体浑浊有关。

2. 有受伤的危险　与视力障碍有关。

3. 潜在并发症　继发性青光眼、晶状体过敏性葡萄膜炎及晶状体脱位。

4. 知识缺乏　缺乏有关白内障防治和自我保健的相关知识。

问题6.针对以上护理诊断，你认为应该采取哪些护理措施？

1. 感知改变　与晶状体浑浊有关。

（1）了解患者对手术的接受程度，耐心解答患者问题，给予心理疏导，减轻患者对手术的担忧。

（2）为患者提供安静、舒适的环境，保持病房空气新鲜，定时通风换气。

2. 有受伤的危险　与视力障碍有关。

（1）密切巡视及交接班，必要时给予帮助。

（2）穿合体的衣、鞋、裤。

（3）行跌倒知识宣教，告知患者及家属关于跌倒坠床危险性的相关教育，必要时正确使用行动辅助工具。

（4）保持室内光线充足，地面干燥，有防滑标识。

（5）协助患者大小便，落实生活护理，如厕紧急情况下可使用呼叫器。

（6）跌倒高危患者床头挂防跌倒坠床标识，病区有防滑等提醒标识牌。

（7）使用床挡等给予保护，必要时进行适当约束，床脚处于刹车状态，正确使用轮椅。

（8）行人道扶手完好，清除通道障碍物。

（9）跌倒高危人群指导家属留陪，患儿在床上休息时，家属床边看护。

（10）讲解术前各项检查的目的、意义，并协助患者完善眼科专科与全身有关检查项目等。

3. 潜在并发症　继发性青光眼、晶状体过敏性葡萄膜炎及晶状体脱位。

（1）对合并糖尿病、高血压、心血管疾病的患者，术前监测血糖、血压，评价心脏功能能否耐受手术。

（2）术前冲洗结膜囊和泪道，并遵医嘱使用抗生素眼药水、散瞳剂等，注意观察瞳孔的变化和药物不良反应。

（3）术前30min滴散瞳药时向患者解释散瞳的目的及副作用，滴之后要局部压迫泪囊处3～5min，以减少药物经鼻腔黏膜吸收引起全身的反应。

（4）病情观察，术后注意观察术眼有无疼痛等不适，如术眼胀痛伴同侧头痛及恶心、呕吐等症状，或者术眼剧烈疼痛和视力急剧下降、流泪、畏光，应及时通知医师。

（5）术后护理。①手术当天：手术后尽量多休息，避免过度低头、咳嗽。不需要特殊忌口，但如果粪便干燥需要服润肠药；避免过度用力及抬重物。用药指导：术后第 1 天起用抗生素和皮质类固醇滴眼液交替点眼，因个人情况不同，频率和间隔时间应遵循医嘱。②术后第 1 天：复查摘纱布，并按医嘱确定用药情况及下一次复诊日期；换药后护士行点眼治疗，行用眼卫生知识宣教。③术后两周内：洗头、洗澡时不要让脏水流进眼内；避免从事体力劳动，保持个人卫生，勤洗手；禁止用手揉眼，防止碰撞术眼；外出时如有怕光现象，可以佩戴墨镜。

4. 知识缺乏 缺乏有关白内障防治和自我保健的相关知识。

（1）术后 7～10d 第 1 次复查，检查视力、眼压、前房反应、人工晶状体位置等，如果发现异常，需要调整用药以及进行相应处理。

（2）双眼高度近视合并白内障的患者，做完第一只眼手术时，双眼会有明显的屈光参差、立体感差，甚至眩晕等表现，患者倒热水时需防止烫伤，上、下楼梯时防摔伤，指导患者尽快计划第二只眼的手术。

（3）术后 1 个月内视力仍不稳定，一般 3 个月后做验光检查，必要时配一副眼镜，调整看远或看近的视力，以达到最佳的视觉效果。

（4）单眼术后，可能会出现双眼视物颜色不一致的情况，手术眼通常视物更鲜艳，未手术的眼睛视物偏昏偏暗，这是正常现象，会逐渐适应。

（5）植入多焦点人工晶体的患者，远视力往往恢复很快，近视力则需要大脑神经适应才可逐渐提高，通常越年轻的患者神经适应越强，96%的患者在术后 1～3 个月恢复近视力。

三、对患者进行评估，口述可以为患者进行的护理操作

（一）评估内容

1. 健康史

（1）患病与诊疗经过：尽量详细询问。

（2）目前病情与基础情况：重点评估患病后的变化。

（3）既往史：与本病相关的疾病重点评估，不忽略外伤史。

2. 身体评估

（1）一般状态：生命体征、意识与精神状况、体位。

（2）眼专科评估：视功能检查包括视力、矫正视力和光定位等。裂隙灯、检眼镜检查，记录角膜、虹膜、前房、视网膜情况。进行眼压、角膜内皮镜、眼科 B 超等检查，排除眼部活动性炎症等病变。角膜曲率和眼轴测量，精确计算人工晶状体度数、角膜内皮检查、眼科 B 超检查等。

（3）全身检查：对合并高血压、糖尿病患者要密切监测血压、血糖的变化，必要时请内科会诊。

（4）其他：光学相干断层成像（OCT）、眼前段照相、眼底检查。

3. 心理-社会状况 患者自身的情绪、对疾病的认知、家庭状况、经济条件。

（二）可以为患者进行的护理操作

点眼药水、结膜囊冲洗、泪道冲洗、静脉血标本采集。

第二节 分泌性中耳炎患者的护理

【学习目标】

认知目标：能陈述分泌性中耳炎的定义；列举分泌性中耳炎患者常见的诱因；解释分泌性中耳炎出现临床表现的病理过程；讨论分泌性中耳炎患者可能出现的护理诊断；应用所学的知识为分泌性中耳炎患者实施分泌性中耳炎的护理计划。

技能目标：能尝试模仿为患者进行操作；能为患者选择最需要的护理操作。

情感目标：能注意到患者的不良情绪；能积极参与患者的护理计划；在护理患者过程中遵守伦理原则。

一、病 例 导 入

姓名：陈某　性别：男　　年龄：49 岁　　婚姻：已婚

籍贯：四川　职业：工人　身高：168cm　体重：68kg

【现病史】　患者 2 个月前出现左耳闷伴听力下降，无耳痛、耳流脓、头痛、流涕、眩晕、恶心、呕吐等不适。18d 前就诊于我院门诊，诊断为“左耳分泌性中耳炎”，行左耳鼓膜穿刺术，耳闷稍缓解，现又出现左耳闷伴听力下降。为进一步治疗入院，门诊以“分泌性中耳炎”收住院。起病以来，精神、食欲、睡眠可，大小便未见明显异常，体力、体重无明显变化。

【既往史】　否认高血压、糖尿病、冠心病史；否认肝炎、结核病史；2 年前行左耳鼓膜切开术伴置管；右上肢骨折史；否认食物、药物过敏，预防接种史不详。

【体格检查】　体温 36.6℃，心率 68 次/分，呼吸 18 次/分，血压 136/82mmHg。发育正常，营养良好，神志清楚，查体合作，对答切题，步入病房，全身皮肤、黏膜无黄染，无瘀点、瘀斑，全身浅表淋巴结未扪及肿大，头颅外观大小无畸形、无压痛。双眼睑无肿胀，结膜无充血，巩膜无黄染，角膜透明，双侧瞳孔等大，约 0.3cm，光反射灵敏。耳、鼻、咽、喉情况见专科检查。牙列整齐，伸舌居中，口腔黏膜无溃烂。心、肺及腹部体检无异常。

专科检查：双侧耳廓对称无畸形，无牵拉痛，外耳道皮肤无红肿，无异常分泌物，右鼓膜完整，标志物清，未见充血、穿孔及液平，左耳鼓膜内陷，颜色浑浊，左耳鼓膜前下方见穿刺孔，乳突无压痛。

【辅助检查】　CT 扫描可见左耳气腔有不同程度的密度增高影。

二、以问题为中心的学习

问题 1.什么是分泌性中耳炎？出现分泌性中耳炎的原因有哪些？

分泌性中耳炎是以传导性耳聋及鼓室积液为主要特征的中耳非化脓性炎性疾病，冬春季多发，是儿童和成人听力下降的原因之一，中耳积液可为浆液性分泌液，或渗出液，亦可为黏液。本病分为急性和慢性两种：急性分泌性中耳炎，病程迁延 8 周，若 8 周后未愈者即可称为慢性分泌性中耳炎；慢性分泌中耳炎，由急性分泌性中耳炎反复发作，迁延转化而来，亦可缓慢发病。

多为上呼吸道感染所致，亦可由头颈部肿瘤放疗后产生，目前认为咽鼓管功能障碍、中耳局部感染和变态反应等为其主要病因。

（1）咽鼓管功能障碍

1）机械性阻塞：如儿童腺样体肥大、肥厚性鼻炎、鼻咽部肿瘤或淋巴组织增生、长期的后鼻孔及鼻咽部填塞等。

2）功能障碍：即咽鼓管开闭的肌肉收缩无力，咽鼓管软骨弹性较差，咽鼓管软骨段的管壁容易发生塌陷，导致咽鼓管功能障碍，儿童咽鼓管短而宽，近于水平，使鼻咽部的感染扩散至中耳，此为儿童分泌性中耳炎发病率高的解剖生理学基础之一，腭裂患者由于肌肉无中线附着点、收缩功能不良，咽鼓管不能主动开放，易患此病。

（2）中耳局部感染：近年来的研究发现，中耳积液中经培养阳性者约为 1/3～1/2，其中主要致病菌为流感嗜血杆菌和肺炎链球菌。细菌学和组织学检查结果以及临床征象表明，分泌性中耳炎，可能是中耳的一种畸形型或低毒性细菌感染细菌产物，内毒素在发病机制中，特别是在病变迁延为慢性的过程中可能起到一定的作用。

（3）变态反应：儿童免疫系统尚未发育成熟，这可能也是儿童分泌性中耳炎发病率较高的原因之一，中耳积液中有炎性介质前列腺素等的存在，积液中也曾检出过细菌的特异性抗体、免疫复合物以及补体系统、溶酶体酶等的出现，提示慢性化分泌性中耳炎，可能属于一种由抗感染免疫介导的病理过程。

（4）气压损伤：飞行潜水的急速升降，亦可引发此病。

任何原因导致的全身或局部免疫功能低下，如老年人、儿童劳累过度，烟酒过度均可诱发分泌性中耳炎的发生。

问题 2.符合“分泌性中耳炎”诊断的表现（临床表现和辅助检查等）有哪些？

1. 症状

（1）听力减退：听力下降、自听增强。头位前倾或偏向健侧时，因积液离开蜗窗，听力可暂时改善。积液黏稠时，听力可不因头位变动而改变。小儿常因对声音反应迟钝、注意力不集中而就医。如一耳患病，另一耳听力正常，可长期不被察觉，而于体检时始被发现。

（2）耳痛：急性者可有隐隐耳痛，常为患者的第一症状。慢性耳痛不明显。

（3）耳鸣：多为低调间歇性，如噼啪声、嗡嗡声及流水声等。当头部运动或打哈欠、捏鼻鼓气时，耳内可出现气过水声，但若液体黏稠或液体已完全充满鼓室，此症状缺如。

（4）耳闷：耳内闭塞或闷胀感是成人患者的常见主诉之一，反复按压耳屏后可暂时减轻。

2. 检查

（1）鼓膜：急性期松弛部或全鼓膜充血、内陷，表现为光锥缩短、变形或消失，锤骨柄向后上移位，锤骨短突向外突。鼓室积液时鼓膜失去正常光泽，呈淡黄、橙红或琥珀色，慢性者可呈灰蓝或乳白色，鼓膜紧张部有扩张的微血管。若液体未充满鼓室，可透过鼓膜见到液平面，此液面如弧形发丝，凹面向上。头位变动时，其与地面平行的关系不变，透过鼓膜有时尚可见到气泡影，咽鼓管吹张后气泡可增多。

（2）鼓气耳镜检查：鼓膜活动受限。

（3）听力检查：音叉试验及纯音听阈测试结果示传导性聋，听力损失程度不一，重者可达40dBHL左右。因积液量常有变化，故听阈可有一定的波动。听力损失一般以低频为主，但由于中耳传导结构及两窗阻抗的变化，高频气导和骨导听力亦可下降。积液排出后听力即改善。声导抗图对诊断有重要价值，平坦型（B型）是分泌性中耳炎的典型曲线，负压型（C型）示咽鼓管功能不良，部分有鼓室积液。

（4）颞骨CT：鼓室内有低密度影，乳突部分或全部气房内积液，有些气房内可见液气面。

（5）小儿可做头部侧位X线检查：了解腺样体是否增生、肥大。

（6）成人做详细的鼻咽部检查：了解鼻咽部有无病变，特别注意排除鼻咽癌。

问题 3.治疗“分泌性中耳炎”的方法有哪些？所使用药物的种类和用途是什么？

治疗原则：病因治疗、改善中耳通气引流及清除中耳积液为本病的治疗原则。首选非手术治疗3个月，严格掌握手术指征。

1. 非手术治疗

（1）控制感染：急性期可根据病变严重程度选用合适的抗生素。

（2）改善咽鼓管通气引流

1）咽鼓管吹张，可采用捏鼻鼓气法，小儿用波士球法，成人用导管法，并可经导管向咽鼓管咽口吹入泼尼松龙，隔日1次，共3～6次。

2）口服桃金娘油胶囊，可以稀化黏液，增加咽鼓管黏膜中黏液纤毛输送系统的清除功能，有利于分泌物经咽鼓管排出。

3）有鼻塞时，可用鼻腔减充血剂（如盐酸赛洛唑啉鼻用喷雾剂）喷鼻。

2. 手术治疗

（1）鼓膜穿刺术：鼓膜穿刺，抽出积液，穿刺部位在鼓膜前下方或正下方。必要时可重复穿刺。亦可于抽液后注入糖皮质激素类药物。

（2）鼓膜切开术。液体较黏稠，鼓膜穿刺不能吸尽时做鼓膜切开术，手术可于局麻，小儿用全麻下进行。用鼓膜切开刀在鼓膜前下象限做放射状或弧形切口，注意勿伤及鼓室内壁黏膜。

（3）鼓膜切开加置管术。病情迁延不愈或反复发作者、中耳积液过于黏稠不易排出者、头部放疗后咽鼓管功能短期内难以恢复正常者，均可考虑做鼓膜切开加置管术，以改善通气引流，促进咽鼓管功能恢复。

（4）长期反复不愈，CT 值超过 40HU 者，应怀疑中耳乳突腔有肉芽组织等不可逆病变形成，特别是发现有听小骨破坏时，根据病变所在部位，应尽早行单纯乳突凿开术、上鼓室开放术，或鼓室切开等手术清理病灶。

（5）积极治疗鼻咽或鼻腔疾病，如腺样体切除术、鼻中隔矫正术、鼻息肉切除术等，扁桃体炎反复多次发作或过度肥大，且与分泌性中耳炎复发有关者，应做扁桃体切除术。

3. 常用药物

（1）盐酸赛洛唑啉鼻用喷雾剂:具有直接激动血管 α1 受体而引起血管收缩的作用，从而减轻炎症所致的充血和水肿。用于减轻急、慢性鼻炎、鼻窦炎、过敏性鼻炎、肥厚性鼻炎等疾病引起的鼻塞症状。用法：喷鼻，一次一侧 2～3 喷，早晚各 1 次，连续使用不超过 7d。

（2）桃金娘油（吉诺通）：为桃金娘科树叶标准提取物，有抗炎、溶解黏液、使痰液易于排出的作用，适用于急、慢性鼻窦炎和支气管炎。

（3）曲安奈德鼻喷雾剂：是一种强效的局部皮质激素类药，能有效治疗季节性和常年性变应性鼻炎。

问题 4.入科后护士对该患者的评估重点有哪些？

1. 根据所给信息及现病史重点评估患者发病的病因及诱因、主要伴随症状及症状特点；根据患者诊疗和护理经过，明确患者的病情进展及目前状况。

2. 健康史的采集

（1）患者的日常生活状况：尤其是患病后的变化进行重点评估，具体从饮食与营养型态、休息与睡眠型态、排泄型态、自理能力及日常生活，以及个人嗜好的改变 5 个方面进行评估。

（2）既往史：病例介绍了患者可引起分泌性中耳炎疾病的病史，还需确认患者有无感冒、鼻咽癌等可诱发疾病的其他因素。

（3）心理-社会状况：重点评估患者有无不良情绪的产生、对疾病的认识和态度、患者的依从性，以及是否具备充足的社会支持，如家庭关系和经济状况。

3. 体格检查及辅助检查内容

（1）该患者身体评估的重点应包括一般状态（生命体征、意识与精神状况、体位）、耳鼻喉专科检查（鼻部、咽部及耳部检查）。

（2）完善常规实验室检查，如血常规、尿常规、肝肾功能、电解质、凝血功能。

问题 5.目前患者存在的护理诊断有哪些？并分析护理问题的相关因素（生理、病理、精神、心理、环境等）。

1. 感知觉紊乱 听觉紊乱，与鼓室积液影响传导功能有关。

2. 舒适度减弱 与耳内闷胀堵塞感、耳鸣、耳痛有关。

3. 焦虑 与本病迁延不愈有关。

4. 知识缺乏 缺乏本病的相关治疗和预防保健知识。

问题 6.针对以上护理诊断，你认为应该采取哪些护理措施？

1. 根据患者情况采取鼓膜穿刺抽液、鼓膜切开或鼓膜置管。

（1）术前护理：①术前修整耳廓周围头发，女性患者应将手术侧头发结成小辫导向对侧；

②通知患者全麻手术前 8h 禁食水，局麻可进少量易消化饮食；③术前 1d 嘱患者沐浴，洗净耳廓及其周围皮肤；④向患者说明手术名称、目的、麻醉方式，并了解患者的心理活动；⑤及时做好心理护理；⑥术前 1d 监测体温、脉搏、呼吸、血压及全身情况。

（2）术后护理：①局麻术后患者取平卧或侧卧，患耳朝下；全麻术后患者取平卧位，4h 后可取半卧位，6h 后可下地活动，并注意保持呼吸道通畅。②术后 2d 如无眩晕，鼓励患者下床活动。③全麻术后禁食、水 4h 后可少量饮水，6h 后可进半流食或普食，避免进食辛辣刺激性食物。④观察出血情况。⑤如果术后患者出现恶心、呕吐、眩晕，嘱患者不要紧张，解释造成眩晕的原因，做好心理护理。嘱患者深呼吸，减少下床活动，避免跌倒。护士做好相应的防范措施，通知医师，遵医嘱给予抗眩晕的药物。⑥出现伤口疼痛时可给予镇痛药，但对于疼痛而且有颅内并发症可疑者，慎用镇痛药。⑦术后监测体温变化 4 次/天，连续 3d。嘱患者禁止用力擤鼻。

2. 焦虑 与患者身体和心理上的不适、日常生活发生改变以及社会经济状况的影响有关。

（1）鼓励患者表达自己的感受，对患者的恐惧及焦虑表示理解。

（2）设法减少、清除促进因素。尽快地使患者熟悉环境；介绍治疗成功的病例，增强患者战胜疾病的信心；护理工作中应从容、镇定，避免紧张、忙乱；消除不良刺激，避免与其他有焦虑的患者或家属接触。

（3）及时解除患者的痛苦，以增强其安全感和舒适感。

3. 进行健康指导和教育

（1）用药指导，滴耳液的使用方法。

（2）保持外耳道清洁、干燥，防止耳内进水。

（3）加强锻炼，增强体质，预防感冒。

（4）指导擤鼻方法，按住单侧鼻孔轻轻擤鼻。

（5）勿自行挖鼻，暂停水上运动。

（6）指导正确婴幼儿喂奶姿势，把婴儿抱起呈斜位喂奶。

三、对患者进行评估，口述可以为患者进行的护理操作

（一）评估内容

1. 健康史

（1）患病与诊疗经过：尽量详细询问。

（2）目前病情与一般情况：重点评估患病后的变化。

（3）既往史：与本病相关的疾病重点评估。不忽略外伤史。

2. 身体评估

（1）一般状态：生命体征、意识与精神状况。

（2）耳部：双侧耳廓有无对称畸形，有无牵拉痛；有无外耳道皮肤红肿，有无异常分泌物；鼓膜是否完整，有无充血、穿孔及液平。

（3）其他：①外鼻有无畸形，鼻前庭皮肤有无疖肿、有无皲裂；鼻腔黏膜有无充血，双侧下鼻甲有无充血、肥大，中、总鼻道有无脓性分泌物，有无新生物；各鼻窦体表投影区有无压痛。②咽部有无充血，双侧扁桃体有无肿大，表面是否光滑，有无异常分泌物，悬雍垂是否居中，咽反射是否灵敏。③会厌有无充血，抬举可，梨状窝有无积液，双声带有无充血，表面是否光滑，有无新生物；双声带活动度是否良好、对称；声门闭合是否有裂隙。

3. 心理-社会状况 患者自身的情绪、对疾病的认知、家庭状况、经济条件。

（二）可能的护理操作

心电监护、静脉输液、静脉血标本采集、外耳道滴药。

第三节　带状疱疹患者的护理

【学习目标】

认知目标：能陈述带状疱疹的定义；列举带状疱疹患者常见的诱因；解释带状疱疹出现临床表现的病理过程；讨论带状疱疹患者可能出现的护理诊断；应用所学的知识为带状疱疹患者实施护理计划。

技能目标：能尝试模仿为患者进行操作；能为患者选择最需要的护理操作。

情感目标：能注意到患者的不良情绪；能积极参与患者的护理计划；在护理患者过程中遵守伦理原则。

一、病 例 导 入

姓名：方某　性别：男　　年龄：52 岁　　婚姻：已婚

籍贯：湖北　职业：工人　身高：172cm　体重：74kg

【现病史】　患者自诉 1 周前无明显诱因左侧腰背部开始出现阵发性、针刺样疼痛，遂自行外用“云南白药膏”后，左侧腰背部疼痛 1 周，起疹 4d。于次日揭掉膏药时发现在原贴膏药的皮肤上出现长方形红色皮损，边界清楚，伴有轻微瘙痒感，未予重视。4d 前在原疼痛部位出现散发的点片状红斑，随后皮疹逐渐增多、范围扩大至左侧腹部皮肤，红斑基础上出现丘疱疹、水疱，疼痛明显，未曾治疗。病程中无发热、畏寒，无头晕、头痛，无恶心、呕吐，无腹痛、腹泻、便秘等不适。现患者为求进一步诊治遂来我科就诊，门诊以“带状疱疹”收入院。自发病以来，患者精神、食欲尚可，睡眠欠佳，大小便无明显异常，体力及体重无明显改变。

【既往史】　高血压 15 年余，现口服抗高血压药物治疗，未检测血压。

【体格检查】　体温 36.5℃，心率 82 次/分，血压 153/72mmHg，呼吸 17 次/分，呼吸平稳，心律齐。

专科情况：左侧胸背部皮肤出现群集的小水疱、丘疱疹，疱液澄清或血疱，沿神经走向呈带状排列、基底绕以红晕。皮损不超过躯干中线。疼痛明显。

二、以问题为中心的学习

问题 1.什么是带状疱疹？出现带状疱疹后遗神经痛的原因有哪些？

带状疱疹（herpes zoster）是由潜伏在体内的水痘-带状疱疹病毒（varicella-zoster virus，VZV）再次激活所致的急性病毒性传染病。

临床上以单侧周围神经分布的簇集性小水疱为特征，常伴有显著的神经痛，愈后可以获得较持久的免疫，一般不复发。出现带状疱疹的原因目前不是完全清楚，主要与免疫力降低、外伤、感染以及应用砷等重金属药物有关。

带状疱疹的诱因主要包括老年人、恶性肿瘤、放疗、化疗、器官移植、激素治疗、HIV 感染。

问题 2.患者目前符合“带状疱疹”诊断的表现（临床表现和辅助检查等）有哪些？带状疱疹的诊断须综合患者的病史、症状、体征及辅助检查的结果。

诊断依据：左侧腰背部疼痛 4d 后在疼痛部位出现红斑、水疱、丘疱疹，皮损疼痛范围呈带状分布，不超过体表中线。

问题 3.治疗“带状疱疹”的方法有哪些？所使用药物的种类和用途是什么？

治疗原则：治疗病因、消除诱因；抗病毒、调节免疫、镇痛、营养神经治疗。

使用的药物有：①口服盐酸伐昔洛韦或更昔洛韦片或静脉输入抗病毒针剂抗病毒治疗；②口服或静脉输入胸腺肽调节免疫；③口服加巴喷丁胶囊或普瑞巴林胶囊镇痛治疗；④口服甲钴胺片或者

维生素 B 族营养神经；⑤皮损处药物湿敷或封包；⑥中医治疗，如火针、拔罐等。

问题 4.药物湿敷、药物封包的目的、适应证、护理要点有哪些？

药物湿敷是将 4～6 层无菌纱布用药液浸透，敷于皮损处，每次 15min，是一种以达到疏通腠理、清热解毒、消肿散结的外治方法。

药物封包是取 4 层纱布平铺，根据皮损情况选择合适的外用药物，根据皮损面积裁剪纱布大小，用刮药板把药物刮在纱布上，覆盖在皮损之上，6～8h 后取下纱布。皮损急性期选择药物湿敷，以利于疱液收干，疱液较多时可以在无菌条件下，以注射器抽吸疱液。皮损结痂时选用药物封包，以利于皮损处痂皮脱落。

问题 5.入科后护士对该患者的评估重点有哪些？

1. 根据所给信息及现病史重点评估患者发病的病因及诱因、主要伴随症状及症状特点；根据患者诊疗和护理经过，明确患者的病情进展及目前状况。

2. 健康史的采集

（1）一般情况：患者平日生活规律，患病后不思饮食，营养中等，体态偏胖；平日睡眠良好，近几日夜间因疼痛影响，夜间睡眠较差；二便正常；自理能力及日常生活评分 90 分。

（2）既往史：病例介绍了患者有高血压病史，无免疫系统疾病等可诱发疾病的其他因素。

（3）心理-社会状况：患者对带状疱疹不了解，对带状疱疹引起的疼痛难以接受，家庭经济状况一般，家庭关系和睦。

3. 体格检查及辅助检查内容

（1）体格检查：神志清楚，查体合作，全身黏膜未见黄染，浅表淋巴结无肿大，咽部无充血，双侧扁桃体无肿大，双肺听诊呼吸音清晰，未闻及干、湿啰音，心率 78 次/分，心律齐，各瓣膜听诊区未触及明显杂音，腹部平软，无压痛及反跳痛，肝、脾肋弓下未触及，墨菲征（–），双肾区无叩击痛，生理反射存在，病理反射未引出。

（2）专科情况：左侧胸背部皮肤出现群集的小水疱、丘疱疹，疱液澄清或血疱，沿神经走向呈带状排列、基底绕以红晕。皮损不超过躯干中线。疼痛明显。

（3）辅助检查：完善常规实验室检查。

问题 6.目前患者存在的护理诊断有哪些，并分析护理问题的相关因素。

1. 疼痛　与疾病引起的神经损伤有关。

2. 睡眠型态紊乱　与疾病引起的神经痛有关。

3. 皮肤完整性受损　与疾病引起的皮肤破损有关。

4. 焦虑　与担心疾病预后有关。

5. 知识缺乏　缺乏疾病相关知识。

6. 有皮损处感染的危险　与皮肤破损和免疫力差有关。

问题 7.针对以上护理诊断，你认为应该采取哪些护理措施？

1. 环境要求

（1）保持病房空气清新、温湿度适宜。每日通风两次，每次 30min。

（2）保持病房安静舒适、避免噪声。

2. 疼痛护理

（1）穿棉质宽松前开扣内衣，避免摩擦、挤压皮损处。

（2）指导患者运用分散注意力的方法减轻疼痛，如听音乐、看电视、聊天等。

（3）必要时，给予镇痛药。

3. 睡眠指导

（1）睡前 30min 泡脚，给予睡眠贴辅助睡眠。

（2）睡前避免进食。

（3）采取健侧卧位，减少局部刺激。

4. 用药护理

（1）遵医嘱用药，观察药物疗效及不良反应。

（2）指导外用药物的用法及用量。

（3）皮损处保持清洁、干燥，避免搔抓或自行挑疱。

5. 皮肤护理

（1）保持床单元清洁、干燥、整齐，勤洗澡、勤更衣。

（2）保持皮损表面清洁、干燥，促进创面愈合。

（3）湿敷后及时更换衣物，避免受凉。

6. 饮食指导

（1）避免辛辣刺激性食物，如葱姜蒜、辣椒、海鲜等食物。

（2）饮食宜清淡易消化、高优质蛋白、高维生素食物。

7. 情志护理

（1）耐心倾听患者的疼痛感受，关心、关爱患者，给予安慰。

（2）指导患者保持心情舒畅，利于疾病恢复。

8. 康复指导

（1）讲解带状疱疹疾病的相关知识，介绍治疗目的、注意事项及预后。

（2）讲解药物作用，指导外用药物的用法、用量。

（3）指导出院后用药及皮损处的护理方法。

三、对患者进行评估，口述可以为患者进行的护理操作

（一）评估内容

根据所给信息及现病史重点评估患者发病的病因及诱因、主要伴随症状及症状特点；根据患者诊疗和护理经过，明确患者的病情进展及目前状况。

1. 健康史的采集

（1）近期有无感染病史，特别是皮肤及上呼吸道感染，有无暴露于病毒、细菌、真菌或寄生虫的情况。

（2）患者的日常生活状况，尤其是患病后的变化进行重点评估，具体从饮食与营养型态、休息与睡眠型态、排泄型态、自理能力及日常生活，以及个人嗜好的改变5个方面进行评估。

（3）心理-社会状况，重点评估患者有无不良情绪的产生、对疾病的认识和态度、患者的依从性，以及是否具备充足的社会支持，如家庭关系和经济状况。

2. 体格检查及辅助检查内容

（1）该患者身体评估的重点应包括一般状态，如生命体征、意识与精神、状况、体位等。

（2）患者专科情况。

（二）可能的护理操作

静脉输液、静脉血标本采集、尿标本采集、药物湿敷、药物封包、擦药方法。

第十一章　运动系统疾病患者的护理

第一节　骨与关节损伤患者的护理

【学习目标】

认知目标：能陈述骨与关节损伤的病因与病理机制；列举骨与关节损伤的分类与分型；描述不同骨与关节损伤的症状和体征；举例说明骨与关节损伤的常见并发症；能够为骨与关节损伤患者制订护理计划和护理措施。

技能目标：能够运用骨折分类方法，评估骨折的严重程度，并能根据评估结果制订护理措施；能为患者选择最需要的护理操作。

情感目标：能够在对骨与关节损伤患者的急救与评估中关注患者的心理应激状态，在制订护理计划中注重心理护理；在护理患者过程中遵守伦理原则；落实护理措施时关心、关爱患者。

一、病例导入

姓名：张某　性别：男　　年龄：50 岁　　婚姻：已婚

籍贯：山东　职业：司机　身高：178cm　体重：80kg

【现病史】　患者因车祸导致腰部及骨盆区疼痛、活动受限伴站立行走困难 2h 入院。患者无昏迷、恶心、呕吐、胸部疼痛及腹部疼痛，无呼吸困难及大小便失禁。CT 检查提示：腰部生理弯曲消失、骨盆多发骨折、腰 5 椎体骨折。患者自受伤以来，精神差、未进食，体力、体重无明显变化，未排便、排尿。

【既往史】　无糖尿病、高血压、心脏病病史，无药物及食物过敏史，无手术史。

专科情况：腰椎生理弯曲消失、腰部叩痛（+）、骨盆挤压试验及分离试验（+）、双下肢直腿抬高试验（–）、双下肢肌力 5 级、双下肢皮肤感觉无明显减退、生理反射存在，病理反射未引出。腹股沟及会阴部肿胀、皮下淤血，腹平软，无压痛及反跳痛；尿道口、肛门处有渗血。患者入院 1.5h 后诉口干、全身发冷，血压持续下降至 76/43mmHg，体温 36.0℃，心率 110 次/分，呼吸 22 次/分。

【辅助检查】　CT 示骨盆多发骨折及腰部生理弯曲消失，腰 5 椎体骨折。胸椎 MRI 示胸 12 椎体新鲜压缩性骨折。双下肢彩超示：双下肢深静脉血流通畅。

二、以问题为中心的学习

问题 1.什么是骨盆骨折？骨盆骨折的原因有哪些？骨盆骨折的分型有哪些？

骨盆骨折在躯干骨损伤中的发生率仅次于脊柱损伤，由强大的直接暴力挤压骨盆所致，多数情况下为复合伤，常合并静脉丛和动脉大量出血，以及盆腔内脏器的损伤。

骨盆骨折多由强大的直接暴力挤压骨盆所致，年轻人骨盆骨折主要是由于交通事故和高处坠落引起，老年人最常见的原因是跌倒。由于骨盆多为松质骨，骨折后本身出血较多，其邻近有动脉及静脉丛，而这些静脉丛多无静脉瓣阻挡回流，骨折后可因大量失血而导致休克。骨盆内有其他重要器官存在，骨折往往合并这些脏器损伤，如骨盆骨折常合并膀胱、尿道、女性阴道及直肠损伤。

骨盆骨折的分型包括以下 3 种分型方法：①按骨折位置与数量分类分为骨盆边缘撕脱性骨折、髂骨翼骨折、骶尾骨骨折、骨盆环骨折。②按暴力的方向分为侧方挤压损伤、前后挤压损伤、垂直剪切力损伤、混合暴力损伤。上述骨折中前后挤压损伤和垂直剪切力损伤最严重，并发症也多见。

③按骨折移位情况划分为压缩型骨盆骨折、分离型骨盆骨折以及中间型骨盆骨折。

问题 2.患者目前符合“骨盆骨折”诊断的表现（临床表现和辅助检查等）有哪些？骨盆骨折的诊断须综合患者的病史、症状、体征及辅助检查的结果。

在本案例中，患者有汽车撞击外伤史，入院时感腰部及骨盆区疼痛，腰部活动受限，站立行走困难，体格检查腰部叩痛（+），骨盆挤压试验及分离试验（+），尿道口、肛门处有渗血，腹股沟及会阴部肿胀、皮下淤血提示患者发生了骨盆骨折。患者入院 1.5h 后患者诉口干、全身发冷，血压持续下降，血压降至 76/43mmHg，体温 36.0℃，心率 110 次/分，呼吸 22 次/分，提示患者发生了骨盆骨折常见的并发症失血性休克，另外 CT 检查提示骨盆多发骨折，可作为客观证据明确诊断。

问题 3.治疗“骨盆骨折”的方法有哪些？手术治疗的时机如何选择？

治疗原则是优先处理休克和各种危及生命的合并症，再处理骨折。经过治疗和护理，患者应达到以下治疗目标：维持正常的组织灌注；皮肤完好，无压疮发生；维持正常的排尿和排便功能；并发症得到有效控制和预防；掌握功能锻炼的方法，并积极进行锻炼。

1. 非手术治疗

（1）卧床休息：骨盆边缘性骨折、骶尾骨骨折和骨盆环单处骨折时无移位者，以卧床休息为主，卧床 3～4 周。骨盆环单处骨折者用多头带作骨盆环形固定，可以减轻疼痛。

（2）牵引：单纯性耻骨联合分离且较轻者可用骨盆兜带悬吊固定。此法不适用于侧方挤压损伤导致的耻骨支横形骨折。但由于治疗时间较长，目前大都主张手术治疗。

2. 手术治疗 多主张手术复位及内固定，必要时加上外固定支架。适应证：①外固定不能达到理想复位，残留较大移位；②垂直不稳定的骨盆骨折；③多发创伤或合并髋臼骨折；④污染程度较轻的开放性骨盆后环骨折；⑤耻骨联合分离大于 2.5cm 或耻骨支移位大于 2cm，或其他旋转不稳定伴有明显下肢不等长大于 1.5cm 或伴有不能接受的骨盆旋转；⑥闭合复位失败的合并单纯后侧韧带损伤的骶髂关节脱位；⑦保守治疗及外固定后，血流动力学仍旧不稳定的骨盆骨折。

问题 4.患者入科后护士对该患者的评估重点有哪些？

1. 根据所给信息及现病史重点评估患者的受伤史，详细了解外伤时的情况（如车祸、跌伤、挤压等）；外界暴力的性质（直接暴力或间接暴力）、强度；现场救治情况；通过详细体格检查评估主要症状及体征；结合辅助检查了解患者受伤部位的情况。

2. 健康史的采集

（1）患者受伤后的日常生活状况进行重点评估：具体从休息与睡眠型态、排泄型态、自理能力及日常生活，以及个人嗜好的改变这 5 个方面进行评估。

（2）既往史：了解患者呼吸、循环系统疾病病史、感染史、外伤史、手术史、过敏史等。

（3）心理-社会状况：评估骨盆骨折后患者的心理反应，以及对骨折后的认知程度。由于骨盆骨折后需要卧床治疗，患者活动受限，给工作和生活带来不便，同时由于担心预后易产生焦虑、烦躁心理，因此要加强心理评估。

3. 体格检查及辅助检查内容

（1）该患者身体评估的重点包括一般状态（生命体征、意识与精神状况、体位）、专科体格检查（骨盆挤压与分离试验、下肢肢体长度是否不等长、会阴部是否有瘀斑、膀胱及尿道是否有损伤、直肠及阴道是否有损伤）。

（2）完善影像学检查。X 线检查可显示骨折类型及骨折块移位情况；CT 和三维重建可明确骨折类型并避免遗漏；伴神经损伤症状时，可行腰部 MRI 检查，以排除脊髓神经损伤。

（3）尚需完善常规实验室检查，如血常规、尿常规、肝肾功能、血糖、电解质、血气分析、凝血功能等，可以判断是否发生休克和各种危及生命的并发症。

问题 5.目前患者存在的护理诊断有哪些？并分析护理问题的相关因素（生理、病理、精神、心理、环境等）。

1. 外周组织灌注无效 与骨盆损伤、出血有关。

2. 排尿障碍/排便失禁 与膀胱、尿道、腹腔内脏器或直肠损伤有关。

3. 有皮肤完整性受损的危险 与长期卧床和活动障碍有关。

4. 潜在并发症 肺部感染、下肢深静脉血栓。

5. 焦虑与恐惧 与创伤应激和对治疗预后的担心有关。

问题 6.针对以上护理诊断，你认为应该采取哪些护理措施？

1. 外周组织灌注无效 与骨盆损伤、出血有关。

（1）维持正常的组织灌注，密切观察生命体征变化，及时发现和处理血容量不足。

（2）按失血性休克进行扩容治疗，快速建立静脉通道，及时遵医嘱输血和补液。依据 ATLS 出血分级进行补液和输血操作，补液方案可概括为快、足、稀，即开通 2 条以上较大口径静脉，先快速（15～30 min）输入晶体溶液 2L，然后继续输入约为失血量 3 倍的液体，胶体溶液与晶体溶液之比为 1∶2，使得红细胞比容维持在相对较低的水平，这样对降低血液黏滞度和改善微循环有利。

（3）对于输液后仍呈血流动力学不稳定的患者，可输注浓缩红细胞、新鲜血小板和凝血因子Ⅶ等血液制品。

（4）协助医师做好术前准备，及时止血和处理其他器官的损伤。

2. 排尿障碍/排便失禁 与膀胱、尿道、腹腔内脏器或直肠损伤有关。

（1）观察患者有无排尿困难、尿量及色泽。

（2）留置导尿的患者应加强尿道口和导尿管的护理。

（3）鼓励患者多食富含膳食纤维的食物，多饮水，防止便秘发生。

（4）便秘患者可遵医嘱给予通便药物。

3. 有皮肤完整性受损的危险 与长期卧床和活动障碍有关。

（1）协助患者更换体位，骨折愈合后方可向患侧卧位。

（2）卧床休息期间，保持肢体功能位置，每 2 小时更换体位并对受压部位进行减压和按摩 1 次，应用减压用具，如气垫床、翻身枕、减压贴等。

（3）保持皮肤清洁卫生及床单位平整、干燥。

4. 潜在并发症 肺部感染、下肢深静脉血栓。

（1）定期指导患者做深呼吸、用力咳嗽，轻轻叩击胸背部，促进肺膨胀和排痰。采用雾化吸入使分泌物稀释，便于排出。

（2）协助患者翻身、叩背，并鼓励患者咳嗽或做深呼吸运动，以改善肺泡通气功能，预防肺部感染。

（3）下肢穿着弹力袜，结合空气压力波治疗仪预防下肢深静脉血栓。

（4）早期进行下肢主动及被动功能锻炼。

（5）膝关节微屈 15°，腘窝处避免受压，活动踝关节。

（6）避免下肢静脉穿刺。

（7）病情许可时鼓励患者饮水 1500～2000ml/d；改善生活方式，如戒烟、戒酒、控制血糖和血脂等；落实预防便秘的措施。

5. 焦虑与恐惧 与创伤应激和对治疗预后的担心有关。

（1）了解患者的心理变化，安慰患者并给予心理支持，减轻焦虑，使患者情绪稳定，积极配合治疗。

（2）注意社会因素对患者的影响，做好家属的心理指导和咨询工作，缓解家属的心理压力，使其在治疗期间理解和支持患者。

问题 7.骨盆内有其他重要器官存在，骨折常合并这些脏器损伤，患者可能存在哪些脏器损伤？如何观察和护理？

该患者可能存在膀胱损伤、尿道损伤、直肠损伤。

1. 膀胱或后尿道损伤　尿道损伤远比膀胱损伤多见。应注意观察有无血尿、无尿或急性腹膜炎等表现。膀胱和尿道损伤时均需行修补术。

2. 直肠损伤　较少见。直肠破裂如发生在腹膜反折以上可引起弥漫性腹膜炎，如在反折以下，则可发生直肠周围感染。应要求患者禁食，遵医嘱静脉补液，合理应用抗生素。由于行直肠修补术时还需做临时的结肠造口术，以利于直肠恢复，因此应做好造口的护理。

问题 8.当患者病情平稳，处于康复期时如何指导患者进行功能锻炼？

1. 骨盆骨折没有移位者伤后 1 周可做半卧练习，并做髋关节、膝关节的伸展运动，2～3 周后下床站立，缓慢行走。3～4 周后练习正常行走。

2. 骨折移位明显者伤后 2 周开始做半卧练习，并练习股四头肌的收缩，3 周开始练习做髋关节、膝关节的伸展运动，6～8 周扶拐杖行走，逐步过渡到正常行走。

三、对患者进行评估，口述可以为患者进行的护理操作

（一）评估内容

1. 健康史

（1）详细询问外伤时的情况（如车祸、跌伤、挤压等）及外界暴力的性质、强度，以及现场救治情况。

（2）目前病情与一般情况，重点了解患者受伤后的主要症状，通过体格检查评估阳性体征，结合辅助检查明确诊断。

（3）既往史：外伤史、手术史，对于影响患者手术耐受性的疾病重点评估。

2. 身体评估

（1）一般状态：生命体征、意识与精神状况、体位。

（2）重要脏器功能评估：心、肺功能。

（3）评估是否有腹腔脏器损伤：膀胱、尿道、直肠、女性阴道。

（4）其他：皮肤、黏膜及是否合并开放性损伤。

3. 心理-社会状况　患者自身的情绪、对疾病的认知、家庭状况、经济条件。

（二）可能的护理操作

吸氧、心电监护、静脉输液/输血、动/静脉血标本采集、导尿、轴线翻身、搬运。

第二节　手外伤、断肢（指）再植患者的护理

【学习目标】

认知目标：能陈述断肢（指）再植的定义和再植程序；能陈述断肢（指）如何转运和保存；讨论断肢（指）再植患者的护理诊断；能陈述术后血管危象的预防和处理措施；运用所学对断肢（指）再植患者实施整体护理。

技能目标：能尝试模仿为患者进行操作；能为患者选择最需要的护理操作。

情感目标：能注意到患者的不良情绪；能积极参与患者的护理计划；在护理患者过程中遵守伦理原则。

一、病例导入

姓名：王某　性别：男　年龄：33 岁　婚姻：已婚

籍贯：湖北　职业：工人　身高：172cm　体重：72kg

【现病史】 患者 2h 前因工作不慎被机器切割致左上肢疼痛、流血、功能障碍，遂救护车送入我院就诊，门诊以“上肢离断伤”收入院，入院后急诊行断肢再植术。

【既往史】 既往无其他慢性疾病病史，否认传染性疾病及家族性疾病史，无药物、食物过敏史。

【体格检查】 体温 36.5℃，脉搏 90 次/分，呼吸 20 次/分，血压 122/66mmHg。神志清楚，自主体位，贫血病容，表情淡漠，查体合作。可见左上肢不全离断，桡动脉搏动未触及，断端出血，皮缘整齐，骨折端外露，远端皮肤苍白，感觉丧失，甲床无充盈，皮温较健侧明显低，无自主活动，其他体检无异。

【辅助检查】 左上肢 X 线片示左尺桡骨骨折；WBC 1.3×10^9/L，CRP 12.5g/L，Hb 102g/L，RBC 3.2×10^{12}/L，Alb 36.9g/L，TP 58.3g/L，ESR 33mm/h。

二、以问题为中心的学习

问题 1.断肢（指）再植的定义是什么？

断肢（指）再植是对离断的肢（指）体采用显微外科技术对其进行清创、血管吻合、骨骼固定、一级修复肌腱和神经，将肢（指）体重新缝合到原位，使其完全存活并恢复一定功能的精细手术。

问题 2.断肢（指）再植的适应证有哪些？

1. 损伤性质

（1）切割伤：断面整齐、污染较轻，血管、神经、肌腱等重要组织挫伤轻，再植成活率高，功能恢复较好。

（2）碾压伤：局部组织损伤严重，但切除碾压部分后，可使断面变整齐，在肢体一定范围缩短后再植成功率仍可较高。

（3）撕脱伤：局部损伤广泛且血管、神经、肌腱从不同平面撕脱，常需复杂的血管移植或移位方能再植，成功率和功能恢复均较差。

再植时限：肢体离断后，组织细胞因缺血、缺氧而死亡。缺血引起的组织学变化随时间延长而加重，因此再植时限原则上是越早越好。一般以伤后 6～8h 为限，若伤后早期即将断肢（指）进行冷藏保存，可适当延长再植时限。

离断平面：肢（指）体离断的平面与再植时限对于术后全身情况的影响及功能恢复有明显关系，越是远端的断指，再植术后效果越好。

2. 不宜再植的情况包括 ①全身性慢性疾病，不允许长时间手术或有出血倾向者；②断肢（指）多发性骨折及严重软组织挫伤，血管床严重破坏，血管、神经、肌腱高位撕脱者；③肢（指）经刺激性液体及其他消毒液长时间浸泡者；④高温季节，离断时间过长，断肢（指）未经冷藏保存者；⑤患者精神不正常、本人无再植要求且不能合作者。

问题 3.该患者是否符合再植条件？

在本病例中，通过体格检查，“断端出血，皮缘整齐”。该患者断肢属于切割伤，断面整齐、污染较轻，血管、神经、肌腱等重要组织挫伤轻，再植成活率高，功能恢复较好。从受伤时间来看，一般以伤后 6～8h 为限，该患者在伤后 2h 内入院，符合再植条件。

问题 4.该患者离断的肢体应如何转运？

发生断肢，现场急救对于再植的成功具有十分重要的作用，需要争分夺秒。处理原则是止血包扎、保存断肢、迅速转运。在本病例中，患者不完全离断的肢体，应使用夹板制动，以免转运时进一步损伤肢体，做好止血包扎，用敷料局部加压包扎即可。完全离断的肢体，转运前不需做无菌处理，禁忌用任何液体冲洗、浸泡或涂药。患者 2h 内入院，说明距离医院较近，运送距离近的，可将离断肢体用无菌敷料或清洁布类包好，与患者一起迅速送往医院。

问题 5.该患者断肢再植的程序有哪些？

患者入院做好相关术前准备，入手术室后的程序主要有：彻底清创；重建骨的连续性；缝合肌腱；吻合血管，重建血液循环，先吻合静脉再吻合动脉；缝合神经；闭合伤口；包扎（指端外露，便于观察血液循环）。

问题 6.入科后护士对该患者的评估重点有哪些？

1. 根据所给信息及现病史重点评估患者的受伤史　详细了解损伤时的情况（如切割伤、钝器伤、挤压伤、火器伤等）；现场救治情况；通过详细体格检查评估主要症状及体征；结合辅助检查了解患者受伤部位；根据患者诊疗和护理经过，明确患者的病情进展及目前状况。

2. 健康史的采集

（1）患者受伤后的日常生活状况进行重点评估：对休息与睡眠型态、排泄型态、自理能力及日常生活，以及个人嗜好的改变 5 个方面进行评估。

（2）既往史：了解既往有无血管性疾病及高血压、糖尿病、冠心病等病史，以及过敏史。

（3）心理-社会状况：评估患者有无恐惧、悲伤、自卑等心理反应，评估患者及家属对手术后功能锻炼知识的了解程度。

3. 体格检查及辅助检查内容

（1）患者身体评估的重点：一般状态，包括生命体征、意识与精神状况、体位；外伤史，包括了解受伤原因、损伤性质、离断时间及离断肢体的保存情况。

（2）专科体格检查：皮肤损伤情况、肌腱损伤情况、神经损伤情况、血管损伤情况、骨关节损伤情况，从而判断有无再植手术的条件。

问题 7.手术后护士对该患者的评估重点有哪些？

了解该患者的手术过程，观察再植肢（指）体的皮肤颜色、温度、毛细血管充盈时间、动脉搏动情况，以及有无血管危象和感染征象等。定时评估患肢（指）感觉和运动功能恢复程度以及肢（指）体功能锻炼情况。

问题 8.目前患者存在的护理诊断有哪些？并分析护理问题的相关因素（生理、病理、精神、心理、环境等）。

1. 有组织灌注量改变的风险　与血管痉挛、血管栓塞有关。

2. 有废用综合征的危险　与不能进行有效的功能锻炼有关。

3. 潜在并发症　休克、急性肾衰竭、血管危象、感染等。

4. 恐惧与焦虑　与意外伤残有关。

问题 9.针对以上护理问题，术前给予哪些护理措施？

1. 有组织灌注量改变的风险　与血管痉挛、血管栓塞有关。

（1）体位：抬高患肢，使之处于略高于心脏水平，以利于静脉回流，减轻肢体肿胀。术后患者平卧 10～14d，勿患侧卧，以防患侧血管受压影响患肢的血流速度。勿起坐，包括吃饭及大小便时，以免引起患肢血管压力的改变而危及血供。

（2）肢体加温：再植肢体局部用落地灯照射，既利于血液循环，也利于局部保温。一般用 40～60W 侧照灯，照射距离为 30～40cm。但在患肢血液循环较差的情况下则不宜照射，以免增加局部组织代谢。

（3）镇痛：应用麻醉性镇痛药，既可镇痛，又可保持血管扩张，防止血管痉挛。

（4）抗凝解痉：适当应用抗凝解痉药物，如低分子右旋糖酐、罂粟碱、复方丹参注射液、山莨菪碱等。

（5）禁烟：严禁患者及其他人员在室内吸烟，以防刺激患肢（指）血管发生痉挛。

2. 有废用综合征的危险 与不能进行有效的功能锻炼有关。

功能锻炼是术后康复护理的重要环节，应遵循循序渐进、主动的原则，按计划进行，不可操之过急。

（1）术后1～2周：再植肢（指）体制动以保证成活。

（2）术后3周左右：再植肢（指）体血液供应基本平稳，软组织已愈合，此期康复护理的重点是预防和控制感染。可用红外线理疗等方法促进淋巴回流，减轻肿胀，促进伤口一期愈合。未制动的关节可做轻微的屈伸活动，以免因长期制动而影响关节活动。

（3）术后4～6周：骨折端愈合尚不牢固，康复护理的重点是预防关节僵直、肌肉和肌腱粘连及肌肉萎缩。应以主动活动为主，练习患肢（指）伸屈、握拳等动作；被动活动时动作轻柔，并对再植部位进行妥善保护。

（4）术后6～8周：骨折已愈合，功能锻炼的重点是促进神经功能的恢复、软化瘢痕、减少粘连。应加强受累关节的主动活动，患手做提、挂、抓的使用练习，并配合理疗、中药熏洗等，促进肢体运动和感觉功能的恢复。

3. 潜在并发症 休克。

（1）预防：术中和术后应补充血容量。

（2）病情观察：除一般休克征象以外，还应严密观察有无神志改变和神经系统体征，以便及早发现休克迹象。

（3）处理：积极采取抗休克措施，如输血、输液，维持收缩压在100mmHg以上；若发生中毒性休克而危及患者生命时，应及时截除再植的肢体。

4. 潜在并发症 急性肾衰竭。

（1）原因：主要是长时间低血压、肢体挤压伤、离断肢体缺血时间长、清创不彻底、肢体并发感染等。

（2）表现：早期表现为少尿或无尿、尿比重降低。

（3）护理：观察患者神志，以及有无水肿、心律失常、恶心、呕吐、皮肤瘙痒等尿毒症症状。

（4）处理：如每日排尿量不足500ml或每小时尿量不足30ml，应及时通知医师给予利尿等处理。

5. 潜在并发症 血管危象。

（1）原因：血管痉挛和栓塞可致血管危象。术后48h内易发生，如未及时处理，将危及再植肢（指）体的成活。

（2）表现：①动脉血供中断（动脉危象）。患肢颜色变苍白，皮温下降，毛细血管回流消失，指（趾）腹切开不出血。②动脉血供不足。患肢颜色由红润变成紫灰色，指腹张力降低，毛细血管回流缓慢，皮温降低，指（趾）腹侧方切开缓慢流出淡红色血液。③静脉回流障碍（静脉危象）。指（趾）腹由红润变成暗紫色，且指（趾）腹张力高，毛细血管回流加快，皮温从略升高而逐渐下降，指（趾）腹切开立即流出暗紫色血液，不久又流出鲜红色血液，且流速较快，指（趾）腹由紫逐渐变红。长时间静脉危象可致动脉危象，影响再植肢（指）体存活。积极观察的内容包括皮肤温度及颜色、毛细血管回流试验、指（趾）腹张力和指（趾）端侧方切开出血等。正常情况下，再植肢体的指（趾）腹饱满、颜色红润，早期颜色可比健侧稍红，皮温亦可比健侧稍高，毛细血管回流良好，指（趾）端侧方切开1～2s有鲜红色血液流出。术后应每1～2h观察1次。

（3）处理：①动脉危象。一旦发现应立即解开敷料，解除压迫因素，应用解痉药物，如罂粟碱、山莨菪碱、妥拉唑林等，以及高压氧治疗，经短时间观察仍未见好转者应立即手术探查，取出血栓，切除吻合口重新吻合，以确保再植肢（指）体存活。②静脉危象。首先解除血管外的压迫因素，完全松解包扎，如血液循环无好转，再拆除部分缝线，清除积血，降低局部张力，指腹侧方切开放血，必要时手术探查。

6. 潜在并发症　感染。

伤口感染可直接威胁再植肢（指）体的成活，严重时还可危及患者的生命。术中应严格无菌操作，彻底清创，并应用抗生素预防感染；患肢（指）伤口愈合前，应保持局部干燥、清洁，敷料浸湿后及时更换；如有高热应打开创口观察是否有局部感染；当感染严重并危及患者生命时，应将再植肢（指）体截除。

7. 恐惧与焦虑　与意外伤残有关。

（1）心理护理。意外的伤残会给患者带来严重心理创伤。再植手术仅能恢复一定的功能，患者也可能因手术失败再次面临截肢及残障的打击。因此，术前要向患者介绍手术的目的和方法，给予关心、安慰和心理支持，术后鼓励患者表达自己的感受，对患者的恐惧及焦虑表示理解。

（2）关心患者，经常给予患者减轻恐惧状态的语言性和非语言性安慰，如握住患者的手等。

（3）介绍治疗成功的病例，增强患者战胜疾病的信心。向患者说明通过治疗和长期功能锻炼有助于恢复患肢功能，解除患者及家属的忧虑，鼓励其勇敢面对现实，积极配合，力争手术成功。

三、对患者进行评估，口述可以为患者进行的护理操作

（一）评估内容

1. 健康史

（1）患病与诊疗经过：询问患者受伤原因、现场急救情况及离断肢（指）体保存情况。

（2）目前病情与一般情况：重点了解患者受伤后的主要症状，通过体格检查评估阳性体征，结合辅助检查明确再植条件。

（3）既往史：了解既往有无血管性疾病及高血压、糖尿病、冠心病等病史。

2. 身体评估

（1）术前评估全身情况和断肢（指）局部情况，判断有无接受再植手术的条件。

（2）术后评估再植肢（指）体局部情况，有无血管危象和感染征象等。定时评估患肢感觉和运动功能恢复程度以及功能锻炼情况。

3. 心理-社会状况　评估患者有无恐惧、悲伤、自卑等心理反应，评估患者及家属对手术后功能锻炼知识的了解程度。

（二）可能的护理操作

吸氧、心电监护、静脉输液、静脉血标本采集、毛细血管回流试验、指端侧方切开出血试验。

第三节　骨与关节感染患者的护理

【学习目标】

认知目标：能陈述骨髓炎的概念及病因；能陈述骨髓炎术后引流管的护理要点及关节穿刺或冲洗的护理要点；能比较急性骨髓炎和慢性骨髓炎在疾病特点、临床表现和治疗原则方面的异同点；运用护理程序对急性骨髓炎患者实施整体护理。

技能目标：能为患者选择最需要的护理操作。

情感目标：能注意到患者的不良情绪；能积极参与患者的护理计划；在护理患者过程中遵守伦理原则。

一、病 例 导 入

姓名：王某　性别：女性　　年龄：13 岁　籍贯：湖北

职业：学生 身高：152cm 体重：41kg

【现病史】 患者4d前因感冒后出现右小腿疼痛、肿胀，持续性高热不退，最高体温高达40℃，为求进一步治疗，来我院门诊就诊。

【既往史】 既往体健，否认慢性疾病病史；否认食物及药物过敏史；否认乙肝、结核等传染病病史；否认手术、输血史。

【体格检查】 体温38.5℃，脉搏106次/分，呼吸20次/分，血压120/80mmHg。神志清楚，自主体位，疼痛面容，诉患肢疼痛厉害，查体不配合。体检发现右踝明显肿胀，局部皮温增高，有波动感，叩击疼痛，活动受限。

【辅助检查】 血常规检查示WBC 33×10^9/L，ESR 35mm/h，CRP 52.5g/L，Alb 22.7g/L，TP 41.4g/L。行局部分层穿刺，在骨膜下抽出淡黄色浑浊液体，踝关节磁共振检查提示右胫骨远端干骺腔内异常信号并相应骨膜稍增厚。

二、以问题为中心的学习

问题1.什么是骨髓炎？可分哪些类型？是由什么原因引起的？

骨髓炎（osteomyelitis）是指由骨组织（骨髓、骨质与骨膜）的化脓性感染而引起的炎症。骨髓炎是一种常见病、好发于儿童，若得不到及时、正确的治疗，将严重影响健康和劳动能力，甚至危及生命。

按其临床表现可分为急性骨髓炎和慢性骨髓炎。急性骨髓炎常发生在骨骼生长最为活跃的时期，多见于12岁以下儿童和青少年，好发于长骨的干骺端。血源性感染，是最常见且最严重的感染途径，最常见的致病菌是金黄色葡萄球菌、溶血性链球菌等；其次是外伤性感染、外来性骨髓炎。慢性骨髓炎多由急性化脓性骨髓炎没有正确和彻底的治疗，或未经治疗转变而成。

问题2.急性骨髓炎和慢性骨髓炎的病理特点有哪些？

急性血源性骨髓炎的主要特点是骨质破坏，坏死和反应性骨质增生同时存在；慢性骨髓炎的主要特点是形成死骨、死腔和窦道。

问题3.患者目前符合“急性骨髓炎”诊断的表现（临床表现和辅助检查等）有哪些？急性骨髓炎的诊断须综合患者的病史、症状、体征及辅助检查的结果。

早期诊断对预后非常重要，在本病例中，早期诊断的依据有：①起病急剧，有全身中毒症状。②局部持续性剧烈疼痛，患者不爱活动。③靠近关节的干骺端有明显的深压痛。④白细胞计数和中性粒细胞增多等急性炎症表现。行局部分层穿刺，在骨膜下抽出淡黄色浑浊液体（涂片检查有脓细胞和细菌时即可确诊）。⑤踝关节磁共振检查提示右胫骨远端干骺腔内异常信号并相应骨膜稍增厚（磁共振影像的异常信号可早期发现局限于骨内的炎性病灶及范围）。

问题4.治疗急性骨髓炎的方法是什么？治疗慢性骨髓炎的方法是什么？

1. 急性骨髓炎的处理原则是积极控制感染，及时切开引流，防止死骨形成，预防中毒性休克。

2. 慢性骨髓炎的处理原则是手术治疗为主，尽早清创死骨，消灭骨死腔，根治感染源，预防病理性骨折。

问题5.入科后护士对该患者的评估重点有哪些？

1. 根据所给信息及现病史重点评估患者发病的病因及诱因、主要伴随症状及症状特点；根据患者诊疗和护理经过，结合辅助检查，明确患者的病情进展及目前状况。

2. 健康史的采集

（1）患者的日常生活状况：尤其是患病后的变化进行重点评估，具体从饮食与营养型态、休息与睡眠型态、排泄型态、自理能力及日常生活，以及个人嗜好的改变这5个方面进行评估。

（2）既往史：了解患者的感染史、外伤史、手术史、过敏史等。

（3）心理-社会状况：评估患者是否存在恐惧心理，是否因为惧怕治疗而延误治疗；评估患者的经济状况、医疗付费情况以及家庭对患者的支持程度。

3. 体格检查及辅助检查内容

（1）该患者身体评估的重点包括一般状态（生命体征、意识与精神状况、体位）、专科体格检查（评估全身症状：有无高热及脓毒血症样发作；评估局部症状：有无持续性剧痛及有无红、肿、热、痛样表现，有无破溃流脓、有无窦道、有无关节畸形等）。

（2）需完善常规实验室检查，如血常规、尿常规、肝肾功能、电解质、凝血功能等，可以判断是否发生休克和各种危及生命的并发症。完善血培养检查及局部分层穿刺液培养检查，可获得致病菌。

问题 6.目前患者存在的护理诊断有哪些？并分析护理问题的相关因素（生理、病理、精神、心理、环境等）。

1. 体温过高　与化脓性感染有关。

2. 急性/慢性疼痛　与炎症刺激及骨髓腔内压力增加有关。

3. 营养失调　低于机体需要量，与疾病消耗和患者不能摄入足够营养有关。

4. 躯体活动障碍　与疼痛和炎症有关。

5. 潜在并发症　骨折。

问题 7.针对以上护理诊断，你认为应该采取哪些护理措施？

1. 体温过高　与化脓性感染有关。

骨髓炎患者多有发热，对高热患者应及时给予物理降温，可在额头部置冰袋，或用酒精擦浴，或根据医嘱给予药物降温，在降温过程中，当患者出汗较多时，要注意观察，以防止发生虚脱。

2. 急性/慢性疼痛　与炎症刺激及骨髓腔内压力增加有关。

（1）患肢应妥善固定，以减轻疼痛。对于骨折固定的患者，应按牵引或石膏护理常规进行。

（2）抬高患肢以利于静脉血回流，减轻肿胀或疼痛。

（3）保护患肢，尽量减少物理刺激，搬动患肢时应动作轻柔，以免引起疼痛。床上安置护架，避免棉被直接压迫患处，加重疼痛。

（4）可先采取听音乐等转移注意力的方法，若无效可适当给予镇痛药。

3. 营养失调　低于机体需要量与疾病消耗和患者不能摄入足够营养有关。

因骨髓炎急性期能量消耗增多，造血系统破坏，加上营养摄入不足，容易导致营养失衡，因此要维持营养平衡。若患者能进食，应给予患者易消化的高蛋白、高维生素食物，一般给予流质或半流质。若患者不能进食，应输注静脉营养液。

4. 躯体活动障碍　与疼痛和炎症有关。

（1）局部制动，缓解疼痛：在局部制动期间应指导患者强化肌肉的等长收缩，如上臂悬吊、股四头肌收缩等。未固定的关节如无禁忌则应进行主动活动。

（2）药物治疗，减轻炎症刺激：骨髓炎为全身感染的一部分，须及早联合应用足量且有效的抗菌药物，早期联合应用针对革兰氏阳性球菌药物、广谱抗生素，待检出致病菌再作调整，尽快控制感染。在进行药物治疗时，护士应了解药物的作用、副作用，并按时给予抗生素，以保持血药浓度，达到治疗目的。对于局部脓肿，可给予抽吸并注入抗生素以进行局部治疗。药物治疗应连续用药超过 3～4 周，若停药过早，急性症状可能会复发或转为慢性骨髓炎。

（3）手术治疗与护理：急性骨髓炎主要有引流术和开窗减压术；慢性骨髓炎手术采取清除病灶、消灭无效腔、伤口闭合。①注意观察患者的生命体征：如再次发现有寒战、发热、脉快、局部红肿并有压痛时，应及时报告医师，并及时采取处理措施。②引流管的护理：手术清除病灶后，将 2 根直径为 3～5mm 的引流管平行放置于腔内。一根作为入水管，置于高位，另一根用负压吸引置于低位，以便将灌入伤口的液体引流出来，使残腔能保持清洁及无菌。

5. 潜在并发症 骨折。

患肢局部制动、早期应用皮肤牵引或石膏托、抬高患肢并保持功能位可减轻疼痛、防止关节挛缩畸形及病理性骨折或关节脱位。

三、对患者进行评估，口述可以为患者进行的护理操作

（一）评估内容

1. 健康史

（1）患病与诊疗经过：详细询问患者的发病情况、病程长短、疾病有无反复发作；有无手术史和药物过敏史；采取的治疗措施及效果。

（2）目前病情与一般情况：重点评估患病后的主要症状，通过体格检查评估阳性体征，结合辅助检查明确诊断。

（3）既往史：与本病相关的疾病重点评估，不忽略外伤史。

2. 身体评估

（1）一般状态：生命体征、意识与精神状况、体位。

（2）局部症状：疼痛部位皮肤是否完好，以及颜色、皮温、肿胀程度。

3. 辅助检查 血常规检查、血培养、X 线检查。

4. 评估患者对手术治疗的耐受力，手术情况 手术的方式、术后伤口和引流管情况。

5. 心理-社会状况 患者自身的情绪、对疾病的认知、家庭状况、经济条件。

（二）可能的护理操作

吸氧、心电监护、静脉输液、静脉血标本采集、引流管护理、换药、牵引及石膏的护理、体位护理、功能锻炼指导。

第四节 腰椎间盘突出症患者的护理

【学习目标】

认知目标：能陈述腰椎间盘突出症的定义；列举腰椎间盘突出症患者常见的病因；解释腰椎间盘突出症临床表现的病理过程；讨论腰椎间盘突出症患者可能出现的护理诊断；应用所学的知识为腰椎间盘突出症患者实施护理计划。

技能目标：能尝试模仿并为患者进行操作；能为患者选择最需要的护理操作。

情感目标：能注意到患者的不良情绪；能积极参与患者的护理计划；在护理患者过程中遵守伦理原则。

一、病例导入

姓名：李某　性别：男　年龄：72 岁　婚姻：已婚

籍贯：湖北　职业：个体　身高：168cm　体重：70kg

【现病史】 患者于 2 年前无明显诱因出现腰背部疼痛，多在久站后明显，平卧休息后缓解，不伴有双下肢麻木及双下肢放射痛，无发热、咳嗽，无心悸、胸闷、恶心、呕吐，无长期低热、盗汗，无大小便功能障碍。患者于 3 个月前症状突然加重，双侧臀部疼痛，以右侧疼痛严重，无大小便障碍。患病以来未行其他诊治，今为求进一步诊治遂来我院，门诊行相关检查后以“腰椎间盘突出症”收治入院。病程中患者精神、饮食、睡眠可，大小便无异常，体重无明显减轻。

【既往史】 平素健康状况良好，患高血压病 1 年，长期服用氨氯地平片，否认糖尿病病史，否认肝炎、结核等传染病病史，否认药物、食物过敏史。

体格检查：自动体位，脊柱腰段平直，L_4～S_1 棘突间轻压痛，双侧坐骨神经走行处压痛（–）。双侧臀部压痛明显，以右侧压痛为重，右侧直腿抬高试验 40°（+），双侧屈髋伸膝试验（–），屈颈试验（–），膝反射、跟腱反射正常。双下肢感觉未见明显异常，肌力、肌张力无明显异常。鞍区感觉正常，生理反射存在，病理反射未引出。

【辅助检查】 腰椎 MRI 示 $L_{3\sim4}$、$L_{4\sim5}$、L_5～S_1 椎间盘突出；$L_{3\sim4}$ 椎间盘节段异常信号，考虑脱出椎间盘并局部椎管明显狭窄；腰椎退行性变；L_3 椎体许莫氏结节伴楔形变；L_1、L_2 椎体许莫氏结节；L_5、S_1 椎体终板炎。心脏彩超示左心房增大，升主动脉增宽，多瓣膜少量反流，静息状态下左心室整体收缩功能正常。

二、以问题为中心的学习

问题 1.什么是腰椎间盘突出症？出现腰椎间盘突出症的原因有哪些？

腰椎间盘突出症（lumbar interverte-bral disc herniation）是指由于椎间盘变性、纤维环破裂、髓核组织突出刺激和压迫马尾神经或神经根所引起的一种综合征，是腰腿痛最常见的原因之一。

导致腰椎间盘突出的原因既有内因也有外因，内因主要是腰椎退行性变，外因则有外伤、劳损、受寒、受湿等。①椎间盘退行性变：是腰椎间盘突出的根本病因。随着年龄增长，纤维环和髓核水分减少，弹性降低，椎间盘变薄，易于脱出；②长期震动：汽车和拖拉机驾驶员在驾驶过程中，长期处于坐位及颠簸状态，腰椎间盘承受的压力过大，可导致椎间盘退变和突出；③过度负荷：当腰部负荷过重时，髓核向后移动，引起后方纤维环破裂；④外伤：是腰椎间盘突出的重要因素，特别是与儿童及青少年的发病有密切关系；⑤妊娠：妊娠期间体重突然增长，腹压增高，而韧带相对松弛，易使椎间盘膨出；⑥其他：如遗传、吸烟以及糖尿病等诸多因素。

问题 2.患者目前符合“腰椎间盘突出症”诊断的表现（临床表现和辅助检查等）有哪些？

在本病例中，患者于 2 年前无明显诱因出现腰背部疼痛，于 3 个月前症状突然加重，双侧臀部疼痛，以右侧疼痛为严重的临床症状；有 L_4～S_1 棘突间轻压痛，双侧臀部压痛明显，以右侧压痛为重，右侧直腿抬高试验 40°（+）的临床体征；结合影像学检查，腰椎 MR 示 $L_{3\sim4}$、$L_{4\sim5}$、L_5～S_1 椎间盘突出；$L_{3\sim4}$ 椎间盘节段异常信号；腰椎退行性变的客观证据，可作出诊断。

问题 3.治疗“腰椎间盘突出症”的方法有哪些？

依据临床症状的严重程度，采用非手术或手术方法治疗。

1. 非手术治疗　适用于初次发作、病程较短，且经休息后症状明显缓解，影像学检查无严重突出者。80%～90%的患者可经非手术治疗而治愈。

（1）绝对卧床休息：卧床休息可以减少椎间盘承受的压力，缓解脊柱旁肌肉痉挛引起的疼痛。一般卧床 1 周或至症状缓解后可戴腰围下床活动。

（2）骨盆牵引：牵引可增大椎间隙，减轻对椎间盘的压力和对神经的压迫，改善局部循环和水肿。多采用骨盆持续牵引，抬高床脚作反牵引。牵引重量一般为 7～15kg，持续 2 周。

（3）物理治疗：正确的理疗，如推拿、按摩可缓解肌肉痉挛及疼痛，减轻椎间盘压力，减轻对神经根的压迫。

（4）皮质激素硬膜外注射：皮质激素可减轻神经根周围的炎症与粘连。常选用长效皮质类固醇制剂加 2%利多卡因经硬膜外注射，每周 1 次，3 次为 1 个疗程。

（5）髓核化学溶解法：将胶原酶注入椎间盘或硬脊膜与突出的髓核之间，达到选择性溶解髓核和纤维环、缓解症状的目的。

2. 手术治疗　10%～20%的患者需要手术治疗。手术指征：①急性发作，具有明显马尾神经症状；②诊断明确，经系统的保守治疗无效，或保守治疗有效但经常反复发作且疼痛较重，影响工作和生活；③病史虽不典型，但影像学检查证实椎间盘对神经或硬膜囊有严重压迫；④合并腰椎管狭窄症。手术类型：椎板切除术和髓核摘除术；椎间盘切除术；植骨融合术；经皮穿刺髓核摘除术；人工椎间盘置换术。

问题 4.入科后护士对该患者的评估重点有哪些？

1. 根据所给信息及现病史重点评估患者发病的病因及诱因、主要伴随症状及症状特点；根据患者诊疗和护理经过，明确患者的病情进展及目前状况。

2. 健康史的采集

（1）患者的日常生活状况：尤其是患病后的变化进行重点评估，具体从饮食与营养型态、休息与睡眠型态、排泄型态、自理能力及日常生活，以及个人嗜好的改变这 5 个方面进行评估。

（2）既往史：了解是否有先天性的椎间盘疾病、既往有无腰部外伤、慢性损伤史，如经常弯腰、搬运重物和慢性腰拉伤，是否做过腰部手术，了解患者有无急性腰扭伤或损伤史。

（3）心理-社会状况：重点评估患者有无不良情绪的产生、对疾病的认识和态度、患者的依从性，以及是否具备充足的社会支持，如家庭关系和经济状况。

3. 体格检查及辅助检查内容

（1）该患者身体评估的重点包括评估疼痛的部位及性质、诱发及加重的因素、缓解疼痛的措施及效果等；评估本次疼痛发作后治疗的情况，如是否使用镇痛药、肌肉松弛药等药物；评估下肢的感觉、运动和反射情况及患者行走的姿势、步态，以及有无大小便失禁现象。

（2）完善常规实验室检查，了解患者的各项检查结果有无阳性发现。

问题 5.目前患者存在的护理诊断有哪些？并分析护理问题的相关因素（生理、病理、精神、心理、环境等）。

1. 慢性疼痛　与椎间盘突出压迫神经、肌肉痉挛有关。

2. 躯体活动障碍　与疼痛、牵引有关。

3. 潜在并发症　神经根粘连。

问题 6.你认为对该患者应该采取哪些护理措施？

1. 卧硬床休息和制动　腰椎间盘的压力坐位时最高，站位时居中，平卧位时最低。通常卧硬板床，绝对卧床最好不超过 1 周，患者卧床休息一段时间后，随着症状改善，应尽可能下床做一些简单的日常生活活动。

2. 腰椎牵引　待卧床休息和药物治疗使疼痛减轻后再行牵引治疗。对于侧隐窝狭窄明显，下肢直腿抬高试验角度小于 30°的患者，可行慢速牵引，慢速牵引 1～2 次后，如果患者腰痛和患侧下肢疼痛减轻，可行快速牵引。

3. 物理治疗　常用的疗法有局部冰敷、中频、直流药物离子导入疗法、超短波、红外线、石蜡、温水浴等。

4. 功能锻炼　为预防长期卧床所致的肌肉萎缩、关节僵硬等并发症，患者宜早期行床上肢体功能锻炼。若患者不能进行主动锻炼，在病情许可的情况下，可由医护人员或家属协助活动各个关节，按摩肌肉，以促进血液循环，预防并发症。

（1）四肢肌肉、关节的功能锻炼：卧床期间坚持定时活动四肢关节，以防关节僵硬。

（2）直腿抬高锻炼：如行手术，术后 1d 开始进行股四头肌收缩和直腿抬高锻炼，每分钟 2 次，抬放时间相等，每次 15～30min，每日 2～3 次，以能耐受为限，逐渐增加抬腿幅度，以防神经根粘连。

（3）腰背肌锻炼：指导患者锻炼腰背肌，以增加腰背肌肌力、预防肌萎缩和增强脊柱稳定性。一般术后 7d 开始，用五点支撑法，1～2 周后采用三点支撑法，每日 3～4 次，每次 50 下，循序渐进，逐渐增加次数。

（4）行走训练：制订活动计划，帮助患者按时下床活动。一般卧床 2 周后借助腰围或支架下床活动，指导患者正确起床，预防长时间卧床引起的直立性低血压及肌无力。

5. 健康教育

（1）预防指导：指导患者采取正确的卧、坐、立、行和劳动姿势，减少急、慢性损伤发生的机会。①保持正确的坐、立、行姿：坐位时选择高度合适、有扶手的靠背椅，保持身体与桌子距离适当，膝与髋保持同一水平，身体靠向椅背，并在腰部衬垫一软枕；站立时尽量使腰部平坦伸直、收腰、提臀；行走时抬头、挺胸、收腹，利用腹肌收缩支持腰部。②经常变换姿势：避免长时间保持同一姿势，适当进行原地活动或腰背部活动，以解除腰背肌肉疲劳。③合理应用人体力学原理：如站位举起重物时高于肘部，避免膝、髋关节过伸；蹲位举重物时，背部伸直勿弯；搬运重物时，宁推勿拉；搬抬重物时，弯曲下蹲髋膝，伸直腰背，用力抬起重物后再行走。④采取保护措施：可戴腰围保护腰部。

（2）加强营养：可缓解机体组织及器官退行性变。

（3）体育锻炼：适当体育锻炼，增强腰背肌肌力，以增加脊柱稳定性；参加剧烈运动时，运动前应有预备活动，运动后有恢复活动，切忌活动突起突止，应循序渐进。

三、对患者进行评估，口述可以为患者进行的护理操作

（一）评估内容

1. 健康史

（1）患病与诊疗经过：尽量详细询问。

（2）目前病情与一般情况：重点评估患病后的变化。

（3）既往史：与本病相关的疾病重点评估。不忽略外伤史。

2. 身体评估　评估疼痛的部位及性质、诱发及加重的因素、缓解疼痛的措施及效果等；评估本次疼痛发作后治疗的情况，如是否使用镇痛药、肌肉松弛药等药物；评估下肢的感觉、运动和反射情况及患者行走的姿势、步态，以及有无大小便失禁现象。

3. 心理-社会状况　患者自身的情绪、对疾病的认知、家庭状况、经济条件。

（二）可能的护理操作

生命体征测量、皮内注射、静脉输液、肌内注射。

第五节　骨肉瘤患者的护理

【学习目标】

认知目标：能陈述骨肉瘤的定义；描述骨肉瘤的病理分类与好发部位；能陈述骨肉瘤的局部症状、体征及影像学表现情况；能陈述骨肉瘤化疗的护理要点和截肢术的护理要点；讨论骨肉瘤患者可能出现的护理诊断；应用所学的知识为骨肉瘤患者实施护理计划。

技能目标：能尝试模仿为患者进行操作；能为患者选择最需要的护理操作。

情感目标：能注意到患者的不良情绪；能积极参与患者的护理计划；在护理患者过程中遵守伦理原则。

一、病例导入

姓名：薛某　性别：男　年龄：32 岁　婚姻：已婚

籍贯：湖北　职业：工人　身高：172cm　体重：79kg

【现病史】　患者于 2 个月前无明显诱因感左大腿内侧远端肿胀疼痛，为持续性，多为隐痛，活动后疼痛加重，夜间睡眠时疼痛明显。1 个月前发现疼痛处出现包块，逐渐增大，无发热、畏寒、

恶心、呕吐，疼痛持续无缓解，来我院门诊就诊。行 MRI 检查示左侧股骨内侧髁异常信号影，考虑恶性骨肿瘤并周围软组织侵犯：①骨肉瘤；②软骨肉瘤；③纤维肉瘤；④转移瘤。门诊以“下肢肿瘤”收入我科住院治疗。

【既往史】 既往体健，否认高血压、糖尿病及心脏病病史；否认食物及药物过敏史；否认乙肝、结核等传染病病史；否认手术、输血史；既往有慢性胃炎病史，口服摩罗丹治疗。

入院查体：体温 36.2℃，脉搏 74 次/分钟，呼吸 18 次/分钟，血压 106/75mmHg，步入病房，左下肢跛行，查体合作。左大腿远端内侧肿胀，可见一约 10cm×8cm 的巨大包块，突出大腿皮肤约 2cm，皮温稍高，轻压痛，左膝关节活动受限，患肢远端血运、感觉及运动可。

【辅助检查】 实验室检查。LYMPH%19.7%；尿 WBC 5.30 个/μl；APTT 20.8s；P 0.82mmol/L，GLU 6.40mmol/L（↑），URIC 456μmol/L，TBIL 25.3μmol/L（↑），IBIL 20.6μmol/L，CHE 11 952U/L；RPR（–）；乙肝 5 项定量（–）；TSA 0.85mg/ml。

双侧下肢动静脉彩色多普勒超声检查：双下肢动脉粥样硬化斑块形成；左下肢腘静脉以下深静脉血流明显淤滞；左侧大腿段软组织增厚水肿。全身骨显像：①左侧大腿远端内侧软组织异常摄取显像剂，考虑为组织肿瘤性病变所致；②左侧股骨远端可见骨质代谢异常活跃灶，多考虑为肿瘤性病变，建议必要时做 X 线检查；③其余部位骨骼骨质代谢未见明显异常。X 线检查：左股骨远端骨质浸润性破坏，边界不清，骨小梁排列不整齐、结构紊乱；骨膜增生，有三角形骨膜反应，周围软组织肿胀影，考虑左股骨远端骨肉瘤，骨组织穿刺病理结果提示：骨肉瘤。

二、以问题为中心的学习

问题 1.什么是骨肉瘤？骨肉瘤的局部症状、体征及影像学表现情况有哪些？

骨肉瘤（osteosarcoma）也称为成骨肉瘤，是一种最常见的骨的原发性恶性骨肿瘤，其组织学特点是在多数情况下肿瘤细胞产生骨样或不成熟骨。好发于青少年，好发部位为股骨远端、胫骨近端和肱骨近端的干骺端。常形成梭形瘤体，可累及骨膜、骨皮质及髓腔，病灶切面呈鱼肉状，棕红或灰白色。

临床表现主要症状为局部疼痛，多为持续性，逐渐加重，夜间尤重。可伴有局部肿块，附近关节活动受限，局部表面皮温升高，静脉怒张。可以伴有全身恶病质表现。溶骨性骨肉瘤因侵蚀皮质骨而导致病理性骨折。核素骨显像可以确定肿瘤的大小及发现转移病灶。化验检查可用来检测病变的状态。X 线检查可表现为不同形态，密质骨和髓腔有成骨性、溶骨性和混合性的骨质破坏，骨膜反应明显，呈侵袭性发展，可见 Codman 三角或呈“日光射线”形态。MRI 可用于明确肿瘤的边界和侵袭范围。

骨肿瘤的外科分期为：G 示肿瘤性质，G0 为良性，G1 为低度恶性，G2 为高度恶性；T 示肿瘤侵袭范围，T0 为囊内侵袭，T1 为间室内侵袭，T2 为间室外侵袭；M 示肿瘤转移，M0 为无转移，M1 为转移。

问题 2.患者目前符合“骨肉瘤”诊断的表现（临床表现和辅助检查等）有哪些？

患者，男，无外伤史，2 个月前发现左大腿内侧包块，为持续性胀痛，活动后加重，夜间睡眠时疼痛明显。查体：左大腿可触及肿物，皮温升高，压痛明显，质地较硬，移动度差，无明显边界；TSA 0.85mg/ml（↑）。X 线检查：左股骨远端骨质浸润性破坏，边界不清，骨小梁排列不整齐、结构紊乱；骨膜增生，周围软组织肿胀影。MRI 检查示左侧股骨内侧髁异常信号影，考虑恶性骨肿瘤并周围软组织侵犯：骨肉瘤；软骨肉瘤；纤维肉瘤；转移瘤。全身骨显像：左侧大腿远端内侧软组织异常摄取显像剂，考虑为组织肿瘤性病变所致；左侧股骨远端可见骨质代谢异常活跃灶，多考虑为肿瘤性病变。结合骨组织穿刺病理结果提示：骨肉瘤。可作为客观证据明确诊断。

问题 3.恶性骨肿瘤的外科治疗方法有哪些？

治疗该患者“骨肉瘤”应选择什么方法？患者属 G2T1-2M0，可采取综合治疗。术前大剂量化疗，然后根据肿瘤浸润范围做根治性切除瘤段、植入假体的保肢手术或截肢术，术后继续大剂量化疗。

问题 4.入科后护士对该患者的评估重点有哪些？

1. 根据所给信息及现病史重点评估患者的发病病因、主要伴随症状及症状特点；根据患者诊疗和护理经过，明确患者的病情进展及目前情况。

2. 健康史的采集

（1）一般资料：了解患者的年龄、性格、职业、工作环境和生活习惯等；判断有无发生骨肿瘤的相关因素，如接触化学致癌物、放射线等；评估是否有食欲缺乏、低热和肢体疼痛等病史。

（2）既往史：有无肿瘤病史或手术治疗史；有无其他系统疾病；有无外伤史；有无遗传病。

（3）家族史：家族中有无类似病史者。

（4）心理-社会状况：对疾病的认识和态度、患者的依从性，以及是否具备充足的社会支持，如家庭关系和经济状况。

3. 体格检查及辅助检查内容

（1）该患者身体评估的重点应包括局部肿块特征（疼痛、压痛的特点；肿块大小、增长速度；有无压迫症状；邻近关节有无活动受限）及全身情况（心、肺功能及全身营养状况，以及有无贫血、食欲缺乏、体重下降等）。

（2）尚需完善常规实验室检查，如血清碱性磷酸酶。

问题 5.目前患者存在的护理诊断有哪些？并分析护理问题的相关因素（生理、病理、精神、心理、环境等）。

1. 恐惧/焦虑　与截肢后肢体功能丧失或对治疗预后的担心有关。

2. 疼痛　与肿瘤浸润或压迫周围组织或神经、截肢术后出现幻肢痛有关。

3. 躯体活动障碍　与疼痛或肢体功能受损有关。

4. 有感染的危险　与手术创伤、放化疗期间抵抗力降低有关。

5. 知识缺乏　缺乏疾病的治疗与术后功能锻炼和化疗的有关知识。

6. 潜在并发症　病理性骨折、伤口大出血。

问题 6.针对以上的护理诊断，你认为应该采取哪些护理措施？

1. 恐惧/焦虑　与截肢后肢体功能丧失或对治疗预后的担心有关。

（1）了解患者的心理变化，安慰患者，并给予心理支持，减轻焦虑，使患者情绪稳定，积极配合治疗。

（2）做好家属的心理指导与咨询工作，缓解家属的心理压力，使其在治疗期间理解和支持患者。

（3）截肢术后的患者身体外观发生变化，对患者的心理造成巨大打击，患者往往产生压抑、悲哀的情绪反应，要理解患者的烦躁、易怒行为，用耐心、爱心和细心对待患者，并鼓励家属多关心患者，给予心理和精神上的支持，指导患者注意仪表修饰，积极参加社会活动，逐渐恢复正常的生活，最终患者能通过自我调节正确面对现实。

2. 疼痛　与肿瘤浸润或压迫周围组织或神经、截肢术后出现幻肢痛有关。

（1）提供舒适体位，指导患者做肌肉松弛活动；遵医嘱合理使用镇痛药物，可采用 WHO 推荐的癌性疼痛三阶梯疗法，用药后注意观察有无不良反应，及时采取预防措施。

（2）幻肢痛的护理。幻肢痛是患者感到已切除的肢体仍然有疼痛或者是其他不适的感觉，应让患者正确面对现实，从内心承认并接受截肢的事实。可对残肢端进行热敷，加强残肢运动，感到疼痛时让患者自己轻轻按摩残肢端，从空间和距离确认中慢慢地消除幻肢感，从而消除幻肢痛这个主观感觉。必要时可使用一些镇静药物帮助患者睡眠，对于长期的顽固性疼痛，可行神经阻断手术来消除疼痛。

3. 躯体活动障碍 与疼痛或肢体功能受损有关。

（1）术前指导患者行主动活动，避免患肢负重，以免发生病理性骨折或关节脱位；可利用轮椅帮助患者外出，保证一定的户外活动时间；注意保持环境的清洁、安静，对于因疼痛不适无法休息和睡眠的，必要时睡前给予适量的镇静镇痛药物，保证患者的休息。

（2）截肢术后对于不能下床走动的患者可以用轮椅推送到室外活动。当患者无法休息和睡眠时，安排一个安静而舒适的环境，指导患者做松弛运动，可在睡前服用镇静药物，以保证睡眠质量。

（3）肢体循环的观察。骨肿瘤切除后，应密切观察术侧肢体的肤色、皮肤温度、末梢血液循环情况。若术后早期出现肢体麻木、肢体疼痛等症状，提示血管危象的发生，应及时发现并告医师进行探查手术。

（4）伤口渗血和引流的护理。定期观察和记录伤口敷料渗出情况，若伤口进行性渗出增多，提示引流不畅。嘱患者在肢体活动中有意识地保护引流管，一旦发生引流管脱落和堵塞，应及时告知医师采取相应处理。

4. 有感染的危险 与手术创伤、放化疗期间抵抗力降低有关。

（1）为防止术后伤口感染，术前 3d 每日用肥皂水清洗局部，术前 1d 肥皂水清洗后局部备皮，然后用碘伏消毒后无菌巾包扎。

（2）由于同种异体骨对于机体来说属于异物，若局部组织血液循环不良或不能严格执行无菌操作，均可能发生感染。应密切监测体温的变化，并严格执行无菌技术操作原则，遵医嘱合理使用抗生素。

（3）观察肢体残端伤口有无渗血、水肿、发红、水泡、皮肤坏死、并发感染等情况。

（4）患者因疼痛、心理负担、术后麻醉、化学治疗引起的消化道功能反应等因素可影响食欲，常出现不同程度的营养不良，应鼓励患者摄入足够的营养以提高机体的抵抗力，可给予高热量、高蛋白、高维生素饮食，必要时给予静脉高营养。

5. 知识缺乏 缺乏疾病的治疗与术后功能锻炼和化疗的相关知识。

（1）向患者讲解骨肉瘤的治疗，首要方法是手术治疗，根据肿瘤的性质、发病部位、浸润范围和有无转移，选择不同的手术方法。骨肉瘤术前先进行大剂量的化疗，然后根据肿瘤浸润范围做根治术的瘤段切除、灭活再植或是植入假体的保肢手术，无保证条件者行截肢术。

（2）向患者讲解化疗的相关知识，并给予安慰和心理支持。①对脱发的患者说是暂时的，停药后头发可再生，建议患者戴假发。对于面部色素的沉着，可化淡妆掩饰。②观察药物的毒性反应。了解化学治疗药物的作用和毒性反应，观察抗癌药物对骨髓功能的损害程度，定时检查患者的血常规。血小板减少者，应该注意皮肤有无瘀点、牙龈出血、鼻出血等，必要时输注血小板。白细胞减少时，要防止继发性感染，必要时采取保护性隔离措施。患者常出现恶心、呕吐、厌食等消化道反应，在化疗后 30min 可适量给予镇静镇吐药。呕吐频繁者，注意监测体液平衡，必要时给予补液，保证患者的营养和水分供给。③化疗药物给药的注意事项。应严格遵守给药途径，根据药物的代谢特点可采取静脉滴注、静脉注射给药；化疗药物剂量要准确，应现用现配，每种药物之间应用等渗盐水溶液隔开；化疗药物对血管有刺激作用，必须保护好血管，可采用外周中心静脉导管（PICC）技术，避免多次静脉穿刺的痛苦，从而更好地保护血管；输液的时候一定要防止药物外渗，防止皮下组织坏死，一旦外渗，立即用 50%硫酸镁溶液湿敷。

（3）保肢术后患者的功能锻炼，指导患者建立早期活动、晚期负重的锻炼原则、循序渐进地进行功能锻炼。术后 48h 开始练习肌肉的等长收缩，改善血液循环，增加肌肉力量，防止关节粘连，减少肌肉失用性萎缩；术后 3 周可进行患处远侧和近侧关节的活动，术后 6 周进行重点关节的活动，加大活动范围，必要时辅助理疗，利用器械进行活动。

（4）截肢术后的功能锻炼，指导患者进行残肢锻炼。大腿截肢患者易出现屈髋外展畸形，要及早进行内收后伸的练习。一般手术两周后拆线，随即可在患者截肢的残端制作临时假肢，以促进早期功能锻炼，消除肿胀，促进残端成熟，增强局部肌力。为了保持关节活动范围，鼓励患者使用辅助设备来辅助运动，鼓励患者早期下床活动，反复进行肌肉强度和平衡锻炼，为安装假肢做准备。

6. 潜在并发症　病理性骨折、伤口大出血。

（1）指导患者活动，注意劳逸结合，循序渐进。下地活动时动作应缓慢，最好有人陪同，地面防水，预防外伤跌倒，可利用轮椅帮助患者外出。避免患肢负重，以免发生病理性骨折。对于骨破坏严重的患者，应卧床休息，床上活动，并向患者讲清原因，取得患者的主动配合。按照出院医嘱定期复查，以便及时发现有无复发。

（2）注意截肢患者术后残端的渗血情况，常规床边备止血带，以防残端血管结扎线脱落导致大出血而危及生命。创面渗血较多时可用棉垫加弹性绷带加压包扎，并告知医师，及时处理。

（3）向患者宣教保证营养物质摄入和增强抵抗力的重要性。根据个人的饮食习惯选择高蛋白、高维生素、高热量的食物，多食瓜、果、蔬菜才能保证充分的营养供给。

三、对患者进行评估，口述可以为患者进行的护理操作

（一）评估内容

1. 健康史

（1）患病与诊疗经过：尽量详细询问。

（2）目前病情与一般情况：重点评估患病后的变化。

（3）既往史：与本病相关的疾病重点评估，不忽略外伤史。

2. 身体评估

（1）一般状态：生命体征、意识和精神状况、体位。

（2）评估患者对手术治疗的耐受力及手术情况：手术的方式、术后伤口和引流管情况。

（3）肢体的愈合情况：局部血液循环及肢体功能状态。

3. 心理-社会状况　患者自身的情绪、对疾病的认知、家庭状况、经济条件。

（二）可能的护理操作

吸氧、心电监护、静脉输液、静脉血标本采集、术区皮肤准备。

第六节　骨关节炎患者的护理

【学习目标】

认知目标：能陈述骨关节炎的概念；列举骨关节炎常见的分类、病因；解释骨关节炎的临床表现、诊断标准、病情的判断；讨论骨关节炎可能出现的护理诊断；具备应用所学的知识为骨关节炎制订护理方案的能力。

技能目标：能为患者选择最需要的护理操作；具备无菌技术操作的能力。

情感目标：能注意到患者的不良情绪；能积极参与患者的护理计划；在护理过程中进行有效沟通的能力。

一、病例导入

姓名：毕某　性别：女　年龄：50岁　婚姻：已婚

籍贯：湖南　职业：工人　身高：160cm　体重：55kg

【现病史】　患者诉1月余前突发右肩关节疼痛，伴右上肢活动受限，以肩关节、髋关节为甚，给予云克抗骨痛、葡萄糖酸钙补钙，后患者疼痛缓解出院。患者5d前开始出现全身多关节疼痛，主要累及双手指间关节、腕关节、肘关节、肩关节、膝关节及髋关节，活动稍受限，伴有轻度肿胀，行走困难。门诊以“骨关节炎”收入我科。发病以来，患者精神、饮食、睡眠尚可，排尿正常，排

便每天 5～6 次，无稀水样便，体力、体重无明显变化。

【既往史】 有“糜烂性胃炎”病史，口服“泮托拉唑肠溶胶囊、胃苏颗粒、复方消化酶胶囊”控制症状，偶有嗳气、饱胀感；有“甲减”病史，口服“优甲乐”控制症状；有“重度骨质疏松”病史，口服“阿法骨化醇软胶囊、碳酸钙 D_3 片”控制症状；1 个月前有“反应性关节炎”病史。否认高血压病、糖尿病、冠心病病史，否认乙型肝炎、结核病史；否认外伤史及输血史，否认药物过敏史，有“海鲜”过敏史，预防接种史不详。

【体格检查】 体温 36.6℃，脉搏 72 次/分，呼吸 20 次/分，血压 112/68mmHg。神志清楚，双手指间关节骨性膨大，关节局部有压痛。双膝关节无骨性膨大，无肿大，压痛阳性，右膝关节屈曲略受限。双膝关节浮髌试验阴性，膝关节活动时可触及骨擦感，闻及骨擦音。双肘关节、双腕关节、双肩关节及双髋关节多关节压痛，活动略受限。皮肤、黏膜及巩膜未见黄染，双肺呼吸音清，未闻及干、湿啰音；全腹未触及明显压痛、反跳痛。生理反射存在，病理反射阴性，脑膜刺激征未引出。

【辅助检查】 血细胞分析示白细胞 4.8×10^9/L，血红蛋白 110g/L，血小板 260×10^9/L。肝功能、肾功能、电解质、尿常规、粪常规、血尿酸均正常。红细胞沉降率：22mm/h；CRP：3.3mg/L。类风湿 3 项抗体、自身抗体：均阴性。X 线检查：双手指关节可见关节间隙狭窄，软骨下骨硬化，双手拇指掌指关节错位，部分关节周围软组织肿胀；膝关节边缘骨赘形成，踝间隆起变尖，右膝关节间隙变窄，内侧明显。

二、以问题为中心的学习

问题 1.什么是骨关节炎？骨关节炎的分类、病因、临床表现有哪些？

1. 概念 骨关节炎（OA）是以关节软骨的软化、破溃和局部剥脱及关节边缘骨与软骨赘生物的形成，而继发关节滑膜炎及关节功能障碍的一种慢性疾病。

2. 骨关节炎分类

（1）原发性骨关节炎：无明显局部致病原因，多见于老年人，其发生往往受遗传和体质的影响。老年性组织变性和积累劳损是起病因素。其发生与年龄、肥胖、遗传因素等有关。

（2）继发性骨关节炎：继发于损伤、感染、劳损等因素；是在局部原有病变的基础上发生的骨关节炎（类风湿、结核、痛风、外伤等）。可以发生于任何年龄。临床上以原发性骨关节炎为多见。

3. 发病因素

（1）年龄：发病率随年龄的增高而增高，40 岁以后明显增高。

（2）肥胖：肥胖对骨关节炎的作用机制是体重超重导致负重活动中膝关节过度负荷，引起软骨破坏、韧带和其他支持结构损伤。

（3）性别：好发于女性，尤其是生理绝经后的妇女，雌激素的缺乏可能是骨关节炎的全身性易感因素。

（4）职业与损伤：一些特殊的职业因长期的某种体位导致膝关节的慢性劳损、关节软骨长期受高强度的应力摩擦或受伤而引起此病。

（5）遗传：遗传因素在骨关节炎人群中的暴露强度远高于非骨关节炎人群。

（6）生活方式及居住环境：经常蹲位排便、饮酒、吸烟、长期居住于潮湿和寒冷环境为骨关节炎的危险因素。

4. 骨关节炎的临床表现

（1）关节疼痛：常见首发症状为钝痛、酸胀痛，初期为轻微的钝痛，活动多时，疼痛明显，休息后好转；静止时或晨起时感到疼痛，伴有关节不灵活、僵硬，稍有活动后疼痛减轻，僵硬状态解除，称为“休息痛”。活动量大时，因关节摩擦也可产生疼痛，关节内有各种不同的响声，如摩擦声。关节疼痛与天气变化、潮湿受凉等因素有关。

（2）关节僵硬：初期休息后或体位改变时，如晨起时或久坐直立时出现髋、膝部僵硬，以及活动不便及酸胀痛等，活动后好转。晚期症状加重，间歇期变短，僵硬时间延长，最后可为持续性。

（3）关节肿胀：浮髌试验阳性，大部分患者可有关节肿胀，多发生在髌骨周围，严重患者或伴有滑膜炎时可有关节积液，主动活动和被动活动均受限，关节肿胀、积液不易消退，即使消退后也容易复发。女性较男性关节肿胀发生率高。

（4）关节畸形、功能障碍：随着病情的进展，严重、晚期患者可出现受累关节邻近肌肉萎缩、关节畸形。关节疼痛、活动度下降、肌肉萎缩、软组织挛缩可引起关节无力，导致行走时发生软腿或关节绞锁，不能完全伸直，即发生功能障碍。

（5）骨摩擦音（感）：常见于膝关节骨关节炎。由于关节软骨破坏，关节面不平整，活动时可以出现骨摩擦音（感）。

（6）肌肉萎缩：常见于膝关节骨关节炎。关节疼痛和活动能力下降可以导致受累关节周围肌肉萎缩、关节无力。

（7）X 线检查：关节间隙狭窄，软骨下骨质硬化，关节边缘尖锐，并有骨赘形成，关节面邻近的骨端骨质疏松，可见多数直径为 1cm 左右的小囊腔。有些关节内可见游离体。有轻度骨质疏松和软组织肿胀。晚期关节面凹凸不平，骨端变性。

问题 2.患者目前符合“骨关节炎”诊断的表现（临床表现和辅助检查等）有哪些？骨关节炎的诊断须综合患者的病史、症状、体征及辅助检查的结果。

在本病例中，患者双手指间关节骨性膨大，关节局部有压痛。双膝关节无骨性膨大，无肿大，压痛阳性，右膝关节屈曲略受限。膝关节活动时可触及骨摩擦感，闻及骨摩擦音。双肘关节、双腕关节、双肩关节及双髋关节多关节压痛，活动略受限。辅助检查：红细胞沉降率 22mm/h，CRP3.3mg/L。X 线检查；双手指关节可见关节间隙狭窄，软骨下骨硬化，双手拇指掌指关节错位，部分关节周围软组织肿胀；膝关节边缘骨赘形成，髁间隆起变尖，右膝关节间隙变窄，内侧明显。

问题 3.治疗“骨关节炎”的方法有哪些？所使用药物的种类和用途是什么？

1. 基础治疗　对病变程度不重、症状较轻的 OA 患者是首选的治疗方式。强调改变生活及工作方式的重要性，使患者树立正确的治疗目标，减轻疼痛、改善和维持关节功能，延缓疾病进展。

（1）健康教育：医务工作者应通过口头或书面形式进行 OA 的知识宣教，并帮助患者建立长期检测及评估机制，根据每日活动情况，建议患者改变不良的生活及工作习惯，避免长时间跑、跳、蹲，同时减少或避免爬楼梯、爬山等。减轻体重不但可以改善关节功能，而且可减轻关节疼痛。

（2）运动治疗：在医师的指导下选择正确的运动方式，制订个体化的运动方案，从而达到减轻疼痛，改善和维持关节功能，保持关节活动度，延缓疾病进程的目的。①低强度有氧运动：采用正确、合理的有氧运动方式可以改善关节功能，缓解疼痛。应依据患者的发病部位及程度，在医师的指导下选择。②关节周围肌肉力量训练：加强关节周围肌肉力量，既可改善关节稳定性，又可促进局部血液循环，但应注重关节活动度及平衡（本体感觉）的锻炼。由医师依据患者自身情况及病变程度指导并制订个体化的训练方案，常用方法包括股四头肌等长收缩训练、直腿抬高加强股四头肌训练、臀部肌肉训练、静蹲训练、抗阻力训练。③关节功能训练：主要指膝关节在非负重位的屈伸活动，以保持关节最大活动度。常用方法包括关节被动活动、牵拉、关节助力运动和主动运动。

（3）物理治疗：主要是通过促进局部血液循环、减轻炎症反应，达到减轻关节疼痛、提高患者满意度的目的。常用方法包括水疗、冷疗、热疗、经皮神经电刺激、按摩、针灸等。不同治疗方法适用的人群也不同，但目前经皮神经电刺激、针灸的使用尚存在一定争议，临床医师应根据患者的具体情况选择合适的治疗方法。

（4）行动辅助：通过减少受累关节负重来减轻疼痛和提高患者满意度，但不同患者的临床收益尚存在一定差异，患者必要时应在医师指导下选择合适的行动辅助器械，如手杖、拐杖、助行器、关节支具等，也可选择平底、厚实、柔软、宽松的鞋具辅助行走，但对改变负重力线的辅助工具，如外侧楔形鞋垫尚存在争议，应谨慎选用。

2. 药物治疗

（1）非甾体抗炎药物（NSAID）：是 OA 患者缓解疼痛、改善关节功能最常用的药物。包括局部外用药物和全身应用药物。①局部外用药物：在使用口服药物前，建议先选择局部外用药物，尤其是老年人，可使用各种非甾体抗炎药物的凝胶贴膏、乳胶剂、膏剂、贴剂（乐松贴）等，如氟比洛芬凝胶贴膏。局部外用药物可迅速、有效缓解关节的轻、中度疼痛，其胃肠道不良反应轻微，但需注意局部皮肤不良反应的发生。对中、重度疼痛可联合使用局部外用药物与口服非甾体抗炎药物。②全身应用药物：根据给药途径可分为口服药物、针剂以及栓剂，最常用的是口服药物。③用药原则：用药前应进行危险因素评估，关注潜在内科疾病风险；根据患者个体情况，剂量个体化；尽量使用最低有效剂量，避免过量用药及同类药物重复或叠加使用；用药 3 个月后，根据病情选择相应的实验室检查。

（2）镇痛药物：对非甾体抗炎药物治疗无效或不耐受者，可使用阿片类镇痛药、对乙酰氨基酚与阿片类药物的复方制剂。但需强调的是，阿片类药物的不良反应和成瘾性发生率相对较高，建议谨慎采用。

（3）关节腔注射药物：可有效缓解疼痛，改善关节功能，但该方法是侵入性治疗，可能会增加感染的风险，必须严格无菌操作及规范操作。①糖皮质激素：起效迅速，短期缓解疼痛效果显著，但反复多次应用激素会对关节软骨产生不良影响，建议每年应用最多不超过 2～3 次，注射间隔时间不应短于 3～6 个月。②玻璃酸钠：可改善关节功能，缓解疼痛，安全性较高，可减少镇痛药物用量，对早、中期骨关节炎患者效果更为明显。但其在软骨保护和延缓疾病进程中的作用尚存争议，建议根据患者个体情况应用。③生长因子和富血小板血浆：可改善局部炎症反应，并可参与关节内组织修复及再生，但目前对于其作用机制及长期疗效尚需进一步研究。临床上对有症状的骨关节炎患者可选择性使用。

（4）缓解骨关节炎症状的慢作用药物：包括双醋瑞因、氨基葡萄糖等，有研究认为这些药物有缓解疼痛症状、改善关节功能、延缓病程进展的作用。

（5）抗焦虑药物：可应用于长期持续疼痛的骨关节炎患者，尤其是对 NSAID 类药物不敏感的患者，可在短期内达到缓解疼痛、改善关节功能的目的，但应用时需注意药物不良反应，包括口干、胃肠道反应等。目前，尚需进一步的远期随访研究证明其在骨关节炎治疗中的作用，建议在专科医师指导下使用。

（6）中成药：包括含有人工虎骨粉、金铁锁等有效成分的口服中成药及外用膏药。目前，有研究表明中药可通过多种途径减轻疼痛、延缓骨关节炎的疾病进程、改善关节功能。

3. 手术治疗 骨关节炎的外科手术治疗包括关节软骨修复术、关节镜下清理手术、截骨术、关节融合术及人工关节置换术，适用于非手术治疗无效、影响正常生活的患者，手术的目的是减轻或消除患者的疼痛症状、改善关节功能和矫正畸形。

问题 4.入科后护士对该患者的评估重点有哪些？

1. 根据所给信息及现病史重点评估患者发病的病因及诱因、主要伴随症状及症状特点；根据患者诊疗和护理经过，明确患者的病情进展及目前状况。

2. 健康史的采集

（1）患者的日常生活状况：尤其是患病后的变化进行重点评估，包括自理能力及日常生活等方面的评估。

（2）既往史：了解患者有无高血压、糖尿病、手术史、家族史、遗传病史和药物应用情况，是否曾服用抗凝药物。

（3）心理-社会状况：因患者病程相对较长、反复发作、迁延不愈、疼痛影响行走活动，多担心治疗效果不好而产生紧张、焦虑、恐惧的心理。护理人员应关心、理解、支持患者，要认真做好健康教育。

3. 体格检查及辅助检查内容

（1）该患者身体评估的重点：应包括一般状态（生命体征、意识与精神状况、体位）及心、肺部检查（双肺部有无湿啰音和哮鸣音、心率是否加快）。

（2）辅助检查：完善受累关节的 X 线检查、红细胞沉降率、C 反应蛋白、类风湿因子、抗 CCP 抗体检查等检查项目。另外患者多关节疼痛，需要进行有关骨质疏松的相应检查。

问题 5.目前患者存在的护理诊断有哪些？并分析护理问题的相关因素。

1. 疼痛　与软骨变性、骨质改变有关。

2. 生活自理能力下降　与关节疼痛、僵硬及关节、肌肉功能障碍等有关。

3. 躯体活动障碍　与关节疼痛、僵硬及关节、肌肉功能障碍等有关。

4. 有废用综合征的危险　与关节炎反复发作、疼痛和关节骨质破坏有关。

5. 有受伤的危险　与肢体功能障碍有关。

6. 预感性悲哀　与疾病久治不愈、关节可能致残、影响生活质量有关。

问题 6.针对以上护理诊断，你认为应该采取哪些护理措施？

1. 疼痛　与软骨变性、骨质改变有关。

（1）病室每日定时通风、紫外线消毒空气，保持安静、温湿度适宜。墙面、地面及用物等均应使用消毒剂擦拭，床单位及被服保持整洁，用物专人专用。医护人员操作前、后要洗手，严格无菌操作规程。

（2）每日定时测量生命体征，注意患者肌肉受累情况，评估患者有无疼痛、呼吸困难、心率和节律异常、便秘等，及时给予对症处理。遵医嘱定时监测血常规，肝、肾功能等，以了解药物作用及副作用情况。

（3）评估患者饮食、睡眠及二便的情况。指导患者选择营养丰富、清淡、易消化的高蛋白、高维生素饮食，进食困难者给予进食帮助，吞咽困难者可鼻饲饮食。此外应多吃水果、蔬菜，戒烟、戒酒，避免摄入辛辣刺激食物和浓茶、咖啡等饮料。

（4）观察患者疼痛的性质、时间、程度及持续时间。患肢制动。减轻心理压力，使其增强康复的信心，精神放松可增加患者对疼痛的耐受性。分散注意力，让患者选择一个让自己感兴趣的活动。术后切口痛可用盐袋冷敷。上述方法均不能缓解疼痛时，遵医嘱给予镇痛药，并观察用药后的反应。

2. 生活自理能力下降　与关节疼痛、僵硬及关节、肌肉功能障碍等有关。

①准确评估患者的自理能力；②根据患者的自理能力提供不同的帮助；③指导家属用正确的方法对其进行生活料理；④鼓励协助患者摄入充足的营养，保证患者身体的基本需要；⑤给患者创造或提供良好的康复训练环境及必要的设施。

3. 躯体活动障碍　与关节疼痛、僵硬及关节、肌肉功能障碍等有关。

①保持床单元清洁、干燥，及时更换潮湿的衣物；②指导并协助患者翻身，保持伤口清洁、干燥；③鼓励患者加强营养，增强抵抗力；④严格交接班；⑤主动关心患者，了解患者所需，常用物品放在患者触手可及处；⑥指导并协助患者翻身，每 2 小时翻身 1 次，主要以健侧卧位或平卧位为主，防止伤口受压；⑦对受压部位辅以按摩，必要时在受压部位贴敷料保护皮肤；⑧鼓励患者进食高蛋白、高纤维素、营养丰富的食物。

4. 有废用综合征的危险　与关节炎反复发作、疼痛和关节骨质破坏有关。

①24h 陪护，患者在离床活动时必须要有人陪同。②穿着合适衣服，穿防滑鞋袜。行走时按需使用助行器械，并靠墙行走。③体位变动时要放缓动作，以防直立性低血压。④急性期、关节疼痛时要卧床休息，不要过多走动。⑤及时镇痛，避免因为疼痛而惧怕功能锻炼。⑥为患者讲解骨骼、

肌肉、运动系统退化的危险，指导患者正确、有效地进行功能锻炼。保持排便通畅。⑦鼓励患者深呼吸、咳嗽，每天留意患肢的感觉、血运、皮温、肿胀情况。

5. 有受伤的危险 与肢体功能障碍有关。

①床头悬挂跌倒坠床标识，把患者所需的物品置于伸手可及处的位置；②向患者及家属讲解防跌倒坠床的方法及注意事项；③评估所使用药物的效果及副作用；④患者卧床时加强巡视；⑤加强生活护理，嘱其留陪一人。

6. 预感性悲哀 与疾病久治不愈、关节可能致残、影响生活质量有关。

（1）多与患者进行沟通，讲解本病相关的知识及成功病例，减轻心理负担，避免产生焦虑、恐惧和悲观失望的情绪，因此做好心理护理非常重要。

（2）用积极的态度和通俗易懂的语言告知患者该疾病的有关知识，反复向患者强调虽然本病目前无特效根治方法，但经过合理规范的治疗，可明显减轻症状，控制病情，改善预后，给患者以信心。

（3）加强社会支持系统的帮助，多与患者家属沟通，嘱患者父母尽量多陪伴在其身边，让患者感到温暖、踏实。

（4）邀请治疗效果好且较开朗的相同疾病的患者现身说法，以鼓励患者。

（5）创造整洁、安静、安全、温馨的就医环境，有利于解除患者焦虑、恐惧的心理，使患者能更安心地接受治疗。

（6）术后教会患者功能锻炼的方法，并告知患者恢复是一个循序渐进的过程，不要过于担心。

（7）告知患者及家属该疾病和手术的基本知识。

（8）鼓励患者术前 3d 多吃高热量、高蛋白、高维生素饮食，以提高患者的手术耐受力。

（9）教会患者做深呼吸、有效咳嗽、咳痰和在床上大小便的方法，指导患者及家属翻身和预防压疮的方法，预防坠积性肺炎、便秘等发生。

（10）制订功能锻炼计划，讲解并示范术后功能锻炼的方法，包括拐杖或助行器的使用方法。

三、对患者进行评估，口述可以为患者进行的护理操作

（一）评估内容

1. 健康史

（1）患病与诊疗经过：尽量详细询问。

（2）目前病情与一般情况：重点评估患病后的变化。

（3）既往史：与本病相关的疾病重点评估。

2. 健康史的采集

（1）一般状态：对患者的生命体征、意识与精神、关节疼痛和功能受限的程度及日常生活方面进行评估。

（2）辅助检查：完善受累关节的 X 线检查、红细胞沉降率、C 反应蛋白、类风湿因子、抗 CCP 抗体检查等检查项目。另外患者多关节疼痛，需要进行有关骨质疏松的相应检查。

（3）心理-社会状况：患者自身的情绪、自我形象紊乱、对疾病的认知、家庭状况、经济条件。

（二）可能的护理操作

吸氧、心电监护、静脉输液、手指操。

第七节 系统性红斑狼疮（SLE）患者的护理

【学习目标】

认知目标：能陈述系统性红斑狼疮的概念；列举系统性红斑狼疮常见的病因、主要机制、病理

改变；解释系统性红斑狼疮的临床表现、病情的判断；讨论系统性红斑狼疮可能出现的护理诊断；具备应用所学的知识为系统性红斑狼疮制订护理方案的能力。

技能目标：能为患者选择最需要的护理操作；具备无菌技术操作的能力。

情感目标：能注意到患者的不良情绪；能积极参与患者的护理计划；具备在护理过程中进行有效沟通的能力。

一、病例导入

姓名：王某　性别：女　　年龄：43 岁　　婚姻：已婚

职业：工人　籍贯：四川　身高：165cm　体重：62kg

主诉：面部红斑伴全身多关节疼痛 3 年余。

【现病史】　患者于 3 年余前无明显诱因出现全身多关节疼痛，主要累及双侧肩关节、膝关节，对称性，活动时明显，并有长期面部红斑，伴有口干不适，有脱发，伴乏力、多汗，不伴明显发热，有日光照射后面部皮疹等现象，伴雷诺现象。给予“云克针、泼尼松片、羟氯喹、甲氨蝶呤、白芍总苷胶囊”等治疗，病情有所改善。后患者因肝功异常，予以停用甲氨蝶呤，换为来氟米特联合羟氯喹治疗。近日患者肝关节疼痛不适，CT 检查示轻度间质性改变。特来我院就诊，门诊以“系统性红斑狼疮”收住我科。起病以来，患者精神、饮食、睡眠可，大小便无明显异常，体力、体重变化不大。

【既往史】　骨密度检查提示重度骨质疏松；有血栓闭塞性血管炎病史。否认乙型肝炎、结核等病史；否认食物及药物过敏史。无家族性及遗传病病史。

【体格检查】　体温 36.5℃，脉搏 88 次/分，呼吸 20 次/分，血压 115/63mmHg，神志清楚，主诉全身多关节疼痛，活动时明显，面部红斑，伴有口干、不适，有脱发，伴乏力、多汗、雷诺现象。

【辅助检查】　白细胞 2.90×10^9/L↓；红细胞沉降率 45mm/h↑；自身抗体全套：抗核抗体（ANA）阳性，抗 dsDNA 抗体阳性，抗 Sm 抗体阳性，SSA60 抗体阳性（+），抗心磷脂抗体阳性；Mg 0.61mmol/L↓，胱抑素 C 1.06mg/L↑，肾小球滤过率（GFR）78ml/min↓，丙氨酸转氨酶（ALT）41U/L↑，天冬氨酸转氨酶（AST）49U/L↑，高密度脂蛋白胆固醇（HDL-C）1.17mmol/L↓，低密度脂蛋白胆固醇（LDL-C）2.31mmol/L↓；类风湿因子（RF）76KU/L↑；疫球蛋白+补体：C3 0.8g/L↓；尿蛋白定量 0.8g/24h↑。尿常规检查：尿蛋白（++）。CT 检查：轻度间质性改变。肾穿刺活检病理报告：狼疮性肾炎Ⅰ型，活动期。

二、以问题为中心的学习

问题 1.什么是系统性红斑狼疮？系统性红斑狼疮的病因、临床表现有哪些？

1. 概念　系统性红斑狼疮是一种多因素参与的、特异性自身免疫性结缔组织病。临床上有全身多系统、多器官损害的表现。

2. 病因　本病病程以缓解和急性发作交替为特点。系统性红斑狼疮多发于青年女性，发病年龄以 20～40 岁最多见，幼儿和老年人亦可发病。①遗传：近亲发病率为 5%～13%；同卵双胎发病率 5～10 倍于异卵双胎。②性激素：女性发病明显高于男性（更年期前阶段为 9∶1）。③环境：含芳香族胺或联胺基团的药物可出现狼疮样症状；如肼屈嗪、异烟肼、青霉胺等。

3. 临床表现

（1）全身症状：活动期患者大多数有全身症状。约 90%的患者在病程中出现各种热型的发热，尤以低、中度热为常见，发热应除外感染因素，尤其是在免疫抑制药治疗中出现的发热。可有疲倦、乏力、体重下降等。

（2）皮肤与黏膜：80%的患者在病程中出现皮疹，损害呈多形性，以水肿型红斑多见。表现为以颊部呈蝶形分布的红斑、盘状红斑、指掌部和甲周红斑、指端缺血、面部及躯干皮疹。

（3）与 SLE 相关的特殊皮肤型红斑狼疮有：亚急性皮肤型红斑狼疮皮疹广泛，位于暴露部位，病变表浅，呈对称性，有时可形成疱状或大疱状，愈合不留瘢痕；　深层脂膜炎型此型较少见。

（4）浆膜炎：约 50%以上的患者在急性发作期出现多发性浆膜炎，包括双侧中、小量胸腔积液，中、小量心包积液。

（5）肌肉关节表现：关节痛是系统性红斑狼疮的常见症状之一，出现在指、腕、膝关节，伴红肿者少见。常出现对称性多关节肿痛。

（6）肾：几乎所有患者的肾组织都有病理变化，临床表现差异大，可有无症状蛋白尿或血尿、高血压，甚至肾病综合征、急进性肾炎综合征等，晚期发展为尿毒症。

（7）心血管：患者常出现心包炎，可为纤维蛋白性心包炎或渗出性心包炎，但心脏压塞少见。

（8）肺：可有胸膜炎，多为干性，也可有胸腔积液，多为中小量、双侧性。除因浆膜炎所致外，部分是因低蛋白血症引起的漏出液。

（9）神经系统：又称神经精神狼疮。多在急性期或终末期出现。表现为各种精神障碍，如躁狂、幻觉、妄想等。

（10）消化系统表现：约 30%的患者有食欲缺乏、腹痛、呕吐、腹泻或腹水等，其中部分患者以上述症状为首发，若不警惕，易于误诊。约 40%的患者血清转氨酶升高（肝病），出现肝大、黄疸。

（11）血液系统表现：活动性 SLE 中血红蛋白下降、白细胞和（或）血小板减少常见。

（12）抗磷脂综合征（APS）：可以出现在 SLE 的活动期，其临床表现为动脉和（或）静脉血栓形成、习惯性自发性流产、血小板减少，患者血清不止一次出现抗磷脂抗体。SLE 患者血清可以出现抗磷脂抗体不一定是 APS，APS 出现在 SLE 为继发性 APS。

问题 2.患者目前符合“系统性红斑狼疮”诊断的表现（临床表现和辅助检查等）有哪些？系统性红斑狼疮的诊断须综合患者的病史、症状、体征及辅助检查的结果。

在本病例中，患者出现面部红斑，伴关节痛、脱发，以及明显的雷诺现象。辅助检查：白细胞下降，红细胞沉降率升高，抗核抗体阳性，抗 dsDNA 抗体阳性，抗 Sm 抗体阳性，SSA60 抗体阳性，抗心磷脂抗体阳性，肾小球滤过率下降，丙氨酸转氨酶升高，天冬氨酸转氨酶升高，高密度脂蛋白胆固醇下降，低密度脂蛋白胆固醇下降，类风湿因子升高，疫球蛋白+补体：C3 下降，尿蛋白定量升高。尿常规检查：尿蛋白（++）。CT 检查：轻度间质性改变。肾穿刺活检病理报告：狼疮性肾炎 I 型，活动期。

问题 3.治疗“系统性红斑狼疮”的方法有哪些？所使用药物的种类和用途是什么？

治疗目的在于控制及缓解临床症状。原则是活动且病情重者，给予强有力的药物控制，病情缓解后，给予维持性治疗。

1. 一般治疗　心理治疗，使患者对疾病建立乐观情绪；急性活动期要卧床休息；避免诱发因素和刺激药物、阳光暴晒和紫外线照射，注意避孕，防治感染。

2. 糖皮质激素

（1）在诱导缓解期，根据病情用泼尼松，病情稳定后 2 周或疗程 6 周内，缓慢减量。如果病情允许可小剂量长期维持。存在重要脏器急性进行性损伤时（如肺泡出血、NP-SLE 的癫痫发作或明显精神症状、严重溶血性贫血等）可应用激素冲击治疗，这样能较快控制病情活动，达到诱导缓解。

（2）不良反应包括静脉迅速大剂量用药可能会发生全身性过敏反应；长程用药可引起医源性库欣综合征；精神症状；抵抗力下降，感染危险升高；低血钾、高脂血症、糖尿病；胃肠道黏膜受损；骨量下降及骨质疏松症；下丘脑-垂体-肾上腺轴受抑制，停药后出现糖皮质激素停药综合征；无菌性骨坏死等。

3. 免疫抑制药　大多数 SLE 患者尤其是在病情活动时需选用免疫抑制药联合治疗，加用免疫抑制药有利于更好地控制 SLE 活动，保护重要脏器功能，减少复发。在有重要脏器受累的 SLE 患者中，诱导缓解期建议首选 CTX 或 MMF 治疗。

4. 静脉注射大剂量免疫球蛋白　适用于某些病情严重而体质极度衰弱者和（或）并发全身性严重感染者。为辅助治疗措施，对危重的难治性 SLE 有效。

5. 血浆置换　通过清除血浆中的循环免疫复合物、游离的抗体、免疫球蛋白及补体成分，使血浆中抗体滴度减低，并改善网状内皮系统的吞噬功能，对于危重患者或经多种治疗无效的患者有迅速缓解病情的功效。

6. 人造血干细胞移植　是通过异体或自体的造血干细胞植入受体内而获得造血和免疫功能重建的医疗手段。

7. 合并抗磷脂综合征的治疗　需根据抗磷脂抗体滴度和临床情况，应用阿司匹林或华法林抗血小板抗凝治疗。对于反复血栓形成的患者，可能需长期或终身抗凝。

问题 4.入科后护士对该患者的评估重点有哪些？

1. 根据所给信息及现病史重点评估患者发病的病因及诱因、主要伴随症状及症状特点；根据患者诊疗和护理经过，明确患者的病情进展及目前状况。

2. 健康史的采集

（1）患者的日常生活状况：尤其是患病后的皮肤变化进行重点评估，具体从饮食与营养、自理能力及日常生活进行评估。

（2）既往史：骨密度检查提示重度骨质疏松；有血栓闭塞性血管炎病史。无家族性及遗传病病史。

3. 体格检查及辅助检查内容

（1）该患者身体评估的重点：生命体征、意识与精神状况、皮肤。

（2）辅助检查：白细胞下降，红细胞沉降率升高，抗核抗体阳性，抗 dsDNA 阳性，抗 Sm 抗体阳性，SSA60 抗体阳性，抗心磷脂抗体阳性，丙氨酸转氨酶升高，天冬氨酸转氨酶升高，类风湿因子升高，疫球蛋白+补体：C3 下降，尿蛋白定量升高。尿常规检查：尿蛋白（++）。CT 检查：轻度间质性改变。肾穿刺活检病理报告：狼疮性肾炎 I 型，活动期。

（3）免疫病理学检查：①肾穿刺活组织检查；②皮肤狼疮带试验。

问题 5.目前患者存在的护理诊断有哪些，并分析护理问题的相关因素？

1. 皮肤完整性受损　与疾病所致的血管炎症反应等因素有关。

2. 疼痛　慢性关节疼痛，与自身免疫反应有关。

3. 口腔黏膜受损　与自身免疫反应、长期使用激素等因素有关。

4. 有感染的危险　与免疫功能缺陷引起机体抵抗力低下有关。

5. 焦虑　与病情反复发作、迁延不愈、面容毁损及多脏器功能损害等有关。

6. 潜在并发症　多系统器官功能衰竭。

问题 6.针对以上护理诊断，你认为应该采取哪些护理措施？

1. 皮肤完整性受损　与疾病所致的血管炎症反应等因素有关。

①病房挂厚窗帘，避免紫外线直射，不用紫外线消毒；②避免皮肤暴露于阳光之下和寒冷的刺激，外出穿长袖长裤，戴保护性眼镜、太阳帽或打伞；③忌用刺激性物质，如碱性肥皂、化妆品及其他化学物质；④避免服用诱发的药物和食物；⑤皮肤损害处可用清水冲洗，用 30℃温水湿敷红斑处，每日 3 次，每次 30min；⑥皮肤发生感染时，积极抗感染、降温处理。

2. 疼痛　慢性关节疼痛，与自身免疫反应有关。

保持病室环境安静、整洁，温度适宜。观察疼痛性质及部位，给予适当的药物及非药物镇痛措施。疾病活动期肌肉、关节疼痛十分突出，应协助患者维持正确的体位和姿势，应以卧床休息为主，以保护关节免受损伤、减轻疼痛和保持关节的活动度。

3. 口腔黏膜受损　与自身免疫反应、长期使用激素等因素有关。

每日早晚和进餐前、后用漱口液漱口，预防口腔感染；发生口腔溃疡时，可口含制霉菌素或用2.5%制霉菌素甘油涂敷患处，也可用中药、冰硼散、锡类散等涂敷。对合并雷诺现象的患者，应注意保暖，避免吸烟、饮咖啡，以减少病变小血管痉挛。

4. 有感染的危险　与免疫功能缺陷引起机体抵抗力低下有关。

（1）病情观察。观察患者的生命体征、神志等，必要时进行心电监护；观察患者有无水肿、少尿、高血压、氮质血症等肾衰竭的表现，严格记录24h出入液量；严密观察尿量，水肿严重者每周称两次体重，腹水者每3天量1次腹围。观察患者有无头痛、恶心、呕吐、颈项强直、肢体瘫痪、行为异常、忧郁、淡漠或过度兴奋、幻觉、强迫观念或偏执等情况。

（2）给以高热量、高维生素、高蛋白饮食。肾衰竭患者，应给予优质低蛋白饮食；心力衰竭、肾衰竭、水肿者，严格限制钠盐摄入；忌食芹菜、无花果、烟熏食物、蘑菇等食物，以免诱发或加重病情；避免进食辛辣等刺激性食物。

（3）根据患者的缺氧严重程度选择适当的吸氧方法和氧流量，保证患者血氧饱和度大于90%。严格遵医嘱服药，不可擅自改变药物剂量或停药。

（4）应用环磷酰胺、甲氨蝶呤、硫唑嘌呤者必须至少停药3个月方能妊娠。

（5）有习惯性流产病史或抗磷脂抗体阳性者，妊娠时应服用低剂量阿司匹林。

（6）激素通过胎盘时可被灭活，不会对胎儿有害（地塞米松和倍他米松例外），故妊娠时及产后1个月可按病情给予激素治疗。产后避免哺乳。

5. 焦虑　与病情反复发作、迁延不愈、面容毁损及多脏器功能损害等有关。

（1）该患者为年轻女性，颜面蝶形红斑，外貌有变化，得知确诊系统性红斑狼疮需使用激素长期治疗时，心理负担较重，产生了焦虑、恐惧和悲观、失望的情绪，因此做好心理护理非常重要。

（2）用积极的态度和通俗易懂的语言告知患者该疾病的有关知识，反复向患者强调虽然本病目前无特效根治方法，但经过合理、规范的治疗，可明显减轻症状，控制病情，改善预后，给患者以信心。

（3）加强社会支持系统的帮助，多与患者家属沟通，嘱患者父母尽量多陪伴在其身边，让患者感到温暖、踏实。

（4）邀请治疗效果好且较开朗的相同疾病患者现身说法以鼓励患者。

（5）创造整洁、安静、安全、温馨的就医环境，有利于解除患者焦虑、恐惧的心理，使患者能更安心地接受治疗。

6. 潜在并发症　多系统器官功能衰竭。

（1）狼疮性肾损害：有50%的系统性红斑狼疮患者可发生狼疮性肾炎，引起严重临床后果，因此对狼疮性肾炎的护理至关重要。护理要点：①卧床休息。当疾病活动控制和缓解后，慢性狼疮性肾炎恢复期，可适当活动。②给予低盐、低脂饮食，限制蛋白质入量，补充体内蛋白质应给予瘦肉、牛奶等优质蛋白，忌食豆类及其他植物蛋白。使用激素血糖升高者，给予低糖饮食。③严重水肿及少尿者，注意营养补给及水、电解质、酸碱平衡，按医嘱要求准确输入液体或口服中药。④记录24h出入水量，严密观察尿量，水肿严重者每周称两次体重，腹水者每3天量1次腹围。⑤伴高血压者，定时监测血压。⑥预防感染，做好口腔及皮肤护理，严格无菌操作。

（2）狼疮性心脏损害：系统性红斑狼疮累及心脏最常见的为心包炎。护理要点：①一般患者可适当活动，大量心包积液、心力衰竭患者应卧床休息，有呼吸困难时，宜半卧位，并给予吸氧；②给予高热量、高蛋白、易消化、高维生素饮食；③密切观察血压、脉搏、呼吸的变化，有紧急情况立即通知医师处理；④对心律失常患者应做好心电监护，严密观察病情，备好各种抢救药品和器械，病情发生变化时，立即通知医师；⑤利用抗心衰药物时，要严密观察病情，在给药前要听诊心率和节律的变化，用药时注意患者有无食欲缺乏、恶心、呕吐、腹泻、头痛、头晕及视物不清、黄视、绿视等改变，如有反应，应暂时停药并通知医师。

（3）狼疮性肺炎

1）严重者卧床休息，室内空气保持流通、新鲜和适当的温度、湿度。

2）呼吸困难者，取半坐卧位，给予吸氧。

3）伴发热者按发热常规进行护理。

4）咳嗽剧烈者，可按医嘱给予镇咳药。

5）注意口腔清洁，预防合并感染。

（4）狼疮性神经系统损害：护理要点如下。

1）安静卧床，若有精神分裂症状或躁动不安者，按医嘱给予镇静药。

2）有抽搐者，注意发作规律，提供给医师，可按癫痫处理。

3）患者脑出血或有颅内压增高时，要立即给予脱水药脱水。

4）肢体瘫痪者加床挡以防坠床。

5）长期卧床或意识昏迷者，定期翻身，活动肢体，防止压疮及肺炎的发生。

6）当病情控制，肢体能活动后，鼓励患者多活动肢体，以尽快恢复功能。

（5）狼疮性血液系统损害：系统性红斑狼疮引起的血液系统损害主要是贫血（溶贫或其他贫血）、白细胞降低、血小板减少。护理要点为：①单纯贫血患者，要适当休息，尽量减少机体耗氧量，严重者给予吸氧。②血小板减少有出血者，一定要让患者保持镇静，针对不同出血部位，采取积极止血措施。若患者出现头痛、恶心、呕吐及烦躁不安，应怀疑颅内出血，立即通知医师，做好各种治疗，密切观察患者的神志、瞳孔、血压、脉搏。

（6）并发症及应急处理：①开放性气胸者应迅速封闭伤口，变开放性气胸为闭合性气胸。可以用多层无菌纱布外加棉垫封盖伤口，再用胶布绷带固定。现场急救可用现场一切可用的材料封闭胸部伤口。②张力性气胸者应迅速排气减压。可用一粗针头在伤侧锁骨中线第2肋间刺入胸膜腔内排气减压。现场急救后患者转送过程中，可在针头的接头处缚扎一橡皮手指套并将指套顶端剪一小口，可起单向活瓣作用，防止空气进入胸膜腔。

三、对患者进行评估，口述可以为患者进行的护理操作

（一）评估内容

1. 健康史

（1）患病与诊疗经过：尽量详细询问。

（2）目前病情与一般情况：重点评估患病后的变化。

（3）既往史：与本病相关的疾病重点评估。

2. 健康史的采集

（1）一般状态：生命体征、意识与精神、皮肤变化及对日常生活方面进行评估。

（2）辅助检查：完善血尿常规、肝肾功能、电解质、血脂、心肌酶、抗磷脂综合征测定、尿白蛋白定量及影像学等相关检查。

（3）心理-社会状况：患者自身的情绪、自我形象紊乱、对疾病的认知、家庭状况、经济条件。

（二）可能的护理操作

吸氧、心电监护、静脉输液、动/静脉血标本采集、生命体征测量、功能锻炼。

第十二章 母婴护理

第一节 正常妊娠期管理

【学习目标】

认知目标：能陈述妊娠、受精、着床、胎产式、胎先露、胎方位的定义；阐述产前检查的目的和方法；解释妊娠期母体生理变化的原因及心理-社会变化的特点；讨论妊娠期孕妇可能出现的护理诊断；应用所学的知识为孕妇实施护理计划。

技能目标：能尝试模仿为孕妇进行操作；能为孕妇选择最需要的护理操作。

情感目标：能注意到孕妇的不良情绪；能积极参与孕妇的护理计划；在对孕妇进行操作过程中遵守伦理原则。

一、病例导入

姓名：夏某 性别：女 年龄：28 岁 婚姻：已婚

籍贯：湖北 职业：营业员 体重：62kg 身高 156cm

【现病史】 患者末次月经（last menstrual period，LMP）的日期为 2020-08-17，平时月经欠规律，月经周期为 30d，末次月经可靠，预产期（expected date of confinement，EDC）为 2021-05-24。于 2020 年 9 月底自测尿 hCG 阳性，2020 年 10 月初在外院行超声检查提示早孕。于停经 1 月余出现严重早孕反应，持续至妊娠 3 个月，合并肝功能异常，伴少许阴道出血，口服保胎药物，在当地医院住院治疗。早孕时否认腹痛及毒物接触史。妊娠 4 月余自觉胎动，孕期定期在外院行产前检查，未见明显异常；孕晚期双下肢水肿，无头晕、视物模糊、心悸等不适。孕妇今日在门诊常规产检。

【既往史】 平时健康状况一般，否认"高血压、糖尿病、肝炎"，否认手术史、外伤史、输血史及药物过敏史，预防接种史不详。

月经史：11 岁初潮，月经持续 4～5d，月经周期为 30d，LMP 为 2020-08-17，平时月经欠规律，月经量中等，无痛经。

婚育史：26 岁结婚，G_1P_0。丈夫体健。

个人史及家族史：否认特殊。

【体格检查】 体温 36.5℃，脉搏 74 次/分，呼吸 20 次/分，血压 124/65mmHg。神志清楚，发育正常，营养良好，自主体位，查体合作。皮肤、黏膜无明显苍白和黄染，浅表淋巴结未触及肿大；头颅无畸形，五官端正，颈软、无抵抗，甲状腺不肿大；胸廓对称，呼吸平稳；双侧乳房发育正常；双肺呼吸音清晰，未闻及干、湿啰音；心前区无异常搏动，心界正常，心律齐，各瓣膜听诊区未闻及病理性杂音。晚孕腹型，无压痛及反跳痛；肠鸣音正常。脊柱呈生理性弯曲，四肢活动自如，水肿（++）；生理反射存在，病理反射未引出。

二、以问题为中心的学习

问题 1.什么是妊娠、受精、着床、胎产式、胎先露、胎方位？

妊娠（pregnancy）是胚胎（embryo）和胎儿（fetus）在母体内发育成长的过程。卵子受精是妊娠的开始，胎儿及其附属物自母体排出是妊娠的终止。临床上通常以末次月经第 1 天作为计算妊娠的开始，全过程约需 40 周（280d）。妊娠是非常复杂的生理过程，根据妊娠周数的不同，临床上将妊娠分为 3 个时期：妊娠 13 周末以前称为早期妊娠；第 14～27 周末称为中期妊娠；第 28 周及其后称为晚期妊娠。

受精（fertilization）是男女成熟的生殖细胞（精子和卵子）结合形成受精卵的过程。受精发生在排卵后12h内，多位于输卵管壶腹部，整个受精过程约需24h。

晚期囊胚侵入子宫内膜的过程，称着床（implantation），也称植入。约在受精后第6～7天开始，第11～12天结束。受精卵着床经过定位、黏附和穿透3个阶段。

胎产式（fetal lie）：胎儿纵轴与母体纵轴的关系称为胎产式。两纵轴平行者称为纵产式，占足月分娩总数的99.75%；两纵轴垂直者称为横产式，仅占足月分娩总数的0.25%；两纵轴非垂直交叉者称斜产式，属暂时性，在分娩过程中多转为纵产式，偶尔转为横产式。

胎先露（fetal presentation）：最先进入骨盆入口的胎儿部分称为胎先露。纵产式有头先露及臀先露，横产式为肩先露。头先露因胎头屈伸程度不同，又分为枕先露、前囟先露、额先露及面先露。臀先露分为混合臀先露、单臀先露、单足先露和双足先露。偶见头先露或臀先露与胎手或胎足同时入盆，称为复合先露。

胎方位（fetal position）：胎儿先露部指示点与母体骨盆关系称为胎方位（简称胎位）。枕先露以枕骨、面先露以颏骨、臀先露以骶骨、肩先露以肩胛骨为指示点。根据指示点与母体骨盆左、右、前、后、横的关系而有不同的胎位。

问题2.早期妊娠的临床表现有哪些？有哪些诊断方法？

1. 临床表现

（1）停经（cessation of menstruation）：生育年龄、有性生活史、平时月经周期规则的妇女，一旦月经过期10d以上，应疑为妊娠。若停经超过8周，妊娠的可能性更大。停经是妊娠最早的症状，但不是妊娠的特有症状。

（2）早孕反应（morning sickness）：约50%的妇女于停经6周左右出现头晕、乏力、嗜睡、流涎、食欲缺乏、喜食酸物、厌恶油腻、恶心、晨起呕吐等，称为早孕反应。多于妊娠12周左右自行消失。

（3）尿频（frequency of urination）：妊娠早期出现尿频，系增大的子宫在盆腔内压迫膀胱所致。妊娠12周后，增大的子宫超出盆腔，尿频症状自然消失。

（4）乳房的变化：受雌、孕激素影响，乳房增大，轻度胀痛，乳头及乳晕着色。乳晕周围皮脂腺增生形成深褐色结节，称蒙氏结节。

（5）生殖器官的变化：于妊娠6～8周行阴道窥器检查，可见阴道黏膜和宫颈阴道部充血，呈紫蓝色。双合诊检查子宫增大变软，子宫峡部极软，感觉子宫颈与子宫体似不相连，称为黑加征（Hegar sign）。妊娠8周子宫约为非孕时的2倍，妊娠12周约为非孕时的3倍，在耻骨联合上方可触及。

2. 辅助诊断方法

（1）妊娠试验：受精卵着床后不久，即可用放射免疫法测出受检者血中β-hCG增高。临床上多采用试纸法检测，若在白色显示区上、下呈现两条红色线即为阳性，表明受检者尿中含hCG，可协助早期妊娠诊断。

（2）超声检查：盆腔B型超声检查是诊断早期妊娠快速、准确的方法。妊娠5周后可见增大的子宫轮廓内有圆形妊娠囊，其中可见原始心管搏动。妊娠7周后用超声多普勒可听到胎心音。

（3）宫颈黏液检查：妊娠时由于孕激素的作用，宫颈黏液黏稠、量少，涂片干燥后光镜下可见排列成行的椭圆体，不见羊齿状结晶，则早期妊娠可能性大。

（4）基础体温测定：具有双相型体温的妇女，停经后高温相持续18d不见下降，早期妊娠的可能性大。

问题3.妊娠期的主要治疗原则是什么？

治疗原则：妊娠期没有特殊情况不要用药，尤其是妊娠早期。

1. 用药原则

（1）用药必须有明确指征，避免不必要的用药。

（2）根据病情在医师指导下选用有效且对胎儿相对安全的药物。

（3）应选择单独用药，避免联合用药。

（4）应选用结论比较肯定的药物，避免使用较新的、尚未肯定对胎儿是否有不良影响的药物。

（5）严格掌握剂量和用药持续时间，注意及时停药。

（6）妊娠早期若病情允许，尽量推迟到妊娠中、晚期用药。

2. 对症处理与妊娠相关的症状

（1）消化系统症状：妊娠早期出现恶心、晨起呕吐者，可给予维生素 B_6 每次 10～20mg，每日 3 次口服；若妊娠剧吐，则按该病处理。

（2）贫血：非贫血孕妇如血清铁蛋白＜30μg/L，应补充元素铁 60mg/d；诊断明确的缺铁性孕妇应补充元素铁 100～120mg/d。

（3）腰背痛：腰背痛明显者，应及时查找原因，按病因治疗，必要时卧床休息、局部热敷及药物治疗。

（4）下肢及外阴静脉曲张：可穿有压力梯度的弹力袜，晚间睡眠时应适当垫高下肢以利静脉回流。

（5）下肢肌肉痉挛：可能是孕妇缺钙的表现，应补充钙剂，600～1500mg/d。

（6）下肢水肿：水肿明显者，若经休息后不消退，应考虑妊娠期高血压疾病、合并肾脏疾病或其他合并症，查明病因后及时给予治疗。

（7）痔疮：应多吃蔬菜，少吃辛辣食物，必要时服轻泻药软化粪便，纠正便秘。

（8）便秘：应养成每日按时排便的良好习惯，并多吃纤维素含量高的新鲜蔬菜和水果，必要时使用轻泻药或乳果糖，慎用开塞露、甘油栓，禁用硫酸镁，也不应灌肠，以免引起流产或早产。

（9）仰卧位低血压：妊娠晚期应左侧卧位，使下腔静脉血流通畅，及时让血压恢复正常。

问题 4.门诊对该孕妇的评估重点有哪些？

1. 一般情况 根据所给信息及病史重点评估患者的年龄、孕周、孕妇的身心状态、胎儿发育情况。

2. 健康史的采集

（1）健康史及相关因素

1）年龄：年龄过小，孕妇身心尚未发育成熟，不利于分娩；年龄过大，尤其是 35 岁以上的高龄初孕妇，容易发生流产、畸胎、妊娠期高血压疾病，且分娩过程中发生产力异常等的机会增加，应给予重视。

2）职业：孕妇接触周围环境中的某些理化因素，如放射线、高温环境、铅汞苯及有机磷农药、一氧化碳中毒等，均可引起胎儿畸形。

3）既往史：重点了解有无高血压、心脏病、糖尿病、肝肾疾病、血液病、传染病（如结核病等），注意其发病时间和治疗情况，有无手术史等。

4）家族史：询问家族中有无高血压、糖尿病、双胎、精神病等病史。

5）月经史：询问月经初潮年龄、月经周期和持续时间，末次月经时间等。

6）婚育史：初婚年龄、丈夫的健康状况、孕妇本人的妊娠次数、流产次数、生产次数。既往有无孕产史及其分娩方式，有无流产、早产、难产、死胎、死产、产后出血史等。

7）本次妊娠经过：了解本次妊娠早孕反应出现的时间、严重程度，有无病毒感染史及用药情况，自觉胎动开始时间，妊娠过程中有无腹痛、阴道流血、头痛、心悸、气短、下肢水肿等症状。

8）其他：孕妇受教育程度、宗教信仰、性生活史、日常生活史等。

9）预产期推算：根据 LMP 日期，推算 EDC 日期。计算方法为：末次月经第 1 日算起，月份减3或加9，日期加7。若孕妇只知农历日期，应先换算成公历日期再推算预产期。

（2）生理状况：全身检查包括观察发育、营养、精神状态、身高及步态。身材矮小者（145cm以下）常伴有骨盆狭窄。检查心、肺有无异常，以及乳房发育情况、脊柱及下肢有无畸形等。测量血压和体重，若血压超过140/90mmHg，或比基础血压高30/15mmHg，需密切注意。妊娠晚期体重每周增加不应超过500g，超过者应注意水肿或隐性水肿的发生。产科检查：包括腹部检查、产道检查。

（3）心理-社会状况：重点评估孕妇有无不良情绪的产生、对妊娠的认识和态度、依从性，以及是否具备充足的社会支持，如家庭关系和经济状况等。

3. 体格检查及辅助检查内容

（1）该患者身体评估的重点：全身检查、产科检查。

（2）尚需完善常规实验室检查：如B超、血常规、胎心监测、血糖等。

问题5.目前孕妇存在的护理诊断有哪些？并分析护理问题的相关因素。

1. 体液过多 与妊娠子宫压迫下腔静脉或水钠潴留有关。

2. 舒适度的改变 与妊娠引起的严重早孕反应等症状有关。

3. 知识缺乏 缺乏妊娠期保健及分娩的相关知识。

4. 有受伤的危险 与不良环境因素、滥用药物、运动不当有关。

问题6.针对以上护理诊断，你认为应该采取哪些护理措施？

1. 体液过多 与妊娠子宫压迫下腔静脉或水钠潴留有关。

（1）嘱孕妇取左侧卧位，解除右旋增大的子宫对下腔静脉的压迫。

（2）下肢稍垫高，避免长时间站或坐，以免加重水肿的发生。

（3）若长时间站立，则两侧下肢应轮流休息，收缩下肢肌肉，以利血液回流。

（4）适当限制盐的摄入，但不必限制水分。

（5）指导孕妇穿弹力裤或弹力袜。

2. 舒适度的改变 与妊娠引起的严重早孕反应等症状有关。

（1）指导孕妇少量多餐，进高热量、易消化的清淡饮食，注意解除孕妇的紧张状况。做好口腔卫生，选用软毛牙刷刷牙以减少牙龈出血。

（2）避免空腹或过饱，避免引起不舒服或难以消化的食物。

（3）若妊娠12周以后仍继续呕吐，甚至影响孕妇营养时，应考虑妊娠剧吐的可能，须住院治疗，纠正水、电解质紊乱。

（4）应勤洗澡、勤换内衣，以淋浴为宜，淋浴时注意安全，预防滑倒，特别是妊娠中、晚期孕妇要注意保持身体平衡；避免盆浴，以防污水进入阴道造成污染。

（5）妊娠期阴道分泌物增多，应注意外阴部的清洁，促进舒适，预防感染。

（6）衣裤应质软、宽松，选择软底、防滑、大小合适的平底鞋，以防腰背痛及身体失去平衡。

（7）妊娠28周后应适当减轻工作，避免重体力劳动和夜班，每日应保证8～9h的睡眠及1～2h的午休。卧床休息时应多取左侧卧位。若工作需久站者，应间断抬高下肢，穿着适宜的弹力裤或袜；需久坐者，适时起立行走，抬高下肢。

（8）孕期不宜做剧烈运动，应保持适度活动，如日常家务、散步、孕妇体操等。

3. 知识缺乏 缺乏妊娠期保健及分娩的相关知识。

（1）妊娠早期教育：包括母体身心变化、胎儿生长发育、孕期营养、孕期用药、常见致畸因素、异常症状判断、性生活指导等。

（2）妊娠中期教育：如定期产检、自我监护、营养、胎教、常见疾病防治等。

（3）妊娠晚期教育：包括乳房护理、分娩先兆的识别、分娩前准备、产前运动、分娩方式的选择、分娩镇痛、分娩过程中常见问题及处理、陪伴分娩、丈夫在分娩过程中的参与以及产后母婴保健。

4. 有受伤的危险　与不良环境因素、滥用药物、运动不当有关。

（1）异常症状识别：①腹部疼痛或阴道流血、流液；②剧烈的恶心、呕吐、不能进食，持续到妊娠 12 周后；③寒战、发热、泌尿生殖器官或身体其他系统感染；④持续性头痛、视物模糊、胸闷、心悸、气短、少尿、恶心、重度水肿或水肿，晨起不缓解甚至加重；⑤胎动异常、胎动计数突然减少等。如出现上述异常情况，应及时就诊。

（2）环境安全：①妊娠期妇女应戒烟、戒酒、戒毒，避免接触放射线及其他有害物质；②慎用药物，确需用药需在医师指导下正确使用；③根据妊娠周数和工作性质调整工作强度，适当休息；④尽量不去空气不流通、人群较多的场所，避免接触传染病患者，适当增减衣物，预防感染。

三、对患者进行评估，口述可以为患者进行的护理操作

（一）评估内容

1. 健康史

（1）妊娠经过：尽量详细询问。

（2）目前妊娠状态与一般情况：重点评估胎儿生长发育情况、胎心等。

（3）既往史：重点了解有无高血压、心脏病、糖尿病、肝肾疾病、血液病、传染病（如结核病等），注意其发病时间和治疗情况，有无手术史及手术名称。

2. 身体评估

（1）一般状态：生命体征、营养、意识与精神状况。

（2）产检：视诊；测量宫高、腹围；四步触诊；听胎心。

3. 心理-社会状况　重点评估孕妇有无不良情绪的产生、对妊娠的认识和态度、依从性，以及是否具备充足的社会支持，如家庭关系和经济状况等。

（二）可能的护理操作

胎心监护、吸氧、四步触诊、胎动监测指导、生命体征监测。

第二节　正常分娩期妇女的护理

【学习目标】

认知目标：能陈述分娩、足月产、分娩机制的定义；复述影响分娩的四大因素；描述第一、二、三产程的临床表现；讨论分娩期产妇可能出现的护理诊断；应用所学的知识为产妇实施护理计划。

技能目标：能尝试模仿为产妇进行操作；能为产妇选择最需要的护理措施。

情感目标：能注意到产妇的不良情绪；能积极参与产妇的护理计划；在对产妇进行操作过程中遵守伦理原则。

一、病例导入

姓名：李某　性别：女　　年龄：29 岁　婚姻：已婚

籍贯：湖北　职业：营业员　体重 68kg　　身高 166cm

【现病史】　患者 LMP 为 2019-09-01，平时月经规律，末次月经可靠，EDC 为 2020-06-08。停经 1 月余出现早孕反应，早孕时否认腹痛、阴道流血及毒物接触史。妊娠 4 月余自觉胎动。孕期未行正规产检。行无创 DNA 提示低风险，2020-04-29 我院彩超提示胎儿肠管稍扩张，未进一步检查。孕晚期无双下肢水肿，无头晕、视物模糊、心悸等不适。1d 前无明显诱因出现腹痛，腹痛逐渐规律，20s/（2～3）min，伴阴道流液，有少量出血，遂来院就诊，以“孕 39^{+2} 周临产”收入院。

【既往史】　平时健康状况一般，否认高血压、糖尿病、肝炎病史，否认手术史、外伤史及药物过敏史。

个人史及家族史：否认特殊。

月经史：11 岁月经初潮，月经持续 5d，月经周期为 30d，LPM 为 2019-09-01，平时月经规律，月经量中等，无痛经。

婚育史：27 岁结婚，G_1P_0，丈夫体健。

【体格检查】　体温 36.9℃，血压 122/77mmHg，脉搏 96 次/分，呼吸 20 次/分。神志清楚，精神紧张，发育正常，营养良好，自主体位，查体合作。皮肤、黏膜无明显苍白和黄染，浅表淋巴结未触及肿大；头颅无畸形，五官端正，颈软、无抵抗，甲状腺不肿大；胸廓对称，呼吸平稳；双侧乳房发育正常；双肺呼吸音清晰，未闻及干、湿啰音；心前区无异常搏动，心界正常，心率 96 次/分，心律齐，各瓣膜听诊区未闻及病理性杂音。晚孕腹型，无压痛、反跳痛；肠鸣音正常。脊柱呈“S”形生理性弯曲，四肢活动自如，水肿（–）；生理性反射存在，病理反射未引出。

专科检查：预产期 2020-06-08，孕前体重 45kg，腹围 91cm，宫高 33cm，宫缩情况规律，子宫体情况（–），胎方位 LOA（枕左前），胎心率 140 次/分，头位难产情况（–），IS 23cm，IC 25cm，EC 19cm，TO 9cm，耻骨弓＞90°。此次妊娠特殊情况（–）。

【辅助检查】　孕期自述传染性疾病筛查(–)，2018-08-21 血型“O”型，RH“+”。2020-04-29 彩超提示：晚孕，单活胎，ROA，胎儿肠管稍扩张。

二、以问题为中心的学习

问题 1.什么是分娩？影响分娩的因素有哪些？

分娩（labor，delivery）是指妊娠达到及超过 28 周（196d），胎儿及其附属物自临产开始到母体娩出的全过程。妊娠满 28 周至不满 37 足周（196～258d）分娩者，称早产；妊娠满 37 周至不满 42 足周（259～293d）分娩者，称足月产；妊娠满 42 周（294d）及以上分娩者，称过期产。

影响分娩的四大因素是产力、产道、胎儿及精神心理因素。若各因素均正常并能相互适应，胎儿能顺利经阴道自然娩出，则为正常分娩；反之为异常分娩，即难产。正常分娩依靠产力将胎儿及其附属物排出体外，但同时必须有足够大的骨产道和经相应扩张的软产道让胎儿通过，而产力又受胎儿大小、胎位及产道的影响。此外，还受精神心理因素的影响。

问题 2.临产的标志是什么?该病例符合临产的诊断依据有哪些？

临产的标志为出现规律且逐渐增强的子宫收缩，即宫缩持续 30s 或以上，间歇 5～6min，同时伴有进行性子宫颈管消失、子宫口扩张和胎先露下降。本病例中患者因“孕 39^{+2} 周，腹痛 1d”入院。患者 LMP 为 2019-09-01，平时月经规律，末次月经可靠，EDC 为 2020-06-08。腹围 91cm，宫高 33cm，宫缩情况规律，子宫体情况（–），胎方位 LOA（枕左前），胎心率 140 次/分，头位难产情况（–），IS 23cm，IC 25cm，EC 19cm，TO 9cm，耻骨弓＞90°。孕期自述传染性疾病筛查（–），2018-08-21 查血型为 O 型，Rh（+）。2020-04-29 彩超提示：晚孕，单活胎，ROA，胎儿肠管稍扩张。综合上述因素考虑 39^{+2} 周临产诊断。

问题 3.各产程的处理原则是什么？常用药物有哪些？

1. 各产程的处理原则

（1）第一产程：推荐初产妇确定正式临产后，子宫颈管完全消退可住院待产；经产妇则确定临产后尽快住院分娩。

（2）第二产程：重点关注胎心监护、宫缩、胎头下降、有无头盆不称、产妇一般情况等。既要避免试产不充分，轻率改变分娩方式，又要避免因评估不正确盲目延长第二产程可能增加母儿并发症的风险，应在适宜的时间点选择正确的产程处理方案。

（3）第三产程：正确进行新生儿处理，协助胎盘娩出，预防产后出血。

2. 各产程常用药物

（1）第一产程

1）静脉补充营养：不能进食者通过静脉补充营养。可给予静脉滴注 10%葡萄糖注射液 500～1000ml 内加维生素 C 2g，伴有酸中毒时适量补充 5%碳酸氢钠。

2）促进子宫收缩：①缩宫素静脉滴注加强宫缩，适用于协调性宫缩乏力、宫口扩张≥3cm、胎心良好、胎位正常、头盆相称者。②地西泮静脉注射，地西泮能使子宫颈平滑肌松弛，软化子宫颈，促进子宫口扩张而不影响子宫体肌收缩，适用于子宫口扩张缓慢及子宫颈水肿时。可遵医嘱 10mg 缓慢静脉注射，2～3min 完成，间隔 4～6h 可酌情重复应用，与缩宫素联合应用效果更佳。

3）强镇静药：适用于潜伏期出现的宫缩乏力。哌替啶 100mg 或吗啡 10mg，肌内注射。

（2）第二产程：无。

（3）第三产程：为预防产后出血，当胎儿前肩娩出时，可静脉注射缩宫素 10U，并同时给予缩宫素 10～20U 稀释于 250～500ml 生理盐水中快速静脉滴注，加强子宫收缩，促使胎盘剥离与娩出及子宫血窦关闭。若产程长、破膜时间长及手术产者，应给予抗生素预防感染。

问题 4.入科后护士对该患者的评估重点有哪些？

1. 根据所给信息及现病史重点评估产妇的产程进展程度、胎心情况，根据产妇的诊疗和护理经过，明确其产程进展及目前状况。

2. 健康史的采集

（1）健康史及相关因素：①核对产妇的个人资料，如姓名、年龄、身高、体重、一般营养状况等。②了解本次妊娠经过，包括产前检查情况、妊娠期有无异常及处理。着重询问目前状况，如胎动情况、宫缩开始时间及间隔时间、有无阴道流血及流液等。③评估既往史，有无妊娠合并症、有无过敏史、既往妊娠及分娩情况。

（2）身体状况

1）一般情况：测量体温、脉搏、呼吸及血压。

2）胎儿子宫内情况：用胎心听诊器、多普勒仪或胎儿监护仪监测胎心音，必要时可用胎儿监护仪连续监测胎心率，每次至少记录 20min，观察胎心率的变异及其与宫缩、胎动的关系，了解胎儿在子宫内的状态。

3）子宫收缩：通过触诊法或胎儿监护仪监测，定时连续观察并记录宫缩的规律性、持续时间、间歇时间和强度，应注意手法轻柔，用力适当。用胎儿监护仪能描记宫缩曲线，可观察宫缩的持续时间、强度和频率，是较全面反映宫缩的客观指标。

4）子宫颈扩张和胎先露下降：胎头下降的程度以胎儿颅骨的最低点与母体骨盆坐骨棘平面的关系为标志。在严格消毒下进行阴道检查，先摸清坐骨棘，胎头颅骨最低点平坐骨棘水平时记为“0”；在坐骨棘平面以上 1cm 记为“–1”；在坐骨棘平面以下 1cm 记为“+1”，依次类推。

5）胎膜破裂及羊水观察：了解胎膜是否破裂。如胎膜未破，可触及有弹性的前羊水囊；如胎膜已破，则直接触及先露部，推动先露部时羊水流出。确定破膜时记录破膜时间，注意观察羊水的颜色、性状及量。

（3）心理-社会状况：重点评估产妇有无不良情绪产生、了解本人及其家属对分娩的认知程度，以及了解其家属状况及社会支持情况等，如家庭关系和经济状况。

3. 体格检查及辅助检查内容

（1）该产妇评估的重点应包括产妇一般状态（生命体征、意识与精神状况），胎儿宫内情况、宫缩、子宫颈扩张和胎先露下降情况、胎膜是否破裂等。

（2）尚需完善常规实验室检查，如血常规、尿常规、凝血功能、肝肾功能、血糖及心电图等。

问题 5.目前患者存在的护理诊断有哪些？并分析护理问题的相关因素（生理、病理、精神、心理、环境等）。

1. 焦虑/恐惧　与知识缺乏、担心自身及胎儿的安危有关。

2. 疼痛　与临产后的子宫收缩和会阴切开术有关。

3. 舒适的改变　与子宫收缩、环境不适等有关。

问题 6.针对以上护理诊断，你认为应该采取哪些护理措施？

1. 焦虑/恐惧　与知识缺乏、担心自身及胎儿的安危有关。

（1）向产妇介绍主管医师和护士的基本情况，加强沟通，建立良好的医患关系。

（2）以亲切的语言、良好的态度向产妇讲解分娩是自然的生理过程，以支持者、照顾者、信息提供者的角色帮助产妇一起完成分娩。

（3）用语言或非语言的方式对产妇的行为加以鼓励、赞赏，使其树立自然分娩的信心。

（4）提供导乐陪伴、丈夫陪产等产时服务，充分发挥支持系统的作用。

2. 疼痛　与临产后的子宫收缩和会阴切开术有关。

（1）鼓励产妇描述对疼痛的感受，产妇家属及助产人员陪伴在旁聆听。

（2）帮助其采取有效的措施来缓解疼痛，如在宫缩时深呼吸、用双手轻柔下腹部、协助进行腰部按摩等。

（3）进行各项检查或操作前先告知产妇目的及程序，解除其紧张心理，操作熟练、轻柔，尽量减少疼痛刺激。

（4）必要时遵医嘱配合应用镇静药、麻醉药。

3. 舒适的改变　与子宫收缩、环境不适等有关。

（1）环境与卫生：待产室应保持环境清洁，尽量采用自然光线，温度适宜，室内保持安静或播放舒缓的音乐。为产妇提供清洁床单、被褥及衣物等，及时更换污染物品，协助产妇及时更换会阴垫，保持会阴部清洁。

（2）饮食：鼓励和帮助产妇少量、多次进食及进水，给予清淡、富有营养的饮食，保证液体的摄入量，以适应分娩时的体力消耗。

（3）活动与休息：临产后，宫缩不强且未破膜者，可取自由体位，鼓励产妇于宫缩间歇期在室内走动，以利于加速产程进展。凡胎位异常或有合并症的产妇应卧床休息，适当改变体位，以促进身体舒适和放松。

（4）排尿及排便：临产后，鼓励产妇每 2～4h 排尿 1 次，以避免膀胱充盈影响宫缩及胎先露下降。

（5）镇痛：采取合理的措施缓解疼痛。

三、对患者进行评估，口述可以为患者进行的护理操作

（一）评估内容

1. 健康史

（1）核对产妇的个人资料，如姓名、年龄、身高、体重、一般营养状况等。

（2）了解本次妊娠经过，包括产前检查情况、妊娠期有无异常及处理，着重询问目前状况，如胎动情况、宫缩开始的时间及间隔时间、有无阴道流血及流液等。

（3）评估既往史，有无妊娠合并症、有无过敏史、既往妊娠及分娩情况。

2. 身体评估

（1）一般状态：生命体征、意识与精神状况、全身检查。

（2）产程进展及胎儿状况：胎儿宫内情况、宫缩情况、子宫颈扩张和胎先露下降情况、胎膜

破裂情况等。

3. 心理-社会状况 产妇的情绪及产生原因、产妇及其家属对正常分娩的认知程度、家属状况及社会支持情况等。

（二）可能的护理操作

吸氧、胎心监护、心电监护、静脉输液、静脉采血等。

第三节 高危妊娠管理

【学习目标】

认知目标： 能陈述高危妊娠的定义；解释高危妊娠的范畴；描述高危妊娠的护理评估内容与方法；讨论高危妊娠可能出现的护理诊断；应用所学的知识为高危妊娠孕妇实施护理计划。

技能目标： 能尝试模仿为高危妊娠孕妇进行操作；能为高危妊娠孕妇选择最需要的护理操作。

情感目标： 能注意到高危妊娠孕妇的不良情绪；能积极参与高危妊娠孕妇的护理计划；在对高危妊娠孕妇进行操作过程中遵守伦理原则。

一、病 例 导 入

姓名：余某　性别：女　年龄：37 岁　婚姻：已婚　籍贯：陕西

职业：无业　体重 85kg　孕前体重 71kg　身高 157cm　文化程度：小学

【现病史】 患者 LMP 为 2020-07-01，平时月经规律，末次月经可靠，EDC 为 2021-04-08。停经 1 月余出现早孕反应，早孕时否认腹痛、阴道流血及毒物接触史。妊娠 4 月余自觉胎动，孕期未行正规产检。孕晚期双下肢水肿，因头晕、视物模糊 3d 到产科门诊就诊，以“妊娠期高血压疾病”收入院。

【既往史】 平时健康状况一般，否认高血压、糖尿病病史，否认外伤史及药物过敏史，预防接种史不详。

个人史及家族史：否认特殊。

月经史：14 岁初潮，月经持续 7d，月经周期为 45d，LMP 为 2020-07-01，平时月经规律，月经量中等，无痛经。

婚育史：30 岁结婚，$G_2A_1P_0$。丈夫体健。

【体格检查】 体温 36.8℃，脉搏 78 次/分，呼吸 20 次/分，血压 165/110mmHg。神志清楚，精神紧张，发育正常，营养良好，自主体位，查体合作。皮肤、黏膜无明显苍白和黄染，浅表淋巴结未触及肿大；头颅无畸形，五官端正，颈软、无抵抗，甲状腺不肿大；胸廓对称，呼吸平稳；双侧乳房发育正常；双肺呼吸音清晰，未闻及干、湿啰音；心前区无异常搏动，心界正常，心律齐，各瓣膜听诊区未闻及病理性杂音。晚孕腹型，无压痛及反跳痛；肠鸣音正常。脊柱呈生理性弯曲，四肢活动自如，水肿（+++）；生理反射存在，病理反射未引出。

产科检查：宫高 33cm，腹围 87cm，无宫缩，子宫体无压痛，胎方位 LOA，胎心率 146 次/分。

【辅助检查】 血红蛋白 85g/L。

二、以问题为中心的学习

问题 1.什么是高危妊娠？高危妊娠的范畴有哪些？

高危妊娠（high risk pregnancy）是指妊娠期有个人或社会不良因素及具有某种并发症或合并症等，可能危害孕妇、胎儿及新生儿或导致难产，需要密切观察和监护的妊娠。高危妊娠的范畴广泛，基本包括了所有的病理产科。

1. 个人因素

（1）年龄：孕妇年龄<16 岁或≥35 岁。年龄过小，由于生理和心理尚未发育成熟，不利于妊娠和分娩；年龄过大，卵子中染色体发生畸变的机会增大，容易发生流产、畸胎或死胎。同时妊娠、分娩过程中发生产力异常、妊娠期高血压疾病等并发症的机会也增加，难产率增高。

（2）身高和体重：孕妇身高<145cm，孕前体重<40kg 或>70kg。身材矮小者易并发骨盆狭窄；体型矮胖者易并发妊娠期高血压疾病、难产等。

（3）产科病史：如自然流产史、异位妊娠史、早产史、死胎或死产史、难产史（包括剖宫产史和中位产钳）、产后出血史、新生儿死亡史、新生儿溶血性黄疸史、新生儿畸形史、新生儿有先天性或遗传性疾病史、巨大儿等。

（4）不良嗜好：如孕妇有吸烟、饮酒、吸毒等不良生活习惯。

2. 家庭及社会因素

（1）家庭因素：孕妇及其丈夫职业稳定性差、家庭收入低下、居住条件差等均可影响孕妇的妊娠和分娩。

（2）社会因素：居住或工作的周围环境中某些物理或化学因素可影响受孕的质量，不利于优生。如高温环境可使男性精子减少、活力降低，畸形增加；放射性照射可引起染色体畸变或基因突变，导致胎儿畸形；致病微生物所致的宫内感染可导致出生缺陷等。

3. 疾病因素

（1）各种妊娠合并症：如心脏病、糖尿病、高血压、肝炎、肾病、甲状腺功能亢进等均可对孕妇健康和胎儿宫内发育造成不利影响。

（2）本次妊娠异常因素：如妊娠早期接触大量化学性毒物、放射线等；妊娠期并发前置胎盘、胎盘早剥、妊娠期高血压疾病、胎膜早破等。

问题 2.本案例中符合高危妊娠的范畴有哪些？

本案例中孕妇年龄 37 岁，大于 35 周岁，符合年龄的范畴；妊娠前体重 71kg，现体重 85kg，身高 157cm，符合孕前体重大于 70kg，体型矮胖的范畴；孕妇曾发生自然流产 1 次，有产科病史，属于个人因素的范畴；孕妇血压 165/110mmHg，双下肢水肿（+++），尿蛋白（+++），并出现头晕、视物模糊 3d，属于妊娠期高血压疾病的范畴；血红蛋白 85g/L，属于妊娠期中度贫血，有造成孕妇和胎儿安全的风险；孕妇小学文化程度，对高危妊娠的认识不足，存在重视不够的危险。

问题 3.高危妊娠主要的治疗原则是什么？

治疗原则：优生咨询及产前诊断；筛查妊娠并发症或合并症；评估胎儿生长发育和子宫内安危；监测胎盘、脐带和羊水。

1. 一般处理

（1）增加营养：严重贫血或营养不良往往会导致新生儿出生体重过轻。伴有胎盘功能减退及胎儿生长受限的孕妇应给予高蛋白、高能量饮食，并补充足够的维生素和铁、钙、碘等矿物质和微量元素。

（2）卧床休息：宜取左侧卧位，可避免增大的子宫对腹部椎前大血管的压迫，改善肾脏及子宫胎盘的血液循环，减少脐带受压。

2. 病因处理

（1）妊娠并发症：前置胎盘、胎盘早剥、妊娠期高血压疾病等妊娠期并发症易引起胎儿发育障碍或死胎，甚至危及母儿生命，应认真做好围生期保健，及时发现高危人群，预防并发症和不良妊娠结局的发生。

（2）妊娠合并心脏病：由于缺氧，可导致早产和胎儿生长受限。同时妊娠可加重孕妇的心脏负担，甚至发生心衰。应加强产前检查和孕期保健，预防心力衰竭，防止发生感染。

（3）妊娠合并肾病：主要危及孕妇，发生肾衰竭，胎儿可发生宫内生长受限。对于妊娠早期就有肾衰竭症状和体征的孕妇应终止妊娠。妊娠晚期者，若估计胎儿能够存活，应及时终止妊娠，以免发生胎死宫内。孕期应给予低蛋白饮食，积极控制血压，预防感染。

（4）妊娠合并糖尿病：由于胎儿血糖波动与酸中毒，可发生胎儿在临产前突然死亡，因此应和内分泌科共同监护，控制饮食，积极用药治疗，按医嘱正确使用胰岛素。

（5）遗传病：预防为主，早期发现，及时处理。

3. 产科处理

（1）提高胎儿对缺氧的耐受力：遵医嘱正确使用营养药物，如10%葡萄糖500ml加维生素C 2g缓慢静脉注射，每日1次，5～7d为一疗程，并注意观察用药效果。

（2）间断吸氧：对于胎盘功能减退的孕妇给予间断吸氧可以改善胎儿的血氧饱和度，每日3次，每次30分钟。

（3）预防早产：指导孕妇避免剧烈的运动和活动，必要时遵医嘱及时使用药物尽可能延长妊娠期。

（4）适时终止妊娠：可采用引产或剖宫产术的方式终止妊娠；对需终止妊娠而胎儿成熟度较差者，可在终止妊娠前用肾上腺皮质激素促进肺表面活性物质的形成和释放，促进胎儿肺成熟，预防新生儿呼吸窘迫综合征。

（5）严密监测胎心：分娩时严密观察胎心的变化，尽可能少用麻醉镇静药物，避免加重胎儿缺氧。

（6）缩短第二产程：阴道分娩的孕妇尽量缩短第二产程，有胎儿窘迫症状和体征的孕妇应及早结束分娩，并做好新生儿窒息的抢救准备。

（7）高危儿：应加强产时和产后的监护。

问题 4.门诊对该孕妇的评估重点有哪些？

1. 根据所给信息及病史重点评估患者的年龄、孕周、孕妇的身心状态、胎儿发育情况。

2. 健康史的采集

（1）健康史及相关因素：询问孕妇家族中有无明显的遗传病、多胎史等；了解孕妇的年龄、妊娠和分娩史、疾病史，以及有无吸烟、饮酒等不良生活习惯；此次妊娠经过情况，如妊娠早期是否接触过化学毒物或放射线；有无妊娠合并症或并发症的症状和体征及其治疗情况等。

（2）生理状况：全身评估包括患者的生命体征，以及身高、步态、体重、营养等；局部评估包括子宫底高度、腹围、胎心、胎动、胎位、胎盘功能、有无胎膜早破、羊水量及性状、心脏功能及心脏杂音等。

（3）心理-社会状况：重点评估孕妇有无不良情绪的产生、对高危妊娠的认识和态度、依从性，以及是否具备充足的社会支持，如家庭关系和经济状况等。

3. 体格检查及辅助检查内容

（1）该患者身体评估的重点包括全身检查、产科检查、电子胎心监护、胎儿生物物理监测的情况。

（2）尚需完善常规实验室检查，如B超、血常规、血糖等。

问题 5.目前孕妇存在的护理诊断有哪些，并分析护理问题的相关因素。

1. 有受伤（胎儿）的危险　与孕妇存在高危因素有关。

2. 有受伤（母亲）的危险　与妊娠期高血压疾病所致头晕、视物模糊有关。

3. 体液过多　与高血压疾病所致的水肿有关。

4. 焦虑　与担心自身和胎儿的安危有关。

问题 6.针对以上护理诊断，你认为应该采取哪些护理措施？

1. 有受伤（胎儿）的危险　与孕妇存在高危因素有关。

（1）保持室内通风良好，空气新鲜。

（2）卧床休息，取左侧卧位，间断吸氧，以改善子宫胎盘的血液循环，改善氧气供应。

（3）对于胎盘功能减退、胎儿生长受限的孕妇应给予高蛋白、高能量饮食，同时补充维生素、铁、钙及多种氨基酸。对妊娠合并糖尿病者应控制饮食。

（4）观察孕妇的生命体征和自觉症状，注意有无心悸、呼吸困难、腹痛、阴道流血、流液等。

（5）监测胎心、胎动和宫缩情况，正确记录处理经过。

（6）分娩时严密观察羊水的色、量和性状，做好母儿监护。

2. 有受伤（母亲）的危险 与妊娠期高血压疾病所致头晕、视物模糊有关。

（1）一般护理，包括：①测血压每 4h 1 次，随时询问孕妇的自觉症状；②注意胎动、胎心及子宫肌张力；③定时检查眼底；④重度妊娠高血压综合征应适当限盐（每天少于 3g），每天记液体出入量，必要时测 24h 蛋白定量、查肝肾功能、二氧化碳结合力等；⑤注意有无胎盘早剥等并发症，准备急救物品和药物。

（2）遵医嘱使用硫酸镁，并观察用药后效果、有无发生中毒反应。硫酸镁使用注意事项：①膝腱反射必须存在；②呼吸不少于 16 次/分；③尿量每 24h 不少于 400ml 或每小时不少于 17ml；④备 10%葡萄糖酸钙注射液，以便及时给予解毒。10%葡萄糖酸钙在静脉推注时宜 3min 以上推完，必要时可每小时重复 1 次，直至呼吸、排尿和神经抑制恢复正常，但 24h 内不超过 8 次。

（3）密切观察病情变化，及时进行实验室及特殊检查，及早发现并发症。

3. 体液过多 与妊娠期高血压疾病所致的水肿有关。

（1）嘱孕妇左侧卧位，以解除右旋增大的子宫对下腔静脉的压迫。

（2）下肢稍垫高，避免长时间站或坐，以免加重水肿的发生。

（3）若长时间站立，则两侧下肢应轮流休息，收缩下肢肌肉，以利血液回流。

（4）适当限制盐的摄入，但不必限制水分。

（5）指导孕妇穿弹力裤或弹力袜。

4. 焦虑 与担心自身和胎儿的安危有关。

（1）鼓励孕妇诉说内心的感受。

（2）采取必要的措施减轻和转移孕妇的焦虑和不安。

（3）积极鼓励和指导家人的参与和支持，嘱家属多陪伴，减少紧张、焦虑情绪。

（4）提供环境舒适的休息环境，避免不良的刺激。

三、对患者进行评估，口述可以为患者进行的护理操作

（一）评估内容

1. 健康史

（1）家族史和既往史，家族中有无明显的遗传病、多胎史等。

（2）了解孕妇的年龄、妊娠和分娩史、疾病史，有无吸烟、饮酒等不良生活习惯。

（3）此次妊娠经过情况，妊娠早期是否用过对胎儿生长发育有不利影响的药物、有无接触过化学毒物或放射线、是否有过病毒感染等。

（4）有无妊娠合并症或并发症的症状和体征及其治疗情况等。

2. 身体评估

（1）全身：评估患者的生命体征，以及身高、步态、体重、营养。

（2）局部：子宫底高度、腹围、胎心、胎动、胎位、胎盘功能、有无胎膜早破、羊水量及性状、心脏功能及心脏杂音等。

3. 心理-社会状况 重点评估孕妇有无不良情绪的产生、对高危妊娠的认识、态度和依从性，以及是否具备充足的社会支持，如家庭关系和经济状况等。

（二）可能的护理操作

胎心监护、吸氧、四步触诊、胎动监测指导、生命体征监测、静脉输液、静脉采血。

第四节　妊娠合并心脏病妇女的护理

【学习目标】

认知目标：能解释妊娠与心脏病的相互影响，以及疾病对母儿的影响；能陈述妊娠合并心脏病患者发生心力衰竭的早期表现；能列举妊娠合并心脏病患者妊娠期、分娩期及产褥期心力衰竭的预防和处理原则；能对妊娠合并心脏病患者进行正确的护理评估并提出护理诊断；能应用所学的知识为妊娠合并心脏病患者制订护理计划。

技能目标：能识别妊娠与心脏病间的相互影响以及疾病对母儿的影响；能运用护理程序对妊娠合并心脏病妇女制订护理计划，落实护理措施，确保母婴安全。

情感目标：能尊重孕妇，注重保护隐私，注意到孕妇的不良情绪；能具有较强的责任心和同理心，能安抚妊娠合并心脏病妇女的情绪并给予心理护理和人文关怀。

一、病例导入

姓名：张某　性别：女　年龄：24 岁　婚姻：已婚

籍贯：湖北　职业：无　身高：162cm　体重：65kg

【现病史】 患者发现心脏病 10 年，孕 39^{+2} 周，下腹痛 4h，心悸、气促 3d，不能平卧 1d，于 2022-10-09 入院。患者 LMP 为 2022-01-07，平时月经规律，末次月经可靠，EDC 为 2022-10-14。停经 1 月余出现早孕反应，早孕时否认腹痛、阴道流血及毒物接触史。孕 5 月余自觉胎动，孕期定期在外院行产前检查数次，未见明显异常，孕晚期出现双下肢水肿，无头晕、视物模糊、心悸等不适。患者于今天凌晨 6 时左右至今出现下腹阵痛 2 次，遂到我院就诊，行阴道检查示子宫口未开，胎心监护评 9 分。以“孕 39^{+2} 周先兆临产，妊娠合并心脏病”收入院。

【既往史】 平时健康状况一般，自诉 14 岁时发现先天性心脏病，未行处理。否认高血压、糖尿病、肝炎病史，否认外伤史及药物过敏史，预防接种史不详。

月经史：14 岁初潮，月经持续 5d，月经周期 30d，LMP 为 2022-01-07，平时月经规律，月经量中等，无痛经。

婚育史：22 岁结婚，$G_1P_0A_0$，丈夫体健。

个人史及家族史：否认特殊。

【体格检查】 体温 36.8℃，脉搏 115 次/分，呼吸 25 次/分，血压 121/76mmHg。神志清楚，精神紧张，发育正常，营养良好。皮肤、黏膜无明显苍白和黄染，浅表淋巴结未触及肿大；头颅无畸形，五官端正，双眼高度近视伴弱视。颈软、无抵抗，甲状腺不肿大；胸廓对称，呼吸急促；双侧乳房发育正常；双肺听诊有湿啰音。心脏听诊：主动脉瓣区可闻及舒张期叹气样递减杂音，坐位前倾时听诊较清晰；心尖区可闻及隆隆样杂音。晚孕腹型，无压痛及反跳痛；肠鸣音正常。脊柱呈生理性弯曲，四肢活动自如，水肿（+++）。

产科检查：宫高 34cm，腹围 105cm，无宫缩，子宫体无压痛，胎方位 LOA；胎心率 145 次/分。骨盆外测量：IS 23cm，IC 26cm，EC 20cm，TO 9.5cm，耻骨弓＞90°。

肛诊：子宫口未开，S=−2，胎膜完整。

【辅助检查】 2022-10-09 日医院彩超示左心室扩大，主动脉发育异常并中度关闭不全，二尖瓣、三尖瓣少量反流（实验室检查缺乏）；胎儿 B 超示晚孕，单活胎，头位（BPD 10.3cm，FL 7.9cm），羊水量在正常范围，右前壁胎盘、成熟度为Ⅲ+级。

治疗经过：患者于 2022-10-11 在积极控制心衰的同时在硬膜外麻醉方式下行剖宫产术，于

2022-10-11 09：23 剖宫产一活男婴，1 分钟 Apgar 评分 9 分。患者手术后转入 ICU 进一步治疗，2 周后康复出院。

二、以问题为中心的学习

问题 1.什么是妊娠合并心脏病？

妊娠合并心脏病是围生期妇女患有的严重妊娠合并症，包括既往也有心脏病病史的妇女妊娠和妊娠后发现或发生的心脏病，是孕产妇死亡的重要原因之一。妊娠期、分娩期及产褥期妇女的心脏及血流动力学的改变，可加重心脏患者的心脏负担而诱发心力衰竭。我国妊娠合并心脏病的发病率约为 1%，孕产妇死因顺位高居第二，位居非产科死因的首位。

问题 2.妊娠和分娩对心脏病有什么样的影响？

1. 妊娠期　妊娠期妇女循环血量于妊娠第 6 周开始逐渐增加，32～34 周达高峰，较妊娠前增加 30%～45%。循环血量的增加可引起心排血量平均增加 30%～50%，并导致心率平均每分钟约增加 10 次，心脏负担加重。妊娠晚期，子宫明显增大而使膈肌升高，使心脏向上、向左前发生移位，导致出入心脏的大血管发生扭曲，进一步加重了心脏的负担，易使患心脏病的孕妇出现明显症状，甚至诱发心力衰竭而危及生命。

2. 分娩期　分娩期是心脏负担最重的时期，孕妇血流动力学变化最为显著，机体能量及氧气的消耗明显增加。第一产程：每次宫缩时有 250～500ml 血液被挤入体循环，回心血流量增多使心排血量增加，同时有血压增高、脉压增大及中心静脉压升高，加重了心脏负担。第二产程：除子宫收缩外，腹肌和骨骼肌的收缩使外周循环阻力增加，且分娩时产妇屏气使肺循环压力增加；腹腔压力增高，内脏血液向心脏回流增加，此时心脏前、后负荷显著加重，因此，第二产程是心脏负担最重的时期。第三产程：胎儿娩出后，腹腔内压力骤减，大量血液涌向内脏，回心血量减少；继之胎盘娩出，胎盘循环中止，使回心血量骤增，造成急剧血流动力学改变，使得妊娠合并心脏病的孕妇极易诱发心力衰竭和心律失常。

3. 产褥期　产后 72h 内，由于子宫的收缩使大量血液进入体循环，且产妇体内组织间潴留的液体也开始回流至体循环，导致回心血量暂时增加；而妊娠期出现的一系列心血管系统的变化尚不能立即恢复至非孕状态，加之产妇伤口和宫缩疼痛、分娩疲劳、新生儿哺乳等负担，仍须警惕心力衰竭的发生。

问题 3.心脏病对妊娠、分娩、胎儿有什么样的影响？

心脏病不影响患者受孕。心脏病变较轻、心功能Ⅰ～Ⅱ级、无心力衰竭病史，且无其他并发症者，在密切监护下可以妊娠，大部分能够顺利度过妊娠期。但有下列情况之一者一般不宜妊娠：心脏病变重、心功能Ⅲ级以上、有心力衰竭病史、肺动脉高压、严重心律失常、发绀型先心病、心脏病并发细菌性心内膜炎等，因患者在孕期极易诱发心力衰竭，故不宜妊娠。若已妊娠应在早期终止。

心脏病孕妇心功能良好者，母儿相对安全，且多以剖宫产术终止妊娠。不宜妊娠的心脏病患者一旦妊娠或妊娠后心功能状态不良者，可导致流产、早产、死胎、胎儿生长受限、胎儿窘迫及新生儿窒息等，围生儿死亡率增高。部分治疗心脏病的药物对胎儿存在潜在毒性反应，如地高辛可通过胎盘屏障到达胎儿体内，对胎儿产生影响。先天性心脏病患者的后代发生先天性心脏病的风险增加，因此，需在孕期筛查胎儿心脏病情况，妊娠 28 周后进行胎儿脐血流、羊水量和胎儿电子监护等。

问题 4.患者目前符合妊娠合并心脏病诊断的表现有哪些？该患者是否发生了早期心衰？如何识别早期心衰？心力衰竭的诊断需综合患者的病史、症状、体征及辅助检查的结果。

在本病例中，患者既往有心脏病史，现妊娠 39^{+2} 周，即符合妊娠合并心脏病的诊断。患者入院时已出现气促 3d，不能平卧 1d，入院后体格检查脉搏 115 次/分，呼吸 25 次/分；呼吸急促，双肺听诊有湿啰音。心脏听诊：主动脉瓣区可闻及舒张期叹气样递减杂音，坐位前倾时听诊较清晰；

心尖区可闻及隆隆样杂音。心脏彩超示：左心室扩大，主动脉发育异常并中度关闭不全，二尖瓣、三尖瓣少量反流。由上可诊断该孕妇已经发生了早期心衰。

识别早期心衰的征象：①轻微活动后即有胸闷、心悸、气短；②休息时心率每分钟超过 110 次，呼吸每分钟大于 20 次；③夜间常因胸闷而需坐起呼吸，或需到窗口呼吸新鲜空气；④肺底部出现少量持续性湿啰音，咳嗽后不消失。患者出现上述征象时应考虑为早期心衰，需及时处理。

问题 5.入科后护士对该患者的评估重点有哪些？

1. 护士在孕妇就诊时应全面了解患者的产科病史和既往史，包括有无不良孕产史；心脏病诊治史，如心脏瓣膜置换术、矫治术等手术时间、手术方式；与心脏病有关的疾病史、相关检查、心功能状态及诊疗经过、有无心衰病史等。

2. 健康史的采集

（1）患者的日常生活状况，尤其是妊娠后的变化进行重点评估。具体应了解孕妇及其家人对妊娠的适应状况及遵医行为，如日常活动及自理能力、睡眠与休息、营养与排泄、药物的使用等，动态观察心功能状态及妊娠经过。

（2）既往史。病例入院时介绍了患者 10 年前诊断为心脏病，但未确认心脏病的类型、感染史等可诱发心衰的其他因素。

3. 身心状况

（1）判定心功能状态：通过评估心功能状态，确定孕产妇的心功能。美国纽约心脏病协会（NYHA）将心功能分为 4 级。Ⅰ级：一般体力活动不受限制（无症状）；Ⅱ级：一般体力活动稍受限制，活动后心悸、轻度气短，休息时无症状；Ⅲ级：一般体力活动明显受限制，轻微日常工作即感到不适、心悸、呼吸困难，休息时无不适，或既往有心力衰竭病史者；Ⅳ级：一般体力活动严重受限制，不能进行任何体力活动，休息时即有心悸、呼吸困难等心力衰竭表现。本病例中患者在休息状态下即感到心悸、气促 3d，不能平卧 1d，体格检查出现呼吸急促，双肺听诊有湿啰音等早期心衰的表现，因此该患者心功能状态是Ⅳ级。

（2）评估与心脏病有关的症状和体征：重点评估孕产妇的呼吸、心率及有无发绀、心脏增大、水肿，以及有无活动受限等。评估有无诱发心力衰竭的因素，如感染、贫血等。除此之外还应评估胎儿宫内发育情况，计胎心、胎动次数，动态评估孕妇宫高、腹围、体重的增长与停经月份是否相符。

（3）心理-社会状况：随着妊娠的进展，心脏负担逐渐加重，要重点评估患者有无不良情绪的产生、对疾病的认识和态度、患者的依从性，以及是否具备充足的社会支持，如家庭关系和经济状况。

4. 体格检查及辅助检查内容

（1）该患者身体评估的重点：应包括一般状态（生命体征、意识与精神状况、体位）及心、肺部检查（双肺部有无湿啰音和哮鸣音；心脏有无扩大、心尖冲动的位置和范围、心率是否加快、有无心尖部舒张期奔马律、有无震颤及病理性杂音等），以及胎儿电子监护等。

（2）尚需完善常规实验室检查，如血常规、尿常规、肝肾功能、血糖、血脂、电解质水平，可以判断心衰的严重程度和预后。

问题 6.目前患者存在的护理诊断有哪些？并分析护理问题的相关因素（生理、病理、精神、心理、环境等）。

1. 心排血量减少　与心力衰竭、心功能下降、产后腹压下降回心血量减少有关。

2. 气体交换障碍　与心衰、肺循环淤血有关。

3. 活动无耐力　与心排血量下降、心脏负荷增加、强制性活动受限及虚弱有关。

4. 体液过多　与妊娠子宫压迫下腔静脉、水钠潴留、右心衰竭致体循环淤血有关。

5. 潜在并发症　感染，与机体抵抗力低下有关。

6. 焦虑与恐惧　与担心自己的生命安全、母婴分离、对治疗及预后缺乏信心、疾病的影响及对死亡的恐惧有关。

问题 7.针对以上护理诊断，你认为该患者目前应该采取哪些护理措施？

1. 心排血量减少 与心力衰竭、心功能下降、产后腹压下降回心血量减少有关。

（1）产后 72h 严密监测产妇的生命体征，以及有无心悸、胸闷、气急等症状，一旦出现异常，及时通知医师并协助处理。

（2）遵医嘱给予强心、利尿、扩管、镇静、解除支气管痉挛等恢复心功能的药物，并严密观察其不良反应。

（3）严格控制输液速度和输入总量，以免进一步加重心脏负担。

（4）腹部继续放置沙袋，持续至产后 24h，以防腹压骤降回心血量减少。

（5）产后继续遵医嘱肌内注射或静脉滴注缩宫素，按摩子宫，严密观察子宫收缩及阴道流血情况，提醒产妇及时排空膀胱，以免发生产后出血。若发生产后出血，应输血、输液，并严格控制输液速度，防止加重心衰。

2. 气体交换障碍 与心衰、肺循环淤血有关。

（1）协助产妇取有利于呼吸的卧位，如半坐卧位或端坐卧位。

（2）给予鼻导管吸氧，根据动脉血气分析结果进行氧流量调整，以增加肺泡内压，加强气体交换，对抗组织液向肺泡内渗透。

（3）为患者提供安静、舒适的环境，保持病房空气新鲜，定时通风换气。

3. 活动无耐力 与心排血量下降、心脏负荷增加、强制性活动受限及虚弱有关。

（1）休息、活动指导：产后 24h 内绝对卧床休息。产后 3d 内，心脏负荷依然很重，容易发生心力衰竭，应继续卧床休息。卧床休息期间护士应协助产妇的日常生活，治疗、护理操作尽量集中进行，以保证产妇充足的休息。待心脏功能允许的情况下，鼓励产妇早期下床适度活动，以减少血栓的形成。制订循序渐进式的自我照顾计划，逐渐恢复自理能力。

（2）喂养指导：产妇心功能Ⅳ级，为避免过劳，应保证充足的睡眠和休息，不宜母乳喂养，应及时回乳，指导家属人工喂养的方法。

4. 体液过多 与妊娠子宫压迫下腔静脉、水钠潴留、右心衰竭致体循环淤血有关。

（1）评估产妇水肿情况，每天测量体重，准确记录液体出入量。

（2）限制钠盐摄入，提倡低盐、清淡、易消化的饮食方式。

（3）控制输液总量和输液速度，防止加重心衰。

（4）遵医嘱给予利尿药，注意利尿药的副作用，如低钠、低钾等。另外，利尿药应尽可能在白天给药，防止因频繁排尿而影响患者夜间睡眠。

（5）水肿患者的皮肤、黏膜抵抗力减弱，弹性差，易感染和受损伤，应做好水肿部位皮肤的清洁护理，定时协助患者更换姿势或进行局部按摩，避免发生感染和压疮。

5. 潜在并发症 感染，与机体抵抗力低下有关。

（1）勤更换会阴垫，每日 2 次会阴擦洗，保持外阴清洁，防止产褥感染。

（2）术后遵医嘱预防性使用抗生素，保证抗生素及时、准确使用，以防止感染诱发心力衰竭。

（3）注意保暖，预防上呼吸道感染；做好口腔护理及皮肤的清洁。

（4）保持床单元清洁、干燥，潮湿及有污渍时应及时更换。

（5）加强饮食护理，改善营养状况，增强机体抵抗力。

6. 焦虑与恐惧 与担心自己的生命安全，母婴分离、对治疗及预后缺乏信心、疾病的影响及对死亡的恐惧有关。

（1）加强心理支持，提供专人守护，安慰和鼓励产妇，消除紧张和恐惧心理，必要时遵医嘱给予镇静药。

（2）以视频、图片等形式向产妇展示新生儿的情况，以增加母子互动，增强产妇战胜疾病的信心。

（3）设法减少、清除促进焦虑的因素：①尽快地使患者熟悉环境并介绍监护系统等医疗设备；②抢救危重患者时用屏风遮挡，减少不良刺激；③介绍治疗成功的病例，增强患者战胜疾病的信心；④护理工作中应从容、镇定，避免紧张、忙乱。

（4）及时解除患者的痛苦，以增强其安全感和舒适感。

（5）进行健康指导和教育，评估产妇身心状况及家庭功能，与其家人一起共同制订康复计划，渐进式恢复其自理能力。

三、对患者进行评估，口述可以为患者进行的护理操作

（一）评估内容

1. 健康史

（1）了解患者的产科病史和既往心脏病史：尽量详细询问。

（2）目前病情与一般情况：重点评估患者妊娠经过及心功能状态的变化。

2. 身体评估

（1）一般状态：生命体征、意识与精神状况、体位。

（2）判定心功能状态：对心功能进行分级。

（3）与心脏病有关的症状和体征：两肺有无湿啰音；心脏是否扩大，心率是否加快；有无活动受限、发绀、肝大、水肿等。

（4）与妊娠分娩有关的症状和体征：子宫收缩及阴道流血情况，以及有无宫缩痛等。

3. 心理-社会状况　患者的心理状态、对疾病的认知、家庭状况、经济条件、社会支持系统。

（二）可能的护理操作

吸氧、心电监护、静脉输液、动/静脉血标本采集、会阴擦洗、按摩子宫。

第五节　妊娠期高血压疾病妇女的护理

【学习目标】

认知目标：妊娠期高血压疾病的定义、分类、临床表现和护理；妊娠期高血压疾病的治疗；妊娠期高血压疾病的病因、病理生理变化。

技能目标：妊娠期高血压疾病的护理评估、护理措施，以及用药护理（硫酸镁的用药护理）、健康指导。

情感目标：注意到患者的不良情绪；积极参与患者的护理计划；护理患者过程中注意保护患者隐私。

一、病例导入

姓名：郑某　性别：女　年龄：24岁

主诉：停经35^{+4}周，头晕、头痛1d，抽搐1次。

【现病史】　患者LMP为2020-05-01，末次月经可靠，平素月经规律，月经周期约为37d，月经期4～7d，推测EDC为2021-02-08。停经1月余测尿hCG阳性，明确妊娠，无恶心、呕吐等早孕反应，孕5月余外院查血“α地中海贫血轻型”，余产检无异常。昨日夜间患者无明显诱因出现头晕、头痛，伴恶心、呕吐2次，呕吐物为胃内容物，伴视物模糊，无心悸、胸闷、呼吸困难，无腹痛及阴道流血，于外院就诊，监测血压、胎心正常，建议观察。患者回家卧床休息后仍有头晕、头痛，伴间断恶心、呕吐，无腹痛，5h前突发抽搐、意识丧失、口吐白沫，抽搐持续1～2min后自行停止，后一直有意识模糊，遂急诊到外院就诊，监测血压，最高血压达168/111mmHg，复测

血压 154/95mmHg，外院给予地西泮镇静、硫酸镁解痉、地塞米松促进胎肺成熟等对症支持治疗。并同时由救护车转入我院进一步治疗。入院时患者意识清楚，伴右下腹隐痛不适，腹痛呈阵发性，伴视物模糊、头痛、头晕，伴胸闷，无呼吸困难，无阴道出血及阴道流液，遂以“子痫、孕 1 产 0 孕 35^{+4} 周头位”急诊收入院。

【既往史】 发现地中海贫血 2 月余，否认高血压、心脏病、糖尿病、肝病、结核等慢性病史，否认手术、输血、外伤史，否认食物、药物过敏史。

月经史：13 岁初潮，月经持续 4～7d，月经周期 37d，LMP 为 2020-05-01。

婚育史：孕 1 产 0。

个人史及家族史：否认特殊。

【体格检查】 体温 37.0℃，脉搏 109 次/分，呼吸 20 次/分，血压 151/109mmHg；神志清楚，平车推入，查体尚合作，全身皮肤、巩膜无黄染，浅表淋巴结未触及肿大，双侧瞳孔等大等圆；咽部无充血，双扁桃体不大；颈软，气管居中，双甲状腺未触及肿大；胸廓对称，双乳对称，饱满；双肺呼音粗，未闻及啰音；心界不大，心率 109 次/分，心律齐，心音有力，未闻及杂音；腹部隆起，右下腹压痛（+），无反跳痛，肝、脾肋下未触及，腹水征（–），肛门及会阴未见明显异常，脊柱无畸形，双下肢无水肿，四肢肌张力可，病理征阴性。

专科检查：宫高 36cm，腹围 98cm，估计胎儿体重 2300g，胎心率 144 次/分，腹部触诊张力偏高，可触及规律宫缩，20～30s/（3～5）min，阴道检查子宫口未开，子宫颈管消退 60%，先露–2，胎膜存。

初步诊断：①孕 1 产 0 孕 35^{+4} 周；②先兆早产；③地中海贫血；④子痫。

二、以问题为中心的学习

问题 1.什么是妊娠期高血压疾病？它的高危因素有哪些？

妊娠期特有的疾病包括五类：妊娠期高血压、子痫前期、子痫、慢性高血压并发子痫前期及妊娠合并慢性高血压，三大症状是高血压、蛋白尿、水肿，可伴有全身多器官功能损害或衰竭，重者可出现抽搐、昏迷，严重危害母婴健康，是孕产妇和围生儿死亡的主要原因。高危因素有年轻或高龄初产、子宫张力过高、家族高血压史、内科合并症、营养不良、肥胖等。

问题 2.妊娠期高血压疾病的病因及病理变化有哪些？

病因：①免疫学说；②异常滋养细胞侵入子宫肌层；③血管内皮细胞受损；④营养缺乏。

病理变化：全身小动脉痉挛和血管内皮受损，导致全身各脏器各系统灌注减少，对母儿造成危害，甚至导致母儿死亡。

问题 3.妊娠期高血压疾病的分类？

妊娠期高血压疾病分类见表 12-1。

表 12-1　妊娠期高血压疾病分类及临床表现与诊断

疾病的分类	临床表现与诊断
妊娠期高血压	妊娠 20 周后出现高血压，收缩压≥140mmHg 和/或舒张压≥90mmHg，于产后 12 周内恢复正常，尿蛋白（–），方可确诊
子痫前期（pre-eclampsia）	血压≥140/90mmHg，妊娠 20 周以后出现；伴有下面任一项：①尿蛋白≥300mg/24h 或（+）；②无蛋白尿但伴有任何一项脏器或系统受损（可伴有上腹不适，头痛等症状）
重度子痫前期	血压≥160/110mmHg；尿蛋白≥2.0g/24h 或（++）以上；肾脏功能受损，少尿，血肌酐＞106μmol/L；血小板＜100×10^9/L；LDH（乳酸脱氢酶）升高；ALT（丙氨酸转氨酶）或 AST（天冬氨酸转氨酶）升高；持续头痛或其他脑或视觉障碍；持续性上腹不适

续表

疾病的分类	临床表现与诊断
子痫	在子痫前期孕妇抽搐，而不能用其他原因解释
慢性高血压并发子痫前期	慢性高血压孕妇妊娠20周以前无蛋白尿，而20周出现蛋白尿≥300mg/24h；高血压孕妇妊娠20周以后尿蛋白突然增加或血压增高
妊娠合并慢性高血压	妊娠20周后首次诊断高血压并持续到产后12周以后；既往存在高血压或妊娠20周前收缩压≥140mmHg或舒张压≥90mmHg，妊娠期无明显加重

问题 4.护士对该患者的评估重点有哪些？

1. 健康史 询问有无高血压病史、妊娠后血压的变化；是否存在妊娠期高血压疾病的易患因素。

2. 身体状况 血压的监测：高血压，至少出现两次以上血压升高（≥140/90mmHg），间隔≥6h，才能确诊。评估水肿的程度。

3. 辅助检查 血常规、尿常规、DIC、肝肾功、电解质、术前9项、24小时尿蛋白、血型、心电图等，以及CT（头颅、肺部、上腹部）、产科彩超。

4. 心理-社会评估。

问题 5.目前患者存在的护理诊断有哪些？

1. 组织灌注量改变 与妊娠期高血压疾病全身小动脉痉挛有关。

2. 体液过多、水肿 与各种因素引起的水钠潴留有关。

3. 有母儿受伤的危险 与硫酸镁治疗或子痫发作抽搐有关。

4. 焦虑、知识缺乏 与缺乏妊娠期高血压疾病的相关知识，担心妊娠期高血压疾病对母儿的影响有关。

5. 潜在并发症 胎盘早剥、凝血功能障碍、脑出血、急性肾衰竭。

问题 6.针对以上护理诊断，应该采取哪些护理措施？

1. 组织灌注量改变 与妊娠期高血压疾病全身小动脉痉挛有关。严密监护病情，密切观察患者生命体征及意识等变化。

2. 体液过多、水肿 与各种因素引起的水钠潴留有关。遵医嘱严格记录患者每日尿量，必要时记录24h液体出入量。

3. 有母儿受伤的危险 与硫酸镁治疗或子痫发作抽搐有关。

（1）控制抽搐：执行医嘱，使用硫酸镁及镇静药。

（2）防止受伤：使用床栏，压舌板，舌钳:侧头、吸氧、禁食。

（3）减少刺激：环境安静、操作集中，避免声光刺激。

4. 焦虑、知识缺乏 与缺乏妊娠期高血压疾病的相关知识，担心妊娠期高血压疾病对母儿的影响有关。

（1）加强健康宣教，使患者及家属了解疾病相关知识。

（2）告知患者使用硫酸镁的药物副作用，进行药物治疗的相关指导。

5. 潜在并发症 胎盘早剥、凝血功能障碍、脑出血、急性肾衰竭。

（1）密切监测母儿状况，及时发现产兆，及早发现脑出血，急性肾衰竭，胎盘早剥等并发症。

（2）做好终止妊娠的准备。

（3）做好产时及产后护理，防止发生产后子痫。

问题 7.使用硫酸镁的注意事项有哪些？

血清镁离子有效浓度为1.8～3.0mmol/L，超过3.5mmol/L可能出现中毒症状。所以在使用硫酸镁时应观察：①膝反射存在；②呼吸≥16 次/分；③尿量≥17ml/h 或≥400ml/24h；④备 10%葡萄糖酸钙 10ml，镁离子中毒时停用硫酸镁并缓慢静脉注射（5～10min）。

三、对患者进行评估，口述可以为患者进行的护理操作

（一）评估内容

1. 健康史　询问有无高血压病史、妊娠后血压的变化；是否存在妊娠期高血压疾病的高危因素。

2. 身体评估　血压的监测：高血压，至少出现两次以上血压升高（≥140/90mmHg），间隔≥6h，才能确诊。评估水肿的程度。

3. 辅助检查　血常规、尿常规、DIC，肝肾功、电解质、术前 9 项、24h 尿蛋白、血型、心电图等，以及 CT（头颅、肺部、上腹部）、产科彩超。

4. 心理-社会状况　患者的心理状态、对疾病的认知、家庭状况、经济条件、社会支持系统。

（二）可能的护理操作

吸氧、吸痰、心电监护、静脉输液、引流管护理、动/静脉血标本采集、胎心监护、母乳喂养指导。

第六节　异常分娩妇女的护理

【学习目标】

认知目标：能陈述产力异常的分类；列举产力异常的临床表现；列举产力异常的病因；讨论产力异常对母儿的影响，确定护理诊断；应用所学知识为产力异常分娩妇女实施护理措施。

技能目标：学生能模拟观察产程，发现产力异常表现；学生能叙述缩宫素的调节方法；能够对协调性子宫收缩乏力采取正确的护理措施。

情感目标：学生能体会产力异常产妇的心理变化；能通过护理观察做好对产妇的人文关怀。

一、病 例 导 入

姓名：卢某　性别：女　年龄：29 岁　婚姻：已婚

籍贯：湖北　职业：无　身高：162cm　体重：63kg

主诉：停经 38^{+4} 周，阴道少量流液 1 小时。

【现病史】　患者 LMP 为 2020-04-01，末次月经可靠，平素月经规律，月经周期 32d，月经期 4d，月经量中等，无痛经史，推算 EDC 为 2021-01-08，停经 1 月余自测尿 hCG 阳性，有轻微恶心、呕吐等早孕反应，孕 4 月余自觉胎动，腹部渐隆起；孕期定期产检，未见明显异常。入院前 1h 约凌晨 3 时无明显诱因出现阴道少量流液，色清亮，偶有下腹部坠胀不适，无阴道流血，自觉胎动如常。门诊以“孕 1 产 0 孕 38^{+4} 周头位待产”收入院。

【既往史】　无高血压、糖尿病、心脏病、肝炎、肾炎、结核等慢性病及传染病史，否认手术、外伤、输血史，否认药物、食物过敏史。

月经史：13 岁初潮，月经持续 4d，月经周期 32d，LMP 为 2020-04-01。

婚育史：孕 1 产 0。

【体格检查】　体温 36.5℃，脉搏 72 次/分，呼吸 19 次/分，血压 108/63mmHg，神志清楚，营养良好。

专科检查：宫高 31cm，腹围 95cm，估计胎儿体重 3000g；胎方位 LOA，胎心率 145 次/分；可触及不规律宫缩，阴道检查子宫口未开，子宫颈管消退 70%，先露-2，胎膜破，羊水清。

【辅助检查】　入院前 1d 门诊产科彩超提示：单活胎，头位，羊水量正常（羊水指数 98.6mm），

脐带绕颈 1 周。

病程记录：入院后 8：30 产妇出现宫缩，间隔 3～4min，持续 30s；阴道检查：宫口开大 1cm，子宫颈管消退 90%，质软，胎先露-2，胎膜破，羊水清；胎心监护提示 I 类监护，已临产，产妇因宫缩疼痛难以耐受，入产房行分娩镇痛，分娩镇痛后产妇疼痛评分为 0 分，嘱产妇休息。11：20 行阴道检查：宫口开大 2cm，子宫颈管消退 95%，质软，胎方位 ROP，胎先露-2；行宫缩应激试验（CST）检查，胎心监护提示 I 类监护，宫缩间隔 4～5min，持续 30s，宫缩时子宫腔压力为 30～40mmHg，给予左侧俯卧位。15：37 查宫口开大 3cm，胎方位 ROA，胎先露-1，胎心率 140 次/分，宫缩间隔 5～6min，持续 20～30s，触摸子宫底部宫缩时宫体隆起不明显，质软，出现宫缩乏力，给予 0.9%氯化钠 500ml+缩宫素 2.5U 静脉滴注加强宫缩。17：00 行阴道检查：子宫口开大 5cm，胎方位 ROA，胎先露平棘，胎心率 147 次/分，宫缩间隔 2min，持续 30～40s。19：00 查子宫口开全，胎先露+2。19：30 查胎先露+3，胎心率 121 次/分，于 20：02 平产一活男婴，体重 2980g，1 分钟 Apgar 评分为 9 分。

二、以问题为中心的学习

问题 1.什么是产力异常？产力异常分哪几类？导致宫缩乏力的病因有哪些？

在分娩过程中，子宫收缩的节律性、对称性及极性不正常或强度、频率有改变，称子宫收缩异常，简称产力异常。

子宫收缩力异常（产力异常）分为子宫收缩乏力和子宫收缩过强，子宫收缩乏力又分为协调性子宫收缩乏力和不协调性子宫收缩乏力，子宫收缩过强又分为协调性子宫收缩过强和不协调性子宫收缩过强。子宫收缩乏力可导致产程延长或停滞；子宫收缩过强可导致急产或严重并发症。

导致子宫收缩乏力的病因主要包括：①精神因素。产妇对分娩有恐惧心理，精神过度紧张导致大脑皮质功能紊乱，以及待产时间久、疲劳等均可导致子宫收缩乏力。②头盆不称或胎位异常。由于胎先露部下降受阻，不能紧贴子宫下段及子宫颈内口，不能有效刺激宫缩。③子宫局部因素。任何影响子宫肌纤维正常收缩能力的因素，如子宫壁过度膨胀，使肌纤维过度伸展；多次妊娠等，使肌纤维变性；子宫畸形、子宫肌瘤等均可导致子宫收缩乏力。④内分泌失调。临产后多种激素分泌不足，影响肌细胞收缩，导致子宫收缩乏力。⑤药物因素。镇静药使用不当，可直接抑制宫缩。

问题 2.该产妇目前属于产力异常的哪一类？符合此类产力异常的临床表现有哪些？

在本病例中，产妇子宫收缩的节律性、对称性、极性均正常，15：37 查子宫收缩力弱，持续时间短，间歇较长，宫缩高峰时，子宫没有明显隆起，触摸质软，故属于协调性子宫收缩乏力；因该产妇临产后宫缩正常，随产程进展，宫缩逐渐减弱，故又属于继发性子宫收缩乏力。

问题 3.护士对该产妇的评估重点是什么？

1. 评估健康史 需要了解产妇的体重、骨盆大小、胎儿大小，以及既往分娩史，前次分娩过程是否困难；评估产妇进食、排便、睡眠、疼痛、体力、精神状况；重点做好专科评估，掌握产妇宫口大小、胎先露下降情况，是否与产程进展相符。

2. 身体状况

（1）如发现产力异常，要根据临床表现进行判断，区别是协调性子宫收缩乏力还是不协调性子宫收缩乏力。

（2）根据子宫收缩乏力发生时间，又分为原发性和继发性，原发性子宫收缩乏力在产程开始就出现，胎先露下降及子宫口扩张缓慢，导致产程延长；继发性子宫收缩乏力是产妇临产后子宫收缩正常，产程进展至某一阶段后，宫缩转弱，产程进展缓慢，产程延长。

（3）协调性子宫收缩乏力，又称低张性子宫收缩乏力，子宫收缩有正常的节律性、对称性、极性，但收缩力弱，子宫腔内压力低，触摸子宫不硬、按压有凹陷，宫缩 10min 内小于 2 次，持续时间短，间歇较长。协调性子宫收缩乏力多属于继发性子宫收缩乏力。

3. 辅助检查

（1）阴道检查：消毒外阴，检查子宫颈软、硬、厚、薄程度，以及子宫口扩张程度、骨盆腔大小、胎头方位、胎先露下降程度。

（2）观察胎心及宫缩：定期听胎心，注意观察胎心监护图的变化。

（3）绘制产程曲线图：掌握产程进展情况。

4. 心理护理　产程进展受阻，导致产程延长，产妇烦躁、担心自身及胎儿的安危，甚至丧失信心，对分娩产生抗拒，需要安慰、鼓励产妇，鼓励家属参与支持与沟通。

问题 4.该产妇导致宫缩乏力的病因有哪些？对母儿的影响有哪些？

1. 该产妇导致宫缩乏力的病因

（1）精神因素：产妇对分娩紧张、恐惧等使大脑皮质功能紊乱，以及待产时间久、疲劳。

（2）产道、胎儿因素：由于胎位异常，胎先露部不能紧贴子宫下段及子宫颈内口，不能有效刺激宫缩。

2. 对母儿的影响

（1）对产程的影响：宫缩乏力使产程进展缓慢，甚至停滞。

（2）对产妇的影响：产程延长使产妇休息不足、精神与体力消耗；进食减少，可出现精神疲惫、乏力、排尿困难及肠胀气。严重者引起产妇脱水、低钾血症或酸中毒，最终影响子宫收缩，手术产率增加。第二产程延长可因产道受压过久，发生产后尿潴留；受压组织长期缺血，继发水肿、坏死，软产道受损，形成生殖道瘘。胎膜破裂易导致产后出血和产褥感染。

（3）对胎儿的影响：不协调性宫缩乏力时，子宫收缩间歇期子宫肌不能完全松弛，对子宫、胎盘的血液循环影响大，易发生胎儿窘迫；产程延长使胎头、脐带等受压。由于时间过久，手术助产机会增加，易导致新生儿窒息、产伤、颅内出血及吸入性肺炎等。

问题 5.该产妇存在的护理诊断有哪些？并分析护理问题的相关因素。

1. 宫缩乏力　与疲劳、休息不足、胎位异常有关。

2. 焦虑　与产程进展不顺利，产妇担心自身及胎儿安危有关。

3. 有感染的危险　与胎膜破裂、产程延长、多次阴道检查有关。

4. 疲乏、摄入不足　与产程延长，以及产妇进食少、睡眠少及体力消耗过多有关。

问题 6.针对以上护理诊断，需采取的护理措施有哪些？

1. 宫缩乏力　与疲劳、休息不足、胎位异常有关。

（1）第一产程护理

1）一般护理：护士应指导产妇注意休息，及时补充营养与水分。鼓励产妇进易消化饮食，对不能进食或入量不足者，可通过静脉补充。多数潜伏期宫缩乏力者经充分休息后，可自然转入活跃期。排尿困难者，先诱导排尿，无效时及时导尿，以排空膀胱促进胎先露下降、促进宫缩。破膜12h 以上应给予抗生素预防感染。

2）使用药物促进子宫收缩：破膜后宫缩仍不理想者，可用缩宫素静脉滴注加强宫缩，适用于协调性宫缩乏力、宫口扩张≥3m、胎心良好、胎位正常、头盆相称者。遵医嘱将缩宫素 2.5U 加于0.9%生理盐水 500ml 内，从 4～5 滴/分（即 1～2mU/分）开始，在确定无过敏后，剂量可逐渐增加，根据宫缩强弱进行调整，调整间隔为 15～30min，每次增加 4～5 滴/分为宜，最大给药剂量通常不超过 60 滴/分（20mU/分），维持宫缩时子宫腔内压力达 6.7～8.0kPa（50～60mmHg），宫缩间歇期 2～3min，持续 40～60s。对于不敏感者，可酌情增加缩宫素剂量。加强宫缩前需要评估宫缩的频率、持续时间及强度；同时进行阴道检查，了解子宫颈口扩张情况。临床上常用 Bishop 评分法了解子宫颈的成熟度，满分为 13 分，10 分均成功，7～9 分的成功率为 80%，4～6 分的成功率为 50%，

≤3 分多失败。

3）其他：如刺激乳头或按摩、针刺穴位。

经上述处理，试产 24h 产程仍无进展或出现胎儿窘迫征象时，应及时行剖宫产术。

（2）第二产程护理：若无头盆不称，于第二产程期间出现宫缩乏力时，也应加强宫缩，可使用缩宫素静脉滴注促进产程进展。若胎头双顶径已通过坐骨棘平面，等待产妇自然分娩，或行会阴后-侧切开术助产；若胎头仍未衔接或伴有窘迫征象，应立即进行剖宫产术前准备。

（3）第三产程护理：为预防产后出血，当胎儿娩出后，可考虑使用缩宫素 10～20U 静脉滴注，促使宫缩增强、胎盘剥离与娩出、子宫血窦尽早关闭。若产程长、破膜时间长，应给予抗生素预防感染。密切观察产妇子宫收缩、阴道出血及生命体征等各项指标。注意产后保暖、鼓励产妇进温热易消化食物，以利于预防产后 2h 宫缩乏力。

2. 焦虑　与产程进展不顺利，产妇担心自身及胎儿安危有关。

（1）心理护理：产妇的精神、心理状况直接影响子宫的收缩。须重视评估产妇的心理状况，多关心、体贴产妇，耐心、细致地向产妇解释疼痛的原因，及时给予解释和支持，可用语言和非语言性沟通技巧，如抚摸、握手、搂抱等身体语言以示关心；指导产妇在宫缩时做呼吸运动，放松全身，专注转移注意力；指导产妇侧卧位，辅助胎头下降，加强宫缩；鼓励产妇及家属表达担心和不适感，随时解答产妇及家属的问题，及时将产程的进展告知产妇及家属，使产妇心中有数，对分娩有信心。同时，鼓励家属为产妇提供心理支持，减少产妇对分娩的焦虑与恐惧。

（2）密切观察产妇与胎儿状况：在静脉滴注缩宫素过程中，有专人观察宫缩强度、听胎心及测量血压。若发现血压升高，应减慢滴注速度。若出现宫缩持续 1min 以上或胎心率明显减少，出现胎心变异，应立即停止静脉滴注。

3. 有感染的危险　与胎膜破裂、产程延长、多次阴道检查有关。

（1）产程长、破膜时间长，应给予抗生素预防感染。

（2）密切观察产妇生命体征、羊水性状等各项指标。

（3）定期行会阴擦洗，更换会阴护理垫，预防感染。

（4）定期听胎心，并记录，密切观察胎心变化。

（5）行阴道检查前严格消毒，根据产程进展适度行阴道检查。

4. 疲乏、摄入不足　与产程延长，以及产妇进食少、睡眠少及体力消耗多有关。

（1）产前进行有效的健康教育，进入产程后重视消除产妇不必要的思想顾虑和恐惧心理，使产妇认识到分娩是正常的生理过程，增强其对分娩的信心。

（2）帮助产妇选择合适的镇痛方法，鼓励家庭化陪伴分娩，缓解产妇的紧张情绪，预防精神紧张所致的宫缩异常。

（3）分娩过程中，密切监测产程进展，给予产程健康教育指导。

（4）指导产妇补充能量，预防因进食少、体力消耗多而引起的产力异常。

（5）关注产妇疼痛情况，采取合适的镇痛措施，指导产妇休息，注意营养与水分的补充。

三、对产妇进行评估，口述可以为产妇进行的护理操作

（一）评估内容

1. 健康史

（1）通过询问，掌握产妇的孕产史、既往史、阳性体征。

（2）查看产妇检查结果，评估胎儿情况。

（3）了解产妇的目前情况与一般情况，重点评估产妇子宫收缩力的变化。

2. 身体评估

（1）一般状况：生命体征、精神状态、饮食饮水情况、睡眠情况。

（2）专科情况：胎心情况、宫缩情况、阴道流液情况、宫口大小、胎方位、胎先露、骨盆情况、产程时长、缩宫素使用效果。

（3）其他：膀胱充盈度、输液及用药情况、疼痛程度、管道安全等情况。

（4）心理-社会情况：产妇对分娩的认知度、家庭支持情况、家庭经济条件等。

（二）可能的护理操作

胎心监护、会阴擦洗、会阴消毒、宫颈内口探查、导尿、吸氧、心电监护、静脉穿刺术、产程观察、缩宫素引产、导乐陪伴分娩、自由体位分娩。

第七节　产后出血患者的护理

【学习目标】

认知目标：能陈述产后出血的概念；能列举产后出血患者的常见病因；能解释产后出血患者的临床表现；讨论产后出血患者可能出现的护理诊断；应用所学的知识为产后出血患者实施护理措施。

技能目标：能尝试模仿为患者进行操作；能为患者选择最需要的护理操作。

情感目标：能注意到患者的不良情绪；能积极参与患者的护理计划；在团队抢救患者的过程中，能具备随机应变与团队协作的职业素质，树立救死扶伤的职业使命感和责任感；在护理患者过程中遵守伦理原则。

一、病例导入

姓名：李某　性别：女　　年龄：30岁　　婚姻：已婚

籍贯：湖北　职业：教师　身高：163cm　体重：67kg

【现病史】　患者LMP为2020-03-15，末次月经可靠，平素月经规律，月经周期34d，月经期7d，EDC为2020-12-22。停经1月余自测尿妊娠试验阳性，无明显恶心、呕吐等早孕反应；孕4月余自觉胎动，腹部渐隆起；孕期无有毒药物、食物、射线接触史。2d来自觉下腹坠胀，胎动如常，无阴道流血、流液，来我院就诊，门诊遂以“孕2产0孕40^{+3}周头位待产”收入院。病程中，患者精神、饮食、睡眠可，大小便正常，体重增加20kg。

【既往史】　否认高血压、糖尿病、心脏病、肝炎、肾炎、结核等慢性疾病及传染病史；否认外伤、输血史；否认药物、食物过敏史。

月经及生育史：15岁初潮，月经持续7d，月经周期34d，LMP为2020-03-15。

婚育史：孕2产0，稽留流产1次。

专科检查及治疗经过：宫高37cm，腹围100cm，估计胎儿体重3700g；胎方位LOA，胎心率145次/分；偶有弱宫缩。阴道检查：宫口未开，宫颈管消退60%，先露–2，胎膜存。入院后完善相关检查，于12月24日行阴道检查：宫口开大1cm，宫颈管消退70%，先露–2，胎膜存。给予500∶1缩宫素促进宫颈成熟治疗。12月25日查体已临产，行阴道试产，于12月25日22:19平产一活女婴，体重3990g，Apgar评分10-10-10，身长50cm，羊水清，胎盘、胎膜自然娩出完整，见阴道大量活动性出血，立即按摩子宫，检查子宫颈及软产道完整，无裂伤。宫颈口仍见大量活动性出血，血色暗红，立即给予持续心电监护、建立两条静脉通道，行宫腔探查术，掏出少量凝血块及少许蜕膜样组织，子宫软，轮廓不清，考虑子宫收缩乏力，继续给予按摩子宫。目前累计出血量约800ml，心电监护示心率106次/分，血压110/67mmHg，给予导尿引流尿液200ml，给予缩宫素10U静脉滴注、麦角新碱1ml肌内注射、益母草针2ml宫颈肌内注射促进子宫收缩。治疗后宫颈口仍见轻微活动性出血，此时患者自觉心悸、头晕、视物模糊，心率上升最高至116次/分，血压逐渐下降，最低至71/39mmHg，指示立即大量快速补液，急查血常规、DIC、肝肾功能、电解质，给予卡贝缩宫素 1ml 子宫颈注射后观察 2min 子宫收缩可，子宫颈口无活动性出血，观察数分钟后患者心悸、头晕、视物模糊症状缓解，心电监护示心率逐渐下降至 87 次/分，血压上升至 115/78mmHg，常规缝合子宫颈、阴道壁及会阴裂伤，累计出血量约 1200ml，继续给予缩宫素静脉滴注以促进子宫收缩，给予红细胞 4U，血浆 200ml 输血纠正贫血治疗，并给予头孢他啶、甲硝唑预防感染治疗。复查血细胞分析：Hb 99g/L↓，HCT 29%↓，WBC 12.27×10^9/L↑，术前九项均阴性。于 12 月 29 日，病情平稳，新生儿随母一起出院。

【辅助检查】 2020-12-17 肝肾功能未见异常，阴道微生态未见异常。入院查血型：血型：B 型，Rh（D）（+）；术前九项、血常规、尿常规未见明显异常。

二、以问题为中心的学习

问题 1.什么是产后出血？出现产后出血的病因有哪些？

产后出血（postpartum hemorrhage，PPH）是指胎儿娩出后 24h 内，阴道分娩者出血量≥500ml，或剖宫产分娩后出血量≥1000ml。严重产后出血指胎儿娩出后 24h 内出血量≥1000ml；难治性产后出血指经过宫缩剂、持续性子宫按摩或按压等保守措施无法止血，需要外科手术、介入治疗甚至切除子宫的严重产后出血。产后出血是分娩期的严重并发症，居我国目前孕产妇死亡原因的首位。

产后出血常见的原因：子宫收缩乏力、胎盘因素、产道损伤和凝血功能障碍是产后出血的主要原因，最常见的原因为子宫收缩乏力。引起产后出血的这些因素可共存，也可以相互影响。

问题 2.患者目前符合“产后出血”诊断的表现有哪些？

在本病例中，患者于阴道分娩，胎儿娩出后累计出血量约 1200ml 的客观依据，即可作出诊断。2020-12-25 查体已临产，行阴道试产，于 2020-12-25 22：19 平产一活女婴，体重 3990g，Apgar 评分 10-10-10，身长 50cm，羊水清，胎盘、胎膜自然娩出完整，见阴道大量活动性出血，立即按摩子宫，持续心电监护、建立两条静脉通道，行宫腔探查术，掏出少量凝血块及少许蜕膜样组织，考虑子宫收缩乏力，给予缩宫素 10U 静脉滴注、麦角新碱 1ml 肌内注射、益母草针 2ml 宫颈肌内注射、卡贝缩宫素 1ml 宫颈注射后观察 2min 子宫收缩可，子宫颈口无活动性出血，观察数分钟后患者心悸、头晕、视物模糊症状缓解，常规缝合子宫颈、阴道壁及会阴裂伤，累计出血量约 1200ml。

问题 3.治疗“产后出血”的方法有哪些？所使用子宫收缩药物有哪些？

1. 处理原则　找出导致出血的原因，针对原因迅速止血；补充血容量、纠正休克及防止感染。

（1）积极预防产后出血：①做好产前保健。严格落实三级转诊制度，孕前积极治疗基础疾病，产前积极治疗妊娠并发症和合并症，充分认识产后出血的高危因素并加以预防。对可能发生产后出血的孕妇，提前住院待产。②积极处理第三产程。常见有效措施包括预防性使用缩宫素；准确判断胎盘剥离指征，勿过早牵拉脐带或按摩、按压子宫；胎盘娩出后要及时检查有无胎盘、胎膜缺损，有无断裂血管，避免胎盘、胎膜残留。③加强产后监护。产后 2h 是发生产后出血的重点时段，有高危因素者应延长至产后 4h，应密切观察产妇子宫收缩和阴道出血情况，及时排空膀胱，必要时可给予留置尿管，对可能发生产后出血的高危产妇，保持静脉通道通畅，做好输血和急救的准备。

（2）产后出血的处理：针对出血原因，迅速止血；补充血容量、纠正休克及防止感染。①一般处理：在寻找产后出血原因的同时需要进行一般处理。包括向有经验的助产士、产科医师、麻醉医师及重症医学医师等求助；交叉配血，通知检验科和血库做好准备；建立双静脉通道，积极补充血容量；保持气道通畅，必要时给氧；监测生命体征和出血量，留置尿管，记录尿量；进行基础的实验室检查（血常规、凝血功能及肝肾功能等）并动态监测。②针对产后出血原因的处理：子宫收缩乏力引起的产后出血应加强宫缩，能迅速止血，导尿排空膀胱后可采取的止血措施包括按摩或按压子宫、使用子宫收缩药物、子宫腔填塞（包括子宫腔纱条填塞和子宫腔球囊填塞）压迫子宫腔局部止血或子宫动脉结扎、血管栓塞，必要时行子宫切除等。

（3）产后出血的输血治疗：应结合临床实际情况掌握好输血指征，做到输血及时、合理，血红蛋白＜60g/L 几乎均需要输血，血红蛋白＜70g/L 可考虑输血。若评估继续出血风险仍较大，可适当放宽输血指征。通常给予成分输血：①红细胞悬液；②凝血因子，包括新鲜冰冻血浆、冷沉淀、血小板和纤维蛋白原等。有条件的医院可使用自体血液过滤后回输。

2. 遵医嘱应用子宫收缩药物 缩宫素为预防和治疗产后出血的一线药物。①缩宫素：治疗产后出血的方法为 10U 缩宫素肌内或子宫肌层注射或子宫颈注射；10～20U 加于晶体溶液 500ml 中静脉滴注，常规 250ml/h，但 24h 内总量应控制在 60U 内；卡贝缩宫素为长效缩宫素九肽类似物，100μg 缓慢静脉推注或肌内注射，2min 起效，半衰期 1h。②麦角新碱：尽早加用马来酸麦角新碱 0.2mg 直接肌内注射或静脉推注，每 2～4h 可以重复给药。但禁用于妊娠期高血压疾病及其他心血管病变者。③前列腺素类药物：当缩宫素及麦角新碱无效或麦角禁用时加用，主要包括卡前列素氨丁三醇、米索前列醇和卡前列甲酯等，首选肌内注射。

问题 4.护士对该患者的评估重点有哪些？

1. 根据所给信息及现病史重点评估患者发病的病因、主要临床症状及体征；正确评估产后出血量。根据患者诊疗和护理经过，明确患者的病情进展及目前状况。

2. 健康史的采集，包括：①有无产程过长或难产，有无体力衰竭；②有无导致凝血功能障碍的产科并发症及疾病，如胎盘早剥、羊水栓塞等；③分娩过程中产妇是否精神过度紧张，临产后有无过多使用镇静药物等；④分娩过程中是否有宫缩过强、助产等易致产道损伤的因素；⑤分娩后胎盘剥离、娩出情况，娩出的胎盘、胎膜是否完整。

3. 身体状况及辅助检查内容

（1）该患者身体评估的重点：应包括一般状态（生命体征、意识与精神状况、体位）及正确评估产后出血量。

（2）身体状况：阴道分娩主要表现为大量的血液从阴道流出，出血较多者会出现失血性休克的症状，如脉搏细弱、血压下降、呼吸浅快、皮肤苍白、出冷汗等。临床症状根据不同病因，症状有所不同。①子宫收缩乏力：表现为产程延长、胎盘剥离延缓，以及间歇性阴道流血，血色暗红，能自凝。宫缩差时出血量增多，宫缩改善后出血量减少。②胎盘因素：胎盘娩出前、后阴道大量流血，色暗红，能自凝。③软产道裂伤：出血发生在胎儿娩出后，持续不断，色鲜红，能自凝。当裂伤深、波及血管时出血较多。④凝血功能障碍：表现为全身不同部位的出血，最多见为子宫大量出血或少量持续不断出血、血液不凝，不易止血。

体征：①子宫收缩乏力出血量多，出血速度较快，产妇可出现面色苍白、头晕、心悸、出冷汗、脉搏细弱、血压下降等休克表现。检查可见子宫底较高，在脐以上或平脐，子宫松软、轮廓不清。有时阴道流血量不多，按压子宫底有大量血液或血块自阴道涌出，子宫收缩增强，出血减少或者停止。②胎盘因素，多有胎盘剥离不全、胎盘部分粘连和植入、胎盘部分嵌顿、娩出延迟或者检查胎盘、胎膜时可以发现组织缺损或胎膜有断裂血管，有副胎盘。③对产道裂伤者，检查产道可发现裂伤；裂伤部位可以是子宫颈、阴道或会阴处，甚至是阴道后穹隆或者子宫切口的延伸、裂伤。会阴裂伤按损伤程度分四度：Ⅰ度裂伤指会阴皮肤及阴道入口黏膜撕裂，未达肌层，一般出血量不多；Ⅱ度裂伤指裂伤已达会阴体筋膜及肌层，可累及阴道后壁黏膜，甚至阴道后壁两侧沟延伸并向上撕裂，裂伤多不规则，使原解剖结构不易辨认，出血较多；Ⅲ度裂伤指裂伤向会阴深部扩展，是肛门外括约肌已断裂，直肠黏膜尚完整；Ⅳ度裂伤指肛门、直肠和阴道完全贯通，直肠肠腔外露，组织损伤严重，但出血量不一定多。

（3）辅助检查：完善常规实验室检查，如血常规、尿常规、肝肾功能、血糖、血脂、电解质，可以判断产后出血的严重程度和预后。凝血功能实验室检查：如血小板计数、凝血酶原时间、纤维蛋白原等。

正确评估产后出血量：常用的方法有称重法、容积法、面积法和休克指数法。①称重法：失血量（ml）=[胎儿娩出后接血敷料湿重（g）–接血前敷料干重（g）]/1.05（血液比重 g/ml）；②容积法：用专用的产后接血容器收集血液后，用量杯测定失血量；③面积法：按照纱布血湿面积粗略估计失血量，10cm×10cm 纱布浸湿后含血量为 10ml 计算；④休克指数（shock index，SI）法：休克指数 = 脉率/收缩压（mmHg），SI = 0.5 表示血容量正常；SI=1.0，失血量为 10%～30%（500～1500ml）；SI=1.5，失血量为 30%～50%（1500～2500ml）；SI=2.0，失血量为 50%～70%（2500～3500ml）。

（4）心理-社会状况：该产妇因对未来还存在期待及职业原因，认真、好学，妊娠期间阅读了较多孕期及分娩相关书籍，当知道其发生产后出血时，非常恐惧，医师向家属告知病情时，家属深感不安、害怕、惊慌失措，希望医护人员进行紧急救护，把全部希望寄托于医护人员。

问题 5.目前患者存在的护理诊断有哪些？并分析护理问题的相关因素（生理、病理、精神、心理、环境等）。

1. 组织灌注量不足 与阴道大量出血，体内灌注量不足有关。

2. 有感染的危险 与大出血致机体抵抗力下降有关。

3. 恐惧 与出血导致对生命的威胁有关。

问题 6.针对以上护理诊断，你认为应该采取哪些护理措施？

1. 组织灌注量不足 与阴道大量出血，体内灌注量不足有关。

（1）密切观察生命体征，给予持续心电监护、氧气吸入、保暖，做好记录。

（2）立即建立静脉通道，保证有两条静脉通道。

（3）寻找出血原因，采取有效止血措施，给予按摩子宫，应用子宫收缩药物。

（4）给予输液、输血。

2. 有感染的危险 与大出血致机体抵抗力下降有关。

（1）严格执行无菌操作。

（2）应用抗生素，通常给予大剂量广谱抗生素。

3. 恐惧 与出血导致对生命的威胁有关。

（1）鼓励患者表达自己的感受，对患者的恐惧及焦虑表示理解。

（2）设法减少、清除促进因素：①尽快使患者熟悉环境并介绍监护系统等医疗设备；②抢救危重患者时用屏风遮挡，减少不良刺激；③抢救程序严谨，明确分工，紧密配合，护理工作中应从容、镇定，避免紧张、忙乱。

（3）及时解除患者的痛苦，以增强其安全感和舒适感。

（4）进行健康指导和教育。

（5）关心患者，经常给予患者减轻恐惧状态的语言性和非语言性安慰。

（6）允许患者想见到的亲友探视或陪伴，创造轻松、和谐的气氛，保持良好心境。

（7）休息、活动指导，保证充足的睡眠，协助日常生活，指导母乳喂养，避免发生静脉血栓、直立性低血压。

三、对患者进行评估，口述可以为患者进行的护理操作

（一）评估内容

1. 健康史

（1）产妇此次分娩经过：尽量详细询问，如有无产程延长或难产；分娩过程中产妇是否精神过度紧张，临产后有无过多使用镇静剂、麻醉剂等；分娩过程中是否有宫缩过强、胎儿过大等易致产道损伤的因素；分娩后胎盘剥离、娩出情况。

（2）目前病情与一般情况：重点评估产妇产后的变化。

2. 身体评估

（1）一般状态：生命体征、意识与精神状况。

（2）临床症状：根据不同病因，症状有所不同。

（3）专科情况：指导母乳喂养，防止乳胀；保持会阴部清洁、干燥，积极预防产后感染；指导适当活动，防止静脉血栓发生。

（4）其他：正确评估产后出血量，常用的方法有称重法、容积法、面积法和休克指数法。

3. 心理-社会状况　患者自身及家属的情绪、对疾病的认知、家庭状况、经济条件。

（二）可能的护理操作

吸氧、心电监护、静脉输液、动/静脉血标本采集、正确评估产后出血量。

第八节　急性乳腺炎患者的护理

【学习目标】

认知目标：能陈述急性乳腺炎的定义；能列举急性乳腺炎的常见病因；能解释急性乳腺炎患者的临床表现；讨论急性乳腺炎患者可能出现的护理诊断；能应用所学的知识为急性乳腺炎患者实施护理计划。

技能目标：能尝试模仿为患者进行操作；能为患者选择最需要的护理操作。

情感目标：能注意到患者的不良情绪；能积极参与患者的护理计划；在护理患者过程中遵守伦理原则。

一、病例导入

姓名：陈某　性别：女　年龄：28 岁　婚姻：已婚

籍贯：湖北　职业：自由职业　身高：158cm　体重：60kg

【现病史】　患者 1 月余前剖宫产分娩一活男婴，产后恢复可，恶露已干净，无腹痛及其他不适，母乳喂养。昨日夜间自觉乳胀明显，无寒战及抽搐，未测量体温，自行按摩乳房效果欠佳，今晨测体温 38.9℃，乳胀无明显缓解，尤以右侧乳房明显肿大，可触及大小约 5cm×6cm 的包块，皮肤发红，皮温高，触痛明显，乳头周围即乳晕位置变硬和肿胀，并有乳头皲裂，无头晕、头痛、鼻塞、流涕、咽痛、咳嗽不适，无恶心、呕吐、腹痛及尿频、尿急不适。于门诊就诊，查血常规及 CRP 明显升高：WBC 22.44×10^9/L↑，NEUT 20.2×10^9/L↑，hsCRP 117.30mg/L↑，遂以“急性乳腺炎”收住院。病程中患者精神欠佳，饮食、睡眠可，大小便正常，体力、体重无明显改变。

【既往史】　否认高血压、心脏病、肝炎、肾炎、结核等慢性疾病及传染病史，否认手术史、输血史、外伤史，否认药物、食物过敏史。

月经史：14 岁初潮，月经持续 5d，月经周期 25d，LMP 为 2020-01-30。

生育史：孕 2 产 1；人工流产 1 次；2020-10-28 行剖宫产术。

二、以问题为中心的学习

问题 1.什么是急性乳腺炎？急性乳腺炎的病因有哪些？

1. 概念　急性乳腺炎是乳房的急性化脓性感染，常因乳汁淤积或乳头破损使细菌侵入乳腺组织而导致。多发生于产后哺乳期妇女，尤其以初产妇多见，好发于产后 3～4 周，常为单侧乳房发病，致病菌主要为金黄色葡萄球菌。

2. 急性乳腺炎的病因

（1）乳汁淤积：是急性乳腺炎发病的重要原因。乳汁过多或婴儿吸乳过少，乳汁排空不完全，乳腺部分腺管充血、水肿而不通或通而不畅；乳头凹陷或过小，造成喂哺困难等，均可导致乳汁淤积，利于入侵细菌的生长繁殖。

（2）细菌入侵：细菌可直接侵入输乳管，上行至乳腺小叶引起感染，但乳头皲裂或破损，使细菌沿淋巴管入侵是感染的主要原因，产妇身体其他部位的病原体，也可经血液循环引起乳腺感染。多发生于缺乏哺乳经验的初产妇，也可发生于婴儿已 6 个月后的哺乳妇女，因为这段时期婴儿大多已长牙，易造成乳头破损。

（3）机体免疫力下降：产褥期产妇全身及局部免疫力下降，为微生物入侵机体创造了条件。免疫力良好者，病变停留在轻度炎症或蜂窝织炎期；免疫力较差者，易致感染扩散，形成脓肿，甚至引起脓毒症。

问题 2.患者目前符合“急性乳腺炎”诊断的表现（临床表现和辅助检查等）有哪些？急性乳腺炎的诊断须综合患者的病史、症状、体征及辅助检查的结果。

临床表现为寒战、高热、心率加快，以及乳房红、肿、热、痛。约 10%的乳腺炎产妇在短期内形成脓肿。

在本病例中，患者剖宫产术后 1 月余，哺乳期，乳胀伴发热 1d，查体右乳明显肿大，可触及大小约 5cm×6cm 的包块，皮肤发红，皮温高，触痛明显，乳头周围即乳晕位置变硬和肿胀，并有乳头皲裂，查血常规及 CRP 明显升高的客观依据（WBC 22.44×10^9/L↑，NEUT 20.2×10^9/L↑，NEUT% 89.8%↑，hsCRP117.30mg/L↑，CRP 117.30mg/L↑），故可作出诊断。

问题 3.治疗“急性乳腺炎”的方法有哪些？如何有效降温？患急性乳腺炎后正确的喂养方法有哪些？

处理原则：排空乳汁，消除感染；脓肿形成前以抗菌药物治疗为主，脓肿形成后，需及时行脓肿切开引流。

1. 缓解疼痛

（1）指导产妇佩戴合适宽松的胸罩扶托乳房，减轻乳房充盈时的沉重感。

（2）观察乳房的情况，如出现局部红、肿、热、痛或有痛性结节，进行局部药物外敷，如 50%硫酸镁、中药等溶液湿热敷；另外，还可以使用红外线、超声波、低频理疗等进行理疗，促进局部血液循环和炎症消散，缓解疼痛，减轻肿胀。

2. 有效降温

（1）定时测量体温、脉搏、呼吸，一般每日测量 4 次，高热时应每 4 小时测量 1 次，做好记录，注意发热的类型、程度、经过及有无伴随症状。

（2）高热者，采取物理降温，局部冷疗采用冷毛巾、冰袋等，全身冷疗可采用温水擦浴、酒精擦浴等达到降温目的。

（3）对物理降温效果不好者遵医嘱应用退热药物，用药过程中注意用药反应，防止出现虚脱或休克现象。

3. 维持有效的母乳喂养

（1）保持乳汁通畅：对于因使用特殊药物或者本身疾病暂时不能喂哺新生儿的产妇，应采取吸乳器或手工方法将乳汁挤出，保持乳汁通畅，维持泌乳。对于因疾病一直不准备喂哺新生儿的产妇应及时采取回乳的方法。

（2）正确的喂养方法：哺乳前湿热敷乳房 3～5min，同时柔和地从乳房边缘向乳头中心按摩，刺激泌乳反射，两次哺乳期间冷敷乳房以减少局部充血、肿胀；婴儿因饥饿吸吮力强，有利于吸通乳腺管，哺乳时先吸吮患侧乳房；增加哺乳次数，每次哺乳时间至少 20min，哺乳后充分休息，进清淡饮食；每次哺乳应吸净或挤净乳汁，同时按摩患侧乳房；病情严重者应暂停喂哺，待病情好转后继续母乳喂养。

（3）纠正乳头内陷：乳头内陷者于妊娠中期以后应经常挤捏、提拉乳头。常用的方法有：

①乳头伸展练习（十字操）：将两手的拇指或示指平行放在乳头两侧，慢慢向两侧拉开，牵引乳晕皮肤及皮下组织。以同样手法将乳头上下纵向拉开，每日 2 次，每次 15 分钟。②乳头牵拉练习：一只手托住乳房，另一只手的拇指、示指和中指将乳头向外牵拉，每日 2 次，每次 10～15 次。③配置乳头吸引器：紧罩在乳晕上，柔和的压力可使内陷的乳头外翻，罩中央有一环孔，使乳头突出，利于婴儿吸吮。④婴儿饥饿时吸吮力强，让其先吸吮乳头内陷侧，这样易吸住乳头和大部分乳晕，纠正乳头内陷。

4. 遵医嘱及时给药 感染者应遵医嘱早期、足量使用抗菌药物治疗，也可服用蒲公英、野菊花等清热解毒类药物。

5. 退乳 ①感染严重、脓肿引流后并发乳瘘者应终止乳汁分泌，指导产妇停止哺乳或挤奶，限制进食汤类食物。②使用正确的退乳方法，遵医嘱给予药物退乳。若乳房胀痛，用芒硝 250g 碾碎装布袋分别敷于两乳房上并固定，待芒硝变硬后更换再敷，直至乳房不胀。③密切观察产妇退乳的情况，给予提供辅食及代乳品的喂养建议。

6. 健康指导 ①指导良好的乳房清洁习惯，妊娠期经常用温水清洗两侧乳头，产后每次哺乳前、后均需用温水毛巾清洁乳头和乳晕，保持局部清洁、干燥，切忌用酒精擦洗，以免引起局部皮肤干燥、皲裂。②养成良好的哺乳习惯，养成婴儿不含乳头睡眠的良好习惯；每次哺乳时应将乳汁吸空；及时处理乳头破损或皲裂，如有皲裂应暂停哺乳，可用吸乳器吸出乳汁喂哺婴儿，局部用温水清洗干净后涂以抗生素软膏。③保持婴儿口腔卫生，及时治疗婴儿口腔炎症。④行脓肿切开术的产妇，指导其保持伤口引流通畅，注意手术部位的清洁。⑤鼓励产妇适当休息，注意个人卫生，合理饮食，并注意水分的补充。指导产妇的丈夫及家属给予产妇良好的社会支持，使其保持良好的心理状态，增强信心，坚持治疗。

问题 4.入科后护士对该患者的评估重点有哪些？

1. 产妇的日常生活状况 尤其是患病后的变化进行重点评估。

（1）健康史的采集。询问产妇的一般状态和孕育情况、分娩过程、母乳喂养是否顺利。重点评估产妇产后母乳喂养情况：评估产妇产后的营养、休息与睡眠状况；评估产妇有无乳头皲裂或损伤，在按摩或挤奶过程中有无损伤乳房组织；评估是否发生乳汁淤积而导致乳房过度膨胀，婴儿口鼻或咽喉有无感染征象。

（2）评估产妇及医护人员的双手在哺乳、检查或排空乳房前是否洁净，产妇所用衣物、器具、床单是否清洁。

2. 身体评估 重点评估产妇乳房胀痛及体温情况。

（1）一般状态：监测生命体征；意识与精神状况。观察产妇有无寒战、高热、头痛、乏力、食欲改变等。

（2）症状与体征：产妇患侧乳房局部红、肿、热、痛，常伴有患侧淋巴结肿大和压痛。起初呈蜂窝织炎样表现，一般数日后形成脓肿，脓肿有浅有深，表浅的脓肿波动感明显，可向体表破溃或破入输乳管自乳头流出，也可向乳腺后的疏松结缔组织内穿破，在乳腺和胸肌之间形成乳房后脓肿。随着炎症的发展，可有寒战、高热和脉搏加快等表现。少数产妇的乳腺脓肿破溃后可形成乳瘘，经久不愈，感染严重者可并发脓毒症。结合本病例，应重点观察此产妇右侧乳房有无脓肿及淋巴结肿大情况。

（3）辅助检查：结合血生化、X 线钼靶射片和 B 超检查结果，判断乳腺炎的严重程度。①血常规：若白细胞计数明显增高，可提示感染；②诊断性穿刺：在乳房压痛最明显或肿块波动最明显的区域穿刺，若抽出脓液表示脓肿已形成，并将抽出液做细菌培养及药物敏感试验。

3. 心理-社会状况 急性乳腺炎患者是一个特殊的群体，心理活动复杂。应重点评估产妇有无不良情绪的产生、对疾病的认识和态度、产妇的依从性，以及产妇的丈夫及家属是否能给予产妇良好的社会支持，如家庭关系和经济状况。

问题 5.目前患者存在的护理诊断有哪些？并分析护理问题的相关因素（生理、病理、精神、心理、环境等）。

1. 疼痛 与乳房肿胀、组织炎症有关。

2. 体温过高 与乳腺发生化脓性感染有关。

3. 母乳喂养无效 与乳腺管不通、感染导致不能母乳喂养有关。

4. 知识缺乏 缺乏急性乳腺炎相关的知识。

问题 6.针对以上护理诊断，你认为应该采取哪些护理措施？

1. 疼痛 与乳房肿胀、组织炎症有关。

（1）指导产妇佩戴合适宽松的胸罩扶托乳房，减轻乳房充盈时的沉重感。

（2）观察乳房的情况，如出现局部红、肿、热、痛或有痛性结节，可进行局部药物外敷，如50%硫酸镁、中药等溶液湿热敷；使用红外线、超声波、低频理疗等进行理疗，促进局部血液循环和炎症消散，缓解疼痛，减轻肿胀。另外，还可以行乳房按摩，排空乳房，减轻乳胀，缓解疼痛。

2. 体温过高 与乳腺发生化脓性感染有关。

（1）定时测量体温、脉搏、呼吸，做好记录，并注意发热类型、程度、经过及有无伴随症状。

（2）高热者，采取物理降温，局部冷疗采用冷毛巾、冰袋等，全身冷疗可采用温水擦浴、酒精擦浴等达到降温目的。

（3）对物理降温效果不好者遵医嘱应用退热药物，用药过程中注意用药反应，防止出现虚脱或休克现象。

（4）遵医嘱及时给药，感染者应遵医嘱早期、足量使用抗菌药物治疗，也可服用蒲公英、野菊花等清热解毒类药物。

3. 母乳喂养无效 与乳腺管不通、感染导致不能母乳喂养有关。

（1）保持乳汁通畅：对于因使用特殊药物或者本身疾病暂时不能喂哺新生儿的产妇，应采取将乳汁挤出的方法，保持乳汁通畅，维持泌乳。对于因疾病一直不准备喂哺新生儿的产妇应及时采取回乳的方法。

（2）正确的喂养方法：指导患者掌握正确的母乳喂养方法，进清淡饮食；每次哺乳应吸净或挤净乳汁，同时按摩患侧乳房；病情严重者可以暂停喂哺，待病情好转后再继续母乳喂养。

（3）纠正乳头内陷：乳头内陷者于妊娠中期以后应经常挤捏、提拉乳头。常用的方法有：①乳头伸展练习（十字操）；②乳头牵拉练习；③配置乳头吸引器；④婴儿饥饿时吸吮力强，让其先吸吮乳头内陷侧，这样易吸住乳头和大部分乳晕，纠正乳头内陷。

4. 知识缺乏 缺乏急性乳腺炎相关的知识。

（1）指导良好的乳房清洁习惯，妊娠期经常用温水清洗两侧乳头，产后每次哺乳前、后均需用温水毛巾清洁乳头和乳晕，保持局部清洁、干燥，切忌用酒精擦洗，以免引起局部皮肤干燥、皲裂。

（2）养成良好的哺乳习惯，养成婴儿不含乳头睡眠的良好习惯；每次哺乳时应将乳汁吸空；及时处理乳头破损或皲裂，如有皲裂应暂停哺乳，可用吸乳器吸出乳汁喂哺婴儿，局部用温水清洗干净后涂以抗生素软膏。

（3）保持婴儿口腔卫生，及时治疗婴儿口腔炎症。

（4）行脓肿切开术的产妇，指导其保持伤口引流通畅，注意手术部位清洁。

（5）鼓励产妇适当休息，注意个人卫生，合理饮食，并注意水分的补充。指导产妇伴侣及家属给予产妇良好的社会支持，使其保持良好心理状态，坚持治疗。

（6）乳汁淤积早期，可继续哺乳，并增加哺乳次数。给予局部冷敷，以减少乳汁分泌。

（7）乳汁肿胀明显或有肿块形成者，局部热敷以利于炎症的消散，每次热敷 20～30min，3次/天，严重者可用硫酸镁湿热敷。

（8）促使乳汁排出（用吸乳器或吸吮），凡需切开引流者应终止哺乳。

（9）心理指导。安慰、鼓励和帮助产妇，使其精神愉快，消除紧张、焦虑情绪和缓解疼痛。

三、对患者进行评估，口述可以为患者进行的护理操作

（一）评估内容

1. 健康史

（1）评估产妇的分娩过程，特别注意异常情况及其处理经过，尽量详细询问。

（2）重点评估产妇产后母乳喂养情况，评估产妇产后的营养、休息与睡眠状况；评估产妇有无乳头皲裂或损伤，在按摩或挤奶过程中有无损伤乳房组织；评估是否发生乳汁淤积而导致乳房过度膨胀，婴儿口鼻或咽喉有无感染征象。

（3）评估产妇及医护人员的双手在哺乳、检查或排空乳房前是否洁净，产妇所用衣物、器具、床单是否清洁。

2. 身体评估

（1）重点评估产妇乳房胀痛及体温情况：产妇右乳明显肿大，可触及大小约 5cm×6cm 的包块，皮肤发红，皮温高，触痛明显，乳头周围即乳晕位置变硬和肿胀，并有乳头皲裂。

（2）辅助检查：查血常规及 CRP 明显增高，可提示感染。

3. 心理-社会状况 急性乳腺炎患者是一个特殊的群体，心理活动复杂，应注意产妇自身的情绪、对疾病的认知以及家人的支持情况。

（二）可能的护理操作

乳房按摩、物理降温、静脉输液。

第十三章 儿童护理

第一节 生长发育

【学习目标】

认知目标：能陈述生长和发育的概念；能列出生长发育的规律及影响因素；能说出生长发育的各项评价指标、正常值及公式；讨论每项评价指标的异常病理情况常见于哪些疾病类型；应用儿童生长发育各项评价指标来判断儿童的生长发育是否正常。

技能目标：能尝试为儿童进行生长发育各项指标的测量操作；能正确把握测量过程中的操作要点。

情感目标：能注意操作过程中患儿的反应，关注患儿的情绪，并能与患儿进行沟通合作；在操作过程中能积极与患儿家长进行沟通交流，评估患儿的营养状况；在操作过程中注意遵守伦理原则。

一、病例导入

病例 1　姓名：李某　性别：女　年龄：2.5 岁

患儿能走但不会跑，只能搭建 2～5 块积木。经常被父亲训斥，因此很怕父亲，父母经常吵架。为了早点让孩子融入社会，母亲每天送孩子上托儿班，孩子总是哭闹不已，不让母亲离开，在母亲离去后又变得安静、内向，不愿进行任何活动，也不愿意和小朋友玩耍，甚至破坏学校玩具。过了 2 个月，该情况无改善，之前孩子已经学会控制大小便，但是近期总是爱尿裤子。

病例 2　姓名：张某　性别：男　年龄 8 岁　体重：17kg　身高：120cm

该儿童系足月平产出生，出生体重为 3.2kg，身长 50cm，头围 34cm，平素健康，膳食结构不合理，一直挑食，肉类摄入偏少，不喜欢喝牛奶，入学以来经常坐第一排，近几年每年身高增长不足 5cm，来医院儿童生长发育专科就诊。

医生初步诊断：身材矮小查因。

二、以问题为中心的学习

问题 1.生长和发育概念的区别是什么？小儿的生长发育规律是什么？

1. 生长和发育的区别　生长是指随着儿童年龄的增长，身体和各器官、系统的长大。可通过具体的测量值来表示生长的量的变化，主要以形态变化来体现。发育是指细胞、组织、器官功能的成熟和机体能力的演进，主要指质方面的变化。二者紧密相关，共同表示机体的动态变化，认识生长和发育的规律有助于正确评价儿童的生长发育状况。

2. 生长发育的规律

（1）生长发育的连续性和阶段性：生长发育在整个小儿时期不断进行，呈一连续性的过程，但各年龄阶段生长发育有一定的特点，不同年龄阶段生长速度不同。从体格上来看，年龄越小，增长越快，出生后 6 个月增长速度最快，因此生后第一年为第一个生长高峰，第二年以后生长速度逐渐减慢；至青春期又迅速增加，出现第二个高峰。

（2）各系统器官发育的不平衡性：人体各系统的发育顺序遵循一定规律，有各自的生长特点。如神经系统发育领先，生殖系统发育较晚，淋巴系统在小儿时期迅速生长，于青春期前达高峰，以后逐渐下降至成人水平，其他如心、肝、肾发育基本与体格生长平行，皮下脂肪发育年幼时较发达，肌肉组织的发育到学龄期才加速。

（3）生长发育的顺序性：小儿生长发育遵循由上到下、由近到远、由粗到细、由低级到高级、由简单到复杂的规律。例如，婴儿先抬头，再抬胸，后会坐、立、行走等（从上到下）；先会控制腿，再控制脚的活动（由近到远）；先会用全手掌握持物品，再发展到能用手指指端摘取（从粗到细）；先会看、听、感觉事物，再发展到记忆、思维、分析和判断事物（从低级到高级）；先画直线，再画曲线和图形（从简单到复杂）。

（4）生长发育的个体差异：小儿生长发育虽按上述一般规律发展，但是儿童的生长发育因为受先天和后天各种因素影响而存在较大的个体差异。例如，在正常范围内，体格生长的变异随年龄增长而越来越显著，到青春期则差异更明显。因此在判断儿童发育是否正常时，应充分考虑各种影响因素，并需做连续动态的观察，才能更准确地反映儿童生长发育的真实情况。

问题 2.哪些因素影响小儿的生长发育？

遗传因素和环境因素是影响儿童生长发育进程的两个最基本因素。遗传决定机体发育的潜力，环境则决定发育的速度及最终达到的程度。内在遗传因素与外界环境因素相互作用，共同决定了每个儿童生长发育的水平。遗传因素包括家长双方的遗传、性别、一些遗传性的疾病；环境因素包括营养、孕母状况、家庭经济、社会背景与文化状况、疾病等。

问题 3.如何判断患儿的生长发育情况？

1. 体重 体重（weight）是各器官、组织和体液的总重量，是代表体格生长、营养情况的重要指标。儿科临床计算药量和静脉输液量时，有条件测量体重时应根据实际体重计算。如无条件，儿童体重可按下列公式推算。

出生后 1～6 个月：体重（kg）=出生体重（kg）+月龄×0.7（kg）

出生后 7～12 个月：体重（kg）=6（kg）+月龄×0.25（kg）

2～12 岁：体重（kg）=年龄×2（kg）+8（kg）

2. 身高 身高（height）指从头顶至足底的全身长度，代表头部、脊柱和下肢的长度。3 岁以下儿童立位测量不准确，推荐采用卧位测量，称为身长（recumbent length）。2～12 岁儿童身高（长）可按下列公式推算。

身高（cm）=年龄（岁）×7+75（cm）

3. 坐高 坐高（sitting height）指从头顶至坐骨结节的长度，代表头颅和脊柱的生长发育情况。出生时坐高为身高的 66%，4 岁时坐高为身长的 60%，6～7 岁时小于 60%。与身高测量体位一致，3 岁以下取仰卧位测量，年长儿坐位测量坐高。

4. 头围 头围（head circumference，HC）指头的最大围径，经眉弓上方、枕后结节绕头一周的长度是脑部发育和颅骨生长的主要指标。胎儿时期脑发育居各系统的领先地位，故出生时头围相对较大，平均为 32～34cm，出生后 6 个月 44cm，1 岁 46cm，2 岁 48cm，5 岁 50cm，15 岁 54～58cm。头围过小常提示脑发育不良，头围增长过快往往提示脑积水、脑肿瘤的可能。

5. 胸围 胸围（chest circumference，CC）指沿乳头下缘经肩胛骨下缘绕胸一周的长度。胸围大小与胸廓、胸背肌肉、皮下脂肪及肺的发育程度密切相关。出生时平均为 32cm，较头围小 1～2cm，1 岁时胸围与头围大致相等，1 岁以后至青春期前胸围应超过头围，其差数（cm）约等于其岁数减 1。

6. 骨骼的发育

（1）颅骨的发育：颅骨随脑的发育而增长，故其发育较面部骨骼早。可根据头围大小、骨缝及前后囟闭合情况来评价颅骨的发育。

（2）脊柱的发育：脊柱的增长反映椎骨的生长过程。出生后第 1 年脊柱增长快于四肢，1 岁以后则落后于四肢。站、立、行、走姿势不正确和骨骼疾病均可引起脊柱发育异常或造成脊柱畸形。

（3）长骨的发育：长骨的生长和成熟与体格生长有密切关系。长骨的生长主要依靠其干骺端软骨骨化和骨膜下成骨作用使之增长、增粗。干骺端骨骼融合，标志长骨生长结束。骨骼的成熟从胎儿时期骨化中心的出现开始，出生后新的骨化中心有规律地出现，为骨龄的评估奠定了生物学基础。

7. 牙齿的发育 牙齿的发育与骨骼发育有一定的关系。人的一生有两副牙齿，即乳牙和恒牙。牙齿萌出是生理现象，但个别儿童会出现低热、流涎、睡眠不安、烦躁等反应。牙齿的生长与蛋白质、钙、磷、氟、维生素 C 和维生素 D 等营养素及甲状腺素有关；如有较严重的营养不良、佝偻病、甲状腺功能减退症、21-三体综合征等患儿出牙较迟，牙釉质差。

8. 生殖系统的发育 由于受下丘脑-垂体-性腺轴的调节，生殖系统延迟至青春期前才开始发育。青春期可大约持续 6～7 年，可分为 3 个阶段。①青春前期：女孩 9～11 岁，男孩 11～13 岁开始，持续 2～3 年，体格生长突然增快，出现第二性征；②青春中期：达到此期的年龄个体差异较大，一般持续 2～3 年，体格生长已达高峰，第二性征全面出现，性器官成熟，出现月经或遗精；③青春后期：女孩 17～21 岁，男孩 19～24 岁，一般为 3～4 年，生殖系统已发育成熟，体格生长停止。

问题 4.病例 1 的患儿神经、心理行为的发育是否正常？

由病例 1 可看出患儿平衡大运动发育良好，精细动作发育迟缓。在儿童出生 6 个月后能辨认陌生人时，可以表现出对母亲的依恋以及分离性焦虑情绪，2 岁开始，儿童的情感表现日渐丰富和复杂，会有一些不良的情绪、情感反应，反应强烈，易变化，易冲动，外显而真实。同时，正常儿童 2～3 岁多数已经能够控制膀胱。然而，由于心理因素可造成再次尿裤子的发生。

问题 5.病例 2 的患儿是如何判断为身材矮小的？哪些因素会导致身材矮小？

患儿出生时身长、体重都为正常值。2 岁以后平均每年增长 5～7cm，如每年增加低于 5cm，则为生长速度缓慢。根据身高公式推算：身高（cm）=年龄（岁）×7+75（cm），患儿 8 岁身高约为 131cm。

身材矮小（short stature）：身高（长）的发育小于同年龄儿童组身高（长）中位数减 2 个标准差，或第 3 百分位以下者。身材矮小的原因比较复杂，可受家长身材矮小的影响，或由于子宫内营养不良所致，某些内分泌疾病，如生长激素缺乏症、甲状腺功能减退症等也都可导致身材矮小，但常见的原因仍然是长期营养不良，因此必须在生长发育中监测身高，尽早发现营养问题，尽早干预。

问题 6.儿童发展中常遇到的问题有哪些？

1. 体格生长偏离（growth deviation） 是儿童生长发育过程中最常见到的问题。有些可起始于胎儿期，部分为遗传、代谢、内分泌疾病所致，少数因神经、心理因素所致，但多数是受后天营养与疾病的影响。

（1）体重过重（overweight）：体重大于同龄儿童组体重中位数加 2 个标准差，或第 97 百分位以上者。体重发育超过身高发育水平，即肥胖；体重过重可见到正常的、与身高发育平行的情况，即体重与身高的发育均超过同龄儿童的发育；也有可能是疾病所引起的水肿症，如肾脏疾病等。

（2）低体重（underweight）：体重低于同龄儿童组体重中位数减 2 个标准差，或第 3 百分位以下者。低体重可见于正常的、与身高发育平行的情况；喂养不当、慢性疾病、精神心理压抑及严重畸形等，都可发生严重营养不良而致低体重。

（3）身高（长）生长偏离：身高过高（tall stature）指身高（长）的发育大于同年龄儿童组身高（长）中位数加 2 个标准差，或第 97 百分位以上者。高身材可见于正常的家族性高身材、性早熟，某些遗传代谢病（如垂体性肢端肥大症）等。

2. 心理和行为发育障碍 儿童心理障碍指儿童期因某种生理缺陷、功能障碍或不利环境因素下出现的心理活动和行为的异常表现，主要从个体的行为、认知、情感或躯体几个方面所表现的症状模式来界定。联合国儿童基金会（UNICEF）报道，全球范围儿童青少年心理障碍发生率约为20%，而儿童心理障碍中约 20%可持续至成年期，并且会影响到他们的社会适应、婚姻、人际交往、就业乃至人格等。因此，需要积极构建适宜的儿童生活环境和条件，促进儿童心理健康的发展。

（1）屏气发作（breath holding spell）：屏气发作是一种在婴幼儿时较多见的发作性神经官能症，以呼吸暂停为主要特点。一般发生于出生后6个月至3岁的婴幼儿，3岁后逐渐减少，6岁以上儿童很少发生。具体表现为儿童在遇到疼痛或情绪刺激时出现痛苦、恐惧、发怒，或受挫折之后剧烈哭闹，呼吸加深、加快，并很快出现呼吸暂时停止，伴有口唇发绀、四肢僵硬、短暂的意识丧失和抽搐发作。短暂的意识丧失表现为晕厥，出现一阵阵的四肢肌肉抽动，部分患儿小便失控。全过程1min 左右，重者可达 2～3min，接着全身肌肉松弛，呼吸恢复，大部分患儿意识恢复正常或有短暂的发呆，也有患儿立即入睡。频繁的屏气发作可致脑缺氧，对儿童智力发育有影响。但屏气发作与以后的惊厥发作无关。家长焦虑、过度呵护的教养方式易使儿童发生屏气发作。

屏气发作一般无需治疗，但发作时，注意保持呼吸道通畅，防止异物吸入和意外受伤。治疗的重点在于预防发作，关键在于家长对儿童的正确教养，应指导家长平时对孩子既要和蔼可亲，使其感到家庭的温暖，又要耐心教育，使其自觉地严格要求自己。如果为了不使儿童受刺激，过分地强调不挫伤儿童情绪，常无原则地满足孩子的欲望，将来可能会造成儿童性格的异常。反之，如果总是对孩子提出一些过于严厉的要求，容易造成该病的发作，这都是对儿童不利的。

（2）吮拇指癖（thumb sucking）和咬指甲癖（biting thumb）：吮拇指癖是儿童一种十分幼稚但又频频发生的不良习惯。儿童在饥饿时就会吮拇指来满足生理上的需要，以安慰自己。吸吮手指多随年龄增长而消失，但有时婴儿因为心理上得不到满足而精神紧张，或未获得家长充分关爱，孤独时吸吮拇指自娱，长此以往就会养成不良的习惯而难以改掉。如果在儿童换牙期间长时间吸吮拇指，可影响牙齿、牙龈及下颌的发育，导致牙齿排列不齐而影响咀嚼功能，同时亦易带入病原菌、病毒等微生物而致消化道感染等疾病。所以要十分注意儿童的这种不良习惯，及时发现并帮助孩子纠正。咬指甲癖的形成过程与吮拇指筛相似，也是因为情绪紧张、情感需求得不到满足而形成的，但多见于学龄前期及学龄期的儿童。一些儿童因反复咬指甲可导致手指受伤、出现疱疹或感染等。儿童当遭遇情绪紧张或不安时，更容易出现咬指甲的行为。

预防和纠正吮拇指癖和咬指甲的行为需要指导家长要多关爱儿童，多用鲜艳的玩具、图画吸引儿童，同时培养儿童对外界事物的兴趣，启发儿童看动画片、做游戏来转移其对手指的注意，鼓励儿童建立改掉不良习惯的信心，切忌打骂、讽刺等做法。对于哺乳期的婴儿，不要让其养成吃着奶睡觉的习惯，因为这种习惯易导致婴儿口中必须有东西才能安心，从而逐渐养成吮手的不良习惯。可以让婴儿拿着玩具或抱着布娃娃入睡。一般随着年龄增大，这些行为会逐渐消失，但有部分儿童的这些习惯可持续至成年期。

（3）儿童擦腿综合征：指反复用手或其他物件摩擦自己外生殖器的行为，这是儿童通过摩擦引起兴奋的一种行为障碍。出生后6个月的婴儿即可出现，但多见于2岁以后的幼儿至学龄前儿童，上学后逐渐消失。这种情况多在儿童入睡或刚醒时进行，持续数分钟，甚至为避免大人干涉而暗自进行。女孩子有时两腿交叉上下移擦，年龄较大儿童可在突出的家具或骑在某种物体上活动身体进行摩擦。这种习惯有时由于局部的疾病，如湿疹、包茎及衣裤太紧等引起痒痛刺激而造成，也有部分儿童因偶然机会而形成习惯。不良的生活环境、儿童情绪紧张和焦虑等可引发或加剧擦腿动作，成为缓解焦虑的一种手段。对这种孩子，首先应加以诱导，转移其注意力到其他方面，不可用惩罚、责骂、讥笑等手段。其次应注意外生殖器的清洁，检查局部有无寄生虫，若有应进行治疗。鼓励儿童参加各种游戏和活动，使其生活轻松愉快。勿过早卧床，待疲倦时再上床睡觉，醒后即刻起床。不要让孩子穿得过多、过热，宜穿较宽松的内衣，使手不能触及外生殖器。此习惯只要耐心诱导和适当地进行校正，可逐渐改掉，多数儿童随年龄增长会自行缓解。

（4）遗尿症（enuresis）：正常 2～3 岁的儿童多已能够控制膀胱排尿，如5岁以后仍然发生不随意排尿即为遗尿症。本病发病率5岁时为15%，男女之比约为2∶1；逐渐减少到9岁时的5%，男女之比为（2∶1～3∶1）。遗尿症可分为原发性和继发性两种。原发性遗尿症多因控制排尿的能力迟滞所致而无器质性病变，多半有家族史。继发性遗尿症大多由于全身性或泌尿系统疾病等引起，在治疗原发病后症状即可消失。此处只讨论原发性遗尿症。

（5）违抗（defiance）和发脾气（temper tantrums）：当儿童的愿望与环境冲突而受到挫折，或受到过分溺爱时，儿童常出现违抗或发脾气，表现为躺在地板上、踢腿、大声喊叫等，如家长对其进行惩罚则会加重对立情绪，多见于出生后 18 个月至 3 岁的儿童。家长或抚养者对儿童发脾气的反应非常重要。他们应该理解孩子的情绪失控是对挫折的合理反应，应该给予恢复情绪的时间和空间。如儿童不能恢复情绪，家长应不予理睬，直至儿童能控制自己的情绪。家长应该成为控制情绪的榜样，同时帮助儿童认识到控制情绪是最简单的、家长可接受的选择。

三、对患儿进行评估，口述可以为患儿进行的护理操作

（一）评估内容

体重、身高、坐高、头围、胸围、骨骼的发育、牙齿的发育、生殖系统的发育。

（二）操作内容

体重、身高、坐高、头围、胸围、前囟测量方法及注意事项；检查牙齿萌出的数目及牙齿的质量；检查生殖系统发育情况是否正常；认识性早熟和性发育延迟的标准。

第二节　新生儿败血症患儿的护理

【学习目标】

认知目标：能陈述新生儿败血症的定义；能列举新生儿败血症的病因；讨论新生儿败血症可能出现的护理诊断；陈述新生儿败血症的主要护理措施。

技能目标：能为患儿选择最需要的护理操作；学生能简要概括新生儿败血症的临床表现；简要概括新生儿败血症的辅助检查、治疗要点。

情感目标：能注意到患儿的不良情绪及需求；能积极参与患儿的护理计划。

一、病 例 导 入

【现病史】　患儿李某，男，出生后 10d，患儿系孕 4 产 2 孕 39^{+2} 周在我院产科于 2020-10-26 剖宫产出生，出生体重为 3530g，Apgar 评分不详，羊水、脐带、胎盘无异常，出生后一般情况可。3h 前患儿无明显诱因出现发热，体温测量最高达 39℃，无阵发性哭闹不安，无咳嗽，无鼻塞及流涕，无气促、呻吟，无抽搐，家长未行特殊处理，家长抱患儿来我院就诊，门诊以“新生儿败血症”收入我科。出生后混合喂养。病程中，患儿精神、食欲尚可，睡眠欠安稳，大小便正常。

【既往史】　孕母孕期否认“妊娠期高血压、妊娠期糖尿病”病史，其父母血型均为 B 型。

【体格检查】　体温 37.3℃，心率 156 次/分，呼吸 52 次/分，动脉血氧饱和度 95%，血压 80/53mmHg，体重 4.07kg。神志清楚，呼吸促，未见三凹征，无发绀，无点头样呼吸，脐部有脓性分泌物，脐周皮肤发红。前囟 2.5cm×3.0cm，平软，骨缝分离，后囟未闭。颜面部皮肤无明显黄染，皮肤可见花纹征，未见出血点，浅表淋巴结未触及肿大，面色可，咽部充血，双肺呼吸音对称、粗糙，未闻及明显干、湿啰音，心音有力，心律齐，未闻及杂音，腹软，肝右肋下 1.5cm，质地软，脾未触及肿大，肠鸣音正常，四肢活动自如。四肢肌张力可，吸吮、觅食、拥抱、握持反射可。手足欠暖。血糖 5.9mmol/L。经皮测黄疸：前额 4.1mg/dl，前胸 5.7mg/dl。

【辅助检查】　血细胞分析白细胞 4.46×10^9/L，中性粒细胞 2.9×10^9/L，中性粒细胞比率 65.4%，淋巴细胞 1.4×10^9/L，淋巴细胞比率 31.5%。

感染指标：白介素 13.4pg/ml↑，降钙素原 1.13ng/ml↑，超敏 C 反应蛋白 6.40mg/L↑，患儿白细胞降低，伴有发热感染指标均升高明显，提示感染程度重。免疫球蛋白 3 项：IgA0.38g/L↓，IgG5.88g/L↓，IgM 0.41g/L，免疫球蛋白有所降低，提示免疫力低下。血培养结果阳性。

二、以问题为中心的学习

问题 1.什么是新生儿败血症？新生儿败血症的临床表现有哪些？出现新生儿败血症的原因有哪些？

1. 概念 新生儿败血症（neonatal septicemia）指病原体侵入新生儿血液循环并在其中生长、繁殖，产生毒素而造成的全身炎症反应综合征。新生儿败血症是新生儿期重要的感染性疾病之一，发病率和死亡率较高。

2. 临床表现

（1）感染中毒症状：吸吮无力；进奶少；少哭，哭声低微；少动、精神萎靡、嗜睡；面色发黄、发青、发白或发灰；足月儿多见发热；早产儿常有体温不升，重者拒食、不哭、不动、神志不清。

（2）体征：出现病理性黄疸（黄疸出现早，迅速加重或退而复现）、瘀点、肝脾肿大，以及脐部、甲床、皮肤、黏膜感染灶，或深部脓肿，浆膜腔积液。

3. 新生儿败血症的病因

（1）病原体：常见的病原体为细菌，也可为真菌、病毒或原虫等。

（2）非特异性免疫功能：新生儿免疫系统功能不完善，皮肤、黏膜屏障功能差，淋巴结发育不全，缺乏吞噬细菌的过滤作用。补体在血液中含量少，中性粒细胞产生及储备均少，吞噬和杀菌能力不足等。

（3） 特异性免疫功能：T 细胞对特异性抗原反应差，新生儿体内 IgG 主要来自母体，胎龄小，含量越低，早产儿更易感染，巨噬细胞、自然杀伤细胞活性低。当新生儿被细菌侵袭后易致全身感染。

问题 2.目前患儿符合新生儿败血症的表现（临床诊断和辅助检查）有哪些？

新生儿败血症的临床诊断是在临床异常表现的前提下，满足下列条件中任何一项：①血液非特异性检查＞两项阳性；②脑脊液检查异常；③血中检出特种细菌脱氧核苷酸或抗原。新生儿败血症确诊是在临床表现异常的前提下，血培养或脑脊液（或其他无菌腔液）培养阳性。该患儿年龄为出生后 10d，有发热，体温可达 39℃；查体：呼吸急促，咽部充血，皮肤可见花纹征，双肺呼吸音对称、粗糙，手足欠暖；入院查白细胞降低，感染指标均上升明显，血培养阳性。

问题 3.早发型和晚发型新生儿败血症如何区分？

早发型感染在出生后 7d 内起病，大多数症状出现在出生后 24h 内，为产前、产时感染，病原体以大肠埃希菌等革兰氏阴性杆菌为主，常呈暴发性多器官受累，尤以呼吸系统的症状最明显。

晚发型感染多在出生 7d 后起病，病原体可来自产道、院内感染或周围环境等，以葡萄球菌、机会致病菌为主，常有脐炎、肺炎或脑膜炎等局灶性感染。

问题 4.新生儿败血症的治疗要点？

1. 选用合适的抗菌药物 早期、联合、足量、静脉应用抗生素，疗程要足，一般 10～14d。病原体已明确者，应根据药敏试验结果选用。病原菌尚未明确前，结合当地菌种流行病学特点和耐药菌株情况选择两种抗生素联合使用。

2. 对症、支持治疗 保暖、供氧、纠正酸中毒、维持水及电解质平衡；保证能量和水的供给，必要时输入少量血浆或免疫球蛋白、新鲜血液等。

问题 5.入科后护士对该患者的护理评估重点有哪些？

1. 根据所给信息及现病史重点评估患儿发病的病因及诱因、主要伴随症状及症状特点；根据患儿诊疗和护理经过，明确患儿的病情进展和目前状况。

2. 健康史的采集

（1）患儿一般情况：患儿的胎龄、出生体重及有无早产等，重点评估患病后的变化，如患儿的体温、反应、精神状况、食欲、饮食状况、体重增长情况、哭声，以及皮肤颜色、有无黄疸退而复现。

（2）既往史：母亲孕期有无感染史，有无胎膜早破、产程延长等情况；了解胎儿在子宫内、产时或产后有无感染史等其他可诱发疾病的因素。

（3）心理-社会状况：了解患儿家长的心理状况，是否有恐惧、焦虑、担忧等不良心理反应，了解家长对本病的病因、性质、护理、预后的认识程度。

3. 体格检查及辅助检查内容

（1）该患儿身体评估的重点应包括一般状态（生命体征、意识与精神状况）；心、肺部的检查，双肺呼吸音是否对称，有无干、湿啰音；肝、脾有无肿大，肠鸣音是否正常；四肢活动情况以及四肢肌张力；吸吮、觅食、拥抱、握持反射；皮肤颜色，有无黄染、出血点及花斑纹。

（2）尚需完善常规实验室检查，如血尿常规、粪常规+隐血、外周血细胞形态、生化、降钙素原、血气分析、血尿培养等检查。

问题 6.目前患儿存在的护理诊断有哪些？并分析护理问题的相关因素（生理、病理、精神、心理、环境等）。

1. 体温调节无效 与感染有关。

2. 营养失调 低于机体需要量，与吸吮无力、摄入量不足有关。

3. 皮肤完整性受损 与脐炎、脓疱疮等感染灶有关。

4. 潜在并发症 化脓性脑膜炎或肺炎等。

问题 7.针对以上护理诊断，应该采取哪些护理措施？

1. 体温调节无效 与感染有关。

（1）维持体温稳定：患儿体温易波动，除感染因素外，易受环境因素影响。因此当体温低或体温不升时，应及时给予保暖措施；当体温过高时，行物理降温及多喂温开水。

（2）保证抗菌药物有效进入体内，注意药物的不良反应。

（3）及时纠正休克、酸中毒和电解质紊乱，维持血糖和电解质在正常水平；必要时，根据患儿情况输注新鲜血浆或全血、粒细胞及血小板，早产儿可静脉注射免疫球蛋白。

2. 营养失调 低于机体需要量，与吸吮无力、摄入量不足有关。

护理措施：维持生命体征，供给足够的热能和液体，吸吮力差，不能满足机体需要时可给予鼻饲奶液。

3. 皮肤完整性受损 与脐炎、脓疱疮等感染灶有关。

护理措施：清除局部病灶，及时处理脐炎、脓疱疮、鹅口疮、皮肤破溃等，防止感染继续蔓延扩散。

4. 潜在并发症 化脓性脑膜炎或肺炎等。

护理措施：密切观察病情，如患儿出现面色青灰、呕吐、脑性尖叫、前囟饱满、两眼凝视，即提示有脑膜炎的可能；如患儿面色青灰、皮肤发花、四肢厥冷、脉搏细弱、皮肤有出血点等，则应考虑感染性休克或 DIC，应立即报告医师，积极处理。必要时设专人守护。健康教育：指导家长正确喂养和护理患儿，保持皮肤的清洁；同时做好家长的心理护理，减轻家长的焦虑及恐惧，向其讲解与败血症发生有关的护理知识和抗生素治疗过程长的原因，以取得家长合作。

三、对患者进行评估，口述可以为患者进行的护理操作

（一）评估内容

1. 健康史

（1）患病与诊疗经过：尽量详细询问。

（2）目前病情与一般情况：重点评估患病后的变化。

（3）既往史：与本疾病相关的病因重点评估。

2. 身体评估

（1）一般状态：生命体征；反应、喂养、意识与精神状况。

（2）心、肺检查：心音、心率有无杂音；肺部有无干、湿啰音；有无肝脾肿大。

（3）体表检查：皮肤、黏膜是否完整；脐部是否有分泌物。

3. 心理-社会状况 患儿情绪、家长对疾病的认知、家庭状况、经济条件。

（二）可能的护理操作

心电监护、吸氧、静脉输液，动静脉标本采集、脐部护理。

第三节 新生儿黄疸患儿的护理

【学习目标】

认知目标：能陈述新生儿黄疸的定义；能区分生理性黄疸与病理性黄疸；能陈述病理性黄疸的特点；能解释病理性黄疸的病因；讨论病理性黄疸患儿可能出现的护理诊断。

技能目标：能知晓新生儿胆红素的代谢特点；知道患儿的病情观察要点；能陈述新生儿黄疸的主要护理措施。

情感目标：能通过患儿的表现了解患儿的基本需求；能积极参与患儿的护理计划；在护理患儿的过程中给予人文关怀。

一、病例导入

姓名：卢某之子　性别：男　年龄：出生后 6d

出生体重：4170g　孕周：39 周

【现病史】 患儿系孕 3 产 2 孕 39 周于 2020 年 12 月 19 日在我院平产出生，出生体重为 4170g，Apgar 评分 9-10-10，羊水清，胎盘、胎膜自行娩出，余无特殊。患儿于出生后第 3 天出现皮肤黄染，无发热、咳嗽，无抽搐、昏迷，无呕吐、腹泻，未予处理，出生后第 6 天家长发现患儿全身皮肤及巩膜黄染明显，于外院测经皮测胆红素 20mg/dl，遂来我科就诊，门诊以“新生儿高胆红素血症”收住院。病程中患儿混合喂养，精神、反应及吃奶均可，睡眠安稳，大小便正常。

【既往史】 孕母孕期有“妊娠期糖尿病”病史，孕 7 月余因“先兆早产”于我院住院保胎治疗后好转。否认其他病史，行规律产检未见异常，母血型 B 型，Rh（+）。

【体格检查】 体温 36.7℃，心率 141 次/分，呼吸 50 次/分，血压 93/53（69）mmHg，体重 4kg。发育可，神志清，前囟平、张力不高，前囟 3.0cm×3.0cm，骨缝稍分离，呼吸平稳，皮肤、巩膜中重度黄染，浅表淋巴结未触及肿大，左胸口见一芝麻大小的赘生物，余未见皮疹及出血点，皮肤弹性可。咽无充血，颈软。双肺呼吸音清，未闻及干、湿啰音。心音有力，心律齐，各瓣膜区未闻及杂音。腹软，肝、脾肋下未触及，肠鸣音正常，四肢肌张力正常，反应可，吸吮、觅食、拥抱反射正常，握持反射稍减弱。经皮测胆红素：前额 15.2mg/dl，前胸 14.8mg/dl。微量血糖 5.4mmol/L。

【辅助检查】 入院后查血气分析示 pH 7.489，氧分压 34.6mmHg，乳酸 3.2mmol/L，血糖 3.0mmol/L，氧和指数 164.72mmHg，氧分压、氧和指数降低，诊断为低氧血症，患儿乳酸升高，诊断为高乳酸血症，提示无氧酵解增加。血细胞分析：白细胞 15.04×10^9/L，单核细胞计数 1.8×10^9/L↑，单核细胞比率 11.9%↑，血常规示单核细胞比升高提示存在感染。ABO 血型鉴定：AB 型。电解质、肾功能及粪便常规未见异常。

二、以问题为中心的学习

问题 1.什么是生理性黄疸？什么是病理性黄疸？

生理性黄疸：由于新生儿胆红素代谢特点，50%～60%的足月儿和 80%的早产儿可出现生理性黄疸。特点为：①一般情况良好。②足月儿出生后 2～3d 开始出现，4～5d 达高峰，5～7d 消退，但最迟不超过 2 周；早产儿多于出生后 3～5d 出现，5～7d 达高峰，7～9d 消退，最长可延迟到 3～4 周。③每日血清胆红素升高＜85μmol/L（5mg/dl）。除皮肤及巩膜黄染外，无其他临床症状，血中未结合胆红素升高。

病理性黄疸：①黄疸出现早，一般在出生后 24h 内出现；②黄疸程度重，血清胆红素足月儿＞221μmo1/L（12.9mg/dl），早月儿＞257μmol/L（15mg/dl），或每日上升＞85μmol/L（5mg/dl）；③黄疸持续时间长，足月儿＞2 周，早产儿＞4 周；④黄疸退而复现；⑤血清结合胆红素＞34μmol/L（2mg/dl）。具备上述任何一项者，即可诊断为病理性黄疸。

问题 2.新生儿胆红素的代谢特点是什么？

1. 胆红素生成过多 新生儿胆红素是血红素的分解产物，约 80%来源于血红蛋白，约 20%来源于肝脏和其他组织中的血红素及骨髓中红细胞前体。新生儿每日生成的胆红素（8.8mg/kg）明显高于成人（3.8mg/kg），其原因是：①胎儿血氧分压低，红细胞代偿性增多，出生后血氧分压升高，使过多的红细胞破坏；②新生儿红细胞寿命短（早产儿低于 70d，足月儿约 80d，成人为 120d），形成胆红素的周期亦缩短，且血红蛋白的分解速度是成人的 2 倍；③肝脏和其他组织中的血红素及骨髓红细胞前体较多。

2. 血浆白蛋白联结胆红素的能力差 单核吞噬细胞系统的胆红素进入血液循环，与白蛋白联结后，运送到肝脏进行代谢。与白蛋白联结的胆红素不能透过细胞膜及血脑屏障，而引起细胞和脑组织损伤。刚娩出的新生儿常有不同程度的酸中毒，可减少胆红素与白蛋白联结；早产儿胎龄越小，蛋白质含量越低，其联结胆红素的量也越少。

3. 肝细胞处理胆红素能力差 ①新生儿肝细胞内摄取胆红素所必需的 Y 蛋白含量极微，使肝细胞对胆红素摄取能力差；②新生儿肝细胞内尿苷二磷酸葡萄糖醛酸转移酶（UDPGT）含量极低（出生后 1 周接近正常），且活性差（仅为正常的 0～30%），形成结合胆红素量较少；③新生儿肝细胞将结合胆红素排泄到肠道的能力暂时低下，易致暂时性肝内胆汁淤积。

4. 肠肝循环增加 新生儿肠道内 β-葡糖醛酸糖苷酶活性较高，能很快将结合胆红素转变成未结合胆红素，加之肠道内缺乏细菌，不能将进入肠道的胆红素转化为尿胆原和粪胆原，未结合胆红素又被肠壁重吸收经肝门静脉进入血液循环到达肝脏，导致未结合胆红素的产生和吸收增加，黄疸加重。

问题 3.患儿目前符合病理性黄疸诊断的表现及病因有哪些（临床表现，辅助检查）？

发现皮肤黄染 3d，患儿今已 6d，皮肤黄染明显，经皮测胆红素显示前额 15.2mg/dl，前胸 14.8mg/dl，结合肝功能，故诊断成立，为病理性黄疸，分析病因如下。①新生儿感染：感染可致红细胞破坏，胆红素来源增多，同时 UDPGT 活力不足，入院后查血细胞分析提示存在感染。②新生儿溶血性疾病：我国以 ABO 及 Rh 血型溶血多见，尤以 ABO 血型中母亲为 O 型者，少数如先天性 G6PD 缺乏、遗传性球形红细胞增多症、镰状红细胞增多症等红细胞形态异常致红细胞破坏增多，其黄疸特点为程度重、进展快、以非结合胆红素高为主。患儿入院后查 Hb、RET 基本正常，暂不考虑 ABO 及 Rh 溶血。③颅内出血：患儿黄疸出现早、进展快、持续时间长，需警惕颅内出血等内出血情况所致血管外溶血，必要时择期完善头颅核磁共振检查。④新生儿肝炎综合征：多由病毒感染引起的宫内感染所致，常见有乙型肝炎病毒、巨细胞病毒、风疹病毒、单纯疱疹病毒、EB 病毒等，由于肝细胞和胆道对胆汁的分泌和排泄障碍所致，临床特点表现为黄疸消退明显延迟、尿色深黄、肝大，查血肝功能异常、γ-谷氨酰转移酶（GGT）明显升高。患儿目前黄疸高，无明显肝脾肿大，尿色清，查肝功正常，临床特点不太支持。⑤肝酶活力不足：患儿在子宫内及出生后若有窒息、感染、酸中毒、喂养不足等情况可抑制肝脏尿苷二磷酸葡萄糖醛酸转移酶活力，致肝细胞摄取和结合胆红素的能力低下，使血清非结合胆红素升高。患儿目前存在感染、酸中毒，可致肝酶活力不足。⑥环状胰腺：少数可出现此先天性畸形，因胰腺压迫胆管致胆红素排出受阻，可出现阻塞性黄疸的表现，必要时完善 B 超检查明确诊断。⑦先天性代谢缺陷病：如 α_1-抗胰蛋白酶缺乏症、半乳糖血症、果糖不耐受症等可有肝细胞损害。目前患儿肝功正常，无特殊面容，暂不支持。

问题 4.病理性黄疸的病因有哪些？

1. 胆红素生成过多 因过多红细胞的破坏及肠肝循环增加，使血清未结合胆红素升高，包括：①红细胞增多症；②血管外溶血；③同族免疫性溶血，如 ABO 或 Rh 血型不合等；④肠肝循环增加；⑤感染；⑥血红蛋白病；⑦红细胞酶缺陷；⑧红细胞形态异常；⑨其他，如维生素 E 缺乏和低锌血症等。

2. 肝脏胆红素代谢障碍 由于肝细胞摄取和结合胆红素的功能低下，使血清未结合胆红素升高，包括：①缺氧和感染；②Crigler-Najjar 综合征，即先天性 UDPGT 缺乏；③Gilbert 综合征，即先天性非溶血性未结合胆红素增高症；④Lucey-Driscoll 综合征，即家族性暂时性新生儿黄疸；⑤药物，如磺胺、水杨酸盐、维生素 K_3、吲哚美辛、毛花苷 C 等，可与胆红素竞争 Y、Z 蛋白的结合位点；⑥其他，如先天性甲状腺功能减退、脑垂体功能低下和 21-三体综合征等，常伴有血胆红素升高或生理性黄疸消退延迟。

3. 胆汁排泄障碍 肝细胞排泄结合胆红素障碍或胆管受阻，可致高结合胆红素血症，但如伴有肝细胞功能受损，也可有未结合胆红素增高，包括：①新生儿肝炎；②先天性代谢缺陷病，如 α1-抗胰蛋白酶缺乏症、半乳糖血症、果糖不耐受症、酪氨酸血症、糖原贮积病 IV 型及脂质贮积病等；③Dubin-Johnson 综合征，即先天性非溶血性结合胆红素增高症；④胆管阻塞，如先天性胆道闭锁、胆汁黏稠综合征及肝和胆道肿瘤等。

4. 新生儿溶血病 目前已知血型抗原有 160 多种，但新生儿溶血病以 ABO 血型不合最为多见，其次是 Rh 血型系统不合。主要是由于母体存在着与胎儿血型不相容的血型抗体（IgG），这种 IgG 血型抗体可经胎盘进入胎儿的血液循环，引起胎儿红细胞发生凝集、破坏而导致溶血。

（1）ABO 血型不合：多为母亲 O 型，新生儿 A 型或 B 型。A、B 物质广泛存在于自然界某些植物、寄生虫和细菌中，O 型母亲一般在妊娠前已受到自然界具有 AB 血型物质的刺激而产生抗 A、抗 B 抗体（IgG），故大约 50%的 ABO 溶血病发生在第 胎。

（2）Rh 血型不合：母为 Rh 阴性，子为 Rh 阳性发生溶血者多见，第一胎很少发生，多在第二胎或第二胎以后。这是因为 Rh 溶血病只能由人类的红细胞作为抗原刺激才能产生抗体，当胎儿红细胞的 Rh 血型和母亲不合时，若胎儿红细胞所具有的抗原为母亲所缺少，一旦胎儿红细胞经胎盘进入母体血液循环，母体即产生相应的血型抗体，由于初次致敏，免疫反应发展缓慢，而且产生的是不能通过胎盘的 IgM 抗体，到以后产生 IgG 时，胎儿已经娩出而不致受累。当再次妊娠时，即使经胎盘进入母体的血量很少，亦能很快地发生免疫反应，产生大量的 IgG 抗体通过胎盘，迅速使胎儿发生溶血。因此，Rh 溶血病症状随胎次增多而加重。极少数未输过血的母亲第一胎妊娠时就发生 Rh 溶血病，可能由于产妇是 Rh 阴性而其母亲为 Rh 阳性，产妇本人在出生时已被致敏有关。

问题 5.治疗新生儿黄疸的方法有哪些？生理性黄疸需要治疗吗？

1. 生理性黄疸 一般不需要特殊治疗，注意尽早开始供给充足奶量，多可自行消退。血红素大于 171μmol/L（10mg/dl）时，应每天监测胆红素值。

2. 病理性黄疸 应针对不同病因，采取相应的措施，治疗基础疾病。

（1）提倡早喂养，诱导肠道正常菌群的建立，减少胆红素肠肝循环。保持排便通畅，减少肠壁对胆红素的再吸收。

（2）降低血清胆红素，给予光照疗法或换血治疗。

（3）保护肝脏，避免使用对肝脏有损害及可能引起溶血、黄疸的药物。

（4）控制感染，注意保暖，供给营养，及时纠正酸中毒和缺氧。

（5）适当用酶诱导药、输血浆和白蛋白，降低游离胆红素。

（6）对于新生儿溶血病所致黄疸，应于产前即进行监测和治疗。孕妇产前监测血 Rh 抗体滴定不断增高者，可采用反复血浆置换术，以换出抗体，减轻婴儿溶血。胎儿有溶血或胎儿 Hb＜8g/L、肺未成熟者，可行子宫内输血。重症 Rh 阴性孕妇，既往有死胎、流产史，本次妊娠中 Rh 抗体效价升高，羊水中胆红素增高，可提前分娩，减轻胎儿受累。

问题 6.入科后护士对该患儿的评估重点有哪些？

1. 根据所给信息及现病史重点评估患儿发病的病因、主要伴随症状及症状特点；根据患儿诊疗和护理经过，明确患儿病情进展及目前状况。

2. 健康史的采集

（1）患儿的身体症状

1）观察患儿的反应、精神状态、吸吮力、肌张力等情况，监测体温、呼吸、患儿皮肤黄染的部位和范围、黄疸的特点，有无贫血、水肿、肝脾肿大，注意患儿有无心力衰竭、胆红素脑病的表现。

2）新生儿溶血病症状轻重与溶血程度基本一致。ABO 溶血病多为轻症，而 Rh 溶血病一般较重。①贫血：Rh 溶血者一般贫血出现早且重；ABO 溶血者贫血少，一般到新生儿后期才出现。②黄疸：Rh 溶血者大多在 24h 内出现黄疸并迅速加重，而 ABO 溶血者多于出生后 2～3d 出现，血清胆红素以未结合型为主。③肝脾肿大：由于髓外造血而引起肝脾代偿性肿大。④胆红素脑病（bilirubin encephalopathy）：是指血中游离非结合胆红素通过血脑屏障引起的脑组织的病理性损害，又称核黄疸。多发生在早期新生儿，早产儿尤易发生。

（2）既往史：了解母亲既往有无原因不明的流产、早产及死胎或重度黄疸患儿分娩史；了解患儿胎龄、分娩方式、Apgar 评分、母婴血型、出生体重、喂养方式、体温变化、粪便颜色及保暖情况；询问患儿有无饥饿、缺氧、脱水、酸中毒、头颅血肿或颅内出血等诱使黄疸加重的因素。

（3）心理-社会状况：了解患儿家长心理状况，对本病病因、性质、护理、预后的认识程度，尤其是对胆红素脑病的认识程度，以及患儿家长有无焦虑。

3. 辅助检查　应及时采集标本做好各项检查，评估有无母子血型不合、有无溶血性贫血的改变、血清胆红素尤其是非结合胆红素是否升高，以及抗人球蛋白试验、红细胞抗体释放试验等是否阳性。

（1）血常规：红细胞计数、血红蛋白降低，网织红细胞显著增加。

（2）胆红素测定：血清胆红素升高，以未结合胆红素升高为主。

（3）血型测定：检查母子 ABO 和 Rh 血型，证实有血型不合存在。

（4）抗体检查：新生儿溶血病患者应进行致敏红细胞和血型抗体测定，包括：①改良直接抗人球蛋白试验阳性；②患儿红细胞抗体释放试验阳性；③患儿血清中游离抗体试验阳性。

问题 7.目前患儿存在的护理诊断有哪些？并分析护理问题的相关因素（生理、病理、精神、心理、环境等）。

1. 潜在并发症　胆红素脑病、心力衰竭。

2. 知识缺乏　患儿家长缺乏黄疸护理的知识。

3. 有体液不足的危险　与光照疗法有关。

问题 8.针对以上护理诊断，你认为应该采取哪些护理措施？

1. 潜在并发症　胆红素脑病、心力衰竭。

（1）观察病情，做好相关护理：注意皮肤、巩膜、大小便颜色变化和神经系统的表现，根据患儿皮肤黄染的部位和范围，估计血清胆红素的近似值，评价进展情况。如患儿出现拒食、嗜睡、肌张力减退等胆红素脑病的早期表现，应立即报告医师，做好抢救准备。

（2）针对病因护理，预防胆红素脑病的发生。①实施光照疗法和换血疗法。②根据病情，遵医嘱给予白蛋白和肝酶诱导药；控制感染，注意保暖，供给营养，及时纠正酸中毒和缺氧，以利于胆红素与白蛋白结合，降低游离胆红素，减少胆红素脑病的发生。③保护肝脏，禁用对肝脏有损害及可能引起溶血、黄疸的药物。

（3）减轻心脑负担，防止心力衰竭。①保持室内安静，减少不必要的刺激，缺氧时给予吸氧；合理安排补液计划，控制输液量及速度，切忌快速输入高渗性药物，以免血脑屏障暂时开放，使已与白蛋白联结的胆红素进入脑组织而引起胆红素脑病。②若有心衰表现，遵医嘱给予利尿药和洋地黄类药物，注意观察用药反应，以防中毒。③密切观察患儿面色及精神状态，监测体温、脉搏、呼吸、心率、尿量的变化及肝脾肿大等情况。

2. 知识缺乏　患儿家长缺乏黄疸护理的知识。

健康教育：向患儿家长解释病情、治疗效果及预后，取得家长的配合。对于新生儿溶血病，做好产前咨询及孕妇预防性用药；发生胆红素脑病可能有后遗症者，指导家长早期进行康复治疗和护理。

3. 有体液不足的危险　与光照疗法有关。

（1）合理喂养：按需调整喂养方式，保证奶量摄入。提倡早期喂养，诱导建立正常菌群，减少肠肝循环；保持排便通畅，减少肠壁对胆红素的重吸收。

（2）补液：根据需要补充液体。

问题 9.光疗的注意事项有哪些？

1. 清洁温箱、灯管，特别注意清除灯管及反射板表面的灰尘。

2. 接通电源，检查线路及光管亮度。灯管使用 1000h 必须更换。

3. 将患儿全身裸露，用尿布遮盖会阴，佩戴护眼罩，放入已预热好的光疗箱中，记录开始照射时间。

4. 应使患儿皮肤均匀受光，并尽量使全身广泛照射。一般 2h 左右更换 1 次体位，经常巡视，以免口、鼻受压影响呼吸。

5. 监测患儿体温和箱温的变化，光疗时应每隔 2～4h 测体温 1 次，使体温保持在 36～37℃，根据休温调节温箱。若光疗时体温上升超过 38.5℃时，要暂停光疗。

6. 密切观察病情变化。监测血清胆红素变化，以判断疗效；观察患儿精神反应及生命体征；注意黄疸的部位、程度及其变化；大小便颜色与形状；皮肤有无发红、干燥、皮疹；有无呼吸暂停、烦躁、嗜睡、发热、腹胀、呕吐、惊厥等。若有异常需立即与医师联系，及时进行处理。

7. 保证水分与营养供给。光疗过程中，应按医嘱静脉输液，按需喂奶。

三、对患者进行评估，口述可以为患者进行的护理操作

（一）评估内容

1. 健康史

（1）目前病情与一般情况：重点评估患病后的变化。

（2）既往史：妊娠期病史、分娩史、血型等，以及患儿胎龄、分娩方式、Apgar 评分、血型、出生体重。

2. 身体评估

（1）一般状态，包括生命体征，以及患儿的反应、精神状态、吸吮力、肌张力等情况。

（2）患儿皮肤黄染的部位和范围、黄疸的特点，以及有无贫血、水肿、肝脾肿大。

（3）注意患儿有无心力衰竭、胆红素脑病的表现。

3. 心理-社会状况 了解患儿家长的心理状况，对本病病因、性质、护理、预后的认识程度，尤其是对胆红素脑病的认识程度，以及患儿家长有无焦虑。

（二）可能的护理操作

吸氧、心电监护、静脉输液、动静脉血标本采集、光疗。

第四节 肺炎患儿的护理

【学习目标】

认知目标： 能陈述支气管肺炎的概念和病因；能解释儿童易患呼吸系统感染性疾病的原因；能简述肺炎的临床表现和治疗原则；能列出肺炎患儿可能出现的护理诊断；能应用所学的知识为肺炎患儿制订护理计划。

技能目标： 能模仿为患儿进行气道护理的相关操作；能学会观察患儿病情并识别病情变化的征兆以及作出相应的处理。

情感目标： 能尊重与爱护患儿，为患儿测体温、听呼吸音等体格检查时，能做到保暖，并保护患儿隐私；能注意到患儿的不良情绪；能积极参与患儿的护理计划；在护理患儿过程中遵守伦理原则。

一、病例导入

姓名：王某 性别：男 年龄：出生后22个月

【现病史】 因咳嗽3d伴发热，加重1d入院。患儿于3d前因受凉出现阵发性咳嗽，有痰鸣音，伴喉喘鸣，口吐白色泡沫，夜间明显，伴间歇发热。昨起咳嗽加重，有痰鸣伴持续高热不退，无易惊，无抖动，无抽搐、惊厥，偶流清涕，无解稀便。于当地社区卫生院就诊，给予口服降温、镇咳药等对症治疗，发热、咳嗽未见好转。为求进一步诊治遂来我院，门诊拟“支气管肺炎”收住院。

【既往史】 既往有上呼吸道感染史，无食物、药物过敏史。

【体格检查】 体重13kg，体温39.5℃，呼吸急促，神志清，精神欠佳，咽部充血明显，扁桃体（–），双侧颈旁可触及数枚绿豆大小的淋巴结，质软，无压痛，余浅表淋巴结（–）。呼吸45次/分，双肺呼吸音粗，可闻及散在干啰音，心率140次/分，心律齐。腹软，肝肋下1cm，质软。入院后给予青霉素抗感染、氨溴索化痰及其他对症治疗。入院当日夜间患儿烦躁、气急、口周轻度发绀、呼吸困难，肺部细湿啰音增加，心率达160次/分，肝肋下3cm。

【辅助检查】 实验室检查血常规示WBC $16.5\times10^9/L$，N 56.6%，L 34.9%，Hb 108g/L，PLT $258\times10^9/L$，CRP 32mg/L。胸部X线片显示：双肺纹理增粗。

二、以问题为中心的学习

问题1.什么是肺炎？

肺炎（pneumonia）是指由不同病原体或其他因素（吸入或过敏反应等）所引起的肺部炎症。以发热、咳嗽、气促、呼吸困难和肺部固定湿啰音为共同的临床表现。严重者可累及循环、神经及消化等系统而出现相应的临床症状。

问题2.小儿肺炎常见的分类方法有哪几种？

目前小儿肺炎主要按病理、病因、病程、病情及临床表现典型与否及肺炎发生的地点分类，具体如下。

1. 按病理分类 分为大叶性肺炎、支气管肺炎和间质性肺炎。小儿以支气管肺炎多见。

2. 按病因分类 感染性肺炎（细菌性肺炎、病毒性肺炎、真菌性肺炎、支原体或衣原体肺炎）、非感染性肺炎（吸入性、过敏性、坠积性肺炎等）。

3. 按病程分类 急性肺炎（病程＜1 个月）、迁延性肺炎（病程 1～3 个月）、慢性肺炎（病程＞3 个月）。

4. 按病情分类 轻症肺炎（以呼吸系统表现，如咳嗽、气促、呼吸困难和肺部湿啰音等症状为主）、重症肺炎（除呼吸系统症状外，还有循环系统、消化系统、神经系统受累，且全身中毒症状明显）。

5. 按临床表现典型与否分类 由肺炎链球菌、金黄色葡萄球菌、肺炎克雷伯菌、流感嗜血杆菌、大肠埃希菌等引起的肺炎为典型肺炎；由肺炎支原体、衣原体、嗜肺军团菌、病毒等引起的肺炎为非典型肺炎。

6. 按肺炎发生的地点分类 社区获得性肺炎（无明显免疫抑制患儿在院外获得的感染性肺炎，包括具有明确潜伏期的病原体感染而在入院后潜伏期内发生的肺炎）、院内获得性肺炎（患儿入院时不存在，也不处于潜伏期，而在入院 48h 后发生的感染性肺炎，包括在医院内感染而于出院 48h 内发生的肺炎）。

问题 3.导致小儿患支管肺炎的原因有哪些？

导致小儿患支管肺炎的原因主要包括以下两个方面。

1. 病原体感染 最常见的为病毒和细菌感染，也可由病毒、细菌“混合感染”。病毒中以呼吸道合胞病毒常见，其次为腺病毒、流感病毒等。细菌中以肺炎链球菌多见，其次为葡萄球菌、链球菌等。此外，近年肺炎支原体、衣原体、和流感嗜血杆菌引起的肺炎日渐增多。

2. 存在易感因素 患儿居住环境阴暗潮湿、免疫功能低下、低出生体重儿及合并贫血、维生素 D 缺乏性佝偻病、先天性心脏病等的患儿普遍易感。

问题 4.为何婴幼儿易患支气管肺炎？

支气管肺炎是婴幼儿时期最常见的肺炎，多见于 2 岁以内的小儿。婴幼儿时期易感染支气管肺炎与这个时期小儿的呼吸系统解剖生理特点有关，如气管、支气管管腔狭窄，以及黏液分泌少、纤毛运动差、肺弹力组织发育差、血管丰富易充血、间质发育旺盛、肺泡数少且含气量少、易被黏液阻塞等；此外，小儿呼吸道的非特异性及特异性免疫功能均较差，咳嗽反射及纤毛运动功能差，难以有效清除吸入的尘埃和异物颗粒；肺泡巨噬细胞功能不足，体内的免疫球蛋白含量低，尤以分泌型 IgA（SIgA）为低，故易患呼吸道感染。

问题 5.患儿目前符合“支气管肺炎”诊断的表现（临床表现和辅助检查等）有哪些？

在本病例中患儿有发热、咳嗽、呼吸急促的临床症状，体格检查显示患儿体温 39.5℃，呼吸 45 次/分，听诊双肺呼吸音粗，可闻及散在干啰音。结合实验室检查结果血常规示 WBC 16.5×10^9/L，N 56.6%，L 34.9%，胸部 X 线片显示双肺纹理增粗可作出诊断。

问题 6.治疗小儿“支气管肺炎”的方法有哪些？

通常采取综合治疗的措施，加强护理，控制感染以及防治并发症。

1. 一般处理 包括止咳、平喘、保持呼吸道通畅，必要时给予吸氧和半坐卧位以缓解缺氧和焦虑，加强营养，防止发生营养不良。

2. 控制感染 根据病原体选用敏感抗生素，使用原则为早期、联合、足量、足疗程，重症宜静脉给药，用药至体温正常后 5～7d，临床症状基本消失后 3d。支原体肺炎至少用药 2～3 周，以免复发。病毒感染可选用利巴韦林、干扰素等抗病毒药物。

3. 积极防治并发症 脓胸、脓气胸、肺大疱为重症肺炎最常见的并发症，需要及时进行胸腔穿刺。

问题 7.入科后护士对该患儿的评估重点有哪些？

根据所给信息及现病史重点评估患儿的发病原因及主要症状；根据患儿的诊疗和护理经过，明确患儿的病情进展及目前状况。

1. 健康史的采集

（1）一般情况：评估患儿的年龄、营养状况及生长发育史。

（2）既往史：了解患儿既往有无呼吸道传染病接触史、有无反复呼吸道感染史，以及有无维生素 D 缺乏性佝偻病、先天性心脏病等；了解患儿的预防接种史。

（3）心理-社会状况：重点评估患儿及家长对肺炎病因和防护知识的了解程度、居住环境、家庭经济状况；患儿有无因发热、医院陌生环境而产生的焦虑和恐惧表现，如易哭闹、易激惹等；评估家长有无因患儿住院而产生的焦虑不安、抱怨的情绪。

2. 体格检查及辅助检查内容

（1）该患儿身体评估的重点应包括生命体征，特别注意体温和心率、呼吸、口唇颜色，以及患儿的意识与精神状况及体位、尿量情况；心、肺部检查，双肺部有无湿啰音和哮鸣音；心脏有无扩大，心率是否加快，心律是否整齐，有无心音低钝、奔马律等；触诊肝脏是否增大，及早识别心衰症状。

（2）尚需完善常规实验室检查，如外周血检查、病原学检查、胸部 X 线检查，以协助明确诊断。

问题 8.目前患儿存在的护理诊断有哪些？并分析护理问题的相关因素（生理、病理、精神、心理、环境等）。

1. 气体交换障碍 与肺部炎症致通气、换气功能障碍有关。

2. 清理呼吸道无效 与呼吸道分泌物过多、痰液黏稠、咳嗽无力有关。

3. 体温过高 与肺部感染有关。

4. 营养失调 低于机体需要量，与摄入不足、消耗增加有关。

5. 潜在并发症 心力衰竭、中毒性脑病、中毒性肠麻痹、脓胸。

6. 焦虑/恐惧 与呼吸困难、环境陌生有关。

问题 9.针对以上护理诊断，你认为应该采取哪些护理措施？

1. 气体交换障碍 与肺循环淤血、肺部感染和不能有效咳嗽、咳痰有关。

（1）患儿有呼吸困难，口唇发绀等表现，应遵医嘱立即给氧，以改善低氧血症。多采用鼻前庭导管给氧，氧流量为 0.5～1L/min，氧浓度不超过 40%；缺氧明显者可用面罩给氧，氧流量为 2～4L/min，浓度为 50%～60%。氧气应湿化，以免损伤呼吸道黏膜。若出现呼吸衰竭，应及时给予气管插管和人工呼吸器。吸氧过程中应常巡视病房，检查鼻导管是否通畅、缺氧症状是否改善，如有异常及时处理。

（2）保证患儿安静休息的时间，以减少耗氧量；同时采取舒适体位来维持良好的呼吸功能，如半坐卧位或抬高床头 30°～40°，经常帮助患儿更换体位，以利于呼吸和分泌物排出；护理操作应集中完成，以减少刺激，避免哭闹。

（3）保持室内空气清新，室温维持在 18～20℃，湿度以 60%为宜，病室应定时通风换气（应避免对流）。安排病房时对于不同病原体引起的肺炎应分室居住，防止交叉感染。

2. 清理呼吸道无效 与呼吸道分泌物过多、痰液黏稠、咳嗽无力有关。

（1）嘱患儿多饮水，保持呼吸道湿润，及时清除患儿口、鼻分泌物。协助患儿每 2h 更换 1 次体位，并用手轻拍患儿背部（五指并拢，呈空心掌，由下向上、由外向内地轻拍背部），边拍边指导和鼓励患儿进行有效咳嗽，以促进痰液排出，防止坠积性肺炎。

（2）如患儿病情许可，可根据病变部位进行体位引流，头低足高位可以引流上肺叶和支气管；仰卧位时，引流靠近前胸部的支气管；俯卧时，引流靠近背部的支气管。

（3）痰液黏稠不易咳出者，可配合超声雾化吸入以稀释痰液，每日 2 次，每次 20min，雾化吸入时嘱患儿深呼吸以达到最佳效果。必要时给予吸痰，吸痰尽量在进食后 1h 进行，以免引起恶心、呕吐。

（4）遵医嘱给予祛痰药如复方甘草合剂等；对严重喘憋者，遵医嘱给予支气管解痉药。

3. 体温过高 与肺部感染有关。

（1）卧床休息，保持室内安静、温度适中、通风良好。衣被不可过厚，以免影响机体散热。保持皮肤清洁，及时更换被汗液浸湿的衣被。

（2）加强口腔护理，每 4h 测量体温 1 次，并准确记录，如为超高热或有热性惊厥史者须每隔 1～2h 测量 1 次。退热处置 0.5h 后复测体温，并随时注意有无新的症状或体征出现，以防惊厥发生或体温骤降。如有虚脱表现，应给予保暖、饮热水，严重者给予静脉补液。体温超过 38.5℃时给予药物降温，首选对乙酰氨基酚或布洛芬。若婴幼儿虽有发热甚至高热，但精神较好、玩耍如常，在严密观察下可暂不处置。若有热性惊厥病史者则应及早给予处置。

4. 营养失调 低于机体需要量，与摄入不足、消耗增加有关。

（1）鼓励患儿进食高热量、高蛋白、高维生素、易消化的流质、半流质饮食，少量多餐，以免过饱，影响呼吸。喂养时应耐心细心，每次喂食时将患儿头部抬起或抱起，防止呛咳。

（2）重症患儿不能进食时，遵医嘱给予静脉营养，且应严格控制输注量及速度，最好使用输液泵，保持均匀滴入，以免发生心力衰竭。

（3）鼓励患儿多饮水，以稀释痰液，易于痰液咳出，同时也可补充因发热等而损失的水分。

5. 潜在并发症 心力衰竭、中毒性脑病、中毒性肠麻痹、脓胸。

（1）心力衰竭：若患儿出现烦躁不安、面色苍白、呼吸加快（＞60 次/分）、心率增快（＞180 次/分），出现心音低钝或奔马律、肝在短期内迅速增大，考虑肺炎合并了心力衰竭，应及时报告医师，同时给予半坐卧位、吸氧，减慢输液滴速，遵医嘱给予强心、利尿、血管活性药物。

（2）中毒性脑病：若患儿出现烦躁、嗜睡、惊厥、昏迷、呼吸不规则等，提示颅内压增高，考虑中毒性脑病，应立即报告医师并配合抢救，给予脱水、改善通气、扩血管、解痉、糖皮质激素等。

（3）中毒性肠麻痹或胃肠道出血：若患儿出现严重腹胀、呕吐，肠鸣音消失，胃内容物为咖啡样或黑便等表现，考虑中毒性肠麻痹或胃肠道出血，遵医嘱给予禁食、胃肠减压等。

（4）脓胸或脓气胸：若患儿病情突然加重，出现体温持续不降或退而复升、剧烈咳嗽、烦躁不安、呼吸困难加重、患侧呼吸运动受限等，考虑并发了脓胸或脓气胸，应及时报告医师，并配合医师进行胸腔穿刺术或胸腔闭式引流的准备工作。

6. 焦虑/恐惧 与呼吸困难、环境陌生有关。

（1）理解患儿因不舒适、环境陌生及治疗性痛苦而引起的哭闹，同时鼓励家长陪伴患儿，预防分离性焦虑。

（2）尽量用患儿能够理解的语言解释治疗和创伤性操作，鼓励患儿用画画等方式表达自己的感受。尽量避免侵入性操作，必要时遵医嘱实施适当的疼痛治疗。

问题 10.患儿经过治疗好转，准备出院，请对其家长进行出院指导。

1. 儿童居室应干净、整洁、采光好。室内应采取湿式清扫，经常开窗通风，成人应禁止在儿童居室内吸烟，保持室内的空气新鲜。

2. 合理喂养儿童，婴儿提倡母乳喂养，及时添加换乳期食物，保证摄入足量的蛋白质及维生素；要营养均衡，纠正偏食。

3. 多进行户外活动，多晒太阳，预防佝偻病的发生。加强体格锻炼，增强体质，增强呼吸系统的抵抗力与适应环境的能力。

4. 根据气温适时增减衣物，注意保暖，也要避免着凉，出汗后及时更换干的衣物。

5. 婴幼儿应少去人多的公共场所，接触呼吸道感染患者前、后应洗手；养成良好的习惯，如咳嗽时用手帕或纸捂嘴，不随地吐痰，防止病原体污染空气传染给他人；体弱儿童建议注射流感疫苗，增加对感染的防御能力。

三、对患儿进行评估，口述可以为患儿进行的护理操作

（一）评估内容

1. 健康史

（1）患病与诊疗经过：尽量详细询问。

（2）目前病情与一般情况：重点评估患病后症状，如体温、咳嗽、咳痰情况，以及患儿进食及尿量情况等。

（3）既往史：与本病相关的疾病重点评估，如呼吸道传染病接触史、先天性心脏病史、预防接种史。不忽略生长发育史。

2. 身体评估

（1）一般状态：生命体征、意识与精神状况、体位。

（2）心、肺检查：两肺有无湿啰音或哮鸣音，啰音的部位和范围；心脏是否扩大、心尖搏动的位置和范围，以及心率是否加快、节律是否整齐及有无心音低钝、心尖部舒张期奔马律等。

（3）其他：皮肤、黏膜淋巴结有无肿大，以及血管状况（有无颈静脉怒张及肝颈静脉回流征阳性）、肝脏大小。

3. 心理-社会状况 患儿及家长的情绪、对疾病的认知、家庭状况、经济条件。

（二）可能的护理操作

吸氧、心电监护、头皮静脉输液、皮内注射、动/静脉血标本采集。

第五节 腹泻患儿的护理

【学习目标】

认知目标：能陈述婴幼儿腹泻、急性腹泻、迁延性腹泻、慢性腹泻、生理性腹泻的概念；能解释婴幼儿感染腹泻的病因；能简述婴幼儿腹泻的临床表现和治疗原则；能列出腹泻患儿可能出现的护理诊断；能应用所学的知识为腹泻患儿制订护理计划。

技能目标：能模仿为患儿进行臀部护理的相关操作；能评估患儿的脱水程度，根据医嘱进行合理的补液治疗。

情感目标：能尊重与爱护患儿，评估患儿臀部皮肤情况时，能做到动作轻柔，为患儿保暖，并保护患儿隐私；能注意到患儿的不良情绪；能积极参与患儿的护理计划；在护理患儿过程中遵守伦理原则。

一、病 例 导 入

【现病史】 患儿，女，出生后 10 个月，因呕吐、腹泻 3d，尿少 1d 入院。3d 前患儿开始流涕、低热，体温 37.5℃，继之呕吐，量少，为胃内容物，排便每天 10 余次，为黄色蛋花汤样，有少许黏液，无脓血。1d 前吐、泻加重，呕吐物为胃内容物及清水样物，非喷射性，共 6 次，与进食无关，食欲差。随后出现尿少、烦躁，急入我院。出生后至今以母乳喂养为主，少量添加米粉和稀饭，未按时补钙及鱼肝油。生长发育与同龄儿相仿。

【既往史】 无特殊。

入院查体：体温 38℃，脉搏 135 次/分，呼吸 45 次/分。精神萎靡，皮肤、黏膜极干，前囟、眼窝深陷，哭时无泪，口唇樱红、咽无充血。颈软、呼吸深快、双肺呼吸音清，心音低钝、腹胀、肝脾不大、肠鸣音减弱、四肢末端皮肤花纹状，肌张力下降，膝腱反射未引出，肛周皮肤发红。

【辅助检查】 血钠132mmol/L，血钾3.2mmol/L；血常规：WBC 8.25×10^9/L，L 61.1%，N 36.8%，Hb 115g/L，PLT 472×10^9/L；尿常规（–）；粪便常规：粪便稀，黄色，WBC 0～2个/HP。粪便检查：粪便培养可检出致病菌。粪便为黄色蛋花汤样，有少许黏液，无脓血。

初步诊断：小儿腹泻，重度脱水，代谢性酸中毒，可能为营养性贫血。

二、以问题为中心的学习

问题1.什么是小儿腹泻？

小儿腹泻是儿童常见病，是一组由多病原、多因素引起的以排便次数增多和粪便性状改变为特点的消化道综合征。严重者可引起水、电解质和酸碱平衡紊乱。

问题2.造成小儿腹泻的原因有哪些？

造成小腹泻的原因可分为易感因素、感染因素和非感染因素。

1. 易感因素

（1）消化系统发育不成熟：小儿胃酸和消化酶分泌不足，消化酶活性低，对食物质和量的变化耐受性差。

（2）生长发育快：婴儿期是小儿生长发育的第一个高峰，对营养物质的需求相对较多，消化道负担重。

（3）机体防御功能差：婴儿血液中免疫球蛋白、胃肠道SIgA及胃内酸度均较低，对感染的防御能力差。

（4）肠道菌群失调：新生儿出生后尚未建立正常肠道菌群，或因使用抗生素导致肠道菌群失调，使正常菌群对入侵肠道致病微生物的拮抗作用丧失，而引起肠道感染。

（5）人工喂养：母乳中含有大量体液因子（如SIgA、乳铁蛋白），巨噬细胞和粒细胞、溶菌酶、溶酶体等，有很强的抗肠道感染作用。配方奶中虽有某些上述成分，但易在加热过程中被破坏，且其食物和食具易受污染，故人工喂养儿肠道感染的发生率明显高于母乳喂养儿。

2. 感染因素

（1）肠道内感染：可由病毒、细菌、真菌等引起，尤以病毒和细菌多见。

（2）肠道外感染：因发热及病原体毒素作用使消化功能紊乱，或肠道外感染的病原体（主要是病毒）同时感染肠道，故当小儿患中耳炎、肺炎、上呼吸道、泌尿道及皮肤感染时可伴有腹泻。

3. 非感染因素

（1）喂养不当：喂养过程中食物质或量不适宜、过早给予脂肪类或淀粉类食物等均可引起腹泻；给予含高果糖或山梨醇的果汁，可产生高渗性腹泻；给予肠道刺激物，如调料或富含纤维素的食物等也可引起腹泻。

（2）过敏因素：个别婴儿对牛奶、豆类及某些食物成分过敏等不耐受而引起腹泻。

（3）原发性或继发性双糖酶缺乏：乳糖酶的活力降低，肠道对糖的消化、吸收不良而引起腹泻。

（4）环境因素：气温骤变，腹部受凉使肠蠕动增加；天气过热致消化液分泌减少或口渴饮奶过多，都可诱发消化功能紊乱而引起腹泻。

问题3.病例中患儿的腹泻是急性腹泻吗？如何区分急、慢性腹泻呢？

临床按病程时间长短不同，将腹泻分为急性、迁延性、慢性腹泻。病程在2周以内的腹泻为急性腹泻；病程在2周至2个月之间的腹泻为迁延性腹泻；病程超过2个月的腹泻为慢性腹泻。据此，病例中患儿所患腹泻为急性腹泻。

问题4.迁延性腹泻和慢性腹泻有何特点？

迁延性腹泻和慢性腹泻多与营养不良和急性期治疗不彻底有关，以人工喂养儿、营养不良儿多见。表现为腹泻迁延不愈，病情反复，排便次数和性质不稳定，严重时可出现水、电解质紊乱。由于营养不良儿腹泻时易迁延不愈，持续腹泻又加重了营养不良，两者互为因果，形成恶性循环，最终引起免疫功能低下，继发感染，导致多脏器功能异常。

问题 5.如何判断患儿腹泻是否是生理性腹泻呢？

生理性腹泻多见于出生后 6 个月以内的婴儿，外观虚胖，常有湿疹，表现为出生后不久即出现腹泻，但除排便次数增多外，无其他症状，食欲好，不影响生长发育，添加换乳期食物后，排便逐渐转为正常。近年来研究发现，此类腹泻可能为乳糖不耐受的一种特殊类型。

问题 6.病例中患儿被诊断为腹泻，还伴有重度脱水、酸中毒，即为重型腹泻。如何区分轻型、重型腹泻？

1. 轻型腹泻 多由饮食因素或肠道外感染引起。起病可急可缓，以胃肠道症状为主，表现为食欲缺乏，偶有溢奶或呕吐，排便次数增多，一般每天多在 10 次以内，每次的粪便量、粪质不多，常见白色或黄白色奶瓣和泡沫。一般无脱水及全身中毒症状，多在数日内痊愈。

2. 重型腹泻 多由肠道内感染引起，起病常较急，也可由轻型逐渐加重而来。除有较重的胃肠道症状外，还有明显的脱水、电解质紊乱及全身中毒症状。

据此，病例中的患儿除了有腹泻、呕吐症状外，还伴重度脱水、低钾、代谢性酸中毒的症状，属于重型腹泻。

问题 7.患儿入院查体时显示有重度脱水，那么护士如何来评估患儿的脱水程度呢？

评估患儿脱水程度是根据病史和前囟、眼窝、皮肤弹性、循环情况和尿量等临床表现综合估计。临床上根据患病以来累积的体液损失量，已丢失的液体量占体重的百分比分为轻、中、重度脱水。

1. 轻度脱水 患儿有 5%的体重减少或相当于 30～50ml/kg 体液的丢失；患儿表现为精神稍差，略有烦躁不安；评估时可见皮肤、黏膜稍干燥，弹性尚可，眼窝和前囟稍凹陷，哭时有泪；口唇黏膜略干；尿量稍减少，四肢末梢皮温尚好。

2. 中度脱水 患儿有 5%～10%体重减少或相当于体液丢失 50～100ml/kg；患儿表现为精神萎靡或烦躁不安；评估时可见皮肤黏膜干、苍白、弹性差，前囟眼窝凹陷，哭时泪少，有明显口渴，尿量减少明显，四肢末梢凉，周围循环衰竭不明显。

3. 重度脱水 患儿有 10%以上的体重减少或相当于体液丢失 50～100ml/kg；患儿精神极度萎靡、表情淡漠、昏睡，甚至昏迷；皮肤发灰或有花纹、弹性极差；黏膜极干燥或干裂；前囟眼窝凹陷明显，哭时无泪；烦渴明显；尿量极少或无尿；四肢厥冷，周围循环衰竭明显。

本病例中患儿入院查体时精神萎靡、皮肤黏膜极干，而且有前囟、眼窝深陷，以及哭时无泪、明显尿少、四肢末端皮肤花纹状等症状，考虑其为重度脱水。

问题 8.病例中的患儿是何种性质的脱水，如何判断呢？

对于患儿的脱水性质判断，临床上需要基于护士的临床经验、患儿的临床表现，并结合血电解质检查，尤其是血钠浓度来判断。根据血清钠的水平将脱水分为等渗、低渗、高渗性脱水 3 种，临床上以等渗性脱水最常见。

1. 等渗性脱水 水和电解质成比例丢失，血清钠浓度为 130～150mmol/L，血浆渗透压正常，维持在 280mmol/L。主要是细胞外液减少，细胞内液量无明显变化，临床表现为一般脱水症状。急性呕吐、腹泻所致的脱水属于此类。

2. 低渗性脱水 电解质丢失比例大于水的丢失，血清钠浓度＜130mmol/L，血浆渗透压低于 280mmol/L。多见于营养不良伴慢性腹泻、腹泻时补充非电解质溶液过多时。初期无口渴症状，除一般脱水体征，如皮肤弹性降低、眼窝和前囟凹陷外，因循环血量明显减少，多有四肢厥冷、皮肤发花、血压下降、尿量减少等休克症状；由于循环血量减少和组织缺氧，低钠严重者可发生脑水肿，而出现嗜睡、惊厥和昏迷等。

3. 高渗性脱水 水丢失比例大于电解质的丢失，血清钠浓度＞150mmol/L，血浆渗透压高于

310mmol/L。多见于腹泻伴高热、不显性失水增多而补水不足（如昏迷、发热、呼吸增快、光疗或红外线辐射保暖、早产儿等）、口服或静脉输入含盐过高的液体时。因细胞内脱水，表现为剧烈口渴、高热、烦躁不安、肌张力增高等，甚至发生惊厥。严重高渗性脱水可致神经细胞脱水、脑血管破裂出血等，引起脑损伤。

本病例中，患儿血钠为 132mmol/L，为等渗性脱水，补液过程中应注意补充电解质液体。

问题 9.病例中的患儿除了脱水外，还存在哪些水、电解质、酸碱平衡紊乱的情况？

病例中的患儿血清钾为 3.2mmol/L，同时有心音低钝、腹胀、肌张力下降、膝腱反射未引出等症状，考虑为低血钾；另外患儿口唇樱红、呼吸深快，考虑存在代谢性酸中毒的可能，需要进一步进行血气分析检查。

问题 10.腹泻患儿如何进行治疗？

腹泻患儿的治疗原则为调整饮食，预防和纠正脱水；合理用药，控制感染，预防并发症的发生。

1. 调整饮食　强调继续进食，根据疾病的特殊病理生理状况、个体消化吸收功能和平时的饮食习惯进行合理调整，以满足生理需要，补充疾病消耗，缩短腹泻后的康复时间。

2. 维持体液平衡　纠正水、电解质及酸碱平衡紊乱。

3. 药物治疗

（1）控制感染：病毒性肠炎以饮食疗法和支持疗法为主，一般不用抗生素。其他肠炎应对因选药。

（2）肠道微生态疗法：如双歧杆菌、嗜酸乳杆菌等制剂，有助于恢复肠道正常菌群的生态平衡，抵御病原体侵袭，控制腹泻。

（3）肠黏膜保护药：常用蒙脱石散用于维护和修复肠黏膜屏障功能。

（4）补锌治疗：对于急性腹泻患儿，年龄＞6 个月者，应每日给元素锌 20mg；年龄＜6 个月者，应每日给元素锌 10mg。疗程为 10～14d，可缩短病程。

（5）对症治疗：腹泻一般不用止泻药，因止泻会增加毒素的吸收。腹胀明显者可肌内注射新斯的明或肛管排气；呕吐严重者可肌内注射氯丙嗪或针刺足三里等。

4. 预防并发症　迁延性、慢性腹泻常伴营养不良或其他并发症，必须采取综合治疗措施。

问题 11.入科后护士对该患儿的评估重点有哪些？

根据现病史重点评估患儿的发病原因、主要伴随症状及症状特点；根据患儿诊疗和护理经过，明确患儿的病情进展及目前状况。

1. 健康史的采集

（1）一般情况：重点评估患儿的喂养史，如喂养方式、喂何种乳品、冲调浓度、喂哺次数及每次乳量、添加换乳期食物及断奶情况；注意有无不洁饮食史、食物过敏、腹部受凉或过热致饮水过多；询问患儿腹泻的开始时间、次数、颜色、性状、量、气味，以及有无呕吐、腹胀、腹痛、里急后重等不适；了解是否有上呼吸道感染、肺炎等肠道外感染病史。

（2）既往史：了解患儿既往有无腹泻病史、有无其他疾病及长期使用抗生素的病史。

（3）心理-社会状况：重点评估患儿家长对疾病的心理反应及认识程度、文化程度、喂养及护理知识等；评估患儿家庭的居住环境、经济状况、卫生习惯等。

2. 体格检查及辅助检查内容

（1）该患儿身体评估的重点应包括一般状态（生命体征、意识与精神状况、体位），并仔细观察粪便性状；评估患儿的体重、前囟、眼窝、皮肤黏膜、末梢皮肤温度和尿量等；评估脱水程度和性质，有无代谢性酸中毒、低钾血症等症状；检查肛周皮肤有无发红、糜烂、破损。

（2）尚需完善常规实验室检查，如血电解质、致病菌培养、血气分析等，以协助指导进行补液治疗。

问题 12.请确定患儿第一天的补液总量及最先应输入的液体。

1. 确定总量 病例中未告知患儿的体重，可按公式推算。

出生后 10 个月体重＝6+10×0.25=8.5kg

2. 患儿诊断为重度脱水，重度脱水患儿补液总量应为（150～180）ml/kg。

（150～180）ml/kg×8.5kg=1275～1530ml

实际补液中可取整数。

3. 对伴有周围循环不良和休克的重度脱水患儿，应快速输入等渗含钠液（2∶1 液），按 20ml/kg，总量不超过 300ml，于 30～60min 静脉注射或快速滴入。

2∶1 等张含钠液 20ml/kg×8.5kg=170ml

因此，患儿第一天的补液总量为 1275～1530ml，最先输入 2∶1 等张含钠液 170ml。

问题 13.患儿补液过程中，当输液瓶中还剩 300ml 液体时患儿开始排尿，遵医嘱补钾，请问最多能加 10%的氯化钾多少？

1. 小儿补钾的浓度为 0.2%～0.3%。

2. 根据溶液稀释前、后溶质的量相等可得公式 $C_1V_1=C_2V_2$。

其中 C_1 是指稀释前的浓度，V_1 是指稀释前的体积，C_2 是指稀释后的浓度，V_2 是指稀释后的体积。

$$（0.2\%\sim0.3\%）\times300=10\%\times V_1$$

$$V_1=C_2\times V_2/C_1=（0.2\%\sim0.3\%）\times300/10\%$$

$$V_1=6\sim9\text{ml}$$

因此，最多能加 10%的氯化钾 9ml。

问题 14.患儿补液过程中，有哪些注意事项？

1. 遵医嘱全面安排 24h 的液体总量，并遵循“补液原则”分期分批输入。

2. 严格掌握输液速度，明确每小时输入量，计算出每分钟输液滴数，有条件者使用输液泵，有助于更精确控制输液速度。

3. 密切观察病情变化。观察生命体征，警惕输液速度过快致心力衰竭和肺水肿的发生；注意有无输液反应，若发现患儿不适，应及时联系医师；确保输液通畅，无液体渗漏和肿胀等情况发生；注意观察脱水症状改善情况及尿量、酸中毒表现等；记录 24h 液体出入量。

问题 15.入院评估中，发现患儿臀部皮肤发红，请问应如何护理？

患儿排便次数较多致臀部皮肤发红，故每次排便后需要温水清洗臀部并蘸干，以保持清洁、干燥；选用吸水性强、柔软的棉质尿布，勤更换；局部皮肤发红处涂以 5%鞣酸软膏或 40%氧化锌油按摩片刻，促进局部血液循环；如局部皮肤已经溃烂，可采用暴露法，臀下仅垫尿布，且使臀部皮肤暴露于空气中或阳光下。女婴尿道口接近肛门，应注意会阴部的清洁，预防上行性尿路感染。

三、对患儿进行评估，口述可以为患儿进行的护理操作

（一）评估内容

1. 健康史

（1）患病与诊疗经过：尽量详细询问患儿的喂养史，以及腹泻的次数、量及粪便性质等情况。

（2）目前病情与一般情况：重点评估患儿腹泻开始的时间及粪便颜色、次数、性状、量、气味，以及有无发热、呕吐、腹胀、腹痛、里急后重等不适。

（3）既往史：询问既往有无腹泻史；注意有无不洁饮食史和食物过敏史；有无其他疾病及长期使用抗生素史。不忽略生长发育史。

2. 身体评估

（1）一般状态：生命体征、意识与精神状况、患儿有无呼吸增快或深长、患儿进食情况等。

（2）腹部：有无腹痛、腹胀、里急后重等不适。

（3）其他：患儿前囟、眼窝有无凹陷及哭时是否有泪、口唇皮肤干裂情况、患儿尿量情况；患儿臀部皮肤有无潮红、溃烂情况等。

3. 心理-社会状况　患儿及家长的情绪、对疾病的认知、家庭状况、经济条件。

（二）可能的护理操作

头皮静脉输液、动/静脉血标本采集、臀部护理技术。

第六节　循环系统疾病患儿的护理

【学习目标】

认知目标：能陈述儿童心血管系统的解剖生理特点和一些重要的生理常数；能列出各类先天性心脏病的分类、常见先天性心脏病患儿的身体状况；能应用所学评估知识为先天性心脏病患儿提出护理诊断，并能根据预期目标，按护理程序为患儿实施整体护理。

技能目标：能尝试模仿为先天性心脏病患儿进行操作；能为先天性心脏病患儿选择最需要的护理操作。

情感目标：能注意到先天性心脏病患儿的不良情绪；能积极参与先天性心脏病患儿的护理计划；在护理先天性心脏病患儿过程中遵守伦理原则。

一、病 例 导 入

姓名：王某　性别：男　　年龄：4 岁

籍贯：湖北　身高：99cm　体重：13kg

【现病史】　患儿因 5d 前活动后发生晕厥至我院门诊就诊。门诊辅助检查：X 线检查示心影稍大，上纵隔增宽，心尖圆钝上翘，肺动脉段凹陷，构成“靴形”心影，肺门血管影减少，肺纹理清晰；超声心动图可见“骑跨征”，主动脉骑跨在室间隔之上，主动脉内径增宽，并见主动脉口下高位室间隔缺损，右心室漏斗部狭窄。以“先心病：法洛四联症”收入院。入院查体：体温 36.5℃，脉搏 93 次/分，呼吸 30 次/分，慢性病容，面色苍白，神志清楚，精神较差，步入病房，查体合作。全身皮肤黏膜无黄染、皮疹及出血点。头形正常，球结膜发绀，双侧瞳孔等大等圆，对光反射正常，口唇发绀，咽充血，颈软，颈部淋巴结无肿大。胸廓对称，听诊双肺呼吸音清晰，未闻及明显湿啰音。心界扩大，胸骨左缘第 2～4 肋间可闻及喷射性收缩期杂音，肺动脉第二心音减弱或消失。腹平软，肝、脾未扪及，双肾区无叩痛，移动性浊音（–），肠鸣音正常。杵状指，甲床发绀，肌力、肌张力正常，神经系统检查无明显异常。

【既往史】　患儿出生后 3 个月即出现口唇发绀，且进行性加重，哭吵后发绀加剧伴气促，会行走后喜欢蹲踞，行走 20～30m 或者爬楼梯即有气促。否认药物及食物过敏史。

二、以问题为中心的学习

问题 1.什么是先天性心脏病？引起先天性心脏病的病因有哪些？

先天性心脏病简称先心病，指胎儿时期心脏血管发育异常所致的畸形，是儿童最常见的心脏病，其发病率占活产婴儿的 6‰～9‰，如未经治疗，约 1/3 的患儿在出生后 1 年内可因病情严重和复杂畸形而死亡。先天性心脏病患儿轻者无症状，重者可有活动后呼吸困难、晕厥、发绀等，甚至心功能不全，年长儿可有生长发育迟滞。绝大多数先天性心脏病患儿的病因尚不清楚，目前认为 85%

以上先天性心脏病的发生可能是遗传和环境因素及两者相互作用的结果。

1. 环境因素（外在因素） 主要为宫内感染，尤其是妊娠早期病毒感染，如风疹病毒感染后可引起动脉导管未闭和肺动脉瓣狭窄；其次为柯萨奇病毒感染、流行性感冒、流行性腮腺炎等。其他如母体营养障碍、维生素缺乏（如缺乏叶酸等）及代谢病（如糖尿病、苯丙酮尿症、高钙血症等）、药物（抗癌、抗癫痫等）、大剂量放射线接触史、妊娠早期饮酒、吸毒、食用锂盐等均可能与本病发生有关。

2. 遗传因素（内在因素） 主要包括染色体异常、单一基因突变、多基因突变以及先天性代谢紊乱等。15%的先天性心脏病患儿中有单基因和染色体异常，5%的先天性心脏病患儿发生于同一家族，其病种相同或近似。

另外，某些类型先天性心脏病的发生还与孕母所处环境的气候、海拔有关，居住在高山等海拔高的地区，因氧浓度低，易发生动脉导管未闭。某些类型先天性心脏病的发生还与胎儿性别有关。

问题 2.胎儿血液循环特点及出生后血液循环的改变？

1. 正常胎儿的血液循环 胎儿时期气体和营养的交换都是通过脐血管和胎盘与母体之间以弥散方式进行的。来自胎盘含氧较高的血液，经脐静脉进入胎儿体内，在肝脏下缘分为两支：一支入肝脏与门静脉汇合后经肝静脉进入大腔静脉；另一支经静脉导管直接进入下腔静脉，与来自下半身的静脉血混合，流入右心房，此混合血（以动脉血为主）进入右心房后，1/3 血量经卵圆孔流入左心房，再通过左心室流入升主动脉，主要供应心脏、头部和上肢（上半身）的血供，2/3 血量流入右心室。从上腔静脉回流的来自上半身的静脉血经右心房流入右心室后，由于胎儿肺脏无呼吸功能，肺血管阻力高，故肺动脉的血只有小部分进入肺动脉，大部分进入右心室的血液通过动脉导管汇入降主动脉（以静脉血为主），与来自升主动脉的血汇合，供应腹腔器官和下肢（下半身），最后经脐动脉回流至胎盘，再次进行营养和气体交换。由此可见，胎儿期供应上半身血液循环的血氧含量远比下半身高。

2. 出生后血液循环的改变

（1）脐-胎循环终止：出生后由于脐带结扎，脐-胎循环终止，脐血管于出生后 6～8 周完全闭锁形成韧带。

（2）肺脏开始气体交换：随着新生儿的第一声啼哭，呼吸建立，肺脏开始进行气体交换，由于肺泡的扩张和氧分压增加，肺循环压力降低，故肺血流量逐渐增多。

（3）卵圆孔关闭：由于胎盘血液循环中止，脐静脉不再有血液流入右心房，肺脏开始气体交换后建立了肺循环，从右心室流入肺内的血液增多，以致从肺静脉流入左心房的血量增多，左心房压力增高，当左心房压力超过右心房压力时，卵圆孔瓣膜发生功能上的关闭。到出生后 5～7 个月，解剖上大多闭合。

（4）动脉导管关闭：由于肺循环压力降低和体循环压力升高，右心室血流经肺动脉入肺进行气体交换，而不再经动脉导管，使流经动脉导管内的血流逐渐减少，最后停止，形成功能性关闭。另外，还因动脉血氧含量增高，致使动脉导管平滑肌收缩，故导管逐渐闭合。80%的婴儿于出生后 3～4 个月、95%的婴儿于出生后 1 年内形成解剖上的关闭。

问题 3.正常各年龄期儿童心脏、心率、血压的特点？

1. 心脏大小和位置 儿童心脏体积相对比成人大，随着年龄的增长，心脏重量与体重的比值下降。新生儿心脏重量约为 20～25g，占体重的 0.8%，而成人只占 0.5%。除青春早期外，各年龄男孩的心脏均比同龄女孩重。儿童心脏的位置随年龄增长而发生变化，2 岁以下幼儿心脏多呈横位，2 岁以后随着直立行走、肺及胸部的发育和横膈的下降等，心脏由横位逐渐转为斜位。新生儿和小于 2 岁婴幼儿心尖搏动位于胸骨左侧第 4 肋间、锁骨中线外侧，心尖部主要为右心室。3～7 岁儿童心尖搏动已位于胸骨左侧第 5 肋间、锁骨中线处，心脏由横位转为斜位，左心室形成心尖部。7 岁以后心尖位置逐渐移到锁骨中线以内 0.5～1cm，心尖部主要为左心室。正常心尖搏动范围不超过 2～3cm，若心尖搏动强烈、范围扩大，提示心室肥大；心尖搏动减弱则见于心包积液、心肌收缩力减弱等。儿童心脏在婴幼儿期为球形、圆锥形或椭圆形，6 岁以后的心脏接近于成人，长椭圆形较为常见。

2. 房室增长速度和心腔容积　出生后第 1 年心房增长速度比心室快，第 2 年两者增长速度相接近，10 岁之后心室生长超过心房。左、右心室增长也不平衡。胎儿期右心室负荷大，左心室负荷小而右心占优势。随着年龄的增长，体循环的量日趋扩大，左心室负荷明显增加，6 岁时左心室壁厚达 10mm，右心室则为 6mm，15 岁时左心室壁厚度增长到出生时的 2.5 倍，但右心室仅增长原来厚度的 1/3。自出生至成人，四个心腔容积发展的速度是不均衡的，如出生时心腔容积为 20～22ml，7 岁时为出生时的 5 倍，为 100～120ml，其后增长缓慢，青春期为 140ml，18～20 岁达 240～250ml，为出生时容积的 12 倍。

3. 心率　由于儿童新陈代谢旺盛和交感神经兴奋性较高，故心率较快。随着年龄增长而逐渐减慢。进食、活动、哭闹和发热可使心率加快，一般体温每增高 1℃，心率增加约 12～15 次/分。睡眠时心率每分钟可减少 20 次左右。因此，应在儿童安静或睡眠时测量心率和脉搏（表 13-1）。

4. 血压　儿童由于心搏出量较少、动脉壁的弹性较好和血管口径相对较大，故血压偏低，但随着年龄的增长可逐渐升高。2 岁以后，收缩压可按公式计算，收缩压（mmHg）=年龄×2+80mmHg。舒张压为收缩压的 2/3。收缩压高于此标准 20mmHg 为高血压，低于此标准 20mmHg 为低血压。下肢的血压比上肢约高 20mmHg。婴儿期下肢血压较上肢低。儿童血压受诸多外界因素的影响，如哭叫、体位变动、情绪紧张，皆可使血压暂时升高。故测量血压应保持绝对安静，并注意测量时的体位和血压计、时间等（表 13-1）。

表 13-1　各年龄段儿童正常心率、血压参考值

年龄	心率（次 / 分）	收缩压（mmHg）	舒张压（mmHg）
新生儿	120～140	60～70	40 左右
<1 岁	110～130	70～80	50 左右
2～3 岁	100～120	80～90	50
4～7 岁	80～100	85～95	50～60
8～14 岁	70～90	90～130	60～90

问题 4.常见的先天性心脏病分哪几类？

先天性心脏病的分类方法很多，且可以两种以上的畸形同时存在。根据左、右两侧及大血管之间有无分流，可分为无分流型、左向右分流型和右向左分流型三大类。

1. 无分流型（无青紫型）　即心脏左、右两侧或动静脉之间无异常通路和分流，患儿不出现青紫。常见有肺动脉瓣狭窄、主动脉缩窄、主动脉瓣狭窄以及原发性肺动脉高压等。

2. 左向右分流型（潜伏青紫型）　即心脏左、右两侧血液循环途径之间存在异常通道。正常情况下，由于体循环压力大于肺循环压力，疾病早期血流从左向右分流而不出现青紫。当患儿啼哭、屏气或任何病理情况，致使肺动脉或右心室压力增高，并超过左心压力时，则可出现血液自右向左分流而出现暂时性发绀。常见的如房间隔缺损、动脉导管未闭以及室间隔缺损等。

3. 右向左分流型（青紫型）　即在某些情况下，如右心室流出道狭窄等，使右心压力增高超过左心，使血流经常从右向左分流，或因大动脉起源异常导致大量静脉血混入体循环时，患儿可出现持续性青紫，故也称为青紫型先天性心脏病。常见的如法洛四联症、完全性大动脉转位、永存动脉干和右心室双出口等。

问题 5.患儿目前符合“先天性心脏病：法洛四联症”诊断的表现（临床表现和辅助检查等）有哪些？

在本病例中，患儿出生后 3 个月即发现口唇发绀，且进行性加重，哭吵后发绀加剧伴气促，会走路后发现其喜欢蹲踞，行走 20～30m 或者爬楼梯即有气促，X 线检查示“靴形”心影，肺门血管影减少，超声心动图可见“骑跨征”，查体该患儿生长发育落后于同龄儿，球结膜发绀、杵状指、甲床发绀、心界扩大、胸骨左缘第 2～4 肋间喷射性收缩期杂音、肺动脉第二心音减弱等客观依据，可作出诊断。

问题 6.什么是法洛四联症？

法洛四联症是存活婴幼儿中最常见的青紫型先天性心脏病，其发病率占先天性心脏病的 10%～15%，有以下 4 种畸形：①肺动脉狭窄，以漏斗部狭窄较多见；②室间隔缺损；③主动脉骑跨，主动脉根部骑跨在室间隔缺损上；④右心室肥大。其中以肺动脉狭窄最为重要，对患儿的病理生理和临床表现有重要影响。

问题 7.法洛四联症的常见临床表现有哪些？

1. 症状 发绀为主要表现，其程度和出现的早晚与肺动脉狭窄程度有关。多于出生后 3～6 个月逐渐出现青紫，并随年龄的增加而加重。青紫多见于毛细血管丰富的部位，如唇、甲床、球结合膜等。因血氧含量下降，活动耐力差，当啼哭、情绪激动、活动量增加及寒冷时，即可出现气急及青紫加重。蹲踞症状多见，患儿行走、游戏时常主动取蹲踞体位片刻。蹲踞时，下肢屈曲使静脉回心血量减少，可减轻心脏负荷，同时下肢动脉受压，体循环阻力增加，使右向左分流减少，从而缺氧症状得以暂时缓解。阵发性脑缺氧发作常见于婴儿，患儿在哭闹、排便、睡眠苏醒后以及感染、贫血等情况下均可诱发缺氧发作，由于狭窄的肺动脉漏斗部肌肉突然发生痉挛，引起一时性肺动脉梗阻，使脑缺氧加重所致。表现为阵发性呼吸困难，患儿呼吸急促、烦躁不安、发绀加重，严重者可引起突然昏厥、抽搐、意识丧失，甚至死亡。发作可持续数分钟或数小时，常能自行缓解。年长儿常表现为头痛、头昏，与脑缺氧有关。

2. 体征 体格发育落后，心前区可稍隆起。听诊：胸骨左缘第 2～4 肋间常可闻及Ⅱ～Ⅲ级收缩期喷射性杂音，多以第 3 肋间最响，杂音响度取决于肺动脉狭窄程度。肺动脉狭窄程度严重者，流经肺动脉的血量少，杂音则短而轻，漏斗部痉挛时杂音消失。肺动脉第二心音（P2）减弱或消失。由于长期缺氧，导致指（趾）端毛细血管扩张、增生，局部软组织和骨组织也增生肥大，表现为指（趾）端膨大如鼓槌状，称杵状指（趾）。

3. 并发症 常见并发症有脑血栓、脑脓肿、感染性心内膜炎及红细胞增多症等。

问题 8.该患儿的治疗要点是什么？

1. 缺氧发作的治疗 ①立即给予膝胸卧位，轻者即可缓解；②吸氧、镇静；③吗啡 0.1～0.2mg/kg，皮下注射，可抑制呼吸中枢和消除呼吸急促；④β 受体阻滞药普萘洛尔每次 0.1mg/kg 加入葡萄糖注射液稀释后缓慢静脉注射，必要时 15 分钟后再重复 1 次，口服普萘洛尔可预防再次缺氧发作；⑤纠正代谢性酸中毒，给予 5%碳酸氢钠 1.5～5.0ml/kg 缓慢静脉注射。平时应去除引起缺氧发作的诱因，如贫血、感染、尽量保持患儿安静，经上述处理后仍不能有效控制发作者，应考虑急症外科手术修补。

2. 每天摄入足够水分 出现腹泻、发热时，及时补充液体。以往有缺氧发作者，可口服普萘洛尔 1～3mg/（kg·d），以预防发作。

3. 手术治疗 绝大多数患儿可施行根治术。轻症患儿可考虑于 5～9 岁行一期根治手术为宜；临床症状明显者，应在出生 6 个月后施行根治术；根治有困难可做姑息手术，即体肺分流术，待年长后一般情况改善时再做根治术。

问题 9.入科后护士对该患儿的护理评估重点有哪些？

1. 健康史 了解母亲妊娠史，尤其妊娠最初 2～3 个月内有无感染史、接触放射线及用药、饮酒史及吸烟、吸毒史，母亲是否患有代谢性疾病，家族中有无先天性心脏病患儿。发现患儿心脏病的时间，是否喜欢蹲踞，有无出现过阵发性呼吸困难或突然晕厥发作，有无反复的呼吸道感染病史。

既往儿童生长发育的情况、喂养及体重增加情况。

2. 身体状况 观察患儿精神状态、生长发育的情况。皮肤、黏膜有无发绀及发绀程度，有无杵状指（趾）、胸廓畸形。心脏杂音的位置、性质和强度，是否有心音分裂、亢进，特别是肺动脉瓣区第二心音有无异常。有无呼吸急促、鼻翼扇动，有无肺部啰音、肝大、颈静脉怒张等心力衰竭的表现。

3. 心理-社会状况 了解家长对疾病以及治疗、防护知识的了解程度；家庭经济状况；评估家长和患儿目前的心理状况。

问题 10.目前患儿存在的护理诊断有哪些？并分析护理问题的相关因素（生理、病理、精神、心理、环境等）。

1. 活动无耐力 与先天性心脏病体循环血量减少或血氧饱和度下降有关。

2. 营养失调 低于机体需要量，与喂养困难、组织缺氧等有关。

3. 有感染的危险 与肺血量增多、疾病导致心内膜损伤有关。

4. 生长发育迟滞 与体循环血量减少或血氧下降影响生长发育有关。

5. 焦虑（家长） 与家长或患儿对疾病的知识缺乏和疾病预后有关。

6. 潜在并发症 感染性心内膜炎、心力衰竭、脑血栓形成等。

问题 11.针对以上护理诊断，应该对该患儿采取哪些护理措施？

1. 活动无耐力 与先天性心脏病体循环血量减少或血氧饱和度下降有关。

合理安排活动和休息：根据患儿病情指导适当活动和休息，严重者应卧床休息，减少心脏负担；根据心功能制定活动量，以不感到疲惫为宜；集中护理，避免患儿大哭大闹；保持排便通畅，避免加重心脏负担；对于介入治疗的患儿，在治疗当天应术肢制动，动脉穿刺的患儿卧床休息 24h 以上，静脉穿刺的患儿至少卧床休息 12h；术后 3d 合理床旁活动，3 个月内避免剧烈活动。

2. 营养失调 低于机体需要量，与喂养困难、组织缺氧等有关。

（1）保证充足的能量、蛋白质和维生素，可根据患儿病情选择经口喂食、鼻饲管喂食或必要时静脉补充，注意营养搭配，保证每日热量和营养素的供给。

（2）心功能不全伴水肿时，可根据心功能情况短时限制钠盐摄入，行低盐或无盐饮食。一旦心功能改善，应及时补充钠盐，以免影响患儿食欲。

（3）对青紫型先天性心脏病患儿，须给予足够的饮水量，以免脱水而导致血栓形成。

（4）患儿可先吸氧再进食，婴儿给予斜抱位间歇喂乳。对喂养困难的小儿要耐心喂养，可少量多餐，避免呛咳和呼吸困难。

3. 有感染的危险 与肺血量增多、疾病导致心内膜损伤有关。

（1）监测体温变化：住院患儿严格按照儿科护理常规规定，每日测量体温 2～4 次，及时发现感染征象。

（2）保护性隔离，防止交叉感染：对于有条件的医院，非感染性的先天性心脏病患儿应尽量与非感染疾病患儿收治一室，注意手卫生，适时手消毒，防止院内交叉感染。

（3）注意个人卫生，病室空气流通：保持病房空气清新，每日定时开窗通风，保持空气流通。指导患儿及家长注意保持衣物整洁，饮食器具清洁，做好个人卫生防护。

（4）严格无菌技术操作：所有护理操作或侵入性操作均应严格按照无菌技术规范执行，保证患儿的医疗安全。

（5）预防应用抗生素：做介入治疗或各种小手术时（如拔牙、扁桃体切除术等），应在术前给予足量抗生素预防感染。

（6）做好预防接种：及时给患儿接种疫苗。

4. 生长发育迟滞 与体循环血量减少或血氧下降影响生长发育有关。

（1）加强营养补充：给予高热量、高蛋白、高维生素、清淡易消化营养丰富的饮食，少量多餐，多食新鲜蔬菜及水果，有利于缓解发育迟缓。

（2）保持充足睡眠：保持良好的睡眠环境，有利于体内的生长激素分泌。

（3）补钙：遵医嘱给予补钙的药物，向患儿及家长讲明补钙药物可以促进骨骼和身体发育。

5. 焦虑（家长）　与家长或患儿对疾病的知识缺乏和疾病预后有关。

（1）心理护理：由于先天性心脏病患儿及家长对疾病缺乏认识，正常活动受到限制，生长发育落后于同龄儿童，如果又面临手术，容易产生焦虑、自卑、恐惧心理。因此，应给予患儿良好的休息环境，医护人员态度要和蔼，对患儿关心爱护，建立良好的护患关系，使患儿感觉舒适，以减轻精神负担；向家长及患儿进行有针对性的疾病知识、护理注意点的宣教，解释病情和检查、治疗情况，取得他们的理解和配合；及时介绍心脏外科手术的进展及同类疾病治愈的病例，增强治愈信心。

（2）健康教育：①向患儿及家长介绍先天性心脏病的病因、主要临床表现、护理要点以及手术适宜年龄，宣传心脏外科手术的进展和医疗技术的提高，增强患儿及家长治愈疾病的信心，积极配合检查、治疗、护理。②指导家长合理安排患儿饮食，耐心喂养。可给予含蛋白、维生素及能量较高的食物，以满足儿童生长发育的需要，同时要多食含膳食纤维高的蔬菜和水果，以保持排便通畅。③指导家长掌握先天性心脏病患儿的日常护理，建立合理的生活制度，使患儿劳逸结合。教会家长评估患儿活动耐量的方法和限制活动的指征，学会观察心力衰竭和脑缺氧的表现，以便及时就诊。④强调预防感染、加强护理的重要性，按时预防接种并遵医嘱用药。⑤指导患儿家长定期带患儿到医院复查，做好生长发育监测。调整心功能到最佳状态，使患儿能安全到达手术适宜年龄。

6. 潜在并发症　感染性心内膜炎、心力衰竭、脑血栓形成等。

（1）防止患儿哭闹、活动时缺氧发作的发生，一旦出现，立即采取膝胸卧位、吸氧，并与医师合作及时给予普萘洛尔或皮下注射吗啡抢救，同时纠正酸中毒。

（2）法洛四联症患儿因红细胞增加，血液黏稠度高，发热、出汗、吐泻时，体液量减少，可加重血液黏稠度，易形成脑血栓，因此要注意供给充足的液体，必要时可静脉输液。

（3）观察患儿有无心率增快、呼吸困难、端坐呼吸、吐泡沫样痰、水肿、肝大等心力衰竭的表现，如出现上述表现，立即置患儿于半坐卧位，给予吸氧，及时与医师取得联系并按心力衰竭护理。

（4）观察用药注意事项。①服用洋地黄类药物前数脉搏 1min，儿童脉搏＜70 次/分，婴儿脉搏＜90 次/分应停药，并通知医师。②口服洋地黄类药物时，剂量一定要准确。如为地高辛水剂药物，可用 1ml 针管抽取后直接口服，应避免与其他药物同时服用；如服用维生素 C 药物时，应间隔 30min 以上，以免影响洋地黄药物的疗效。③应用利尿药物时，应熟悉利尿药物的药理作用，注意水、电解质的平衡，防止低血钾引起药物的毒性作用。④用药后，应观察药物的作用，如心音有力、脉搏减慢、脉搏搏动增强、呼吸平稳，以及口唇、指甲发绀好转等。

（5）观察中毒反应，应注意观察以下几项指标的变化。①胃肠道反应：食欲缺乏、恶心、呕吐、腹泻；②神经反应：头晕、嗜睡、黄视、复视；③心血管反应：房室传导阻滞、室性心动过速、心室颤动、心律失常等。

（6）对于介入治疗或接受手术治疗的患儿，应观察有无治疗后并发症，一旦发现及时告知医师，正确处理。对于年幼儿或体重较轻患儿，预计手术时长，术前应送血样备血。

三、对患儿进行评估，口述可以为患儿进行的护理操作

（一）护理评估内容

1. 健康史　详细询问病史，了解母亲妊娠史，了解患儿出生情况、食欲情况及生长发育史，既往有无反复呼吸道感染史。

2. 身体评估　观察患儿精神状态、生长发育的情况；心脏杂音的位置、性质和强度，是否有心音分裂、亢进，特别是肺动脉瓣区第二心音有无异常；有无呼吸急促、鼻翼扇动，有无肺部啰音、

肝大、颈静脉怒张等心力衰竭的表现。

3. 心理-社会状况 患儿自身的情绪、家长对疾病的认知、家庭经济状况、评估家长和患儿目前的心理状况。

（二）可能的护理操作

吸氧、心电监护、静脉输液、动/静脉标本采集等。

第七节 原发性肾病综合征患儿的护理

【学习目标】

认知目标：能阐述原发性肾病综合征的护理措施及临床表现；能够说出原发性肾病综合征的治疗方案；能够列出原发性肾病综合征的病因及发病机制、相关辅助检查；能够对原发性肾病综合征患儿提出精准的护理诊断及护理措施。

技能目标：能尝试模仿为患儿进行操作；能为患儿选择最需要的护理操作。

情感目标：能安抚患儿的烦躁情绪；能注意患儿家长的不良心理；能积极参与患儿的护理计划；在护理患儿过程中遵守伦理原则。

一、病 例 导 入

姓名：吴某 性别：男 年龄：3岁 体重：18kg

【现病史】 患儿因"眼睑水肿1周，双下肢及阴囊水肿伴少尿4d"就诊。患儿于入院前1周出现双眼睑水肿，可见泡沫尿，无发热、咳嗽、流涕，无头痛、恶心、呕吐，无尿频、尿急、尿痛，尿色清，尿量无明显减少，以"肾病综合征"收治入院。就诊于当地医院，行尿常规检查发现尿蛋白（+++），尿隐血（+++），给予抗感染、利尿治疗3d，患儿双下肢及阴囊均出现水肿，尿量减少至300ml左右，体重由15kg增至18kg。病程中，患儿出现咳嗽、咳痰等症状。

【既往史】 患儿为G_1P_1，足月顺产，BW3kg，否认出生时窒息抢救史，生长发育同正常同龄小儿。否认家族性肾病或其他遗传病史，否认肝炎、结核等传染病病史。按计划预防接种。既往体健。

【体格检查】 体温36.6℃，脉搏92次/分，呼吸28次/分，体重18kg，血压114/70mmHg，双眼睑水肿。肺部听诊双肺呼吸音粗，可闻及少量中湿啰音。心律齐，心音有力，未闻及杂音。腹部膨隆，腹壁水肿，肝、脾肋下未触及，移动性浊音（+），阴囊水肿，双下肢凹陷性水肿。

【辅助检查】 血常规+CRP示WBC 12.8×10^9/L，RBC 4.2×10^{12}/L，N 48%，LY 40.60，Hb 147g/L，PLT 254×10^9/L，CRP＜8mg/L。尿常规：尿蛋白500.00mg/dl，红细胞0～2个/HP。肝肾功能：ALT 17U/L，AST 36U/L，TP 44g/L，Alb 18.8g/L，胱氨酸蛋白酶抑制剂C 1.55mg/L，Na^+ 138.70mmol/L，K^+ 5.05mmol/L。Cl^- 102.40mmol/L，Ca^{2+} 1.96mmol/L，磷1.54mmol/L，HDL 3.10mmol/L，LDL 6.08mmol/L。24h尿蛋白定量：24h尿量305ml，尿蛋白1707.08mg；补体系列：C3 1.16g/L，C4 0.29g/L，CH 50 11U/L；胸部X线片：两肺纹理增多，右下肺模糊；心电图：窦性心动过速；泌尿系统和腹水超声检查：腹水（22mm）、双肾实质回声增强。

入院诊断：原发性肾病综合征（单纯性）。

二、以问题为中心的学习

问题1.什么是肾病综合征？肾病综合征的典型临床表现有哪些？

肾病综合征（nephrotic syndrome，NS）简称肾病，是由于多种原因引起的肾小球基底膜通透性增高，导致血浆内的大量蛋白质从尿中丢失的临床综合征，具有大量蛋白尿、低蛋白血症、高脂血症、水肿四大特点，分为原发性、继发性和先天性 3 种，90%为原发性。肾病综合征的典型临床表现为大量蛋白尿、低蛋白血症、高胆固醇血症、高度水肿，即“三高一低”，具体表现为患儿全身高度凹陷性水肿，以颜面、下肢、阴囊明显，皮肤发亮，出现白纹，重者可有胸腔积液、腹水，伴有少尿。

问题 2.患儿目前符合“单纯性肾病综合征”诊断的表现（临床表现和辅助检查等）有哪些？单纯性肾病综合征的诊断须综合患儿的病史、症状、体征及辅助检查结果。

在本病例中，患儿于入院前 1 周出现双眼睑水肿，可见泡沫尿，常规检查发现尿蛋白（+++），尿隐血（+++），患儿双下肢及阴囊均出现水肿，尿量减少至 300ml 左右，体重由 15kg 增至 18kg。符合“三高一低”的典型临床表现。尿常规：尿蛋白 500mg/dl，红细胞 0～2 个/HP。24 小时尿蛋白定量：24h 尿量 305ml，尿蛋白 1707.08mg。通过以上临床表现及实验室检查可作出诊断。诊断为肾病综合征（单纯性）。

问题 3.肾病综合征（单纯性）主要采取哪些治疗方法？

1. 一般处理

（1）合理休息：一般不需卧床休息，严重水肿和高血压时应卧床休息，可取半坐卧位，以减轻心脏负担和增加肾血流量，增加尿量，应经常变换体位，防止血栓发生。病情缓解后可增加活动量，但勿过度劳累，以免病情复发。

（2）饮食管理：重度水肿、高血压时限制钠、水的入量，给予无盐或低盐饮食，病情缓解后不必继续限盐。给予优质蛋白、少量脂肪、足量糖类及高维生素饮食，应用激素治疗过程中每日应给予维生素 D 及适量钙剂。

（3）预防感染：保护性隔离，加强皮肤、黏膜护理；做好会阴部清洁，阴囊水肿者可用吊带托起，局部保持干燥；协助患儿翻身，促进局部血液循环，预防压疮；严重水肿者避免肌内注射，以防药液从注射部位外渗。

2. 药物治疗 泼尼松（强的松）[2mg/（kg·d）]口服诱导治疗，缬沙坦减轻尿蛋白，双嘧达莫（潘生丁）抗凝治疗，低分子右旋糖酐、呋塞米（速尿）利尿消肿。患儿入院后咳嗽、咳痰加重，结合体征、胸部 X 线片诊断为肺炎，加用头孢美唑静脉滴注抗感染，乙酰半胱氨酸镇咳、化痰。激素足量治疗 10d。

出院后用药：可遵医嘱应用泼尼松（强的松）、缬沙坦胶囊、双嘧达莫（潘生丁）等药物，2 周后肾脏专科随诊。

问题 4.患儿入院后，护士对患儿的评估重点有哪些？

1. 根据所给信息及现病史，重点评估患儿发病的病因及诱因、主要伴随症状及特点；根据患儿诊疗和护理经过，明确患儿的病情进展及目前状况。

2. 健康史采集

（1）患儿的日常生活状况：尤其是患病后的变化进行重点评估，具体从饮食与营养形态、休息与睡眠型态、排泄型态、自理能力、日常生活及个人嗜好的改变 5 个方面进行评估。

（2）既往史：患儿在入院前无特殊病史。

（3）心理-社会情况：重点评估患儿有无产生不良的情绪、患儿家长对疾病的认知和态度、患儿家长的依从性，以及是否具备充足的社会支持，如家庭关系和经济情况等。

问题 5.患儿目前存在的护理诊断有哪些？请分析护理问题的相关因素（如生理、病理、精神、心理、环境等）。

1. 体液过多 与低蛋白血症导致的水钠潴留有关。

2. 营养失调 低于机体需要量，与大量蛋白质自尿中丢失有关。

3. 有感染的危险 与免疫力低下、使用激素有关。

4. 有皮肤完整性受损的危险 与高度水肿有关。

5. 潜在并发症 药物不良反应、电解质紊乱、血栓形成等。

6. 焦虑与恐惧 与日常生活发生改变、长期使用糖皮质激素、病情反复、病程较长有关。

7. 预感性悲哀 与患儿家长对治疗及预后缺乏信心、疾病的影响有关。

问题 6.针对以上护理诊断、你认为应该采取哪些护理措施？

1. 体液过多 与低蛋白血症导致的水钠潴留有关。

护理措施：合理休息，一般不需卧床休息，严重水肿和高血压时应卧床休息，取半坐卧位，以减轻心脏负担和增加肾血流量，增加尿量，应经常变换体位，防止血栓发生。病情缓解后可增加活动量，但勿过度劳累，以免病情复发。

2. 营养失调 低于机体需要量，与大量蛋白质自尿中丢失有关。

护理措施：重度水肿、高血压时限制钠、水的入量，给予无盐或低盐饮食，病情缓解后不必继续限盐。给予优质蛋白、少量脂肪、足量糖类及高维生素饮食，应用激素治疗过程中每日应给予维生素 D 及适量钙剂。

3. 有感染的危险 与免疫力低下、使用激素有关。

护理措施：向患儿家长解释预防患儿感染的方法，如避免受凉、避免带患儿去人群密集处、避免患儿贴身衣物潮湿、患儿出门可佩戴口罩、加强优质蛋白的摄入等。适当增加身体锻炼，增强患儿体质。

4. 有皮肤完整性受损的危险 与高度水肿有关。

护理措施：保护性隔离，加强皮肤、黏膜护理；做好会阴部清洁，阴囊水肿者可用吊带托起，局部保持干燥；协助患儿翻身，促进局部血液循环，预防压疮；严重水肿者避免肌内注射，以防药液从注射部位外渗。

5. 潜在并发症 药物不良反应、电解质紊乱、血栓形成等。

护理措施：激素疗效主要是观察尿蛋白变化，治疗期间应密切观察是否出现感染、高血压、消化性溃疡、骨质疏松、库欣综合征等副作用；应用利尿药时密切观察有无低血容量性休克或血栓形成，监测血钾、血钠的变化，以防发生电解质紊乱；免疫抑制药常见副作用有白细胞下降、脱发、胃肠道反应、肝功能损害、出血性膀胱炎等，用药期间应多饮水，监测血象变化。

6. 焦虑与恐惧 与日常生活发生改变、长期使用糖皮质激素、病情反复、病程较长有关。

（1）鼓励患儿及家长表达感受，对家长的恐惧及焦虑表示理解，加强护患沟通。

（2）设法减少清除促进因素。①尽快使患者熟悉环境，并介绍监护系统医疗设备；②抢救危重患者，使用屏风遮挡，减少不良刺激；③介绍治疗成功的病例，增强患者战胜疾病的信心；④护理工作中从容镇定，避免紧张忙乱；⑤消除不良刺激，避免与其他有焦虑的患者或家属接触。

（3）进行健康指导和教育，告知采取有效措施预防感染对防止复发至关重要，注意预防接种需在病情完全缓解且暂停使用糖皮质激素 3 个月后才能进行。

（4）关心患者，经常给予患者语言性和非语言性安慰，如陪患儿玩等。

（5）允许患儿家长带患儿适当玩耍，创造轻松、和谐的气氛，保持良好的心境。

7. 预感性悲哀 与患儿家长对治疗及预后缺乏信心、疾病的影响有关。

（1）患儿出现排尿、水肿等不适时，守候在身旁，给患儿安全感。

（2）耐心解答患儿家属提出的问题，并给予健康指导。

（3）与患者及家属建立融洽的关系，避免精神刺激，护理操作应细致、耐心。

（4）应尽量减少外界压力刺激，创造轻松、和谐的气氛。

（5）提供有关治疗信息，介绍治疗成功的病例，注意正面效果，使患者树立信心。

（6）必要时寻找合适的支持系统，如患儿学校同学、老师和家属，对患儿进行安慰和关心。

三、对患儿进行评估，口述可以为患儿进行的护理操作

（一）评估内容

1. 健康史

（1）患病与诊疗经过：尽量详细询问。

（2）目前病情与一般情况：重点评估患病后的变化。

（3）既往史：与本病相关的疾病重点评估。不忽略外伤史。

2. 身体评估

（1）一般状态：生命体征、意识与精神状况。

（2）水肿：水肿出现的部位、程度，有无晨起症状加重现象。

（3）其他：皮肤、黏膜、阴囊情况，以及尿液颜色及性状。

3. 心理-社会状况 患儿家长的情绪、对疾病的认知、家庭状况、经济条件。

（二）可能的护理操作

心电监护、静脉输液、动/静脉血标本采集、24h尿液标本的留取。

第八节 病毒性脑炎患儿的护理

【学习目标】

认知目标：能陈述病毒性脑炎的定义；能列出病毒性脑炎患儿常见的病因；能解释病毒性脑炎常见临床表现的病理过程；能列出病毒性脑炎患儿可能出现的护理诊断；能应用所学的知识为病毒性脑炎患儿实施护理计划。

技能目标：能动手模拟为患儿进行操作；能为患儿选择最需要的护理操作。

情感目标：能注意到患儿及家属的情绪反应；能积极参与患儿的护理计划；在护理患儿过程中遵守伦理原则。

一、病 例 导 入

主诉及现病史：患儿，女，4岁。主因“发热2d，间断抽搐2h”入院。患儿2d前出现发热，体温达38℃以上，使用感冒退热药后体温可降到正常。患儿睡眠多，容易激惹，进食少。2h前出现间断抽搐2次，轻度意识模糊，遂来院就诊，门诊以“病毒性脑炎”收住院进一步治疗。

【既往史】 足月顺产，否认特殊病史。

入院查体：体温38.8℃，脉搏128次/分，呼吸25次/分，血压90/60mmHg，神志模糊，无皮疹，颈部抵抗3指，肺部听诊无异常，四肢肌张力基本正常。

【辅助检查】 入院后查血常规白细胞 9.32×10^9/L，N 36.54%，心肌酶谱正常，C反应蛋白11.6mg/L。柯萨奇病毒抗体（+）。脑CT未见明显异常。脑电图提示：弥漫性或局限性异常慢波背景活动。脑脊液外观清亮，分类计数以淋巴细胞为主，蛋白质正常，涂片及细菌检查（–）。

二、以问题为中心的学习

问题1.什么是病毒性脑炎？病毒性脑炎的原因有哪些？

病毒性脑炎是指由病毒感染造成脑实质病变，并引起一系列相关临床表现的中枢神经系统感染性疾病，具有自限性，一年四季均可发病。若炎症过程主要在脑膜，临床表现为病毒性脑膜炎。主要累及大脑实质时，则以病毒性脑炎为临床特征。

病毒性脑炎的病因是病毒感染，但临床工作中，仅有1/4～1/3能够确定其致病病毒，其中80%为肠道病毒，其次为虫媒病毒、单纯疱疹病毒、腮腺炎病毒，但多数患者仍难以确定其病原体。从临床和实验室资料观察，均能支持急性颅内病毒感染的可能性。

问题2.病毒是如何侵犯到大脑的？

神经系统因为存在血脑屏障，一般感染难以侵犯大脑，颅内感染是中枢神经系统较为严重的疾病之一，多由细菌、病毒、寄生虫、支原体、衣原体、霉菌、立克次体等侵入到中枢神经系统，即颅内，产生一系列症状，称为颅内感染。根据侵犯部位不同，可分为脑炎、脑膜炎。目前对病毒侵入的途径主要有3种机制。

1. 血源性途径 初始感染后，大多数嗜神经性病毒可通过进入血流到达中枢神经系统，一旦进入血流，病毒可通过跨内皮机制穿过血脑屏障，另一种跨细胞进入的方法是感染内皮细胞，从而直接穿过血脑屏障。还有一种是通过类似“特洛伊木马”机制感染血液白细胞，这些白细胞可通过细胞旁途径迁移，穿过可渗透性血脑屏障进入中枢神经系统。

2. 周围神经途径 一些病毒可通过感觉或运动神经末梢感染并迁移。

3. 嗅觉神经元途径 该途径是病毒通过鼻内进入中枢神经系统。因为嗅觉神经与鼻上皮细胞及中枢神经系统通道嗅球联通，为病毒进入中枢提供了便利性。

病毒先要通过呼吸道、肠道进入血液，在血液中若不能被清除，则进一步增殖，随着血液循环透过血脑屏障，在中枢神经系统中定植、增长，导致中枢神经系统出现炎症反应并破坏，从而产生一系列临床症状。

问题3.患儿目前符合“病毒性脑炎”诊断的表现（临床表现和辅助检查等）有哪些？

本病例中，该患儿有发热、嗜睡、易激惹症状，并出现了意识障碍和惊厥，同时有颈项强直等脑膜刺激征，符合病毒性脑炎的临床表现。

【辅助检查】 脑电图提示弥漫性或局限性异常慢波背景活动。脑脊液外观清亮，分类计数以淋巴细胞为主，蛋白质正常，涂片及细菌检查（–）。符合病毒性脑炎的检查结果，可诊断。

问题4.治疗“病毒性脑炎”的方法是什么？该病经常需要使用药物的种类和用途是什么？

病毒性脑炎无特异性治疗方案，急性期以支持和对症治疗为主。

1. 支持治疗 卧床休息，维持体温正常和水、电解质平衡，合理供给营养。

2. 控制惊厥发作 给予地西泮、苯巴比妥等镇静药。

3. 控制脑水肿和颅内压增高 严格限制液体入量；过度通气，控制 $PaCO_2$ 在20～25mmHg；静脉注射脱水药。

4. 抗病毒和抗生素药物使用 单纯疱疹病毒脑炎和水痘-带状疱疹病毒脑炎患儿首选阿昔洛韦治疗，干扰素、利巴韦林、免疫球蛋白对控制病毒感染也有一定效果。重症或合并细菌感染患儿酌情给予抗生素治疗。

5. 呼吸道和心血管功能监护支持 密切观察病情，重症需持续监测生命体征。

问题5.入科后护士对该患儿的评估重点有哪些？

需要评估患儿的健康史、身体状况、辅助检查和心理-社会状况，重点需要评估患儿的身体状况和健康史。

1. 健康史评估

（1）评估患儿近期患感染性疾病史和传染性疾病史。

（2）评估患儿动物接触史或虫媒叮咬史。

（3）了解患儿预防接种史，以及生活和接触环境是否是疫源地。

（4）评估患儿的年龄、营养状态及生长发育史。

2. 身体状况的评估

（1）前驱症状：急性全身感染表现，如发热、腹痛、咽痛、腹泻等表现。

（2）中枢神经症状：意识状态、有无惊厥发作、运动功能等症状。

问题 6.目前患儿存在的护理诊断有哪些？并分析护理问题的相关因素（生理、病理、精神、心理、环境等）。

1. 体温过高 与病毒血症有关。

2. 颅内调适能力降低 与颅内炎症有关。

3. 潜在并发症 脑疝。

4. 有受伤的危险 与惊厥发作有关。

5. 急性意识障碍 与脑实质炎症有关。

6. 焦虑 与疾病知识缺乏有关。

问题 7.针对以上护理诊断，你认为应该采取哪些护理措施？

1. 体温过高 与病毒血症有关。

需要维持体温正常，密切观察体温变化，发热患儿每 4 小时测体温 1 次，并观察热型及伴随症状，低热不需特殊处理，体温超过 38.5℃时，给予物理降温，必要时给予药物降温，以防热性惊厥。

2. 潜在并发症 脑疝。

需要密切观察病情变化，监测生命体征及意识状态，及时发现惊厥发作先兆，及时给予处理，警惕脑疝、呼吸衰竭等危象出现，做好各种急救准备工作，配合急救处理。

3. 有受伤的危险 与惊厥发作有关。

需要保证室内环境安全、舒适，保持患儿安静；呕吐时防止误吸及窒息；惊厥发作时需要去枕平卧，头偏向一侧，保持呼吸道通畅，保护口腔防止舌咬伤，适当约束，防止躁动受伤或坠床；定时翻身，促进患儿维持皮肤完整性。

4. 急性意识障碍 与脑实质炎症有关。

病因与脑损伤有关，需要氧气吸入，减轻脑缺氧，遵医嘱使用脱水药及镇静药，减轻脑水肿及惊厥发作。遵医嘱使用促进脑细胞代谢的药物，有助于脑功能恢复。

5. 焦虑 与疾病知识缺乏有关。

正确实施健康宣教，以患儿及家属能接受和理解的方式介绍病情、治疗、护理和疾病预后方面的知识；宣传病毒性脑炎的预防知识，积极治疗上呼吸道、消化道等感染性疾病和传染病；恢复期及有神经系统后遗症的患儿，须指导家长制订适合患儿情况的康复方案并协助实施，从而改善患儿预后，提高生活质量。

三、对患儿进行评估，口述可以为患儿进行的护理操作

（一）评估内容

1. 健康史

（1）患病与诊疗经过：尽量详细询问此次患病经过，包括是什么时候开始出现不适；是否有发热、易激惹、嗜睡、惊厥等症状；通过询问方式，确定是否有意识障碍；患病后使用哪些药物等。

（2）目前病情与一般情况：重点评估患病后的变化。

（3）既往史：与本病相关的疾病重点评估，如以往有无类似神经系统的症状，以及有无高血压、高血糖情况及有无感冒、发热等，不忽略外伤史。

2. 身体评估

（1）一般状态：生命体征、意识与精神状况。

（2）神经系统症状。①发热：发热持续的时间，以及发热前是否有过感冒受凉史；②意识状

态：是否有嗜睡、意识模糊及惊厥状况的发生。

（3）其他：是否有颈强直等脑膜刺激征症状。

3. 心理-社会状况　患者自身的情绪、对疾病的认知、家庭状况、经济条件。

（二）可能的护理操作

吸氧、心电监护、吸痰、静脉输液/输血、动/静脉血标本采集、镇静药物灌肠、更换脑室引流袋等。

第九节　化脓性脑膜炎患儿的护理

【学习目标】

认知目标：能陈述化脓性脑膜炎的定义；能列出化脓性脑膜炎常见的病因；能解释化脓性脑膜炎常见临床表现的病理生理过程；能列出化脓性脑膜炎患儿可能出现的护理诊断；能应用所学的知识为化脓性脑膜炎患儿实施护理计划。

技能目标：能尝试模仿为患儿进行操作；能为患儿选择最需要的护理操作。

情感目标：能注意到患儿及家属的情绪反应；能积极参与患儿的护理计划；在护理患儿过程中遵守伦理原则。

一、病 例 导 入

一般资料：患儿，女，1 岁 8 个月，主因“发热、嗜睡 5d，抽搐 1 次”入院。

【现病史】　入院前 5d，患儿无明显诱因出现发热，体温 39～40℃，嗜睡，伴呕吐，进食后明显，非喷射性，呕吐物为胃内容物，每日 3 或 4 次，无腹泻，无烦躁、激惹表现，无抽搐，无咳嗽、气促，无皮疹，在当地诊所给予“退热药、甲氧氯普胺（胃复安）、先锋霉素等”对症、抗感染，治疗 2d 后，患儿呕吐缓解，仍发热。入院前 1d 患儿出现轻咳、流涕，有痰，稍气促，无喘息，到当地医院查血常规白细胞 18.5×10^9/L，中性粒细胞百分比 82%，淋巴细胞百分比 17.9%，血红蛋白 96g/L，血小板 357×10^9/L。发热达 40℃，仍有嗜睡，并呕吐 2 次，呈喷射性，为胃内容物，无咖啡渣样物，同时出现抽搐 1 次，表现为意识丧失，双眼上视，牙关紧闭，双手握拳，四肢阵挛抽动，口周发青，无大小便失禁，给予苯巴比妥 0.1g 肌内注射，10%水合氯醛 5.5ml 灌肠，20%甘露醇 30ml 静脉注射等，急救处理后约 1h，患儿抽搐停止，转来我院急诊收入院。

【既往史】　既往无特殊病史。

【体格检查】　体温 38℃，呼吸 24 次/分，血压 90/60mmHg，轻度嗜睡，反应差，呼吸平稳，球结膜无水肿，双瞳孔等大等圆，对光反射灵敏，双肺未闻及干、湿啰音，心音有力，心律齐，腹软，四肢肌力、肌张力正常。颈抵抗、布鲁津斯基征阳性，双侧巴宾斯基征阳性。

【辅助检查】　血常规示白细胞 24.6×10^9/L，中性粒细胞百分比 88.3%，血红蛋白 104g/L。CRP 升高，红细胞沉降率升高，肝肾功能、心肌酶大致正常。血培养阴性。PPD 试验阴性。脑脊液墨汁染色阴性，抗酸染色阴性，脑脊液细菌培养示肺炎链球菌生长，对头孢曲松敏感，青霉素中度敏感。

二、以问题为中心的学习

问题 1.患者诊断考虑化脓性脑膜炎，请问什么是化脓性脑膜炎？化脓性脑膜炎的常见致病菌有哪些？

化脓性脑膜炎（purulent meningitis）是化脓性细菌引起的脑膜炎症，部分患儿病变累及脑实质，临床上婴幼儿、儿童和 60 岁以上老年人多见，是小儿，尤其是婴幼儿时期常见的中枢神经系统感染性疾病。通常急性起病，临床以急性发热、惊厥、意识障碍、颅内压增高和脑膜刺激征以及脑脊液化脓性改变为特征，是发病率、病死率较高的疾病之一。化脓性脑膜炎一年四季均有发生，但肺炎链球菌感染在冬春季多见，而脑膜炎球菌和流感嗜血杆菌分别以春、秋季发病多。常见的致病菌为肺炎球菌、脑膜炎双球菌及流感嗜血杆菌B型，其次为金黄色葡萄球菌、链球菌、大肠埃希菌、变性杆菌、厌氧杆菌、沙门菌及铜绿假单胞菌等。大多急性起病，部分患儿病前有数日上呼吸道或胃肠道感染病史。脑膜炎球菌和流感嗜血杆菌引起的化脓性脑膜炎患者有时伴有关节痛。

问题 2.患儿目前哪些表现符合“化脓性脑膜炎”的临床表现（临床表现和辅助检查等）？

该患儿目前有发热、嗜睡、呕吐、抽搐等症状，有颅内压增高的表现；体格检查有颈抵抗、布鲁津斯基征阳性，双侧巴宾斯基征阳性。符合化脓性脑膜炎的表现。

【辅助检查】 血常规提示白细胞增高；脑脊液细菌培养：肺炎链球菌生长。可帮助确诊化脓性脑膜炎。

问题 3.治疗“化脓性脑膜炎”的方法是什么？

1. 抗菌治疗 应掌握的原则是及早使用抗生素，通常在确定病原体之前使用广谱抗生素，若明确病原体则应选用针对性抗生素。对青霉素敏感者可用大剂量青霉素。对青霉素耐药者，可考虑用头孢曲松，必要时联合万古霉素治疗。对铜绿假单胞菌引起的脑膜炎可使用头孢他啶。

2. 激素治疗 激素可以抑制炎性细胞因子的释放，稳定血脑屏障。对病情较重且没有明显激素禁忌证的患者可考虑应用。

3. 颅内压增高者可脱水降颅压。

4. 高热者使用物理降温或使用退热药。

5. 癫痫发作者给予抗癫痫药物以终止发作。

问题 4.入科后护士对该患儿的评估重点有哪些？

需要评估患儿的健康史、身体状况、辅助检查和心理-社会状况，重点需要评估患儿的身体状况和健康史。

1. 健康史评估

（1）评估患儿近期是否有患感染性疾病史和传染性疾病史。

（2）评估患儿有无动物接触史或虫媒叮咬史。

（3）了解患儿的预防接种史，以及生活和接触环境是否是疫源地。

（4）评估患儿的年龄、营养状态及生长发育史。

2. 身体状况的评估

（1）前驱症状：急性全身感染表现，如发热、腹痛、咽痛、腹泻等表现。

（2）中枢神经症状：意识状态、有无惊厥发作、运动功能。

问题 5.患者的护理诊断有哪些？并分析护理问题的相关因素（生理、病理、精神、心理、环境等）。

1. 体温过高 与病毒血症有关。

2. 颅内调适能力降低 与颅内炎症有关。

3. 潜在并发症 脑疝。

4. 有受伤的危险 与惊厥发作有关。

5. 急性意识障碍 与脑实质炎症有关。

6. 焦虑 与知识缺乏有关。

问题 6.针对以上护理诊断，你认为应该采取哪些护理措施？

1. 体温过高 与病毒血症有关。

需要维持体温正常，密切观察体温变化，发热患儿每4h测体温1次，并观察热型及伴随症状。低热不需特殊处理，体温超过38.5℃时，给予物理降温，必要时给予药物降温，以防热性惊厥。

2. 潜在并发症　脑疝。

需要密切观察病情变化，监测生命体征及意识状态，及时发现惊厥发作先兆，及时给予处理，警惕脑疝、呼吸衰竭等危象出现，并做好各种急救准备工作，配合急救处理。

3. 有受伤的危险　与惊厥发作有关。

需要保证室内环境安全、舒适，保持患儿安静；呕吐时防止误吸及窒息；惊厥发作时需要去枕平卧，头偏向一侧，保持呼吸道通畅，保护口腔，防止舌咬伤，适当约束，防止因躁动而受伤或坠床；定时翻身，促进患儿维持皮肤完整性。

4. 焦虑　与知识缺乏有关。

以患儿及家属能接受和理解的方式介绍病情、治疗护理和疾病预后方面的知识；宣传病毒性脑炎的预防知识，积极治疗上呼吸道、消化道等感染性疾病和传染病；恢复期及有神经系统后遗症的患儿，需指导家长制订适合患儿情况的康复方案并协助实施，从而改善患儿预后，提高生活质量。

三、对患儿进行评估，口述可以为患儿进行的护理操作

（一）评估内容

1. 健康史

（1）患病与诊疗经过：尽量详细询问。

（2）目前病情与一般情况：重点评估患病后的变化。经过治疗和护理，患儿体温维持在正常范围，能维持正常的颅内压，无其他并发症发生。

（3）既往史：与本病相关的疾病重点评估。不忽略外伤史。

2. 身体评估

（1）一般状态：生命体征、意识与精神状况、体位。

（2）神经系统症状：①发热，发热持续的时间，以及发热前是否有过感冒、受凉史；②意识状态，是否有嗜睡、意识模糊及惊厥状况的发生；③其他：颈强直等脑膜刺激征。

（3）其他：皮肤黏膜、血管状况（有无颈静脉怒张及肝颈静脉回流征阳性）、肝脏大小质地、水肿部位程度。

3. 心理-社会状况　患者自身的情绪、对疾病的认知、家庭状况、经济条件。

（二）可能的护理操作

吸氧、心电监护、静脉输液、动/静脉血标本采集。

第十节　手足口病患儿的护理

【学习目标】

知识目标：能陈述手足口病的定义；能阐述手足口病的临床表现、护理措施、健康指导；能解释手足口病的早期表现，并说出与重症的区别点；能说出手足口病的辅助检查及治疗要点。

技能目标：能正确对手足口病患儿采取护理措施；能准确、全面地对患儿家长进行健康教育；能够对手足口病患儿进行早期重症识别。

情感目标：通过对手足口病的认知，培养学生与家长的沟通能力；培养学生今后在护理手足口病患儿过程中体现人文关怀。

一、病 例 导 入

患儿：汪某　性别：男　年龄：2 岁　体重：13kg

【现病史】　患儿于 1h 前突发抽搐 1 次入院，表现为神志不清、双眼凝视、面色发绀、口吐

白沫，无四肢强直，无大声尖叫，无大小便失禁，持续数分钟缓解，缓解后患儿神志清楚。

【体格检查】 体温 39.2℃，心率 110 次/分，呼吸 32 次/分，体重 13kg。神志清楚，发育正常，呼吸平稳，呼吸无异味，全身未见皮疹及出血点，浅表淋巴结未触及肿大，面部无畸形，双侧瞳孔等大等圆，对光反应灵敏。咽充血，双扁桃体 I 度肿大，上腭、咽峡部见散在疱疹。双肺呼吸音清晰，未闻及干、湿啰音。心音有力，节律齐，未闻及杂音。腹软，未触及包块，肝、脾肋下未触及，肠鸣音正常，四肢活动自如，手足暖。肛周、手掌、足底见散在疱疹，颈软，布鲁津斯基征、巴宾斯基征阴性，查血 EV71-IgM 阳性。入院后给予鼻导管氧气吸入，持续心电监护，肌内注射苯巴比妥钠预防再次抽搐，静脉抗感染及补液对症支持治疗，体温稳定后予完善头颅核磁及脑电图检查，5d 后患儿康复出院。

二、以问题为中心的学习

问题 1.什么是手足口病？引起手足口病的病因有哪些？

手足口病（hand-foot-mouth disease，HFMD）是由一组由肠道病毒感染引起的发热、出疹性急性传染病。多发生于 10 岁以下的儿童，尤以 3 岁以下婴幼儿多发。主要临床表现以手、足、口腔等部位皮肤黏膜的斑丘疹、疱疹、溃疡为典型表现。重症病例可出现心肌炎、肺水肿、无菌性脑膜炎、脑炎等并发症。个别患儿病情进展快，易发生死亡。

病因：引发手足口病的病毒主要为肠道病毒，有 20 多种（型）：柯萨奇病毒 A 组的 4、5、7、9、10、16 型；柯萨奇病毒 B 组的 2、5、13 型；肠道病毒 71 型；新肠道病毒。常见病毒：柯萨奇病毒 A16 型和肠道病毒 71 型，其中 79%为柯萨奇病毒 A 组的 16 型。

问题 2.患儿目前符合“手足口病”诊断的表现（临床表现和辅助检查等）有哪些？手足口病的诊断需综合患者的病史、症状、体征及辅助检查的结果。

该患儿目前有发热；肛周、手掌、足底见散在疱疹；抽搐表现；查体咽充血，双扁桃体 I 度肿大。符合手足口病的临床症状。

【辅助检查】 查血 EV71-IgM 阳性，可诊断手足口病。

问题 3.手足口病的实验室检查有哪些？

1. 血常规 白细胞计数正常或降低，重症患者升高，可大于 15×10^9/L。

2. 生化 ALT 等酶升高，血糖升高，部分很明显。

3. 病毒分离 自咽拭子或咽喉洗液、粪便或肛拭子、脑脊液或疱疹液等组织标本中分离到肠道病毒。

4. 血清学检验 患者血清中特异性 IgM 抗体阳性，或急性期与恢复期血清 IgG 抗体有 4 倍以上的升高。

问题 4.手足口病患儿的预后及治疗要点有哪些？

1. 预后 绝大多数手足口病患者预后好，病死率低于 1%。有中枢神经系统、心脏和肺脏并发症的重型患者是导致手足口病死亡的高危人群，重型患者的死亡率为 20%。少部分神经系统严重受累患者会留下后遗症。

2. 治疗 主要是对症治疗，患儿多数 1 周即可痊愈；可口服维生素 B、维生素 C 及抗病毒药物，注意隔离，避免交叉感染；适当休息、清淡饮食，做好患儿口腔和皮肤护理。此外，如合并心肌炎、脑炎、脑膜炎等病症，应及时复查。对于重症病例，除上述治疗外，还需根据患儿脏器受累情况采取相应的对症治疗，并严密观察病情变化。

问题 5.入科后护士对该患者的评估重点有哪些？

1. 根据所给信息及现病史，重点评估患儿发病的病因及诱因、主要伴随症状及症状特点；根据患者诊疗和护理经过，明确患者的病情进展及目前状况。

2. 健康史的采集

（1）评估患儿的年龄、皮疹形态、营养状况及生长发育状况。患儿的日常生活状况，尤其是患病后的变化进行重点评估，具体从饮食与营养状况、休息与睡眠型态、排泄型态、自理能力及日常生活，以及个人嗜好的改变各方面进行评估。

（2）既往史：近期有无接触手足口病患儿，以及有无其他慢性病史。

（3）心理-社会状况：重点评估患儿有无不良情绪的产生、患儿家长对疾病的认识和态度、患儿及家长的依从性，以及是否具备充足的社会支持，如家庭关系和经济状况。

3. 体格检查及辅助检查内容　该患者身体评估的重点应包括一般状态（生命体征、意识与精神状况）；皮肤黏膜检查；观察手心、足底、肛周皮疹情况；观察有无其他系统并发症发生。

问题 6.目前患者存在的护理诊断有哪些？

1. 舒适度减弱　与口腔、手、足疱疹有关。

2. 皮肤完整性受损　与疾病所致皮疹有关。

3. 体温过高　与病毒血症、继发感染有关。

4. 潜在并发症　脑水肿、循环衰竭、肺水肿等。

5. 焦虑　与疾病知识缺乏有关。

问题 7.针对以上护理诊断，你认为应该采取哪些护理措施？

1. 舒适度减弱　与口腔、手、足疱疹有关。

（1）饮食：给予清淡易消化饮食，忌食冰冷、辛辣刺激等食物，多饮水。

（2）口腔护理：①停止使用牙刷，以避免进一步损伤口腔黏膜；②保持口腔清洁，预防细菌继发感染；③使用消毒棉球和漱口液；④遵医嘱使用局部抗生素或抗真菌药；⑤连续使用口唇润滑剂；⑥疼痛者可用利多卡因液漱口。

（3）一般护理：卧床休息 1 周；保持室内空气流通，开窗通风，限制陪护及接触者人数。

2. 皮肤完整性受损　与疾病所致皮疹有关。

（1）衣服、被褥保持清洁，衣着宽大、柔软。

（2）修剪指甲，叮嘱其勿抓破皮疹，预防感染。

（3）皮疹破溃者给予碘伏或抗生素软膏涂抹。

（4）臀部有皮疹的患儿，及时清理大小便，保持臀部皮肤干净。

3. 体温过高　与病毒血症、继发感染有关。

测量体温，观察热型，卧床休息，多饮水，体温＞38.5℃时给予物理降温，必要时给予布洛芬类退热药物，出汗后及时更换衣物。

4. 潜在并发症　脑水肿、循环衰竭、肺水肿等。

（1）并发脑炎、脑膜炎：①观察患儿意识、瞳孔、前囟。②高热护理。③保持呼吸道通畅，头偏向一侧，清理口腔分泌物，并记录颜色。④颅内压增高时，适当抬高头肩部 15°～30°，以利于颅内血液回流。⑤惊厥的患儿，防止舌咬伤。⑥定时触摸患儿的四肢，四肢发凉时可给予热水袋保暖（水温≤50℃），注意防止皮肤烫伤。让患儿休息，尽量保持安静，必要时遵医嘱应用镇静药。⑦尿潴留的护理。留置导尿，监测患儿尿量的变化，保持尿管固定良好、有标识、通畅；观察尿液的颜色和性状的变化，记录 24 小时尿量；做好尿道口的护理，防止发生尿路感染。⑧康复护理。病情稳定后，有计划地对患儿进行功能训练，以促进功能恢复。

（2）并发肺水肿（肺出血）：①病情观察，包括观察有无胸闷、气促、面色发绀，以及呼吸的频率与形态；②肺水肿的护理，包括适当头抬高、高流量吸氧、控制好输液速度、备好急救药品；③保持呼吸道通畅如采取适宜的体位，吸痰护理（吸痰管外径不超过气管内径的 1/2）。

（3）并发心肌炎：①表现为突发的抽搐、心力衰竭、血压下降；②持续的心电监护，加强巡视；③鼻导管吸氧，流量 0.5～2L/min，或者面罩吸氧，流量 3～5L/min；④保持环境安静、绝对卧床、避免刺激。

5. 焦虑 与疾病知识缺乏有关。

（1）心理护理：用温和的态度，爱护患儿，稳定其情绪，利于早日康复。

（2）健康宣教：养成良好的个人卫生习惯，饭前、便后洗手。

家长应做到：孩子勤洗手、换衣被，喝开水、吃熟食，吃水果要新鲜、清洗干净，奶具和玩具勤清洗，勤消毒，房间勤打扫、勤通风，少去人员拥挤的公共场所；家长外出回家后先洗手、换衣，再和孩子接触，由于不同病原体感染后的抗体缺乏交叉保护力，因此，人群可反复感染发病。

三、对患儿进行评估，口述可以为患儿进行的护理操作

（一）评估内容

1. 健康史 详细评估病史，了解患儿的发病时间、近期生活接触史、家庭居住环境、生活习惯、家庭及周围人群中有无类似疾病等。

2. 身体评估

（1）患儿有无发热及生命体征是否平稳。

（2）患儿口腔黏膜是否出现疱疹，以及手、足、肛周皮肤是否出现疱疹，并观察疱疹的形态。

（3）患儿精神症状，有无出现乏力、精神萎靡、神志不清等症状；呼吸、心率是否出现增快或减慢；面色是否出现发绀及四肢皮肤是否出现循环不良等。

3. 心理-社会状况 评估家长及患儿对疾病的认知程度、有无因患病而受到指责和排斥等。

（二）可能的护理操作

吸氧、心电监护、静脉输液、动/静脉血标本采集。

第十一节　水痘患儿的护理

【学习目标】

认知目标：能陈述水痘的定义以及发病病因；能解释水痘的病理过程；能列出水痘患儿可能出现的护理诊断；熟悉水痘的治疗要点；了解水痘的辅助检查。

技能目标：能应用所学的知识为水痘患儿实施护理计划；能为水痘患儿进行所需要的护理操作。

情感目标：能注意到患儿的不良情绪；能积极参与患儿的护理计划。

一、病 例 导 入

性别：男　年龄：4 岁

主诉：发热 3d，皮疹 2d。

【现病史】 患儿 3d 前无明显诱因出现发热，体温高达 39.2～39.6℃，伴有头痛，无寒战、抽搐，无恶心、呕吐，无鼻塞、流涕，无流涎，无咳嗽，无腹泻，家中给予退热对症处理，患儿仍有发热。2d 前患儿前胸、后背、头部及颜面部陆续出现红色斑丘疹，部分皮疹中央部逐渐出现小水疱，伴瘙痒，有抓痕，少数皮疹有结痂。遂来院就诊。病程中，患儿精神稍烦躁，食欲一般，睡眠欠安稳，大小便正常。

【既往史】 患儿系孕足月剖宫产出生，否认围生期异常史，未按计划接种疫苗。此次起病前 3d 患儿曾与确诊水痘的好朋友有密切接触。否认药物过敏史。

【体格检查】 体温 39℃，心率 90 次/分，呼吸 22 次/分，体重 17kg。精神稍烦躁，呼吸急促，全身皮肤无黄染及出血点，发际、颈部及颜面部、前胸、后背及四肢均可见散在分布红色斑疹、

丘疹米粒至绿豆大小，部分皮疹中央部有椭圆形小水疱，少数皮疹有结痂，有抓痕，以面部、发际、胸背部为多，四肢远端未见皮疹，手心、足底、肛周均未见皮疹。咽充血，口腔黏膜散在红色小丘疹，无杨梅舌，无口唇皲裂，双侧扁桃体未见肿大。心音有力，心律齐，未闻及杂音，双肺呼吸音清晰，未闻及啰音。腹软，未触及包块，肝、脾未触及肿大，肠鸣音正常。手足无硬肿及脱皮。

【辅助检查】 血常规示 WBC 4.2×10^9/L，Hb 124g/L，N 20%，L 78%，PLT 342×10^9/L，尿常规正常，肝肾功、电解质、心肌酶谱均正常，水痘-带状疱疹病毒抗体 IgG 阴性、IgM 阳性。

二、以问题为中心的学习

问题 1.什么是水痘及其病原学特点？

1. 定义 水痘是由水痘-带状疱疹病毒引起的具极强传染性的儿童期出疹性疾病。经过飞沫或接触传染。其临床特征为皮肤黏膜分批出现和同时存在的呈向心性分布的斑疹、丘疹、疱疹和结痂等各类皮疹。冬春季节多发，好发于儿童，以 2～6 岁为高峰。对于新生儿或免疫功能低下者来说，水痘可能是致命性疾病。感染水痘后可获得持久免疫。

2. 病原学特点 水痘-带状疱疹病毒属疱疹病毒科 α 亚科，为双链 DNA 病毒。仅一种血清型，但与单纯疱疹病毒抗原有部分交叉免疫。人是其唯一的自然宿主。儿童时期获得感染表现为痘，康复后病毒可长期留存于脊髓或脑神经感觉神经节内，若受到外界环境刺激，成年后可出现带状疱疹。该病毒在体外抵抗力弱，不耐热和酸，能被乙醚等消毒剂灭活，不能在痂皮中存活。

问题 2.水痘的传播途径有哪些？

1. 传染源 水痘患儿是唯一的传染源，出疹前 1d 至疱疹结痂前均有传染性。带状疱疹患者偶可成为水痘易感者的传染源。

2. 传播途径 主要通过飞沫和直接接触传播，也可通过接触患者疱疹浆液或被污染的用物传播。

3. 易感人群 人群普遍易感，主要见于儿童，以 2~6 岁为高峰，20 岁以后发病者<2%。

问题 3.水痘的发病机制和病理生理是什么？

1. 发病机制 病毒经口、鼻进入人体，在呼吸道黏膜细胞内繁殖，2～3d 后进入血液，产生病毒血症，并在单核吞噬细胞系统内增殖后再次入血，形成第二次病毒血症而发病。病毒主要损害皮肤和黏膜，偶尔累及内脏。由于病毒侵入血液往往是间歇性的，故临床表现为皮疹分批出现。

2. 病理生理 皮肤病变主要在表皮棘细胞层，细胞呈气球样变、肿胀，组织液渗入形成水痘疱疹，内含大量病毒。由于病变浅表，愈合一般不留瘢痕。黏膜病变与皮疹类似。免疫功能低下的小儿可发生全身播散性水痘，病变可波及肺、肝、脾、胰、肾、肠等，受累器官可有局灶性坏死、充血、水肿和出血。并发脑炎者，脑组织可有水肿、充血和点状出血等。

问题 4.患儿目前符合水痘诊断的表现（临床表现和辅助检查）有哪些？水痘的诊断须综合患者的病史、症状、体征及辅助检查的结果。

在本病例中，患儿体温 39℃，咽充血，伴有头痛，发际、颈部、颜面部、前胸、后背可见散在分布的红色斑疹、丘疹及水疱疹，少数皮疹有结痂，有抓痕，四肢远端未见皮疹，手心、足底、肛周均未见皮疹。起病前 3d 患儿曾与确诊水痘的好朋友有密切接触。辅助检查：血常规示 WBC 4.2×10^9/L，Hb 124g/L，N 20%，L 78%，PLT 342×10^9/L；水痘-带状疱疹病毒抗体 IgG 阴性、IgM 阳性。可作出诊断。

问题 5.治疗水痘的方法有哪些？

1. 一般治疗 水痘是自限性疾病，无合并症时以一般治疗和对症处理为主，以及保证液体及电解质平衡。患儿应隔离至疱疹全部、结痂为止。

2. 抗病毒治疗

（1）阿昔洛韦：抗病毒药物首选，应尽早使用，一般应在皮疹出现的48h内开始。口服每次20mg/kg（＜800mg），每日4次；重症或有并发症或免疫受损患者，需静脉给药，剂量为每次10～20mg/kg，每8小时1次。

（2）干扰素：早期使用α-干扰素能较快抑制皮疹发展，加速病情恢复。

3. 皮肤治疗　短波紫外线照射治疗水痘患儿的皮疹、水疱效果显著。

（1）照射部位及剂量用法如下。躯干：小体表2s；头颈面臀部：小体表3s；上下肢：小体表5s；手足：小体表6s。根据病情及医嘱依次增加剂量，＜10s增加1s，10～20s增加2s，以此类推；＞7岁的儿童，可每日加2s，也可根据其严重程度再加，或者溃烂面积太大，可以2次/天。4～6d为一个疗程，每天照射1次，一个疗程后，休息1d，再以最原始剂量照射。

（2）短波紫外线照射皮肤治疗使用注意事项及操作步骤如下。

1）操作时医护人员及患者应戴护目镜，不可肉眼直视工作中的照射器灯管及光导的输出端；非照射区身体部位应以布巾等遮盖，给予保护。

2）口腔内照射后30min勿喝水和吃酸性食物。

3）大面积体表照射时，灵活运用洞巾、口巾遮盖已照射部位，避免重叠照射。

4）与热疗配合时，应先做热疗后做短波紫外线治疗，以免减弱红斑反应。

5）疗程中勿使用光敏药物，如必须使用，应先测定服药后的生物剂量。

6）病灶处如有脓性分泌物等，需先清创再治疗。若为有毛发区域的治疗，应加大剂量。

7）体表患处（压疮、感染等）周围23cm范围内的正常部位进行小剂量照射，以控制病情，洞巾、口巾遮盖住其他部位。

8）每个患者的疗程中应采用同一仪器的同一个照射器，以保证一致性。

9）一般躯干部皮肤最敏感；上肢比下肢皮肤敏感性高；四肢屈侧较伸侧皮肤敏感性高；手、足部位的敏感性最低。新生儿和老年人对短波紫外线的敏感性低，2个月到1岁的幼儿最敏感。男女对短波紫外线的敏感性差别不大。

10）短波紫外线照射治疗的剂量应根据部位或人群调整。

4. 并发症的治疗

（1）水痘肺炎：多见于年长儿，应予对症治疗和病原治疗。若继发细菌感染，则应选用适当的抗生素。

（2）皮肤疱疹继发感染：可局部应用抗生素软膏，如金霉素软膏等涂擦，并应予口服抗生素。若体温高，中毒症状重，有败血症的可能，则须静脉应用有效的抗生素。

（3）水痘脑炎：应给予病原治疗和对症治疗，退热、止痉，用甘露醇和呋塞米脱水、降低颅内压。

问题6.如何预防水痘？

1. 对所有对水痘易感的儿童和成人都应进行水痘减毒活疫苗的接种。水痘疫苗接种后全身和局部反应轻微，具有良好的有效性和安全性，可用作水痘-带状疱疹病毒的主动免疫预防。

2. 对有接触史的易感儿童检疫3周。对正在使用大剂量激素、免疫功能受损、恶性病患者、接触过患者的孕妇以及患水痘母亲的新生儿，在接触水痘72h内立即注射大剂量丙种球蛋白或水痘-带状疱疹免疫球蛋白，可起到预防或减轻症状的作用。

问题7.入科后护士对该患儿的评估重点有哪些？

1. 根据流行病学及所给信息、现病史，重点评估患儿的发病原因及诱因、主要伴随症状及症状特点；根据患儿诊疗和护理经过，明确患儿的病情进展及目前状况。

2. 健康史的采集　详细询问病史，评估患儿的接触史、症状、患儿的皮肤和黏膜情况、典型皮疹的分布部位和同时出现各期皮疹的特点，以及疾病的流行现状。

3. 身体状况 患儿全身皮肤无黄染及出血点，颈部、颜面部、前胸、后背及四肢均可见散在分布的红色斑疹、丘疹及水疱疹，少数皮疹有结痂、有抓痕，四肢远端未见皮疹，手心、足底、肛周均未见皮疹。

4. 辅助检查

（1）血常规：白细胞总数正常或略增高。

（2）疱疹刮片检查：刮取新鲜疱疹基底组织和疱疹液涂片，瑞氏染色见多核巨细胞；苏木素伊红染色可查到细胞核内包涵体。亦可取疱疹液直接荧光抗体染色查病毒抗原，简捷、有效。

（3）病毒分离：取水痘疱疹液、咽部分泌物或血液进行病毒培养分离。

（4）血清学检查：血清水痘病毒特异性 IgM 抗体检测，可帮助早期诊断；双份血清特异性 IgG 抗体滴度 4 倍以上增高也有助诊断。

5. 心理-社会状况 评估家长对本病的认识程度、预防和治疗应注意的事项，以及患儿对本病的恐惧和心理压力。由于该病易在托幼机构中流行，应注意评估疾病在家庭和集体机构中的流行情况，保育人员、儿童对该病的认知情况，以及是否采取了有效措施。

问题 8.目前该患儿存在的护理诊断有哪些？并分析护理问题的相关因素（生理、病理、精神、心理、环境）。

1. 体温过高 与病毒血症，继发感染有关。

2. 皮肤完整性受损 与水痘病毒引起的皮损。

3. 潜在并发症 脑炎、肺炎、败血症。

4. 恐惧与焦虑 与患儿身体和心理上的不适、病室环境陌生/监护及抢救设备的使用，以及日常生活环境发生改变有关。

5. 具有高度传染性 与病原体排出有关。

问题 9.针对以上护理诊断，应该采取哪些护理措施？

1. 体温过高 与病毒血症继发感染有关。

（1）发热期应卧床休息，密切观察病情，监测体温变化并记录。同时观察热型及发热时的伴随症状，如有无寒战、头痛、呕吐、腹痛、腹泻等。高热者先用物理降温（禁用酒精擦浴），如头部冷敷、头部置冰袋（小婴儿用冷水袋）、温水擦浴等。效果不佳时，遵医嘱给退热药（忌用阿司匹林，以免增加 Reye 综合征患病风险），同时多喂开水，防止因大量出汗而虚脱，降温处理后 30min 测体温。

（2）病情骤变时，及时通知医师。

（3）加强口腔护理，口唇干裂者涂以润滑油。

（4）出汗较多时及时更换衣物，保持衣被、床单、尿布干燥、清洁。

2. 皮肤完整性受损 与水痘病毒引起的皮损。

（1）保持皮肤清洁、干燥，衣服柔软舒适、宽松，勤换内衣。被褥不宜过厚，以免过热造成皮肤瘙痒，要勤晒被褥。

（2）剪短指甲，必要时可戴手套，避免抓破皮疹、水疱，引起继发感染或留下瘢痕。

（3）为减少皮肤瘙痒，可遵医嘱使用止痒、镇静药。轻者可于疱疹未破溃处局部给予炉甘石洗剂或碳酸氢钠溶液，同时服用抗组胺药物；疱疹已破溃者和有继发感染者，可遵医嘱给予抗生素治疗。

3. 潜在并发症 脑炎、肺炎、败血症。

观察患儿精神、意识、生命体征，尤其是体温的变化；观察皮疹的性质、范围、分布及有无继发感染；注意有无咳嗽、呕吐、呼吸困难等症状发生，及早发现并给予相应治疗及护理。

4. 恐惧与焦虑 与患儿身体和心理上的不适、病室环境陌生/监护及抢救设备的使用，以及日常生活环境发生改变有关。

（1）鼓励患儿表达自己的感受，对患儿的恐惧及焦虑表示理解。

（2）尽快地使患儿熟悉环境，可以带患儿参观病房等。

（3）护理工作中应从容、镇定，避免紧张、慌乱，做到穿刺一针见血。

（4）及时解除患儿的痛苦，以增强其安全感和舒适感。

（5）进行健康指导和教育。

（6）关心患儿，经常给予患儿减轻恐惧状态的语言性和非语言性安慰，如抚摸患儿的头或小手，还可以送给患儿可爱的卡通贴画及小玩具。

（7）允许患儿希望见到的亲友探视或陪伴，创造轻松、和谐的气氛，保持良好心境。

5. 具有高度传染性 与病原体排出有关。

（1）告知患儿家长水痘的传播方式和途径、愈后情况。

（2）患儿出院回家隔离至疱疹全部结痂为止。在家期间多注意休息，保证足够的营养，应给予高热量、高蛋白、高维生素、易消化的清淡流质或半流质清淡饮食，避免辛辣、油腻、刺激食物，鼓励患儿多饮水。

（3）保持室内空气新鲜，经常开门窗通风。

（4）培养患儿养成良好的卫生习惯，做到勤洗手、勤剪指甲，不要共用毛巾，以免传染病交叉感染。

（5）给家长示范皮肤的护理方法，防止继发感染。

（6）流行期间尽量不带患儿去人多密集的公共场所，如儿童乐园、电影院、商场、超市、医院等。

（7）鼓励患儿积极参加体育锻炼，以增强身体素质，提高抗病能力。

（8）接种水痘疫苗是预防水痘的最有效的方法。

三、对患儿进行评估，口述可以为患儿进行的护理操作

（一）评估内容

1. 健康史

（1）患病与诊疗经过：尽量详细询问。

（2）目前病情与一般情况：重点评估有无并发症的发生。

（3）既往史：与本病相关的疾病重点评估。

2. 身体评估

（1）一般状态：生命体征、意识与精神状况。

（2）患儿的皮疹状况：重点评估患儿在不同时期的皮疹特点。①皮疹分批出现，起初为红色斑疹，数小时后变丘疹并发展为疱疹。疱疹呈卵圆形，直径为3～5mm，周围有红晕，壁薄易破，疹液透明，后变浑浊，常伴瘙痒。②皮疹呈现向心性分布，始于躯干和头部，以后延及面部和四肢，以皮肤受刺激处较重。③黏膜皮疹可形成浅表溃疡，皮肤病变表浅，1～2d后疱疹从中心开始干枯、结痂，红晕消失。1周左右痂皮脱落愈合，一般不留瘢痕。如有继发感染，则形成脓疱，结痂、脱痂时间将延长。④由于分批出现，常可见到水痘的各型皮损同时存在，如斑疹、斑丘疹、水疱、脓疱及结痂，后期出现的斑丘疹可未发展成水疱即隐退。

（3）其他：皮肤黏膜、破溃部位。

3. 心理-社会状况 患儿自身的情绪、对疾病的认知、家庭状况。

（二）可能的护理操作

物理降温、皮肤护理。

第十二节　流行性腮腺炎患儿的护理

【学习目标】

认知目标：能陈述流行性腮腺炎的病因及发病机制、流行病学、病理生理及患儿身体状况、常见护理诊断，并能根据预期目标，按护理程序为患儿实施整体护理；能列举出流行性腮腺炎的治疗要点；能说出流行性腮腺炎的辅助检查。

技能目标：能动手模拟为患儿进行操作；能为腮腺炎患者选择所需要的护理操作。

情感目标：能注意到患者的不良情绪；能积极参与患者的护理计划。

一、病例导入

姓名：李某　性别：男　年龄：13岁　籍贯：湖北

身高：170cm　体重：58kg

【现病史】　患儿因“双耳下肿痛5d，发热、头痛1d”入院。患儿5d前出现双侧耳下肿胀、疼痛，张口、咀嚼时疼痛加剧，当时无发热、头痛、呕吐、咳嗽、腹泻等，于当地医院就诊，诊断为“流行性腮腺炎”。嘱居家隔离，并给予利巴韦林口服。患儿昨日起出现发热，体温最高39.3℃，伴头痛，呕吐1次，非喷射性，无腹痛、咳嗽、流涕等，为进一步治疗来我院就诊，拟诊“流行性腮腺炎合并脑膜炎”收治入院。病程中，患儿精神略萎靡、食欲缺乏，大小便正常。

【既往史】　患儿发病前2周曾接触过“流行性腮腺炎“患者。G_1P_1，足月顺产，体重3500g，无窒息抢救史。患儿未按时、按序进行预防接种，具体不详。否认家族遗传病史。否认流行性腮腺炎、麻疹、结核等传染病史。患儿分别于3岁、6岁时患肺炎。

【体格检查】　入科后完善相关检查，体温39.5℃，呼吸24次/分，心率116次/分，血压96/62mmHg，神志清，精神略萎靡，颈抗（+），左侧腮腺3cm×2cm，右侧腮腺2cm×2cm，以耳垂为中心向前、后、下肿大，边界欠清，质软，左侧颌下腺1.5cm×1.5cm，质中，右侧颌下腺未触及肿大，咽充血，双侧扁桃体Ⅰ度肿大，无渗出，双侧腮腺导管开口充血，挤压同侧腮腺，导管开口处未见脓性分泌物，双肺呼吸音稍粗，未闻及啰音，心音有力，律齐，未闻及杂音，腹软，全腹无压痛，巴宾斯基征（–），外生殖器无异常。

治疗经过：给予利巴韦林10～15mg/（kg·d）静脉滴注抗病毒，20%甘露醇2.5ml/（kg·q6h）静脉注射降低颅内压，患儿双侧腮腺及左侧颌下腺肿大好转，头痛缓解，未再呕吐，但体温仍有反复。入院后第3天，患儿诉外生殖器疼痛，体格检查发现右侧睾丸肿大，触痛（+），阴囊皮肤充血，考虑合并了睾丸炎。给予地塞米松0.5mg/（kg·d）静脉滴注，局部阴囊托带固定。入院后第6天，患儿体温平稳，双侧腮腺无肿大，右侧睾丸红、肿明显好转，无疼痛，无头痛、呕吐、腹痛、胸闷等，予出院，并嘱继续居家隔离至发病后2周。

【辅助检查】　血常规示WBC 8.2×10^{12}/L，N 67%，PLT 231×10^{9}/L，Hb 124g/L。CRP 25mg/L，血淀粉酶400U/L。脑脊液检查：WBC 220×10^{6}/L，多核细胞35%，单核细胞65%，蛋白512mg/L，糖2.6mol/L。头颅CT检查：未见异常。脑电图检查：未见异常。

二、以问题为中心的学习

问题1.什么是流行性腮腺炎？它的临床表现有哪些？

流行性腮腺炎（epidemic parotitis，mumps）是由腮腺炎病毒侵犯腮腺引起的急性呼吸道传染病。临床表现为腮腺非化脓性炎症，腮腺区肿痛，伴发热、咀嚼受限，偶可累及其他腺体。亦可有脑膜炎、睾丸炎等并发症。本病好发于晚冬、早春，以儿童及青少年多见，2岁以下婴幼儿较少见。

问题 2.流行性腮腺炎的病原学特点有哪些？

腮腺炎病毒属副黏病毒科的单链 RNA 病毒，且与副流感病毒有共同抗原，因此有轻度交叉反应。人体各种组织液，如唾液、脑脊液、血、尿等均可分离出病毒。该病毒在外界存活时间短，一般 2～3d 即可失去传染性，紫外线、福尔马林和加热至 56℃均可快速灭活。

问题 3.流行性腮腺炎的流行病学特点有哪些？

人是腮腺炎病毒的唯一宿主。腮腺炎患儿和健康携带者是本病的传染源，患儿在腮腺肿大前 6d 到发病后 9d 内，从唾液中均可以分离出腮腺炎病毒，此时患儿具有高度传染性。主要通过呼吸道飞沫传播，亦可因唾液污染食具和玩具，通过直接接触而感染。全年均可发生感染流行，但以冬春季发病较多。该病可在托幼机构中形成暴发流行。感染本病后可获得终身免疫。

问题 4.患儿目前符合“流行性腮腺炎”诊断的表现（临床表现和辅助检查等）有哪些？流行性腮腺炎的诊断须综合患者的病史、症状、体征及辅助检查的结果。

在本病例中患儿体温 39.5℃，出现双侧耳下肿胀、疼痛，张口、咀嚼时疼痛加剧的临床症状，患儿发病前 2 周曾接触过“流行性腮腺炎”患者，视诊可见患者精神略萎靡，左侧腮腺 3cm×2cm，右侧腮腺 2cm×2cm，左侧颌下腺 1.5cm×1.5cm，咽充血，双侧扁桃体Ⅰ度肿大，双侧腮腺导管开口充血，阴囊皮肤充血；触诊：左、右侧腮腺以耳垂为中心向前、后、下肿大，边界欠清，质软，左侧颌下腺质中，右侧颌下腺未触及肿大，颈抗（+），右侧睾丸肿大，触痛（+）；听诊：双肺呼吸音稍粗。辅助检查：脑脊液检查：白细胞 220×10^6/L，血淀粉酶 400U/L。可作出诊断。

问题 5.流行性腮腺炎有哪些并发症？

1. 神经系统并发症 国内报道，神经系统并发症是流行性腮腺炎最为常见的并发症，临床表现为脑炎、脑膜脑炎和脑脊髓炎等。小脑病变为主者出现共济失调；以豆状核病变为主者，出现扭转性痉挛；尚可见脑神经损伤、脑积水等。总预后良好，但也偶见死亡病例及留有后遗症者。脑膜脑炎的出现，可在腮腺肿胀前、肿胀同时以及肿胀后。统计表明肿胀前 6～10d 的发生率为 1.6%，1～5d 为 11.0%；肿胀同时为 2.5%；肿胀后 1～5 日为 20.3%，6～10 日为 11.0%，11～26 日为 1.6%。具体而言，脑膜脑炎可于腮腺肿大前、后两周出现。临床的主要表现为发热、头痛、呕吐、嗜睡等，少数病例可有昏迷、惊厥。脑脊液检查细胞数略增高，多为数十至数百，偶见超过 1000×10^6/L 者，分类以淋巴细胞占多数，糖及氯化物正常，蛋白轻度增高，临床上也有超过 0.1/L 者。脑脊液恢复正常时间较长，一般需 3～6 周。

2. 生殖器官并发症 流行性腮腺炎病毒也可侵犯生殖腺，表现为睾丸炎或卵巢炎，前者较后者多见。国外有报道，睾丸炎为流行性腮腺炎最常见的并发症。此并发症多见于青少年或成人，儿童期少见。多发生于腮腺肿胀后 3～13d，单侧较多，仅 2%～3%见于双侧。临床表现有高热、头痛、恶心、呕吐、局部疼痛；阴囊肿胀、皮肤发红。病程大概 10d 左右。卵巢炎的发生率较睾丸炎少，临床症状也轻，仅有腰部酸痛、下腹部有压痛、月经失调等。可致 30%～50%的睾丸或卵巢发生不同程度萎缩，双侧萎缩者可导致不育症。

3. 急性胰腺炎 可见于年长儿，大多数发生于腮腺肿胀后 3～5d 至 1 周。主要表现为体温骤然上升，伴有反复频繁的呕吐、上腹剧烈的疼痛、腹泻、腹胀或便秘。上腹部压痛明显，局部肌紧张，B 超有时显示胰腺肿大。血、尿淀粉酶增高，但 90%的单纯腮腺炎病例淀粉酶也可轻或中度增高。血清脂肪酶测定有助于胰腺炎的诊断。近年来有测定淀粉酶同工酶，可区分腮腺（P 型）及唾液腺（S 型）淀粉酶。

4. 感音性耳聋 听力减退甚至耳聋也是腮腺炎的并发症及后遗症，国内外均有这方面的报道，这种改变不仅见于并发脑炎的患者，也可见于单纯性流行性腮腺炎的患儿。耳聋多为一侧发生，年长儿发生率高，大多于发病后 10d 以内出现，若并发脑炎，耳聋的发生率则更高，约为 23.8%。由于为听神经水肿所致耳聋，经降低水肿、改善局部微循环，大约 6 个月内可恢复，而由听神经变性引起的耳聋，往往成为终身的损害。

5. 其他并发症　腮腺炎并发肾炎者约占 1.14%，可在腮腺肿胀的同时或患腮腺炎 1 周以内发生。除腮腺炎的表现外尚可有腰痛、尿频、尿少、血尿、眼睑及下肢水肿、高血压等表现。尿常规检查可见不同程度的蛋白尿和血尿。肾功能大多数正常，或暂时减低。随着腮腺炎的好转，肾炎的症状也减轻，一般 3 周内恢复。有时可从尿中检查出病毒，提示有由病毒直接损害肾脏的可能性。2%～4%的腮腺炎患儿可并发心肌炎、心包炎，临床症状轻，心电图可见各种类型的心律失常及 ST-T 改变。多数在数日内恢复正常，少数重症者可出现心功能不全，也有报道引起 8 次阿-斯综合征者。并发肝炎者约占 1.25%。还有少数并发关节炎，常累及大关节，多在 3 个月内症状消失。此外，血小板减少者约占 2.6%。还有乳腺炎、泪腺炎、胸骨前软组织水肿、面神经麻痹、消化道出血及流行性出血热等。

问题 6.防治“流行性腮腺炎”的方法有哪些？

1. 流行性腮腺炎疫苗的免疫预防　流行性腮腺炎在我国属于丙类传染病，目前专门针对腮腺炎的疫苗已纳入我国的免疫规划程序，主要应用的腮腺炎疫苗包括腮腺炎疫苗及麻疹-风疹-腮腺炎疫苗（MMR），我国从美国引进 JL 病毒株并自行培养出 S79 株以制造疫苗，相关研究表明国产疫苗抗体阳性率为 82.6%～88.6%。目前我国接种多采用 2 剂次的 MMR 免疫程序，已证实其具有良好的免疫原性和安全性，有利于有效控制流行性腮腺炎疫情。我国腮腺炎疫苗主要实施儿童出生后 8 个月接种麻疹-风疹（MR），而处于高发年龄段的 7～15 岁人群不能免费接种人员。MMR 初免疫时抗体阳性率可达 85%以上，但抗体随时间下降，因此 4 岁龄儿童处于发病率高峰期；再次免疫后，抗体阳性率可回升至 95%，并在 9 年间仅缓慢降低至 85%，因此建议推广使用 2 剂次的 MMR 免疫程序，以实现中国流行性腮腺炎消除的目标。

2. 流行性腮腺炎治疗的西药治疗　流行性腮腺炎具有自限性，抗菌治疗效果微弱，目前本病以抗病毒药物治疗为主。

（1）利巴韦林：是广谱强效的抗病毒药物，每日 2 次，每次 5～7.5mg/kg。利巴韦林注射液治疗，其治疗有效率为 83.1%。利巴韦林的起效途径是药物在细胞内被腺苷激酶磷酸化形成单磷酸，干扰鸟苷酸的合成，从而阻断病毒 DNA 链延长。但相关研究指出，利巴韦林抗病毒效果依赖腺苷激酶，易产生耐药性。更昔洛韦是一种新型广谱抗病毒药物，其应用于流行性腮腺炎治疗获得了较好疗效，且优于既往抗病毒药物利巴韦林。更昔洛韦的有效率为 94.44%，显著高于利巴韦林。更昔洛韦既可直接与病毒 DNA 杂合，进而终止病毒 DNA 链的延长，又能在病毒激酶诱导下产生二磷酸化物，竞争性地抑制病毒 DNA 聚合酶，因此更昔洛韦可通过以上两种途径终止病毒 DNA 链的延长，增强抗病毒效果，也较单一途径更不易产生耐药性。

（2）西咪替丁：又名甲氰咪胍，为咪唑类 H_2 受体拮抗药，常用于抑制胃酸和抗溃疡，但应用于呼吸系统疾病等其他疾病也有较好的效果。每日西咪替丁 10～20mg/（kg·d）联合利巴韦林治疗 4～7d，治疗有效率为 94.29%，西咪替丁治疗 5d 联合疏风解毒胶囊治疗效果较好，能够缓解腮腺疼痛，加速腮腺肿胀消失。西咪替丁一方面可抑制肥大细胞释放组胺，缓解组胺释放引起的相关反应；另一方面可增强机体固有免疫功能、调节患者免疫功能，应用于流行性腮腺炎、呼吸道疾病等效果良好。

（3）干扰素：能诱导细胞产生多种抗病毒蛋白，抑制病毒蛋白、核酸和病毒复制所需酶的合成，以干扰病毒复制繁殖；干扰素还可通过调节免疫活性细胞，增强 T、B 细胞的免疫功能，增强巨噬细胞吞噬功能，以有效遏制病毒侵袭和感染；同时，小剂量干扰素可刺激免疫活性细胞产生更多的干扰素，从而更加促进抗病毒效果。每日 2 次，每次 1～20μg/kg 的干扰素 α-1b 联合仙人掌液外敷治疗流行性腮腺炎效果显著，其总有效率可达 98.6%，腮腺肿大天数为（3.9±0.8）d；

3. 流行性腮腺炎的中药治疗进展　流行性腮腺炎在中医中归属于痄腮等范畴，本病治疗总体以清热解毒、软坚散结为原则，其常证为邪犯少阳、热毒蕴结，变证为邪陷心肝、毒窜睾腹和毒结少阳。

（1）蒲地蓝消炎口服液：每次 10ml、3 次/天的剂量与更昔洛韦联合使用，发热、腮肿等主要症状能迅速消退。

（2）炎琥宁注射剂：是穿心莲提取物制剂，具有抗菌、抗病毒、控制机体炎症反应等作用，应用于呼吸道疾病中效果良好。少见不良反应，安全性较高。可通过促进细胞免疫功能、提高中性粒细胞、巨噬细胞的吞噬功能而提高溶菌酶活性，以起到保护呼吸道黏膜屏障，提高抗菌、抗病毒能力的作用，并能抑制病理状态下的毛细血管通透性，从而达到减轻炎症反应和消肿的目的。

（3）疏风解毒胶囊：具有清热解毒、祛风解表之效；根据患儿不同年龄给予不同剂量的疏风解毒胶囊，可明显提高患儿的临床治疗效果，促进疾病恢复。

（4）清热解毒方：方中包括黄芩、连翘、葛根、黄连、玄参、板蓝根、金银花、穿心莲、猫爪草和甘草，是常用清热解毒之药，还具有消肿散结之效。每日 1 剂清热解毒方联合利巴韦林，治疗流行性腮腺炎效果良好，总有效率为 92.68%；还可促进患者退热消肿，利于控制机体肿瘤坏死因子-α（TNF-α）、白介素-6（IL-6）等炎症因子水平。

（5）如意黄金散和矾冰液：采用常规治疗+如意黄金散联合矾冰液外敷治疗有效率可达 97.1%，也可使退热时间和消肿时间缩短。

4. 短波紫外线治疗仪 短波紫外线治疗仪照射局部皮肤，具有消炎、镇痛的作用，一个疗程为 4～6d，每天照射 1 次，一个疗程后，休息 1d，再从最原始剂量照射。

5. 并发脑膜脑炎的观察和治疗 并发脑膜脑炎时，要密切观察病情，重症需持续监测生命体征，或在监护病房治疗。不可忽视对症治疗，如高热时需降温，惊厥时止惊，由于半数以上的重症脑炎常出现惊厥，有主张给适当镇静药预防。为防止发生脑水肿，宜适当限制液量，避免过多、过快地从静脉输入低张溶液。应密切观察颅内压增高的征象，如血压增高、脉搏减缓、肌张力增加及呼吸节律、瞳孔改变等，一旦发生需给脱水药治疗，如静脉注射 20%甘露醇 0.5～1g/kg。对于昏迷不能进食的患儿，需采用鼻饲喂养或静脉营养，注意保持呼吸道通畅，防止误吸；狂躁患者宜适当约束躯体；为防止发生压疮、深静脉血栓，应注意勤翻身。对各种导管，如静脉导管、鼻胃管和吸痰管等均应保证无菌操作，以防发生感染。

6. 并发睾丸炎的治疗 并发睾丸炎时，可用棉花及丁字带将睾丸托起、局部冷敷以减轻疼痛。重症病例可短期用氢化可的松 5mg/（kg·d）静脉滴注。

7. 并发胰腺炎的治疗 并发胰腺炎时，应禁食，静脉输液加用抗生素。

问题 7.入科后护士对该患者的评估重点有哪些？

1. 根据流行病学及所给信息，评估主要伴随症状及症状特点；根据患者诊疗和护理经过，明确患者的病情进展及目前状况。

2. 健康史的采集 详细询问病史，评估患儿的接触史、症状、腮腺肿痛的特点，以及疾病的流行现状。评估孕母有无感染，因孕妇在分娩前 1 周患腮腺炎，其婴儿在出生时或新生儿期可发病。

3. 身体状况 该病分为以下四期。

（1）潜伏期：一般为 14～25d，平均 18d。

（2）前驱期：大多数患儿无前驱症状，部分患儿可有上呼吸道感染的征象，如发热、头痛、乏力及食欲缺乏等。

（3）极期：1～2d 后患侧腮腺逐渐肿大，常一侧先肿大，2～4d 后对侧腮腺亦出现肿大，有时肿胀仅为单侧，可伴颌下腺肿大，或仅表现为颌下腺肿大。腮腺肿大常以耳垂为中心，向四周蔓延，边界不清，有表面灼热、疼痛、感觉过敏等，进食时疼痛加剧，触诊弹性好。其他涎腺可同时受累。该期持续 7～10d。

（4）恢复期：肿痛 3～5d 达到高峰，之后逐渐消退，体温下降，症状消失。

流行性腮腺炎可并发脑膜脑炎、睾丸炎、卵巢炎、胰腺炎、心肌炎等。

4. 辅助检查

（1）血常规：白细胞总数正常或稍低，淋巴细胞相对增多。有并发症时白细胞数及中性粒细胞数可增加。

（2）血清、尿淀粉酶测定：90%的患儿血、尿淀粉酶增高，并与腮腺肿胀平行，第 1 周达高峰，第 2 周左右恢复正常。血脂肪酶增高有助于胰腺炎的诊断。

（3）特异性抗体测定：血清特异性 IgM 抗体阳性，提示近期感染。

（4）病毒分离 患者唾液、脑脊液、尿液或血液中可分离出病毒。

5. 心理-社会状况 评估家长对疾病认识程度、预防和治疗应了解的注意事项，以及患儿对该病的恐惧和心理压力。

问题 8.目前患者存在的护理诊断有哪些？并分析护理问题的相关因素（生理、病理、精神、心理、环境等）。

1. 疼痛 与腮腺非化脓性炎症有关。

2. 体温过高 与病毒感染有关。

3. 潜在并发症 脑膜脑炎、睾丸炎等。

4. 有传播感染的可能 与病原体排出有关。

5. 对疾病的恐惧 与对流行性腮腺炎的知识缺乏有关。

问题 9.对于该患儿，你认为应该采取哪些护理措施？

1. 疼痛 与腮腺非化脓性炎症有关。

患儿出现双侧耳下肿胀、疼痛，张口、咀嚼时疼痛加剧，可给予局部冷敷，以收缩血管，减轻充血，缓解疼痛。张口疼痛时给予吸管饮水和进食。保持口腔清洁、湿润。恶心、呕吐、疼痛引起不能进食时，可少量多次喂药和水或静脉补充液体、营养物质和电解质，保证治疗顺利进行。

2. 体温过高 与病毒感染有关。

患儿出现发热，一般给予患儿物理降温，体温最高 39.3℃时，可进行冷敷处理，或是进行温水擦浴。对物理降温不理想者，可结合药物降温，遵医嘱应用解热镇痛药物。降温期间，每 30 分钟测体温 1 次并做好记录，将患者体温控制在 38.5℃以下，有热性惊厥史的患儿，应密切观察病情变化，防止发生惊厥。护理时鼓励患儿多饮水，出汗后及时用软毛巾擦干，及时更换内衣。保持室内温、湿度适宜，空气流通。发热患儿要卧床休息至体温正常，避免劳累，以减少并发症的发生。

3. 潜在并发症 脑膜脑炎、睾丸炎等。

密切观察病情变化，防止并发症发生。患儿发热，体温最高 39.3℃，伴头痛，呕吐 1 次，非喷射性，精神略萎靡，颈抗（+），有并发脑膜脑炎的可能，脑膜脑炎多于腮腺肿大后 1 周左右发生，主要表现为头痛、呕吐等，有少部分患儿会有发生惊厥的可能性。脑脊液中白细胞总数正常或稍增高，以淋巴细胞为主。一般的患儿发生脑膜脑炎会有较好的预后，也有少数的患儿会有后遗症发生。指导患儿处于平卧位，将头偏向一侧，注意神志、呼吸情况，减少或避免声、光对患儿的刺激。有异常症状发生后应及时通知医师并按医嘱使用镇静药、快速脱水，降低颅内压。

患儿诉外生殖器疼痛，体格检查发现右侧睾丸肿大，触痛（+），阴囊皮肤充血，考虑合并了睾丸炎。睾丸炎常发生在腮腺肿大 1 周左右，病变大多侵犯一侧，病发一侧会有剧烈的疼痛，在阴囊附近的皮肤表现为水肿和发红。也可双侧受累，严重者会因睾丸萎缩而引起不育症。应指导患儿进行绝对卧床休息，加强对患儿的巡视，同时做好大小便的协助工作；对于疼痛严重的患儿可给予阴囊局部冷敷，局部用 50%硫酸镁湿敷直至肿胀消失，禁用冰敷。由于病变常为单侧，即使双侧也仅部分曲精管受累，故经过积极治疗和精心护理很少导致不育症。

4. 有传播感染的可能 与病原体排出有关。

预防感染传播：将患儿实行呼吸道隔离，安置于单独隔离病房，避免与其他患儿接触，并在隔离的过程中控制家属的探视；将所有与患儿接触的物品每日用 500～1000mg/L 的含氯消毒液浸泡消毒或擦拭，防止交叉感染。病房每日通风 2 次，室温 18～22℃，保持室内空气清新。隔离患儿至腮腺肿胀完全消退，有接触史的易感儿童应隔离观察 3 周。流行期间对托幼机构加强晨检。

5. 对疾病的恐惧　与对流行性腮腺炎的知识缺乏有关。

心理护理：患儿双耳下肿痛、发热、头痛、精神萎靡、并发睾丸炎，家属会因所累及脏器的预后功能而担忧和焦虑，因此，做好患儿及家属的心理护理也是十分关键的。护理人员应耐心地向家属讲解疾病的相关知识，对于年龄较大的患儿可加强与其沟通，并给予正面的心理鼓励与支持，在操作的过程中体现出娴熟的技术，从而赢得家属的信任，积极配合患儿的治疗。

三、对患儿进行评估，口述可以为患儿进行的护理操作

（一）评估内容

1. 健康史

（1）患病与诊疗经过：尽量详细询问。

（2）目前病情与一般情况：重点评估有无并发症发生。

（3）既往史：与本病相关的疾病重点评估。

2. 身体评估

（1）一般状态：生命体征、意识与精神状况。

（2）患儿的身体状况：是处在患病的潜伏期、前驱期、极期还是恢复期。

（3）其他：皮肤黏膜、肿胀部位。

3. 心理-社会状况　患者自身的情绪、对疾病的认知、家庭状况、经济条件。

（二）可能的护理操作

物理降温。

第十三节　儿童惊厥的护理

【学习目标】

认知目标：能陈述儿童惊厥的定义；能解释儿童惊厥的病因及发病机制；能简述儿童惊厥的临床表现；能运用所学知识为儿童惊厥提出护理诊断，制订护理计划。

技能目标：能尝试模仿为患儿进行操作；能为患儿选择最需要的护理操作。

情感目标：能安抚患儿的烦躁情绪；能注意患儿家长的不良心理；能积极参与患儿的护理计划；在护理患儿过程中遵守伦理原则。

一、病　例　导　入

姓名：王某　性别：男　年龄：3 岁

【现病史】　因“发热 1d，抽搐 1 次”入院治疗。入院 30min 前于发热过程中出现抽搐，表现为站立过程中突然倒地、意识丧失、双眼上翻、口唇发绀、四肢尚软，无口吐泡沫，无大声尖叫，无大小便失禁，持续 2～3min 缓解，缓解后患儿神志清楚，精神稍差，家长急带患儿来我科就诊。

【既往史】　有 2 次热性惊厥史；否认药物过敏史，否认结核接触史，已接种卡介苗。

【体格检查】　入院后体温 39.3℃，心率 142 次/分，呼吸 34 次/分，体重 17kg，血氧饱和度 94%。神志清楚，呼吸稍促，无发绀及吸气性三凹征，全身未见皮疹及出血点，浅表淋巴结无肿大，双眼结膜无充血，无口唇皲裂，无杨梅舌，咽充血，双侧扁桃体Ⅱ度肿大，气管居中，双肺呼吸音对称、稍粗糙。心音有力，心律齐，未闻及杂音，腹软，未触及包块，肠鸣音正常，四肢关节无红肿。手足末端凉。颈软，布鲁津斯基征、巴宾斯基征阴性，腹壁反射正常，膝腱反射、跟腱反射正常。

【辅助检查】

（1）血常规：WBC 13.10×10^9/L↑，NEUT 9.7×10^9/L↑，PLT 457×10^9/L↑，CRP 10.73mg/L，hsCRP＞5.0mg/L↑。

（2）肝功：IBIL 2.4umol/L↓，PA 97mg/L↓，GGT 9U/L↓，CHE 10484U/L，CG 6.93mg/L；肾功：UREA 3.61mmol/L，CREA 33μmol/L↓，GLU 5.20mmol/L，URIC 359μmol/L，UREA/CREA 0.11。

（3）心肌酶：7.48，AST 45U/L↑，CK 172U/L，CKMB 23U/L，LDH 335U/L↑，HBDH 250U/L↑。

（4）免疫球蛋白：IgA 0.93g/L，IgG 5.74g/L↓。

二、以问题为中心的学习

问题 1.什么是惊厥？引起惊厥的原因有哪些？

惊厥是痫性发作的常见形式，主要表现为强直或阵挛肌运动性发作，常伴意识障碍，是儿科常见急症，发生率是成人的 10～15 倍，尤以婴幼儿多见。惊厥发作持续 30min 以上或两次发作间歇期意识不能恢复者称为惊厥持续状态。

惊厥的病因如下。

1. 感染性病因

（1）颅内感染：由细菌、病毒、寄生虫及真菌引起的脑膜炎或脑炎。脑脊液检查有助于诊断。

（2）颅外感染：非颅内感染所致，如热性惊厥（最常见）、严重细菌感染所致感染中毒性脑病。

（3）其他：败血症、重症肺炎、细菌性痢疾、破伤风等。

2. 非感染性病因

（1）颅内疾病：各种原因引起的颅脑损伤，如出血、颅脑发育畸形、颅内占位性病变等。

（2）颅外（全身性）疾病：缺氧缺血性脑病，如水、电解质紊乱及肝、肾衰竭和 Reye 综合征、中毒。

问题 2.符合儿童惊厥诊断的表现（临床表现和辅助检查）有哪些？惊厥的诊断须综合患者的病史、症状、体征及辅助检查的结果。

在本病例中患儿有惊厥病史，发病前一天有呼吸道感染前驱症状，发病表现为意识丧失、双眼上翻、口唇发绀，血常规检查示 WBC 13.10×10^9/L↑，大小便正常，以及心肌酶升高的客观证据，可作出诊断。

问题 3.儿童惊厥主要采取哪些治疗方法？

治疗原则：控制惊厥发作，寻找和治疗病因，预防复发。

1. 一般治疗 保持呼吸道通畅，吸氧，积极纠正缺氧，心电监护，建立静脉通道。

2. 控制惊厥发作（药物治疗）

（1）地西泮（安定）首选：每次 0.3～0.5mg/kg，最大剂量每次不超过 10mg，缓慢静脉注射，30min 后可重复 1 次。优点：见效迅速（1～3min 见效），对 85%～90%的发作有效。缺点：维持疗效短暂（0.5～1h）。

（2）苯巴比妥钠（鲁米那）：5～12mg/kg，肌内注射或静脉滴注，2～3 次/日，肌内注射 20～30min，静脉滴注 5～10min 见效。优点：药效维持时间长（6～8h）。缺点：起效慢（肌内注射 20～30min，静脉滴注 5～10min 见效）。

（3）10%水合氯醛。

（4）其他：氯硝西泮、苯妥英钠，丙戊酸钠。

3. 对症治疗 治疗脑水肿。降颅压药物常用 20%甘露醇、呋塞米、地塞米松，维持水、电解质异常和营养。

4. 针对病因治疗 寻找和治疗病因。

问题 4.患儿入院后，护士对患儿的评估重点有哪些？

1. 根据所给信息及现病史，重点评估患儿发病的病因及诱因、主要伴随症状及特点；根据患儿诊疗和护理经过，明确患儿的病情进展及目前状况。

2. 健康史采集 患儿上幼儿园第一年，对集体生活不适应，自理能力差，患上呼吸道感染疾病及腹泻等消化道疾病频次较高；较挑食，营养状况一般，自身机体免疫力差。

3. 既往史 患儿在入院前一天有上呼吸道感染症状。既往有 2 次惊厥史。

4. 心理-社会状况 重点评估患儿有无产生不良的情绪、患儿家长对疾病的认知和态度、患儿家长的依从性，以及是否具备充足的社会支持，如家庭关系和经济情况等。

问题 5.患儿目前存在的护理诊断有哪些？请分析护理问题的相关因素（如生理、病理、精神、心理、环境等）。

1. 有窒息的危险 与惊厥时发生喉痉挛或意识障碍，不能及时清理呼吸道分泌物有关。

2. 体温过高 与感染有关。

3. 有外伤的危险 与突然意识丧失发生摔伤或抽搐时损伤有关。

4. 潜在并发症 肺部感染、智力障碍等。

5. 焦虑与恐惧 与家长缺乏惊厥的急救护理及预防知识有关。

6. 知识缺乏 患儿及家长缺乏本病的疾病知识。

7. 预感性悲哀 与患儿家长对治疗及预后缺乏信心、疾病的影响有关。

问题 6.针对以上护理诊断，你认为应该采取哪些护理措施？

1. 有窒息的危险 与惊厥时发生喉痉挛或意识障碍，不能及时清理呼吸道分泌物有关。

（1）就地抢救，松解衣领和裤带，头下放柔软物品，将舌轻轻向外牵拉，防止舌后坠。

（2）保持呼吸道通畅，及时清理咽喉部及呼吸道分泌物及口腔呕吐物；头偏向一侧，防止误吸。

（3）迅速建立静脉通道，给予吸氧；备好急救物品，如开口器、吸痰器、气管插管。

（4）按医嘱应用止惊药物，观察患儿用药后反应并做好记录。

2. 体温过高 与感染有关。

（1）降温处理；高热时遵医嘱给予药物降温（布洛芬口服液或颗粒口服、退热栓塞肛），嘱患儿多饮水。

（2）补充营养和水分。

（3）加强病情观察、体温监测。

（4）及时更换汗湿的衣服，保持口腔及皮肤的清洁，促进患儿舒适。

3. 有外伤的危险 与突然意识丧失发生摔伤或抽搐时损伤有关。

（1）防止外伤：将患儿周围的物品移开，在床栏杆处放置棉垫。

（2）防止骨折或关节脱位：切勿用力强行牵拉或按压患儿肢体。

（3）防止皮肤摩擦受损：在患儿的手中或腋下垫上纱布。

（4）防止舌咬伤：用纱布包裹压舌板置于患儿上、下磨牙之间。

4. 潜在并发症 肺部感染、智力障碍等。

（1）惊厥发作时，观察惊厥的类型，惊厥停止后协助各项检查。

（2）观察体温、脉搏、呼吸、血压、神志、瞳孔。详细记录惊厥次数，发作前有无多汗、易惊、尖叫，以及发作时状态、惊厥持续时间、间隔时间、发作部位及发作后的精神状态、有无嗜睡、昏睡或昏迷，呕吐。观察前囟是否膨隆。发现异常及时通知医师处理。

（3）减少一切不必要刺激，保持患儿安静，护理操作尽量集中进行，病房保持安静。

5. 焦虑与恐惧 与家长缺乏惊厥的急救护理及预防知识有关。

（1）设法减少清除促进因素：抢救危重患者时，使用屏风遮挡，减少不良刺激；介绍治疗成功的病例，增强患者战胜疾病的信心。护理工作中从容镇定，避免紧张忙乱，消除不良刺激。避免与其他有焦虑症状的患者或家属接触。

（2）进行健康指导和教育，关心患者，经常给予患者语言性和非语言性安慰，如陪患儿玩等。允许患儿家长带患儿适当玩耍，创造轻松、和谐的气氛，保持良好心情。

6. 知识缺乏 患儿及家长缺乏本病的护理知识。

向家长讲解惊厥的有关疾病知识，指导家长惊厥的家庭急救、高热的处理方法；向家长讲解引起惊厥的常见病因，避免诱发因素；指导家长遵医嘱规范服用抗癫痫药物，避免复发。

7. 预感性悲哀 与患儿家长对治疗及预后缺乏信心、疾病的影响有关。

（1）患儿出现高热，烦躁等不适时，守候在身旁，给患儿安全感。

（2）耐心解答患儿家属提出的问题，并给予健康指导。

（3）与患儿及家属建立融洽的关系，避免精神刺激，护理操作应细致、耐心。

（4）应尽量减少外界的压力刺激，创造轻松、和谐的气氛。

（5）提供有关的治疗信息，介绍治疗成功的病例，注意正面效果，使患儿与家属树立战胜疾病的信心。

（6）必要时寻找合适的支持系统，如患儿学校同学、老师和家属，对患儿进行安慰和关心。

三、对患儿进行评估，口述可以为患儿进行的护理操作

（一）评估内容

1. 健康史

（1）患病与诊疗经过：尽量详细询问。

（2）目前病情与一般情况：重点评估患病后的变化。

（3）既往史：与本病相关的疾病重点评估，不忽略外伤史。

2. 身体评估

（1）一般状态：生命体征、意识与精神状况。

（2）抽搐：抽搐发作的表现、类型、时间。

（3）其他：皮肤黏膜、末梢循环、大小便。

（4）心理-社会状况：患儿家长的情绪、对疾病的认知、家庭状况、经济条件。

（二）可能的护理操作

心电监护、氧气吸入、保留灌肠、肌内注射、静脉输液、动/静脉血标本采集。

第十四节 急性颅内压增高患儿的护理

【学习目标】

认知目标：能陈述颅内压增高的定义；能列出颅内压增高患儿常见的病因、临床表现及相关辅助检查；能列出颅内压增高患者可能出现的护理诊断；能应用所学的知识为颅内压增高患者实施护理计划。

技能目标：能尝试模仿为患儿进行操作；能为患儿选择最需要的护理操作。

情感目标：能注意到患者的不良情绪；能积极参与患者的护理计划；在护理患儿过程中遵循伦理原则。

一、病 例 导 入

姓名：张某　性别：男　年龄：9岁　婚姻：未婚

籍贯：湖北　职业：学生　身高：140cm　体重：30kg

【现病史】 患儿因头痛、视物不清 1 个月入院。患者无明显诱因出现头痛，为全颅间断性剧烈胀痛，伴视物不清，呈进行性加重，无恶心、呕吐、发热，无大小便障碍及意识不清。入院时，神志清楚，精神、饮食、睡眠正常。

【既往史】 否认特殊病史，否认药物过敏史，已接种卡介苗，否认异物吸入史，否认外伤史，否认误服毒物、毒药史，否认家族遗传病史。

【体格检查】 体温 36.3℃，心率 98 次/分，呼吸 23 次/分，血压 116/71mmHg，体重 30kg，血氧饱和度 92%，神志清楚，全双眼结膜无充血，双侧瞳孔等大等圆，直径 3.5mm，对光反射灵敏，双眼视神经乳头水肿，双眼球活动自如。双侧腱反射（++），双侧感觉、共济查体未见明显异常，颈软，无抵抗。

诊疗经过：入院后立即给予多功能监测，氧气吸入，脱水、利尿、抗感染治疗，亚低温疗法保护大脑，完善血、尿、粪便常规，生化、凝血功能检查未见明显异常。心电图示：窦性心律失常。MRI：①颅内结构未见明显异常；②考虑右侧乳突慢性渗出性病变。治疗 1 周后好转出院。

二、以问题为中心的学习

问题 1.什么是颅内压增高？出现颅内压增高的原因有哪些？

急性颅内压增高，是指由多种原因所致颅内容物增加或颅腔容积变小，造成颅内压力增高的一种严重临床综合征。急性颅内压增高是儿科常见的危重症之一，若处理不及时，可出现脑疝，引起患儿死亡。病因：①急性感染，急性感染后 24h 即可发生脑水肿，如各种病原体引起的脑炎、脑膜炎等；②脑缺血缺氧，严重缺氧数小时即可发生脑水肿，如颅脑损伤、窒息、溺水、呼吸衰竭等；③颅内出血，如颅内畸形血管或动脉瘤破裂、蛛网膜下腔出血、婴儿维生素 K 缺乏症、血友病等；④中毒，如一氧化碳或氰化物、铅、汞或其他重金属、食物、农药（如有机磷）、乙醇、药物等中毒；⑤水、电解质紊乱，如急性低钠血症、水中毒、各种原因所致的酸中毒等；⑥颅内占位性病变，如脑肿瘤及较大的颅内血肿、颅内寄生虫等；⑦其他，如高血压脑病、Reye 综合征等。

问题 2.患儿目前符合“颅内压增高”诊断的表现（临床表现和辅助检查等）有哪些？颅内压增高的诊断需综合患者的病史、症状、体征及辅助检查的结果。

在本病例中，患者有头痛、视物不清（视力下降）等临床症状，可考虑颅内压增高（符合颅内压增高临床表现：头痛、呕吐、视神经乳头水肿）。眼辅助检查：眼底检查双眼视神经乳头水肿；眼科光学相关断层扫描示双眼视盘、盘周视网膜水肿。MRI：考虑右侧乳突慢性渗出性病变（考虑炎症渗出）。腰穿：颅内压力 15mmHg，轻度增高。因此可诊断。

问题 3.治疗“颅内压增高”的方法有哪些？所使用药物的种类和用途是什么？

治疗儿童颅内压增高须采取综合措施，在积极治疗原发病的同时，及时、合理地控制颅内压，预防脑疝形成。常用方法有非手术治疗和手术治疗。

1. 非手术治疗

（1）降低颅内压：①常选用药物治疗，常用药物主要有脱水、利尿药及激素类等。20%甘露醇，须快速静脉滴入，用药后 1h 内不能大量喝水，应定时给药，防止反跳现象。呋塞米为强利尿药，可抑制钠离子进入水肿的脑组织，减少脑脊液生成。肾上腺皮质激素主要通过改善血脑屏障通透性，预防和治疗脑水肿；能减少脑脊液生成，使颅内压下降。②其他方法，可选择过度通气法、冬眠疗法或亚冬眠疗法、人血白蛋白和浓缩血浆等。

（2）对症治疗：采取合适的体位，避免一切使颅内压增高的因素。

2. 手术治疗和病因治疗 去除引起颅内压增高的占位性疾病，如肿瘤、血肿和脓肿等。针对病因及治疗原发病是解除颅内压增高的根本措施。

问题 4.入科后护士对该患者的评估重点有哪些？

1. 根据所给信息及现病史，重点评估患儿发病的病因及诱因、主要伴随症状及症状特点；根据患者诊疗和护理经过，明确患者的病情进展及目前状况。

2. 健康史的采集

（1）一般资料：年龄、性别、身高和体重。

（2）既往史：病例介绍了患者既往无特殊病史，耳鼻喉科会诊怀疑右耳分泌性中耳炎。

（3）心理-社会状况：重点评估患儿有无不良情绪的产生、患儿家长对疾病的认识和态度、患儿及家长的依从性，以及是否具备充足的社会支持，如家庭关系和经济状况。

3. 体格检查及辅助检查内容 该患者身体评估的重点：应包括一般状态（生命体征、意识与精神状况）、神经系统检查（是否有头痛、呕吐、视神经乳头水肿症状）、观察瞳孔变化及血压是否升高。

问题 5.目前患者存在的护理诊断有哪些？并分析护理问题的相关因素（生理、病理、精神、心理、环境等）。

1. 头痛 与颅内压增高有关。

2. 有窒息的危险 与意识障碍有关。

3. 有体液不足的危险 与颅内压增高引起剧烈呕吐及应用脱水药有关。

4. 潜在并发症 脑疝、呼吸骤停。

5. 焦虑/恐惧 与病情危重有关。

问题 6.针对以上护理诊断，你认为应该采取哪些护理措施？

1. 避免颅内压增高的诱因。

（1）保持患儿绝对安静，避免躁动、剧烈咳嗽，检查和治疗尽可能集中进行。

（2）护理患儿时动作轻柔，避免猛力改变患儿头部位置和翻身。

（3）置患儿于合适体位，卧床时头肩抬高，当有脑疝前驱症状时，则置于平卧位，注意保持呼吸道通畅。

（4）避免便秘，多吃蔬菜和水果或给予轻泻药，以防止便秘。对已有便秘者，给予开塞露或低压小剂量灌肠。

（5）及时控制癫痫发作。遵医嘱定时、定量给予患者抗癫痫药物，一旦发作应协助医师及时给予抗癫痫及降低颅内压处理。

2. 用药及护理。

（1）按医嘱给予脱水药、利尿药等药物，以减轻颅内压增高。

（2）调整合适的输液速度，注意观察药物疗效及不良反应，及时做好记录。

（3）静脉使用镇静药时速度宜慢，以免发生呼吸抑制。

3. 根据病情选择合适的方式供氧。

4. 保持呼吸道通畅，及时清除呼吸道分泌物。卧床时头肩抬高，及时清理呼吸道分泌物和吸入的呕吐物。观察并记录呕吐物的量和性质。

5. 备好急救物品，呼吸功能障碍者，必要时应用气管插管，给予人工辅助通气。

6. 意识清醒者，给予低盐普通饮食，限制钠盐摄入，告诉患儿及家属低盐饮食的重要性。不能进食者，应输液，适当限制入液量，注意水和电解质平衡。保证基本营养的供应。

7. 注意观察和记录 24h 液体出入量，注意患儿的脱水症状以及电解质水平。

8. 密切观察病情变化，定时监测生命体征、瞳孔、肌张力、意识状态等。

（1）观察有无剧烈头痛：头痛进行性加重，且伴有恶心、呕吐，可考虑为脑疝。

（2）观察瞳孔变化：观察两侧瞳孔是否等大等圆，以及对光反射的灵敏度。

（3）观察意识状况：通过谈话、疼痛刺激及肢体活动来判断意识障碍的程度。

（4）观察生命体征：血压升高、脉搏变慢、呼吸深慢是颅内压增高的早期症状。

9. 关心、体贴、安慰患儿，耐心向患儿及家长解释病情及相关治疗、护理措施，减轻其焦虑、恐惧心理。

10. 及时发现患儿的心理异常和行为异常，查找并去除原因。协助患儿对人物、时间、地点定向力的辨识。

三、对患儿进行评估，口述可以为患儿进行的护理操作

（一）评估内容

1. 健康史

（1）一般资料：年龄、性别、身高、体重。

（2）患病与诊疗经过：询问患者的既往史，与本病相关的疾病重点评估，如以往有无类似神经系统的症状，有无高血压、高血糖情况，有无感冒、发热等。不忽略外伤史。尽量详细询问此次患病经过，包括是什么时候开始出现不适，是否有头痛、呕吐、视力下降的症状，通过询问问答方式，确定是否有意识障碍。患病后用了哪些药物等。

（3）生命体征：体温、脉搏、呼吸、血压。

2. 身体评估

（1）头痛：头痛的部位、程度、性质、疼痛持续的时间。

（2）眼部症状：视物情况、视神经乳头是否水肿、双侧瞳孔及对光反射情况。

（3）其他：皮肤黏膜、胃肠道反应。

3. 心理-社会状况 患者自身的情绪、对疾病的认知、家庭状况、经济条件。

（二）可能的护理操作

吸氧、心电监护、吸痰、静脉输液/输血、动/静脉血标本采集、记录24h液体出入量、灌肠、更换脑室引流袋等。

附录 A　护理临床技能操作课程思政教学案例

一、中心静脉置管护理技术与法治素养、崇高职业价值观的养成

【授课内容】 中心静脉置管护理技术。

【学时】 3 学时。

【思政元素】 社会主义核心价值观：法治。

职业素养：慎独自律、精益求精、敬佑生命。

政治认同：增强学生对护理在“健康中国”战略和保障人民健康中发挥重要作用的认同。

【思政元素融入的载体】 通过讲授静脉治疗专科护士的发展和深圳率先立法赋予专科护士处方权的案例，引出中心静脉置管护理的方法，同时赞扬护士合理、合规、合法开展护理工作的法治意识，以弘扬慎独自律、精益求精、敬佑生命的职业精神，践行社会主义核心价值观。

【课程思政教学目标】 培养慎独自律、精益求精、敬佑生命的职业素养和保障人民健康的政治认同，践行社会主义核心价值观。

【课程思政效果评价方法】 近期评价：教材平台发布主题讨论，让学生发表观点，完成课后反思，教师通过学生的反思内容评价课程思政效果。

远期评价：在社会中保障人民健康，能做到慎独自律、精益求精，有坚定社会主义法治理念的法治修养。

【课程思政实施方法】 线上线下混合式教学、问题教学法、法律案例讲授法、故事启发教学法，见附表 A-1。

附表 A-1　中心静脉置管护理技术课程思政教学内容和课程实施过程

步骤和时间	教学内容	教师活动	学生活动	设计意图	教学策略和手段
导入（bridge-in）5min	我们都知道，医师是有处方权的，那专科护士有没有处方权呢？	提问	思考并回答问题	激发学生求知欲	问题教学法
	示教室观看法律案例：《深圳经济特区医疗条例》第六十五条规定，取得专科护士证书的护士，可以在护理专科门诊或者社区健康服务机构开展“开具检查、治疗申请单和开具外用药品”两项执业活动	展示法律案例	观看法律案例并思考	有机融入思政元素：慎独自律、精益求精、敬佑生命，合理、合规、合法开展护理工作的法治意识 导入专业技能：中心静脉置管护理技术的学习	法律案例讲授法
学习目标（objective）1min	知识：能够陈述中心静脉置管的适应证、禁忌证、并发症、注意事项 能力：可以熟练应用中心静脉置管护理技术 素质：具有慎独自律、精益求精、敬佑生命的精神和保障人民健康的政治认同	教授	聆听	明确学习内容和目的	PPT 展示讲授

续表

步骤和时间	教学内容	教师活动	学生活动	设计意图	教学策略和手段
前测（pre-assessment）4min	教学平台：4 个中心静脉置管护理技术的理论知识单选题。现场测试与反馈	发布题目、反馈测试结果	完成测试	掌握学情：了解学生对中心静脉置管护理技术的掌握程度	在线测试
参与式学习（participatory learning）					
1. 观看学习视频（课前在线观看）20min（不计入课堂时间）	学生课前通过教学平台在线观看中心静脉置管护理操作视频	发布视频	观看视频	技能的整体把握：通过视频学习，整体熟悉中心静脉置管护理操作流程	在线教学视频
2. 课前互动 5min	①教师提问：学生复述操作流程 ②学生提问：学生对操作流程中有疑问的地方进行提问	提问、解答问题	回答问题、提问	激发学生思考：学生提出问题和疑惑，老师进行解答，提升学生自主思考的能力及批判性思维能力	讲授式教学、互动式教学
3. 教师演示讲解 10min	①教师演示操作 ②解答学生对操作过程中的疑惑	演示、讲解	观看教师演示并思考	有机融入思政元素：在演示的过程中，融入"临床护理不良事件"——中心静脉导管意外拔除，让学生认识到未严格查对造成的严重后果，给患者带来生命威胁和痛苦，突出慎独自律、精益求精、敬佑生命的理念，增强学生以人民为中心，保障人民健康，推动"健康中国"的政治认同	演示法、讲授法
4. 设定案例场景分组练习 60min	①3～4 人为一组，结合课前准备的情景案例，轮流扮演案例中的角色，进行中心静脉置管护理技术练习 ②教师巡视，观察学生练习中存在的问题，解答学生练习过程中的疑惑	巡视学生操作练习	分组练习	情景案例式技能训练：提升学生的沟通能力，培养学生适应临床场景的能力	案例式角色扮演
后测（post-assessment）10min	随机抽取一名学生，演示中心静脉置管护理技术，其他学生观察存在的问题	随机选学生、观看学生操作	一名操作，其余学生观看并反思	抽检演示：一名学生展示学习效果，其他学生观察存在的问题，便于自我反思	演示法

续表

步骤和时间	教学内容	教师活动	学生活动	设计意图	教学策略和手段
总结和反思（summary）5min	①总结中心静脉置管护理技术要点：其他学生参与点评抽检学生操作中的问题 ②教师补充巡视过程中发现的问题 ③操作自评：学生结合操作流程清单自评 ④自我反思：用2个关键词概括你对课程中护理不良事件案例最深的感悟；若今后在工作中遇到中心静脉导管意外拔出，你会怎么做？	要点总结、教学平台上发布自我反思话题、查阅学生发表的观点	聆听老师总结、操作流程自评、自我反思和总结	总结强化：对重点要领的巩固和强化 思政教育：对学生操作中存在的问题，再次进行点评讲解，进一步强化职业责任感；让学生再次回顾案例，自我反思，深入挖掘学生内心真实情感，引导和培育学生的友善之心 思政评价：评价课程思政效果，深化课程思政目标	讲授法 启发式教学

【课程思政教学反思】 宣扬医护人员在工作中，合理、合规、合法开展护理工作的法治意识，强化学生对护理在“健康中国”战略和保障人民健康中发挥重要作用的认同，让学生意识到慎独自律、敬佑生命是医护人员最基本的道德修养，每个人都要积极履行自己的义务，以符合社会主义核心价值观的要求。

本次课程采用线上线下混合式教学、法律案例讲授法、问题教学法，紧扣中心静脉置管护理技术，让课程思政自然地融入知识点中。选取临床中最常见的案例，以及符合国家重点发布的以人民为中心的健康政策，均与中心静脉置管护理技术紧密相关。课程中学生的参与度高，达到了较好的课程教学效果；课后通过学生自我反思，即刻评价本次课程的思政效果，达到了预期的课程思政教学目标。

课堂中应留给学生充分思考和参与讨论的时间，鼓励学生积极表达观点，同时需要丰富课程评价方式并把握好课程时间。

二、心电监测护理技术与开拓创新、勇于质疑、求真求实科学精神的培养

【授课内容】 心电监测护理技术。

【学时】 2学时。

【思政元素】 社会主义核心价值观：敬业。

职业素养：精益求精、敬佑生命、救死扶伤。

政治认同：增强学生对护理在保障人民健康中发挥重要作用的认同，培养学生强烈的社会责任感和使命感。

【思政元素融入的载体】 通过讲授用于心脏疾病诊断和监测的人工智能驱动可穿戴式智能心电监测设备的创新发展，引出心电监测的目的和方式，以弘扬开拓创新、勇于质疑、求真求实的科学精神，践行社会主义核心价值观。

【课程思政教学目标】 培养精益求精、敬佑生命、救死扶伤的职业素养和保障人民健康的政治认同，践行社会主义核心价值观。

【课程思政效果评价方法】 近期评价：采用教学平台发布主题讨论，让学生发表观点，完成课后反思，教师通过学生的反思内容评价课程思政效果。

远期评价：在社会中以人民为中心，能做到精益求精、救死扶伤，践行开拓创新、求真求实的

科学精神。

【课程思政实施方法】 线上线下混合式教学、问题教学法、故事讲授教学法、故事启发教学法，见附表 A-2。

附表 A-2　心电监测护理技术课程思政教学内容和课程实施过程

步骤和时间	教学内容	教师活动	学生活动	设计意图	教学策略和手段
导入（bridge-in）3min	是否观看过“挑战杯”全国大学生课外学术科技作品竞赛的视频?	提问	思考并回答问题	激发学生求知欲	问题教学法
	示教室聆听故事：用于心脏疾病诊断和监测的人工智能驱动可穿戴式智能心电监测设备的创新发展	讲述科技发展	聆听课堂内容并思考	有机融入思政元素：精益求精、敬佑生命、救死扶伤、开拓创新、求真求实的科学精神 导入专业技能：心电监测护理技术的学习	故事讲授教学法
学习目标（objective）1min	知识：能够陈述心电监测适应证及注意事项 能力：可以熟练应用心电监测护理技术 素质：具有精益求精、敬佑生命、救死扶伤的精神和保障人民健康的政治认同	教授	聆听	明确学习内容和目的	PPT 展示讲授
前测（pre-assessment）4min	教学平台：4 个心电监测护理技术的理论知识单选题。现场测试与反馈	发布题目、反馈测试结果	完成测试	掌握学情：了解学生对心电监测操作技术的掌握程度	在线测试
参与式学习（participatory learning）					
1. 观看学习视频（课前在线观看）10min（不计入课堂时间）	学生课前通过教学平台在线观看心电监测护理操作视频	发布视频	观看视频	技能的整体把握：通过视频学习，整体熟悉心电监测护理技术操作流程	在线教学视频
2. 课前互动 5min	①教师提问：学生复述操作流程 ②学生提问：学生对操作流程中有疑问的地方进行提问	提问、解答问题	回答问题、提问	激发学生思考：学生提出问题和疑惑，老师进行解答，提升学生自主思考能力及批判性思维能力	讲授式教学、互动式教学
3.教师演示讲解 8min	①教师演示操作 ②解答学生对操作过程中的疑惑	演示、讲解	观看教师演示并思考	有机融入思政元素：在演示的过程中，融入护士通过心电监测的护理，及时发现患者生命体征的变化，并讲授抢救成功的临床案例，突出敬佑生命、救死扶伤的理念，增强学生对护理在保障人民健康中发挥重要作用的认同，培养学生强烈的社会责任感和使命感	演示法、讲授法

续表

步骤和时间	教学内容	教师活动	学生活动	设计意图	教学策略和手段
4.设定案例场景分组练习 45min	①3～4 人为一组，结合课前准备的情景案例，轮流扮演案例中的角色，进行心电监测护理技术练习 ②教师巡视，观察学生练习中存在的问题，解答学生练习过程中的疑惑	巡视学生操作练习	分组练习	情景案例式技能训练：提升学生的沟通能力，培养学生适应临床场景的能力	案例式 角色扮演
后测 （post-assessment） 10min	随机抽取一名学生，演示心电监测护理技术，其他学生观察存在的问题	随机选学生、观看学生操作	一名学生操作，其余学生观看并反思	抽检演示：学生展示学习效果，其他学生观察存在的问题，便于自我反思	演示法
总结和反思 （summary） 5min	①总结心电监测护理技术要点：其他同学参与点评抽检学生操作中的问题 ②教师补充巡视过程中发现的问题 ③操作自评：学生结合操作流程清单自评 ④自我反思：用 2 个关键词概括对课程中护士通过心电监测成功抢救患者案例最深的感悟；若今后在公共场所遇到突然倒地的患者，你会怎么做呢？	要点总结、教学平台上发布自我反思话题、查阅学生发表的观点	聆听老师总结、操作流程自评、自我反思和总结	总结强化：对重点要领的巩固和强化 思政教育：对学生操作中存在的问题，再次进行点评讲解，进一步强化职业责任感；让学生再次回顾案例，自我反思，深入挖掘学生内心真实情感，引导和培育学生的友善之心 思政评价：评价课程思政效果，深化课程思政目标	讲授法 启发式教学

【课程思政教学反思】 宣扬医护人员在工作中精益求精的敬业精神、对社会的责任感和使命感，强化学生对护理在保障人民健康中发挥重要作用的认知，让学生意识到救死扶伤是医护人员最基本的职业修养，每个人都要积极履行自己的义务，以符合社会主义核心价值观的要求。

本次课程采用线上线下混合式教学、视频案例教学法、问题教学法，紧扣心电监测护理技术，让课程思政自然地融入知识点中。选取发生在临床工作中的案例，以及符合国家重点发布的以人民为中心的健康政策，均以心电监测护理技术紧密相关。课程中学生的参与度高，达到了较好的课程教学效果；课后通过学生自我反思，即刻评价本次课程的思政效果，达到了预期的课程思政教学目标。

课堂中应留给学生充分思考和参与讨论的时间，鼓励学生积极表达观点，同时需要丰富课程评价方式并把握好课程时间。

三、除颤技术与责任担当、救死扶伤、团结友善精神的培养

【授课内容】 除颤技术。

【学时】 2 学时。

【思政元素】 社会主义核心价值观：友善。

职业素养：责任担当、救死扶伤、大爱无疆。

政治认同：以人民为中心，推动“健康中国”建设。

【思政元素融入的载体】 通过播放某护士在地铁站应用自动体外除颤器（AED），跪地紧急救助突然倒地乘客的视频，引出除颤的目的和方式，同时赞扬护士紧急救护他人的行为，以弘扬责任担当、救死扶伤的职业精神，践行社会主义核心价值观。

【课程思政教学目标】 培养责任担当、救死扶伤、大爱无疆的职业素养和以人民为中心的政治认同，践行社会主义核心价值观。

【课程思政效果评价方法】 近期评价：采用教学平台发布主题讨论，让学生发表观点，完成课后反思，教师通过学生的反思内容评价课程思政效果。

远期评价：在社会中以人民为中心，有责任担当、能救死扶伤，践行“仁爱、友善”的道德修养。

【课程思政实施方法】 线上线下混合式教学、问题教学法、视频案例教学法、故事启发教学法，见附表A-3。

附表A-3 除颤技术课程思政教学内容和课程实施过程

步骤和时间	教学内容	教师活动	学生活动	设计意图	教学策略和手段
导入（bridge-in）3min	是否观看过医学生或者医护人员在公众场合，紧急救护突然倒地患者的新闻报道？	提问	思考并回答问题	激发学生求知欲	问题教学法
	示教室观看视频：某护士在地铁站应用自动体外除颤器（AED），跪地紧急救助突然倒地心搏骤停的乘客，成功挽救其生	播放视频	观看视频并思考	有机融入思政元素：责任担当、救死扶伤、大爱无疆，积极伸出援助之手的友善精神 导入专业技能：除颤技术的学习	视频案例教学法
学习目标（objective）1min	知识：能够陈述除颤的适应证及注意事项 能力：可以熟练应用除颤技术 素质：具有责任担当、救死扶伤、大爱无疆的精神和以人民为中心的政治认同	教授	聆听	明确学习内容和目的	PPT 展示讲授
前测（pre-assessment）4min	教学平台：4个除颤技术的理论知识单选题。现场测试与反馈	发布题目、反馈测试结果	完成测试	掌握学情：了解学生对除颤操作技术的掌握程度	在线测试
参与式学习（participatory learning）					
1. 观看学习视频（课前在线观看）10min（不计入课堂时间）	学生课前通过教学平台在线观看除颤护理操作视频	发布视频	观看视频	技能的整体把握：通过视频学习，整体熟悉除颤技术操作流程	在线教学视频
2. 课前互动 5min	①教师提问：学生复述操作流程 ②学生提问：学生对操作流程中有疑问的地方进行提问	提问、解答问题	回答问题、提问	激发学生思考：学生提出问题和疑惑，老师进行解答，提升学生自主思考的能力及批判性思维能力	讲授式教学、互动式教学

续表

步骤和时间	教学内容	教师活动	学生活动	设计意图	教学策略和手段
3. 教师演示讲解 8min	①教师演示操作 ②解答学生对操作过程中的疑惑	演示、讲解	观看教师演示并思考	有机融入思政元素：在演示过程中，融入“国家卫健委召开专题会议，推进落实在机场、火车站、地铁站、商场等人流量多的地方配备AED的政策，并且呼吁人人掌握AED的使用”，突出敬佑生命、生命至上的理念，增强学生以人民为中心，保障人民健康，推动“健康中国”的政治认同	演示法、讲授法
4. 设定案例场景分组练习 45min	①3～4人为一组，结合课前准备的情景案例，轮流扮演案例中的角色，进行除颤技术练习 ②教师巡视，观察学生练习中存在的问题，解答学生练习过程中的疑惑	巡视学生操作练习	分组练习	情景案例式技能训练：提升学生的沟通能力，培养学生适应临床场景的能力	案例式角色扮演
后测（post-assessment）10min	随机抽取一名学生，演示除颤技术，其他学生观察存在的问题	随机选学生、观看学生操作	一名学生操作，其余学生观看并反思	抽检演示： 学生展示学习效果，其他学生观察存在的问题，便于自我反思	演示法
总结和反思（summary）5min	①总结除颤技术要点：其他学生参与点评抽检学生操作中的问题 ②教师补充巡视过程中发现的问题 ③操作自评：学生结合操作流程清单自评 ④自我反思：用2个关键词概括对课程开始导入视频案例最深的感悟；若今后在公众场所遇到突然倒地的患者，你会怎么做呢？	要点总结、教学平台上发布自我反思话题、查阅学生发表的观点	聆听老师总结、操作流程自评、自我反思和总结	总结强化：对重点要领的巩固和强化 思政教育：对学生操作中存在的问题，再次进行点评讲解，进一步强化职业责任感；让学生再次回顾案例，自我反思，深入挖掘学生内心真实情感，引导和培育学生的友善之心 思政评价：评价课程思政效果，深化课程思政目标	讲授法 启发式教学

【课程思政教学反思】 宣扬医护人员在工作场所之外，积极伸出援助之手的友善精神和救死扶伤的传统美德，强化学生以人民为中心、保障人民健康、推动“健康中国”战略的认知，让学生意识到仁爱、友善是医护人员最基本的道德修养，每个人都要积极履行自己的义务，这也符合社会主义核心价值观的要求。

本次课程采用线上线下混合式教学、视频案例教学法、问题教学法，紧扣除颤技术，让课程思政自然地融入到知识点中。选取发生在我们身边平凡人的案例，以及符合国家重点发布的以人民为中心的健康政策，均与除颤护理技术紧密相关。课程中学生的参与度高，达到了较好的课程教学效果；课后通过学生自我反思，即刻评价本次课程的思政效果，达到了预期的课程思政教学目标。

课堂中应留给学生充分思考和参与讨论的时间，鼓励学生积极表达观点，同时需要丰富课程评价方式并把握好课程时间。

四、中心静脉压监测技术与求真探索、“四个自信”政治认同的培养

【授课内容】 中心静脉压监测技术。

【学时】 3 学时。

【思政元素】 社会主义核心价值观：敬业。

职业素养：甘于奉献、尚德精术、大爱无疆。

政治认同：在学习和实践中不断坚定“四个自信”，以人民为中心，共同构建人类命运共同体。

【思政元素融入的载体】 通过讲授 Forssmann 于 1956 年获诺贝尔生理学或医学奖的故事，引出中心静脉压（CVP）监测的目的和方式，同时赞扬医师求真探索的行为，以弘扬甘于奉献、尚德精术、大爱无疆的职业精神，践行社会主义核心价值观。

【课程思政教学目标】 培养甘于奉献、尚德精术、大爱无疆的职业素养，在学习、实践中不断坚定“四个自信”的政治认同，践行社会主义核心价值观。

【课程思政效果评价方法】 近期评价：采用教学平台发布主题讨论，让学生发表观点，完成课后反思，教师通过学生的反思内容评价课程思政效果。

远期评价：在社会中以人民为中心，能做到甘于奉献，有尚德精术、践行开拓创新、勇于探索、不断进取的科学精神。

【课程思政实施方法】 线上线下混合式教学、问题教学法、故事讲授教学法、故事启发教学法，见附表 A-4。

附表 A-4　中心静脉压监测技术课程思政教学内容和课程实施过程

步骤和时间	教学内容	教师活动	学生活动	设计意图	教学策略和手段
导入（bridge-in）5min	是否听过顾方舟医师给亲生儿子喂下第一颗“糖丸”，使得疫苗的研发取得胜利，由此使中国成为消灭小儿脊髓灰质炎的国家的事迹？	提问	思考并回答问题	激发学生求知欲	问题教学法
	示教室聆听故事：Forssmann 将针插入自己的左尺窝，将导管送入自己的心脏，再步行去放射科定位导管位置，发明了中心静脉导管技术，为中心静脉压（CVP）监测技术的诞生奠定了基础，于 1956 年获诺贝尔生理学或医学奖	故事讲授	聆听故事并思考	有机融入思政元素：甘于奉献、尚德精术、大爱无疆、勇于探索、不断进取的科学精神 导入专业技能：中心静脉压监测技术的学习	故事讲授教学法

续表

步骤和时间	教学内容	教师活动	学生活动	设计意图	教学策略和手段
学习目标（objective）1min	知识：能够陈述中心静脉压监测的适应证及注意事项 能力：可以熟练应用中心静脉压监测技术 素质：具有甘于奉献、尚德精术、大爱无疆的精神和坚定“四个自信”的政治认同	教授	聆听	明确学习内容和目的	PPT 展示讲授
前测（pre-assessment）4min	教学平台：4 个中心静脉压监测技术的理论知识单选题。现场测试与反馈	发布题目、反馈测试结果	完成测试	掌握学情：了解学生对中心静脉压监测操作技术的掌握程度	在线测试
参与式学习（participatory learning）					
1. 观看学习视频（课前在线观看）20min（不计入课堂时间）	学生课前通过教学平台在线观看中心静脉压监测护理操作视频	发布视频	观看视频	技能的整体把握：通过视频学习，整体熟悉中心静脉压监测技术操作流程	在线教学视频
2. 课前互动 5min	①教师提问：学生复述操作流程 ②学生提问：学生对操作流程中有疑问的地方进行提问	提问、解答问题	回答问题、提问	激发学生思考：学生提出问题和疑惑，老师进行解答，提升学生自主思考的能力及批判性思维能力	讲授式教学、互动式教学
3. 教师演示讲解 10min	①教师演示操作 ②解答学生对操作过程中的疑惑	演示、讲解	观看教师演示并思考	有机融入思政元素：在演示的过程中，融入抗击新冠肺炎疫情期间，护士在厚重的防护设备下戴两层以上手套为患者行静脉穿刺的场景，突出家国情怀和大爱无疆的担当精神，增强学生以人民为中心，共同构建人类命运共同体的政治认同	演示法、讲授法
4. 设定案例场景分组练习 60min	①3～4 人为一组，结合课前准备的情景案例，轮流扮演案例中的角色，进行中心静脉压监测技术练习 ②教师巡视，观察学生练习中存在的问题，解答学生练习过程中的疑惑	巡视学生操作练习	分组练习	情景案例式技能训练：提升学生的沟通能力，培养学生适应临床场景的能力	案例式角色扮演

续表

步骤和时间	教学内容	教师活动	学生活动	设计意图	教学策略和手段
后测（post-assessment）10min	随机抽取一名学生，演示中心静脉压监测技术，其他学生观察存在的问题	随机选学生、观看学生操作	一名学生操作，其余学生观看并反思	抽检演示：学生展示学习效果，其他学生观察存在的问题，便于自我反思	演示法
总结和反思（summary）5min	①总结中心静脉压监测技术要点：其他学生参与点评抽检学生操作中的问题 ②教师补充巡视过程中发现的问题 ③操作自评：学生结合操作流程清单自评 ④自我反思：用 2 个关键词概括你对课程中护士为新冠患者进行静脉穿刺最深的感悟；若今后再遇到突发公共卫生事件时，你会怎么做呢？	要点总结、教学平台上发布自我反思话题、查阅学生发表的观点	聆听老师总结、操作流程自评、自我反思和总结	总结强化：对重点要领的巩固和强化 思政教育：对学生操作中存在的问题，再次进行点评讲解，进一步强化职业责任感；让学生再次回顾案例，自我反思，深入挖掘学生内心的真实情感，引导和培育学生的友善之心 思政评价：评价课程思政效果，深化课程思政目标	讲授法 启发式教学

【课程思政教学反思】 宣扬医护人员在工作中甘于奉献的敬业精神，对祖国、人民表现出强烈的热爱，强化学生在学习和实践中不断坚定“四个自信”，以人民为中心，共同构建人类命运共同体的认知，让学生意识到大爱无疆是医护人员最基本的职业修养，每个人都要积极履行自己的义务，这也符合社会主义核心价值观的要求。

本次课程采用线上线下混合式教学、故事讲授教学法、问题教学法，紧扣中心静脉压监测技术，让课程思政自然地融入知识点中。选取发生在临床工作中的案例，以及符合国家重点发布的以人民为中心的健康政策，均与中心静脉压监测护理技术紧密相关。课程中学生的参与度高，达到了较好的课程教学效果；课后通过学生自我反思，即刻评价本次课程的思政效果，达到了预期的课程思政教学目标。

课堂中应留给学生充分思考和参与讨论的时间，鼓励学生积极表达观点，同时需要丰富课程评价方式及把握好课程时间。

五、胃肠减压护理技术与精益求精、善于观察科学精神的培育

【授课内容】 胃肠减压护理技术。

【学时】 3 学时。

【思政元素】 社会主义核心价值观：友善。

职业素养：责任担当、精益求精、大爱无疆。

政治认同：以人民为中心，推动“健康中国”建设。

【思政元素融入的载体】 通过讲述 1 例胃肠减压患者护理的案例，引出胃肠减压的目的和方式，赞扬护士在工作中善于发现问题、解决问题的行为，弘扬责任担当、精益求精的职业精神，践行社会主义核心价值观。

【课程思政教学目标】 培养责任担当、精益求精、大爱无疆的职业素养和以人民为中心的政治认同，践行社会主义核心价值观。

【课程思政效果评价方法】 近期评价：采用教学平台发布主题讨论，让学生发表观点，完成

课后反思，教师通过学生的反思内容评价课程思政效果。

远期评价：在社会中以人民为中心，有责任担当，能精益求精，践行“共情、利他”的道德修养。

【课程思政实施方法】 线上线下混合式教学、问题教学法、小组讨论法、故事启发教学法，见附表 A-5。

附表 A-5 肠胃减压护理技术课程思政教学内容和课程实施过程

步骤和时间	教学内容	教师活动	学生活动	设计意图	教学策略和手段
导入（bridge-in） 5min	是否还记得在基础护理学中确认胃管在胃内的3种方法，请问同学们知道这 3 种方法在临床应用中的利弊吗？	提问	思考并回答问题	激发学生求知欲	问题教学法
	示教室讲述叙事故事：案例中，责任护士调整了 1 位胃肠减压患者胃管置入的深度，获得了截然不同的治疗效果	讲述叙事故事	小组讨论并思考	有机融入思政元素：责任担当、精益求精、大爱无疆，积极帮助患者的利他精神 导入专业技能：胃肠减压护理技术的学习	小组讨论法
学习目标（objective） 1min	知识：能够陈述胃肠减压适应证及注意事项 能力：可以熟练应用胃肠减压护理技术 素质：具有责任担当、精益求精、大爱无疆的精神和以人民为中心的政治认同	教授	聆听	明确学习内容和目的	PPT 展示讲授
前测（pre-assessment） 4min	教学平台：4 个胃肠减压护理技术的理论知识单选题。现场测试与反馈	发布题目、反馈测试结果	完成测试	掌握学情：了解学生对胃肠减压操作技术的掌握程度	在线测试
参与式学习（participatory learning）					
1. 观看学习视频（课前在线观看） 20min（不计入课堂时间）	学生课前通过教学平台在线观看胃肠减压护理操作视频	发布视频	观看视频	技能的整体把握：通过视频学习，整体熟悉胃肠减压护理技术操作流程	在线教学视频
2. 课前互动 5min	①教师提问：学生复述操作流程 ②学生提问：学生对操作流程中有疑问的地方进行提问	提问、解答问题	回答问题、提问	激发学生思考：学生提出问题和疑惑，老师进行解答，提升学生自主思考的能力及批判性思维能力	讲授式教学、互动式教学
3. 教师演示讲解 10min	①教师演示操作 ②解答学生对操作过程中的疑惑	演示、讲解	观看教师演示并思考	有机融入思政元素：在演示的过程中，融入两个胃肠减压失效的临床案例，请同学们分析原因，突出精益求精、生命至上的理念，增强学生以人民为中心，保障人民健康，推动“健康中国”的政治认同	演示法、讲授法

续表

步骤和时间	教学内容	教师活动	学生活动	设计意图	教学策略和手段
4. 设定案例场景分组练习 60min	①3～4 人为一组，结合课前准备的情景案例，轮流扮演案例中的角色，进行胃肠减压护理技术练习 ②教师巡视，观察学生练习中存在的问题，解答学生练习过程中的疑惑	巡视学生操作练习	分组练习	情景案例式技能训练：提升学生的沟通能力，培养学生适应临床场景的能力	案例式角色扮演
后测（post-assessment）10min	随机抽取一名学生，演示胃肠减压护理技术，其他学生观察存在的问题	随机选学生、观看学生操作	一名学生操作，其余学生观看并反思	抽检演示：学生展示学习效果，其他学生观察存在的问题，便于自我反思	演示法
总结和反思（summary）5min	①总结胃肠减压护理技术要点：其他学生参与点评抽检学生操作中的问题 ②教师补充巡视过程中发现的问题 ③操作自评：学生结合操作流程清单自评 ④自我反思：用 2 个关键词概括对课程开始导入视频案例最深的感悟；若今后在公共场所遇到突然倒地的患者，你会怎么做呢？	要点总结、教学平台上发布自我反思话题、查阅学生发表的观点	聆听老师总结、操作流程自评、自我反思和总结	总结强化：对重点要领的巩固和强化 思政教育：对学生操作中存在的问题，再次进行点评讲解，进一步强化职业责任感；让学生再次回顾案例，自我反思，深入挖掘学生内心真实情感，引导和培育学生的共情之心 思政评价：评价课程思政效果，深化课程思政目标	讲授法 启发式教学

【课程思政教学反思】 宣扬医护人员在工作中善于发现问题、解决问题的行为，以及共情、利他的传统美德，强化学生对我国以人民为中心，保障人民健康，推动“健康中国”战略的认知，让学生意识到仁爱、友善是医护人员最基本的道德修养，每个人都要积极履行自己的义务，这也符合我国社会主义核心价值观的要求。

本次课程采用线上线下混合式教学、小组讨论法、问题教学法，紧扣胃肠减压护理技术，让课程思政自然地融入到知识点中。选取发生在临床工作中的案例，以及符合国家重点发布的以人民为中心的健康政策，均与胃肠减压护理技术紧密相关。课程中学生的参与度高，达到了较好的课程教学效果；课后通过学生自我反思，即刻评价本次课程的思政效果，达到了预期的课程思政教学目标。

课堂中应留给学生充分思考和参与讨论的时间，鼓励学生积极表达观点，同时需要丰富课程评价方式及把握好课程时间。

六、外科换药护理技术与慎独修养、向善向美文化素养的培育

【授课内容】 外科换药护理技术。

【学时】 3 学时。

【思政元素】 儒家思想：慎独。

职业素养：自觉、自律，有爱心、责任心。

中华美德传承：仁心仁术、向美向善。

【思政元素融入的载体】 通过讲述护士在伤口换药中不惜费时费力甚至自掏腰包更换一块不小心被污染的医用凝胶伤口敷料的故事，使学生牢记外科换药必须严格遵守无菌操作原则，还使学生在评判该环节和护士行为时深刻领悟到慎独精神，弘扬仁心仁术、向美而生、向善而行的中华美德。

【课程思政教学目标】 培养自觉、自律、慎独的职业素养，弘扬仁心仁术、向美而生、向善而行的中华美德。

【课程思政效果评价方法】 近期评价：采用教学平台发布主题讨论，让学生发表观点，完成课后反思，教师通过学生的反思内容评价课程思政效果。

远期评价：在学习和工作中能够自觉、自律，具有高度的慎独精神，对患者有爱心、责任心，时时处处向美向善。

【课程思政实施方法】 线上线下混合式教学、问题教学法、故事启发教学法，见附表 A-6。

附表 A-6　外科换药护理技术课程思政教学内容和课程实施过程

步骤和时间	教学内容	教师活动	学生活动	设计意图	教学策略和手段
导入（bridge-in）5min	临床案例导入：护士小王在一次为烧伤患者伤口进行换药时不小心将准备好的医用凝胶伤口敷料污染，按照无菌操作原则须立即重新更换，但更换新的敷料费时费力，且需护士自己付费，护士小王毫不迟疑地重新进行了更换	讲述案例	聆听并思考	导入专业技能：外科换药护理技术	直观感受教学法
	护士小王做得对吗？如果你是护士小王，你会怎么做？	提问	思考并讨论	有机融入思政元素：激发学生对慎独精神的思考，护理工作经常需要护士独自一人完成，当独自一人而没有人监督时，也要表里如一、严守本分，自觉遵守各种道德准则，培养学生的慎独精神	问题教学法
学习目标（objective）1min	知识：能够陈述外科换药适应证及注意事项 能力：可熟练为不同伤口进行外科换药操作 素质：具有自觉、自律、慎独的职业素养和仁心仁术、向美向善的中华美德	教授	聆听	明确学习内容和目的	PPT 展示讲授
前测（pre-assessment）4min	教学平台：4 个外科换药护理技术的理论知识单选题。现场测试与反馈	发布题目、反馈测试结果	完成测试	掌握学情：了解学生对外科换药护理技术的掌握程度	在线测试

续表

步骤和时间	教学内容	教师活动	学生活动	设计意图	教学策略和手段
参与式学习（participatory learning）学生课前通过教学平台在线观看外科换药护理操作视频					
1. 观看学习视频（课前在线观看） 10min（不计入课堂时间）	学生课前通过教学平台在线观看外科换药护理技术操作视频	发布视频	观看视频	技能的整体把握：通过视频学习，整体熟悉外科护换药护理技术操作流程	在线教学视频
2. 课前互动 10min	①教师提问：学生复述操作流程 ②学生提问：学生对操作流程中有疑问的地方进行提问	提问、解答问题	回答问题、提问	激发学生思考：学生提出问题和疑惑，老师进行解答，提升学生自主思考的能力及批判性思维能力	讲授式教学、互动式教学
3. 教师演示讲解 25min	①教师演示操作，分析并讲解不同伤口护理技术的异同点 ②解答学生对操作过程中的疑惑	演示、讲解	观看教师演示并思考	有机融入思政元素：演示过程中讲述不同伤口选择的消毒液、伤口处理方法也不同，并鼓励学生努力学习，积累丰富经验，提升技能来尽量减轻患者的痛苦，做一名仁心仁术、尽善尽美的白衣天	演示法、讲授法
4. 设定案例场景分组练习 60min	①3～4人为一组，结合课前准备的情景案例，轮流扮演案例中的角色，进行外科换药护理技术练习 ②教师巡视，观察学生练习中存在的问题，解答学生练习过程中的疑惑	巡视学生操作练习	分组练习	情景案例式技能训练：提升学生的沟通能力，培养学生适应临床场景的能力	案例式角色扮演
后测（post-assessment） 10min	随机抽取一名学生，根据病例演示外科换药护理技术，其他学生观察存在的问题	随机选学生、观看学生操作	一名学生操作，其余学生观看并反思	抽检演示：学生展示学习效果，其他学生观察存在的问题，便于自我反思	演示法
总结和反思（summary） 5min	①总结外科换药护理技术要点：其他学生参与点评抽检学生操作中的问题 ②教师补充巡视过程中发现的问题 ③操作自评：学生结合操作流程清单自评 ④自我反思：遇见特殊伤口能否选择正确的消毒液、能否正确处理伤口？换药过程中若用物不小心污染了应怎么办？	要点总结、教学平台上发布自我反思话题、查阅学生发表的观点	聆听老师总结、操作流程自评、自我反思和总结	总结强化：对重点要领的巩固和强化 思政教育：对学生操作中存在的问题，再次进行点评讲解，进一步强化职业责任感；让学生再次回顾案例，自我反思，深入挖掘学生内心真实情感，引导学生明确服务对象是身患疾病的有思想、有情感的人，工作中应尽善尽美，自觉、自律 思政评价：评价课程思政效果，深化课程思政目标	讲授法启发式教学

【课程思政教学反思】　思想决定习惯，习惯决定行为，行为决定效果，护理工作中不论患者或家属是否在场，均应按照规章制度执行，坚守道德底线，做到自觉、自律，具备高度的慎独精神。护理服务对象是身患疾病的有思想、有感情的人，我们应具备充足的爱心、责任心，尽可能提高护理技能、提升护理服务质量，减轻患者的痛苦，做一名仁心仁术、向善向美的白衣天使。

本次课程采用线上线下混合式教学、图片直观感受教学法、问题教学法，紧扣外科换药技术的目的及原则，让课程思政自然地融入知识点中。课程中学生的参与度高，达到了较好的课程教学效果；课后通过学生自我反思，即刻评价本次课程的思政效果，达到了预期的课程思政教学目标。

课堂中应留给学生充分思考和参与讨论的时间，让更多学生能够发表自己的观点，同时丰富课程教学活动形式及评价方式。

七、引流管护理技术与独立思考、评判性思维、友善和共情能力的培养

【授课内容】　引流管护理技术。

【学时】　4学时。

【思政元素】　科学精神：采用循证、科学的方法去分析、评价、推理、解释问题。

职业道德：关爱患者，急患者之所急，想患者之所想。

【思政元素融入的载体】　通过讲述护士为泌尿外科四大急症之一——急性尿潴留患者留置导尿解除患者痛苦的故事，引出引流的概念和目的，赞扬护士紧急解决患者痛苦的行为，强调关爱患者，急患者之所急、想患者之所想的人文关怀能力；通过讲述如何判断引流管是否通畅及如何解决引流管的堵塞问题，引导学生强化求真、求实、细心观察、勤于思考、辨明真相、解决问题的评判性思维能力。

【课程思政教学目标】　培养关爱患者，急患者之所急、想患者之所想的人文关怀能力和辨明真相、循证解决问题的评判性思维能力。

【课程思政效果评价方法】　近期评价：采用教学平台发布主题讨论，让学生发表观点，完成课后反思，教师通过学生的反思内容评价课程思政效果。

远期评价：在工作中能够爱护患者、具有共情能力，具有辨明真相、循证解决问题的批判性思维能力。

【课程思政实施方法】　线上线下混合式教学、问题教学法、故事启发教学法，见附表A-7。

附表A-7　引流管护理技术课程思政教学内容和课程实施过程

步骤和时间	教学内容	教师活动	学生活动	设计意图	教学策略和手段
导入（bridge-in）10min	临床案例简述：讲述夜班护士紧急为泌尿外科四大急症之一——急性尿潴留患者留置导尿解除患者痛苦的故事引申引流的概念和目的	讲述	聆听并思考	有机融入思政元素：从病例中让学生学会重视患者的诉求，急患者之所急，想患者之所想，培养学生的爱伤观念	故事启发教学法
	展示置入各种不同引流管患者的图片，提问各种不同管道的放置位置及目的	图片展示，提问	观看图片，思考并回答问题	导入专业技能：引流管护理技术的学习	图片展示、问题教学法

续表

步骤和时间	教学内容	教师活动	学生活动	设计意图	教学策略和手段
学习目标（objective）1min	知识：能够陈述不同引流管放置的位置及目的，能够简述不同引流管的护理差异 能力：能够熟练完成 T 管的护理操作 素质：具有爱伤观念、共情能力，有辨明真相、循证解决问题的批判性思维能力	教授	聆听	明确学习内容和目的	PPT 展示讲授
前测（pre-assessment）4min	教学平台：5 个引流管护理技术的理论知识单选题。现场测试与反馈	发布题目、反馈测试结果	完成测试	掌握学情：了解学生对引流管护理操作技术的掌握程度	在线测试
参与式学习（participatory learning）					
1. 观看学习视频（课前在线观看）12min（不计入课堂时间）	学生课前通过教学平台在线观看 T 管护理操作视频	发布视频	观看视频	技能的整体把握：通过视频学习，整体熟悉 T 管护理技术操作流程	在线教学视频
2. 课前互动 10min	①教师提问：学生复述操作流程 ②学生提问：学生对操作流程中有疑问的地方进行提问	提问、解答问题	回答问题、提问	激发学生思考：学生提出问题疑惑，老师进行解答，提升学生自主思考的能力及批判性思维能力	讲授式教学、互动式教学
3. 教师演示讲解 25min	①教师演示操作，并对比分析讲解不同引流护理操作的异同 ②解答学生对操作过程中的疑惑	演示、讲解	观看教师演示并思考	有机融入思政元素：在讲述预防引流管并发症的过程中，强调在引流管护理过程中一定要按时仔细观察引流管插入的深度、引流液的颜色形状、量等，及时发现引流管是否出现脱管、堵塞、感染、出血等问题，并引导学生分析不同管道的并发症，应采取何种办法处理，如不同管道堵塞，是否都可以通过冲管保持通畅；同为引流管，为预防感染，引流袋是否均应低于引流口的位置，从而强调学生一定要勤思考、勤分辨，循证思考、解决问题，提升批判性思维能力	演示法 讲授法 对比法

续表

步骤和时间	教学内容	教师活动	学生活动	设计意图	教学策略和手段
4. 设定案例场景分组练习 95min	①3～4人为一组，结合课前准备的情景案例，轮流扮演案例中的角色，进行T管、胃肠减压管、腹腔引流管、留置导尿管等护理技术练习 ②教师巡视，观察学生练习中存在的问题，解答学生练习过程中的疑惑	巡视学生操作练习	分组练习	情景案例式技能训练：提升学生的沟通能力，培养学生适应临床场景的能力	案例式 角色扮演
后测 （post-assessment） 10min	随机抽取一名学生，演示所给病例中引流管护理技术，其他学生观察存在的问题	随机选学生、观看学生操作	一名学生操作，其余学生观看并反思	抽检演示：学生展示学习效果，其他学生观察存在的问题，便于自我反思	演示法
总结和反思 （summary） 5min	①总结引流管护理技术要点：其他学生参与点评抽检学生操作中的问题 ②教师补充巡视过程中发现的问题 ③操作自评：学生结合操作流程清单自评 ④自我反思：能否判别不同引流管护理的区别；巡视病房时对于留置有引流管的患者应做好哪些方面的病情观察？	要点总结、教学平台上发布自我反思话题、查阅学生发表的观点	聆听老师总结、操作流程自评、自我反思和总结	总结强化：对重点要领的巩固和强化 思政教育：对学生操作中存在的问题，再次进行点评讲解，进一步强化职业责任感；让学生再次回顾案例，自我反思，深入挖掘学生内心真实情感，引导和培育学生的关爱之情 思政评价：评价课程思政效果，深化课程思政目标	讲授法 启发式教学

【课程思政教学反思】 树立“爱伤观念”，学会重视患者的诉求，急患者之所急、想患者之所想。培养学生采用循证、科学的方法去分析、评价、推理、解释问题，评判性思维是护理工作中重要的思维方式，既是一种技能，也是一种人文关怀素质。

本次课程采用线上线下混合式教学、故事启示教学法、问题教学法，紧扣引流管护理技术各环节，让课程思政自然地融入知识点中。课程中学生参与度高，达到了较好的课程教学效果；课后通过学生自我反思，即刻评价本次课程的思政效果，达到了预期的课程思政教学目标。

课堂中应留给学生充分思考和参与讨论的时间，让更多学生能够发表自己的观点，同时需要丰富课程教学活动形式及评价方式。

八、造口护理技术与勇于探索、不断进取科学精神的培养

【授课内容】 造口护理技术。

【学时】 3学时。

【思政元素】 创新精神：开拓、创新助推现代医学发展。

政治认同：一切以人民健康为中心，制度自信。

职业认同：通过专科护士的发展现状增强学生的职业认同。

【思政元素融入的载体】 通过播放“从‘菜鸟’护士到国际造口师！上海工匠蔡蕴敏：直面恶臭，在伤口面前‘弯腰’”的视频，引出专科护士制度，增强学生的制度自信，同时通过蔡蕴敏的职业生涯故事增强学生的职业认同感；通过讲述造口袋的发展变迁历程，鼓励学生不断探索、创新。

【课程思政教学目标】 培养责任担当、救死扶伤、大爱无疆的职业素养和以人民健康为中心的政治认同，践行社会主义核心价值观。

【课程思政效果评价方法】 近期评价：采用教学平台发布主题讨论，让学生发表观点，完成课后反思，教师通过学生的反思内容评价课程思政效果。

远期评价：创新意识强，热爱护理事业，坚信中国制度体系符合中国国情和人民利益，能够推动中国进步与发展。

【课程思政实施方法】 线上线下混合式教学、问题教学法、视频案例教学法、故事启发教学法，见附表 A-8。

附表 A-8　造口护理技术课程思政教学内容和课程实施过程

步骤和时间	教学内容	教师活动	学生活动	设计意图	教学策略和手段
导入（bridge-in） 5min	是否了解护士也能开设门诊，也拥有处方权？	提问	思考并回答问题	激发学生求知欲	问题教学法
	示教室观看视频：“从‘菜鸟’护士到国际造口师！上海工匠蔡蕴敏：直面恶臭，在伤口面前‘弯腰’”	播放视频	观看视频并思考	有机融入思政元素：借专科护士制度，增强学生的制度自信，同时通过蔡蕴敏的职业生涯故事增强学生的职业认同感 导入专业技能：造口护理技术的学习	视频案例教学法
学习目标（objective） 1min	知识：能够陈述造口的概念、分类、并发症及造口护理的注意事项 能力：可以熟练完成造口护理操作 素质：具有开拓创新的职业精神、高度的职业认同感和制度自信的政治认同	教授	聆听	明确学习内容和目的	PPT 展示讲授
前测（pre-assessment） 4min	教学平台：5 个造口护理技术的理论知识单选题。现场测试与反馈	发布题目、反馈测试结果	完成测试	掌握学情：了解学生对造口护理技术的掌握程度	在线测试
参与式学习（participatory learning）					
1. 观看学习视频（课前在线观看） 10min（不计入课堂时间）	学生课前通过教学平台在线观看造口护理技术操作视频	发布视频	观看视频	技能的整体把握：通过视频学习，整体熟悉造口护理技术操作流程	在线教学视频
2. 课前互动 10min	①教师提问：学生复述操作流程 ②学生提问：学生对操作流程中有疑问的地方进行提问	提问、解答问题	回答问题、提问	激发学生思考：学生提出问题和疑惑，老师进行解答，提升学生自主思考的能力及批判性思维能力	讲授式教学、互动式教学

续表

步骤和时间	教学内容	教师活动	学生活动	设计意图	教学策略和手段
3. 教师演示讲解 20min	①教师演示操作 ②解答学生对操作过程中的疑惑	演示、讲解	观看教师演示并思考	有机融入思政元素：在演示的过程中，通过展示不同造口袋并讲述造口袋的发展变迁历程，说明造口袋在不断改善造口患者的生存质量，近年来临床护理人员甚至还通过改良造口袋达到预防引流管口液体渗漏的目的，以此鼓励学生有意识地多去发现问题，多去思考如何解决问题，从而提高创新意识及能力	演示法、讲授法
4. 设定案例场景分组练习 65min	①3～4人为一组，结合课前准备的情景案例，轮流扮演案例中的角色，进行造口护理技术练习 ②教师巡视，观察学生练习中存在的问题，解答学生练习过程中的疑惑	巡视学生操作练习	分组练习	情景案例式技能训练：提升学生的沟通能力，培养学生适应临床场景的能力	案例式角色扮演
后测 （post-assessment） 10min	随机抽取一名学生，结合病例演示造口护理技术，其他学生观察存在的问题	随机选学生、观看学生操作	一名学生操作，其余学生观看并反思	抽检演示：学生展示学习效果，其他同学观察存在的问题，便于自我反思	演示法
总结和反思 （summary） 5min	①总结造口护理技术要点：其他学生参与点评抽检学生操作中的问题 ②教师补充巡视过程中发现的问题 ③操作自评：学生结合操作流程清单自评 ④自我反思：用2个关键词概括对课程开始导入视频案例最深的感悟；在今后的工作中是否想成为专科护士？	要点总结、教学平台上发布自我反思话题、查阅学生发表的观点	聆听老师总结、操作流程自评、自我反思和总结	总结强化：对重点要领的巩固和强化 思政教育：对学生操作中存在的问题，再次进行点评讲解，进一步强化职业责任感；让学生再次回顾案例，自我反思，深入挖掘学生内心真实情感，引导和培育学生的创新意识，提高其职业认同 思政评价：评价课程思政效果，深化课程思政目标	讲授法 启发式教学

【课程思政教学反思】　通过护理前辈从默默无名的工作者成长为上海工匠，作为国际造口师

开设独立门诊并拥有处方权的案例，增强学生的职业认同及对国家制度的政治认同；通过与造口护理技术紧密相关造口袋的发展演变历程，激发学生的创新欲望，起到润物无声的效果。

本次课程采用线上线下混合式教学、视频案例教学法、问题教学法，紧扣造口护理技术，让课程思政自然地融入知识点中，课程中学生的参与度高，达到了较好的思政教学效果；课后让学生自我反思，即刻评价了本次课程的思政效果，达到了预期的课程思政教学目标。

课堂中应留给学生充分思考和参与讨论的时间，让更多学生能够发表自己的观点，同时需要丰富课程教学活动形式及评价方式。

九、胸腔闭式引流护理技术与尚德精术、敬佑生命职业素养的培养

【授课内容】 胸腔闭式引流护理技术。

【学时】 3 学时。

【思政元素】 职业素养：医术精湛除病痛，医德高尚暖人心。

【思政元素融入的载体】 通过播放电视剧片段中医师紧急为气胸患者进行胸腔闭式引流从而挽救了患者生命的视频引出胸腔闭式引流的目的及方法，同时结合主人公的故事对学生进行医术精湛除病痛、医德高尚暖人心的职业素养教育；结合胸腔闭式引流管一旦脱落应紧急夹管或封闭伤口的讲解，强调抢救快一秒、遗憾少一分，培养学生敬佑生命的职业素养。

【课程思政教学目标】 培养医术精湛除病痛、医德高尚暖人心的职业信仰。

【课程思政效果评价方法】 近期评价：采用教学平台发布主题讨论，让学生发表观点，完成课后反思，教师通过学生的反思内容评价课程思政效果。

远期评价：在专业学习及工作实践中努力提升护理技能，积极主动为患者解决问题，成为一名有温度的护理人员。

【课程思政实施方法】 线上线下混合式教学、问题教学法、视频案例教学法、故事启发教学法，见附表 A-9。

附表 A-9 胸腔闭式引流护理技术课程思政教学内容和课程实施过程

步骤和时间	教学内容	教师活动	学生活动	设计意图	教学策略和手段
导入（bridge-in） 5min	如何判断患者发生了气胸？如何对气胸患者进行急救？	提问	思考并回答问题	激发学生求知欲	问题教学法
	示教室观看视频：电视剧《外科风云》第 27 集中主人公根据患者呼吸音、呼吸运动及气管位置，很快辨别出患者发生了气胸，并立即为患者进行了胸腔闭式引流，解除了患者的呼吸困难、挽救了患者的生命	播放视频	观看视频并思考	有机融入思政元素：结合主人公的故事进行医术精湛除病痛、医德高尚暖人心的职业素养教育 导入专业技能：胸腔闭式引流技术的学习	视频案例教学法
学习目标（objective） 1min	知识：能够陈述胸腔闭式引流的目的及护理注意事项 能力：可以熟练进行胸腔闭式引流管的护理技术操作 素质：具有医术精湛除病痛、医德高尚暖人心的职业信仰	教授	聆听	明确学习内容和目的	PPT 展示讲授

续表

步骤和时间	教学内容	教师活动	学生活动	设计意图	教学策略和手段
前测（pre-assessment）4min	学习通：5 个胸腔闭式引流护理技术的理论知识单选题。现场测试与反馈	发布题目、反馈测试结果	完成测试	掌握学情：了解学生对胸腔闭式引流护理技术的掌握程度	在线测试
参与式学习（participatory learning）					
1. 观看学习视频（课前在线观看）15min（不计入课堂时间）	学生课前通过教学平台在线观看胸腔闭式引流护理操作视频	发布视频	观看视频	技能的整体把握：通过视频学习，整体熟悉胸腔闭式引流护理操作流程	在线教学视频
2. 课前互动 10min	①教师提问：学生复述操作流程 ②学生提问：学生对操作流程中有疑问的地方进行提问	提问、解答问题	回答问题、提问	激发学生思考：学生提出问题和疑惑，老师进行解答，提升学生自主思考的能力及批判性思维能力	讲授式教学、互动式教学
3. 教师演示讲解 25min	①教师演示操作 ②解答学生对操作过程中的疑惑	演示、讲解	观看教师演示并思考	有机融入思政元素：在演示的过程中，结合胸腔闭式引流必须保持严格的密闭性，一旦脱管必须立即夹管或封闭伤口，强调在医疗护理过程中抢救快一秒，也许遗憾就少一分，培养学生敬佑生命、守护健康职业素养	演示法、讲授法
4. 设定案例场景分组练习 55min	①3～4 人为一组，结合课前准备的情景案例，轮流扮演案例中的角色，进行胸腔闭式引流护理技术练习 ②教师巡视，观察学生练习中存在的问题，解答学生练习过程中的疑惑	巡视学生操作练习	分组练习	情景案例式技能训练：提升学生的沟通能力，培养学生适应临床场景的能力	案例式角色扮演
后测（post-assessment）15min	随机抽取一名学生，演示胸腔闭式引流护理技术，其他学生观察存在的问题	随机选学生、观看学生操作	一名学生操作，其余学生观看并反思	抽检演示：学生展示学习效果，其他学生观察存在的问题，便于自我反思	演示法

续表

步骤和时间	教学内容	教师活动	学生活动	设计意图	教学策略和手段
总结和反思（summary）5min	①总结胸腔闭式引流护理技术要点：其他学生参与点评抽检学生操作中的问题 ②教师补充巡视过程中发现的问题 ③操作自评：学生结合操作流程清单自评 ④自我反思：用2个关键词概括你对课程开始导入视频案例最深的感悟；如何给患者提供有温度的护理？	要点总结、学习通上发布自我反思话题、查阅学生发表的观点	聆听老师总结、操作流程自评、自我反思和总结	总结强化：对重点要领的巩固和强化 思政教育：对学生操作中存在的问题，再次进行点评讲解，进一步强化职业责任感；让学生再次回顾案例，自我反思，深入挖掘学生内心真实情感，引导和培育学生成为技能高超且有温度的护理人员 思政评价： 评价课程思政效果，深化课程思政目标	讲授法 启发式教学

【课程思政教学反思】 行医之人除了有精湛医术，还必怀恻隐之心，才能精勤不倦，救助百姓。用心灵去沟通心灵，用生命去温暖生命，立志做一个有温度的医者，方能对得起性命相托的患者。

本次课程采用线上线下混合式教学、视频案例教学法、问题教学法，紧扣胸腔闭式护理技术，让课程思政自然地融入知识点中。课程中学生的参与度高，达到了较好的课程教学效果；课后通过学生自我反思，即刻评价了本次课程的思政效果，达到了预期的课程思政教学目标。

课堂中应留给学生充分思考和参与讨论的时间，让更多学生能够发表自己的观点，同时需要丰富课程教学活动形式及评价方式。

十、痰液标本采集护理技术与创新精神、“四个自信”政治认同的培养

【授课内容】 痰液标本和咽拭子标本采集护理技术。

【学时】 3 学时。

【思政元素】 社会主义核心价值观：爱国。

职业素养：责任担当、救死扶伤、甘于奉献。

政治认同：在学习和实践中不断坚定“四个自信”，推动“健康中国”建设。

【思政元素融入的载体】 通过讲述新冠肺炎疫情期间“一次性防飞溅隔离巾”的发明及应用的案例，引出痰液标本和咽拭子标本采集的目的与方式，同时赞扬医护人员不顾自身安危救护他人的行为，以弘扬救死扶伤、甘于奉献的职业精神，践行社会主义核心价值观。

【课程思政教学目标】 培养责任担当、救死扶伤、甘于奉献的职业素养，在学习和实践中坚定“四个自信”的政治认同，践行社会主义核心价值观。

【课程思政效果评价方法】 近期评价：采用教学平台发布主题讨论，让学生发表观点，完成课后反思，教师通过学生的反思内容评价课程思政效果。

远期评价：在学习和实践中坚定“四个自信”，能救死扶伤、甘于奉献，践行开拓创新、不断进取的科学精神。

【课程思政实施方法】 线上线下混合式教学、问题教学法、小组讨论法、故事启发教学法，见附表 A-10。

附表 A-10　痰液标本采集护理技术课程思政教学内容和课程实施过程

步骤和时间	教学内容	教师活动	学生活动	设计意图	教学策略和手段
导入（bridge-in）5min	是否在突发公共卫生事件期间参加过志愿服务，有没有为居民采集过病毒检测样本？	提问	思考并回答问题	激发学生分享欲	问题教学法
	示教室聆听发明应用案例：新冠肺炎疫情期间“一次性防飞溅隔离巾”的发明，方便医护人员实施临床治疗，可显著降低手术和操作过程中的感染暴露风险，以满足医护人员的安全防护要求	讲述发明应用案例	小组讨论并思考	有机融入思政元素：责任担当、救死扶伤、甘于奉献，积极开拓创新的科学精神 导入专业技能：痰液标本和咽拭子标本采集护理技术的学习	小组讨论法
学习目标（objective）1min	知识：能够陈述痰液标本和咽拭子标本采集的适应证及注意事项 能力：可以熟练应用痰液标本和咽拭子标本采集护理技术 素质：具有责任担当、救死扶伤、甘于奉献的精神，以及在学习和实践中坚定“四个自信”的政治认同	教授	聆听	明确学习内容和目的	PPT 展示讲授
前测（pre-assessment）4min	学习通：4 个痰液标本和咽拭子标本采集护理技术的理论知识单选题。现场测试与反馈	发布题目、反馈测试结果	完成测试	掌握学情：了解学生对痰液标本和咽拭子标本采集护理操作技术的了解程度	在线测试
参与式学习（participatory learning）					
1. 观看学习视频（课前在线观看）20min（不计入课堂时间）	学生课前通过教学平台在线观看痰液标本和咽拭子标本采集护理操作视频	发布视频	观看视频	技能的整体把握：通过视频学习，整体熟悉痰液标本和咽拭子标本采集护理技术操作流程	在线教学视频
2. 课前互动 5min	①教师提问：学生复述操作流程 ②学生提问：学生对操作流程中有疑问的地方进行提问	提问、解答问题	回答问题、提问	激发学生思考：学生提出问题和疑惑，老师进行解答，提升学生自主思考的能力及评判性思维能力	讲授式教学、互动式教学
3. 教师演示讲解 10min	①教师演示操作 ②解答学生对操作过程中的疑惑	演示、讲解	观看教师演示并思考	有机融入思政元素：在演示的过程中，融入新冠肺炎疫情期间，无数医护工作者不顾自身安危，对患者进行各种治疗的事件，突出家国情怀和大爱无疆的奉献精神，增强学生以人民为中心，保障人民健康，推动“健康中国”的政治认同	演示法、讲授法

续表

步骤和时间	教学内容	教师活动	学生活动	设计意图	教学策略和手段
4.设定案例场景分组练习 60min	①3～4人为一组，结合课前准备的情景案例，轮流扮演案例中的角色，进行痰液标本和咽拭子标本采集护理技术练习 ②教师巡视，观察学生练习中存在的问题，解答学生练习过程中的疑惑	巡视学生操作练习	分组练习	情景案例式技能训练：提升学生的沟通的能力，培养学生适应临床场景的能力	案例式 角色扮演
后测 （post-assessment） 10min	随机抽取一名学生，演示痰液标本和咽拭子标本采集护理技术，其他学生观察存在的问题	随机选学生、观看学生操作	一名学生操作，其余学生观看并反思	抽检演示：学生展示学习效果，其他学生观察存在的问题，便于自我反思	演示法
总结和反思 （summary） 5min	①总结痰液标本和咽拭子标本采集护理技术要点：其他学生参与点评抽检学生操作中的问题 ②教师补充巡视过程中发现的问题 ③操作自评：学生结合操作流程清单自评 ④自我反思：用2个关键词概括对课程开始导入发明案例最深的感悟；若今后再遇到突发公共卫生事件时，你会怎么做呢？	要点总结、学习通上发布自我反思话题、查阅学生发表的观点	聆听老师总结、操作流程自评、自我反思和总结	总结强化：对重点要领的巩固和强化 思政教育：对学生操作中存在的问题，再次进行点评讲解，进一步强化职业责任感；让学生再次回顾案例，自我反思，深入挖掘学生内心真实情感，引导和培育学生的大爱之心 思政评价：评价课程思政效果，深化课程思政目标	讲授法 启发式教学

【课程思政教学反思】　宣扬医护人员在工作中开拓创新、不断进取的科学精神，以及爱国、爱人民的传统美德，强化学生在学习和实践中不断坚定“四个自信”，保障人民健康，推动“健康中国”战略的认知，让学生意识到救死扶伤、甘于奉献是医护人员最基本的职业修养，每个人都要积极履行自己的义务，这也符合社会主义核心价值观的要求。

本次课程采用线上线下混合式教学、小组讨论法、问题教学法，紧扣痰液标本和咽拭子标本采集护理技术，让课程思政自然地融入知识点中。选取的案例也是发生在临床工作中的事迹，以及符合国家重点发布的以人民为中心的健康政策，并且和痰液标本和咽拭子标本采集护理技术紧密相关。课程中学生的参与度高，达到了较好的课程教学效果；课后通过学生自我反思，即刻评价本次课程的思政效果，达到了预期的课程思政教学目标。

课堂中应留给学生充分思考和参与讨论的时间，鼓励学生积极表达观点，同时需要丰富课程评价方式及把握好课程时间。

十一、体位引流和胸部叩击护理技术与救死扶伤、友善共情文化素养的培育

【授课内容】　体位引流和胸部叩击护理技术。

【学时】　2学时。

【思政元素】　职业素养：博爱、奉献精神。

政治认同：中国特色社会主义之道路自信、制度自信。

【思政元素融入的载体】 通过播放某借助呼吸机呼吸的“象鼻宝宝”使用振动器振动排痰的视频，引出体位引流和胸部叩击排痰的目的和方法；同时借助治疗罕见病 SMA 的特效药纳入医保一事增强中国特色社会主义之道路自信、制度自信；通过女医师火车上口对口吸痰抢救窒息乘客的案例培养敬佑生命、救死扶伤、甘于奉献的大爱精神。

【课程思政教学目标】 培养医者仁心、救死扶伤的大爱精神，增强中国特色社会主义道路自信、制度自信。

【课程思政效果评价方法】 近期评价：采用教学平台发布主题讨论，让学生发表观点，完成课后反思，教师通过学生的反思内容评价课程思政效果。

远期评价：无私奉献，仁心博爱，具备坚定的中国特色社会主义自信。

【课程思政实施方法】 线上线下混合式教学、问题教学法、视频案例教学法、故事启发教学法，见附表 A-11。

附表 A-11 体位引流和胸部叩击护理技术课程思政教学内容和课程实施过程

步骤和时间	教学内容	教师活动	学生活动	设计意图	教学策略和手段
导入（bridge-in）3min	是否了解什么是“象鼻宝宝”？如何维持“象鼻宝宝”的呼吸功能？	提问	思考并回答问题	激发学生求知欲	问题教学法
	示教室观看视频：一个借助呼吸机维持呼吸，同时在用振动器振动排痰的“象鼻宝宝”	播放视频	观看视频并思考	有机融入思政元素：通过讲述治疗罕见病 SMA 的特效药纳入医保的过程，激发学生对中国特色社会主义道路、制度的自豪感及优越感 导入专业技能：体位引流和胸部叩击护理技术的学习	视频案例教学法
学习目标（objective）1min	知识：能够陈述体位引流和胸部叩击排痰技术的适应证及注意事项 能力：可熟练应用体位引流及胸部叩击技术 素质：具有医者仁心、救死扶伤的大爱精神和坚定的中国特色社会主义道路自信、制度自信	教授	聆听	明确学习内容和目的	PPT 展示讲授
前测（pre-assessment）4min	教学平台：4 个体位引流及胸部叩击技术的理论知识单选题。现场测试与反馈	发布题目、反馈测试结果	完成测试	掌握学情：了解学生对体位引流及胸部叩击技术的掌握程度	在线测试
参与式学习（participatory learning）					

续表

步骤和时间	教学内容	教师活动	学生活动	设计意图	教学策略和手段
1. 观看学习视频（课前在线观看）10min（不计入课堂时间）	学生课前通过教学平台在线观看体位引流及胸部叩击技术操作视频	发布视频	观看视频	技能的整体把握：通过视频学习，整体熟悉体位引流及胸部叩击排痰操作流程	在线教学视频
2. 课前互动 5min	①教师提问：学生复述操作流程 ②学生提问：学生对操作流程中有疑问的地方进行提问	提问、解答问题	回答问题、提问	激发学生思考：学生提出问题和疑惑，老师进行解答，提升学生自主思考的能力及评判性思维能力	讲授式教学、互动式教学
3. 教师演示讲解 8min	①教师演示操作 ②解答学生对操作过程中的疑惑	演示、讲解	观看教师演示并思考	有机融入思政元素：在演示的过程中，通过青海省人民医院超声科主治医师尹秋萍在火车上口对口吸痰抢救因痰液堵塞导致窒息的老人故事，弘扬敬佑生命、救死扶伤、甘于奉献的大爱精神	演示法 讲授法
4. 设定案例场景分组练习 45min	①3～4人为一组，结合课前准备的情景案例，轮流扮演案例中的角色，进行体位引流和胸部叩击护理技术练习 ②教师巡视，观察学生练习中存在的问题，解答学生练习过程中的疑惑	巡视学生操作练习	分组练习	情景案例式技能训练：提升学生的沟通能力，培养学生适应临床场景的能力	案例式 角色扮演
后测（post-assessment）10min	随机抽取一名学生，演示体位引流及胸部叩击技术，其他学生观察存在的问题	随机选学生、观看学生操作	一名学生操作，其余学生观看并反思	抽检演示：学生展示学习效果，其他学生观察存在的问题，便于自我反思	演示法
总结和反思（summary）5min	①总结体位引流及胸部叩击技术要点：其他学生参与点评抽检学生操作中的问题 ②教师补充巡视过程中发现的问题 ③操作自评：学生结合操作流程清单自评 ④自我反思：用2个关键词概括对尹秋萍医师事迹最深的感悟；若今后在公共场合你遇到这种紧急情况，你会怎么做呢？	要点总结、教学平台上发布自我反思话题、查阅学生发表的观点	聆听老师总结、操作流程自评、自我反思和总结	总结强化：对重点要领的巩固和强化 思政教育：对学生操作中存在的问题，再次进行点评讲解，进一步强化职业责任感；让学生再次回顾案例，自我反思，深入挖掘学生内心真实情感，引导和培育学生的大爱精神 思政评价：评价课程思政效果，深化课程思政目标	讲授法 启发式教学

【课程思政教学反思】 宣扬生命至上，时时处处保持一颗仁爱之心，以博大无私的爱，甘愿为患者奉献的精神。强化学生对中国特色社会道路的自豪感、优越感，感受到只有祖国强大昌盛，人民才能过上幸福的生活。

本次课程采用线上线下混合式教学、视频案例教学法、问题教学法，紧扣体位引流及胸部叩击护理技术，让课程思政自然地融入到知识点中。选取先进典型医务人员事迹和罕见病患者用药被纳入医保的案例，与体位引流及胸部叩击技术紧密相关。课程中学生的参与度高，达到了较好的课程教学效果；课后通过学生自我反思，即刻评价本次课程的思政效果，达到了预期的课程思政教学目标。

课堂上应留给学生充分思考和参与讨论的时间，让更多学生能够发表自己的观点，同时需要丰富课程教学活动形式及评价方式。

十二、动脉血标本采集护理技术与勇于创新、传承中国传统美好文化素养的培育

【授课内容】 动脉血标本采集护理技术。

【学时】 3 学时。

【思政元素】 社会主义核心价值观：富强。

职业素养：精益求精、敬佑生命、尚德精术。

政治认同：增强学生对伟大祖国、中华民族、中华文化的强烈认同，推动“健康中国”建设。

【思政元素融入的载体】 通过讲述人工智能采血项目的研发及护士开展采血相关新项目、新技术的介绍，引出动脉血标本采集的目的和方式，同时赞扬护士勇于创新的行为，以弘扬精益求精、尚德精术的职业精神，践行社会主义核心价值观。

【课程思政教学目标】 培养精益求精、敬佑生命、尚德精术的职业素养和学生对伟大祖国、中华民族、中华文化的强烈认同，践行社会主义核心价值观。

【课程思政效果评价方法】 近期评价：采用教学平台发布主题讨论，让学生发表观点，完成课后反思，教师通过学生的反思内容评价课程思政效果。

远期评价：在社会中以人民为中心，能做到精益求精、尚德精术，践行开拓创新、勇于探索的科学精神。

【课程思政实施方法】 线上线下混合式教学、问题教学法、小组讨论法、故事启发教学法，见附表 A-12。

附表 A-12 动脉血标本采集护理技术课程思政教学内容和课程实施过程

步骤和时间	教学内容	教师活动	学生活动	设计意图	教学策略和手段
导入（bridge-in）5min	有没有在医院体验过人工智能采血？感受如何，与人工采血相比，同学们更青睐哪一种？	提问	思考并回答问题	激发学生求知欲	问题教学法
	示教室讲述研发案例：新一代国产自主研发静脉穿刺采血机器人加速落地	研发案例讲述	小组讨论并思考	有机融入思政元素：精益求精、敬佑生命、尚德精术，开拓创新、勇于探索的科学精神 导入专业技能：动脉血标本采集护理技术的学习	小组讨论法

续表

步骤和时间	教学内容	教师活动	学生活动	设计意图	教学策略和手段
学习目标（objective）1min	知识：能够陈述动脉血标本采集的适应证及注意事项 能力：可以熟练应用动脉血标本采集护理技术 素质：具有精益求精、敬佑生命、尚德精术的精神和学生对伟大祖国、中华民族、中华文化的强烈认同	教授	聆听	明确学习内容和目的	PPT 展示讲授
前测（pre-assessment）4min	教学平台：4 个动脉血标本采集护理技术的理论知识单选题。现场测试与反馈	发布题目、反馈测试结果	完成测试	掌握学情：了解学生对动脉血标本采集护理操作技术的掌握程度	在线测试
参与式学习（participatory learning）					
1. 观看学习视频（课前在线观看）20min（不计入课堂时间）	学生课前通过教学平台在线观看动脉血标本采集护理操作视频	发布视频	观看视频	技能的整体把握：通过视频学习，整体熟悉动脉血标本采集护理技术操作流程	在线教学视频
2. 课前互动 5min	①教师提问：学生复述操作流程 ②学生提问：学生对操作流程中有疑问的地方进行提问	提问、解答问题	回答问题、提问	激发学生思考：学生提出问题和疑惑，老师进行解答，提升学生自主思考的能力及批判性思维能力	讲授式教学、互动式教学
3. 教师演示讲解 10min	①教师演示操作 ②解答学生对操作过程中的疑惑	演示、讲解	观看教师演示并思考	有机融入思政元素：在演示的过程中，融入护士发明的一体式安全型动脉采血针将转化成市场产品应用于临床的事件，突出善于发现问题、勇于创新的理念，增强学生保障人民健康，推动“健康中国”的政治认同	演示法、讲授法
4. 设定案例场景分组练习 60min	①3～4 人为一组，结合课前准备的情景案例，轮流扮演案例中的角色，进行动脉血标本采集护理技术练习 ②教师巡视，观察学生练习中存在的问题，解答学生练习过程中的疑惑	巡视学生操作练习	分组练习	情景案例式技能训练：提升学生的沟通能力，培养学生适应临床场景的能力	案例式角色扮演

续表

步骤和时间	教学内容	教师活动	学生活动	设计意图	教学策略和手段
后测（post-assessment）10min	随机抽取一名学生，演示动脉血标本采集护理技术，其他学生观察存在的问题	随机选学生、观看学生操作	一名学生操作，其余学生观看并反思	抽检演示：学生展示学习效果，其他学生观察存在的问题，便于自我反思	演示法
总结和反思（summary）5min	①总结动脉血标本采集护理技术要点：其他学生参与点评抽检学生操作中的问题 ②教师补充巡视过程中发现的问题 ③操作自评：学生结合操作流程清单自评 ④自我反思：用 2 个关键词概括对课程中导入护士创新发明案例最深的感悟；今后在工作中能否向这名护士学习，善于发现临床中的问题，并进行相关研究呢？	要点总结、教学平台上发布自我反思话题、查阅学生发表的观点	聆听老师总结、操作流程自评、自我反思和总结	总结强化：对重点要领的巩固和强化 思政教育：对学生操作中存在的问题，再次进行点评讲解，进一步强化职业责任感；让学生再次回顾案例，自我反思，深入挖掘学生内心真实情感，引导和培育学生的不断进取之心 思政评价：评价课程思政效果，深化课程思政目标	讲授法 启发式教学

【课程思政教学反思】　宣扬医护人员在工作中开拓创新、勇于探索的科学精神，以及自强不息的传统美德，强化学生对我国以人民为中心，保障人民健康，推动“健康中国”战略的认知，让学生意识到精益求精是医护人员最基本的职业修养，每个人都要积极履行自己的义务，这也符合社会主义核心价值观的要求。

本次课程采用线上线下混合式教学、小组讨论法、问题教学法，紧扣动脉血标本采集护理技术，让课程思政自然地融入知识点中。选取发生在临床工作中的案例，及符合国家重点发布的以人民为中心的健康政策，均与动脉血标本采集护理技术紧密相关。课程中学生的参与度高，达到了较好的课程教学效果；课后通过学生自我反思，即刻评价本次课程的思政效果，达到了预期的课程思政教学目标。

课堂上应留给学生充分思考和参与讨论的时间，鼓励学生积极表达观点，同时需要丰富课程评价方式及把握好课程时间。

十三、氧气雾化吸入疗法护理技术与善于思考、勇于创新科学精神的培育

【授课内容】　氧气雾化吸入疗法护理技术。

【学时】　2 学时。

【思政元素】　社会主义核心价值观：爱国、敬业、诚信、友善。

职业素养：开拓创新、勇于探索、尊重规律、不断进取的科学精神。

政治认同：服务人民、奉献社会，推动“健康中国”建设。

【思政元素融入的载体】　通过播放视频“氧气雾化双流量表：让吸氧与雾化可以兼得”，引出氧气雾化吸入疗法护理操作过程中改进雾化装置的医学创新，赞扬医护人员爱岗敬业、敢于探索的研学态度，以弘扬开拓创新、勇于探索、尊重规律、不断进取的科学精神，践行社会主义核心价值观。

【课程思政教学目标】 帮助学生形成开拓创新、勇于探索、不断进取的科学精神和服务人民、奉献社会的人生价值观。

【课程思政效果评价方法】 近期评价：采用教学平台发布主题讨论，让学生发表观点，完成课后反思，教师通过学生的反思内容评价课程思政效果。

远期评价：在社会中以人民为中心，服务人民、奉献社会，形成严谨求实、开拓创新、勇于探索、尊重规律、不断进取的科学精神，践行“仁爱、友善”的道德修养。

【课程思政实施方法】 线上线下混合式教学、问题教学法、视频案例教学法、故事启发教学法，见附表 A-13。

附表 A-13　氧气雾化吸入疗法护理技术课程思政教学内容和课程实施过程

步骤和时间	教学内容	教师活动	学生活动	设计意图	教学策略和手段
导入（bridge-in）3min	同学们有没有氧气/雾化吸入的经历？你身边的家人有没有类似的经历呢？他们的感受是什么？	提问	思考并回答问题	激发学生求知欲	问题教学法
	示教室观看视频：来自中国医科大学附属盛京医院神经内科团队，“氧气雾化双流量表：让吸氧与雾化可以兼得”，且方便易得	播放视频	观看视频并思考	有机融入思政元素：大胆改革、勇于突破、善于创新，以负责的精神、务实的作风、高昂的姿态，投身到祖国的医疗卫生事业当中去 导入专业技能：氧气雾化吸入疗法护理技术的学习	视频案例教学法
学习目标（objective）1min	知识：能够陈述氧气雾化吸入疗法的适应证及注意事项 能力：可以熟练应用氧气雾化吸入疗法护理技术 素质：培养大胆改革、勇于突破、善于创新的科学精神	教授	聆听	明确学习内容和目的	PPT 展示讲授
前测（pre-assessment）4min	教学平台：4 个氧气雾化吸入疗法护理技术的理论知识单选题。现场测试与反馈	发布题目、反馈测试结果	完成测试	掌握学情：了解学生对氧气雾化吸入疗法护理技术的掌握程度	在线测试
参与式学习（participatory learning）					
1. 观看学习视频（课前在线观看）10min（不计入课堂时间）	学生课前通过教学平台在线观看氧气雾化吸入疗法护理技术操作视频	发布视频	观看视频	技能的整体把握：通过视频学习，整体熟悉氧气雾化吸入疗法护理技术	在线教学视频
2. 课前互动 5min	①教师提问：学生复述操作流程 ②学生提问：学生对操作流程中有疑问的地方进行提问	提问、解答问题	回答问题、提问	激发学生思考：学生提出问题和疑惑，老师进行解答，提升学生自主思考的能力及批判性思维能力	讲授式教学、互动式教学

续表

步骤和时间	教学内容	教师活动	学生活动	设计意图	教学策略和手段
3. 教师演示讲解 8min	①教师演示操作 ②解答学生对操作过程中的疑惑	演示、讲解	观看教师演示并思考	有机融入思政元素：护理创新十个“金点子”之一就是“巧用三通连接雾化吸入器和氧气吸入管”。用三通连接雾化吸入器和氧气吸入管，还可以调节雾化和氧气的流量，可以根据医嘱要求，实现高流量雾化、低流量吸氧的治疗目的	演示法、讲授法
4. 设定案例场景分组练习 45min	①3～4 人为一组，结合课前准备的情景案例，轮流扮演案例中的角色，进行氧气雾化吸入疗法护理技术练习 ②教师巡视，观察学生练习中存在的问题，解答学生练习过程中的疑惑	巡视学生操作练习	分组练习	情景案例式技能训练：提升学生的沟通能力，培养学生适应临床场景的能力	案例式 角色扮演
后测 （post-assessment） 10min	随机抽取一名学生，演示氧气雾化吸入疗法护理技术，其他学生观察存在的问题	随机选学生、观看学生操作	一名学生操作，其余学生观看并反思	抽检演示：学生展示学习效果，其他学生观察存在的问题，便于自我反思	演示法
总结和反思 （summary） 5min	①总结氧气雾化吸入疗法护理技术要点：其他同学参与点评抽检学生操作中的问题 ②教师补充巡视过程中发现的问题 ③操作自评：学生结合操作流程清单自评 ④自我反思：用 2 个关键词概括你对课程开始导入视频案例最深的感悟；在护理创新方面，对你有什么启示？	要点总结、教学平台上发布自我反思话题、查阅学生发表的观点	聆听老师总结、操作流程自评、自我反思和总结	总结强化：对重点要领的巩固和强化 思政教育：对学生操作中存在的问题，再次进行点评讲解，进一步强化职业责任感；让学生再次回顾案例，自我反思，深入挖掘学生内心真实情感，引导和培育学生的创新意识 思政评价：评价课程思政效果，深化课程思政目标	讲授法 启发式教学

【课程思政教学反思】　创新是一个民族进步的灵魂，是一个国家兴旺发达不竭的动力，一定要培养学生大胆改革、勇于突破、善于创新的意识和能力，让学生以负责的精神、务实的作风、高昂的姿态，投身到祖国的医疗卫生事业当中去。

本次课程采用线上线下混合式教学、视频案例教学法、问题教学法，紧扣氧气雾化吸入护理技术，让课程思政自然地融入知识点中。选取的案例既有医疗上的创新，也有护理人员对氧气雾化吸入的改进，并且和氧气雾化吸入护理技术紧密相关。课程中学生的参与度高，达到了较好的课程教学效果；课后让学生自我反思，即刻评价本次课程的思政效果，达到了预期的课程思政教学目标。

课堂上应留给学生充分思考和参与讨论的时间，鼓励学生积极表达观点，同时需要丰富课程评价方式及把握好课程时间。

十四、化疗药物的外渗处理技术与人文关怀、职业价值感的培养

【授课内容】 化疗药物的外渗处理技术。

【学时】 3 学时。

【思政元素】 社会主义核心价值观：敬业、友善。

职业素养：扎实学习、夯实基础、爱护患者、救死扶伤的职业素养。

政治认同：服务人民、奉献社会，推动“健康中国”建设。

【思政元素融入的载体】 通过展示典型的药液外渗图片：骨-筋膜室综合征、张力水疱和植入式中心静脉导管系统药液外渗导致的胸部皮肤情况，引出化疗药物外渗处理技术的目的和重要性，同时强调刻苦钻研、夯实基础、爱护患者的职业素养，践行社会主义核心价值观。

【课程思政教学目标】 培养学生增强学习本领，强化使命担当，让人民至上、生命至上的使命感深入每个学生的心中。

【课程思政效果评价方法】 近期评价：采用教学平台发布主题讨论，让学生发表观点，完成课后反思，教师通过学生的反思内容评价课程思政效果。

远期评价：帮助学生树立“我将无我，不负人民”的赤子之心，服务人民，奉献社会。

【课程思政实施方法】 线上线下混合式教学、问题教学法、案例教学法、故事启发教学法，见附表 A-14。

附表 A-14 化疗药物的外渗处理技术课程思政教学内容和课程实施过程

步骤和时间	教学内容	教师活动	学生活动	设计意图	教学策略和手段
导入（bridge-in）3min	同学们，患者在进行化学药物治疗时，会产生哪些不良反应或者医源性损伤呢？	提问	思考并回答问题	激发学生求知欲	问题教学法
	一组图片展示：①静脉输液药物外渗引起的骨-筋膜室综合征和张力水疱；②植入式中心静脉导管系统药液外渗引起胸部皮肤变化的情况	图片	观察图片并思考	有机融入思政元素：扎实学习、夯实基础、刻苦钻研、爱护患者、救死扶伤的职业素养 导入专业技能：化疗药物外渗处理技术的学习	图片案例教学法
学习目标（objective）1min	知识：能够陈述化疗药物外渗处理技术的适应证及注意事项 能力：可熟练应用化疗药物外渗的处理技术 素质：扎实基础，爱伤观念，让人民至上、生命至上的使命感深入每个学生的心中	教授	聆听	明确学习内容和目的	PPT 展示讲授

续表

步骤和时间	教学内容	教师活动	学生活动	设计意图	教学策略和手段
前测（pre-assessment）4min	学习通：4 个化疗药物外渗处理技术的理论知识单选题。现场测试与反馈	发布题目、反馈测试结果	完成测试	掌握学情：了解学生对化疗药物外渗处理技术的了解程度	在线测试
参与式学习（participatory learning）					
1. 观看学习视频（课前在线观看）10min（不计入课堂时间）	学生课前通过教学平台在线观看化疗药物外渗处理技术的操作视频	发布视频	观看视频	技能的整体把握：通过视频学习，整体熟悉化疗药物外渗处理技术的操作流程	在线教学视频
2. 课前互动 5min	①教师提问：学生复述操作流程 ②学生提问：学生对操作流程中有疑问的地方进行提问	提问、解答问题	回答问题、提问	激发学生思考：学生提出问题和疑惑，老师进行解答，提升学生自主思考的能力及批判性思维能力	讲授式教学、互动式教学
3. 教师演示讲解 8min	①教师演示操作 ②解答学生对操作过程中的疑惑	演示、讲解	观看教师演示并思考	有机融入思政元素：在讲解消毒皮肤时，引入新闻事件中关于 NICU 严重交叉感染的医疗事故及严肃查处的事件，引导学生在皮肤消毒和更换注射器时，一定要养成严格的无菌观念及规范操作的职业素养	演示法、讲授法
4. 设定案例场景分组练习 45min	①3～4 人为一组，结合课前准备的情景案例，轮流扮演案例中的角色，进行化疗药物的外渗处理技术练习 ②教师巡视，观察学生练习中存在的问题，解答学生练习过程中的疑惑	巡视学生操作练习	分组练习	情景案例式技能训练：提升学生的沟通能力，培养学生适应临床场景的能力	案例式角色扮演
后测（post-assessment）10min	随机抽取一名学生，演示化疗药物的外渗处理技术，其他学生观察存在的问题	随机选学生、观看学生操作	一名学生操作，其余学生观看并反思	抽检演示：学生展示学习效果，其他学生观察存在的问题，便于自我反思	演示法

续表

步骤和时间	教学内容	教师活动	学生活动	设计意图	教学策略和手段
总结和反思（summary）5min	①总结化疗药物外渗处理技术的要点：其他学生参与点评抽检学生操作中的问题 ②教师补充巡视过程中发现的问题 ③操作自评：学生结合操作流程清单自评 ④自我反思：用2个关键词概括对课程开始导入图片案例最深的感悟；在护理化疗患者方面，对你有什么启示？	要点总结、学习通上发布自我反思话题、查阅学生发表的观点	聆听老师总结、操作流程自评、自我反思和总结	总结强化：对重点要领的巩固和强化 思政教育：对学生操作中存在的问题，再次进行点评讲解，进一步强化职业责任感；让学生再次回顾案例，自我反思，深入挖掘学生内心真实情感，引导和培育学生的人文关怀和职业价值感 思政评价：评价课程思政效果，深化课程思政目标	讲授法 启发式教学

【课程思政教学反思】 护士的职业素养应该是以患者为中心，全心全意为人民服务，恪守职业道德规范，并在护理工作中谨小慎微，处处为患者着想，将可能的创伤降到最低点，爱护关心每一位患者，做一名有温度的护士。

本次课程采用线上线下混合式教学、图片案例教学法、问题教学法，紧扣化疗药物的外渗处理技术，让课程思政自然地融入知识点中。选取的图片非常典型，与化疗药物的外渗处理技术操作紧密相关。课程中学生的参与度高，达到了较好的课程教学效果；课后通过学生自我反思，即刻评价本次课程的思政效果，达到了预期的课程思政教学目标。

课堂上应留给学生充分思考和参与讨论的时间，鼓励学生积极表达观点，同时需要丰富课程评价方式及把握好课程时间。

十五、膀胱冲洗护理技术与敬畏生命、尊老爱老精神的培养

【授课内容】 膀胱冲洗护理技术。

【学时】 3学时。

【思政元素】 社会主义核心价值观：爱国、敬业、诚信、友善。

职业素养：敬畏生命、爱岗敬业、慎独自律、友善关爱。

政治认同：服务人民、奉献社会、文化自信。

【思政元素融入的载体】 通过新闻事件：市中西医结合医院泌尿外科主治医师李世，为患者制订个性化治疗方案，术后持续行膀胱冲洗，并通过适时调整抗凝药物剂量和用法，动态复查各项指标，最终使91岁老年患者顺利出院，引出膀胱冲洗护理技术的目的和重要性，弘扬爱岗敬业、敬畏生命的职业精神，践行社会主义核心价值观。

【课程思政教学目标】 “尊重生命，生命至上”的职业操守，全心全意为患者服务的高尚情怀，同时增强尊老、爱老的美德教育。

【课程思政效果评价方法】 近期评价：采用教学平台发布主题讨论，让学生发表观点，完成课后反思，教师通过学生的反思内容评价课程思政效果。

远期评价：在今后的临床工作中树立“以人的健康为中心”的护理理念，表现出爱伤意识，关心、体贴患者，尊重和保护患者的隐私，同时刻苦钻研，夯实基础。

【课程思政实施方法】 线上线下混合式教学、问题教学法、案例教学法、故事启发教学法，

见附表 A-15。

附表 A-15　膀胱冲洗护理技术课程思政教学内容和课程实施过程

步骤和时间	教学内容	教师活动	学生活动	设计意图	教学策略和手段
导入（bridge-in）3min	临床上每个科室都有操作的专科重点，同学们知道泌尿外科有哪些护理专科操作呢？	提问	思考并回答问题	激发学生求知欲	问题教学法
	秦楚网十堰头条：91 岁老人尿血不止，痛不欲生，一查膀胱被拳头大的血凝块填满，市中西医结合医院泌尿外科主治医师李世接诊后，为患者制订个性化治疗方案，术后持续行膀胱冲洗，保证导管引流通畅，保持排便通畅，并通过适时调整抗凝药物剂量和用法，动态复查各项指标，在其中找到治疗平衡点，使患者顺利出院	讲述新闻事件	倾听身边人的故事并思考	有机融入思政元素："尊重生命，生命至上"的职业操守，全心全意为患者服务的高尚情怀，同时增强尊老、爱老的美德 导入专业技能：膀胱冲洗护理技术的学习	新闻事件案例教学法
学习目标（objective）1min	知识：能够陈述膀胱冲洗护理技术的适应证及注意事项 能力：可以熟练应用膀胱冲洗护理技术 素质：培养学生以人为本、生命至上的理念，同时增强尊老、爱老的美德	教授	聆听	明确学习内容和目的	PPT 展示讲授
前测（pre-assessment）4min	教学平台：4 个膀胱冲洗护理技术的理论知识单选题。现场测试与反馈	发布题目、反馈测试结果	完成测试	掌握学情：了解学生对膀胱冲洗护理技术的掌握程度	在线测试
参与式学习（participatory learning）					
1. 观看学习视频（课前在线观看）10min（不计入课堂时间）	学生课前通过教学平台在线观看膀胱冲洗护理技术操作视频	发布视频	观看视频	技能的整体把握：通过视频学习，整体熟悉膀胱冲洗护理技术操作流程	在线教学视频
2. 课前互动 5min	①教师提问：学生复述操作流程 ②学生提问：学生对操作流程中有疑问的地方进行提问	提问、解答问题	回答问题、提问	激发学生思考：学生提出问题和疑惑，老师进行解答，提升学生自主思考的能力及批判性思维能力	讲授式教学、互动式教学

续表

步骤和时间	教学内容	教师活动	学生活动	设计意图	教学策略和手段
3. 教师演示讲解 8min	①教师演示操作 ②解答学生对操作过程中的疑惑	演示、讲解	观看教师演示并思考	有机融入思政元素：临床中植入留置针，保持良好的密闭状态，减少暴露概率和污染机会；减少反复穿刺尿管引起漏尿或刺破气囊引起尿管滑脱的可能；贴膜和胶布二重固定后，冲洗管与尿管连接牢固，不易脱落。操作简单并使膀胱冲洗更省时省力，护士依从性强	演示法、讲授法
4. 设定案例场景分组练习 45min	①3～4 人为一组，结合课前准备的情景案例，轮流扮演案例中的角色，进行膀胱冲洗护理技术练习 ②教师巡视，观察学生练习中存在的问题，解答学生练习过程中的疑惑	巡视学生操作练习	分组练习	情景案例式技能训练：提升学生的沟通能力，培养学生适应临床场景的能力	案例式角色扮演
后测（post-assessment）10min	随机抽取一名学生，演示膀胱冲洗护理技术，其他学生观察存在的问题	随机选学生、观看学生操作	一名学生操作，其余学生观看并反思	抽检演示：学生展示学习效果，其他学生观察存在的问题，便于自我反思	演示法
总结和反思（summary）5min	①总结膀胱冲洗护理技术要点：其他学生参与点评抽检学生操作中的问题 ②教师补充巡视过程中发现的问题 ③操作自评：学生结合操作流程清单自评 ④自我反思：用 2 个关键词概括对课程开始导入新闻事件最深的感悟；进行膀胱冲洗时，你会如何预防感染的发生呢？	要点总结、教学平台上发布自我反思话题、查阅学生发表的观点	聆听老师总结、操作流程自评、自我反思和总结	总结强化：对重点要领的巩固和强化 思政教育：对学生操作中存在的问题，再次进行点评讲解，进一步强化职业责任感；让学生再次回顾案例，自我反思，深入挖掘学生内心真实情感，引导和培育学生爱岗敬业和关爱友善的职业情操 思政评价：评价课程思政效果，深化课程思政目标	讲授法 启发式教学

【课程思政教学反思】 将“爱国、敬业、诚信、友善”的思政教育内容融入实践教学中，引导学生树立“以人的健康为中心”的护理理念，形成爱伤意识，关心、体贴患者，尊重和保护患者的隐私，同时刻苦钻研，夯实基础。

本次课程采用线上线下混合式教学、案例教学法、问题教学法，紧扣膀胱冲洗护理技术，让课程思政自然地融入知识点中，选取的新闻事件也和膀胱冲洗护理技术紧密相关。课程中学生的参与度高，达到了较好的课程教学效果；课后通过学生自我反思，即刻评价本次课程的思政效果，达到了预期的课程思政教学目标。

课堂上应留给学生充分思考和参与讨论的时间，鼓励学生积极表达观点，同时需要丰富课程评价方式及把握好课程时间。

十六、会阴擦洗护理技术与敬业心、同理心、诚信友善精神的培养

【授课内容】 会阴擦洗护理技术。

【学时】 3学时。

【思政元素】 社会主义核心价值观：爱国、敬业、诚信、友善。

职业素养：敬业心、同理心，尊重、关爱患者，保护患者隐私。

政治认同：服务人民、奉献社会，推动“健康中国”建设。

【思政元素融入的载体】 通过新闻事件：某医师在社交平台上发布女患者私密照，目前已经被停职调查，有可能面临终生不能执业的处罚，引出妇科操作过程中注重保护患者隐私的重要性，以弘扬责任担当、爱岗敬业的职业精神，践行社会主义核心价值观。

【课程思政教学目标】 培养学生尊重患者、人文关怀的意识和服务人民、奉献社会的人生价值观。

【课程思政效果评价方法】 近期评价：采用学习通发布主题讨论，让学生发表观点，完成课后反思，教师通过学生的反思内容评价课程思政效果。

远期评价：在社会中以人民为中心，服务人民、奉献社会，尊重、关爱患者，践行“仁爱、友善”的道德修养。

【课程思政实施方法】 线上线下混合式教学、问题教学法、案例教学法、故事启发教学法，见附表A-16。

附表A-16 会阴擦洗护理技术课程思政教学内容和课程实施过程

步骤和时间	教学内容	教师活动	学生活动	设计意图	教学策略和手段
导入（bridge-in）3min	同学们在日常生活中/临床见习中，是否听说过/亲眼看见过医护人员泄漏患者隐私的报道/事实？	提问	思考并回答问题	激发学生求知欲	问题教学法
	示教室观看新闻事件：某医师在社交平台上发布女患者私密照，目前已经被停职调查，有可能面临终生不能执业的处罚	播放视频	观看视频并思考	有机融入思政元素：责任担当，对患者应秉承严肃、认真负责的态度，时刻注意保护患者的隐私 导入专业技能：会阴擦洗技术的学习	图片案例教学法
学习目标（objective）1min	知识：能够陈述会阴擦洗的适应证及注意事项 能力：可以熟练应用会阴擦洗技术 素质：对患者应该秉承严肃、认真、负责的态度，时刻注意保护患者的隐私	教授	聆听	明确学习内容和目的	PPT展示讲授

续表

步骤和时间	教学内容	教师活动	学生活动	设计意图	教学策略和手段
前测（pre-assessment）4min	教学平台：4 个会阴擦洗护理技术的理论知识单选题。现场测试与反馈	发布题目、反馈测试结果	完成测试	掌握学情：了解学生对会阴擦洗护理技术的掌握程度	在线测试
参与式学习（participatory learning）					
1. 观看学习视频（课前在线观看）10min（不计入课堂时间）	学生课前通过教学平台在线观看会阴擦洗护理技术操作视频	发布视频	观看视频	技能的整体把握：通过视频学习，整体熟悉会阴擦洗护理技术操作流程	在线教学视频
2. 课前互动 5min	①教师提问：学生复述操作流程 ②学生提问：学生对操作流程中有疑问的地方进行提问	提问、解答问题	回答问题、提问	激发学生思考：学生提出问题和疑惑，老师进行解答，提升学生自主思考的能力及批判性思维能力	讲授式教学、互动式教学
3. 教师演示讲解 8min	①教师演示操作 ②解答学生对操作过程中的疑惑	演示、讲解	观看教师演示并思考	有机融入思政元素：在演示的过程中，引入北京协和医院张羽医师在《只有医生知道 3》中的呼吁：重视妇产科患者的检查和操作体验，嘈杂的、毫无私密性的职业傲慢、不雅呵斥或者简单粗暴，以及引起疼痛的阴道操作，都会导致患者产生心理障碍和抵触情绪。可能一次不愉快的妇科护理操作，就会让女性终生惧怕妇产科，由此导致延诊和误诊，这并非耸人听闻	演示法 讲授法
4. 设定案例场景分组练习 45min	①3～4 人为一组，结合课前准备的情景案例，轮流扮演案例中的角色，进行会阴擦洗技术练习 ②教师巡视，观察学生练习中存在的问题，解答学生练习过程中的疑惑	巡视学生操作练习	分组练习	情景案例式技能训练：提升学生的沟通能力，培养学生适应临床场景的能力	案例式 角色扮演
后测（post-assessment）10min	随机抽取一名学生，演示会阴擦洗技术，其他学生观察存在的问题	随机选学生、观看学生操作	一名学生操作，其余学生观看并反思	抽检演示：学生展示学习效果，其他学生观察存在的问题，便于自我反思	演示法

续表

步骤和时间	教学内容	教师活动	学生活动	设计意图	教学策略和手段
总结和反思（summary）5min	①总结会阴擦洗技术要点：其他学生参与点评抽检学生操作中的问题 ②教师补充巡视过程中发现的问题 ③操作自评：学生结合操作流程清单自评 ④自我反思：用2个关键词概括你对课程开始导入图片案例最深的感悟；在保护妇产科患者隐私方面，你会怎么做呢？	要点总结、教学平台上发布自我反思话题、查阅学生发表的观点	聆听老师总结、操作流程自评、自我反思和总结	总结强化：对重点要领的巩固和强化 思政教育：对同学操作中存在的问题，再次进行点评讲解，进一步强化职业责任感；让学生再次回顾案例，自我反思，深入挖掘学生内心真实情感，引导和培育学生的友善之心 思政评价：评价课程思政效果，深化课程思政目标	讲授法 启发式教学

【课程思政教学反思】 将“爱国、敬业、诚信、友善”的思政教育内容融入实践教学中，培养学生敬业心、同理心，尊重、关爱患者，保护患者隐私，同时，培养职业认同感及责任心。

本次课程采用线上线下混合式教学、案例教学法、问题教学法，紧扣会阴擦洗技术，让课程思政自然地融入知识点中。选取的案例是发生在我们身边平凡人的故事，和会阴擦洗护理技术紧密相关。课程中学生的参与度高，达到了较好的课程教学效果；课后通过学生自我反思，即刻评价本次课程的思政效果，达到了预期的课程思政教学目标。

课堂上应留给学生充分思考和参与讨论的时间，鼓励学生积极表达观点，同时需要丰富课程评价方式及把握好课程时间。

十七、气管切开护理技术与无畏、担当、救死扶伤精神的培养

【授课内容】 气管切开护理技术。

【学时】 3学时。

【思政元素】 社会主义核心价值观：爱国、敬业、友善。

职业素养：敬佑生命、救死扶伤、甘于奉献、大爱无疆。

政治认同：服务人民、奉献社会，推动“健康中国”建设。

【思政元素融入的载体】 通过新闻事件：新冠肺炎疫情期间，面对需要气管切开的重症患者，医务人员冒着极大的感染风险，冲锋在前、无私奉献，引出气管切开护理技术的目的和重要性，以弘扬责任担当、无私奉献的职业精神，践行社会主义核心价值观。

【课程思政教学目标】 引导学生始终把人民群众生命安全和身体健康放在首位，培养学生作为护士的使命和担当。

【课程思政效果评价方法】 近期评价：采用教学平台发布主题讨论，让学生发表观点，完成课后反思，教师通过学生的反思内容评价课程思政效果。

远期评价：培养学生以人为本、生命至上的理念，关心爱护患者，践行“敬业、仁爱”的道德修养。

【课程思政实施方法】 线上线下混合式教学、问题教学法、案例教学法、故事启发教学法，见附表A-17。

【课程思政教学反思】 将“爱国、敬业、友善”的思政教育内容融入到实践教学中，引导学生始终把人民群众的生命安全和身体健康放在首位，尊重、爱护患者，同时，让学生更加明确自己的使命担当，对专业学习充满信心和希望，让爱国、奉献、担当精神在每位学生心中落地生根。

附表 A-17　气管切开护理技术课程思政教学内容和课程实施过程

步骤和时间	教学内容	教师活动	学生活动	设计意图	教学策略和手段
导入（bridge-in）3min	2020年突发的新型冠状病毒肺炎，同学们还记得它主要的症状吗？对于危重患者，有一项必不可少的治疗措施，是什么？	提问	思考并回答问题	激发学生求知欲	问题教学法
	图片：面对需要气管切开的新型冠状病毒感染重症患者，医务人员冒着极大被感染的风险，冲锋在前、无私奉献	新闻事件	观看图片并思考	有机融入思政元素：让学生更加明确自己的使命担当，对专业学习充满信心和希望，让爱国、奉献、担当精神在每位学生心中落地生根 导入专业技能：气管切开护理技术的学习	图片案例教学法
学习目标（objective）1min	知识：能够陈述气管切开护理技术的适应证及注意事项 能力：可以熟练应用气管切开护理技术 素质：培养学生以人为本、生命至上的理念，以及良好的职业道德水准和高超的护理操作技术	教授	聆听	明确学习内容和目的	PPT 展示讲授
前测（pre-assessment）4min	学习通：4 个气管切开护理技术的理论知识单选题。现场测试与反馈	发布题目、反馈测试结果	完成测试	掌握学情：了解学生对气管切开护理技术的掌握程度	在线测试
参与式学习（participatory learning）					
1. 观看学习视频（课前在线观看）10min（不计入课堂时间）	学生课前通过教学平台在线观看气管切开护理技术操作视频	发布视频	观看视频	技能的整体把握：通过视频学习，整体熟悉气管切开护理技术操作流程	在线教学视频
2. 课前互动 5min	①教师提问：学生复述操作流程 ②学生提问：学生对操作流程中有疑问的地方进行提问	提问、解答问题	回答问题、提问	激发学生思考：学生提出问题和疑惑，老师进行解答，提升学生自主思考能力及批判性思维能力	讲授式教学、互动式教学
3. 教师演示讲解 8min	①教师演示操作 ②解答学生对操作过程中的疑惑	演示、讲解	观看教师演示并思考	有机融入思政元素：巧用一次性中单制作一次性气管切开敷料保护垫，可以保持气管套管周围敷料清洁、干燥，减少患者的换药次数并减轻其经济负担	演示法、讲授法

续表

步骤和时间	教学内容	教师活动	学生活动	设计意图	教学策略和手段
4. 设定案例场景分组练习 45min	①3～4人为一组，结合课前准备的情景案例，轮流扮演案例中的角色，进行气管切开护理技术练习 ②教师巡视，观察学生练习中存在的问题，解答学生练习过程中的疑惑	巡视学生操作练习	分组练习	情景案例式技能训练：提升学生的沟通能力，培养学生适应临床场景的能力	案例式 角色扮演
后测 （post-assessment） 10min	随机抽取一名学生，演示气管切开护理技术，其他学生观察存在的问题	随机选学生、观看学生操作	一名学生操作，其余学生观看并反思	抽检演示：学生展示学习效果，其他学生观察存在的问题，便于自我反思	演示法
总结和反思 （summary） 5min	①总结气管切开护理技术要点：其他学生参与点评抽检学生操作中的问题 ②教师补充巡视过程中发现的问题 ③操作自评：学生结合操作流程清单自评 ④自我反思：用2个关键词概括对课程开始导入图片案例最深的感悟；面对气管切开患者，如何提升患者的舒适度？	要点总结、教学平台上发布自我反思话题、查阅学生发表的观点	聆听老师总结、操作流程自评、自我反思和总结	总结强化：对重点要领的巩固和强化 思政教育：对学生操作中存在的问题，再次进行点评讲解，进一步强化职业责任感；让学生再次回顾案例，自我反思，深入挖掘学生内心真实情感，引导和培育学生的敬业心和同理心 思政评价：评价课程思政效果，深化课程思政目标	讲授法 启发式教学

本次课程采用线上线下混合式教学、案例教学法、问题教学法，紧扣气管切开护理技术，让课程思政自然地融入知识点中，选取的案例和气管切开护理技术紧密相关。课程中学生的参与度高，达到了较好的课程教学效果；课后通过学生自我反思，即刻评价本次课程的思政效果，达到了预期的课程思政教学目标效果。

课堂上应留给学生充分思考和参与讨论的时间，鼓励学生积极表达观点，同时需要丰富课程评价方式及把握好课程时间。

附录 B　护理见习职业能力培养教案

一、呼吸衰竭患者的护理见习与临床思维能力、医学职业精神的培养

【见习内容】 呼吸衰竭患者的护理见习。

【见习地点】 呼吸科病房。

【学时】 3 学时。

【思政元素】 科学精神：尊重事实、批判性思维。

职业素养：严谨的工作态度。

【见习课程思政目标】 培养学生严谨的工作态度和临床思维能力。

【见习课程思政评价方法】 近期评价：学生通过撰写慢性呼吸衰竭患者护理见习心得体会及反思，巩固理论知识；教师通过学生反思的内容评价课程思政效果。

远期评价：培养临床思维能力与科学严谨、救死扶伤的职业精神。

【护理见习实施过程】 见附表 B-1。

附表 B-1　呼吸衰竭患者的护理见习实施过程

实施环节	教师活动	学生活动	设计意图
熟悉科室环境	①介绍病区环境 ②实物介绍临床使用的有创/无创呼吸机 ③常见氧疗工具的选择及护理要点	参观、听课	思政教育：培养学生辩证思维能力
理论知识讲解	通过讲述呼吸衰竭对机体各个系统的影响引出患者的临床表现及主要症状	听课并思考、回答问题	思政教育：学生紧跟教师的讲解逐步深入，理解缺氧和二氧化碳潴留对机体各个系统的影响，从而表现出的症状，进一步提高学生的临床思维能力，加深学生的理解和记忆
评估患者	带领学生深入病房行健康评估	3～4 人/组，床边问诊，并行健康评估	思政教育：学生理论与实践相结合，锻炼学生的实践与沟通能力，培养学生的临床思维能力
见习总结	讨论此次病例的主要临床表现及护理措施	小组成员讨论整理健康评估内容，结合理论知识与见习的病例，制订出与见习病例相关的护理措施	见习总结：强化理解呼吸衰竭患者的临床表现及相关护理措施，做好呼吸衰竭患者的病情观察 思政教育：通过学生对病例的健康评估，将课本中的理论知识与临床实践有机结合，进一步加深学生对呼吸衰竭相关知识的掌握，使学生能感同身受地理解患者的痛苦，激发学生救死扶伤、治病救人的职业精神

续表

实施环节	教师活动	学生活动	设计意图
见习作业	①批阅学生撰写的呼吸衰竭护理见习报告 ②分析学生见习心得体会	①根据学生自己对患者的健康评估及小组讨论内容，整理出呼吸衰竭患者的主要护理诊断，制订相应的护理措施，撰写见习报告 ②反思：根据小组讨论结果，结合自己的健康评估内容，分析自己评估中的不足及需要改进的部分，为以后的见习总结经验	思政教育：学生通过深入病房与患者沟通，对患者进行健康评估和健康宣教，增强学生对呼吸衰竭的认知；同时通过自我反思，培养学生的临床思维能力，提升学生的职业素养与职业认同感；撰写见习报告，加强学生对相关知识的理解与记忆，巩固所学习的知识 思政评价：评价见习课程的思政教育效果

【见习课程思政反思】 临床见习是护生向护士转换的第一个阶段，是医学知识学习必不可少的步骤。在临床护理教学中将思政案例“无声”“无缝”地融入教学，培养学生的职业道德、专业素养，充分发挥专业课程的育人导向作用，潜移默化地对护生的思想意识、行为举止产生影响，真正做到“润物细无声”，使其受益终身。在评估患者的过程中，培养独立思考、辩证地看待问题及解决问题的能力，在与患者交流的过程中应用礼仪与人际沟通知识，在护理职场上展现良好的职业素养，建立良好的人际关系，为患者提供人文关怀。使学生具有关爱他人的情感及爱岗敬业、无私奉献的精神。

二、冠心病患者的护理见习与勇于探索、社会责任感的培养

【见习内容】 冠心病患者的护理见习。

【见习地点】 心血管疾病诊疗中心病房。

【学时】 3学时。

【思政元素】 科学精神：严谨求实、勇于探索、不断进取。

家国情怀：社会责任感、家国情怀、奉献精神。

【见习课程思政目标】 培养学生严谨求实、勇于探索、不断进取的科学精神和保障人民健康为己任的社会责任感和使命感，使学生具有强烈的家国情怀和大爱无疆的奉献精神，以实现“健康中国”战略目标。

【见习课程思政评价方法】 近期评价：撰写冠心病患者的护理见习心得体会及反思，教师通过学生反思的内容评价课程思政效果。

远期评价：培养严谨求实、勇于探索、不断进取的科学精神，具有强烈的社会责任感和无私的奉献精神。

【护理见习实施过程】 见附表B-2。

附表B-2 冠心病患者的护理见习实施过程

实施环节	教师活动	学生活动	设计意图
熟悉科室环境	①介绍病区环境 ②冠状动脉介入技术的发展和临床应用	参观、聆听	思政教育：激发学生严谨求实、勇于探索、不断进取的能力

续表

实施环节	教师活动	学生活动	设计意图
理论知识讲解	①以提问的形式了解中国冠心病的流行病学情况 ②讲解与冠心病相关的湖北省“323”攻坚行动及“健康中国”的战略目标 ③以提问的形式回顾冠心病患者的症状、护理要点和健康指导	聆听、反思与回顾回答问题	思政教育：通过了解中国冠心病的流行病学情况，激发学生对冠心病的重视；通过了解“健康中国”战略目标和湖北省“323”攻坚行动激发学生的社会责任感和使命感；通过提问的形式回顾冠心病相关知识重点，提高学生的自主思考能力
评估患者	3～4 人为一组，到冠心病患者床旁了解患者患病的过程，了解患者患病的危险因素，评估患者症状，给予一定的健康知识宣教	对患者进行健康评估	思政教育：成组合作，有利于培养学生团结合作的精神；通过自己的评估获取疾病的相关知识，有利于提高学生的探索精神；通过患者对病程的描述，激发学生的社会责任感和奉献精神
见习总结	探讨本次见习学习的冠心病患者的危险因素、症状，以及该患者的护理重点及健康教育内容	各组同学分享所评估患者的症状，根据患者的病情提出护理问题，制订护理措施	见习总结：对冠心病患者的危险因素、症状和护理措施进行巩固与强化，同时提高学生运用知识的能力 思政教育：对学生评估冠心病患者过程中存在的问题，再次进行点评和讲解；让学生将自己评估的冠心病危险因素、患者的症状和课本理论知识进行比较，培养学生严谨、求实的精神
见习作业	①查阅学生撰写的冠心病患者护理的见习报告 ②分析学生撰写的见习心得体会和反思	①总结冠心病患者的主要临床症状，对本次评估的患者提出护理问题，并制订护理措施，撰写见习个案报告 ②自我反思：分析对患者进行健康评估中的优点和不足，反思今后的工作中该如何改进，撰写见习心得体会	思政教育：学生通过评估患者的危险因素、疾病症状，提出护理问题，制订护理措施以及开展健康宣教，增强学生对冠心病的认知，提高学生的职业价值感和专业认同；撰写见习报告，于无形之中帮助学生形成专业价值观，同时有助于培养学生的社会责任感和奉献精神 思政评价：评价见习课程的思政教育效果

【见习课程思政反思】 临床见习是将理论学习融入实践的重要部分，在临床见习过程中不仅要让学生掌握疾病的相关知识，培养学生独立思考问题的能力，还要培养学生的沟通能力、团结合作的精神、关爱患者的医者精神，更重要的是培养学生的社会责任感和无私奉献的精神。勇于探索是医者前行的必备精神，社会责任感是医者前行的使命，只有肩负社会责任，才能推动医学的不断进步，早日实现“健康中国”战略目标。

三、结直肠癌患者的护理见习与严谨求实、开拓创新精神的培养

【见习内容】 结直肠癌患者的护理见习。

【见习地点】 肛肠外科病房。

【学时】 3学时。

【思政元素】 科学精神：严谨求实、尊重规律。

职业素养：敬佑生命、尚德精术。

【见习课程思政目标】 培养严谨求实、开拓创新的科学精神和敬佑生命、尚德精术的职业素养。

【见习课程思政评价方法】 近期评价：撰写结直肠癌患者护理见习心得体会及反思，教师通过学生反思的内容评价课程思政效果。

远期评价：培养严谨求实、开拓创新的科学精神和敬佑生命、尚德精术的职业素养，促使学生对护理学专业有更深入的理解与思考，职业价值感和专业认同感得到提升。

【护理见习实施过程】 见附表B-3。

附表B-3 结直肠癌患者的护理见习实施过程

实施环节	教师活动	学生活动	设计意图
熟悉科室环境	①介绍病区环境 ②解读结直肠癌最新临床实践指南	参观病区、聆听	思政教育：引导学生使用循证方法，激发学生开拓创新、不断进取的能力
理论知识讲解	用提问的形式回顾结直肠癌患者的临床症状和护理要点	聆听、回顾课本知识，并回答问题	思政教育：带领学生回顾知识，并激发学生思考自己对疾病的理解是否与老师讲授一致，提升学生理论联系实际及批判性思维能力
评估患者	4～5人为一组，到结直肠癌患者床旁评估患者	对患者进行健康评估和人文关怀，注意保护患者隐私	思政教育：学生通过实践获取直接经验，提升学生的沟通能力，激发学生自身探索知识的欲望；同时，通过为患者提供人文关怀，培养学生敬佑生命、尚德精术的职业素养
见习总结	探讨本次见习所评估结直肠癌患者的症状和护理要点	分享评估患者的症状，提出护理诊断，制订护理措施	见习总结：对结直肠癌患者的症状和护理措施进行巩固与强化 思政教育：对学生评估结直肠癌患者过程中存在的问题，再次进行点评和讲解；让学生将评估的患者症状和课本理论知识进行比较，培育学生严谨求实的精神
见习作业	①查阅学生撰写的结直肠癌患者护理见习报告 ②分析学生撰写的见习心得体会及反思	①总结结直肠癌患者的主要临床症状，对本次评估的患者提出护理问题，并制订护理措施，撰写见习个案报告 ②自我反思：分析对患者进行健康评估中的优点和缺点，反思今后的工作中该如何改进，撰写见习心得体会	思政教育：学生通过亲自与患者沟通，对患者进行健康评估和健康宣教，增强学生对结直肠癌的认知；同时反思见习过程可以提升学生的职业素养与职业认同，使护生具有职业自豪感和职业获益感；撰写见习报告，于无形之中帮助学生形成专业价值观 思政评价：评价见习课程的思政教育效果

【见习课程思政反思】 临床见习是课堂教学的延续和补充，是护理专业学生将理论知识与临床实践结合的主要过程，临床教学是整个护理教学体系中的重要组成部分和不可或缺环节，学生通过在临床上的所见、所思可加深对理论知识的理解。

帮助学生在评估患者的过程中培养自主学习能力，在与患者交流的过程中应用礼仪与人际沟通知识，在护理职场上展现良好的职业素养，建立良好的人际关系，为患者提供人文关怀。帮助学生培养关爱他人的情感及爱岗敬业、无私奉献的精神。

四、胰腺疾病患者的护理见习与严谨求实、不断探索精神的培养

【见习内容】 胰腺疾病患者的护理见习。

【见习地点】 肝胆胰外科诊疗中心病房。

【学时】 3 学时。

【思政元素】 科学精神：严谨求实、开拓创新。

职业素养：心怀敬畏、爱岗敬业、精益求精的职业价值观。

【见习课程思政目标】 培养严谨求实、开拓创新的科学精神和崇高的职业认同感。

【见习课程思政评价方法】 近期评价：撰写胰腺疾病患者的护理见习心得体会及反思，教师通过学生反思的内容评价课程思政效果。

远期评价：培养严谨求实、开拓创新的科学精神和崇高的职业认同感。

【护理见习实施过程】 见附表 B-4。

附表 B-4　胰腺疾病患者的护理见习实施过程

实施环节	教师活动	学生活动	设计意图
熟悉科室环境	①介绍病区环境 ②微创室环境：介绍胆道镜下经腹膜后胰周脓肿清创引流技术治疗胰腺炎合并胰周脓肿的临床应用 ③胰腺疾病围手术期可视化健康宣教园地	参观、聆听	思政教育：激发学生积极进取、开拓创新、与时俱进的能力
理论知识讲解	①以提问的形式回顾胰腺的解剖、生理功能及胰腺疾病的病因、临床表现、治疗和护理要点 ②胰腺疾病 ERAS 护理理念新进展	聆听并思考回答问题	思政教育：激发学生思考自己对疾病的理解是否与老师讲授的内容相一致，提升学生自主思考的能力及批判性思维能力，培养探索和不断进取的科学精神
评估患者	3～4 人为一组，携带评估单，到胰腺疾病患者床旁评估患者症状	对患者进行健康评估	思政教育：培养学生的团结协作精神，以及学生通过自身实践获取直接经验的能力，提升学生的沟通能力、共情能力及人文关爱，激发学生自身探索知识的欲望
见习总结	探讨本次见习所评估胰腺疾病患者的症状和护理要点	分享评估患者的症状，提出护理诊断，制订护理措施	见习总结：对胰腺疾病患者的症状和护理措施进行巩固与强化 思政教育：对学生评估胰腺疾病患者过程中存在的问题再次进行点评和讲解；让学生将亲自评估的患者症状和课本理论知识进行比较，培养学生严谨、求实的精神，教育学生要尊重和爱护患者

续表

实施环节	教师活动	学生活动	设计意图
见习作业	①查阅学生撰写的胰腺疾病患者护理的见习报告 ②分析学生撰写的见习心得体会和反思	①总结胰腺疾病患者的主要临床症状，对本次评估的患者提出护理问题，并制订护理措施，撰写见习个案报告 ②自我反思：分析对患者进行健康评估中的优点和不足，反思今后的工作中该如何改进，撰写见习心得体会	思政教育：学生通过亲自与患者沟通，对患者进行健康评估和健康宣教，增强学生对胰腺疾病的认知，培养爱伤观念、人文关怀素养；同时反思见习过程可以提升学生的职业素养与职业认同，使护生具有职业自豪感和职业获益感；撰写见习报告，于无形中帮助学生形成专业价值观 思政评价：评价见习课程的思政教育效果

【见习课程思政反思】　临床见习是将理论知识与临床实践相结合的过程，是整个护理教学体系中的重要组成部分和不可或缺环节，在见习过程中，用理论来指导实践，注重学生综合分析、解决问题能力和实践技能的培养。学生通过在临床上的所见所思加深对理论知识的理解，能做到宏观与微观相结合，形态与功能相结合，基础与临床相结合。

在评估患者的过程中，充分发挥学生的主体作用，培养独立思考、解决问题的能力及沟通能力、共情能力，换位思考，在护理职场上展现良好的职业素养，建立良好人际关系，为患者提供人文关怀。注重学生创新意识和思想品德的培养，培养学生敬佑生命、救死扶伤、无私奉献的职业品格，开拓创新的科学品质，严谨求实的职业操守，以及爱岗敬业、精益求精的职业精神。

五、尿路结石患者的护理见习与严谨求实、崇高的职业认同感培养

【见习内容】　尿路结石患者的护理见习。

【见习地点】　泌尿外科病房。

【学时】　3 学时。

【思政元素】　科学精神：严谨求实、不断创新。

职业素养：职业价值感。

【见习课程思政目标】　培养严谨求实、不断创新的科学精神和崇高的职业认同感。

【见习课程思政评价方法】　近期评价：撰写尿路结石患者护理见习心得体会及反思，教师通过学生反思的内容评价课程思政效果。

远期评价：培养严谨求实、不断创新的科学精神和崇高的职业认同感。

【护理见习实施过程】　见附表 B-5。

附表 B-5　尿路结石患者的护理见习实施过程

实施环节	教师活动	学生活动	设计意图
熟悉科室环境	①介绍病区环境 ②尿路结石激光碎石术技术的发展和临床应用	参观、聆听	思政教育：激发学生积极进取、不断创新的能力
理论知识讲解	以提问的形式回顾尿路结石患者的症状和护理要点	聆听并思考回答问题	思政教育：激发学生思考自己对疾病的理解是否与老师讲授的内容相一致，提升学生自主思考的能力及批判性思维能力
评估患者	3～4 人为一组，前往尿路结石患者床旁评估患者症状	对患者进行健康评估	思政教育：学生通过自身实践获取直接经验，提升学生的沟通能力，激发学生自身探索知识的欲望

续表

实施环节	教师活动	学生活动	设计意图
见习总结	探讨本次见习所评估尿路结石患者的症状和护理要点	分享评估患者的症状，提出护理诊断，制订护理措施	见习总结：对尿路结石患者的症状和护理措施进行巩固与强化 思政教育：对学生评估尿路结石患者过程中存在的问题再次进行点评和讲解；让学生将亲自评估患者的症状和课本理论知识进行比较，培育学生严谨求实的精神
见习作业	①查阅学生撰写的尿路结石患者护理的见习报告 ②分析学生撰写的见习心得体会和反思	①总结尿路结石患者的主要临床症状，对本次评估的患者提出护理问题，并制订护理措施，撰写见习个案报告 ②自我反思：分析对患者进行健康评估中的优点和不足，反思今后的工作中该如何改进，撰写见习心得体会	思政教育：学生通过亲自与患者沟通及对患者进行健康评估和健康宣教，增强学生对尿路结石的认知；同时反思见习过程中可以提升的学生职业素养与职业认同，使护生具有职业自豪感和职业获益感；撰写见习报告，于无形之中帮助学生形成专业价值观 思政评价：评价见习课程的思政教育效果

【见习课程思政反思】 ①临床见习是理论与实践紧密结合的首要一步，临床见习是整个护理教学体系中的重要组成部分和不可或缺环节，学生通过在临床上的所见所思可加深对理论知识的理解。②在评估患者的过程中培养学生独立思考、解决问题的能力，在与患者交流的过程中应用礼仪与人际沟通知识，在护理职场上展现良好的职业素养，建立良好人际关系，为患者提供人文关怀。具有关爱他人的情感，爱岗敬业、无私奉献的精神。

六、肿瘤患者护理的护理见习与严谨求实、不断探索精神的培养

【见习内容】 肿瘤患者的护理。

【见习地点】 肿瘤科病房。

【学时】 3 学时。

【思政元素】 科学精神：严谨求实、不断创新。

职业素养：职业价值感。

【见习课程思政目标】 培养严谨求实、不断创新的科学精神和崇高的职业认同感。

【见习课程思政评价方法】 近期评价：撰写肺癌患者护理见习心得体会及反思，教师通过学生反思的内容评价课程思政效果。

远期评价：培养严谨求实、不断创新的科学精神和崇高的职业认同感。

【护理见习实施过程】 见附表 B-6。

附表 B-6 肿瘤患者的护理见习实施过程

实施环节	教师活动	学生活动	设计意图
熟悉科室环境	①介绍病区环境 ②化学治疗、靶向、免疫治疗的发展和临床应用	参观、聆听	思政教育：激发学生积极进取、不断创新的能力
理论知识讲解	以提问的形式回顾肺癌化疗患者的症状和护理要点	聆听并思考，回答问题	思政教育：激发学生思考自己对疾病的理解是否与老师讲授内容相一致，提升学生自主思考的能力及批判性思维能力

续表

实施环节	教师活动	学生活动	设计意图
评估患者	3～4 人为一组，前往肺癌化疗患者床旁评估患者症状	对患者进行健康评估	思政教育：学生通过自身实践获取直接经验，提升学生的沟通能力，激发学生自身探索知识的欲望
见习总结	探讨本次见习所评估肺癌化疗患者的症状和护理要点	分享评估患者的症状，提出护理诊断，制订护理措施	见习总结：对肺癌化疗患者的症状和护理措施进行巩固与强化 思政教育：对学生评估肺癌化疗患者过程中存在的问题再次进行点评和讲解；让学生将亲自评估的患者症状和课本理论知识进行比较，培育学生严谨求实的精神
见习作业	①查阅学生撰写的肺癌化疗患者护理的见习报告 ②分析学生撰写的见习心得体会和反思	①总结肺癌化疗患者的主要临床症状，对本次评估的患者提出护理问题，并制订护理措施，撰写见习个案报告 ②自我反思：分析对患者进行健康评估中的优点和不足，反思今后的工作中该如何改进，撰写见习心得体会	思政教育：学生通过亲自与患者沟通，对患者进行健康评估和健康宣教，增强学生对肺癌化疗的认知；同时反思见习过程中可以提升的学生职业素养与职业认同，使护生具有职业自豪感和职业获益感；撰写见习报告，于无形之中帮助学生形成专业价值观 思政评价：评价见习课程的思政教育效果

【见习课程思政反思】　临床见习是理论与实践紧密结合的首要一步，临床见习是整个护理教学体系中的重要组成部分和不可或缺环节，学生通过在临床上的所见所思可加深对理论知识的理解。

在评估患者的过程中培养学生独立思考、解决问题的能力，在与患者交流的过程中应用礼仪与人际沟通知识，在护理职场上展现良好的职业素养，建立良好人际关系，为患者提供人文关怀。具有关爱他人的情感及爱岗敬业、无私奉献的精神。

七、高血压健康知识讲座课外实践与科学精神、职业素养和政治认同的培养

【课外实践内容】　高血压健康知识讲座。

【课外实践地点】　社区。

【思政元素】　科学精神：求真求实能力、开拓创新和团结协作的精神。

职业素养：职业价值感、专业认同感。

政治认同：以人民为中心，推动“健康中国”建设。

【课外实践课程思政目标】　培养学生求真求实能力、开拓创新和团结协作的精神，提升学生职业价值感、专业认同感，提高学生以人民为中心，推动“健康中国”建设的政治认同。

【课外实践课程思政评价方法】　近期评价：组织学生开展小组座谈会，对活动进行总结和反思；学生撰写课外实践活动体验总结报告，教师通过小组座谈会和活动体验总结报告评价课外实践活动课程的思政效果。

远期评价：在社会中能以人民为中心，具有求真求实能力、开拓创新和团结协作精神，较高的

护理职业价值感和专业认同感。

【课外实践实施过程】 见附表 B-7。

附表 B-7　高血压健康知识讲座课外实践实施过程

实施环节	教师活动	学生活动	设计意图
准备阶段	①确定课外实践活动主题 ②指导学生完善高血压健康知识 PPT	①自行分组：5 人为一组 ②各组成员分工合作，自行分配任务，协作完成准备工作：查阅高血压健康知识资料；制作高血压健康知识讲座的 PPT；制作相关视频；设计高血压健康知识宣传手册；明确讲座的主讲人，并反复试讲 ③联系社区工作人员，确定课外实践活动的时间、地点、参与对象人数等	思政教育：小组合作完成任务，培养学生团结合作的精神；提高学生批判性思维和自主学习能力，培养求真求实、开拓创新的科学精神；培养学生沟通、协作和人际交往能力
实施阶段	①带领学生进入课外实践场地 ②旁听学生主讲的高血压健康知识讲座	①小组成员提前 10min 布置场地 ②主讲人完成高血压健康知识讲座 ③其他成员合作完成以下任务：拍摄现场视频及照片等素材；为参与对象测血压，给予个性化健康指导；收集参与对象对本次课外实践活动的评价意见；调研参与对象的高血压健康管理需求	思政教育：培养学生的沟通和交流能力；提高学生的职业价值感和专业认同感；提升学生以人民为中心，践行“健康中国”建设的无私奉献精神
总结阶段	①组织学生开展小组座谈会，引导学生对活动进行总结和反思 ②查阅并分析学生撰写的活动体验总结报告	①参与小组座谈会，通过小组合作、课外实践活动和实施过程、参与活动的感受等进行自我评价、同伴评价及总结本次活动的收获 ②分享所收集的参与对象对活动的评价意见，提出今后的改进方案 ③撰写课外实践活动体验总结报告	总结：对本次课外实践活动进行总结，为今后课外实践活动的开展奠定基础 思政教育：通过团队合作的方式，激发学生思考，积极总结经验，为促进高血压患者的健康管理贡献力量，提升护理职业的专业价值感 思政评价：评价课外实践活动的思政效果

【课外实践课程思政反思】 关注慢性疾病，关爱老年人的健康是志愿服务重点工作之一，让护理学生开展高血压健康知识讲座课外实践活动，可强化其“尊老、敬老、爱老、助老”的优良传统，传承了雷锋精神，还可以提升学生的职业价值感和专业认同感。

本次课外实践活动让学生独立准备资料、联系活动场地和人员、完成健康知识讲座、积极与参与对象沟通交流、调研参与对象的健康管理需求，并在活动结束后及时进行评价、总结和反思，达到了课外实践课程活动的课程思政育人效果。

在组织学生开展课外实践活动时，需要加强小组成员间的合作，分工需要明确且均衡，让每位同学的参与感和责任感更强。

八、产妇健康管理知识讲座课外实践与科学精神、职业素养和政治认同的培养

【课外实践内容】 产妇健康管理知识讲座。

【课外实践地点】 社区。

【思政元素】 科学精神：严谨求实、勇于探索和不断进取的科学精神。

职业素养：护理职业价值感、专业认同感。

家国情怀：对护理在“健康中国”战略和保障人民健康中发挥重要作用的认同。

【课外实践课程思政目标】 培养学生严谨求实、勇于探索和不断进取的科学精神，培养护生的职业价值感、专业认同感，增强学生对护理在“健康中国”战略和保障人民健康中发挥重要作用的认同。

【课外实践课程思政评价方法】 近期评价：发放问卷了解学生在活动中对课外实践课程思政教育的认识和理解程度及对自身思想政治素质的提升情况；组织学生开展小组座谈会，分享参与活动的思考和体会及相关活动成果展示，对活动进行总结和反思；学生撰写课外实践活动体验总结报告，教师通过问卷调查结果、小组座谈会和活动体验总结报告评价课外实践活动课程的思政效果。

远期评价：在社会中能以人民为中心，具有创新实践能力、团结协作和甘于奉献的精神、较高的护理职业价值感和专业认同感。

【课外实践实施过程】 见附表B-8。

附表 B-8 产妇健康管理知识讲座课外实践实施过程

实施环节	教师活动	学生活动	设计意图
准备阶段	①确定课外实践活动主题 ②指导学生完善产妇健康管理知识PPT	①自行分组：5人为一组 ②各组成员分工合作，自行分配任务，协作完成准备工作：查阅并整理产妇健康管理知识资料；制作产妇健康管理知识讲座的PPT；查阅并制作相关视频；设计产妇健康管理知识宣传手册；明确讲座的主讲人，并反复试讲 ③联系社区工作人员，确定课外实践活动的时间、地点、参与对象人数等	思政教育：学生在小组合作中共同解决问题、完成学习任务，培养学生的团队合作精神；提高学生批判性思维和自主学习能力，培养严谨求实、开拓创新的科学精神；培养学生沟通、协作和人际交往能力
实施阶段	①带领学生进入课外实践场地 ②旁听学生主讲的产妇健康管理知识讲座	①小组成员提前10min布置场地 ②主讲人完成产妇健康管理知识讲座 ③其他成员合作完成以下任务：拍摄现场视频及照片等素材；为参与对象测血压、血糖，指导参与对象如何自数胎动，给予个性化健康指导；收集参与对象对本次课外实践活动的评价意见；调研参与对象的产妇健康管理需求	思政教育：提高学生的逻辑性思维能力和沟通实践能力；提高学生的职业价值感和专业认同感；提升学生以人民为中心，践行“健康中国”建设的无私奉献精神
总结阶段	①发放问卷，了解学生对活动的体会和收获 ②组织学生开展小组座谈会，引导学生对活动进行总结和反思 ③查阅并分析学生撰写的活动体验总结报告	①发放问卷调查了解学生在实践活动中对课外实践课程思政教育的认识和理解程度，以及对自身思想政治素质提升情况的评价 ②参与小组座谈会，从小组合作、课外实践活动和实施过程、参与活动的感受等进行自我评价、同伴评价及总结本次活动的收获 ③分享所收集的参与对象对活动的评价意见，提出今后改进的方案 ④撰写课外实践活动体验总结报告	总结：对本次课外实践活动进行总结，为今后课外实践活动的开展奠定基础 思政教育：通过团队合作的方式，激发学生思考，积极总结经验，为促进产妇的健康管理贡献力量，提升学生的职业认同感和社会责任感 思政评价：评价课外实践活动的思政效果

【课外实践课程思政反思】 《“健康中国2030”规划纲要》中明确要求加强孕产妇人群的

健康服务，提高其健康水平。指导护理学生开展产妇健康管理知识讲座课外实践活动，可使学生认识到怀胎十月的不易，发扬孝顺父母的传统美德，还可提升学生的护理职业价值感和专业认同感。

本次课外实践活动让学生独立准备资料、联系活动场地和人员、完成健康知识讲座、积极与参与对象沟通交流、调研参与对象的健康管理需求，并在活动结束后及时进行评价、总结和反思，达到了课外实践课程活动的课程思政育人效果。

在组织学生开展课外实践活动时，需要明确分工合作，加强小组成员间的沟通交流，让每位同学的参与感和责任感更强。

九、除颤技术实践培训与道德修养、文化素养和家国情怀的培养

【课外实践内容】 除颤技术实训演练。

【课外实践地点】 火车站。

【思政元素】 道德修养：培养诚实、友善、团结的人文精神，热爱祖国和人民。

文化素养：向善、向美的自我价值文化。

家国情怀：大爱无疆的奉献精神，培养社会感和使命感。

【课外实践课程思政目标】 培养学生诚实、友善、团结的人文精神，忠于祖国，热爱人民；传播向善、向美的自我价值文化；增强学生的社会感和使命感、无私奉献的家国情怀。

【课外实践课程思政评价方法】 近期评价：组织学生开展小组座谈会，对实践活动进行总结和反思；学生撰写课外实践活动体验总结报告，教师通过小组座谈会和活动体验总结报告评价课外实践活动课程的思政效果。

远期评价：在生活中乐于积极奉献，展现医学生救死扶伤、大爱无疆的职业道德；培养团队协作精神，增强护理职业的使命感和专业认同感，始终把人民健康放在第一位。

【课外实践实施过程】 见附表 B-9。

附表 B-9　除颤技术实践培训实施过程

实施环节	教师活动	学生活动	设计意图
准备阶段	①确定课外实践活动的具体流程 ②督促学生学习除颤的相关知识，视频播放除颤操作技术供学生学习	①确定分组成员：3 人为一组 ②小组成员明确分工，完成各自任务，完成准备阶段工作：自行学习除颤相关理论知识和操作视频；制订公共场所除颤应急预案流程；设计除颤应急演练知识宣传手册；确定演练人员的分工，并反复练习操作 ③与火车站工作人员沟通，确定课外实践活动的时间、地点、参与对象人数等	思政教育：通过实训演练，提高学生处理突发医疗事件及临危不乱的能力；培养学生甘于奉献、乐于奉献的职业道德素养，增强社会责任感和使命感；锻炼学生人际交往与沟通的能力
实施阶段	①带领学生应急演练小组进入课外实践场地 ②观摩并指导学生除颤的操作流程，使学生操作更加规范	①应急演练小组成员提前到达预设地点进行场地布置 ②主讲人宣讲本次活动的目的，科普除颤相关知识 ③小组成员合作完成以下任务：第一名成员扮演出现突发急性心血管事件的患者；第二名成员用除颤仪迅速为患者进行除颤，实施心肺复苏术；第三位成员负责联系最近的医疗急救中心，等待为患者实施进一步生命支持	思政教育：培养诚实、友善、团结的人文精神，热爱人民，无私奉献；提高学生的职业归属感和强烈的责任心；加强学生以人民健康为中心，构建社会主义和谐社会

续表

实施环节	教师活动	学生活动	设计意图
总结阶段	①组织学生开展小组反馈会，促使学生对本次应急演练有更深入的理解与思考 ②评阅学生对活动的总结报告	①参加小组反馈会，分享本次活动的收获与心得 ②小组成员互评，总结应急演练中的不足，并提出改进措施 ③撰写课外实践活动体验总结报告与反思笔记	总结：对本次课外应急演练实践活动进行总结，对下一次实践活动提出展望与要求 思政教育：通过团队协作处理医疗突发事件的方式，培养学生处理紧急事故的能力，锻炼其心理素质，增强护理职业技能 思政评价：评价课外实践活动的思政效果

【课外实践课程思政反思】 院外心搏骤停严重影响着公众健康，除颤能有效提高心搏骤停者的存活率，作为基本的急救技术，护理学生更应该完全掌握，让护理学生参加急救应急演练，培养了学生责任担当、救死扶伤、大爱无疆的中华美德，提高了学生们的政治认同，时刻以人民为中心，推动“健康中国”建设，同时提升了学生的职业价值感和专业认同感。

本次除颤实训应急演练中学生自主学习了除颤的相关知识，通过反复练习除颤技术，掌握了紧急状态下利用除颤技术抢救心搏骤停患者的方法，同时独立联系活动场地和人员，向大众普及了急救知识。活动结束后老师给予指导和总结，学生们进行了反思，达到了课外实践活动的课程思政育人效果。

在组织学生开展急救相关演练时，要加强小组成员间的合作沟通，分工要具体到人，各司其职，提高学生们的参与度和积极性。

十、心肺复苏技术实践培训与家国情怀、道德修养和职业素养的培养

【课外实践内容】 心肺复苏技术实践培训。

【课外实践地点】 人民广场。

【思政元素】 科学精神：培养学生强烈的社会责任感和使命感。

道德修养：利他、团结的人文精神。

职业素养：敬佑生命、救死扶伤、甘于奉献、尚德精术、大爱无疆的职业精神。

【课外实践课程思政目标】 培养学生奉献社会、大公无私的社会精神，坚守社会公德和家庭美德；培养学生慎独自律、精益求精、大爱无疆的职业精神，提升职业价值感和专业认同。

【课外实践课程思政评价方法】 近期评价：组织学生开展小组反馈会，对实践活动进行评价和反思；学生认真完成课外实践活动总结报告，教师通过小组反馈会和总结报告评价课外实践活动课程的思政效果。

远期评价：一切以人民健康为中心，具有无私奉献、救死扶伤、悬壶济世的医学素养；尚德精术、慎独精神牢记在心，具有求真务实的能力、开拓创新和团结协作的精神，提升护理职业价值感和认同感。

【课外实践实施过程】 见附表B-10。

附表 B-10 心肺复苏技术课外实践实施过程

实施环节	教师活动	学生活动	设计意图
准备阶段	①确定实践培训活动主题 ②督促学生自主学习心肺复苏最新指南相关知识，视频播放心肺复苏操作技术供学生学习	①明确分组：3 人为一组 ②各组成员分工合作，自行分配任务，协作完成准备工作：查阅最新版本心肺复苏指南；设计心肺复苏知识宣传手册；明确心肺复苏小组成员分工，反复练习 CPR 操作，规范操作流程的同时注意操作细节 ③确定课外实践活动时间、地点、参与对象人数等	思政教育：小组分工合作完成任务，着重加强学生团结合作精神；提高学生查阅文献及自主学习能力，培养严谨求实、戒骄戒躁的科学态度；培养学生有效沟通、协作和人际交往能力
实施阶段	①带领学生进入课外实践活动场地 ②观摩学生心肺复苏操作的整个流程	①小组成员提前 30min 布置场地 ②主讲人完成心肺复苏知识的宣讲及普及 ③各小组成员紧密合作完成心肺复苏操作培训任务：判断意识、循环及呼吸，摆放合适的体位，实施完整的胸外心脏按压周期；打开气道，建立人工呼吸，心脏按压与人工呼吸的比例为 30∶2；医护紧密配合；判断患者意识及抢救效果，尽快联系医疗急救中心行进一步生命支持	思政教育：培养学生良好的心理素质和急救操作技能，临危不乱；提高学生的预见性，提升职业价值感和专业认同感；提升学生以人民健康为中心的使命感，培养学生大爱无疆的奉献精神
总结阶段	①组织学生开展小组座谈会，引导学生对活动进行总结和反思 ②查阅并分析学生撰写的活动体验总结报告	①参与小组座谈会，通过流程、小组成员合作、参与活动的感受等进行自评和互评，分享本次活动的收获 ②针对自评和互评的结果，提出今后活动的改进方案 ③撰写课外实践活动体验总结报告	总结：对本次课外实践活动进行总结，为以后课外实践活动的开展奠定基础 思政教育：通过课外实践活动，激发学生对生命的思考，提升职业素养和慎独精神，为促进急救医学发展贡献力量，提升护理职业的专业价值感 思政评价：评价课外实践活动的思政效果

【课外实践课程思政反思】 院外心搏骤停是世界范围内一个重大难题，心肺复苏（CPR）治疗心搏骤停的疗效确切，目前已得到广泛应用。组织护理学生开展心肺复苏技术实践活动，加强了护理学生“救死扶伤、治病救人、医者仁心”的职业道德，提升了学生敬畏生命的价值观和道德观。

本次实践培训让学生独立准备活动所需用物，联系参与活动场地和参加培训人员，小组成员分工明确，沟通到位，心肺复苏操作流程规范，体现了当代护理学生的素养。活动结束后及时进行评价、总结和反思，达到了课外实践活动的课程思政育人效果。

在组织学生开展课外实践活动时，需要加强小组成员间的合作，分工需要明确且均衡，准备工作要做得更加充分，提高同学的参与感和责任感。